中医经典入门丛书

ZHONGYI JINGDIAN RUMEN CONGSHU

黄帝内经素问白话解

周赛男　蔺晓源　刘俊　主编

化学工业出版社

·北京·

内容简介

本书用现代汉语风格对《黄帝内经素问》进行了白话解，编排上分为【原文】【白话解】【解析】，对一些难解字句进行了【注释】。本书尊重原著，并查阅了大量古代和近现代的文献资料，注释简明扼要，白话解通俗易懂，适合广大中医药初学者、爱好者学习，也可供中医药院校学生、中医药临床工作者参考。

图书在版编目（CIP）数据

黄帝内经素问白话解 / 周赛男，蔺晓源，刘俊主编. 北京 ：化学工业出版社，2026. 2. --（中医经典入门丛书）. -- ISBN 978-7-122-49453-5

Ⅰ. R221.1

中国国家版本馆 CIP 数据核字第 2025Z4B880 号

责任编辑：邱飞婵　　　　文字编辑：张晓锦
责任校对：边　涛　　　　装帧设计：关　飞

出版发行：化学工业出版社
（北京市东城区青年湖南街 13 号　邮政编码 100011）
印　　装：河北延风印务有限公司
850mm×1168mm　1/32　印张 22½　字数 656 千字
2026 年 3 月北京第 1 版第 1 次印刷

购书咨询：010-64518888　　　　售后服务：010-64518899
网　　址：http://www.cip.com.cn
凡购买本书，如有缺损质量问题，本社销售中心负责调换。

定　　价：68.00 元

编写人员名单

主　编

周赛男　蔺晓源　刘　俊

副主编

符　佳　温小凤　黄　萍

编　者

周赛男　蔺晓源　刘　俊　符　佳　温小凤
黄　萍　陈思清　刘　琴　韩运宗　周　姝
陈龙彪　张海月　魏星旭　罗　倩　管　洁
罗沛文　瞿美君　王欣宇　王昕曈　申一宏

前言

中医的生命力在于临床疗效，而提高临床疗效的捷径，就是继承前人宝贵的诊疗理论和丰富的临床经验。古今大凡著名医家，无一不是在熟读古籍、继承前人经验的基础上而成为一代大家的。从古到今，中医的书籍汗牛充栋，限于时间原因，不可能全面读到，只能选择性地读，如何在有限的时间内阅读更多实用的书籍，成为现在中医初学者需要思考的问题。

每门专业都有相应的经典著作，中医更是如此，学习传统中医的捷径，就是从中医经典著作入手，目前公认的中医经典著作主要包括《伤寒论》《金匮要略》《黄帝内经素问》《黄帝内经灵枢》《温病条辨》。由于这些经典著作文辞深奥，阅读时有一定困难，往往会有“寻思旨趣，莫测其致”和“览之者造次难悟”之感。若没有扎实的文言文基础水平，学习这些经典则会感到吃力，特别是对于现代年轻中医初学者而言更是有些难度。因此，我们本着尊重原著的本意，查阅了大量古今文献资料，用现代汉语风格对《黄帝内经素问》进行了白话解，以便于中医爱好者、中医初学者学习参考。

本书在内容编排上主要分为【原文】【白话解】【解析】，对一些难解字句进行了【注释】，内容丰富，深入浅出，实为中医经典初学者入门之阶梯，亦可作为中医院校学生和中医临床工作者的参考资料，是一本可以让初学者学懂的中医入门书。

原书“刺法论篇第七十二”和“本病论篇第七十三”遗亡，本书末所附的两篇同名文章并非原作，是后人补入的，供读者参考。

本书从整理到付梓，时间仓促，不足之处，恳请读者批评指正。

编者

2025 年 8 月

目录

卷第一 / 1

上古天真论篇第一 / 1
四气调神大论篇第二 / 8
生气通天论篇第三 / 13
金匮真言论篇第四 / 21

卷第二 / 27

阴阳应象大论篇第五 / 27
阴阳离合论篇第六 / 41
阴阳别论篇第七 / 44

卷第三 / 49

灵兰秘典论篇第八 / 49
六节藏象论篇第九 / 52
五脏生成篇第十 / 66
五脏别论篇第十一 / 75

卷第四 / 79

异法方宜论篇第十二 / 79
移精变气论篇第十三 / 85
汤液醪醴论篇第十四 / 91
玉版论要篇第十五 / 96
诊要经终论篇第十六 / 102

卷第五 / 112

脉要精微论篇第十七 / 112
平人气象论篇第十八 / 130

卷第六 / 143

玉机真脏论篇第十九 / 143
三部九候论篇第二十 / 157

卷第七 / 167

经脉别论篇第二十一 / 167
脏气法时论篇第二十二 / 175

宣明五气篇第二十三 / 186
血气形志篇第二十四 / 193

卷第八 / 196

宝命全形论篇第二十五 / 196
八正神明论篇第二十六 / 201
离合真邪论篇第二十七 / 208
通评虚实论篇第二十八 / 213
太阴阳明论篇第二十九 / 220
阳明脉解篇第三十 / 225

卷第九 / 228

热论篇第三十一 / 228
刺热篇第三十二 / 235
评热病论篇第三十三 / 242
逆调论篇第三十四 / 248

卷第十 / 253

疟论篇第三十五 / 253
刺疟篇第三十六 / 265
气厥论篇第三十七 / 272
咳论篇第三十八 / 275

卷第十一 / 279

举痛论篇第三十九 / 279
腹中论篇第四十 / 286
刺腰痛篇第四十一 / 291

卷第十二 / 297

风论篇第四十二 / 297
痹论篇第四十三 / 303
痿论篇第四十四 / 310
厥论篇第四十五 / 316

卷第十三 / 322

病能论篇第四十六 / 322
奇病论篇第四十七 / 326
大奇论篇第四十八 / 331
脉解篇第四十九 / 336

卷第十四 / 344

刺要论篇第五十 / 344
刺齐论篇第五十一 / 346
刺禁论篇第五十二 / 347
刺志论篇第五十三 / 351
针解篇第五十四 / 353
长刺节论篇第五十五 / 358

卷第十五 / 362

皮部论篇第五十六 / 362
经络论篇第五十七 / 366
气穴论篇第五十八 / 368
气府论篇第五十九 / 374

卷第十六 / 380

骨空论篇第六十 / 380
水热穴论篇第六十一 / 388

卷第十七 / 395

调经论篇第六十二 / 395

卷第十八 / 408

缪刺论篇第六十三 / 408
四时刺逆从论篇第六十四 / 420
标本病传论篇第六十五 / 426

卷第十九 / 431

天元纪大论篇第六十六 / 431
五运行大论篇第六十七 / 442
六微旨大论篇第六十八 / 459

卷第二十 / 476

气交变大论篇第六十九 / 476
五常政大论篇第七十 / 496

卷第二十一 / 526

六元正纪大论篇第七十一 / 526
刺法论篇第七十二（亡）/ 584
本病论篇第七十三（亡）/ 584

卷第二十二 / 585

至真要大论篇第七十四 / 585

卷第二十三 / 631

著至教论篇第七十五 / 631
示从容论篇第七十六 / 635
疏五过论篇第七十七 / 641
徵四失论篇第七十八 / 647

卷第二十四 / 652

阴阳类论篇第七十九 / 652
方盛衰论篇第八十 / 658
解精微论篇第八十一 / 665

附:《黄帝内经素问》遗篇 / 671

刺法论篇第七十二 / 671
本病论篇第七十三 / 689

参考文献 / 711

卷第一

上古天真论篇第一

【原文】昔在黄帝，生而神灵，弱而能言，幼而徇齐，长而敦敏，成而登天。乃问于天师曰：余闻上古之人，春秋皆度百岁，而动作不衰；今时之人，年半百而动作皆衰者，时世异耶？人将失之耶？

岐伯对曰：上古之人，其知道者，法于阴阳，和于术数，食饮有节，起居有常，不妄作劳，故能形与神俱，而尽终其天年，度百岁乃去。今时之人不然也，以酒为浆，以妄为常，醉以入房，以欲竭其精，以耗散其真，不知持满，不时御神，务快其心，逆于生乐，起居无节，故半百而衰也。

【注释】① 黄帝：指轩辕黄帝，姓公孙，为有熊国君少典之子，建都于轩辕之丘。

② 神灵：指聪明的意思。

③ 徇齐：徇，周遍；齐，迅速。徇齐，此处指黄帝幼时智能发育很快，对事物的理解反应迅速。

④ 敦敏：忠厚诚实为敦，勤奋聪颖为敏。

⑤ 天师：黄帝对岐伯的尊称。

⑥ 法于阴阳：法，仿效，效法。法于阴阳，指能够效法天地间阴阳变化的规律进行养生。

⑦ 和于术数：和，调和；术数，修身养性之法，如呼吸、

导引和静坐等。和于术数，指适当地运用导引、气功等方法以调养精神。

【白话解】从前有一位轩辕黄帝，天生聪明伶俐，很小的时候就特别懂事，说话得体，年幼时对周围的事物理解也特别快，长大之后，不仅忠厚诚实，而且勤奋聪颖，到了成年的时候便登上了天子之位。黄帝向岐伯问道：我听说远古时候的人们，大都能活过百岁，并且行动灵活不迟缓，没有显示出衰老的迹象；而现在的人，年龄刚过五十岁，就出现衰老的迹象，是时代不同了呢，还是因为人们不懂得养生造成的呢？

岐伯回答说：远古时，通晓养生之道的人，能效法天地阴阳自然变化的规律，适当运用各种养生方法，饮食有所节制，起居有一定规律，不过度操劳，这样才能保证形体与精神都调理得正常，享尽天赋的寿命，度过百岁才离开人世；而现在的人就不是这样了，他们把酒当汤水一样，滥饮无度，生活毫无规律，醉酒后又肆行房事，纵情色欲以致精竭阴枯，用不正当的嗜好将体内的真气耗散。他们不知道应谨慎地保持精气的充满，不善于调养自己的精神，只知贪图一时的快乐，违背了养生之道，违反了人生真正的乐趣，作息无常，所以活到五十岁左右就显得衰老了。

【解析】本节的中心内容是提出了养生的五种重要方法：①法于阴阳：即通过效法自然界阴阳的变化，诸如顺应自然四时的变化“春夏养阳，秋冬养阴”，顺应一日之中阴阳的变化“暮而收拒，无扰筋骨，无见雾露”等。②和于术数：是指使用适宜的养生方法和技术。即根据个人体质的状况，选择适合个人的养生方法。③食饮有节：强调保护后天之本脾胃的重要性，包括饮食的量要适中，五味不要偏嗜，寒热要适宜。④起居有常：即起居作息要有规律，因为人体内的脏腑之气、营卫之气等皆与一天中的时段相应。⑤不妄作劳：包括劳心、劳力、房劳均不要过度。如果不遵从这五种养生法则，便会伤及人体的先天真气或肾精，导致早衰。

【原文】夫上古圣人之教下也，皆谓之虚邪贼风，避之有时，恬惔虚无，真气从之，精神内守，病安从来。是以志闲而少欲，心安而不惧，形劳而不倦，气从以顺，各从其欲，皆得所愿。故美其食，任其服，乐其俗，高下不相慕，其民故曰朴。是以嗜欲

不能劳其目，淫邪不能惑其心，愚智贤不肖，不惧于物，故合于道。所以能年皆度百岁而动作不衰者，以其德全不危也。

【注释】① 虚邪贼风：虚邪，也称虚风。虚邪贼风，指四时一切反常的气候及外在的致病因素。

② 恬惔虚无：恬，安静；惔，朴素；虚无，无杂念和妄想。恬惔虚无，指思想闲静，没有杂念。

③ 愚智贤不肖：愚，无知的人；智，多知的人；贤，品德高尚的人；不肖，不如人，指无才无德的人。愚智贤不肖，指各种各样的人。

④ 德全不危：德，即"得"，指养生有所心得。德全不危，指全面掌握养生之道，才能保全天真之气不受到伤害。

【白话解】远古时代那些懂得养生之道的人，在教导普通人时，都会提到：对于外界的各种致病因素，都应及时回避，思想要保持清净淡泊，没有杂念，做到真气调和顺畅、精神内守而不耗散，疾病就不会发生。所以，远古时代的人们心志安闲，少有欲望，心境安逸，没有恐惧，身体虽然劳作却不感到疲倦，真气顺畅，人们自得其乐且能够满足自己的愿望。无论吃什么食物都觉得是美味，衣服舒适而不求华贵，安乐于所处的风俗习惯，也不会因社会地位的不同而羡慕他人，这样就能成为淳厚质朴的人。因此，任何不良的嗜好都不会吸引他们的视听，淫念邪说也不能动摇他们的意志。无论是无知的还是多知的，无论是德才兼备的还是才能低下的，他们的共同之处就是，都能做到不受外界事物的干扰，因而符合养生之道。他们之所以能够在年龄超过百岁而动作仍不显衰老，正是因为这些人全面掌握了养生之道，使天真之气不受到危害。

【解析】本段提出了外避虚邪，内养神气的养生纲领。并在二者的基础上，重点强调了养神的重要性及具体方法，从而形成了《黄帝内经》养生学的特点，即养生的重点在于养神。养神包括恬惔虚无、志闲、少欲三个方面。

【原文】帝曰：人年老而无子者，材力尽邪？将天数然也？

岐伯曰：女子七岁，肾气盛，齿更发长；二七而天癸至，任脉通，太冲脉盛，月事以时下，故有子；三七，肾气平均，故真

牙生而长极；四七，筋骨坚，发长极，身体盛壮；五七，阳明脉衰，面始焦，发始堕；六七，三阳脉衰于上，面皆焦，发始白；七七，任脉虚，太冲脉衰少，天癸竭，地道不通，故形坏而无子也。

丈夫八岁，肾气实，发长齿更；二八，肾气盛，天癸至，精气溢泻，阴阳和，故能有子；三八，肾气平均，筋骨劲强，故真牙生而长极；四八，筋骨隆盛，肌肉满壮；五八，肾气衰，发堕齿槁；六八，阳气衰竭于上，面焦，发鬓颁白；七八，肝气衰，筋不能动，天癸竭，精少，肾脏衰，形体皆极；八八，则齿发去。

肾者主水，受五脏六腑之精而藏之，故五脏盛，乃能泻。今五脏皆衰，筋骨解堕，天癸尽矣，故发鬓白，身体重，行步不正，而无子耳。

帝曰：有其年已老而有子者何也？

岐伯曰：此其天寿过度，气脉常通，而肾气有余也。此虽有子，男子不过尽八八，女子不过尽七七，而天地之精气皆竭矣。

帝曰：夫道者年皆百数，能有子乎？

岐伯曰：夫道者能却老而全形，身年虽寿，能生子也。

【注释】① 材力尽邪：材力，指精力；邪，同“耶”。材力尽邪，指精力耗竭了吗？

② 将：同“抑”，当“还是”讲。

③ 天数：自然之生长发育规律。

④ 天癸：天，指先天；癸，为十干之一，在五行中属水，在五脏中属肾。天癸，一般指藏于肾精之中，能促进生殖功能成熟的物质。

⑤ 太冲脉：即冲脉。

⑥ 真牙：指智齿。

⑦ 焦：通“憔”，憔悴。

⑧ 地道不通：月经停止来潮。此处指绝经。

⑨ 阴阳和：阴阳，这里指男女。阴阳合，就是男女两性交合。

⑩ 阳气：指三阳经脉之气。

⑪ 颁白：黑白相间。颁，通“斑”。

⑫ 肾者主水：指肾藏精的功能。

⑬ 解堕：即懈怠。

⑭ 气脉常通：气血经脉仍然保持畅通。常，通“尚”，仍然之意。

⑮ 天地之精气：指男女生殖之精。天地，此指男女；精气，指天癸。

【白话解】黄帝问：人到年老就不能生育子女，失去了生殖能力，这是由于生殖能力的衰竭？还是受人体自然规律的限定呢？

岐伯答道：女子以七年为一个发育阶段。女子到了七岁，肾气逐渐旺盛，此时开始更换乳牙，头发也茂密起来；十四岁时，促进人体生殖机能的物质——天癸产生，此时任脉开始通畅，冲脉的气血也旺盛起来，此时表现为月经按时来潮，并具备了生育能力；二十一岁时，肾气充满，智齿长出，全部牙齿也已生长齐全；二十八岁时，筋骨强健有力，头发生长最为浓密，此时身体也最为强壮；三十五岁时，经过颜面部的阳明经脉的气血逐渐衰弱，面容开始出现憔悴，头发开始脱落；四十二岁时，经过头面部的三阳经脉的气血逐渐衰退，面容焦枯，头发开始变白；四十九岁时，任脉空虚，冲脉的气血也衰弱了，天癸随之枯竭，经闭不行，机体衰老，也就失去了生育能力。

男子八岁，肾气开始充实，头发开始逐渐茂密，更换乳齿；十六岁时，肾气旺盛，天癸开始发挥作用，精气充盈满溢而外泄，若男女两性交合，就能生子；二十四岁时，肾气充足，筋骨更加强劲有力，智齿长出，身体发育完全成熟；三十二岁时，筋骨更加坚强，肌肉丰满壮实；四十岁时，肾气衰退，头发开始脱落，牙齿枯槁；四十八岁时，三阳经脉气血开始衰退，不能上荣于面，故面部憔悴，发鬓花白；五十六岁时，肝气衰竭，不能养筋，则筋骨活动不便；六十四岁时，肾气大衰，牙齿、头发均脱落。

肾主水，能贮藏五脏六腑之精气，故五脏功能旺盛，精气才能溢泻于肾。如今五脏精气不充，天癸竭尽，所以鬓发斑白，身体沉重而行动不灵活，丧失生育能力。

黄帝问道：有的人已经老了，但是仍能生育子女，这是为什么呢？

岐伯回答：这是他先天禀赋超过常人，气血经脉保持畅通，肾气也比一般人充实的缘故。一般来说，这样的人虽然可以生子，但其生子的年龄，男子不会超过六十四岁，女子不会超过四十九岁，因为，超过这个年龄，生殖之精皆已枯竭。

黄帝问：那些掌握养生之道的人，都可以活到一百岁左右，他们还能生育吗？

岐伯答道：那些掌握养生之道的人，可以延缓衰老并且保持身体健康，虽然年寿已高，但仍能生育子女。

【解析】本节内容分别叙述男女从幼至老的生理变化规律，并指出如注意养生，可以在一定限度内推迟衰老，延长生命功能，从而进一步强调养生的意义。文中特别指出肾气对人体生长发育和生殖的重要作用及其对整个生命功能盛衰的决定性影响，不仅揭示了藏象学说的一个主要方面，而且阐明了中医养生学说的生理基础，提示了保养肾脏精气的重要性。

【原文】黄帝曰：余闻上古有真人者，提挈天地，把握阴阳，呼吸精气，独立守神，肌肉若一，故能寿敝天地，无有终时，此其道生。中古之时，有至人者，淳德全道，和于阴阳，调于四时，去世离俗，积精全神，游行天地之间，视听八达之外，此盖益其寿命而强者也，亦归于真人。其次有圣人者，处天地之和，从八风之理，适嗜欲于世俗之间，无恚嗔之心，行不欲离于世，被服章，举不欲观于俗，外不劳形于事，内无思想之患，以恬愉为务，以自得为功，形体不敝，精神不散，亦可以百数。其次有贤人者，法则天地，象似日月。辩列星辰，逆从阴阳，分别四时，将从上古合同于道，亦可使益寿而有极时。

【注释】① 真人：对养生之道有高度修养之人。古人根据对养生之道修养的水平高低，依次将其划分为真人、至人、圣人、贤人。

② 提挈天地：掌握天地变化的规律。挈，举也；提挈，把握也。

③ 呼吸精气：即以呼吸吐纳的方法吸取天地间的精华之气。

④ 独立守神：独自存在，不受世俗干扰。独，单也；立，

存在也；守神，自我调控精神，使之内守而不外驰。

⑤ 肌肉若一：指肌肤保持得如年轻人的状态而不衰老。

⑥ 寿敝天地：意为与天地同寿。敝，尽也。

⑦ 道生：因修道而长生。

⑧ 淳德全道：品德淳朴敦厚，道行高深完美。淳，厚也；德，品行也；道，养生之道。

⑨ 视听八达之外：耳目远通于八方之外。八达，八方。

⑩ 八风之理：八风，即东、南、西、北、东南、东北、西南、西北八方之风。八风之理，指圣人通晓八风伤人之理而有所避让，以免受到伤害。

⑪ 被服章：据林亿新校正，此三字属衍文，可从。

⑫ 象似日月：顺应日月盈亏之变化。

⑬ 辩列星辰：辨识宇宙星辰的位次。列，位置。

【白话解】黄帝说：我听说在远古时代，有称为真人的人，他们掌握了天地阴阳变化的规律，吸取天地的精华之气，能自我调控精神，肌肤始终保持青春状态而不衰老，所以他们能与天地同寿，这是他们懂得养生之道的结果。中古时代，有称为至人的人，他们朴实贤德，能够全面地掌握养生之道，协调和顺应自然四时阴阳的变化，远离世俗习气的干扰，积养精气，保全神气，使其心神驰骋于天地之间，其所见所闻远通于八方之外，这就是他们延长寿命、强健身体的方法，这种人也可以归于真人的行列。其次是圣人，能安然地处于天地自然界之中，顺应自然界变化的规律，适应世俗的生活，保持心情平静而不发怒，行为举止虽不离于世俗，但也不效仿于世俗，在外不做劳伤形体之事，在内无思虑、妄想之杂念，把心情平静愉悦、满足于现状当作重要的事情。故形体不衰老，精神饱满，也可活至百岁。再其次是贤人，其效法天地、阴阳、日月的变化规律，能辨定星座，明审干支，分别四时之序，因接近上古养生之道，符合养生规律，故也可增寿，但是有限度的。

【解析】本段内容对真人、至人、圣人、贤人这四种人进行了划分，反映了古人对不同养生境界和人生修为的追求与向往。这四种人都在一定程度上掌握了养生的方法和道理，并且通过自身的修养和实践，达到了较高的健康水平和寿命。

四气调神大论篇第二

【原文】春三月，此谓发陈，天地俱生，万物以荣，夜卧早起，广步于庭，被发缓形，以使志生，生而勿杀，予而勿夺，赏而勿罚，此春气之应，养生之道也。逆之则伤肝，夏为寒变，奉长者少。

夏三月，此谓蕃秀，天地气交，万物华实，夜卧早起，无厌于日，使志无怒，使华英成秀，使气得泄，若所爱在外，此夏气之应，养长之道也。逆之则伤心，秋为痎疟，奉收者少，冬至重病。

秋三月，此谓容平，天气以急，地气以明，早卧早起，与鸡俱兴，使志安宁，以缓秋刑，收敛神气，使秋气平，无外其志，使肺气清，此秋气之应，养收之道也。逆之则伤肺，冬为飧泄，奉藏者少。

冬三月，此谓闭藏，水冰地坼，无扰乎阳，早卧晚起，必待日光，使志若伏若匿，若有私意，若已有得，去寒就温，无泄皮肤，使气亟夺。此冬气之应，养藏之道也。逆之则伤肾，春为痿厥，奉生者少。

【注释】① 发陈：形容春季万物生发、欣欣向荣的自然景象。

② 天地俱生，万物以荣：自然界生发之气旺盛，万物生机勃发。

③ 被发缓形：披散头发，松解衣带，舒缓形体。被，通“披”。

④ 生而勿杀，予而勿夺，赏而勿罚：春气的发生，施无求报，应该顺春生之气而养生。勿杀、勿夺、勿罚，即勿逆春生之气。

⑤ 养生之道：保养春生之气的方法。春主生，夏主长，秋主收，冬主藏，故下文皆仿此。

⑥ 奉长者少：春季养“生”没有养好，至夏季，奉养夏长

之气，就会不足。奉，供应，供养。下文“奉收”“奉藏”“奉生”者少，义皆仿此。

⑦ 蕃秀：形容夏季万物生长茂盛的自然景象。

⑧ 华实：指开花结果。华，通“花”。

⑨ 无厌于日：不要厌恶夏日的炎热。无，通“勿”。

⑩ 华英成秀：指精神饱满。秀，茂盛，秀美，引申为旺盛、充沛。

⑪ 痎疟：疟疾的总称。

⑫ 容平：秋季气象平定，万物成熟不再生长的自然景象。容，生物的形态；平，平定。

⑬ 天气以急，地气以明：指秋风劲急，萧瑟肃杀之象。

⑭ 秋刑：古人认为秋季天气转凉，枝黄叶落，是因为秋季肃杀之气的作用，故称秋刑。

⑮ 飧泄：大便泻下清稀，并含有不消化的食物残渣，又称完谷不化。

⑯ 闭藏：形容冬季阳气闭藏、生机潜伏的自然景象。

⑰ 水冰地坼：因寒冷致使水结成冰，地面冻裂。坼，裂开，分裂。

⑱ 痿厥：指四肢软弱无力及阳不达四末的逆冷。

【白话解】春季的三个月，是万物生发、推陈出新的季节。天地万物，生气勃发，欣欣向荣。人们应该入夜即睡，早些起床，披散头发，松解衣带，舒缓形体，迈开步子在庭院中漫步，让精神愉快，心胸舒畅，顺应春生之性而充满生机。要保持生机而不要随意损害，要给予而不是剥夺，要奖励而不是惩罚，这就是顺应春季的季节特性，保养春生之气的养生方法。如果违逆了春生之气，便会损伤肝脏，使阳气生发不足，导致提供夏季使用的阳气不足，到了夏季就会发生寒性疾病。

夏季的三个月，自然界万物生长繁茂。此时，天地阴阳之气相互交通，植物开花结果，长势旺盛。人们应该在夜晚睡眠，早些起床，不要因夏季炎热而有厌恶之情，应保持心情愉悦而不轻易发怒，使精神像树木、花草一样旺盛、秀美，气机宣畅，使阳气宣发自如，精神外向，对外界事物有浓厚的兴趣，这就是顺应夏季的季节特性，保护长养之气的养生方法。如果违逆了夏长之气，便会损伤心脏，提供给秋收之气的条件不足，到秋季就会发生疟疾之类的疾病，到了冬季也容易加重。

秋季的三个月，自然界呈现出成熟而平定的景象。秋风劲急，萧瑟肃杀。人们应该早睡早起，与鸡的活动时间相仿，保持神志安定平静，可以减缓秋季肃杀之气对人体的影响，收敛思绪与情志，避免神志外驰，以适应秋气容平的特性，保持肺气的清肃功能，这就是顺应秋季的特性而保养人体收敛之气的养生方法。如果违逆了秋收之气，就会伤及肺脏，使提供给冬藏之气的条件不足，到了冬季就要发生腹泻病。

冬季的三个月，是生机潜伏、阳气闭藏的季节。天气寒冷，结水成冰，地面开裂，此时，应减少活动，不要扰动体内的阳气。人们应该早睡晚起，一定要等阳光照耀时再起床，使自己的情志也伏藏、隐匿起来，安静自若，深藏不露，如同将秘密封存起来，严守而不外泄，又如同得到了渴望得到的东西，把它密藏起来一样。在冬季，要躲避寒冷，注意保暖，不要使皮肤的汗毛孔张开而使阳气散失，这样才能顺应冬季的季节特性，从而获得保养人体闭藏功能的养生方法。如果违逆了冬季的闭藏之气，就会损伤肾脏，使提供给春天的生发之气不足，春天就会发生痿和厥一类的疾病。

【解析】本节所论述的养生、养长、养收、养藏的方法，是前篇《上古天真论》“法于阴阳”这一摄生原则的具体化，这种适应四时之变的养生方法，对保护健康和预防疾病，有一定的指导作用，体现了祖国医学的整体观念。

【原文】天气，清净光明者也，藏德不止，故不下也。天明则日月不明，邪害空窍，阳气者闭塞，地气者冒明，云雾不精，则上应白露不下。交通不表，万物命故不施，不施则名木多死。恶气不发，风雨不节，白露不下，则菀槁不荣。贼风数至，暴雨数起，天地四时不相保，与道相失，则未央绝灭。唯圣人从之，故身无奇病，万物不失，生气不竭。

逆春气，则少阳不生，肝气内变。逆夏气，则太阳不长，心气内洞。逆秋气，则太阴不收，肺气焦满。逆冬气，则少阴不藏，肾气独沉。

夫四时阴阳者，万物之根本也。所以圣人春夏养阳，秋冬养阴，以从其根，故与万物沉浮于生长之门。逆其根，则伐其本，坏其真矣。故阴阳四时者，万物之终始也，死生之本也，逆之则灾害生，从之则苛疾不起，是谓得道。道者，圣人行之，愚者佩之。

【注释】① 德：指推动自然万物运动变化、生化不息的力量。

② 空窍：空，同孔。空窍，在这里指自然界的山川。

③ 名木：高大的树木。

④ 菀槁：菀，即蕴积；槁，即枯槁。

⑤ 未央绝灭：央，即中，一半的意思。未央绝灭，指生物未活到其生命的一半就死亡了。

⑥ 内洞：洞，中空也。内洞，即内虚。

⑦ 肺气焦满：因肺热叶焦而胸部胀满。

⑧ 沉：下坠也。

⑨ 春夏养阳，秋冬养阴：春夏时节要顺应生长之气以养阳气，秋冬时节要顺应收藏之气以养阴气。春夏养阳，即养生、养长；秋冬养阴，即养收、养藏。

⑩ 根：阴阳变化的规律。

⑪ 与万物沉浮于生长之门：圣人同自然万物一样，遵循四时阴阳消长运动变化规律来调养人体阴阳消长，以维护人体生命活动。沉浮，指自然阴阳消长升降及万物的生长收藏规律。

⑫ 苛疾：即疾病。苛，同“疴”，病也。

⑬ 得：符合。

⑭ 佩：违背，违逆。

【白话解】天气是清净光明的，它推动自然万物运动变化的力量是隐藏而不外露的，正是因为它运行不息，含蓄不露，才会永生不灭，亘古不衰。如果这种力量没有蕴藏而是过分显露，就会使日月昏暗，失去光辉，使阴霾邪气侵害山川。阳气闭塞不通，大地昏蒙不明，云雾弥漫，日色无光，正常的雨露不能按时而下。地气不升，天气不降，阴阳上下无以交通，万物的生命难以延续。这样，即使是高大的树木也会死亡。恶劣的气候发作，风雨无时，雨露当降而不降，草木不得滋润，茂盛的禾苗也会枯槁不荣。邪风频至，暴雨不时而作，自然界四时的变化失去了秩序，破坏了万物正常的生长规律，使得万物的生命未到一半就中途死亡了。只有圣人能够适应自然变化，注重养生之道，所以他们不会发生疾病，如果自然万物也不失规律，能够适应这种变化，那么它们的生命也不会枯竭。

少阳为春季阳气，如果违背了春生的这种特性，人体内少阳之气就不能生发，以致肝气抑郁而发生病变。太阳为夏季阳气，如果违背了夏长的这种特性，人体内太阳之气就不能旺盛，以致心气内虚而发生病变。太阴是秋季阴气，如果违背了秋收的这种特性，体内的太阴之气就不能收敛，以致肺热叶焦而出现胸闷喘息的病变。少阴为冬季阴气，如果违背了冬藏的这种特性，少阴之气就不能潜藏，以致肾气不蓄而出现注泄等病变。

四时阴阳之气的变化，是万物生命的根本。所以，圣人在春夏两季保养阳气以适应生、长的需要，在秋冬两季保养阴气以适应收、藏的需要，顺从了阴阳变化的根本规律，能够同自然界的万物一样遵循四时阴阳消长运动变化规律来调养人体。如果违背了这个规律，就会克伐生命力，破坏身体的真气。因此，四时阴阳之气的变化，是万物生、长、收、藏的根本，也是万物盛衰存亡的根本。如果违逆了它，就会产生灾害；若顺从了它，则不会发生重病，这样就是懂得养生之道了。对于养生之道，圣人能够加以实行，而愚笨的人则时常违背。

【解析】本节所论圣人春夏养阳、秋冬养阴的道理，与前文养生、养长、养收、养藏是一致的，这是从“法于阴阳”的角度，提出摄生的原则，而与《天元纪大论》在疾病治疗过程中“用寒远寒”“用热远热”（即春夏少用热药，秋冬少用寒药）的治疗原则，不能混为一谈。后者指治疗方法的因时制宜，是从四时阴阳变化对疾病影响的前提出发，指出寒热药物的权宜用法；本节则从生长收藏的生命发展需要出发，强调春夏季节蓄养阳气、秋冬季节蓄养阴气的重要性。

【原文】从阴阳则生，逆之则死，从之则治，逆之则乱。反顺为逆，是谓内格。是故圣人不治已病治未病，不治已乱治未乱，此之谓也。夫病已成而后药之，乱已成而后治之，譬犹渴而

穿井，斗而铸锥，不亦晚乎！

【注释】① 内格：指体内的生理功能与四时阴阳格拒，不能相适应。

② 锥：这里泛指兵器。

【白话解】顺从阴阳的变化规律，便可以生存，违背了这一规律，则会患病，甚至导致死亡。顺从阴阳的变化规律，生命活动就能正常，违逆了它，就会发生混乱，出现人体内的功能与外在环境的阴阳变化相互格拒这种情况，可称之为内格。所以圣人不会等到疾病发生了再去治疗，而是在疾病尚未出现之时就加以防治。犹如治理国家一样，不要等到乱事已经发生再去平定，而是在出现动乱之前就妥善处理，以防止动乱的发生，说的就是这个道理。如果等到疾病已经发生再去治疗，或者国家已经发生动乱再去治理，这就如同感到口渴了才去挖井，战争已经发生了才去制造兵器，岂不是太晚了吗！

【解析】本段明确指出防胜于治的医学思想，为后世祖国医学预防思想的发展，如无病先防、早期治疗和既病防变等，打下了基础。

生气通天论篇第三

【原文】黄帝曰：夫自古通天者，生之本，本于阴阳。天地之间，六合之内，其气九州、九窍、五脏、十二节，皆通乎天气。其生五，其气三，数犯此者，则邪气伤人，此寿命之本也。

苍天之气，清净则志意治，顺之则阳气固，虽有贼邪，弗能害也，此因时之序。故圣人传精神，服天气，而通神明。失之则内闭九窍，外壅肌肉，卫气解散，此谓自伤，气之削也。

【注释】

① 六合之内：六合，指四方上下。六合之内，即指天地之间。

② 九窍：指上五官七窍和下二阴两窍。

③ 十二节：指四肢十二个大关节，即两腕、两肘、两肩、

两髋、两膝、两踝。

④ 其生五，其气三：其，指天之阴阳；五，指金、木、水、火、土五行；其气三，指阴阳之气各有三，即三阴三阳。

⑤ 贼邪：贼风邪气，这里指外界的致病因素。

⑥ 传："专"的古字，指专一。

⑦ 服：服从，顺应。

【白话解】黄帝说：自古以来，就认为人的生命活动是与自然界息息相通的，生命的根本，来源于天地间的阴阳之气。凡是天地之间，四方上下之内的一切事物，无论是地上划分的九州，或者是人体中的九窍、五脏、十二关节，都是与自然界阴阳之气相互贯通的。天地阴阳之气相互交通、变化而产生了木、火、土、金、水五行，又根据阴阳二气盛衰消长的不同，分出三阴三阳的三种变化规律。如果人们不善于调养，经常违反自然界五行和三阴三阳之气变化的规律，那么，必然会有邪气伤害身体。因此，能不能根据自然界阴阳变化进行养生，是能否健康长寿的根本原因。

既然人与天气相通，那么人身中的阳气，如果能像天气那样清净光明，就可以使精神情绪和平安静。符合了这个道理，阳气就能充足，发挥保护人体的作用。这样，虽然有贼风邪气，也不能伤害人体，这就是因为顺应了四时气候变化的规律和次序。所以，善于养生的人，能够做到调摄精神，使它不涣散，来适应天气的变化，以保持体内的阴阳之气与自然界的阴阳之气相互贯通、相互协调。如果不是这样，就会使人体中的卫气涣散，内则九窍之气闭塞不通，外则肌肉之气壅滞不利，卫气固护的作用也解散了。这是人们自己的过错使阳气受到削弱的结果。

【解析】本节主要论述了人的生命活动与自然界阴阳运动变化相通的天人相应观。

【原文】阳气者，若天与日，失其所，则折寿而不彰，故天运当以日光明。是故阳因而上，卫外者也。

因于寒，欲如运枢，起居如惊，神气乃浮。因于暑，汗，烦则喘喝，静则多言，体若燔炭，汗出而散。因于湿，首如裹，湿

热不攘，大筋软短，小筋弛长，软短为拘，弛长为痿。因于气，为肿，四维相代，阳气乃竭。

【注释】① 喘喝：喘，呼吸困难；喝，因喘促而发出的一种声音。

② 大筋软短，小筋弛长：软，收缩之意；弛，弛缓不收之意。此二句为互文，指湿热内停，损伤筋脉，可引起筋脉或出现拘挛短缩之症，或出现痿软弛长之症。

【白话解】人体中的阳气，就像天空中太阳的作用一样，若阳气功能失常，则会减少寿命甚至死亡。所以天体的运行必须有太阳的光明，人体生命必须要有阳气，阳气向上、向外，有保护机体的作用。

人体若感受寒邪，体内阳气就像户枢一样，行于体表，抵抗邪气。若生活起居无常，则人体阳气被耗散。人体若感受了暑邪，则汗出，烦躁不安，呼吸困难；也有的静坐而喃喃自语。人体若感受了夏季的寒邪，则高热，身体热得像燃烧的木炭一样，用发汗法才能使热退邪散。人体若感受湿邪，则头部困重，就好像被东西包裹一样，湿邪不及时祛除则变为湿热，湿热之邪又没有被及时祛除，湿热困阻则出现筋脉或收缩而短，或松弛而长，关节拘挛或痿软不能随意运动。人体感受了风邪，则浮肿。人体若经常被四时邪气所伤，则阳气就会渐渐衰竭。

【解析】本节以取类比象的方法论述了人体阳气的重要性，把人体中的阳气比作自然界中的太阳，性主升、主动，具有无可替代的功能。体现了在阴阳理论中重视阳气的主导思想。

王玉川谓："新校正引全元起云：'阳气定如连枢者，动系也。'据此，'欲如运枢'全本当作'定如连枢'，意思是说，阳气被束缚不能照常运动，有如户枢被绳索捆缚住，开关不得，所以全元起注云：'动系也。'动，指阳气之运动；系，即束缚拴住之意。'起居如惊'，亦是形容受寒邪之后，出现全身不适、坐卧不宁之状。神气，指血气，所谓'血气者人之神'。'神气乃浮'，谓血气于是浮出肌表。总之，此三句原文，说的是感寒发热的病机病理。若如王注所说，支离破碎甚矣。又按下文'因于暑''因于湿'之后的叙述，都是关于病状或病理的描写，则'因于寒'之后的描写，亦不当例外。可见王注并非经文原意。"此说亦可参。

【原文】阳气者，烦劳则张，精绝，辟积于夏，使人煎厥。目盲不可以视，耳闭不可以听，溃溃乎若坏都，汩汩乎不可止。阳气者，大怒则形气绝，而血菀于上，使人薄厥。有伤于筋，纵，其若不容，汗出偏沮，使人偏枯。汗出见湿，乃生痤疿。高梁之变，足生大丁，受如持虚。劳汗当风，寒薄为皶，郁乃痤。

阳气者，精则养神，柔则养筋。开阖不得，寒气从之，乃生大偻。陷脉为瘘，留连肉腠，俞气化薄，传为善畏，及为惊骇。营气不从，逆于肉理，乃生痈肿。魄汗未尽，形弱而气烁，穴俞以闭，发为风疟。故风者，百病之始也，清静则肉腠闭拒，虽有大风苛毒，弗之能害，此因时之序也。

故病久则传化，上下不并，良医弗为。故阳蓄积病死，而阳气当隔，隔者当泻，不亟正治，粗乃败之。故阳气者，一日而主外，平旦人气生，日中而阳气隆，日西而阳气已虚，气门乃闭。是故暮而收拒，无扰筋骨，无见雾露，反此三时，形乃困薄。

【注释】① 张：亢盛而外张。

② 辟积：辟通“襞”，襞积，衣裙之褶。辟积，即今之裙褶，这里形容重复累积。

③ 煎厥：病名。为阳盛消烁煎熬阴液而致昏厥的病证。多因平素阳盛阴亏复感暑热而得，症见耳聋、目盲，甚则昏厥不省人事。

④ 溃溃乎若坏都，汩汩乎不可止：形容煎厥发病时，神志昏乱，就像都城崩毁，国家大乱，其病势急骤难以控制之状。

⑤ 形气绝：此指气逆血瘀于上而与身体的其他部位隔绝。

⑥ 菀：郁积的意思。

⑦ 薄厥：病名。因大怒等情志刺激而迫致气血逆乱，甚者昏厥不省人事。

⑧ 其若不容：指诸筋弛缓而不用，即不能随意运动。

⑨ 汗出偏沮：半身出汗，半身无汗。沮，止的意思。偏沮，即半身汗不得出。

⑩ 偏枯：半身不遂。

⑪ 高梁：通“膏粱”。膏是脂膏，粱为细粮，膏粱泛指肥甘

厚味之品。

⑫ 足生大丁：足以导致疔疮的生长。丁，同“疔”。

⑬ 受如持虚：形容很容易受病。

⑭ 精则养神，柔则养筋：倒装句，其意为养神则精，养筋则柔，指阳气的生理功能，养神而使其爽慧，养筋而使其柔韧。

⑮ 陷脉为瘘，留连肉腠：指寒气深入脉中及肌肉腠理之间，积久发为溃疡，形成管道，脓水由此而出，久不收口。

⑯ 俞气化薄：由腧穴侵入的寒气，内传而迫及五脏。薄，迫的意思。

⑰ 大风苛毒：泛指剧烈的致病因素。

⑱ 上下不并：指上下不通，阴阳之气阻隔。

【白话解】人体过度劳累，体内的阳气就会亢盛而外张，使得阴精逐渐耗竭。如果长期如此，阳气会越来越亢盛，而阴气则会越来越亏虚，到夏季暑热之时，自然界的阳气助使人体内的阳气更加亢盛，进一步煎熬阴精，最终会使人发生厥病，表现为眼睛昏蒙看不见东西，耳朵闭塞听不到声音，病势危急的时候，就像决堤的水流，汹涌不止，一发不可收拾。人的阳气，在大怒时，会亢逆上冲，血液会随着阳气的上逆而郁积于人体头部，与身体其他部位隔绝，使人发生厥病。如果损伤筋脉，则使筋脉迟缓无力，不能随意运动。如果半身出汗，而另半身无汗，日久之后就可能发生半身不遂的偏枯病。出汗的时候，汗孔张开，遇到湿邪的侵袭，就容易生成小的疔疮或痱子。经常偏食肥甘厚味的人，则易发生疔疮，这种人很容易生病。在劳动出汗时，感受了风寒之邪，寒气郁闭体表阳气，会形成酒渣鼻，或郁积日久化热，使面部生痤疮。

人体的阳气，既可温养精神，使精神爽慧，又能温养筋脉，使诸筋柔韧。汗孔的开闭调节失常，寒气就会乘机侵入，进一步损伤阳气，致筋脉拘急，屈伸不利，造成身体佝偻不能直立。寒气深陷血脉之中，使血不通而郁积，久之形成瘘疮。寒气留滞在肌肉腠理之间，通过腧穴侵入体内，而影响五脏，损伤神志，出现恐惧和惊骇的症状。由于寒气的郁积，使营气不能正常运行，阻滞于肌肉之间，就会发生痈肿。人体汗出的时候，皮肤汗孔疏松，形体与阳气都会被削弱，如果风寒侵袭，腧穴闭阻，致使邪气留于体内，就会发生寒热交迫的风疟病。所以，风邪是引起各种疾病的原因。但是，只要遵循精神安定和劳逸适度的养生原则，就能够抵抗外邪的侵袭，虽有风邪、毒邪的侵袭，也不会受到伤害，这正是顺应四时阴阳变化的规律，保养阳气的结果。

疾病久而不愈，邪气留于体内，就会发生传变并进一步加重，如果到了上下不通、阴阳阻隔的时候，即使遇到很高明的医生，也无能为力了。所以，阳气过分蓄积，导致上下不通，也是死证。当阳气蓄积，阻隔不通时，应采用通泻的方法治疗，如果没有迅速采取正确的治疗，而被医术低劣的医生耽误病情，就会导致死亡。因此，人身的阳气，白天运行于体表，早晨的时候，阳气开始生发，到了中午，阳气最为旺盛，太阳西落的时候，体表的阳气逐渐减少，汗孔也开始闭合。所以，到了晚上，阳气收敛，拒守于体内，这时就不要扰动筋骨，也不要接触雾露。如果违反了一天之内这三个时间的阳气活动规律，就会遭到邪气侵扰，使身体憔悴衰弱，而产生疾病。

【解析】本节进一步论述了由于烦劳恼怒、饮食失调、外邪侵袭等原因，损伤人体阳气而发生的各种病证。

【原文】岐伯曰：阴者，藏精而起亟也；阳者，卫外而为固也。阴不胜其阳，则脉流薄疾，并乃狂。阳不胜其阴，则五脏气争，九窍不通。是以圣人陈阴阳，筋脉和同，骨髓坚固，气血皆从。如是则内外调和，邪不能害，耳目聪明，气立如故。

【注释】① 起亟：不断地扶持和支援。起，在此有扶持、支援的意思。

② 薄疾：薄，同迫。快速急迫的意思。

【白话解】岐伯说：阴精的功能特点是藏蓄于内，但它却又作为物质源泉，不断地支援在外的阳气；阳气的功能特点是保卫体表，但同时也起着保护阴精，使它不至于泄漏损失的作用。阴与阳之间，不仅互用，而且互制，如果阴不能制约阳而阳气亢盛，就会出现血流急速，脉象疾数而搏动有力；假如这种亢盛的阳热之气，再影响到心脏、胃腑等部位，还会引起发狂。反之，阳不能制约阴而阴气过盛，就会使五脏之气失调而不能平静，以致九窍也闭塞不通。所以，精通医学道理又善于养生的人，能够调和阴阳，使两者之间相互平衡，而无偏盛偏衰，从而达到筋脉舒和、骨髓坚固、气血畅通。这样，就能够使人体内外阴阳协调，并且与外界环境相适应，不受邪气侵害，耳聪目明，体内的真气始终保持充沛不衰。

【解析】本段论述人体阴阳在生理上相互为用的辩证关系，指出阴阳偏胜的危害，说明维持阴阳平衡是保证身体健康的前提。

【原文】风客淫气，精乃亡，邪伤肝也。因而饱食，筋脉横解，肠澼为痔。因而大饮，则气逆。因而强力，肾气乃伤，高骨乃坏。

【注释】① 横解：横，放纵。横解，纵缓懈弛的意思。

② 肠澼：即痢疾。

【白话解】风邪侵入人体，伤害了元气，精血也因此而损耗，从而损伤了肝脏，如果吃得过饱，胃肠间的筋脉，因食物的充塞，而纵缓懈弛，就要发生下痢脓血或变为痔疮；如果饮酒过度，则每使气往上逆；如果强力入房，会使肾气受伤，腰部脊骨败坏。

【解析】本段进一步强调阴精阳气的互根关系。同时指出饮食起居不节所造成的危害。

【原文】凡阴阳之要，阳密乃固，两者不和，若春无秋，若冬无夏。因而和之，是谓圣度。故阳强不能密，阴气乃绝。阴平阳秘，精神乃治，阴阳离决，精气乃绝。

【注释】① 阳密乃固：阳气致密，才能保护阴精，使阴精固守于内。

② 圣度：维持正常生理功能的最高标准。

③ 阳强不能密，阴气乃绝：阳气亢盛则外张，耗竭阴精；阳气不能致密，则外邪客入，亦损阴精。

④ 阴平阳秘：阴气和平，阳气固密。秘，固密，不宣泄。

【白话解】平衡人体阴阳的关键，在于阳气致密于外，阴气才能固守于内。如果阴阳不相协调，就像有春无秋、有冬无夏一样，即有阳无阴或有阴无阳的阴阳偏盛偏衰情况，因此，调和阴阳是最好的养生方法。若阳气偏亢，不能致密于外，阴气则衰竭。阴阳平衡协调，则精神正常；若阴阳分离决别，精气也就绝尽了。

【解析】本节进一步强调阳气在阴阳关系中的主导地位，同时指出阴阳的协调平衡是维持生理功能的必要条件，二者失于协调或离决，将会发生疾病或死亡。这是阴阳学说在医学中的具体运用，也是中医生理病理理论的基本观点。

【原文】因于露风，乃生寒热。是以春伤于风，邪气留连，乃为洞泄。夏伤于暑，秋为痎疟。秋伤于湿，上逆而咳，发为痿厥。冬伤于寒，春必温病。四时之气，更伤五脏。

【注释】① 露风：感受风邪。又泛指外感邪气。露，此处作"触冒"解。

② 四时之气，更伤五脏：指四时之邪更替伤人五脏。

【白话解】由于感受外邪的侵袭，从而产生寒热的疾病。春天伤于风邪，邪气留滞，到了夏天，可能会出现较剧烈的腹泻病；夏天感受暑邪，到了秋天，可能会发生疟疾之类的疾病；秋天感受湿邪，邪气上逆犯肺，到了冬天，可能会引发咳嗽，或发展成为痿厥之类的疾病；冬天伤于寒气，寒邪郁积，到了春季，可能发生温病。四时之气失常，产生邪气，交替伤害人体五脏。

【解析】本节进一步讨论四时邪气与疾病发生的关系，指出外邪伤人，有当即发病与邪气滞留一段时间之后再发病的区别，文中所论隔时发病的观点，给后世"伏气"病因学说的形成，作了理论上的启蒙。

【原文】阴之所生，本在五味，阴之五宫，伤在五味。是故味过于酸，肝气以津，脾气乃绝。味过于咸，大骨气劳，短肌，心气抑。味过于甘，心气喘满，色黑，肾气不衡。味过于苦，脾气不濡，胃气乃厚。味过于辛，筋脉沮弛，精神乃央。是故谨和五味，骨正筋柔，气血以流，腠理以密，如是则骨气以精。谨道如法，长有天命。

【注释】阴之五宫，伤在五味：阴之五宫，即指五脏。阴精藏于五脏，五味原为五脏之本，若五味太过，则伤五脏。

【白话解】阴精的产生，来源于饮食五味；但是，贮藏阴精的五脏，也可以因为五味太过而受到伤害。举例来说：过多地吃酸味的东西，会使肝气偏盛，从而克伤脾脏，使脾气衰竭；过多地吃咸味的东西，会使骨质受到损伤，也可出现肌肉消瘦萎缩，或者心气抑郁；过多地吃甘味的东西，可以引起心烦、胸闷、气喘，面色发黑，或者使肾气失去平衡；过多地吃苦味的东西，可以使脾气受伤而不濡润，胃气受伤而胀满；过多地吃辛味的东西，能使筋脉损伤而变得松弛无力，精神也会渐渐颓废萎靡。所以，应当慎重地调整饮食五味，使其不要过多、过少，而调配适当，这样就能使骨骼坚固正直，筋脉柔和灵便，气血充足流畅，肌肉丰满，皮肤致密，身体健康强壮。总之，只要严格地遵守养生保健的原则与方法，就可以享受自然所赋予的寿命。

【解析】“阴之所生，本在五味”，说明五脏阴精有赖于五味的资生；“阴之五宫，伤在五味”，又指出偏食五味，能损伤五脏，导致五脏功能的失调。故而对合理饮食，提出了“谨和五味”的观点。其实质就是要求饮食五味注意合理配合，防止偏食。人体生命活动中所需的营养素是多种多样的，需从多种食物中摄取。

金匮真言论篇第四

【原文】黄帝问曰：天有八风，经有五风，何谓？岐伯对曰：八风发邪以为经风，触五脏，邪气发病。所谓得四时之胜者，春胜长夏，长夏胜冬，冬胜夏，夏胜秋，秋胜春，所谓四时之胜也。

【注释】① 天有八风：天，指自然界；八风，指东、南、西、北、东南、西北、东北、西南八方之风。谓八方不正之邪气。

② 经有五风：经，指经脉，经脉连属五脏，故经有五风，是指五脏经脉均可因风邪侵入发生疾病。

【白话解】黄帝问道：自然界有八风，人的经脉病变又有五风的说法，这是怎么回事呢？岐伯答说：自然界的八风是外部的致病邪气，它侵犯经脉，产生经脉的风病，风邪还会继续循经脉而侵害五脏，使五脏发生病变。一年的五个季节，有相克的关系，如春胜长夏，长夏胜冬，冬胜夏，夏胜秋，冬胜春，某个季节出现了克制它的季节气候，这就是所谓四时相胜。

【解析】本段说明自然界气候的变异，能够影响经脉，伤害脏腑，引起疾病。

古人以四时配五行，即春木、夏火、长夏土、秋金、冬水，以五脏配五行，即肝木、心火、脾土、肺金、肾水。这样配合，用来说明四时气候对五脏的影响。例如：春天的气候，能影响肝脏，使肝气旺盛；夏天的气候，能影响心脏，使心气旺盛等。所谓“春胜长夏”，从气候来说，是长夏反得春天的气候，从对人体的影响来说，是肝木得胜气之助而克脾土。其余以此类推。所谓“得四时之胜”，其大意如此。

【原文】东风生于春，病在肝，俞在颈项；南风生于夏，病在心，俞在胸胁；西风生于秋，病在肺，俞在肩背；北风生于冬，病在肾，俞在腰股；中央为土，病在脾，俞在脊。

故春气者病在头，夏气者病在脏，秋气者病在肩背，冬气者病在四肢。故春善病鼽衄，仲夏善病胸胁，长夏善病洞泄寒中，秋善病风疟，冬善病痹厥。故冬不按跻，春不鼽衄，春不病颈项，仲夏不病胸胁，长夏不病洞泄寒中，秋不病风疟，冬不病痹厥、飧泄而汗出也。夫精者，身之本也。故藏于精者，春不病温。夏暑汗不出者，秋成风疟。此平人脉法也。

【注释】① 东风生于春，病在肝，俞在颈项：东方的风生于春季，内伤于肝，故病在肝。春季万物发荣，其气向上，故其俞在颈项。

② 鼽衄：鼻塞流涕称为鼽，鼻中出血谓之衄。

③ 仲夏：农历五月，夏季之中，称为仲夏，此泛指整个夏季。

④ 寒中：寒气在中，即里寒之意。

⑤ 痹厥：手足麻木逆冷。

⑥ 按跻：按摩导引，使阳气外发于四肢。这里泛指扰动阳

气的各种运动。

【白话解】东风生于春季，病变多发生在肝经，而表现于颈项。南风生于夏季，病变常发生在心经，而表现于胸胁。西风生于秋季，病变常发生在肺经，而表现于肩背。北风生于冬季，病变常发生在肾经，而表现于腰股。中央属土，病变常发生在脾经，而表现于脊背。

所以春气为病，病多在头部；夏气为病，病多在心；秋气为病，病多在肩背；冬气为病，病多在四肢。所以春天多生鼻塞和鼻出血的病，夏天多生胸胁的病，长夏多生里寒泄泻的病，秋天多生风疟病，冬天多生痹病。所以冬天不做扰动阳气的过度活动，春天就不会发生鼽衄和颈项的疾病，夏天也不会发生胸胁的疾患，长夏不会发生里寒洞泄的疾病，秋天不会发生风疟病，冬天也不会发生痹证、飧泄、汗出过多的病。精在人身，如同树木的根一样。所以冬季善于保养精气的，春天就不易得温病。夏天暑热之时，应该汗出而不出汗，到了秋天就会得风疟病。这是普通人诊察四时疾病的基本法则。

【解析】本节从“天人相应”的观点出发，阐述了人体疾病的发生与外界环境四时气候变化的关系。并指出了每一季节的气候特点对人体内脏有特定的联系，如说春病在肝，夏病在心等，这对某些病证的防治有一定意义。

【原文】故曰：阴中有阴，阳中有阳。平旦至日中，天之阳，阳中之阳也；日中至黄昏，天之阳，阳中之阴也；合夜至鸡鸣，天之阴，阴中之阴也；鸡鸣至平旦，天之阴，阴中之阳也。故人亦应之。

夫言人之阴阳，则外为阳，内为阴。言人身之阴阳，则背为阳，腹为阴。言人身之脏腑中阴阳，则脏者为阴，腑者为阳。肝、心、脾、肺、肾五脏皆为阴，胆、胃、大肠、小肠、膀胱、三焦六腑皆为阳。所以欲知阴中之阴、阳中之阳者何也？为冬病在阴，夏病在阳，春病在阴，秋病在阳，皆视其所在，为施针石也。故背为阳，阳中之阳，心也；背为阳，阳中之阴，肺也；腹为阴，阴中之阴，肾也；腹为阴，阴中之阳，肝也；腹为阴，阴中之至阴，脾也。此皆阴阳、表里、内外、雌雄相输应也。故以

应天之阴阳也。

【注释】① 春病在阴，秋病在阳：阴，指肝脏，肝位于腹部，为阴中之阳；阳，指肺脏，因肺位于胸中，为阳中之阴。

② 阳中之阳，心也：心属火，为阳脏。上焦属阳，阳脏居阳位，故为阳中之阳。

③ 阳中之阴，肺也：肺为阴脏，居于上焦，上焦属阳，阴脏居阳位，故为阳中之阴。

④ 阴中之阴，肾也：肾为阴脏，下焦为阴，阴脏居阴位，故为阴中之阴。

⑤ 阴中之阳，肝也：肝为阳脏，居于下焦，阳脏居阴位，故为阴中之阳。

⑥ 阴中之至阴，脾也：脾为阴脏，腹部为阴，至阴之脏居阴位，故为阴中之至阴。

⑦ 阴阳、表里、内外、雌雄相输应：雌雄，此指脏腑阴阳属性，脏属阴为雌，腑属阳为雄。相输应，指相互通应。

【白话解】所以说：阴中有阴，阳中有阳。例如：一日之内，白昼为阳，黑夜为阴；平旦到日中，是阳中之阳，日中到黄昏，是阳中之阴；合夜到鸡鸣，是阴中之阴，鸡鸣到平旦，是阴中之阳。所以人之阴阳也是相应的。

以整个人体来分阴阳，则外表为阳，内里为阴；以躯干来分阴阳，则背为阳，腹为阴；以脏腑来分阴阳，则肝、心、脾、肺、肾五脏都属阴，胆、胃、大肠、小肠、膀胱、三焦六腑都属阳。所以要知道阴中之阴、阳中之阳的道理是为了什么呢？是因为冬病在肾，夏病在心，春病在肝，秋病在肺，都要按疾病所在的部位进行针刺或砭石的治疗。又如胸腔在上为阳，所以心肺为阳脏，心是阳中之阳，肺是阳中之阴；腹腔居下为阴，所以肝脾肾为阴脏，而肾又有阴中之阴，肝是阴中之阳，脾是阴中之至阴。以上这些都是阴阳、表里、内外、雌雄的相互通应，也与自然界万物的阴阳变化一样。

【解析】本节主要阐发了天之阴阳与人体脏腑组织的阴阳属性，进一步论证天人相应的学术观点。

【原文】帝曰：五脏应四时，各有收受乎？岐伯曰：有。东

方青色，入通于肝，开窍于目，藏精于肝，其病发惊骇，其味酸，其类草木，其畜鸡，其谷麦，其应四时，上为岁星，是以春气在头也，其音角，其数八，是以知病之在筋也，其臭臊。

南方赤色，入通于心，开窍于耳，藏精于心，故病在五脏，其味苦，其类火，其畜羊，其谷黍，其应四时，上为荧惑星，是以知病之在脉也，其音徵，其数七，其臭焦。

中央黄色，入通于脾，开窍于口，藏精于脾，故病在舌本，其味甘，其类土，其畜牛，其谷稷，其应四时，上为镇星，是以知病之在肉也，其音宫，其数五，其臭香。

西方白色，入通于肺，开窍于鼻，藏精于肺，故病在背，其味辛，其类金，其畜马，其谷稻，其应四时，上为太白星，是以知病之在皮毛也，其音商，其数九，其臭腥。

北方黑色，入通于肾，开窍于二阴，藏精于肾，故病在溪，其味咸，其类水，其畜彘，其谷豆，其应四时，上为辰星，是以知病之在骨也，其音羽，其数六，其臭腐。

故善为脉者，谨察五脏六腑，一逆一从，阴阳、表里、雌雄之纪，藏之心意，合心于精。非其人勿教，非其真勿授，是谓得道。

【注释】① 收受：通应之意。

② 藏精于肝：精气藏于肝。精，精气。下文的“藏精于心”等，均指精气归藏五脏。

③ 其畜鸡：寅时鸡鸣，寅为木所主时。

④ 其谷麦：麦与下文的黍、稷、稻、豆，谓之五谷。

⑤ 岁星：木星。岁星与下文的荧惑星、镇星、太白星、辰星分别指木、火、土、金、水五行星。

⑥ 角：五音之一。角与下文的徵、宫、商、羽，谓之五音。

⑦ 其数八：河图数之一，位于东方。数八与下文的数七、数五、数九、数六，均指河图数的木、火、土、金、水之成数。

⑧ 臭臊：气味之臊。臊与下文的焦、香、腥、腐，谓之五臭，亦称五气。臭，指气味。

⑨ 溪：肌肉骨骼之间隙。

⑩ 善为脉：精通脉诊。

【白话解】黄帝问道：五脏和四时相应，各有同气相求的影响吗？岐伯说：有。如东方青色之气，与人身的肝相应，肝开窍于两目，精气藏于肝，它发的病多惊骇；在五味中为酸味，在植物中为草木，在五畜中为鸡，五谷中为麦，四时中上为岁星，五音中为角音，五行生成数中为八，五气中为臊臭气，这些都属木的一类。在四时来说是春季，春气是上升的，所以病在头部的比较多，又因为肝主筋，所以病也往往表现在筋。

南方赤色之气，与人身的心相应，心开窍于两耳，精华内藏于心；五味中为苦味，五畜中为羊，五谷中为黍，四时中上为荧惑星，五音中为徵音，五行生成数中为七，五气中为焦臭气，这些都属火的一类。在四时来说是夏季，心主血脉，又为五脏之主，所以病也往往在血脉和五脏。

中央黄色之气，与人身的脾相应，脾开窍于口，精华内藏于脾；五味中为甘味，五畜中为牛，五谷中为稷，四时中上为镇星，五音中为宫音，五行生成数中为五，五气中为香气，这些都属于土的一类。以四时来说是长夏，脾主肌肉，脾脉连于舌根，所以病表现在肌肉和舌根。

西方白色之气，与人身的肺相应，肺开窍于鼻，精华内藏于肺；五味中为辛味，五畜中为马，五谷中为稻，四时中上为太白星，五音中为商音，五行生成数中为九，五气中为腥臭气，这些都属金的一类。在四季来说是秋季，秋病发生在肩背，肺主皮毛，所以病往往发生在背部，表现在皮毛。

北方黑色之气，与人身的肾相应，肾开窍于二阴，精华藏于肾；五味中为咸味，五畜中为彘，五谷中为豆，四时中上为辰星，五音中为羽音，五行生成数中为六，五气中为腐臭气，这些都属水的一类。以四时来说是冬季，冬病发生在四肢，肾主骨，所以病往往发生在骨。

所以精通脉诊的人，需谨慎细心审察五脏六腑的顺逆变化，把阴阳、表里、雌雄的相应关系作为准则，并把这些道理，谨记心中，体验精微，能够得心应手。这种学术是宝贵的，不是愿为大众服务的人，切勿教他，不是有志于此的人，切勿传授，只有这样，才能真正继承医学的理论。

【解析】本节按自然事物的五行归类，分别叙述它们与五脏的关系以及疾病的发生变化，是五行学说具体应用于医学的一个重要方面。

卷第二

阴阳应象大论篇第五

【原文】黄帝曰：阴阳者，天地之道也，万物之纲纪，变化之父母，生杀之本始，神明之府也。治病必求于本。

【注释】① 父母：指起源或根源。

② 生杀之本始：本始作父母讲，是说阴阳是一切事物生长衰亡的根本动力。

③ 神明之府：变化莫测为神；事物昭著为明；凡物积聚的地方为府。神明之府，就是说宇宙万物间事物变化是极其微妙的，有的明显可见，有的隐匿难测，但是都出自阴阳。

【白话解】黄帝说：阴阳，是自然界的一般规律，是一切事物的纲领，万物变化的起源，也是其生发、发展和灭亡的根本动力，自然界一切事物都是在阴阳对立统一的变化中体现出来的，所以诊断治疗疾病一定要从阴阳变化这一根本规律着手。

【解析】本段概括地说明了阴阳学说的基本观点，指出阴阳的对立统一是自然界的根本规律，宇宙万物的发生、发展、运动、变化、消亡，其根源皆在阴阳。这一观点反映了朴素的唯物辩证思想，为祖国医学理论体系的确立和发展，奠定了基础。

【原文】**故积阳为天，积阴为地。阴静阳躁，阳生阴长，阳杀阴藏。阳化气，阴成形。寒极生热，热极生寒。寒气生浊，热气生清。清气在下，则生飧泄；浊气在上，则生䐜胀。此阴阳反作，病之逆从也。**

【注释】① 故积阳为天，积阴为地：阳气轻清上升，故积阳为天；阴气重浊下降，故积阴为地。

② 阴静阳躁：静躁为阴阳之性。阳主躁，阴主静。

③ 阳生阴长，阳杀阴藏：此为互文。指自然四时春生、夏长、秋收、冬藏的正常变化规律。自然万物的生长收藏规律皆因自然界阴阳二气的相互消长所致。

④ 寒极生热，热极生寒：指阴阳消长变化到一定程度就会互相转化。

【白话解】清阳之气聚于上，而成为天，浊阴之气积于下，而成为地。阴主静，阳主躁；阳主生发，阴主成长；阳主肃杀，阴主收藏。阳能化生力量，阴能构成形体。寒到极点会生热，热到极点会生寒；寒气能产生浊阴，热气能产生清阳。清阳之气居下而不升，就会发生泄泻之病；浊阴之气居上而不降，就会发生胀满之病。这就是阴阳的正常和反常变化，因此疾病也就有逆证和顺证的分别。

【解析】本段"阳生阴长，阳杀阴藏"，是对阴阳的生杀规律的概括，不能局限于一种事物或事物的一个方面。

【原文】**故清阳为天，浊阴为地；地气上为云，天气下为雨；雨出地气，云出天气。故清阳出上窍，浊阴出下窍；清阳发腠理，浊阴走五脏；清阳实四肢，浊阴归六腑。**

【注释】① 清阳出上窍，浊阴出下窍：人体吸入的自然之气与水谷化生的精气上奉于头面官窍，使发声、视觉、嗅觉、听觉等功能正常，饮食化生的糟粕经下窍排出体外。

② 清阳发腠理，浊阴走五脏：清阳之气发散于腠理，精血津液归藏于五脏。清阳，指温养皮肤肌腠的阳气。浊阴，指滋养五脏的精血津液。

③ 清阳实四肢，浊阴归六腑：指饮食物所化的精气充养于

四肢，饮食代谢之糟粕传入六腑。

【白话解】清阳之气上升而为天，浊阴之气凝聚而为地。地气上升成为云，天气作用于云，下降而为雨，雨来源于地面的水气，云成于天气的蒸化。清阳之气出于人体的上窍，而有发声、视觉、听觉、嗅觉、味觉等功能，糟粕和废水由前后二阴排出；清阳之气发布于腠理，而能温煦体表肌肉，浊厚的阴精则分别贮藏于五脏；清阳之气充实于四肢，饮食物则归入六腑。

【解析】此段说明了阴阳互根关系，就是“阳生于阴，阴生于阳”的道理。作者以大自然的阴阳变化，来比拟和说明人身的阴阳变化。

【原文】水为阴，火为阳，阳为气，阴为味。味归形，形归气，气归精，精归化，精食气，形食味，化生精，气生形。味伤形，气伤精，精化为气，气伤于味。阴味出下窍，阳气出上窍。味厚者为阴，薄为阴之阳。气厚者为阳，薄为阳之阴。味厚则泄，薄则通。气薄则发泄，厚则发热。壮火之气衰，少火之气壮。壮火食气，气食少火。壮火散气，少火生气。气味辛甘发散为阳，酸苦涌泄为阴。

【注释】① 食：给养、供养的意思。

② 食：通“蚀”，侵蚀消耗的意思。

③ 壮火、少火：指药食气味的纯阳和温和，纯阳大热的为壮火，用之可消耗人体正气；温和的为少火，用之可滋养人体正气。后引申病理之火为壮火，即亢盛的阳气，生理之火为少火，即温和的阳气。

【白话解】水火分为阴阳，水性寒凉而润下，则属阴；火性温热而炎上，则属阳。若把药物与饮食的气味分阴阳，则气属于阳，味属于阴。药物与饮食五味可以滋养形体，而形体又依赖于元气的充养，药物与饮食之气生成人体的阴精，而阴精又是由气化而产生的。也就是说，阴精吸收着饮食中的气，形体取养于饮食中的味；通过气化能将饮食的精华转变为阴精，再经过气化作用滋养形体。如果饮食不节，则会损伤形体，也可以使精气耗伤；阴精可化生人体的元气，但元气也可因为药物或饮食不节而受损伤。味属于阴，饮食的糟粕由下窍排出；气属于阳，轻清的阳气升发于上窍。味之厚者为纯阴，味之薄者属阴中之阳。气之厚者为纯阳，气之薄者属阳中之阴。味厚纯阳者，可以泄下，味薄则可通利。气薄者可有宣发清泄作用，气厚者则能发热。气味醇厚的药物能使人体正气衰弱，气味温和的药物能使人体正气充足。所以，大热的药物消耗人体正气，正气需要温和的药物来补养。也就是说，亢盛的阳气同样会消耗正气，温和的阳气可以补养正气。气味辛甘而具有发散作用的药物，属于阳；气味酸苦而具有涌泄作用的药物，属于阴。

【解析】本段通过对味、形、气、精相互转化的反复论述，概括地说明人体阴阳即物质与功能之间的辩证关系，并深刻地阐述了阴阳互根的道理。文中所论有关气味之阴阳厚薄及其作用规律，为后世药物学的理论和实践，奠定了基础。

【原文】阴胜则阳病，阳胜则阴病，阳胜则热，阴胜则寒。重寒则热，重热则寒。寒伤形，热伤气，气伤痛，形伤肿。故先痛而后肿者，气伤形也；先肿而后痛者，形伤气也。

【注释】重：积累的意思，引申为逐渐发展，以达极点。

【白话解】阴气偏盛的药物使用过多则伤及人体的阳气，阳气偏盛的药物使用过多则伤及人体的阴精。阳性药使用过多则表现为发热，阴性药使用过多则表现为身冷。若寒到极点可以出现热的表现，热到极点可以出现寒的表现。寒邪易伤人的形体，热邪能伤人身之气。气受伤而运行不畅，可发生疼痛；形体受伤而肌肉壅滞，引起肿胀。故先痛而后肿的，是气伤在先而后及于形；先肿而后痛的，是形伤在先而后及于气。

【解析】本段指出疾病的性质可在一定条件下向反面转化，提示了在变化之中推求病机的重要性。

【原文】风胜则动，热胜则肿，燥胜则干，寒胜则浮，湿胜则濡泻。天有四时五行，以生长收藏，以生寒暑燥湿风。人有五脏，化五气，以生喜怒悲忧恐。故喜怒伤气，寒暑伤形。暴怒伤阴，暴喜伤阳。厥气上行，满脉去形。喜怒不节，寒暑过度，生乃不固。故重阴必阳，重阳必阴。故曰：冬伤于寒，春必温病；春伤于风，夏生飧泄；夏伤于暑，秋必痎疟；秋伤于湿，冬生

咳嗽。

【注释】① 动：动摇，指痉挛、眩晕等症状。

② 浮：此处为浮肿的意思。

③ 濡泻：腹泻而黏滞不爽之病。

④ 厥气：厥逆不顺之气。

【白话解】风邪太过，则能发生痉挛眩晕；热邪太过，则能发生红肿；燥气太过，则能发生干枯；寒气太过，则能发生浮肿；湿气太过，则能发生濡泻。大自然的变化，有春、夏、秋、冬四时的交替，有木、火、土、金、水五行的变化，因此，产生了寒、暑、燥、湿、风的气候，它影响了自然界的万物，形成了生、长、化、收、藏的规律。人有肝、心、脾、肺、肾五脏，五脏之气化生五志，产生了喜、怒、悲、忧、恐五种不同的情志活动。喜怒等情志变化，可以伤气，寒暑外侵，可以伤形。突然大怒，会损伤阴气，突然大喜，会损伤阳气。气逆上行，充满经脉，则神气浮越，脱离形体。所以喜怒不加以节制，寒暑不善于调适，生命就不能牢固。阴极可以转化为阳，阳极可以转化为阴。所以冬季受了寒气的伤害，春天就容易发生温病，春天受了风气的伤害，夏季就容易发生飧泄；夏季受了暑气的伤害，秋天就容易发生疟疾；秋季受了湿气的伤害，冬天就容易发生咳嗽。

【解析】本段不但强调了病因辨证的要点，而且丰富了“六气化病”的病机学说，如后世将动摇震颤的症状，视为内风之象；将津液干涸的表现，归为内燥所生等，皆为本文的发展。刘完素补充《素问》病机十九条，而提出“诸涩枯涸，干劲皴揭，皆属于燥”的理论，就是对本文“燥胜则干”的论述。

【原文】帝曰：余闻上古圣人，论理人形，列别脏腑，端络经脉，会通六合，各从其经；气穴所发，各有处名；溪谷属骨，皆有所起；分部逆从，各有条理；四时阴阳，尽有经纪，外内之应，皆有表里。其信然乎？

【注释】① 端络经脉：端，审察的意思；络，往来联系的意思。端络经脉，即审察经脉之相互联系。

② 会通六合：会，会合；通，贯通；六合，即十二经脉之

阴阳配合。

③ 气穴：经气所注之孔穴，即指穴位。

④ 溪谷属骨：肉之大会为谷；肉之小会为溪；属骨，为与骨相连属处。

⑤ 经纪：义同纲纪，比喻事物之有纲有目，此处指阴阳变化的常规。

【白话解】黄帝问道：我听说远古时代的圣人，研究人体的形态，辨别内在的脏腑，审察经脉的联系，把十二经脉分为表里相合的六对，并辨别其循行路线；气穴的出处，各有名称；肌肉以及关节，各有其起点；分属部位或逆或顺，各有条理；四时阴阳的变化，都有一定变化的常规；外界环境与人体内部相关联，也都有表里相合的关系。以上这些说法都正确吗？

【解析】本段提示了人与天地相参的整体观念。

【原文】岐伯对曰：东方生风，风生木，木生酸，酸生肝，肝生筋，筋生心，肝主目。其在天为玄，在人为道，在地为化。化生五味，道生智，玄生神，神在天为风，在地为木，在体为筋，在脏为肝，在色为苍，在音为角，在声为呼，在变动为握，在窍为目，在味为酸，在志为怒。怒伤肝，悲胜怒；风伤筋，燥胜风；酸伤筋，辛胜酸。

南方生热，热生火，火生苦，苦生心，心生血，血生脾。心主舌。其在天为热，在地为火，在体为脉，在脏为心，在色为赤，在音为徵，在声为笑，在变动为忧，在窍为舌，在味为苦，在志为喜。喜伤心，恐胜喜；热伤气，寒胜热；苦伤气，咸胜苦。

中央生湿，湿生土，土生甘，甘生脾，脾生肉，肉生肺，脾主口。其在天为湿，在地为土，在体为肉，在脏为脾，在色为黄，在音为宫，在声为歌，在变动为哕，在窍为口，在味为甘，在志为思。思伤脾，怒胜思；湿伤肉，风胜湿；甘伤肉，酸胜甘。

西方生燥，燥生金，金生辛，辛生肺，肺生皮毛，皮毛生肾，肺主鼻。其在天为燥，在地为金，在体为皮毛，在脏为肺，在色为白，在音为商，在声为哭，在变动为咳，在窍为鼻，在味

为辛，在志为忧。忧伤肺，喜胜忧；热伤皮毛，寒胜热；辛伤皮毛，苦胜辛。

北方生寒，寒生水，水生咸，咸生肾，肾生骨髓，髓生肝，肾主耳。其在天为寒，在地为水，在体为骨，在脏为肾，在色为黑，在音为羽，在声为呻，在变动为栗，在窍为耳，在味为咸，在志为恐。恐伤肾，思胜恐；寒伤血，燥胜寒；咸伤血，甘胜咸。

【注释】① 玄：比喻天体变化之深远微妙。

② 神：变化出乎自然，非人力所能左右的称为神，即所谓阴阳不测谓之神。

【白话解】岐伯回答：东方是风气生发的地方，风气产生木气，促进草木生长，木气能生酸味，酸味能滋养肝气，肝气又能滋养筋脉，筋脉柔和又利于养心，肝与目有密切关系，所以说肝主管目。五行的变化在自然界是深远微妙而无穷的，在人表现为认识事物的规律，在地表现为万物的生化。生化能产生一切事物；认识了事物的规律，就能产生智慧；深远无边的宇宙，是变化莫测的。变化在天空中为风，在地面上为木，在人体为筋，在五脏为肝，在五色为青，在五音为角，在五声为呼，在疾病症状为抽搐痉挛，在孔窍为目，在五味为酸，在情志为怒。怒气伤肝，悲能抑制怒；风邪能伤筋，燥气能够抑制风气；过食酸味也能伤筋，辛味能抑制酸味。

南方产生热气，热盛而生火，火热能产生苦味，苦味能滋养心气，心气生血，血充足有利于健脾，心与舌有密切关系，所以说心主管舌。五行的变化在天为暑热，在地为火气，在人体为血脉，在五脏为心，在颜色为赤，在五音为徵，在五声为笑，在疾病症状为忧心忡忡，在孔窍为舌，在五味为苦，在情志为喜。暴喜能伤心，恐惧能抑制喜；热能伤气，寒能抑制热；苦能伤气，咸味能抑制苦味。

中央产生湿气，湿能生土，土气能产生甘味，甘味能滋养脾气，脾气能滋养肌肉，肌肉丰满有利于养肺，脾与口有密切关系。五行的变化在天为湿气，在地为土气，在人体为肌肉，在五脏为脾，在五色为黄，在五音为宫，在五声为歌，在疾病症状为干哕，在孔窍为口，在五味为甘，在情志为思。思虑过度则伤脾，怒气能抑制思虑；湿气能伤肌肉，风气能抑制湿气；甘味能伤肌肉，酸味能抑制甘味。

西方产生燥气，燥能生金，金能产生辛味，辛味能滋养肺气，肺气又能滋养皮毛，皮毛润泽则能养肾，肺与鼻有密切关系。五行的变化在天为燥气，在地为金气，在人体为皮毛，在五脏为肺，在五色为白，在五音为商，在五声为哭，在疾病症状为咳嗽，在孔窍为鼻，在五味为辛，在情志为忧。过度忧伤能伤肺，喜能抑制忧；热气能伤皮毛，寒能抑制热；辛味能伤皮毛，苦味能抑制辛味。

北方产生寒气，寒能生水，水气能产生咸味，咸味能滋养肾气，肾气能滋长骨髓，骨髓充满，则又能养肝，肾与耳有密切关系。五行的变化在天为寒气，在地为水气，在人体为骨髓，在五脏为肾，在五色为黑，在五音为羽，在五声为呻，在疾病症状为战栗，在孔窍为耳，在五味为咸，在情志为恐。过度惊恐能伤肾，思能够抑制恐；寒能伤血，燥气能够抑制寒气；咸也能伤血，甘味能抑制咸味。

【解析】以上五节，是古人对自然界四时万物以及人体生理、病理各种过程相互联系和制约的认识，是五行学说在医学上的具体运用。文中连续使用了许多“生”字和“在”字，读之令人感到它好像一幅自然界各种联系和制约过程的总图解。

【原文】故曰：天地者，万物之上下也；阴阳者，血气之男女也；左右者，阴阳之道路也；水火者，阴阳之征兆也；阴阳者，万物之能始也。故曰：阴在内，阳之守也，阳在外，阴之使也。

【注释】① 男女：此处是借男女形容阴阳相对的意义。

② 左右：人面向南，则左为东，右为西。古人认为太阳运动方向，由东到西，亦即从左到右。

③ 能始：能，“胎”之借字。胎始，本源之意。

【白话解】所以说：天在上为阳，地在下为阴，万事万物的变化在天地之间；气属阳，血属阴，气与血都是阴阳相互作用而生成的；左与右是阴阳运行不息的道路；水性寒，火性热，是阴阳的象征；总之，阴阳的变化是万物生长的本源。所以说：阴阳既是相互对立的，又是相互为用的，阴气在内，为阳气镇守，阳气在外，为阴气役使。

【解析】本段说明了阴阳的含义是十分广泛的，诸如天地、上下、血气、男女、左右、水火等，均可以用阴阳来概括。并指出阴阳之间的关系是相互依赖，相互为用，密切相关的。

【原文】帝曰：法阴阳奈何？岐伯曰：阳胜则身热，腠理闭，喘粗为之俯仰，汗不出而热，齿干以烦冤腹满死，能冬不能夏。阴胜则身寒汗出，身常清，数栗而寒，寒则厥，厥则腹满死，能夏不能冬。此阴阳更胜之变，病之形能也。

【注释】① 能冬不能夏：能，音义同“耐”。

② 厥：四肢厥冷。此为阳虚阴盛之候。

③ 更胜：指阴阳胜负交替。

④ 病之形能：即病态。能，通“态”。

【白话解】黄帝问道：如何将阴阳变化的规律运用在医学上呢？岐伯回答：阳气偏盛，则身体发热，腠理紧闭，气粗喘促，呼吸困难，甚至身体俯仰，无汗而发热较甚，牙齿干燥，心中烦闷，如果见到腹部胀满，则是死证，此类病人在冬天尚能支持，而到了夏天就不能耐受了。阴气过盛，则身冷汗出，时常恶寒战栗，甚至手足厥逆，如果见手足厥逆而腹部胀满者，是死证，此类病人在夏天尚能支持，到了冬天就不能耐受了。这就是阴阳胜负交替的变化以及疾病的临床表现。

【解析】本段主要是以阴阳偏胜的病理变化为例，讨论了四时阴阳对人体阴阳之气的影响，以及导致的疾病的轻重变动。

【原文】帝曰：调此二者奈何？岐伯曰：能知七损八益，则二者可调，不知用此，则早衰之节也。年四十，而阴气自半也，起居衰矣。年五十，体重，耳目不聪明矣。年六十，阴痿，气大衰，九窍不利，下虚上实，涕泣俱出矣。故曰：知之则强，不知则老，故同出而名异耳。智者察同，愚者察异，愚者不足，智者有余，有余则耳目聪明，身体轻强，老者复壮，壮者益治。是以圣人为无为之事，乐恬惔之能，从欲快志于虚无之守，故寿命无穷，与天地终，此圣人之治身也。

【注释】七损八益：根据长沙马王堆汉墓出土的简书，七损八益为房中术，即有七种方式是损伤人体精气的，有八种方式是补益人体精气的。

【白话解】黄帝问道：应该怎样调摄阴阳呢？岐伯回答：如果懂得了七损八益的原则，则人身的阴阳就可以调摄，如果不懂得这个道理，就会发生早衰现象。一般的人，年龄到了四十岁，肾气已经衰减一半，起居动作也渐渐衰退；到了五十岁，身体觉得沉重，耳目也不灵敏了；到了六十岁，阴痿不用，阳气大衰，九窍功能减退，出现下虚上实的现象，会时常流眼泪和鼻涕。所以说：懂得养生调摄的人身体就强健，不懂得养生调摄的人身体就容易衰老；本来是同样的身体，结果却出现了强弱不同的两种情况。懂得养生之道的人，注意人与天地阴阳之气具有协调性；不懂得养生之道的人，只有出现了强壮与衰弱的不同结果时，才知道注意。不善于调摄的人，正气不足；而重视调摄的人，正气旺盛，耳目聪明，精力充沛，身体轻快强健，即使已经年老，仍可以保持身体强壮，而本来身体就强壮的人，就会更加强健了。所以圣人不做勉强的事情，不胡思乱想，顺其自然，有乐观愉快的态度，过着宁静的生活，使自己的精神保持无忧无虑的境界，所以能够寿命无穷，尽享天年。这是圣人的养生方法。

【解析】本节所谓“调阴阳”，是指保持阴阳的协调，维持生理功能的正常而言，文中发挥了《上古天真论》等篇的养生理论，意在使阴阳平衡的生理观，与摄生学说联系起来，以进一步深化摄生的理论基础。

【原文】天不足西北，故西北方阴也，而人右耳目不如左明也。地不满东南，故东南方阳也，而人左手足不如右强也。

帝曰：何以然？岐伯曰：东方阳也，阳者其精并于上，并于上则上明而下虚，故使耳目聪明而手足不便也。西方阴也，阴者其精并于下，并于下则下盛而上虚，故其耳目不聪明而手足便也。故俱感于邪，其在上则右甚，在下则左甚，此天地阴阳所不能全也，故邪居之。

【注释】① 并：聚合。

② 便：灵活便利。

【白话解】西北方的阳热之气不足，而阴寒之气偏盛，所以说西北方属阴，人也是如此，右侧耳目不及左侧的聪明；东南方的阴寒之气不足，而阳热之气偏盛，所以东南方属阳，人的左手足不及右边的灵活。

黄帝问道：这是什么道理呢？岐伯回答：东方属阳，左亦属阳，是阳气上升的方位，所以人体的精气聚合于上部，下部的精气则虚弱，所以左侧耳目比右侧聪明，但左侧手足却不如右侧灵活。西方属阴，右亦属阴，是阳气下降的方位，所以人体下部的精气较盛，上部的精气则虚弱，所以右侧耳目不如左侧聪明，但右侧手足比左侧灵活。虽然左右同样感受了外邪，但在上部则身体的右侧较重，在下部则身体的左侧较重，这是因为天地阴阳之气不能均衡，总会有偏盛或偏衰。同样，人的身体也有上下、左右的不同，所以邪气能乘虚而入，停留于体内形成疾病。

【解析】本段根据人与天地阴阳之气相应的道理，论述了人体的某些生理、病理特点。

【原文】故天有精，地有形，天有八纪，地有五里，故能为万物之父母。清阳上天，浊阴归地，是故天地之动静，神明为之纲纪，故能以生长收藏，终而复始。惟贤人上配天以养头，下象地以养足，中傍人事以养五脏。天气通于肺，地气通于嗌，风气通于肝，雷气通于心，谷气通于脾，雨气通于肾。六经为川，肠胃为海，九窍为水注之气。以天地为之阴阳，阳之汗，以天地之雨名之；阳之气，以天地之疾风名之。暴气象雷，逆气象阳。故治不法天之纪，不用地之理，则灾害至矣。

【注释】① 天有精，地有形：精，指五行的精气；形，指地之万物的形体。古人认为日为阳精之宗，月为阴精之宗。木、火、土、金、水五大行星为五行精气的本源。在天之五行精气降于地而成为万物之形。

② 天有八纪，地有五里：天有八节之纪，地有五行之理。八纪，即指立春、立夏、立秋、立冬、春分、秋分、夏至、冬至八个节气。五里，指东、南、西、北、中五方之分里。

③ 贤人上配天以养头，下象地以养足：天为清阳，人体上部属阳，故调养头面之气侧重于补益清阳之气；地为浊阴，人体

下部属阴，故调养下肢之气侧重于补阴。

④ 天气通于肺，地气通于嗌：天气通过呼吸进入肺，饮食之气通过嗌进入胃。

⑤ 风气通于肝，雷气通于心，谷气通于脾，雨气通于肾：风、雷、谷、雨分别指五行之木、火、土、水，故与肝、心、脾、肾四脏相通。

【白话解】天有无形的精气；地有有形的物质，能够与天气配合。天有立春、立夏、立秋、立冬、春分、秋分、夏至、冬至八个节气，地有东、南、西、北、中五个区域，与天气相配。天地阴阳之气相互交通，形成了万物。无形的清阳之气上升于天，有形的浊阴之气下归于地，所以天地的运动与静止，是由阴阳变化的规律所决定的，且能使万物春生、夏长、秋收、冬藏，终而复始，循环不休。懂得这些道理的人，法象天地自然，在上部配合天气以养头，在下部取象地气以养足，在中部傍合人事以养五脏。天地间的各种现象与人体各脏腑经络之气相通应，天的轻清之气通于肺，地的水谷之气通于咽喉部，风木之气通于肝，雷火之气通于心，山谷之气通于脾，雨水之气通于肾。人体三阳、三阴六经经脉运行气血，犹如地上的河流；肠胃贮藏饮食水谷，犹如大海；上下九窍为水津之气贯注之处。如果以天地的阴阳来比类人体，人身的阳气发泄的汗，犹如天之降雨；人体内的阳气，犹如天地间的疾风，流动不止；人的暴怒之气，犹如天之雷霆；人体中的逆上之气，犹如自然界的阳气向上蒸腾。所以调养身体而不效法于自然的规律，不懂得天有不同的节气，地有不同的地域，就会发生疾病。

【解析】本节以天地人相应的观念，通过对自然现象进行取象比类，说明人体各部分的功能。

【原文】故邪风之至，疾如风雨，故善治者治皮毛，其次治肌肤，其次治筋脉，其次治六腑，其次治五脏。治五脏者，半死半生也。故天之邪气，感则害人五脏；水谷之寒热，感则害于六腑；地之湿气，感则害皮肉筋脉。

【注释】邪风之至，疾如风雨：邪风，此泛指六淫之邪。至，侵入的意思。

【白话解】六淫之邪侵犯人体，其势急如风雨，所以善于诊治病的医生，在邪气刚刚侵犯皮毛时，就给予治疗；水平稍差一点的医生，在邪气侵犯肌肤时，给予治疗；再差一点的医生，在邪气侵犯筋脉时，才给予治疗；更差的医生，当邪气侵犯六腑时，才给予治疗；最差的医生，待邪入五脏才予以治疗。当邪气侵入到五脏时，邪气深入于里，病已难治，预后不良。所以四时之邪气，侵入人体，易伤害五脏；饮食寒热不节，易伤害六腑；地之湿气，易伤害皮肉筋脉。

【解析】本段有三个重点：①说明了感受外邪，必须早期治疗，否则病邪会由浅而入深，由轻而转重，终至不可医治的境地。②指出了外感疾病的发展规律，是由皮毛而肌肤，由肌肤而筋脉，由筋脉而六腑，由六腑而五脏。③说明了致人于疾病的，除外邪之外，尚有饮食不节的内伤原因。

【原文】故善用针者，从阴引阳，从阳引阴，以右治左，以左治右，以我知彼，以表知里，以观过与不及之理，见微得过，用之不殆。

【注释】见微得过：是指在疾病初起的时候，通过在外的细微变化、表现，便能知道病邪之所在。

【白话解】所以善于运用针法的，病在阳，从阴以诱导之，病在阴，从阳以诱导之；取右边以治疗左边的病，取左边以治疗右边的病；以自己的正常状态来比较病人的异常状态，以在表的症状，了解里面的病变，并且判断太过或不及，能在疾病初起的时候，便知道病邪之所在，此时进行治疗，不致使病情发展到危险的地步。

【解析】本段所论之针法，属缪刺法的范围，是刺法中重要的一种，后世针灸家一直沿用。具体刺法，见《缪刺论》。

【原文】善诊者，察色按脉，先别阴阳；审清浊，而知部分；视喘息，听音声，而知所苦；观权衡规矩，而知病所主；按尺寸，观浮沉滑涩，而知病所生。以治无过，以诊则不失矣。

【注释】① 观权衡规矩：诊察四时的色脉是否正常。

② 尺寸：指寸口脉。尺，指尺肤；寸，指寸口。

③ 浮沉滑涩：四种脉象，详见后《脉要精微论》。

【白话解】所以善于诊治的医生，通过诊察病人的色泽和脉搏，先辨别病证属阴属阳；审察五色的浮泽或重浊，而知道病的部位；观察呼吸，听病人发出的声音，可以得知所患的病苦；诊察四时色脉的正常与否，来分析何脏何腑发病；诊察寸口的脉，从它的浮、沉、滑、涩，来了解疾病所产生之原因。这样在诊断上就不会有差错，治疗也没有过失了。

【解析】本段强调诊断疾病，首先要区别病证的阴阳属性，这是中医诊法中的关键。此外，文中列举望、闻、切诸种诊法的配合应用，也为中医诊断学的发展打下了基础。

【原文】故曰：病之始起也，可刺而已；其盛，可待衰而已。故因其轻而扬之，因其重而减之，因其衰而彰之。形不足者，温之以气；精不足者，补之以味。其高者，因而越之；其下者，引而竭之；中满者，泻之于内。其有邪者，渍形以为汗；其在皮者，汗而发之；其慓悍者，按而收之；其实者，散而泻之。审其阴阳，以别柔刚。阳病治阴，阴病治阳。定其血气，各守其乡，血实宜决之，气虚宜掣引之。

【注释】① 其盛，可待衰而已：邪正相争，病势正盛的时候，刺之会伤正气，要待病势稍衰后刺之，病即可痊愈。

② 因其轻而扬之：病在初起，可因其来势轻浅而用宣散的方法。

③ 因其重而减之：病势严重的，在治疗步骤上，宜于逐步使其减轻。

④ 其高者，因而越之：病在上，应用吐法。

⑤ 其下者，引而竭之：病在下，应用疏导之法。

⑥ 渍形以为汗：以汤液浸渍使其出汗。

⑦ 慓悍：喻其急猛。

⑧ 柔刚：刚，指外来的阳邪；柔，指饮食所伤的阴邪。

⑨ 血实宜决之：指血气实，用放血的治法。

【白话解】所以说：病在初起的时候，可用刺法而愈；及其病势正盛，必须待其稍退后再刺之。所以病轻的，使用发散轻扬之法治之；病重的，使用削减之法治之；其气血衰弱的，应用补益之法治之。形体虚弱的，当以温补其气；精气不足的，当补之以厚味。如病在上的，可用吐法；病在下的，可用疏导之法；病在中为胀满的，可用泻下之法；其邪在外表，可用汤药浸渍以使其从汗出；邪在皮肤，可用发汗，使其外泄；病势急暴的，可用按压或收敛法抑制邪气；实证，则用散法或泻法。观察病在阴在阳，以辨别其刚柔，阳病应当治阴，阴病应当治阳；确定病邪在气在血，更防其血病再伤及气，气病再伤及血，血实宜用泻血法，气虚宜用导引法。

【解析】本节提出治疗学的某些原则和治法，以综其大要，不外在论治之前应审清疾病的阴阳属性。治疗之中，应辨明部位的在上、在中、在下、在表、在里、在气、在血，以及病情的轻而重、虚实、缓急等不同情况以正确施治。文中并提出一些具体的方法，如解表、涌吐、消导、疏泄、补益等。对治疗原则的运用，既有“阳病治阴，阴病治阳”的灵活的诱导方法，又有“定其血气，各守其乡”的直取病所的方法；既有“因其重而减之”的逐步解决以缓取效的安排，又有内“其慓悍者，按而收之”的紧急措施。而疗法的种类，除针刺、药物之外，还有熏渍、导引等。这些问题的提出，对后世医学尤其是治疗学的发展，给予了很大的启发。

阴阳离合论篇第六

【原文】黄帝问曰：余闻天为阳，地为阴，日为阳，月为阴，大小月三百六十日成一岁，人亦应之。今三阴三阳，不应阴阳，其故何也？岐伯对曰：阴阳者，数之可十，推之可百，数之可千，推之可万，万之大不可胜数，然其要一也。天复地载，万物方生，未出地者，命曰阴处，名曰阴中之阴；则出地者，命曰阴中之阳。阳予之正，阴为之主。故生因春，长因夏，收因秋，藏因冬，失常则天地四塞。阴阳之变，其在人者，亦数之可数。

【注释】① 数：推演。

② 其要一：一，指阴阳变化之理。

③ 阳予之正，阴为之主：万物的生成是阴阳二气相互作用的结果。

④ 失常则天地四塞：自然界阴阳升降失常则天地阴阳升降气机闭塞，万物生化停止。

【白话解】黄帝问道：我听说天属阳，地属阴，日属阳，月属阴。天地之运转，月亮之盈亏，三百六十日为一年，人也与之相应。但人体经脉的三阴三阳与天地的一阴一阳之数不相符合，是什么原因呢？岐伯回答说：自然界阴阳的变化，可以产生万物，可以由一到十，由十到百，由百到千，由千到万，没有穷尽，但其关键就是阴阳的变化。天覆于上，地载于下，才有万物的化生。万物的生长，未长出地面时，叫作阴处，即阴中之阴；长出地面者，叫作阴中之阳。万物的生长是阴阳双方共同作用的结果，即阳施以正气，阴给予物质基础。所以，物之生，因于春之温暖；物之长，因于夏之阳光雨露；物之成，因于秋之肃杀；物之藏，因于冬之寒冷。若四时阴阳升降失常，则春生、夏长、秋收、冬藏的自然规律就会停止。阴阳的变化，应用于人体，也具有这样的规律，也是可以知道的。

【解析】本段阐发了自然界一切事物都有阴阳的道理，以及阴阳的无限可分性。

【原文】帝曰：愿闻三阴三阳之离合也。岐伯曰：圣人南面而立，前曰广明，后曰太冲，太冲之地，名曰少阴，少阴之上，名曰太阳，太阳根起于至阴，结于命门，名曰阴中之阳。中身而上，名曰广明，广明之下，名曰太阴，太阴之前，名曰阳明，阳明根起于厉兑，名曰阴中之阳。厥阴之表，名曰少阳，少阳根起于窍阴，名曰阴中之少阳。是故三阳之离合也，太阳为开，阳明为阖，少阳为枢。三经者，不得相失也，抟而勿浮，命曰一阳。

【注释】① 至阴：穴名，在足小趾外侧，属足太阳经。

② 命门：在此指睛明穴，属足太阳经。

③ 厉兑：穴名，在足次趾末端外侧，属足阳明经。

④ 窍阴：穴名，在足小趾侧次趾末端外侧，属足少阳经。

【白话解】黄帝说：我想听听三阴三阳的离合情况。岐伯回答说：圣人面向南方站立，则前方叫广明，后方叫太冲，应于人体，则太冲脉所起之处是足少阴肾经，足少阴肾经之上是足太阳膀胱经，足太阳膀胱经下根起于至阴穴，上结于目内眦的睛明穴，因阴气在下，阳气在上，所以叫作阴中之阳。人体的身半以上叫广明，身半以下叫太阴，足太阴经之前是足阳明胃经，足阳明胃经根起于厉兑穴，因阴气在下，阳气在上，所以叫作阴中之阳。足少阳胆经是足厥阴肝经之表，足少阳胆经根起于窍阴，叫作阴中之少阳。因此，三阳经的离合是：太阳为开，阳明为阖，少阳为枢。三阳经的功能必须相互协调，其脉象应有力和缓而不浮，这些总归为一阳。

【提要】本段说明了人体阴阳经的划分及三阳经的生理作用——开、阖、枢。

【原文】帝曰：愿闻三阴。岐伯曰：外者为阳，内者为阴，然则中为阴，其冲在下，名曰太阴，太阴根起于隐白，名曰阴中之阴。太阴之后，名曰少阴，少阴根起于涌泉，名曰阴中之少阴。少阴之前，名曰厥阴，厥阴根起于大敦，阴之绝阳，名曰阴之绝阴。是故三阴之离合也，太阴为开，厥阴为阖，少阴为枢。三经者，不得相失也，搏而勿沉，名曰一阴。阴阳𩐱𩐱，积传为一周，气里形表而为相成也。

【注释】𩐱𩐱：往来流行不息的意思。

【白话解】黄帝说：我想听您讲一讲三阴的离合情况。岐伯说：在肢体外侧的经脉属于阳，在肢体内侧的经脉则属于阴，所以在内的经脉称为阴经，行于冲脉上部的经脉称为太阴经，太阴经的下端起于足大趾内侧的隐白穴，太阴经又称为阴中之阴。太阴经之后的经脉，称为少阴经，少阴经的下端起于足心的涌泉穴，少阴经为阴中之少阴。少阴经前面的经脉，称为厥阴经，厥阴经的下端起于足大趾端的大敦穴，由于这条经脉有阴而无阳，厥阴又位于最里，所以称之为阴之绝阴。因此，三阴经之离合情况，分开来说，太阴为三阴之表为开，厥阴在里为阖，少阴位于太阴、厥阴表里之间为枢。但三者之间是相互协调紧密联系的，是协调统一的，反映在脉象上表现为搏动有力而又太过沉伏，所以三阴合起来称为一阴。阴阳之气，运行不息，内在的气运行正常，由阴到阳再由阳到阴，为一周。周而复始。外在的形健壮有力，阴阳表里相辅相成，离合有序，使得人体机能正常和谐。

【提要】本段简要地记载了三阴经的循行部位及三阴经的生理作用——开、阖、枢。

阴阳别论篇第七

【原文】黄帝问曰：人有四经十二从，何谓？岐伯对曰：四经应四时，十二从应十二月，十二月应十二脉。

【注释】① 四经：四时之经脉。王冰注："春脉弦，夏脉洪，秋脉浮，冬脉沉，谓四时之经脉也。"

② 十二从：十二支。

【白话解】黄帝问道：人的肝、心、肺、肾四脏经脉，与十二支有什么关系呢？岐伯回答说：四经与四时相应，十二支与十二月相应，十二月与十二脉相应。

【解析】关于上文"十二从"的解释，诸家不一，主要有以下三说：杨上善指为卦体之六阳爻六阴爻，王冰指为十二辰，马莳指为十二经脉。丹波元简对诸注均作否定，认为"宜置于阙如之例"。

【原文】脉有阴阳，知阳者知阴，知阴者知阳。凡阳有五，五五二十五阳。所谓阴者，真脏也，见则为败，败必死也。所谓阳者，胃脘之阳也。别于阳者，知病处也；别于阴者，知死生之期。三阳在头，三阴在手，所谓一也。别于阳者，知病忌时；别于阴者，知死生之期。谨熟阴阳，无与众谋。所谓阴阳者，去者为阴，至者为阳；静者为阴，动者为阳；迟者为阴，数者为阳。凡持真脉之脏脉者，肝至悬绝急，十八日死；心至悬绝，九日死；肺至悬绝，十二日死；肾至悬绝，七日死；脾至悬绝，四日死。

【注释】① 凡阳有五：有胃气的脉象，以五脏的区别而计有五种。阳，指阳脉，此指有胃气之脉。

② 五五二十五阳：指五时各有五脏的脉象，即上文所言"凡阳有五"的五脏常脉，再配以五时的相应特点而成二十五种。

③ 所谓阴者，真脏也：五脏属阴，五脏之脉，若无胃气，称为真脏脉，说明五脏败坏，真气将绝。

④ 三阳在头，三阴在手，所谓一也：头，指人迎，诊人迎脉可测知三阳经的虚实；手，指寸口，诊寸口脉可测知三阴经的虚实。所以说三阳在头，三阴在手。诊脉的部位，虽有不同，但作为诊察人体疾病的环节，二者是相互补充的，它们的作用也是统一的。

⑤ 忌时：疾病的发展，受时间的影响，这是因为某脏之气，在一定的时间里有衰旺之别。

⑥ 去者为阴，至者为阳：此以脉搏之起落分阴阳。脉落为去，脉起为至。

⑦ 迟者为阴，数者为阳：此以脉搏之快慢分阴阳，平人一呼一吸脉搏跳动四至五次。三次为迟，六次为数。

【白话解】脉有阴阳之分，了解了什么是阳脉，就知道了什么是阴脉，了解了什么是阴脉，也就知道了什么是阳脉。阳脉有五种，分别表现五脏的特征，五时之中各有五种阳脉，五五共二十五种。所谓阴，就是没有胃气的真脏脉。见到此脉，即为五脏败坏之象，五脏败坏必致死亡。所谓阳，是指脉有胃气。能辨别脉中胃气的情况，就可以知道病变的所在；能辨别真脏脉的情况，就可以推算出死亡的日期。三阳经脉的虚实，要诊察头颈部人迎脉，三阴经脉的虚实，要诊察手腕部的寸口脉，二者相互补充，作用是统一的。辨别阳脉，可以知道疾病的衰旺之时；辨别阴脉，就能测知疾病的生死之期。谨慎熟练地辨别阴脉阳脉，是诊脉的关键，临证时便可胸有成竹而不必同别人多商量了。所谓阴阳，在脉诊方面还有另外的意义，脉去的为阴，脉来的为阳；脉静的为阴，脉动的为阳；脉迟的为阴，脉数的为阳。凡诊得真脏脉，如肝脉孤悬将绝，十八日当死；心脉孤悬将绝，九日当死；肺脉孤悬将绝，十二日当死；肾脉孤悬将绝，七日当死；脾脉孤悬将绝，四日当死。

【解析】本段指出脉象有无胃气是判断疾病预后的重要标志，介绍了从脉诊部位、脉搏形态和至数等方面来区别脉象阴阳的方法。

【原文】曰：二阳之病发心脾，有不得隐曲，女子不月；其传为风消，其传为息贲者，死不治。曰：三阳为病发寒热，下为

痈肿，及为痿厥腨痛；其传为索泽，其传为颓疝。曰：一阳发病，少气善咳善泄；其传为心掣，其传为隔。二阳一阴发病，主惊骇背痛，善噫善欠，名曰风厥。二阴一阳发病，善胀心满善气。三阳三阴发病，为偏枯痿易，四肢不举。

【注释】① 隐曲：曲折难言的隐情，此处指大小便。

② 腨痛：指小腿肚酸痛。

③ 颓疝：疾病名称，阴囊肿痛为其主证。

④ 心掣：指怔忡。

⑤ 痿易：痿，痿弱无力；易，变易。

【白话解】一般地说，阳明经发病，可影响心脾，病人往往会有大小便不通畅的感觉，女子会出现月经不调，甚至经闭；疾病日久传变，可导致身体发热、瘦削干枯，成为风消病，或者呼吸短促，喘息胸闷，形成息贲病，疾病发展到这种程度，是比较难治疗，甚至会导致死亡的。一般地说，太阳经发病，多有发热恶寒的症状，或者下肢痈肿，或者出现两足痿弱无力的痿厥病，或者出现腿肚酸痛胀痛。疾病日久传变，会引发皮肤干燥而不润泽，或发生阴囊肿痛的颓疝病。一般地说，少阳经发病，往往会出现气少无力，容易患咳嗽或泄泻。疾病日久传变，或出现心掣病，或饮食不下，大小便阻塞不通的隔病。阳明经与厥阴经同时发病，出现易受惊骇，背部疼痛，时常嗳气、打呵欠的症状，叫作风厥病。少阴经和少阳经同时发病，出现腹部及两胁胀满，心下满闷，时时叹气的症状。太阳经和太阴经同时发病，则会出现半身不遂的偏枯病，或肌肉松弛，痿弱无力，或者四肢不能举动。

【解析】本段叙述了六经发病的主要症状。

【原文】**鼓一阳曰钩，鼓一阴曰毛，鼓阳胜急曰弦，鼓阳至而绝曰石，阴阳相过曰溜。**

【注释】① 鼓：即鼓动。

② 一阳、一阴：这里所谓“阴阳”，是指脉搏的形态而说的，如有力为阳，无力为阴，故称稍有力为一阳，稍无力为一阴。

【白话解】脉的搏动有力，起来时旺盛，而下去时显得衰弱，好像古人衣带上的钩那样，头大尾小，这种脉象，反映阳气正盛，叫作钩脉；脉的搏动微显无力，轻柔得好像按到鸡身上的羽毛那样，这种脉象，反映阴气初长，叫作毛脉；脉的搏动微显无力，好像琴弦那样直而长，并且带有弹性，这种脉象，反映阳气初生，就叫作弦脉；脉搏动时虽然有力，但必须重按才感觉得到，而轻按时却触不到，好像石头沉到水底那样，这种脉象，反映阳气潜藏而阴气隆盛，就叫作石脉；脉的搏动，柔和滑溜，这种脉象，反映阴阳和平，就叫作溜脉，也就是滑脉。

【解析】本节经文据丹波元简称："按鼓一阳以下二十九字，与上下文不相顺接，是他篇错简在此尔。"此说备考。

【原文】阴争于内，阳扰于外，魄汗未藏，四逆而起，起则熏肺，使人喘鸣。阴之所生，和本曰和。是故刚与刚，阳气破散，阴气乃消亡。淖则刚柔不和，经气乃绝。死阴之属，不过三日而死；生阳之属，不过四日而死。所谓生阳死阴者，肝之心谓之生阳，心之肺谓之死阴，肺之肾谓之重阴，肾之脾谓之辟阴，死不治。

【注释】① 和本：本，指阴阳。和本，即阴阳平衡之意。

② 四日而死：新校正云："按别本作'四日而生'。"可从之。

【白话解】阴阳失去平衡，阴气盛于内，使五脏功能紊乱，阳气浮于外，使皮肤腠理不能固密，汗出不止，出现四肢厥冷，同时也会扰动肺气，引起喘鸣的症状。阴气之所以能不断地生化，是由于阴阳的平衡，且阳气固密。如果阳气太盛，阳气破散于外，阴气也随之消亡；如果阴气太盛，阴阳不和，独阴不长，会使经脉气血败绝。属于死阴一类的病，不过三日就会死亡；属于生阳一类的病，不超过四天就会痊愈。所谓生阳，就是疾病按五行相生的顺序发展变化，例如肝病传心，为木生火，得其生气，叫作生阳；所谓死阴，就是疾病按照五行相克的顺序发展变化，例如心病传肺，为火克金，金被火消亡，叫作死阴。此外，肺病传肾，肺、肾同属阴脏，从阴传阴，叫作重阴；还有肾病传脾，疾病发展变化的顺序与五行相克的顺序相反，肾水反侮脾土的现象，叫作辟阴，是不治的死证。

【解析】本段叙述了四时的正常脉象和异常脉象及其病证，着重指出出现真脏脉的几种危重病证。

【原文】结阳者，肿四肢。结阴者，便血一升，再结二升，三

结三升。阴阳结斜，多阴少阳曰石水，少腹肿，二阳结谓之消，三阳结谓之隔，三阴结谓之水，一阴一阳结谓之喉痹。阴搏阳别谓之有子。阴阳虚肠辟死。阳加于阴谓之汗。阴虚阳搏谓之崩。三阴俱搏，二十日夜半死；二阴俱搏，十三日夕时死；一阴俱搏，十日死。三阳俱搏且鼓，三日死；三阴三阳俱搏，心腹满，发尽不得隐曲，五日死；二阳俱搏，其病温，死不治，不过十日死。

【注释】①斜：通“邪”。

②石水：病证名。因阴盛阳虚，水气内聚所致的水肿病。

③二阳结谓之消：即胃与大肠俱热，相互搏结。肠胃俱热，故消谷善饥。

④三阳结谓之隔：小肠膀胱俱热，相互搏结，小肠热则血燥，膀胱热则津液涸，膈满，二便难。

⑤三阴结谓之水：脾肺之脉俱寒，相互搏结，水液不化，聚于体内。

⑥一阴一阳结谓之喉痹：一阴，指心主之脉；一阳，指三焦之脉。三焦脉、心主之脉并络于喉，气热内结，故为喉痹。

【白话解】邪气结于阳经，则四肢肿胀。结在阴经，则便血一升，不愈则便血二升，严重则便血三升。邪气结于阴阳两经，若阴气偏盛则发生石水，其症状是少腹肿胀。邪结于阳明，肠胃有热，易病消渴；邪结于太阳，小肠和膀胱俱热，易病二便不通的隔证；邪结于太阴，脾肺俱寒，易病水肿；邪结于厥阴和少阳，三焦之脉和心主之脉皆络于喉，故易患喉痹。若尺脉搏动有力，与阳脉明显不同，是妇人有孕的脉象。阴阳脉俱虚，并见下利无度，为真气竭绝，是死证。阳脉盛于阴脉，当有汗出。阴脉虚而阳脉盛，为妇人血崩。脾肺之脉搏指有力，为阴气盛极，二十日后半夜死亡。心肾之脉无和缓之象，十三日后傍晚死亡。肝心之脉无和缓之象，十日后死亡。太阳脉搏动鼓指有力，但无和缓之象，三日后死。太阴、太阳脉搏动鼓指有力，毫无和缓之象，并见心腹胀满，甚则见大小便不利，五日后死。阳明大肠、胃之脉搏指，若是温病，则是死证，不过十日必死。

【解析】本段叙述了阴经阳经的脉象表现为结脉和搏脉的主病和预后。

卷第三

灵兰秘典论篇第八

【原文】黄帝问曰：愿闻十二脏之相使，贵贱何如？岐伯对曰：悉乎哉问也，请遂言之。心者，君主之官也，神明出焉。肺者，相傅之官，治节出焉。肝者，将军之官，谋虑出焉。胆者，中正之官，决断出焉。膻中者，臣使之官，喜乐出焉。脾胃者，仓廪之官，五味出焉。大肠者，传道之官，变化出焉。小肠者，受盛之官，化物出焉。肾者，作强之官，伎巧出焉。三焦者，决渎之官，水道出焉。膀胱者，州都之官，津液藏焉，气化则能出矣。凡此十二官者，不得相失也。故主明则下安，以此养生则寿，殁世不殆，以为天下则大昌。主不明则十二官危，使道闭塞而不通，形乃大伤，以此养生则殃，以为天下者，其宗大危，戒之戒之！

【注释】① 十二脏：指六脏六腑，即心、肝、脾、肺、肾、膻中（心包络）、胆、胃、大肠、小肠、三焦、膀胱。

② 相使：指官职而言。张介宾注："相使者，辅相臣使之谓。"

③ 贵贱：指十二脏腑功能的主要、次要之分。

④ 神明：指人的精神意识思维活动。

⑤ 相傅之官：指肺的作用如同辅佐君王治理国家的宰相。相傅，古代官名，相当于宰相之职。

⑥ 治节：治理调节。比喻肺脏协助心脏调节气血、运行营

卫，以治理诸脏。

⑦ 将军之官：肝属风木，性动而急，犹如将军之性。

⑧ 中正：不偏不倚，正直无私。

⑨ 仓廪之官：脾主运化，胃主受纳，通主水谷，故称仓廪之官。仓廪，贮藏粮食的仓库。

⑩ 化物：指小肠泌别清浊的功能。

⑪ 作强之官，伎巧出焉：指肾精充足，则精力充沛，筋骨劲强，精巧多能。伎，通“技”，指多能；巧，精巧的意思。

⑫ 决渎：通利水道之意。决，通；渎，水道。

【白话解】黄帝问道：我想听听人体十二脏之间的相互关系及其在人体生命活动中的作用，有没有重要和次要的区别呢？岐伯回答说：您问得真详细啊！请让我全面地叙述给您听。心的作用，好比君主，人的精神意识、思维活动均由心来主宰。肺好比宰相，治理调节全身的气机。肝好比将军，谋虑出于此。胆好比法官，具有决断能力。膻中好比贴近君主的臣使，具有保护君主、传达君主喜乐的作用。脾胃好比粮库，能受纳腐熟水谷五味。大肠是传导糟粕的器官，水谷变化的糟粕由此排出体外。小肠接受由脾胃消化来的水谷，进行分清泌浊。肾是使身体强健的器官，人的智慧、技巧由此而出。三焦主管疏通水道，调整全身水液的运行。膀胱是水液汇聚之处，贮藏的水液经气化排出体外。以上十二官的功能必须要正常，并且必须要互相配合才能维持机体的正常生命活动。其中，心脏是主宰，心的功能正常，则十二脏的功能也正常。以这个道理来养生，则能长寿，终生不会有危险；以这个道理来治理国家，则国家昌盛。反之，心的功能失常，则十二脏的功能也受到损害，气血运行的道路闭塞不通，身体遭受损害，减少寿命。以国家来说，政权难以保住，应该特别地注意。

【解析】十二脏之相使与贵贱，阐明了六脏六腑的主要功能及相互关系，既强调每一脏的功能作用，又重视相互之间的协作关系，体现了藏象学说的基本特点：即以脏为中心的整体观。人体五脏之间，六腑之间，五脏与六腑之间，脏腑与形体官窍之间，都存在着结构上或功能上的多种联系，从而形成一个完整而又统一的机体，以进行正常而又协调的生理活动。而在整个藏象系统中，又特别强调脏的核心作用，这就形成了以脏为中心，配合六腑，联系形体官窍等各组织器官的五脏系统。这一理论，对临床诊治疾病有着重要的指导意义。

【原文】至道在微，变化无穷，孰知其原！窘乎哉，消者瞿瞿，孰知其要！闵闵之当，孰者为良！恍惚之数，生于毫氂，毫氂之数，起于度量，千之万之，可以益大，推之大之，其形乃制。黄帝曰：善哉，余闻精光之道，大圣之业，而宣明大道，非斋戒择吉日，不敢受也。黄帝乃择吉日良兆，而藏灵兰之室，以传保焉。

【注释】① 消者瞿瞿：有学问的人勤谨地探论研究。消，善的意思。消者，即优良的人，此指研究学问的人。

② 闵闵之当：此言理论的深玄，昏暗难明，如有物之遮蔽，与前文“窘乎哉”相应。闵，昏暗的意思。

③ 恍惚之数：指难以确切说明的似有若无的数量。

④ 其形乃制：指万物成形。形，万物之体貌。

⑤ 精光：精细而又明白晓畅。

⑥ 斋戒：静心修省，排除杂念，即专心至诚的意思。

【白话解】至深的医学道理是微妙难测的，其变化也没有穷尽，谁能清楚地知道它的本源！实在是困难得很呀！有学问的人勤勤恳恳地探讨研究，可是谁能知道它的奥妙之处！那些道理暗昧难明，就像被遮蔽着，怎能了解到它的精华是什么！那似有若无的数量，是产生于毫氂的微小数目，而毫氂也是起于更小的度量，只不过把它们千万倍地积累扩大，推衍增益，才演变成了形形色色的世界。黄帝说：好啊！我听到了精纯明彻的道理，这真是大圣人建立事业的基础，对于这宣畅明白的宏大理论，如果不专心修省并且选择吉祥的日子，实在不敢接受它。于是，黄帝就选择有良好预兆的日子，把这些著作珍藏在灵台兰室，很好地保存起来，以便流传后世。

【解析】本段指出医学的道理极为微妙，变化无穷，同时说明对医学理论的认识应由少积多。感叹医学理论的博大精深，强调应该珍藏秘传。

六节藏象论篇第九

【原文】黄帝问曰：余闻天以六六之节，以成一岁，人以九九制会，计人亦有三百六十五节，以为天地，久矣。不知其所谓也？岐伯对曰：昭乎哉问也，请遂言之。夫六六之节，九九制会者，所以正天之度、气之数也。天度者，所以制日月之行也；气数者，所以纪化生之用也。天为阳，地为阴；日为阳，月为阴；行有分纪，周有道理。日行一度，月行十三度而有奇焉。故大小月三百六十五日而成岁，积气余而盈闰矣。立端于始，表正于中，推余于终，而天度毕矣。

【注释】① 六六之节：六十日为一甲子，六六就是六个甲子，六六三百六十日而成一岁的节限。

② 人以九九制会：后文作地以九九制会。九九，指九野、九州、九窍、九脏等；制会，制谓准度，会谓配合，谓人与地以九州、九窍、九脏等为准度，以配合天之六六之节。

③ 昭：高明的意思。

④ 度：指周天三百六十五度。

⑤ 数：一年二十四气的常数。

⑥ 纪：与“记”通，有标志的意思。

⑦ 分纪：指天体上划分的部位。

⑧ 周有道理：周，指环周；道理，指轨道。谓日月环周有一定轨道。

【白话解】黄帝问道：我听说天体的运行以六个甲子日成为一年，人与地以九州、九窍为准度，与之配合，而人又有三百六十五节，相应于天地，这种天地人相配合的说法，已经听到很久了，但是还不晓得其中的道理？岐伯回答说：问得真高明啊！我尽量告诉您。六六之节和九九制会，是用以确定天度和气数的。天度，是计算日月行程迟速的；气数，是标志万物化生之用的。天在上为阳，地在下为阴，日行于白昼为阳，月行于夜晚为阴，日月运行在天体上有一定的位置，它的环周也有一定的轨道。一周天是三百六十五又四分之一度，每昼夜日行周天一度，月行十二又十九分之七度，所以有月大月小，而三百六十五日为一年，因为有大月小月余气积累，于是就产生了闰月。确立一年岁首的开端，根据圭表所测，以正中气，把一年的余日，推之于岁末。这样，周天的度数，就可以比较准确地推算出来。

【解析】本篇主要讲述了六个方面的内容：一是天度，即年、月、节、候的划分；二是人体与天地的对应关系；三是五运之气的正常与异常情况及影响；四是天地之气滋养人体的原理；五是对藏象系统的介绍；六是通过人迎穴与寸口穴的脉诊判断疾病状况的方法。其重点在于说明人体脏腑与天地自然之间的关系。

本文想说明地球四周五行六气，生地球上的五行六气，然后有自然界的五行六气——生物的生成。人由此而生，其气与地球上的五行六气相通，其养依赖自然界的生物，此即天地人相生相应，荣则同荣，病则同病。脏象是古人在临床中总结出来的；六节是古人观察大自然变化的成果。要把二者有机地联系起来，在当时是困难的，但他们凭直观，努力地去做了，这就是法阴阳，或叫仿生，所以题目直书“六节藏象”。“大论”即概论，详细的道理要借助干支来说明。仿生，往往是比较成功的，当今社会的信息论、系统工程、控制论，基本都是仿生。但从中医学来讲，仿生并不能完全解决生理、病理问题，古人在这方面进行了详细的研究，并借助干支来表达这种研究成果，从当时来讲，这是很伟大的了！

【原文】帝曰：余已闻天度矣。愿闻气数何以合之？岐伯曰：天以六六为节，地以九九制会，天有十日，日六竟而周甲，甲六复而终岁，三百六十日法也。夫自古通天者，生之本，本于阴阳。其气九州九窍，皆通乎天气。故其生五，其气三，三而成天，三而成地，三而成人，三而三之，合则为九，九分为九野，九野为九脏，故形脏四，神脏五，合为九脏以应之也。

【注释】① 十日：甲、乙、丙、丁、戊、己、庚、辛、壬、癸十个天干，称为十日。

② 日六竟而周甲：即十个天干与十二个地支——子、丑、寅、卯、辰、巳、午、未、申、酉、戌、亥相配合，凡六十日为

甲子的一周，称为周甲。

③ 其生五，其气三：张志聪："生五者，天之十干，化生地之五行也。气三者，五行所生三阴三阳之气也。"

④ 形脏四，神脏五：形脏是藏有形之物；神脏，是藏五脏之神。藏有形之物，是胃、大肠、小肠、膀胱；藏五脏之神，是心藏神，肝藏魂，脾藏意，肺藏魄，肾藏志。

【白话解】黄帝说：我已经明白了天度的道理了，现在我愿意进一步了解气数是怎样来应合天度的。岐伯说：天是以六六之数为节的，地和人是以九九制会来应合天的六六之数，它们的配合情况是这样的，天有十干配合地的十二支，由第一个甲子到第二个甲子，正为六十天，一年共有六个甲子，六六为三百六十天而成为一年，这是一定的法则。自古以来，天地间的一切生物，都是和天气息息相通的，它们都是以天地阴阳之变化为生命根本。因此，不论地之九州，人之九窍，均与天气有着密切的关系。所以，它们的生长都是禀受了天干所化生的五行与五行所化生的三阴三阳之气。天有三气，地有三气，人亦有三气，三三合为九气，在地上分为九野，在人体分为九脏，那就是形脏四，神脏五，合为九脏，以应天的六六之数。

【解析】岐伯回答的时候，并没有马上回答什么是"九九制会"的气数，而是先说出它们两者的关系：天以六十日为一节，六节为一年，地以九九之数配合天道运行。然后又进一步解释了"六六之节"的天度："天有十日，日六竟而周甲，甲六复而终岁，三百六十日法也。""天"指天干，天干有十个，代表十日，十天干循环六次构成一"周甲"，也就是一个甲子六十天，一甲子重复六次形成一终年，这是计量一年三百六十天的法则。古人将太阳的运行转化为气的运行，气的运行按照《周易·系辞下》所说的"变动不居，周流六虚"分为六步。岐伯强调说："夫自古通天者，生之本，本于阴阳。"从古到今，懂得天道的人都知道这是生命存在的根本，而生命存在的根本就是天地阴阳的变化。这句话在《生气通天论》开篇就说过了，这里进一步强调了生命的根本就是来自天地间的阴阳之气。接下来岐伯就解释"九九制会"了："其气九州九窍，皆通乎天气。"无论是地划分出的九州，还是人体的九窍，都与天气相通。"故其生五，其气三"，天地阴阳之气相通衍生出五行，又根据阴阳之气消长变化分为三阴三阳。阴阳怎么分出五行？阴阳按照程度分出太阳、太阴、少阳、少阴，再加上中间的土，就是五行。那么阴阳怎么变成三阴三阳的呢？也就是怎么从二变成三的呢？其实这就是老子《道德经》所说的“道生一，一生二，二生三，三生万物”。“三”在这里表示中和。这一句的“道”是无，好比是零，一是气，二是阴阳，三不是第三者，而是“冲气”，是阴阳二气的中和、相交合，才能产生万物。如果说西方文化是“二”的文化，那么中国文化就是“三”的文化。“二”是二元分离、二元对立，“三”是二元的统一、二元的相和。“三而成天，三而成地，三而成人，三而三之，合则为九，九分为九野，九野为九脏。”三气和合形成天，三气和合形成地，三气和合形成人，天、地、人三才各分三气，三乘以三就是九气，九气在大地上划分为九州，在人体上划分为九脏。这里解释了“九九制会”。上面提到了“地之九九”，又提到了“人之九九”，大地的九就是九州。九州这个概念最早出现在先秦典籍《尚书·禹贡》中，是中国汉族先民提出的一个地域概念。汉族先民自古就将汉族原居地划分为九个区域，即所谓的“九州”。九州是：冀州、兖州、青州、徐州、扬州、荆州、豫州、梁州和雍州。自战国以来九州即成为古代中国的代称。九宫是四面八方八个方位加上中央一共九个方位。人体的“九”就是九窍、九脏。哪九脏？“故形脏四，神脏五，合为九脏以应之也。”也就是有形的脏有四个，藏神的脏有五个，合成九脏与天地之气相应。注意，前面几篇提到了五脏、六脏的概念，这里又第一次提出“九脏”的概念。九脏，指心、肝、脾、肺、肾、胃、大肠、小肠、膀胱，合称九脏，就是五个神脏与四个形脏的合称。五个神脏指心、肝、脾、肺、肾，四个形脏指胃、大肠、小肠、膀胱。这四个形脏是储藏有形之物的，“皆受不净”；五个神脏是收藏无形之神气的：肝藏魂，心藏神，脾藏意，肺藏魄，肾藏志。西医说的内脏全是形脏，是解剖的内脏器官，不研究内脏是怎么藏神的，中医则特别重视内脏的藏神功能。

【原文】帝曰：余已闻六六九九之会也，夫子言积气盈闰，

愿闻何谓气？请夫子发蒙解惑焉。岐伯曰：此上帝所秘，先师传之也。帝曰：请遂闻之。岐伯曰：五日谓之候，三候谓之气，六气谓之时，四时谓之岁，而各从其主治焉。五运相袭，而皆治之，终期之日，周而复始，时立气布，如环无端，候亦同法。故曰：不知年之所加，气之盛衰，虚实之所起，不可以为工矣。

【注释】① 发蒙解惑：启发蒙昧，解除疑惑。

② 主治：是当王的意思。如木王于春，火王于夏，土王于长夏，金王于秋，水王于冬。

③ 五运：五行运行之气。

④ 袭：相承的意思。

⑤ 期：周年。

⑥ 时立气布：谓岁立四时，时布节气。

【白话解】黄帝说：我已经明白了六六和九九相会的道理了，但先生曾说，在日月运行中有盈余之气积累而成为闰月，可是我对什么叫气，还是不明白，请先生解释一下，来启发我的蒙昧，消除我的疑惑！岐伯说：这是上古帝王所珍秘，而我的老师懂得其中的道理，传授给我。黄帝说：请尽量告诉我！岐伯说：一天有十二个时辰，五天是六十个时辰，成为一个甲子叫一候，三候是十五天，叫一气，六气是九十天，叫一时（一季），四时是三百六十天，成为一年，一年四时之中，各有当王之气。五行气运的相互承袭，皆有它的当王之时，到了年终之日，再从头开始。一年分立四时，四时分布节气，这样如环无端地循环不已，五日一候的推移，也和四时的承袭是一样的。所以说，如果不知道当年六气的加临之期、五运之气的太过不及、诱发病气的虚实等道理，也就不能算是一个良医。

【解析】这段文字阐述了中医理论中“气”的概念及其与时间周期的关系。黄帝在理解六六九九的历法规律后，进一步追问“气”的本质。岐伯指出，这种知识是神圣传承的（“上帝所秘，先师传之”），随后系统解释了“气”的时间维度：五天为一候，三候（十五天）为一气，六气（九十天）为一季，四季（三百六十天）为一年，每季有对应的五行之气主导（“各从其主治焉”）。这种“五运相袭”的循环体系（如木→火→土→金→水）周而复始，形成“如环无端”的自然规律。岐伯最后强调，医者必须掌握气的盛衰变化与虚实关系，否则不能称为良医。该理论将天文历法、五行学说与医学实践紧密结合，体现了中医“天人合一”的核心思想。

【原文】帝曰：五运之始，如环无端，其太过不及如何？岐伯曰：五气更立，各有所胜，盛虚之变，此其常也。帝曰：平气何如？岐伯曰：无过者也。帝曰：太过不及奈何？岐伯曰：在经有也。

【注释】① 五气更立：谓五运化气，更迭主时。即下文春、夏、长夏、秋、冬五行时。

② 无过：谓没有太过或不及。

③ 经：指经书。一说指《天元纪大论》《气交变大论》《五常政大论》等篇。盖本篇乃岁运之提纲，而此后之《天元纪大论》《气交变大论》等篇是详细讨论这些道理的，所以说在经有也。

【白话解】黄帝说：五行运气，终而复始，如环无端的道理，我已经明白了。但是它在运行的过程中，如果出现太过或不及的现象，又是怎样的情况呢？岐伯说：五运化气，更迭主时，因而岁运就会互有胜负，胜则盛，负则虚，盛则太过，虚则不及，这种不平衡的变化，是经常会发生的事情。黄帝说：怎样就叫平气呢？岐伯说：凡是按时节出现，又没有太过或不及现象的气，叫平气。黄帝说：五运之气的太过或不及是怎样的呢？岐伯说：在经文中是有记载的。

【解析】《黄帝内经》将一年分为五季，又分为六季，五季对应五运，六季对应六气。这里先说说五运。五运对应五季。哪五季？那就是春、夏、长夏、秋、冬。长夏是指什么时候？长夏有两个意思，其中一个意思是指阴历的六月，相当于阳历的七月。五季对应的五行就是木、火、土、金、水，对应的五气就是温、热、湿、燥、寒。什么是五运？五运，就是这五种气的运行。五种气的运行变化影响到人体的新陈代谢、生理功能、疾病状况的运行变化。五运学说是《黄帝内经》的一大发现。黄帝和岐伯发现，不同的年份天气变化是不同的，气候是不同的，天气、气候的变化是有规律的，这个规律可以从记载这个年份的天干地支上表现出来。具体地说就是从天干上可以确定五运，从地支上可以确定六气。因为不同年份的天气、气候不同，所以对人体的影响也不同。如果气候的变化太过或者不及，就会使人生病。岐伯阐述了五行之间相生相克的关系，以及主气太过和不及对人健康的影响。这一段话按季节来描述自然之气的变化，说明不同季节的相应之气如何相生相克。这一段话有重要的临床意义，使医生可以预料病人发病与痊愈的情况，并配合时令节气做出更有效的治疗方案。"春胜长夏，长夏胜冬，冬胜夏，夏胜秋，秋胜春"，这是根据四时主气的五行生克情况得来的，春属木，长夏属土，木克土，所以春胜长夏，以此类推。四时各自以相应的五行之气来命名相对应的五脏，即春木与肝相应，夏火与心相应，长夏土与脾相应，秋金与肺相应，冬水与肾相应。可以看到，文中岐伯对于太过与不及两种情况，都是持否定态度的。我们往往能够看到不及的不良影响，却忽视了太过的不良影响。

【原文】帝曰：何谓所胜？岐伯曰：春胜长夏，长夏胜冬，冬胜夏，夏胜秋，秋胜春，所谓得五行时之胜，各以气命其脏。帝曰：何以知其胜？岐伯曰：求其至也，皆归始春，未至而至，此谓太过，则薄所不胜，而乘所胜也。命曰气淫。不分邪僻内生工不能禁。至而不至，此谓不及，则所胜妄行，而所生受病，所不胜薄之也，命曰气迫。所谓求其至者，气至之时也。谨候其时，气可与期，失时反候，五治不分，邪僻内生，工不能禁也。

【注释】① 始春：王冰："谓立春之日也。春为四时之长，故候气皆归于立春前之日也。"

② 未至而至：前一至字指时令，后一至字指气候。未至而至，就是未到其时令而有其气候，例如未到春天而春天的气候已到。

③ 薄：在此作迫讲。有侵犯的意思。

④ 所不胜：凡五行之气，我克者为所胜，克我者为所不胜，生我者为所生。举木为例，木克土，土对木来讲，就为所胜；金克木，金对木来讲，就为所不胜；水生木，水对木来讲，就为所生。

⑤ 乘：当克制讲。即欺凌的意思。

⑥ 气可与期：是说气候可按期而至。春时之气，可期而温；夏时之气，可期而热；秋时之气，可期而凉；冬时之气，可期而寒。

【白话解】黄帝说：什么叫所胜？岐伯说：四时中间的互相胜负是根据五行相克的规律，是各以其胜气来克制其所胜之气，如春胜长夏，是木克土；长夏胜冬，是土克水；冬胜夏，是水克火；夏胜秋，是火克金；秋胜春，是金克木。这就是春、夏、长夏、秋、冬的“五行之胜”的情况，并又各在其主时的时候，其气内合于人之五脏，如春木内合于肝，夏火内合于心，长夏内合于脾，秋内合于肺，冬内合于肾。黄帝说：怎样就可以知道它的所胜呢？岐伯说：要知道气之所胜，应先推求气候到来的时间而决定，推求的方法，一般以立春为标准。如果立春未到而春气先到，这就是气胜，也就是太过，气太过了，就会侵犯它原来所不胜的气，和克制它所胜的气（如木气太过，则金气不及，因而木反去侮金，又去克土），这种情况就叫“气淫”；如果节气已至而气候未至，这叫不及，气不及就无力来制约它所胜之气，因而它所胜之气就要妄行，同时，也不能资助它所生之气，所生之气因缺乏资助而受病，它本身也受着它所不胜之气的迫害（如木气不及，则土气妄行，火气受病，木受金气所侵），这种情况叫“气迫”。所谓“求其至”，就是以时令为标准来推求气候到来的早晚。所以观察到春温、夏热、秋凉、冬寒之气按时而至，才是四时的正常气候。如果气不按时出现（如已立春，气尚未温，已夏至，而气仍不热）那就是五气分治四时的秩序紊乱，势必影响人的健康，而疾病内生，这是医生所不能制止的事情。

【解析】本节讲述如何探知自然之气的相胜情况，最直接的办法就是从节气日期观察天气，比较常态下的气候变化，对比当下的气候变化。这样，我们就可以知道自然之气是否按照正常的轨迹运行，或是否有所偏差，从而预料疾病以及人体之气会受到怎样的影响。

《黄帝内经》构建了天人合一的医学模式，自然气候的变化会对病人产生直接的影响。如果自然之气有所偏颇，如自然之气太过，正好克制病人的受病脏器，就会直接加重病情。那么究竟什么是太过，什么是不及呢？怎么知道它们之间的相胜相克的情况呢？岐伯认为，先推求出气候到来的时间，一般是从立春开始推算，如果时令未到而气候提前到来，称之为太过。比如春天还没有到来，气候就温暖了，这就是木气太过了。这样就会侵侮自己所不胜之气，这叫“薄所不胜”，“薄”就是欺侮、欺负的意思。比如木气太过，反而欺侮金气，本来是金克木，现在反过来木克金了，“所不胜”就是“所不能克制”的。什么东西是我所不能克制的？肯定是克制我的东西。比如木的“所不胜”是什么？肯定是金，因为金克木，木不能克金。但现在木反过来克金了，表明木的力量太强了。由于自己太强大，还可以加倍克制自己所胜之气，这叫“乘所胜也”，“乘”也是欺负的意思，“所胜”就是所克，比如木克土，木气太旺了，就会加倍地克制土气。反克和加倍克制这种情况被称为“气淫”，就是气太过。本来五行的相生相克是正常现象，既有生助的，也有克制的，从正反两个方面共同维持了事物的平衡。但这里却提出了五行相克的两种反常情况：一种叫“相乘”，一种叫“相侮”。“相乘”是乘虚侵袭的意思，也就是加倍地相克，超过正常的制约程度；“相侮”是恃强凌弱，就是反克的意思，反过来对克我一方进行反克、反抑制。

【原文】帝曰：有不袭乎？岐伯曰：苍天之气，不得无常也。气之不袭，是谓非常，非常则变矣。帝曰：非常而变奈何？岐伯曰：变至则病，所胜则微，所不胜则甚，因而重感于邪，则死矣。故非其时则微，当其时则甚也。

【注释】非气时则微，当其时则甚也：张志聪：“变易之气至，非其克我之时，为病则微，当其克我之时，为病则甚。”

【白话解】黄帝说：五行气运有不按次序承袭的时候吗？岐伯说：自然界的气运是顺四时而旺的，是有一定期规律的，不得越规而行。如果时气不按次序出现，则为异常，时气异常了，则气候亦必因而发生变化，如此则天地万物就要受到灾害了。黄帝说：如果出现了非常的变化，又是什么情况呢？岐伯说：如果发生了异常的变化，人就要生病，若是主气的所胜之气起了变化，病就轻微，若是主气所不胜之气起了变化，病就严重（如春木主时，而土气变化，因木本能制土，所以病微；若是金气变化，因木本受金克，所以病重），在这个时期，若复感受其他邪气，则人将死亡。所以说在时气起了变化的时候，如果不是克我之气则病微，若是克我之气则病重。

【解析】以上经文都是讨论天以六六之节，人与地以九九制会的道理，也就是运气学说。它的主要精神，是说明了天地人的密切关系。如果时令已到而气候还未到，称为不及，比如春天已经到了，可是温暖之气还没有到，还是寒冷，这叫不及。这样就“所胜妄行”，所克之气就克制不住，就会妄行，“而所生受病”，所生之气就无法滋养，就会生病，“所不胜薄之”，所不胜之气也就是克我的气就会加倍地侵犯我、克制我，这种情况被称为“气迫”。比如木气不及，木所克的土气就会妄行，春天里温暖之气迟迟到来，那么长夏六月的湿气就会加重妄行；木所生的火气就会生病，也就是夏天热气就不足，心脏就容易生病；克制木的金气就会加倍克制，秋燥之气就会加倍克制春天的温暖之气。岐伯进一步说：要推求正常气候到来的时间，要知道太过与不及，就需要用正常的气候作为标准来衡量季节气候到来的早晚。要谨慎观察时令气候的变化，预测气候到来的时间。假如实际气候与时令正常气候相反，不能分辨出五运之气，就会邪病内扰，医生也就无法控制病情。

【原文】帝曰：善。余闻气合而有形，因变以正名。天地之运，阴阳之化，其于万物，孰少孰多，可得闻乎？岐伯曰：悉哉问也，天至广不可度，地至大不可量。大神灵问，请陈其方。草生五色，五色之变，不可胜视，草生五味，五味之美，不可胜极，嗜欲不同，各有所通。天食人以五气，地食人以五味。五气入鼻，藏于心肺，上使五色修明，音声能彰。五味入口，藏于肠胃，味有所藏，以养五气，气和而生，津液相成，神乃自生。

【注释】① 大神灵问：王冰：“大神灵问，赞圣深明。”神，圣也；灵，明也。意谓大圣之明问。

② 请陈其方：王冰：“举大说凡，粗言纲纪，故曰请陈其方。”陈，述也；方，在此有大、凡之义。

③ 天食（sì）人以五气：天气供养人们的是五气。食，供养的意思。五气，王冰等指臊、焦、香、腥、腐；吴昆指为风、

暑、湿、燥、寒，吴说于义似长，姑从之。

④ 地食人以五味：指酸入肝，苦入心，甘入脾，辛入肺，咸入肾。

【白话解】黄帝说：讲得对！我听说天地之气合而生万物，万物再经过变化生育而成形，然后根据其形态来确定万物的名称，天地阴阳在这样的运化中，对万物生育力量的赋予，是哪种多哪种少呢？岐伯说：问得真详细啊！但天极广阔，不容易测度，地极博大，不容易度量，大圣之明问，我现在陈述其概略。天地所生的万物是博大的，如草木虽生有五色，但其从五色中变化出来的种类，却是多得无法统计；草木生出五味，但五味调和的变化，却多得非人所能尝遍；同时，因对声、色、臭、味方面的嗜欲，各有不同，因而五味对五脏也各有所通。天是供养人以五气的，地是供养人以五味的，天之五气，由鼻进入人体，首先藏于心肺，人受五气以后，由于心主血脉，因而上荣面部使五色明润，肺主声音，因而声音彰著；地之五味，由口进入人体，首先藏于肠胃，经过消化，吸收其精微，以养五脏之气，五脏之气与五味之谷气，两相合和，就能产生津液，润泽脏腑，补益百骸，因而神气自然也就健旺了。

【解析】本段讲的是自然之气与人体五脏之气的对应关系，提出了“气和而生，津液相成，神乃自生”的理论。人体生命的维持依赖于天地阴阳之气，人体之气与自然之气是相通的。

【原文】帝曰：藏象何如？岐伯曰：心者，生之本，神之变也，其华在面，其充在血脉，为阳中之太阳，通于夏气。肺者，气之本，魄之处也，其华在毛，其充在皮，为阳中之太阴，通于秋气。肾者，主蛰封藏之本，精之处也，其华在发，其充在骨，为阴中之少阴，通于冬气。肝者，罢极之本，魂之居也，其华在爪，其充在筋，以生血气，其味酸，其色苍，此为阳中之少阳，通于春气。脾胃大肠小肠三焦膀胱者，仓廪之本，营之居也，名曰器，能化糟粕，转味而入出者也，其华在唇四白，其充在肌，其味甘，其色黄，此至阴之类，通于土气。凡十一脏，取决于胆也。

【注释】① 藏象：王冰：“象，谓所见于外，可阅者也。”就是内脏功能表现于外的形象。

② 阳中之太阳：《灵枢·九针十二原》："阳中之太阳，心也。"按前面一个阳字，指部位，如就腹背、胸腹而言，则背为阳，胸为阳，腹为阴。太阳是以五脏分阴阳，心为阳脏，位居上焦，故为阳中之太阳。这里所说的"太"，与六经不同，是在阴阳中再分阴阳，参看《金匮真言论》阴中有阴，阳中有阳等段文。

③ 蛰：藏的意思。

④ 罢（pí）极：倦怠的意思。

⑤ 四白：口唇四周白肉处。

⑥ 取决于胆：五脏者，主藏精而不泻，故五脏皆内实；六腑者，主化物而不藏，故六腑皆中虚。唯胆以中虚，故属于腑，然藏而不泻，又类乎脏，故足少阳为半表半里之经，亦曰中正之官，又曰奇恒之府，所以能通达阴阳，而十一脏皆取决于此也。

【白话解】黄帝说：人体内脏功能所表现于外的形象是怎样的呢？岐伯说：心是生命的根本，它是神明所藏之处；心主血，血充盛于脉中，则面部的颜色就会光泽；心属火，位居膈上，其脏为阳，故为阳中之太阳，以时令而言，与夏气相应。肺是全身气的根本，是藏魄的处所；肺之合是皮毛，肺气旺盛了，则皮肤充实而毛泽；肺属金，位居最高，其脏为阴，故为阳中之少阴，以时令而言，与秋气相应。肾是主蛰藏的地方，是收藏的根本，为五脏六腑精气储藏的处所；发为血之余，血是精气所化，肾主骨，所以肾气旺盛了，头发有光泽，骨髓也充实；肾属水，位居至下，其脏为阴，故为阴中之太阴，以时令而言，与冬气相应。肝主筋，人体的动作是筋所主持的，所以人体在劳动中的耐劳性是以肝为本，肝是藏魂的处所，肝主筋，爪是筋之余，肝气旺盛了，则筋和爪就会充实，肝又是藏血之脏，所以它能生养血气，位居于腹，其脏为阳，故为阴中之少阳，以时令而言，与春气相应。脾、胃、大肠、小肠、三焦、膀胱都是承受和排泄水谷的，所以说它们是人体仓廪之本；水谷所化的精微，供心火以化血，所以又是产生营血的地方；由于它们都是储藏水谷的，所以名之曰器；又由于其功能是吸收水谷的精微和排泄水谷的糟粕，所以又是五味而主入主出的。脾主肌肉，脾旺盛了，全身的肌肉就充实，唇为肉之余，故其华荣之色表现于唇的周围，脾居腹部，其脏为阴，所以为阴中之至阴，以时令而言，与长夏土气相应。以上十一脏皆取决于胆，因为胆是中正之官，能通达阴阳，所以十一脏的作用，皆取决于胆气资助。

【解析】“帝曰：藏象何如？”那么藏象是什么呢？这句话，还有《六节藏象论》这个篇名，是整个《黄帝内经》关于藏象一词仅见的两处。后世说是藏象学说，藏象理论，这个词就出在这里，一个是篇名，一个是藏象何如。当然用藏和象组成一个词的还有很多，如《素问·经脉别论》的太阳藏何象，阳明藏何象，那就不是藏象一词，而是用藏与象组成其他的词了。所以关于藏象，各位应该知道，这一词出现在《六节藏象论》里，并从此产生藏象理论。

心者，君主之官。这里说心为生之本，或者是人体生命的主宰。“其华在面，其充在血脉，为阳中之太阳，通于夏气。”心为上焦之脏，面在上，心是火脏，火性上炎，所以其荣华表现在上部的颜面部。华就是荣华，心脏功能的荣华表现。心主血脉，它的功能充实在血脉，心脏功能盛衰，在血脉上比较有明显的表现。“肺者，气之本，魄之处也。”肺藏气，司呼吸之气，又主一身之气，所以肺为气之本。肺藏魄，魄也属于精神意识、思维活动范畴里的一个具体内容。“其华在毛，其充在皮，为阳中之太阴，通于秋气。”肺藏气，肺的荣华表现在毛发上。肾主藏，主沉降。“肾者，主蛰封藏之本，精之处也。”蛰就是冬眠的虫子，肾主蛰就是肾主藏，藏什么呢？其藏之物好像是冬眠的虫子一样。别看它是静藏着，但却含有强大的生命力，是有活力的。既有活力又是藏蓄着，所以叫蛰。用蛰字来比喻肾脏封藏而不能泄露的功能特点，所以称封藏之本。精之处也，即肾藏精。“其华在发，其充在骨，为阴中之少阴，通于冬气。”“肝者，罢极之本，魂之居也。”罢极之本这个罢极二字，注家的意见分歧，我们在这里选取一个最主要的，罢还是按疲劳解，极就是很厉害，很急迫。罢极就是很疲劳、非常疲劳的意思。因为肝主筋，筋脉应该舒缓，而不能拘急，肝病所以表现为疲劳拘急，疲劳紧迫。“其华在爪，其充在筋”。荣华表现在爪甲，是因为肝藏血。血充盈了爪甲也就坚硬韧。它的功能充实在筋，肝的气血充足，筋脉柔韧有力。年轻人气血足，肝气充足，所以柔韧度也好，弹跳力也强，跑得也快等，那是筋的作用发挥得好。反过来说，如果肝有毛病，肝火太盛，肝风内动，无论热极生风，或肝肾阴虚引起虚风内动，都会出现拘急的症状。“脾胃大肠小肠三焦膀胱者，仓廪之本，营之居也，名曰器，能化糟粕，转味而入出者也。”把这六者合在一起讨论，它们都和脾胃联系密切，与饮食水谷的受纳、运化、排泄有关，所以把它们叫作仓廪之本。“其华在唇四白，其充在肌，其味甘，其色黄，此至阴之类，通于土气。”脾脏的荣华表现在唇四白上，唇的四周。唇四周，叫唇四白。它的功能充实在肌肉，脾脏运化功能正常，肌肉就发达，就强健。这在临床上都是见得到的，有些是很常见的。脾有病，表现在口唇上。“凡十一脏，取决于胆也。”前面讲了十个脏腑，最后又说十一脏取决于胆，数字似有不合。诸脏取决于胆，这同样是从胆为少阳春生之气来讲的。有了春生之气，才能化生其所有的一切。一年四季不论生长还是收成，必须先有春生之气，所谓春气生则万化安。因此对于人体生命，人体的发育健康都需要有春生之气的作用，才能维持下去。也就是说十一脏取决于胆，是说土脏的运化有胆气的春生，才能正常进行。

【原文】故人迎一盛病在少阳，二盛病在太阳，三盛病在阳明，四盛已上为格阳。寸口一盛病在厥阴，二盛病在少阴，三盛病在太阴，四盛已上为关阴。人迎与寸口俱盛四倍以上为关格，关格之脉羸，不能极于天地之精气，则死矣。

【注释】① 人迎、寸口：切脉的部位。人迎在颈部两侧（结喉两旁动脉），属阳明经；寸口即气口，在手腕处（桡动脉），属太阴经。人迎主外而候阳，寸口主内而候阴。

② 一盛：盛指脉大，一盛在一倍，二盛大二倍。

③ 已：与“以”通。

④ 关格：此处指脉象，为阴阳俱盛之脉。阴关于内，阳格于外。

【白话解】人迎脉大于寸口一倍，病在少阳；大于寸口二倍，病在太阳；大于寸口三倍，病在阳明；大于寸口四倍以上的，是阳已盛到极点，不能与阴气相交，所以叫格阳。寸口大于人迎一倍，病在厥阴；大于人迎二倍，病在少阴；大于人迎三倍，病在太阴；大于人迎四倍以上的，是阴已盛至极点，不能与阳气相交，所以叫关阴。如果人迎和寸口的脉俱大于平常四倍以上，是阴阳之气俱盛极，已形成阴阳离决之势，名关格。但是，盛极了就必衰败，现在阴阳各自盛极而不能交并，则先天后天之精气将因而耗竭，精气耗竭便会死亡。

【解析】本节讲述脉法，通过对比人迎脉与寸口脉的变化，教导医者如何从脉象来判断病情，以及不同的脉象对应什么病症。人迎脉是指颈旁颈总动脉，寸口脉是指手太阴肺经的动脉，两者在临床诊断中是互相参照的，本段话就是根据人迎穴与寸口穴处脉搏跳动的快慢来判断疾病的所在。小便不通名关，呕吐不止名格，关格就是以小便不通与呕吐并见为主症，主要是脾肾阴阳衰弱，气化不利，湿浊毒邪犯胃所致，再加之标实本虚互相影响，使病情恶化，最终正不胜邪，出现内闭外脱、阴竭阳亡的极危证候。

五脏生成篇第十

【原文】**心之合脉也，其荣色也，其主肾也。肺之合皮也，其荣毛也，其主心也。肝之合筋也，其荣爪也，其主肺也。脾之合肉也，其荣唇也，其主肝也。肾之合骨也，其荣发也，其主脾也。**

【注释】① 合：是配合。心、肝、脾、肺、肾五脏在内，筋、脉、皮、肉、骨五体在外，外内表里相应，所以叫合。

② 荣：是荣华，五脏精气表现于外的荣华。

③ 主：受制约的意思。

【白话解】心主血，血行脉中，所以说其合于脉；血液充足则皮肤颜色润泽，所以说其荣在色；肾属水，能制约心火不使之偏胜，所以肾为心之主。肝藏血，血养筋，所以说其合是筋；爪为筋之余，筋健壮了爪就充实，所以说其荣在爪；肺属金，能制约肝木不使之偏胜，所以说肺为肝之主。脾主运化，能吸收五谷之精微以生养肌肉，所以说其合是肉；唇是肉之余，营养充足则唇赤而色润，所以说其荣在唇；肝属木，能制约脾土不使之偏胜，所以说肝为脾之主。肾主储藏精气，骨髓生于精，所以说其合是骨；凡精足者则血盛，发为血之余，血盛则发荣；脾土能制约肾水不使之偏胜，所以说脾土为肾之主。

【解析】“心之合脉也，其荣色也，其主肾也。”与心相配合的是脉，心的荣华体现在面部色泽上，制约心的是肾。“合”是配合之意；“荣”，是荣华之意，这里指精华在人体外部的反映。心的这两个功能前面都讲过了，比如上一篇《六节藏象论》说心“其华在面，其充在血脉”，就是说心的情况可以通过面部表现出来，心主管血脉。这两点前面一篇已经说过了，这里不再重复。但最后一句“其主肾也”是第一次提出来，意思就是心的主人是肾。这是什么意思呢？主人是控制、管理、制约仆人的，心的主人是肾，心就是肾的仆人，就要受肾的管制、制约。心为火，肾为水，水能克火，火畏于水，心火被肾水所制化，心要受到肾的制约。当然心和肾是互相作用、互相制约，这样才能维持正常的生理活动。肾中真阳上升，能温养心火；心火能制约肾水泛滥而助真阳；肾水又能制约心火，使其不致过亢而益心阴。这种关系也称水火既济、心肾相交，否则就是“心肾不交”或“水火未济”，就会出现心悸、心烦、失眠、多梦、五心烦热、男子梦遗、女子梦交等症状。“肺之合皮也，其荣毛也，其主心也。”与肺相配合的是皮，肺的荣华表现在汗毛上，肺的主人是心，也就是说制约肺的是心，因为肺属金，心属火，火克金，所以心可以制约肺。“肝之合筋也，其荣爪也，其主肺也。”与肝相配合的是筋，肝的荣华体现在爪甲上，肝的主人是肺，也就是说制约肝的是肺，因为肝属木，肺属金，金克木，所以肺可以制约肝。“脾之合肉也，其荣唇也，其主肝也。”与脾相配合的是肉，脾的荣华表现于唇，脾的主人是肝，也就是说制约脾的是肝，因为脾属土，肝属木，木克土，所以肝可以制约脾。“肾之合骨也，其荣发也，其主脾也。”与肾相配合的是骨，肾的荣华表现在头发上，肾的主人是脾，也就是说制约肾的是脾，因为脾属土，肾属水，土克水，所以脾可以制约肾。此段文字说的是五脏（肝、心、脾、肺、肾）的制约生成，五脏对应的五华（爪、面、唇、毛、发）、对应的五体（筋、脉、肉、皮、骨）。

【原文】是故多食咸，则脉凝泣而变色；多食苦，则皮槁而毛拔；多食辛，则筋急而爪枯；多食酸，则肉胝胎而唇揭；多食甘，则骨痛而发落。此五味之所伤也。故心欲苦，肺欲辛，肝欲酸，脾欲甘，肾欲咸，此五味之所合也。

【注释】① 凝泣：凝涩不通。马莳："泣，涩同。"

② 揭：掀起。

③ 合：应合。

【白话解】咸为肾味，肾能制心，故多食咸能使血脉凝涩流行不畅，并且色泽会发生变化；多食苦，苦能益心而胜肺，肺伤则皮肤枯槁，而且毫毛脱落；多食辛，辛能益肺而胜肝，肝伤则筋脉拘急，而且爪甲枯槁；多食酸，酸能益肝而胜脾，脾伤能使肌肉变厚皱缩，而且口唇掀起；多食甘，甘能益脾而胜肾，肾伤能使骨骼疼痛，而且头发脱落；这些变化，都是由于饮食五味的偏嗜而造成的。五脏对五味本来是各有所欲的，如心喜苦味，肺喜辛味，肝喜酸味，脾喜甘味，肾喜咸味，这就是五味与五脏相应合的情况。

【解析】之前我们已经知道了五脏与五味的对应关系，酸、苦、甘、辛、咸五种味道分别对应肝、心、脾、肺、肾五脏。总的来说就是任何一种味道的多食、过食都是不利于身体的健康。由于五味各归相应的五脏，五味中任何一味的多食、过食，都会导致五脏之间的制化平衡被扰乱，从而出现相应的病理变化。五味以养五脏，用之适量是对人有益的，如用之过量却足以伤人，因此，在饮食中，必须调和适当，勿使之太过或不及。

【原文】五脏之气，故色见青如草兹者死，黄如枳实者死，黑如炲者死，赤如衃血者死，白如枯骨者死，此五色之见死也。青如翠羽者生，赤如鸡冠者生，黄如蟹腹者生，白如豕膏者生，黑如乌羽者生，此五色之见生也。生于心，如以缟裹朱；生于肺，如以缟裹红；生于肝，如以缟裹绀；生于脾，如以缟裹栝楼实；生于肾，如以缟裹紫。此五脏所生之外荣也。

【注释】① 五脏之气：是五脏表现于外的气色。

② 草兹：是指草席之色，盖青中带枯黑。兹，《尔雅·释

器》："兹，蓐席也。"

③ 枳实：药名，色黑黄而不泽。

④ 炲（tái）：烟气凝结而成的黑灰。

⑤ 衃（pēi）：为凝血，是形容赤黑之色。

⑥ 翠：鸟名，羽毛呈青绿色。

⑦ 豕膏：猪的脂肪，俗称板油。

【白话解】五脏各有气色表现于面部，若见到青色如草席，黄色如枳实，黑色如煤灰，红色如凝结之败血，白色如枯骨，这些颜色，都是死亡的征象；若见到青色如翠鸟的羽毛，红色如鸡冠，黄色如蒸熟的蟹腹，白色如猪脂，黑色如乌鸦的羽毛，这些颜色，都是有生气的表现。凡心脏有生气的颜色，像白绢裹着红色丝织品一样；肺脏有生气的颜色，像白绢裹着浅红色丝织品一样；肝脏有生气的颜色，像白绢裹着绀色丝织品一样；脾脏有生气的颜色，像白绢裹着栝楼实一样；肾脏有生气的颜色，像白绢裹着紫色丝织品一样。这些颜色，都是五脏的生气显露于外的荣华之象。

【解析】人的颜色润而有神则生，枯而无神则死。"青如草兹者"的后五种，都是枯而无神的颜色，所以都主死；"青如翠羽者"的后五种，都是润而有神的颜色，所以都主生；"生于心，如以缟裹朱"的以后五种，都是人的正常颜色，是真气内藏，隐约含蓄而浮现于外的色象，所以称为生气之外荣，这是五脏生气表现于外的一种征象，可供临床诊断参考之用。

【原文】色味当五脏：白当肺、辛，赤当心、苦，青当肝、酸，黄当脾、甘，黑当肾、咸。故白当皮，赤当脉，青当筋，黄当肉，黑当骨。

【注释】当：应当。《吕氏春秋·贵信》："寒暑四时当矣。"高诱注："当，犹应也。"

【白话解】五色、五味之与五脏相应，是白色辛味应于肺，赤色苦味应于心，青色酸味应于肝，黄色甘味应于脾，黑色咸味应于肾。所以白色与皮相应，赤色与脉相应，青色与筋相应，黄色与肉相应，黑色与骨相应。

【解析】此节经文是以上三节经文的小结，第一节重点在五体，第二节重点在五味，第三节重点在五色，而此节又把五脏、五体、五味、五色归纳起来叙述一下。对于这一段文字，张介宾做了说明："当，合也。此五色五味之合于五脏者，皆五行之一理也。"我们一直在强调五脏与五行的关系，五行模型是中医解释人体生命的分类及相互联系的模型。中医按照五行模型将人体生命做了"五"的功能分类和概括，并用五行的生克乘侮、亢害承制来解释人体生理、病理现象及其变化规律，进而说明诊断、辨证和治疗原则。通过五脏、五色、五味这一对应关系，我们可判断疾病所属，也可以用它指导人们日常的饮食养生。五色和五味与五脏是相应的：白色配合的是肺、辛味，赤色配合的是心、苦味，青色配合的是肝、酸味，黄色配合的是脾、甘味，黑色配合的是肾、咸味。所以白色还配合皮，赤色还配合脉，青色还配合筋，黄色还配合肉，黑色还配合骨。这是五行模型的又一体现，在五行模型中，五行以五脏的配属为中心，五行是个纽带，将颜色（五色）、味道（五味）、生化（五化）等纳入其中，以此说明人与自然的统一性、人本身的整体性。五行的生克乘侮是事物联系、人体功能活动联系的法则。

【原文】诸脉者皆属于目，诸髓者皆属于脑，诸筋者皆属于节，诸血者皆属于心，诸气者皆属于肺，此四支八溪之朝夕也。故人卧血归于肝，肝受血而能视，足受血而能步，掌受血而能握，指受血而能摄。卧出而风吹之，血凝于肤者为痹，凝于脉者为泣，凝于足者为厥，此三者，血行而不得反其空，故为痹厥也。人有大谷十二分，小溪三百五十四名，少十二俞，此皆卫气之所留止，邪气之所客也，针石缘而去之。

【注释】① 诸脉者皆属于目：目为宗脉所聚之处，故诸脉皆属于目。《灵枢·口问》："目者，宗脉之所聚也。"属，连属也。

② 八溪：指左右腕、肘、踝、膝八大关节处。

③ 朝夕：杨上善："诸脉髓筋血气等五属血气，皆于四支八溪朝夕往来。"王冰："气血筋脉互有盛衰，故为朝夕也。"张景岳："朝夕者，言人之诸脉、髓、筋、血、气，无不由此出入，而朝夕运行不离也。《邪客篇》曰：人有八虚，皆机关之室，真气之所过，血络之所游，即此之谓。"今从杨、张之义。

④ 摄：以手取物谓之摄。

⑤ 空：与孔同。

⑥ 大谷：肉之大会为谷，指分肉间大的空隙。

⑦ 小溪：肉之小会为溪，指分肉间小的空隙。

⑧ 十二俞：吴昆指为十二经之俞，张景岳指为十二脏之俞，今从张说。

⑨ 缘：作因字解。

【白话解】脉为血行之路，目为宗脉之所聚处，故诸脉皆属于目；脑为髓海，故诸髓皆上属于脑；筋能约束关节，故诸筋皆联属于骨节；心主血，所有的血液，皆统属于心；肺主气，所有的气，皆归属于肺；而四肢、八溪，又都是诸脉、髓、筋、血、气所出入而朝夕不离的所在。肝为藏血之脏，人在夜晚睡卧之时，血归于肝脏。肝主目，肝血盛则目得到血养而能视，足得到血养而能走，掌得到血养而能握，手得到血养而能摄。如果睡后被风邪侵袭，则血液凝涩于肤表，就要发生麻木不仁的痹证；如凝涩于经脉，就会使血液运行迟滞；如凝涩于足部，就会发生下肢厥冷。这三种疾患，都是由于血气循行未达于某些溪谷孔穴，容易被风邪侵袭，所以发为痹、厥等病。人身有大谷十二处，小溪三百五十四处，十二脏之俞尚未包括在内，这些都是卫气之所到而存留的地方，同时也是容易被外邪客犯的门户，如果这些部位受到了邪气的侵袭，可用针刺、砭石之法，取而去之。

【解析】这段文字系统阐述了人体各系统与特定器官的归属关系及气血运行规律。首先提出“诸脉属目、诸髓属脑、诸筋属节、诸血属心、诸气属肺”的五大系统对应关系，强调四肢八溪是气血运行的关键枢纽（“朝夕”往来之处）。进而解释夜间血归肝脏的生理机制：肝血充足则目能视、足能行、掌能握、指能摄。若卧时受风，则血凝于不同部位引发痹证（肤表）、血泣（经脉）或厥证（足部），三者皆因气血未达“溪谷孔穴”所致。最后指出人体大谷十二处、小溪三百五十四处是卫气留止与邪气客犯的门户，需用针石祛邪。该理论将脏腑功能、气血运行与病理变化统一于“气-血-津液”的动态平衡体系，体现了中医整体观与经络学说的重要思想。

【原文】诊病之始，五决为纪，欲知其始，先建其母。所谓五决者，五脉也。是以头痛巅疾，下虚上实，过在足少阴、巨阳，甚则入肾。徇蒙招尤，目冥耳聋，下实上虚，过在足少阳、厥阴，甚则入肝。腹满膜胀，支鬲胠胁，下厥上冒，过在足太阴、阳明。咳嗽上气，厥在胸中，过在手阳明、太阴。心烦头痛，病在鬲中，过在手巨阳、少阴。

【注释】①五决：是根据五脏之脉息来判断疾病。决，当判断讲。王冰："五决，谓以五脏之脉，为决生死之纲纪也。"

②过：过失。此指病位而言。

③徇（xuàn）蒙招尤：视物不明，头目眩晕，掉摇不定。俞樾："徇者，眴之假字。蒙者，矇之假字。《说文》目部：旬，目摇也，或作眴。矇，童濛也，一曰不明也。是眴矇并为目疾，于义甚显。"于鬯："招尤，即招摇也。招尤，一声之转。此类连语字，本主声不主义。"又《普济本事方·头痛头晕方》引本文作"招摇"可证。

④下厥上冒：上下在此指足太阴（脾）、足阳明（胃）说的。脾以升清为顺，胃以降浊为顺，今胃气应下而变为厥逆，清阳不升，而变为浊阴上冒。

【白话解】在诊病开始时，应先以五脏脉作为判断疾病的纲领，因此，欲知其病是从何处开始发生，就要先树立以五脏为本的思想。所谓五决，就是依靠五脏的脉息来判断疾病的意思。凡是头痛一类的巅顶疾病，是下部正气虚上部邪气实的关系，病在足少阴肾和足太阳膀胱两经；如病势加重，则可传入肾脏。头晕震颤，目眩耳聋一类的疾病，是由于下实上虚的关系，病在足少阳胆和足厥阴肝两经；如病势加重，则可传入肝脏。腹部胀满，支撑胸胁一类的疾病，是由于下厥上冒的关系，病在足太阴脾和足阳明胃两经。咳嗽气急，是气逆于胸中，病在手阳明大肠和手太阴肺两经。心火过盛则烦躁，火邪上炎则头痛，是火热郁于膈中，病在手太阳小肠和手少阴心两经。

【解析】开始诊断疾病的时候，要以五决作为纲领。"五决"就是以五脏之脉判决生死，所以五决就是五脏之脉。"欲知其始，先建其母。"想要了解疾病的开始，需要先确定病变的原因，

“母”在这里比喻来源、原因。究竟“母”是什么？王冰认为“母”是一年四季中符合时令的旺气；李时珍则认为是脾胃：“脾乃元气之母”“土为元气之母”。

所谓五决，就是按照五脏脉象来判定疾病的部位和性质。比如头痛等巅顶部位的疾病，属于下虚上实，说明病变就在足少阴肾经和足太阳膀胱经（原文的“巨阳”就是太阳），病情严重的会深入传到肾。“徇蒙招尤”，“徇”通“眴”，“蒙”通“矇”，指眼睛看东西昏花不清楚；“招尤”就是身体摇晃。眼花头晕，摇动不定，还有目暗、耳聋，这些都属于下实上虚，说明病变就在足少阳胆经和足厥阴肝经，病情严重的，就会深入传到肝。腹部胀满，胸膈胁间犹如被拄撑一般，属于下部邪气上犯，说明病变就在足太阴脾经和足阳明胃经。咳嗽气喘，胸中之气不舒畅，说明病变就在手阳明大肠经和手太阴肺经。心烦头痛，胸膈不舒服，说明病变就在手太阳小肠经和手少阴心经。

【原文】夫脉之小大滑涩浮沉，可以指别；五脏之象，可以类推；五脏相音，可以意识；五色微诊，可以目察。能合脉色，可以万全。赤脉之至也，喘而坚。诊曰有积气在中，时害于食，名曰心痹，得之外疾，思虑而心虚，故邪从之。白脉之至也，喘而浮，上虚下实，惊，有积气在胸中，喘而虚，名曰肺痹，寒热，得之醉而使内也。青脉之至也，长而左右弹，有积气在心下支胠，名曰肝痹，得之寒湿，与疝同法，腰痛足清头痛。黄脉之至也，大而虚，有积气在腹中，有厥气，名曰厥疝，女子同法，得之疾使四肢汗出当风。黑脉之至也，上坚而大，有积气在小腹与阴，名曰肾痹，得之沐浴清水而卧。

【注释】① 喘：张志聪：“急疾也。”此处是形容脉搏搏动急疾。

② 痹：此处含有闭塞而气不通的意思。

③ 厥疝：高士宗：“腹中，是脾的部位。有厥气，乃土受木克，土厥逆而不达。土受木克，故不名曰脾痹，而名曰厥疝。疝，是肝病。”

④ 女子同法：张志聪：“男女气血相同，受病亦属同法；故于中央土脏，而曰男女同法者，欲类推地四脏也。”

【白话解】脉搏的小、大、滑、涩、浮、沉，可以在切脉时辨别出来；五脏的气象，可以从各方面来比类推求；五脏所发出的声音，可以用意会来识别；五色的精微判断，可以用眼来观察。能够参合色脉来分析，对于疾病的诊断，就可以说是万全无失了。如外见赤色，同时脉搏又是急疾而坚劲的，可以诊断是病由于邪气积聚在中脘，所以常常妨碍饮食，这种病名叫心痹；其得病的原因，是由思虑过度，使心气内虚，病邪乘虚而入所致。如果外见白色，同时脉搏又是急疾而浮，上虚下实（肺气虚，心火实），并且心惊不安，这是病气郁积在胸中，所以出现肺虚而气喘，并兼有寒热往来的症状，这种病名叫肺痹；它的致病是醉后入房，耗气夺精所致。如果外见青色，而脉来颇长，且左右弹指，这是病气积在心下，胸胁撑胀，这种病名叫肝痹；它的致病原因，是伤于寒湿，它的病机和疝气一样，由于寒邪侵袭，则气血凝涩，故出现腰痛、足冷。湿邪蒙闭，清阳不升，故出现头痛。如果外见黄色，同时脉搏大而虚，这是病气积于腹中，自觉有气逆撑痛，这种病名叫厥疝，在女子患气逆而撑痛病时，和男子一样的；它是过度劳动，汗出后被风邪侵袭而造成的。如果外见黑色，寸脉坚而且大，这是病气积于小腹和前阴，这种病名叫肾痹，这是冷水洗浴后就睡觉，寒湿之邪乘虚入里而归于肾造成的。

【解析】脉象的小、大、滑、涩、浮、沉等情况，可以用手指来鉴别；五脏功能表现在外的征象，可以通过相类似的事物来推求；五脏各自的声音征象，可以凭借意来识别；五色的微小变化，可以通过眼睛来观察。在诊病的时候，能够参合面色和脉象来分析，就可以万无一失了。《黄帝内经》依据“五脉”诊断疾病的方法是先判断脉象属于五脉中的哪一脉，再判断脉象的虚、实、缓、急、小、大、滑、涩等变化，这样就可以判断出五脏所处的病理状态。

接下来，又提出了五种面色和脉象的情况，也就是五色脉，具体就是赤脉、白脉、青脉、黄脉、黑脉。注意，五色脉并不是五种脉的颜色，而是指五种面色和五种脉象的配合。

【原文】凡相五色之奇脉，面黄目青，面黄目赤，面黄目白，面黄目黑者，皆不死也。面青目赤，面赤目白，面青目黑，面黑

目白，面赤目青，皆死也。

【注释】奇脉：在此指异常的面色与目色组合所反映的病理状态，是中医通过面部五色（青、赤、黄、白、黑）与眼部颜色搭配判断疾病预后的诊断方法。

【白话解】凡观察五色，面黄目青，面黄目赤，面黄目白，面黄目黑的，皆为不死；因面黄是有胃气外现的表现，故面黄都可不死。如面青、面赤、面黑等，是没有胃气的表现，皆是死亡的征象。

【解析】诊察面部五色（青、赤、黄、白、黑）的不同变化是诊断疾病的重要方法。五色诊注重观察胃气的有无，重视胃气（即中土）对人体疾病的发展、治疗与痊愈的关键作用。只要面色微微带黄色，眼睛出现青色、红色、白色、黑色，都是不死的征象，为什么？因为面部带有黄色，这是脾胃之气的正常反应，说明还有胃气。胃气犹存，则化源不竭，虽病犹生。如见面色青、赤、黑，再加上眼睛出现红、白、黑、青，都是死亡的征象。没有黄色，说明没有胃气了。可见胃气的存亡是判断疾病预后转归的关键因素。

五脏别论篇第十一

【原文】黄帝问曰：余闻方士，或以脑髓为脏，或以肠胃为脏，或以为腑。敢问更相反，皆自谓是，不知其道，愿闻其说。

岐伯对曰：脑髓骨脉胆女子胞，此六者地气之所生也，皆藏于阴而象于地，故藏而不泻，名曰奇恒之府。夫胃大肠小肠三焦膀胱，此五者，天气之所生也，其气象天，故泻而不藏，此受五脏浊气，名曰传化之府，此不能久留，输泻者也。魄门亦为五脏使，水谷不得久藏。所谓五脏者，藏精气而不泻也，故满而不能实。六腑者，传化物而不藏，故实而不能满也。所以然者，水谷入口，则胃实而肠虚；食下，则肠实而胃虚。故曰实而不满，满而不实也。

【注释】①方士：王冰："谓明悟方术之士也。"此指掌握医疗技术的人。

② 女子胞：张景岳："子宫是也。"

③ 奇恒之府：高士宗："奇，异也；恒，常也。言异于常府也。"

④ 魄门：丹波元简："司马云：烂食曰魄。一云：糟烂为魄。本又作粕。盖肛门传送糟粕，故名魄门。"

【白话解】黄帝问道：我听到方士们说，有把脑和髓列为脏的，有把肠胃列为脏的，但也有把肠胃列为腑的，他们的说法极不一致。若提出相反的意见来质问，则又都说自己正确，究竟哪一种说法对呢？希望先生告诉我！

岐伯回答说：脑、髓、骨、脉、胆、女子胞，这六者是秉承地气而生的，由于它们的作用是藏精气而又管机体的生长，好像土地养育万物，同时它们只是把精气输送于脏腑之间，而不排泄于体外，这是不同于传化之府的地方，所以称之"奇恒之府"。至于胃、大肠、小肠、三焦、膀胱，这五者是秉承了天气而生的，它们的功能，主管消化水谷，吸收精华，排泄糟粕，其功能时刻不停，像天气的健运不息一样，所以说泻而不藏；它们是受纳五谷的浊气，因此，名之为"传化之府"。它们在受纳水谷之后，立刻就要进行分化，不能长久停留，在一定的时间之内，把精华输送到五脏，把糟粕排泄到体外。除上述五者具有泻而不藏功能外，肛门也为五脏担负着排泄的任务，以使糟粕不能久藏于体内。所说的五脏，其作用是主持机体的一切功能，它们所储藏的精气是为了滋养机体，所以不泄于体外，然精气虽须充分储备，但不能像肠胃那样用水谷的浊气充实它。所说的六腑，它们受纳水谷，吸收精气，传送糟粕，时时进行，不停留，因此，六腑在受纳水谷时即满，经过吸收与排泄后即虚，所以说它们泻而不藏，实而不满。这个道理，是因为水谷入口以后，则胃实肠虚，水谷由胃入肠后，则肠实胃虚。由于传化的作用，它们是更实更虚，所以说六腑是"实而不满"的，五脏是"满而不实"的。

【解析】这些特殊的"腑"不同于六腑中的五腑：胃、大肠、小肠、三焦、膀胱，这五种都是禀受天气所生的，它们的功用像天一样，健运不息，所以是"泻而不藏"的。它们都受纳五脏的浊气，所以被称为"传化之腑"。这是因为浊气不能久停于内，需要及时输送和排泄。另外，"魄门亦为五脏使，水谷不得久藏”，“魄门”就是肛门，肛门也能为五脏输泄浊气，如此一来，水谷的糟粕就不会长时间积藏于体内了。原来的六腑中有胆，这里胆归入奇恒之腑了，就剩五腑，五腑再加上魄门也就是六腑。“奇恒之府”既不同于五脏，又不同于六腑。“所谓五脏者，藏精气而不泻也，故满而不能实。”我们所说的五脏，它们的功能是贮藏精气而不外泻，它们虽是经常保持充满，却不能被充实。“满”是指精气充满，偏于无形的；“实”是指水谷等实物，是有形的。“六腑者，传化物而不藏，故实而不能满也。”而六腑，它们的功能是将水谷进行传输和运化，而不是加以贮藏，所以它们可以被充实，却不能一味地保持充满。之所以出现这种情况，是因为水谷入口以后，胃被充实了，肠中却是空虚的；食物再往下走，肠被充实了，而胃中就空了。所以说六腑是暂时的充实，不是持续的盛满，而五脏是持续充满而不是一时地被充实。

【原文】帝曰：气口何以独为五脏主？岐伯曰：胃者，水谷之海，六腑之大源也。五味入口，藏于胃，以养五脏气，气口亦太阴也。是以五脏六腑之气味，皆出于胃，变见于气口。故五气入鼻，藏于心肺，心肺有病，而鼻为之不利也。

【注释】①气口：张景岳：“气口之义，其名有三，手太阴，肺经脉也，肺主诸气，气之盛衰见于此，故曰气口；肺朝百脉，脉之大会聚于此，故曰脉口；脉出太渊，其长一寸九分，故曰寸口。是名虽三，而实则一耳。”

②气口亦太阴也：张景岳：“气口属肺，手太阴也；布行胃气，则在于脾，足太阴也。《经脉别论》曰‘饮入于胃，游溢精气，上输于脾，脾气散精，上归于肺’，然则胃气必归于脾，脾气必归肺，而后行于脏腑营卫，所以气口虽为手太阴，而实即足太阴之所归，故曰气口亦太阴也。”

【白话解】黄帝问道：气口为什么独为五脏主呢？岐伯答：水谷五味，皆先入胃，胃就像汇聚水谷的大海，胃能消化水谷，吸收精气以供养六腑，所以它又是六腑的本源。凡是饮食五味入口，皆储藏于胃，通过脾的运输，以滋养五脏之气，脾为太阴经，主输布津液，气口即寸口，为肺的脉位，所以气口亦为太阴经。因此，五脏六腑的气和味，都是来源于胃，而表现在气口上的。如五气入鼻，则藏于心肺，心肺有病，而鼻每因之而不利。

【解析】现在中医诊脉经常采用的也是寸口诊脉法，诊脉的时间最好是清晨，由于此时人体处于“阴气未动，阳气未散，饮食未进，经脉未盛，络脉调匀，气血未乱”的情形，故可诊有过之脉。关于五脏六腑在寸口的三部的分布，在其他篇章中也有详细的介绍，在此不再详述。

【原文】凡治病必察其下，适其脉，观其志意，与其病也。拘于鬼神者，不可与言至德。恶于针石者，不可与言至巧。病不许治者，病必不治，治之无功矣。

【注释】① 适：张景岳：“适，测也。”丹波元简：“按适，犹调也。即《平人气象论》‘平息以调之为法’之义。”

② 至德：指医学道德。

③ 至巧：指针石的疗效。

【白话解】凡是治疗疾病，必须察问病人上下不适的情况，详细辨测脉搏情况，观察病人的情志好恶，以及其他的症状。如果是一个迷信鬼神的病人，他是信巫不信医的，就不能给他讲医学道德；如果是一个不愿接受针石治疗的病人，就不能给他讲针石的疗效；如果是一个有了病而不许医治的人，就必定不能治好，即使勉强给他治疗，也只是劳而无功。

【解析】其一，“察其下”，张介宾的解释比较合适，他认为“下”即“下言二阴，二阴者，肾之窍，胃之关也。《脉要精微论》曰：仓廪不藏者，是门户不要也。得守者生，失守者死。故二便为胃气之关锁，而系一身元气之安危，此下之不可不察也”。

其二，“适其脉”，即测脉、把脉。张介宾说：“适，测也。脉为气血之先，故独取寸口以决吉凶之兆。如《平人气象论》曰：人无胃气曰逆，逆者死。脉无胃气亦死。此脉之不可不察也。”

其三，“观其志意”，即精神状态。“志意者，如《本藏篇》曰：志意和则精神专直，魂魄不散，悔怒不起，五脏不受邪矣。是志意关乎神气而存亡系之，此志意之不可不察也。”

最后，“与其病”，即疾病的标本逆从。张介宾说：“病有标本，不知求本，则失其要矣；病有真假，不知逆从，则及于祸矣。此病因之不可不察也。”

卷第四

异法方宜论篇第十二

【原文】黄帝问曰：医之治病也，一病而治各不同，皆愈何也？岐伯对曰：地势使然也。故东方之域，天地之所始生也。鱼盐之地，海滨傍水，其民食鱼而嗜咸，皆安其处，美其食。鱼者使人热中，盐者胜血，故其民皆黑色疏理。其病皆为痈疡，其治宜砭石。故砭石者，亦从东方来。

【注释】① 地势：谓地理形势。王冰："地势，谓法天地生长收藏及高下燥湿之势也。"

② 域：区域。

③ 始生：谓开始生发。因东方法春，故生发之气自东方开始。

④ 热中：鱼性属火，多食则积热不散而发为痈肿。

⑤ 盐者胜血：《五脏生成》曰"是故多食咸，则脉凝泣而变色"，这是说盐之味咸，咸是肾味，多食咸则能使肾水抑制心火，心主血，所以说"盐者胜血"。

⑥ 疏理：谓肌理疏松。

⑦ 砭（biān）石：是我国石器时代产生和应用的一种最古老的医疗工具。当时广泛地用于切脓包和刺破皮下血管放血等。这种治疗工具一直到后来出现金属制的医用针和手术刀之后，在很长的历史时期，仍为民间外科所利用。砭，石针。

【白话解】黄帝问道：医生治病，一种病而治法虽各不相同，但又都能治好，这是什么原因呢？岐伯回答说：这是地理环境不同，而治法各有所宜的缘故。如东方得天地始生之气，气候温和，其地临海近水，盛产鱼盐。当地的人民，多吃鱼类，又喜欢咸味，生活较为优越，所以人们都能安居乐业和美其饮食；鱼性属火，会使人发生内热，过多地吃盐，能伤血而使血脉凝涩，皮色变黑，肌肉疏松，血脉凝滞不畅，逆于腠理，就容易发生痈疡一类的外科疾病，这类病大都适宜运用砭石治疗。所以说，砭石疗法是从东方传来的。

【解析】"一病而治各不同，皆愈"的原因是"地势使然"。这里提出了"同病异治"的观点，正如《五常政大论》中所说："西北之气散而寒之，东南之气收而温之，所谓同病异治也。"发展到现代，我们对"同病异治"的解释是，同一病症，因时、因地、因人不同，或由于病情进展程度、病机变化，以及用药过程中正邪消长等差异，治疗上应相应采取不同的治法。同病异治，是中医学的重要特点之一，其实质是同样的病，由于地域不同，人们的体质有差异，因此表现各异，故治疗方法不同。可见，同病异治的基础是同病异质。所以《气交变大论》要求医者"上知天文，下知地理，中知人事"，全面分析外在环境与内在整体的有机联系，治疗才能有的放矢，这也是岐伯用"地势使然"回答的原因。

【原文】西方者，金玉之域，沙石之处，天地之所收引也。其民陵居而多风，水土刚强，其民不衣而褐荐，其民华食而脂肥，故邪不能伤其形体，其病生于内，其治宜毒药。故毒药者，亦从西方来。

【注释】① 金玉之域，沙石之处：张景岳："地之刚在西方，故多金玉砂石。"

② 收引：是收敛引急，一种秋天的气象。张景岳："天地之气，自西而降，故为天地之收引，而在时则应秋。"

③ 陵居：陵，高地。陵居，指依丘陵而居。

④ 褐（hè）荐：褐是毛布，荐是草席。

⑤ 华食：王冰："谓鲜美酥酪骨肉之类也。以食鲜美，故人体脂肥。"

⑥ 病生于内：谓疾病多由内因而生，如饮食不调、性欲不节、情志激动等。杨上善："风寒暑湿，外邪不伤，而为饮食男女，内邪生病。"

⑦ 毒药：张景岳："毒药者，总括药饵而言，凡能除病者，皆可称为毒药。"汪机："药，谓草木虫鱼禽兽之类，以能攻病，皆谓之毒。"

【白话解】西方地处高原而多山，盛产金玉，地多沙石，其自然环境，好似秋令之气，具有肃杀收引的现象。该地的人们，多依陵而住，居高多风，水土的性质，是刚强的，他们穿的是毛布，铺的是草席，饮食都是鲜美酥酪骨肉之类，因而身体肥胖，体格健壮，虽外邪侵袭，亦不能损伤其形体，发生的疾病，大都属于内伤，这类病的治疗，适宜运用药物。所以说药物治疗的方法，是从西方传来的。

【解析】按五行的归类来讲，西方属金。金主肃杀，中原地区往西多是戈壁沙漠，草木难生。正因为如此，那个地方产玉石，所以中国的很多青铜器的冶炼，追到根上都出自西方。那里土地非常贫瘠，而且多风。因为西方多风而且风对人伤害比较大，所以那里的人的衣着就是披"褐"，就是穿着粗布衣服，有时候干脆就穿一件羊皮坎肩。为了抵御刚烈的西风，那里的人食肥脂厚味，皮下脂肪很厚，故"邪不能伤其形体，其病生于内，其治宜毒药"，他们容易得肠胃疾病，所以就得用内治法，即服药，其治宜"毒药"。

我们来讲讲这个"毒药"，所谓毒药疗法是药物疗法的古称，后世医家普遍以"汤药""草药"的称谓取而代之。药的毒性本质是药物偏性的体现，中国传统医学正是在清楚地认识到药物偏性的前提下，根据"阴阳平衡"的原理，利用药物的偏性，达到"以毒攻毒"、治疗人体疾病的目的。如果这个药没有偏性，那就是"和事佬"。中药中有个"和事佬"叫甘草，它就是一个百搭。像大黄、附子这些真正治病的中药，都具有鲜明的个性。所以，"其病生于内，其治宜毒药。故毒药者，亦从西方来"。是药三分毒，这些中药内服的学问和技术是从西方传过来的。

特别需要强调的是，中药的"毒"性不等于有毒。在中医里，"毒"性指药物的偏性，根据药性的峻猛程度，有大毒、常毒、小毒、无毒之分。中药的有毒成分往往是治病的有效成分，即以毒攻毒。例如，马钱子的番木鳖碱、巴豆的巴豆油等既是有毒成分，也是有效成分。有毒中药的毒副作用，通过炮制或配伍可以减轻或消除。中药有毒无毒，关键是能否对证治疗。古人说："药之害在医不在药。"只要对证治疗，有毒的药也安全；不对证治疗，无毒的药也有害。

【原文】北方者，天地所闭藏之域也。其地高陵居，风寒冰冽，其民乐野处而乳食，脏寒生满病，其治宜灸焫。故灸焫者，亦从北方来。

【注释】① 乐野处而乳食：是一种游牧生活。高士宗："居，常居也；处，暂处也。旷野多兽，故乐野处而乳食。"

② 脏寒生满病：张景岳："地气寒，乳性亦寒，故令人脏寒；脏寒多滞，故生胀满等病。"

③ 灸焫（jiǔ ruò）：王冰："火艾烧灼，谓之灸焫。"即现在的各种灸法。

【白话解】北方地区，气候寒冷，好似冬季的闭藏。因地势较高，人们依陵而居，经常处在风寒冰冽的环境中，但他们多以游牧为生，所以又必须经常住宿于野外，吃的多是牛乳羊乳，因此内脏多为寒滞，容易发生胀满的病，这类病的治疗，适宜运用艾灸烧灼的方法。所以说灸焫疗法，是从北方传来的。

【解析】大家现在都很喜欢的艾灸，就源于我国北方独特的地域用火习俗。北方常使用"炙地""火炕""火墙"等具有疾病治疗效果的方法取暖，其中"炙地"就是烤地、温地，就是把地面作为一种介质，经烧烤后使热量贮存于其中，以保存较长的时间。

【原文】南方者，天地所长养，阳之所盛处也。其地下，水土弱，雾露之所聚也，其民嗜酸而食胕，故其民皆致理而赤色，其病挛痹，其治宜微针。故九针者，亦从南方来。

【注释】① 长养：谓南方法夏，气候水土，适宜于长养万物。

② 食胕（fǔ）：就是经过人工制成的腐熟发酵的鱼肉豉酱之类。胕，同腐。

③ 致理：谓肌肉固密。致，密也。

④ 微针：就是现在针刺疗法中所使用的毫针。王冰："微，细小也。细小之针。"

【白话解】南方地区，气候炎热，自然界是长养繁荣的气象，是阳气最盛的地方。其地势低下，水土薄弱而多湿，因而雾露经常聚集。当地的人们，喜欢吃酸味和制成腐熟发酵的鱼肉豉酱之类的食物，多食酸则敛，多食鱼肉则营养充足，所以他们的腠理致密而色红，然而酸能伤筋，湿热侵袭亦能伤筋，因此该地居民多患筋脉拘挛、湿痹痛麻之症，这类病的治疗，适宜运用微针针刺。所以说九针的治疗方法，是从南方传来的。

【解析】这里说的南方其实就是现在人们所说的吴越一带。这一地带阳气特别旺盛，越往南方越热。这些地方地势比较低，湿气比较重，水质比较软，对人的滋养也比较好，所以南方人肌肤水嫩、光滑。"其民嗜酸而食胕"，在南方这种地势低下、湿浊弥散的地方，人们长期喜食酸腐食物，这样就会出现一个问题——痉挛，痉是指抽筋，挛是指收缩。湿气大的地方人最容易得的就是这种关节病，也就是我们现在说的风湿病。如何治疗这个经脉气血不通的"痹"呢？最容易取效的办法就是针刺。所以说"九针者，亦从南方来"。

【原文】中央者，其地平以湿，天地所以生万物也众。其民食杂而不劳，故其病多痿厥寒热，其治宜导引按跻，故导引按跻者，亦从中央出也。

【注释】① 生万物也众：王冰："法土德之用，故生物众。"盖谓中央气候适宜，物产丰盛。

② 食杂：王冰："四方辐辏，而万物交归，故人食纷杂而不劳也。"

③ 痿厥寒热：高士宗："不劳则四肢不强，故其病多痿厥；食杂则阴阳乖错，故其病多热。"

【白话解】中央地区，地处平坦，而多潮湿，气候温暖，物产丰富，所以当地人们的食品种类比较复杂，生活比较安逸。这里发生的疾病，多是痿弱、厥逆、寒热等病，这些病的治疗，适宜运用导引的方法。所以说导引的治疗方法，是从中央传布出来的。

【解析】中央就是我们说的中原地区，相当于现在的江淮平原这一带。这些地方非常适合人类居住，物产丰富，人们不必劳作得太辛苦，就可以养家糊口。像东边靠海的人要出海去打鱼，西方金石之域土地比较瘠薄，北方游牧民族要养牛放羊，南方的人吃着一些酸腐食物，人们过得都比较辛苦。而中原地区的人相对来说就容易一点，所以他们不必很辛苦，也就是说，日出而作、日落而息就够了。“食杂而不劳”的人容易出现的第一个病是“痿”——肌肉不能用，或者肌腱不能发力。第二个是“厥”，“厥”叫厥逆，就是气血倒流。我们说四肢厥冷，就是气血到不了四肢，“其治宜导引按跻”。这个导引之术源于先秦道家“道气”学说，后成为道教修仙和医家治病之法，历代高道、医家均擅长行气导引和医治，故后世称“医道不分家”。庄子曾说过“熊经鸟申，为寿而已”，就是说，有些人模仿动物的一些特殊姿势，模仿它们的运动。他们这是干什么呢？其实就是做导引。导引的目的是什么呢？让自己长寿。导引和按跷的区别就在这里——导引是求医不如求己，按跷是求别人，就是按摩。这就是对居于中央湿地、容易得痿厥寒热的人的最好的一种修行方法。

【原文】故圣人杂合以治，各得其所宜，故治所以异而病皆愈者，得病之情，知治之大体也。

【注释】体：法也。

【白话解】从上述情况看，一个高明的医生，应该掌握各种治疗方法，善于根据具体情况，综合分析，随机应变，灵活运用。所以尽管治法有各种不同，而结果都能治愈疾病的原因，是医生能够了解病情，并掌握治疗大法。

【解析】所谓“圣人杂合以治，各得其所宜”，实际上是对一个医生的诊疗技术提出的基本要求。这一要求涵盖两个层面：一是医生首先应掌握多种医疗技能，才能在临证时应付自如。二是善于“得病之情”，真正实现各种治法“得其所宜”。这就要求临床医生学会了解病人所处的自然环境、生活习惯及个体体质等，掌握诊察方法，更要在诊疗时细心耐心，全面分析病情，拟订最适合病情的治疗方案，这样才能真正达到“杂合以治”，进而“病皆愈”的效果。

移精变气论篇第十三

【原文】黄帝问曰：余闻古之治病，惟其移精变气，可祝由而已。今世治病，毒药治其内，针石治其外，或愈或不愈，何也？岐伯对曰：往古人居禽兽之间，动作以避寒，阴居以避暑，内无眷慕之累，外无伸宦之形，此恬惔之世，邪不能深入也。故毒药不能治其内，针石不能治其外，故可移精祝由而已。当今之世不然，忧患缘其内，苦形伤其外，又失四时之从，逆寒暑之宜，贼风数至，虚邪朝夕，内至五脏骨髓，外伤空窍肌肤，所以小病必甚，大病必死。故祝由不能已也。

【注释】① 移精变气：王冰："移为移易，变为改变，皆使邪不伤正，精神复强而内守也。"《生气通天论》曰："圣人传精神，服天气。"《上古天真论》曰："精神内守，病安从来。"

② 动作以避寒：通过身体的劳动或运动以产生热能而避寒冷的侵袭。动作，此指体力活动。王冰："动躁阳盛，故身热足以御寒。"

③ 眷慕：眷，《广雅·释诂》："响也。"向往、追求的意思。慕，羡慕。

④ 伸宦：吴昆："伸宦，求进于官也。"即《伤寒论·序》所谓"企踵权豪，孜孜汲汲，惟名利是务"之义。伸，致也；宦，官也，引申为功名之义。

⑤ 恬惔之世："恬惔"，亦作"恬憺"，恬静淡泊也。汉王符《潜夫论》："太古之民，淳厚敦朴，上圣抚之，恬澹无为。"

⑥ 朝夕：早晚，引申为天天、时时之义。

【白话解】黄帝问道：我听说古时治病，只要转移病人的精神和改变气质，用一种"祝由"的方法，病就可以治好；而现在治病，是用药物治其内，针石治其外，有治好了的，也有治不好的，这是什么原因呢？岐伯回答说：古时的人，生活简单，以渔猎为事，日与禽兽同处，寒时就利用活动以解寒冷，热时就到阴凉的地方躲避暑热，在内没有向往羡慕的情志变化，在外也没有追逐利禄的形体劳倦，这时的人，处在一个恬憺安静的环境里，外邪是不能深入侵犯的。所以不必用药物治其内，也不须用针石治其外，由于病情单纯，只要用一种“祝由”方法转移他的精神就可以好了。现在的人就不同了，得失忧患在扰乱着他们的情志，饥寒劳役在损害着他们的形体，又不能顺从四季的时序及寒暑变化，来适当地调整个人的生活和动作，这样就会导致身体衰弱，加之时常遭到“虚邪贼风”的侵袭，以致内入五脏骨髓，外伤孔窍皮肤，这样轻病必重，重病必死。由于病情复杂，所以使用一种单纯的“祝由”方法来治疗就没有效果了。

【解析】本节讨论了古人与今人的区别，说明了从前可用“祝由”治疗疾病，现在则不可的原因。“祝由”的原理在于“移精变气”，也就是在医生的指导下，转移病人精神，排遣情思，改移心志，以移精气，变利气血而治疗疾病。其要旨为通过语言、行为等形式，发挥自我暗示的作用，以调动病人的积极因素，转移病人对疾病的注意力，发挥病人的主观想象力，保持良好的精神状态，从而达到治疗疾病的目的。《黄帝内经》中已经出现系统论述心理治疗的理论及方法，“移精变气”就是其中一种原始的心理疗法，是中国传统心理治疗的萌芽。

【原文】帝曰：善。余欲临病人，观死生，决嫌疑，欲知其要，如日月光，可得闻乎？岐伯曰：色脉者，上帝之所贵也，先师之所传也。上古使僦贷季，理色脉而通神明，合之金木水火土四时八风六合，不离其常，变化相移，以观其妙，以知其要，欲知其要，则色脉是矣。色以应日，脉以应月，常求其要，则其要也。夫色之变化，以应四时之脉，此上帝之所贵，以合于神明也。所以远死而近生。生道以长，命曰圣王。

【注释】① 嫌疑：同义复词，疑惑不定。嫌，《说文》：“一曰疑也。”

② 八风六合：八风，指八方之风，如东风、南风、西风、北风、东南风、西北风、西南风、东北风。六合，指东、南、西、北、上、下。

③ 色以应日，脉以应月：杨上善：“形色外见为阳，故应日也；脉血内见为阴，故应月也。”高士宗：“色主气，为阳，故色

以应日；脉主血，为阴，故脉以应月。以阴阳之常，求其色脉之要，则得其大要也。”

④ 常求其要，则其要也：张景岳：“常求色脉之要，则明如日月，而得其变化之要矣。”

【白话解】黄帝说：好，我想看病时，能够察知其生死，决断其疑惑，洞悉其要领，就好像日月一样明显，这种诊法，您可以告诉我吗？岐伯说：在诊法上，色和脉的诊察，是上古帝王所重视，先师所传授的。上古时候，有一位大医僦贷季，他研究色脉的道理，能通明精晓，能联系到金、木、水、火、土，四时、八风、六合，从正常的规律和异常的变化，来综合分析，观察它们的变化奥妙，从而知道其中的要领。要想懂得其中的要领，只有进一步研究色脉的道理。色现于外属阳，日亦为阳，故以色应日；月为阴，脉行于内亦为阴，故以脉应月。常从阴阳变化中认识色脉变化的要领，取法于色脉变化的要领。而气色的变化和四时脉象的变化，总是互相通应的（如春色为青，其脉微弦；夏色为赤，其脉微钩等），这些适合自然现象变化的道理，是上古帝王十分重视的，由于它合乎阴阳变化的规律，所以能够从这些观察中间，了解情况，知道避免死亡而保全生命，要能做到这些，生命就可以延长，而人们将称他为“圣王”了。

【解析】本节岐伯强调了色诊脉诊的重要性，所谓“理色脉而通神明”，僦贷季医术高超，就是通过精湛的诊察面色、脉象的技巧实现的。色脉之道与五行四时八风六合相关联，与日月相应。“色以应日，脉以应月”，气色对应太阳，太阳有阴晴的变化；脉象对应月亮，月亮有盈亏变化。人气色的变化与四时的脉象是相应的，这是上古帝王非常重视的道理，符合神明之道。如果能明白其中的原理，就能够远离死亡、保全生命。这部分内容结合四时、五行来综合分析，体现了色脉合参对于临床诊断的重要性。

【原文】中古之治病，至而治之，汤液十日，以去八风五痹之病，十日不已，治以草苏草荄之枝，本末为助，标本已得，邪气乃服。暮世之治病也则不然，治不本四时，不知日月，不审逆从，病形已成，乃欲微针治其外，汤液治其内，粗工凶凶，以为可攻，故病未已，新病复起。

【注释】① 汤液：见《汤液醪醴论》注。

② 五痹：即皮痹、肉痹、筋痹、骨痹、脉痹五种痹病。

③ 治以草苏草荄之枝，本末为助：马莳："苏者，叶也；荄者，根也；枝者，茎也。荄为本，枝、叶为末，即后世之煎剂也。"

④ 标本已得：王冰："言工人与病，主疗相应。"是指医工的认识处理，与病人的病情变化两相符合。病人为本，医工为标。

⑤ 不知日月：杨上善："不知色脉法于日月之异。"

⑥ 粗工凶凶：王冰："粗，谓粗略也；凶凶，谓不料事宜之可否也。"是形容技术不高明的医生，工作粗莽，不能细致地考虑问题。

【白话解】中古时候的医生治病，是在疾病发生之后才进行治疗，先连服汤液十天，以祛除"八风""五痹"的病邪，如十天不愈，就再用草药标本相助，进行治疗。由于医生能够掌握病情的变化，采取适当的方法进行治疗，所以邪气就被征服，疾病也就好了。到了后世的医生就不同了，治病不根据四时气候的变化，不知道阴阳色脉的关系，也不考虑病情的顺逆，见病邪已成，乃仓卒施治，欲以针刺治其外，汤液治其内，不经细致的考虑分析，便粗莽从事，认为可用攻法，以致药不对证，旧病不但没有治好，新病又因致误而产生了。

【解析】中古时治疗疾病，在疾病出现时开始治疗，先服用十天汤液，用来祛除八风五痹的病邪。汤液就是中药汤剂，五痹就是筋痹、脉痹、肉痹、皮痹、骨痹。如果十天还不能痊愈，再用草药治疗："治以草苏草荄之枝"——"苏"就是叶，"荄"就是根。"之"不是"的"的意思，而是"与"的意思。草药有用叶的，有用根的，有用茎的，它们的性味、功效是不同的，要根据病情的需要来选用，要"本末为助，标本已得"，"本末"就是根本和末端，"标本"就是枝节和根本。只有本末互相佐助，标本兼顾，邪气才能被制服，疾病才能痊愈。后世治疗疾病不是这样，治病不以四时变化为根本，不知道日月阴阳的变化，不能够审查疾病的顺逆，等到疾病已经形成了，才想到用微针从外治疗，用汤药从内治疗。技术低劣的医生鲁莽、草率，还认为可以用攻泻的方法，导致之前的病还没痊愈，又添新病。岐伯的这一段回答，比较了上古、中古和后世三个时代人们的生活和疾病治疗的情况，上古的医生用移精变气“祝由”的方法来治病，中古的医生用汤药治病，后世的医生胡乱采用针药治病。一代不如一代了。原因是什么呢？在于感应天地、把握色脉的能力退化了。

【原文】帝曰：愿闻要道。岐伯曰：治之要极，无失色脉，用之不惑，治之大则。逆从倒行，标本不得，亡神失国。去故就新，乃得真人。

【注释】① 要极：极重要的意思。

② 去故就新，乃得真人：张景岳：“去故者，去其旧习之陋；就新者，进其日新之功。新而又新，则圣贤可以学至，而得真人之道矣。”

【白话解】黄帝说：我想听您讲讲治病的要道！岐伯说：治病最重要的道理，就是不要失于色脉，如此，在临证的时候，就能辨别清晰，不为疑似的病情所迷惑，这是治病的最大原则。假如没有掌握病情的顺逆和色脉的变化，甚至倒行逆施，医生的认识和病情不能取得一致，用以治病，必致损害病人的精神，用以治国，则可使国家灭亡。因此，医生必须去掉旧的知识，努力学习钻研新的学术，这样不断地进取，才可以达到古时真人的程度。

【解析】本节再次点明，色脉相参是诊断的根本，是治疗的大法则，并提出病人的得神与失神是判断预后的依据。张介宾也强调“色脉之与疾病，犹形之与影，声之与应也”，色脉反映了身体的问题所在。只有掌握运用色脉的方法，才能保证诊疗的准确。不会运用色脉诊察疾病，就不能判断疾病的顺逆，无法分辨疾病的标本。《黄帝内经》此处再次将人的身体比喻为国家，指出误诊伤神，神藏于心中，心为君主之官，“主不明则十二官危”，就有亡国的危险。“去故就新，乃得真人”，这是对当今世人的劝勉。张介宾认为，这是告诫人们要“进德修业”，不要再重蹈“暮世之辙”；应当摒弃旧习，学习新知识、新技术，修养精神，重归于道，方可益寿延年。

【原文】帝曰：余闻其要于夫子矣，夫子言不离色脉，此余之所知也。岐伯曰：治之极于一。帝曰：何谓一？岐伯曰：一者

因得之。帝曰：奈何？岐伯曰：闭户塞牖，系之病者，数问其情，以从其意，得神者昌，失神者亡。帝曰：善。

【注释】①治之极于一：杨上善："一，得神也。"张景岳："一者，本也。"杨氏注为"得神"，张氏注为"本"，皆近于理，此所谓"一"，有平衡协调之义。盖神机之变，阴阳之化，色脉之应，皆在于"得一之情"，则生机乃昌，与《玉版论要》和《玉机真脏论》所谓"揆度奇恒，道在于一"及《脉要精微论》所谓"补泻勿失，与天地如一"之义同。故治之至要者在于一。

②因得之：杨上善："得神，谓问病得其意也。"王冰："因问而得之也。"由问而得病之情。因，由也。

【白话解】黄帝说：我常听到先生您讲治病的要道，每次都谈到不离色脉，这些我都知道了，除此之外，是否还有其他要点呢？岐伯说：治病的主要道理就在于"一"。黄帝问："一"是什么意思？岐伯说：就是问清楚他的致病原因。黄帝说：怎么问？岐伯说：为了使病人没有顾虑，毫无隐讳地尽情倾诉，须把病房门窗关闭，与病人取得密切联系，耐心细致地探问病情和病因，并仔细观察他的好恶情况以及形色精神，如果是有神气的，那就预后良好，没有神气的，就预后不良。黄帝说：好。

【解析】诊病最关键的一点是什么呢？岐伯给出的答案是"一者因得之"，这里的"一"，指的就是得神与否。杨上善解释说："一，得神也。得神，谓问病得其意也。得其意者，加之针药，去死得生，故曰昌也。"姚止庵认为本文专门讲述脉色"而末则归重于一"，这个一就是神，"谓色为外候，脉为内候，神则摄乎内外之间，脉色得之则善，失之则凶"，治病的关键在于神。"得神者昌，失神者亡""失神者死，得神者生"，因此要通过问诊的具体方法来观察病人神的得失。问诊是非常讲究的，要营造良好的诊病环境，耐心、认真地和病人沟通，取得信任，在轻松自如的状态下，才能准确判断神的得失。"得神者昌，失神者亡"也强调了神的得失对疾病预后的意义：有神气的，预后良好；没有神气的，预后不良。通过望诊、问诊、切诊获知病人的具体情况，治病时，就可以用针灸、推拿、药物等来激发、调动人体自身的"神"，也就是人体的生命活力和自愈能力。所以说神是决定、主导一个人的生命活力的要素。

汤液醪醴论篇第十四

【原文】黄帝问曰：为五谷汤液及醪醴奈何？岐伯对曰：必以稻米，炊之稻薪，稻米者完，稻薪者坚。帝曰：何以然？岐伯曰：此得天地之和，高下之宜，故能至完，伐取得时，故能至坚也。

【注释】五谷：说法不一，如《金匮真言论》为麦、黍、稷、稻、豆，《脏气法时论》为粳米、小豆、麦、大豆、黄黍，《九针论》则无小豆有麻等。遵《金匮真言论》之说。

【白话解】黄帝问道：怎样用五谷制作汤液和醪醴呢？岐伯回答说：必须用稻米作原料，用稻秸作燃料，因稻米之气完备，稻秸之气坚实。黄帝问：那是为什么呢？岐伯说：稻是春种秋熟，得天地阴阳之和气，又是水生陆长，得水土高下之宜，故其气完；至秋收割，故其秸坚实。

【解析】汤液和醪醴，这是两种用五谷为原料制作而成的药酒。其中清稀味淡的叫汤液，稠浊甘甜的叫醪醴。当然有人不同意把汤液当成酒，理由是汤液是煎煮取汁而成，不属于酒类。可是原文并没有说汤液就是煎煮取汁而成的，而是把汤液和醪醴放在一起说的，是并列关系。醪醴是发酵酝酿而成，属于酒类，而且都是浊酒。关于这一点没有异议，后人看法是相同的。既然汤液和醪醴是并称的，所以汤液也应当是一种酒，相当于清酒。就“醪醴”而言，如果要进一步细分，又可以分成“醪”和“醴”，二者虽然都是浊酒，即“一杯浊酒喜相逢”中的“浊酒”，都是有渣有水未经过滤的酒，但又有细微区别，“醪”老而味厚，“醴”嫩而味甜。岐伯在讲到用五谷酿造汤液和醪醴的时候，重点讲的是稻米，“必以稻米，炊之稻薪”，用稻米作原料，用稻秸作燃料。为什么？岐伯说了两个原因，第一个原因：稻米是“至完”——最完好、最完备，因为稻米“得天地之和，高下之宜”，不偏寒也不偏热，营养成分又很高，所以说稻米的性味最完好、最完备。第二个原因：稻秸是“至坚”——最坚实、最坚固，因为稻秸“伐取得时”。特别要强调的是，中医历来非常注重时间和空间，岐伯说的“高下相宜”是指食物、药物适宜生长的空间；“伐取得时”是指食物、药物适宜生长和收获的时间。

【原文】帝曰：上古圣人作汤液醪醴，为而不用何也？岐伯曰：自古圣人之作汤液醪醴者，以为备耳，夫上古作汤液，故为而弗服也。中古之世，道德稍衰，邪气时至，服之万全。帝曰：今之世不必已何也？岐伯曰：当今之世，必齐毒药攻其中，镵石针艾治其外也。

【注释】①镵石：犁头状砭石。镵，古代的一种犁头。

②艾：制作灸条、灸柱用的原料，在此则指灸法而言。

【白话解】黄帝问：上古时代的圣人制成汤液和醪醴，但却存放在那里而不使用，是什么道理呢？岐伯说：古代圣人做好的汤液和醪醴，不过是有备无患，由于上古之人，体质健壮，很少生病，虽做成汤液，却不必使用。到了中古时代，人体顺应自然的能力衰退，邪气易侵，服用汤液醪醴，病就可以痊愈。黄帝问：现在的人，虽然吃了汤液醪醴，而病不一定好，这是什么原因呢？岐伯说：现在的人，由于思虑忧患较多，病情复杂，必须用药物治其内，砭石、针灸治其外，其病才能痊愈。

【解析】这里又一次比较了上古、中古和当世之人的区别。上古之人为什么不用汤液、醪醴？因为用不上，那个时候人们安闲少欲、善于养生，因而身心康泰，很少生病，所以汤液、醪醴只是备用于万一；中古之时，欲望增加，养生之道渐渐衰退，导致人们身心虚弱，这个时候就需要用汤液、醪醴来治病了；到了当今之世也就是黄帝、岐伯的时代，人们的心理状态不同，欲望增多，劳形伤神，一旦得病就得用药物和针灸、砭石来治病，汤液、醪醴已经不起作用了。

【原文】帝曰：形弊血尽而功不立者何？岐伯曰：神不使也。帝曰：何谓神不使？岐伯曰：针石，道也。精神不进，志意不治，故病不可愈。今精坏神去，荣卫不可复收。何者？嗜欲无穷，而忧患不止，精气弛坏，荣泣卫除，故神去之而病不愈也。

【注释】① 形弊血尽：形体弊败，气血竭尽。弊，败坏的意思；尽，竭尽的意思。

② 神不使：张景岳："凡治病之道，攻邪在乎针药，行药在乎神气，故治施于外，则神应于中，使之升则升，使之降则降，是其神之可使也。若以药剂治其内而脏气不应，针艾治其外而经气不应，此其神气已去，而无可使矣。虽竭力治之，终成虚废已尔，是即所谓不使也。"使，用也。

③ 道：张景岳："道，治病之道也。"在此有法之义，即治病之大法。

④ 精气弛坏：精气衰微已极。弛，是松弛；坏，是毁坏。

⑤ 荣泣卫除：谓荣血枯涩，卫气消失。泣，同涩。

【白话解】黄帝说：有的病情发展到形体弊败，气血竭尽的地步，治疗就不能见到功效，这是什么原因呢？岐伯说：这是因为病人的神气已经不能发挥作用。黄帝说：怎么是神气不起作用呢？岐伯说：针石是一种治疗大法。如果病人的精神不能发挥作用，志意已经散乱，尽管有好的治疗方法，而病仍是治不好的。现在病人的情况，为什么达到精神败坏，神气离去，荣卫不能恢复的程度呢？这是由于病人嗜欲过多，忧患无穷，导致精气败坏，荣血枯涩，而卫气的作用已经消失，因而神气消亡不起作用，所以病就不会好了。

【解析】黄帝和岐伯的这一段对话从"功不立"和"神不使"开始。为什么"功不立"？原因就是"神不使"。而要搞清楚"神不使"，就有必要弄明白中医文化里的"神"。中国文化中的"神"的意思非常丰富。《周易·系辞上》中说"阴阳不测之谓神"，神是指阴阳的变化莫测。在《黄帝内经》中，"神"可理解为一种能够不断变化的正气。因此，这里的"神不使"就是指不断变化的神气、正气不能起作用了。比如对健康的人来说，当刺激其身体上的某一个穴位或一条经络时，一定会有所反应，这就表明了能够不断变化的正气的传递，说明能够不断变化的正气可以到达，这就叫"神能使"；而对于患病的人来说，当刺激其身体上的某一个穴位或一条经络时，可能就得不到同样的反应，这就意味着能够不断变化的正气传递不了，不能到达了，这就叫"神不使"。

【原文】 **帝曰：夫病之始生也，极微极精，必先入结于皮肤。今良工皆称曰：病成名曰逆，则针石不能治，良药不能及也。今良工皆得其法，守其数，亲戚兄弟远近音声日闻于耳，五色日见于目，而病不愈者，亦何暇不早乎？岐伯曰：病为本，工为标，标本不得，邪气不服，此之谓也。**

【注释】 ① 极微极精：言病极微小。高士宗："微，犹轻也。精，犹细也。"

② 成：盛之假借字。如《甲乙》卷五第一上："其次刺其未成者也。"《灵枢·逆顺》、《太素》卷二十三《量顺刺》"成"皆作"盛"。又病之始生，极微极精，今称病盛，因名逆，故当为"盛"。

③ 守其数：掌握治病的道理。守，引申为掌握之义。数，理也。

④ 远近：吴昆："远近，犹言亲疏也。"

⑤ 何暇不早乎：为什么拖延时间而未及早治疗呢？暇，闲暇，在此可引申为拖延或延缓之义。

⑥ 标本不得：医为标，病为本，医生对疾病的认识与疾病的实际情况不符，谓之"标本不得"。

【白话解】 黄帝说：凡病在初起的时候，病情轻微而不复杂，一般是必先侵袭皮肤，现在经过医生们一看，都说是病情已经很严重了，属于逆证，针石已不能治，良药也来不及了。而这些医生，都已得到了治疗大法，掌握了治病的道理，病人又都是他们的亲戚兄弟，关系密切，病人的声音每天都可以听得到，病人的气色每天都可以看得到，而病却未能治好，难道是拖延而未能及早治疗吗？岐伯说：病为本，医生为标，医生对疾病的认识及所用的治法，与疾病的实际情况不符，叫"标本不得"，因而邪气不能被制服，就是这个意思。

【解析】 病为本，医为标，而"神"为本中之本，只有标本兼治，才能取得良好的治疗效果。

【原文】 **帝曰：其有不从毫毛而生，五脏阳以竭也，津液充郭，其魄独居，精孤于内，气耗于外，形不可与衣相保，此四极**

急而动中，是气拒于内，而形施于外，治之奈何？岐伯曰：平治于权衡，去宛陈莝，微动四极，温衣，缪刺其处，以复其形。开鬼门，洁净府，精以时服；五阳已布，疏涤五脏，故精自生，形自盛，骨肉相保，巨气乃平。帝曰：善。

【注释】① 津液充郭：盖谓水气充满于肌肤之内。张景岳："津液，水也；郭，形体胸腹也。《灵枢·胀论》："夫胸腹，脏腑之郭也。"

② 其魄独居，精孤于内，气耗于外：魄，阴精之属，阴精得阳则化气行水，今阳气衰竭，体内阴精过剩，水液停潴，所以说"其魄独居"。阴愈盛则阳愈衰，所以说"精孤于内，气耗于外"。这是病理上的连锁关系。

③ 相保：相符合。在此有相称之义。

④ 四极：就是四肢。王冰："四极言四末，则四支也。"

⑤ 形施于外：于鬯："施当为改易之义。"

⑥ 平治于权衡：权衡病情之所偏，治之使平。权衡，秤锤与秤杆，在此引申为揆测度量之义。病则必有所偏而不得平衡协调，故求其平则病乃愈。

⑦ 去宛陈莝：张景岳："宛，积也。陈，久也。莝，斩草也。谓去其水气之陈积，欲如斩草而渐除之也。"此文疑有误，故诸释不一，姑从此解。

⑧ 开鬼门，洁净府：《太素》净作静，杨上善："五神通之者也；静，清静也，心之不浊乱。"王冰："开鬼门，是启玄府遣气也……洁净府，谓泻膀胱水去也。"杨注以通神为释，王注以除水为释，当以王注为是，据王注，鬼门即玄府，亦即汗孔。此即发散除水之法。

【白话解】黄帝说：有的病不是从毫毛侵入而发生的，是由于五脏的阳气衰竭，津液得不到阳气的蒸化而停蓄于肌肤，阴气独存于体内，而阳气就更耗散于外，于是阴盛阳衰，水气泛滥，形体肿胀，不能与原来的衣服相称。这种病四肢肿甚，又因水气迫肺而发生喘促的现象，是由于水气格拒于内而形体改易于外，应当怎样治疗呢？岐伯说：应权衡情之所偏，治之使其平复，根据病情的轻重，排除潴留在体内的积水，微微地活动一下四肢以宣行其阳气，然后注意保暖，穿好衣服以卫护其阳气，再用缪刺法以引导其阳气，这样逐渐地补充阳气，以恢复其原来的形体，或开泄其汗孔，疏导其膀胱，以发汗和利小便排除其水分，则孤精得按时而被制服；五脏阳气获得输布，五脏秽气因得涤除，这样，精气自会复生，形体自然壮盛，骨肉就能互相为用，人身的正气也就恢复平常的状态了。黄帝说：好！

【解析】本节指出水肿病的致病原因为“五脏阳以竭”；治疗原则为“去宛陈莝”。这说明本病是由于阳气衰竭而造成的。在理论上，阳化气而行精液，阳气衰则不能化气，故津液潴留而为水肿。在治疗上必须排除郁积的陈腐物质，以恢复其正常功能，这就是“去宛陈莝”的原理。

“阳”的作用，相当于生理功能；化气行水，相当于分泌和排泄液体的代谢过程。阳竭就是生理功能衰退不能及时排泄体液中的代谢物质，由于代谢物质的存在，产生毒素刺激生理功能而发生障碍，体液乃潴集于肌肉组织间隙而形成“津液充郭”的病变。

水肿病的病型虽多，但古人总括地说它是“五脏阳以竭”。这就是指出水肿的致病因素和发病部位虽有不同，而总的原因都是阳气衰竭不能化气行水的缘故。故在治疗上就采取了“开鬼门”“洁净府”措施，也就是发汗和利尿两大法。但应当指出，古人对本病的原因虽归之于“五脏阳以竭”，而对病型和部位也并非完全不重视，如张仲景在《金匮要略·水气病脉证并治第十四》中分石水、皮水、里水等类型及上半身肿、下半身肿等部位就可以看出。在治疗原则上虽是发汗利小便，而在药物和方剂运用上，就有严格的区分和选择，所以我们结合临床来研究《黄帝内经》，就更觉得其内容丰富和正确。

玉版论要篇第十五

【原文】黄帝问曰：余闻《揆度》《奇恒》，所指不同，用之奈何？岐伯对曰：《揆度》者，度病之浅深也。《奇恒》者，言奇病也。请言道之至数，《五色》《脉变》《揆度》《奇恒》，道在于

一。神转不回，回则不转，乃失其机。至数之要，迫近以微，著之玉版，命曰合玉机。

【注释】①《揆度》(kuíduó)《奇恒》：皆古医书名。

② 奇病：异于正常的病，如《奇病论》所论诸病者是。

③ 至数：极其重要的道理。至，极也。数，理也。

④《五色》《脉变》《揆度》《奇恒》：马莳："俱古经篇名。"顾观光《素问校勘记》亦同此说，从之。

【白话解】黄帝问道："我听说《揆度》和《奇恒》提出的方法，所指不一，究竟怎样运用呢？岐伯回答说：《揆度》是衡量疾病的浅深，《奇恒》是辨别不同于一般的疾病。我现在谈谈其中的至理要道，《五色》《脉变》《揆度》《奇恒》等古经里所讲的道理，就在于变化无穷的神机的统一性。神机的运转，永远向前而不会却退，假若却退了，则不能运转，失掉了它的正常生机。这些至理要道，虽属切近之事。但其中含有微的道理，应该把它记录在玉版上面，因为这些理论是合乎《玉机真脏论》的。

【解析】"玉版"就是用来刻写珍贵文献的玉石书版，"论要"就是讨论或理论的要点。这一篇的篇名和前面的《金匮真言论》《灵兰秘典论》一样，从题目上只能看出它的重要性，却看不出什么内容、什么主题。"金匮真言"是珍藏在黄金书匮中的真言，"灵兰秘典"是珍藏在灵台兰室中的秘密典籍，这一篇的"玉版论要"就是刻在玉石书版上的精要论点。毫无疑问，只有最重要的东西才刻在这么珍贵的玉版上，究竟是什么东西呢？文中谈到了《五色》《脉变》《揆度》《奇恒》四部文献，它们也许是《黄帝内经》之前、之外的四部经典，现见于本篇，其曰："五色脉变，揆度奇恒，道在于一。"马莳在《素问注证发微》中说它们都是古经篇名，因为《灵枢》第八卷有《五色》，而《经脉别论》亦有阴阳、揆度等名。所以顾观光的《素问校勘记》也同意马莳的看法，认定是古经篇名。这里的《五色》是否即《灵枢》的《五色》，我们现在还很难作出定论。但是《史记·扁鹊仓公列传》中公澄阳庆所授淳于意的书中，确有《五色诊》一种，并记载其擅长以"五色诊病"，故可以知道其属于"望诊"的古文献。且下文有"容色见上下左右，各在其要"一段，也足以证明其为"望色"的古文献无疑。注意，文中的"容色"，全本及《太素》

均作“客色”，当从。容、客形似易误，《邪客》篇言“邪不能容，容之则心伤”。“容”为“客”字之误可证。另外，文中还有一个“必齐主治”，这该怎么理解呢？孙诒让说，“必齐”对“汤液醪酒”为文，《汤液醪醴论》中“必齐毒药”对“镵石针艾”为文，“必”字皆当为“火”，篆文二字形近，因而致误。《史记·扁鹊仓公列传》云：“饮以火齐汤。”火齐汤就是指和煮汤药。这里说“汤液主治”者，治以五谷之汤液，“火齐主治”者，治以和煮之毒药也。《移精变气论》云：“中古之治病，至而治之，汤液十日，以去八风五痹之病，十日不已，治以草苏草荄之枝。”此火齐就是草荄之类。《韩非子·喻老》篇：“扁鹊曰：疾在腠理，汤液之所及也；在肌肤，针石之所及也；在肠胃，火齐之所及也。”亦可证明。古代凡以火煮物，都叫火齐，不光指汤药。比如《礼记·月令》中说：“陶器必良，火齐必得。”这说明此处的火齐是对汤液而言。古人治病，从汤液发展到针艾，最后才有火齐汤药，可以说火齐在当时是流行的。这里说的《脉变》，从下文“搏脉痹躄，寒热之交。脉孤为消气，虚泄为夺血。孤为逆，虚为从”来看，应该是一部讲脉搏变化的古文献。这里的《揆度》除见于本篇外，还见于《疏五过论》和《病能论》。

【原文】容色见上下左右，各在其要。其色见浅者，汤液主治，十日已。其见深者，必齐主治，二十一日已。其见大深者，醪酒主治，百日已。色夭面脱不治，百日尽已。脉短气绝死，病温虚甚死。

【注释】① 容色：指面部色泽变化，中医认为五色（青赤黄白黑）对应五脏（肝心脾肺肾），反映脏腑气血状态。

② 各在其要：杨上善：“各当正色所乘要处。”王冰：“要察候处，故云各在其要。”《移精变气论》云：“变化相移，以观其妙，以知其要，欲知其要，则色脉是矣。”据此，则本文所云“其要”，亦当指色脉而言。“各在其要”者，各察色脉诊之常变。

③ 必齐：杨上善释为汤药，王冰：“必终齐乃已。”按此文义不妥，姑从杨注。齐同剂。

④ 色夭：所见之色，夭恶不善。

【白话解】中医通过面部色泽在特定部位（上下左右）的变

化判断病情深浅及预后，并提出相应治疗方案。如见色浅的，则知其病微，可用五谷汤液之类主治，约十天就可以痊愈；其色深的，则知其病较重，必用药剂主治，约二十一天才能痊愈；若其色更深的，则知其病久而更重，必须用厚浊的药酒长期治疗，至百日左右才可痊愈。若是面色夭恶而肌肉消瘦的，就不易治疗了，最多到百天，气血耗尽而死。若脉短气绝的，是死候；患温病而正气极虚的，也是死候。

【解析】面部上下左右不同区域的色泽变化，有助于判断病变各自所对应的脏腑部位。通过观察色泽的深浅，可以预测疾病的轻重。面色浅的，病情尚轻，可以用五谷汤液治疗，大约十天就会好的；面色深的，病情较重，可以用药剂来治疗，大约二十一天就会康复；面色过深，病情更重，可以用醪酒（药酒）治疗，大约一百天就会痊愈；如果“色夭面脱”，就是面色晦暗而枯槁，没有一点水分，面瘦无肉，那就没法治了，大约一百天命尽而死。

【原文】色见上下左右，各在其要。上为逆，下为从。女子右为逆，左为从；男子左为逆，右为从。易，重阳死，重阴死。阴阳反他，治在权衡相夺，《奇恒》事也，《揆度》事也。

【注释】① 逆、从：本作“逆、顺”，因避讳改“顺”为“从”。

② 易：变易也。

③ 重阳、重阴：王冰：“男子色见于左，是曰重阳；女子色见于右，是曰重阴。”

④ 阴阳反他：杨上善：“阴盛反阳为病，阳盛反阴为病。”指阴阳二气反其常态。

⑤ 权衡相夺：权衡病情阴阳反他者，则使其改易。夺，易也。《后汉书·卢植传》：“未有不冘豫夺常者也。”注：“夺，谓易其常分者也。”

【白话解】面色见于上下左右，必须各察其色脉诊常变之要。如病色见于上部的，是病势方盛，故为逆，见于下部的，是病势已衰，故为从；女子属阴，阴气行右，故女子病色见于右部的为逆，见于左部的为从；男子属阳，阳气行于左，故男子病色见于左部的为逆，见于右部的为从。如果病色变易，男子病色见于左就为重阳，女子病色见于右就为重阴，重阳、重阴都是死候。阴阳相反的，要权衡阴阳气反的具体情况，治之而使其变易。《揆度》与《奇恒》中，正载有这方面的具体内容。

【解析】分析面部不同的病色是顺还是逆，有一定的要领，那就是“上为逆，下为从。女子右为逆，左为从；男子左为逆，右为从”。如果病色从下向上延伸，也就是从下巴到额头病色越来越深，说明病情是逐渐发展、加重，就是“逆”；如果从上向下延伸，也就是从额头到下巴病色延伸，说明病情逐渐减轻、减弱，这就是“顺”。如果用男女来分别阴阳，那么男左女右，男为阳，女为阴；左为阳，右为阴。女子病色在右属于阴又加上阴，叫“重阴”，没有阳，当然就是“逆”；女子病色在左，属于阴有了阳，阴阳相和，那就是“顺”。男子病色在右，属于阳得阴，阴阳相和，是“顺”的；但如果病色在左，男人为阳，左为阳，阳上加阳，为“重阳”，没有阴，就是“逆”了。“顺”就是“转则不回”，“逆”就是“回则不转”。

【原文】搏脉痹躄，寒热之交。脉孤为消气，虚泄为夺血。孤为逆，虚为从。行奇恒之法，以太阴始。行所不胜曰逆，逆则死；行所胜曰从，从则活。八风四时之胜，终而复始，逆行一过，不复可数，论要毕矣。

【注释】① 搏脉：张景岳：“搏脉为邪盛正衰，阴阳乖乱之脉。”

② 痹躄（bì）：病名。张景岳：“痹，顽痹也；躄，足不能行也。”

③ 脉孤为消气：高士宗：“脉者血之先，脉孤则阳气内损，故为消气。孤谓弦、钩、毛、石，少胃气也。”

④ 虚泄为夺血：虚泄，是脉虚而兼泄利。夺血，是伤夺了阴血。

⑤ 孤为逆，虚为从：高士宗：“脉孤而无胃气，真元内脱，故为逆；虚泄而少血液，则血可渐生，故为从。”

⑥ 以太阴始：王冰：“以气口太阴之脉，定四时之正气。”是指手太阴肺脉（寸口），可以诊得邪正盛衰及气血的虚实。

⑦ 逆行一过：是四时气候失常的意思。张景岳："设或气令失常，逆行一过，是为回则不转，而至数紊乱，无复可以数计矣。过，失也，喻言人之色脉，一有失调，则奇恒反作，变态百出。"

【白话解】脉象搏击于指，是邪盛正衰，阴阳乖乱之象，或为痹证，或为躄证，或寒热相交。如见孤脉，则阳气内消，如见虚脉而又兼泄利，则阴血损耗。凡见孤脉，是胃气衰少，多预后不良；虚脉是血液损伤，血能渐生，则预后当顺。运用《奇恒》诊病之法时，应从手太阴经的寸口脉来研究，结合脉象和四时、五行的配合关系来说，如见到所不胜的（春见秋脉，夏见冬脉）就为逆，逆则病重是为死候；如见到行其所胜的（春见长夏脉、夏见秋脉）就为从，从则病渐恢复而可治。至于八风四时之间的互相胜复，是循环不息，终而复始的；如四时的气候失常，则其为害将不可胜数。晓得了这些道理，则有关诊法之论的要点就彻底了解了。

【解析】"搏脉"，脉象搏击于指下，注意这个"搏"字，搏斗，说明像打架时出拳头，肯定是强劲有力，你会感到像被打了一样，肯定是不太舒服，提示邪气太盛，正气衰弱，阴阳错乱。这是因为寒热邪气相交侵犯了人体，使人痹躄——肢体疼痛，下肢不能行走。如果脉洪大到极点，叫孤阳脉，说明阳热太盛了，阴精必然消耗；如果脉微弱到极点，叫孤阴脉，说明阴寒太盛，阳气必然消耗。脉象虚弱，搏动无力，提示失血、阴血脱失。上面说的孤阳脉和孤阴脉，都属于死亡的征象，称为"逆"；而单纯脉象虚弱，仅是正气不足，还是可以用补法治愈的，为"从"。"从"在《太素》版本中写作"顺"。在诊脉的时候，运用《奇恒》的方法，应当从手太阴寸口脉开始。"行所不胜曰逆，逆则死；行所胜曰从，从则活。"前面已经讲过，五行相克也就是五行相胜，"所胜"就是所克，"所不胜"就是所不能克，比如水克火，火不能克水，所以水所胜就是火，火所不胜就是水。怎么判断疾病流传的正常与反常之序，也就是顺还是逆？如果疾病流传到它"所不胜"的脏腑，即克制自己的脏腑，那么就是"逆"，就会死亡；如果疾病流传到它"所胜"的脏腑，即被自己所克制的脏腑，那么就是"顺"，就能活命。自然界四时八风的运行是有规律的，是周而复始的，但如果四时气候反常，就难以把握了，这时就应该按照具体情况具体分析，不能再按常理来推断。以上所说的就是《揆度》《奇恒》诊法的全部要点。

诊要经终论篇第十六

【原文】黄帝问曰：诊要何如？岐伯对曰：正月二月，天气始方，地气始发，人气在肝。三月四月，天气正方，地气定发，人气在脾。五月六月，天气盛，地气高，人气在头。七月八月，阴气始杀，人气在肺。九月十月，阴气始冰，地气始闭，人气在心。十一月十二月，冰复，地气合，人气在肾。

【注释】① 天气始方：王冰："方，正也。言天地气正发生其万物也。"若下文"天气正方"作"天气正正"释，则颇费解。按，"方"与"放"通。《庄子·天地》："有人治道若相放。"陆德明《经典释文》云："相方……本亦作放。"放，在此有散发之义。天气始方，言天气开始散发。下"天气正方"之"方"字同。

② 地气定发：马莳："地气之发者已定。"张景岳："定发，专于发生也。"二说似难通。上文"天气始方，地气始发"用二"始"字，此文"天气正方，地气定发"，律以上文，正与定在此义定。且正定二字叠韵，故假借之。"地气定发"者，地气正发也。

③ 人气在脾：王冰："季终土寄而王，土又生于丙，故人气在脾。"

④ 人气在头：王冰："火性炎上，故人气在头也。"

⑤ 人气在肺：王冰："阴气肃杀，类合于金，肺气象金，故人气在肺也。"

⑥ 人气在心：王冰："阴气始凝，地气始闭，随阳而入，故人气在心。"

⑦ 冰复，地气合：冰厚，地气闭合。孙诒让："案复与腹通，《礼记·月令》季冬冰方盛，水泽腹坚。郑注云：腹，厚

也……此云冰复，亦谓冰合而厚。”

⑧ 人气在肾：王冰：“阳气深复，故气在肾也。”

【白话解】黄帝问道：诊病的要领是什么呢？岐伯回答说：要注意天、地、人三者之间的关系。正月、二月，天气开始散发，地气也开始生发，在人体内肝主春生之气，故这时人气在肝；三月、四月，天气正在散发，地气也正在生发，这时人气在脾；五月、六月，气候炎热，天气上升已达极盛时期，地气只随天气而升腾，头居人体上部，故此时人气在头；七月、八月，气候逐渐清凉，阴气开始发生肃杀的现象，在人体内肺主清肃之气，故此时人气在肺；九月、十月，气候逐渐寒冷，阴气开始凝结为冰，地气也随之而闭藏，在人体内心居中部，象征着阳气潜藏于内，故此时人气在心；十一月、十二月，气候寒冽、冰已坚厚，地气密闭，在人体内肾居下而主闭藏，象征着阳气潜伏于下，故此时人气在肾。

【解析】“诊要”就是诊治疾病的要领，“经终”就是经脉的终结。所以这一篇主要讨论了怎样按照四时变化的规律来诊治疾病，以及十二经脉之气是怎么终结的，终结以后有什么样的表现。

黄帝问道：诊病的要领是什么？岐伯回答说：正月和二月，天气开始升发，地气开始萌动，这时候人气主要在肝，就是说人的肝气和它们相应，也开始生发。这里说的正月、二月当然是阴历。原文中“天气始方”的“方”字，有人说是“正”，有人解释为“刚刚”，都不符合原文之意，其实“方”是“放”的通假字，意思是“开放”“生发”。三月和四月，天气开始旺盛，地气正是华茂，这时候主要在脾，人的脾气和它们相应。五月和六月，天气旺盛到了极点，地气升高，这时候人气主要在头部，头部和它们相应。七月和八月，阴气开始上升，天地之气肃杀，这时候人气主要在肺，肺气和它们相应。九月和十月，阴气开始渐盛，地气开始闭藏，这时候人气主要在心，心气和它们相应。十一月和十二月，阴气旺盛到极点，地气完全密藏，这时候人气主要在肾，肾气和它们相应。

【原文】故春刺散俞，及与分理，血出而止，甚者传气，间

者环也。夏刺络俞，见血而止，尽气闭环，痛病必下。秋刺皮肤，循理，上下同法，神变而止。冬刺俞窍于分理，甚者直下，间者散下。

【注释】① 春刺散俞，及与分理：张志聪："盖春气生升于外，故当于散俞溪谷之间而浅刺之。"散俞，王冰："谓间穴。"间穴，指十二经脉在肘膝关节以下除五输穴以外之穴位。新校正："按《四时刺逆从论》云：春气在经脉。此散俞即经脉之俞也。"张景岳："此散俞者，即诸经之散穴也。"诸说不一，今并存之。分理，即肉分腠理。

② 甚者传气，间者环也：吴昆："病甚者，久留其针，待其传气，日一周天而止。少差而间者，暂留其针，伺其经气环一周身而止。"张景岳："传，布散也；环，周也。病甚者，针宜久留，故必待其传气；病稍间者，但候其气行一周于身，约二刻许可止针也。"

③ 络俞：浅在络脉间的俞穴。

④ 尽气闭环：吴昆："扪闭其穴，伺其经气循环一周于身，约二刻许。"张景岳："闭环，谓去针闭穴，须气行一周之顷也。"

⑤ 循理：针沿肌肉分理而刺。王冰："循理，谓循肌肉之分理也。"

⑥ 刺俞窍于分理：张景岳："孔穴之深者曰窍。冬气在骨髓中，故当深取俞窍于分理间也。"张志聪："分理者，分肉之腠理，乃溪谷之会，溪谷属骨，而外连于皮肤。是以春刺分理者，外连皮肤之腠理也；冬刺俞窍于分理者，近筋骨之腠理也。"

⑦ 直下、散下：王冰："直下，谓直尔下之，散下，谓散布下之。"张景岳："散下，谓左右上下散布其针，而稍宜缓也。"

【白话解】由于人气与天地之气皆随顺阴阳之升沉，所以春天的刺法，应刺各经分散的腧穴和分肉腠理，使之血出、气通而止；其病比较严重的，要久留其针，必待其气传布疏通之后出针；较轻的，可暂留其针，候经气循环一周，就可以出针了。夏天的刺法，应刺孙络的腧穴，使其血出、气行即可，务使邪气尽去，出针后，立即以手指扪闭其针孔伺其气行一周之顷，痛病之气下行即愈。秋天的刺法，应刺皮肤，而且是顺着肌肉的分理去刺，不论上部或下部，同样用这个方法，观察其神气有所改变而止。冬天的刺法，应深取腧穴于分理之间，如病情严重的，则直下其针而深取之；若病情较轻的，可或上或下散布其针，而稍宜缓下。

【解析】 按照《四时刺逆从论》的观点："春气在经脉，夏气在孙络，长夏气在肌肉，秋气在皮肤，冬气在骨髓中。"而邪气常随着四时气血的变化进入并滞留于人体中，并且发生莫测的传变。因此，要辟除邪气，就要懂得气血随四时变化的规律。

【原文】春夏秋冬，各有所刺，法其所在。春刺夏分，脉乱气微，入淫骨髓，病不能愈，令人不嗜食，又且少气。春刺秋分，筋挛，逆气环为咳嗽，病不愈，令人时惊，又且哭。春刺冬分，邪气著藏，令人胀，病不愈，又且欲言语。

【注释】 ① 法其所在：马莳："正以法其人气之所在，以为刺耳。"法，取法也。

② 入淫骨髓：高士宗："春刺夏分，心气妄伤，心合脉，故脉乱，脉乱则气无所附，故气微，脉乱气微，邪反内入，故入淫骨髓。"

③ 筋挛，逆气环为咳嗽：张景岳："春刺皮肤，是刺秋分也。肝木受气于秋。肝主筋，故筋挛也。逆气者，肝气上逆也。环，周也。秋应肺，故气周及肺，为咳嗽也。"

④ 时惊，又且哭：张景岳："肝主惊，故时惊；肺主悲忧，故又且哭。"

⑤ 又且欲言语：张志聪："肝主语，故欲言语也。"

【白话解】 春夏秋冬四季，由于气候不同，百气所居之经亦不同，故各有所宜的刺法，须根据气之所在来确定应刺的部位。若春天误刺了夏天应刺的部位，则伤心，心主脉，心气受伤，可使脉乱而气微，气微则邪反深入而影响到肾，肾主骨，浸淫于骨髓之间，病就很难治愈，心气伤则火弱，火不生土，故使人不思饮食而少气；若春天误刺了秋天应刺的部位，则伤肺，肺伤则肝失去了制约而盛，过盛则病，肝主筋，故筋挛而气逆，气逆环周于肺，则发为咳嗽，病不仅不愈，反而肝肺同病，故使人时常惊骇，且欲悲哭；若春天误刺了冬天应刺的部位，则肾气受伤，邪气便留着而藏于内，邪闭于内，则气满而胀，病不愈，则肾气益伤，肾病则水不涵木，肝木失养，且使人多欲言语。

【解析】此段通过四季针刺的时空对应原则，系统阐述了误刺导致的病理传变规律：春应肝木，若误刺夏分（心火），则“子盗母气”致心气伤、脉乱气微，邪入肾经形成火不制水，表现为不嗜食、少气且病难愈；误刺秋分（肺金）则金克木过甚，肝气横逆犯肺，发为筋挛、咳嗽，并现时惊欲哭之肝肺同病；误刺冬分（肾水）反致水泛木浮，肾邪著藏则腹胀，肝木失养则多欲言语。本段以“春-肝”为核心，通过五行生克（木火土金水）构建“季节-经络-误刺-传变-症状”的逻辑链条，深刻体现中医“天人相应”整体观中时空治疗学的严谨性。

【原文】夏刺春分，病不愈，令人解堕。夏刺秋分，病不愈，令人心中欲无言，惕惕如人将捕之。夏刺冬分，病不愈，令人少气，时欲怒。

【注释】① 心中欲无言：吴昆：“肺主声，刺秋分而伤肺，故欲无言。”

② 惕惕如人将捕之：吴昆：“恐也，恐为肾志，肺金受伤，肾失其母，虚而自恐也。”

③ 少气，时欲怒：张景岳：“夏伤其肾，则精虚不能化气，故令人少气；水亏则木失所养，而肝气强急，故欲怒也。”

【白话解】若夏天误刺了春天应刺的部位，病不仅不愈，而且损伤肝气，肝气主筋，肝伤则筋无力而懈惰。若夏天误刺了秋天应刺的部位，病不仅不愈，而且损伤肺气，肺主声，肺伤则使人语声不出，心中不欲言语，肺伤则金不生水，肾水失养，故虚而自恐，惕惕然好像有人将要逮捕他一样。若夏天误刺了冬天应刺的部位，则肾气受伤，肾为生气之源，病不能愈，故人少气，肾伤则水亏，水不涵木，肝木失养，肝火炽盛，故时常发怒。

【解析】本段论述了夏季误刺不同季节应刺部位的病理后果，其逻辑核心在于季节-经络-五行传变的系统性关联：夏季属火，若误刺春分（肝木），则火灼肝木致肝气伤，肝主筋故筋无力而懈惰；误刺秋分（肺金）形成火克金过甚，肺伤则声不出（肺主声），且金不生水致肾失养，虚恐如人将捕；误刺冬分（肾水）

反致火水未济，肾伤则少气（肾为生气之源），水不涵木则肝火妄动而时怒。本段以“夏-火”基点，通过五行生克（火木金水）构建“误刺-伤经-传变-症状”的完整链条，深刻体现中医时空治疗中“逆时刺则伤脏”的理论严谨性。

【原文】秋刺春分，病不已，令人惕然欲有所为，起而忘之。秋刺夏分，病不已，令人益嗜卧，又且善梦。秋刺冬分，病不已，令人洒洒时寒。

【注释】洒洒时寒：王冰：“阴气上干，故时寒也。洒洒，寒貌。”

【白话解】若秋天误刺了春天应刺的部位，则肝气受伤，病不能愈，反而使人惕然如惊，肝伤则心失所养，木不生火，心气不足，故想要做的事情，立刻就忘了。若秋天误刺了夏天应刺的部位，则心气受伤，病不能愈，心气伤，则火不生土，反使人更加体倦嗜卧，心不藏神，又且睡中多梦。若秋天误刺了冬天应刺的部位，则肾气受伤，病不能愈，反使肾中元阳亏损，阴气上扰，故时时发冷。

【解析】本段论述了秋季误刺不同季节应刺部位的病理后果，其逻辑核心在于季节-经络-五行传变的系统性关联：秋季属金，若误刺春分（肝木），则金克木过甚致肝气伤，肝伤则心失所养（木不生火），表现为惕然如惊、起而忘事；误刺夏分（心火）形成火克金反侮，心伤则火不生土，脾失健运故嗜卧，心不藏神则多梦；误刺冬分（肾水）致金不生水，肾阳亏损阴气上扰，故洒洒时寒。本段以“秋-金”为基点，通过五行生克（金木火水）构建“误刺-伤经-传变-症状”的完整链条，深刻体现中医时空治疗中“逆时刺则伤脏”的理论严谨性。

【原文】冬刺春分，病不已，令人欲卧不能眠，眠而有见。冬刺夏分，病不愈，气上，发为诸痹。冬刺秋分，病不已，令人善渴。

【注释】眠而有见：张景岳：“肝藏魂，肝气受伤，则神魂散乱，故令人欲卧不能眠，或眠而有见，谓怪异等物也。”丹波元简：“按而、如古通。笺云：而，如也。”

【白话解】若冬天误刺了春天应刺的部位，则肝气受伤，病不能愈，肝气伤不能藏魂，使人困倦欲卧不能安睡，即便能够入睡，好像看到什么怪异之物。若冬天误刺了夏天应刺的部位，则心气受伤，病不能愈，心气伤则血流滞涩而发为各种疼痛和麻木不仁的病。若冬天误刺了秋天应刺的部位，则肺气受伤，病不能愈，肺气伤则津液不能升润，故使人常常口渴。

【解析】本段论述了冬季误刺不同季节应刺部位的病理后果，其逻辑核心在于季节-经络-五行传变的系统性关联：冬季属水，若误刺春分（肝木），则水泛木浮致肝气伤，肝不藏魂则欲卧不能眠且见怪异；误刺夏分（心火）形成水克火过甚，心气伤则血流滞涩发为诸痹；误刺秋分（肺金）致金不生水，肺伤津液不升故善渴。本段以“冬-水”为基点，通过五行生克（水木火金）构建“误刺-伤经-传变-症状”的完整链条，深刻体现中医时空治疗中“逆时刺则伤脏”的理论严谨性。

【原文】凡刺胸腹者，必避五脏。中心者环死，中脾者五日死，中肾者七日死，中肺者五日死。中鬲者，皆为伤中，其病虽愈，不过一岁必死。刺避五脏者，知逆从也。所谓从者，鬲与脾肾之处，不知者反之。刺胸腹者，必以布憿著之，乃从单布上刺，刺之不愈复刺。刺针必肃，刺肿摇针，经刺勿摇，此刺之道也。

【注释】① 环死：王冰：“气行如环之一周则死也，正谓周十二辰也。”王注与《刺禁论》等作“一日死”之义同。又“环”与还、旋义通，速也，环死者，速死也。

② 中鬲者……不过一岁必死：王冰：“膈伤则五脏之气互相克伐，故不过一岁必死。”马莳：“盖人之有膈，前齐鸠尾后齐十一椎，所以遮隔浊气，不使上熏心肺也。心肺居于膈上，肾肝居于膈下，而脾则居于膈中，故五脏之气，同受膈气，今膈既受伤，则五脏之气互相克伐，其病虽暂时得愈，犹误伤其中，不过一岁而死矣。”

③ 所谓从者，鬲与脾肾之处：王冰：“肾著于脊，脾脏居中，膈连于胁际。知者为顺，不知者，反伤其脏。”此举脾肾，例述五脏之处，非心、肝、肺可以不论。义谓针刺时，知避膈与

脾肾等五脏之处者为顺，不知为逆。

【白话解】凡是针刺胸腹，必须躲避五脏。若误刺中心脏的，只需经气环行一周的时间就会死亡；假若刺中了肝脏，五天就会死亡；假若刺中了脾脏，五天就会死亡；假若刺中了肾脏，七天就会死亡；假若刺中了肺脏，五天就会死亡；假若刺入了膈部，由于心肺居膈上，肝肾居膈下，脾居于中，膈伤则五脏气乱，皆为伤中，这样，病虽然暂时治好了，因为五脏失其治节，所以不出一年的时间也要死亡。刺胸腹避免中伤五脏，主要应知道刺法逆从的道理；所谓从，就是要明白膈和脾肾等五脏的部位，能加以躲避；若不知其部位而不能躲避，就叫逆。凡刺胸腹部的，在针刺时必先用布巾缠绕针刺部位，然后再从布巾上刺之，若刺之而不愈，可以再刺。在用针刺治病的时候，必须注意安静严肃，以候其气；肺是邪气有余，当用泻法，所以在刺肿时，必须摇针以扩大针孔而泻其邪；经脉是元气通行的路径，若刺经脉的病，就不能摇针，防止针孔扩大伤了正气，这是刺法的一般规律。

【解析】针刺胸腹部向来是危险系数较大的，有导致内脏受损而致死的风险。刺中五脏的死期，并见于《刺禁论》《四时刺逆从论》中。此外，关于膈部的生理意义，张介宾认为："鬲膜，前齐鸠尾，后齐十一椎。心肺居于鬲上，肝肾居于鬲下，脾居在下，近于鬲间。鬲者，所以鬲清浊、分上下而限五脏也……若伤其鬲，则脏气阴阳相乱，是为伤中。"因此，膈虽然不是内脏，但是具有隔离清浊上下而限制五脏的功能，就好像一个单位的后勤和监管员，虽然不具备生产职能，却为各个部门的有效运行提供保障。

【原文】帝曰：愿闻十二经脉之终奈何？岐伯曰：太阳之脉，其终也戴眼反折瘛疭，其色白，绝汗乃出，出则死矣。少阳终者，耳聋百节皆纵，目睘绝系。绝系一日半死，其死也色先青白，乃死矣。阳明终者，口目动作，善惊妄言，色黄。其上下经盛，不仁，则终矣。少阴终者，面黑齿长而垢，腹胀闭，上下不通而终矣。太阴终者，腹胀闭不得息，善噫善呕，呕则逆，逆则面赤，不逆则上下不通，不通则面黑皮毛焦而终矣。厥阴终者，

中热嗌干，善溺心烦，甚则舌卷卵上缩而终矣。此十二经之所败也。

【注释】① 终：终尽。指经气终尽。

② 戴眼：张景岳："戴者，戴于上也，谓目睛仰视而不能转也。"

③ 反折瘛疭（chìzòng）：身背反张，手足抽掣。《明理论》："瘛，筋脉急也；疭，筋脉缓也。急者则引而缩，缓者则纵而伸，或缩或伸，动而不止，名曰瘛疭。"

④ 绝汗：王冰："谓汗暴出而不流，旋复干也。"盖气将绝，则汗出如珠，着身不流；气散则汗出如油，喘而不休。皆为死证，所以称之为绝汗。

⑤ 目瞏（qióng）绝系：盖谓两目直视而目系属脑之气已绝。目瞏，王冰："谓直视如惊貌。"绝系，《灵枢·大惑论》："裹撷筋骨血气之精而与脉并为系，上属于脑，后出于项中。"瞏，《说文》："目惊视也。"

⑥ 上下经盛：张景岳："谓头颈手足阳明之脉，皆躁动而盛，是胃气之败也。"

⑦ 齿长而垢：张景岳："肾主骨，肾败则骨败，故齿根不固长而垢也。"盖由于肾气不濡，牙龈败削，故牙显长而齿垢不除。《灵枢·经脉》云："足少阴气绝则骨枯……故骨不濡则肉不能著也，骨肉不相亲则肉软却，肉软却故齿长而垢。"

⑧ 卵：睾丸。

【白话解】黄帝说：我想听您讲讲十二经脉之气终尽的情况是怎样的？岐伯说：足太阳脉起于目内眦，上额交巅，络脑下项挟脊，抵腰中，下至足之小趾；手太阳脉起于小指端，循臂上肩，其支者循颈上额，至目外眦。故其气绝则目珠上窜，不能转动，腰脊部角弓反张，手足拘急抽搐，其面色苍白，太阳主表，故出绝汗，绝汗一出，便要死亡了。手足少阳经脉都入于耳中，都通于目内眦，少阳胆又通于筋，所以少阳气绝就耳聋，百节弛纵无力，两目直视如惊，这样目系就要断绝，一天半后便死亡，死前面部先见青色，若再转变为白色，那就要死亡了。手足阳明经脉，都是挟口入于目，故其气绝时，就口目颤动而牵引歪斜；阳明为病，闻木音则惕然而惊，骂人不论亲疏，今阳明气绝，故时发惊惕，胡言乱语，面现黄色；若其手足二经上下之脉躁动而盛，这是胃气已绝，胃主肌肉，气绝则肌肉不知痛痒而死亡。手少阴心主血脉，足少阴肾主骨，肾又为生气之源，少阴气绝，则面现黑色，牙龈缩削而牙齿显长，并满积秽垢，气机窒塞，故腹部胀闭，上下不通而死亡。足太阴经脉入腹属脾，故气绝腹部胀闭；手太阴经脉上膈属肺而主呼吸，气绝则经气不能上至于肺，故呼吸不利，时常噫气，胀闭则气升无降，并善呕吐，呕则气上逆，气上逆则面赤，假若气不上逆，则又上下不通，不通则面色发黑，皮毛憔悴而死。手厥阴经脉起于胸中，出属心包络；足厥阴经脉循喉咙之后，故厥阴气绝，则胸中发热，咽喉干燥，时时小便，心胸烦躁，若病重出现舌卷、睾丸上缩等症状，就要死亡了。以上是十二经脉气绝败坏所发现的证候。

【解析】十二经脉之气终绝这部分的内容，要结合《灵枢·经脉》中各条经脉的走行和功能来看，这样就比较容易理解。以太阳脉为例，它包括手太阳和足太阳之脉。手太阳之脉止于目内眦，而足太阳之脉则起于目内眦，因此当太阳经脉气要断绝时，会出现双目上视。足太阳之脉从目内眦开始，沿着头、背、臀、腿后侧一直到足小趾趾甲外侧的至阴穴，故太阳经脉气断绝时，会出现角弓反张的现象。手太阳之脉起于小指指甲旁的少泽穴，它循臂上肩，主液；太阳经脉气绝则液脱血亡，故其色白。总之，“诊要”说的是诊病过程中的要点，“终论”是指最终的结论。本篇题目“诊要经终论”，就是说关于医生要掌握的诊病要点的论述到此结束了。

卷第五

脉要精微论篇第十七

【原文】黄帝问曰：诊法何如？岐伯对曰：诊法常以平旦，阴气未动，阳气未散，饮食未进，经脉未盛，络脉调匀，气血未乱，故乃可诊有过之脉。

切脉动静而视精明，察五色，观五脏有余不足，六腑强弱，形之盛衰，以此参伍，决死生之分。

【注释】① 诊法：此指脉诊。张介宾注：“诊，视也、察也、候脉也。凡切脉望色，审问病因，皆可言诊。而此节以诊脉为言。”

② 阴气未动，阳气未散：平旦初醒之时，尚未进食和劳作，也无情志变化，人体阴阳之气未被扰动和耗散，处于相对稳定状态。

③ 有过之脉：指病脉。过，过失、异常之意。马莳注：“人之有病，如事之有过误，故曰：有过之脉。”

④ 精明：眼睛及其神气。姚止庵注：“盖人一身之精神，皆上注于目，视精明者，谓目睛之明暗，而知人之精气也。”

⑤ 参伍：彼此相参互证。张介宾注：“参伍之义，以三相较谓之参，以五相类谓之伍。盖彼此反观，异同互证，而必欲搜其隐微之谓。”

【白话解】黄帝问道：诊脉的方法是怎样的呢？岐伯回答说：

诊脉通常是以清晨的时间为最好，此时人还没有进食劳事，情志未变，阴气未被扰动，阳气尚未耗散，经脉之气尚未充盛，络脉之气也很匀静，气血未受到扰乱，因而可以诊察出异常的脉象。

在诊察脉搏动静变化的同时，还应观察目之精明，以候神气，诊察五色的变化，以审脏腑之强弱虚实及形体的盛衰，相互参合比较，以判断疾病的吉凶转归。

【解析】本段经文阐述了诊脉以平旦为宜的道理。首先提出的是时间，应选择在“平旦”。太阳刚出来，也就是清晨，这是最好的诊病时间。因为此时人的阴气、阳气都没有动、没有乱，处在相对平静状态。各种生理、病理情况能够比较真实地从脉象上反映出来。因为没有受其他的因素的干扰，所以能够准确地反映人体生理及病理状态。进了饮食之后，气血相对旺盛。不管脉象也好、面色也好，乃至于舌质、舌色也好，都受到了一定影响。所以清晨这个时间，还未进饮食，精神、体力还没有大的活动，所以经络相对调和，“气血未乱”，能够反映出人的生理以及病理的真实情况，所以此时诊断疾病，相对来说是最准确的。

脉的动静就是脉的变化，就是通过切脉以了解脉象的变化情况。观察眼睛、观察眼神，观察面部的五色，青赤黄白黑色泽的变化，还有润泽的改变。这样来观察了解五脏的有余不足，和六腑的强弱。同时，还可以观察形体是强壮的还是衰弱。把切脉、望色、察形几者结合起来，叫“以此参伍”。张介宾注：“参伍之义，以三相较谓之参，以五相类谓之伍。盖彼此反观，异同互证，而必欲搜其隐微之谓。”把所有的了解到的这些情况结合起来综合分析，来“搜其隐微”，从中了解和发现疾病的微妙变化，正是我们理解的“四诊合参”之意。以此来“决死生之分”，可以做出个正确的诊断，判断疾病的预后。

【原文】夫脉者，血之府也。长则气治，短则气病，数则烦心，大则病进。上盛则气高，下盛则气胀，代则气衰，细则气少，涩则心痛，浑浑革至如涌泉，病进而色弊，绵绵其去如弦绝，死。

【注释】①夫脉者，血之府也：经脉是血与气汇聚和流动之处。李中梓注：“营行脉中，故为血府。然行是血者，是气为之司也。”

② 长则气治：脉体应手而长，超过本位者主气血平和无病。治，正常。

③ 短则气病：脉体应手而短，不及本位者主气血不足之病。短，指脉体短，不及本位。

④ 上盛则气高，下盛则气胀：上部脉盛，是邪气壅于肺，故见气喘、胸满等症；下部脉盛，是邪气壅滞于脾肾，故见脘腹胀满等症。上、下，指寸口脉的近腕部及远腕部。

⑤ 浑（gǔn）浑革（jí）至如涌泉：脉来滚滚而迅疾，如泉水急促上涌，盛于指下，其主邪气亢盛病势严重。浑浑，同“滚滚”，水流盛大貌。革，通“亟”，急也。

⑥ 绵绵其去如弦绝：形容脉象微细欲绝，此为气血已绝，生机已尽。

【白话解】脉是血液汇聚的地方，也是血液流通的隧道，血液的运行需要气的统摄。所以，脉体长，反映气血流畅和平，是正常的，健康的脉象；脉体短，反映气不足或气滞而血液运行无力；脉象数为热，出现心中烦热的症状；脉象大为邪气过盛，说明病势正在发展。如果从上、中、下三部脉象来看，上部脉象充盛，为邪壅于上，可见到呼吸急促、喘满的症状；下部脉象充盛，是邪滞于下，可见到腹部胀满的症状；如果见到脉象缓慢，时有停止，停止有一定次数的，称为代脉，是五脏元气衰弱的表现；脉象细，为正气衰少；脉象涩，为血少气滞，会出现心痛的症状。脉来大而急速如泉水上涌，反映气血紊乱，是病势加剧，必形色败坏。脉象细小无力，隐约不现，而又如琴弦断绝，再也切按不到，反映气血已绝，生机已断，阴阳脱离，是死亡的征象。

【解析】本段经文论述了脉与气血的关系及脉象的意义。

脉为血之府，是气血运行的道路，气血之盛衰变化可以通过脉象反映出来。原文举述十余种脉象，并分述其临床意义。其中，长脉主气血充盛，为平脉；短、数、大、上、下、代、细、涩等为病脉；浑浑革至如涌泉、绵绵其去如弦绝等为死脉。在脉象的描述上，涉及脉率、脉律、脉位、脉形、脉势等诸方面，为后世识别和分析脉象提供了重要理论依据。

【原文】夫精明五色者，气之华也。赤欲如白裹朱，不欲如赭；白欲如鹅羽，不欲如盐；青欲如苍璧之泽，不欲如蓝；黄欲如罗裹雄黄，不欲如黄土；黑欲如重漆色，不欲如地苍。五色精微象见矣，其寿不久也。夫精明者，所以视万物，别白黑，审短长。以长为短，以白为黑，如是则精衰矣。

【注释】① 白裹朱：白，同帛，丝绸织品的总称；朱，即朱砂。白裹朱，如同帛裹着朱砂那样，隐约红润不外露。

② 苍璧之泽：璧，即玉。苍璧之泽，指色泽青而明润。

③ 罗裹雄黄：罗，是丝织品，柔软而有疏孔。罗裹雄黄，就是色黄而明润的意思。

【白话解】双目的神采与面部的颜色，都是五脏精气的外部表现。面部出现红色，要像帛绢裹着朱砂一样，红润光泽而不显露，不应该像赭石一样，暗红发紫且没有光泽；面部白色，应该像鹅的羽毛一样白而光洁，不应该像食盐那样白而晦暗；面部青色，应该像碧玉一样莹润光泽，不要像蓝色那样青而晦暗；面部黄色，应该像丝绢包裹雄黄一样，黄而明润，不要像黄土那样，枯暗无华；面部黑色，应该像重漆一样黑而透亮，不要像泥土一样，枯暗如尘。不论面部是什么颜色，只要有明润含蓄的特点，就是精气未衰的表现，表示预后良好；假如五脏真色暴露于外，晦暗无光泽，这是真气外脱的现象，人的寿命就不会长久了。关于双目的神采，如果五脏精气充足，就能滋养双目，使眼睛精明，能够准确地观察万物，分辨颜色，审察事物长短；如果视觉障碍，发展到长短不分，黑白颠倒的程度，说明五脏精气已经衰竭。

【解析】本段经文论述了望面目神色以诊病的原理及其要领。

颜面之色泽与两目之神采是脏腑气血精华反映于外的征象。《灵枢·邪气脏腑病形》云："十二经脉，三百六十五络，其血气皆上于面而走空窍。"《灵枢·大惑论》谓："五脏六腑之精气，皆上注于目而为之精。"因此，观察面目的神色变化可以测知人体脏腑气血的盛衰及预测疾病的顺逆。本节通过具体实物的颜色对比，以及面部五色"欲"与"不欲"的描述，形象地阐明了面部望诊的要领及意义。面之五色"欲"与"不欲"的诊察要点是：润泽光亮、隐然含蓄为善色，说明气血尚充，脏腑精气内守未衰，预后良好；以晦暗枯槁、彰然外露为恶色，说明气血衰败，脏腑精气失守外脱，预后不良。

望目是望诊的重要内容。眼睛的神采及其视物功能与脏腑精气关系密切，察目主要是诊察目之形神及视觉功能状态。若两目有神，视物清晰，辨色准确，为脏腑精气未衰；若两目无神，视物不清，长短不分，黑白不辨，提示脏腑精气衰败，病情危重，预后多不良。

【原文】五脏者，中之守也。中盛脏满，气胜伤恐者，声如从室中言，是中气之湿也；言而微，终日乃复言者，此夺气也；衣被不敛，言语善恶，不避亲疏者，此神明之乱也；仓廪不藏者，是门户不要也；水泉不止者，是膀胱不藏也。得守者生，失守者死。

【注释】① 五脏者，中之守也：五脏是人体精气、神气内守之处。中，即内、里；守，守护。

② 水泉不止：即小便不禁。

【白话解】五脏的功能是贮藏神与精气，使其不外泄，并且能够在体内各司其职。如果见到脘腹胀满，喘息气急，容易惊恐，讲话声音重浊不清，像在密室中说话一样，这是中焦有湿邪的表现。如果语音低微且不断重复，或很长时间才断断续续地说出一句话，这是因为正气被劫，是气虚的表现。如果病人不知用衣服遮盖，不懂羞耻，言语不分好坏，又不辨亲疏远近，这是神明错乱的表现。如果脾胃不能贮藏水谷精气，而大便泄利不止，这是中气失守，肛门不能约束的缘故。如果小便不禁，是膀胱不能闭藏的缘故。五脏功能正常，贮藏神与精气，即使有病，也能够好转痊愈；五脏功能失常，不能守护神与精气，就会导致死亡。

【解析】“五脏者，中之守也。”五脏藏于内，故称为“中”、称为“内”，所谓五中、五内，均可代指五脏。五脏是藏阴精而守护精神的，所以说“中之守也”。“中盛脏满，气胜伤恐者，声如从室中言，是中气之湿也。”这些症状常常是湿邪困遏中焦的表现：腹部胀满之病，是有邪气充实于脏腑。“中盛”也就是中焦胀满之病，指的是腹部。“气胜伤恐者”，这是邪气盛而出现伤恐的症状，伤恐即善恐，土胜而伤肾，土克水的现象。“声如从室中言”，指说话瓮声瓮气，不清亮，听起来鼻音很重。就是说这个人说话比平时声音重浊了，“是中气之湿”。“言而微”，就是说话的声音很微弱。“终日乃复言”，有两种解释：一指说话的声音很微弱，很无力，早上说一句话，到晚上才能说第二句，“复言”，再说一回，说气虚无力言语；另外一说是郑声，所谓郑声就是反复说同样的话，当然声音也不高亢，是“言而微”，声音很低弱，但是重复说同样的话，也是正气大衰的现象。正气夺失，也是肺衰败。“衣被不敛，言语善恶，不避亲疏者，此神明之乱也。”不知道羞耻了，不知敛盖衣被，衣服脱得光光的，被子掀开不盖，那是神志昏乱了。“言语善恶，不避亲疏”，说话也不知好话赖话，不分亲疏远近，还有时骂人，也是心神紊乱的表现。高热昏迷，精神错乱，可以出现这种情况。这些现象是神明紊乱的表现，心神不能藏守。“仓廪不藏者，是门户不要也。”“仓廪”是说的脾胃；“不藏”，指大便泄泻不止；“不要”，不能约束，其实是脾胃不藏。“水泉不止者，是膀胱不藏也。”尿失禁是膀胱不能藏津液，其实是肾气不藏，肾不能气化。肾与膀胱相表里，肾司二便，肾虚不能约束、不能气化，所以出现“小便失禁”。“得守者生，失守者死。”“失守”说的是“言而微，终日乃复言”“神明之乱”“门户不要”“水泉不止”。这些都是脏气失守，病情严重的表现。

【原文】夫五脏者，身之强也。头者精明之府，头倾视深，精神将夺矣；背者胸中之府，背曲肩随，府将坏矣；腰者肾之府，转摇不能，肾将惫矣；膝者筋之府，屈伸不能，行则偻附，筋将惫矣；骨者髓之府，不能久立，行则振掉，骨将惫矣。得强则生，失强则死。

【注释】行则偻附：偻（lóu，音楼），身体佝偻不舒；附，依赖于他物而行。行则偻附，指筋病后，行走不便，走路时屈背扶杖方可。

【白话解】五脏精气充足，为身体强健的根本。头部是精气汇聚，神明所在的地方，所以称为精明之府。如果见到头部低垂不能抬起，眼睛凹陷没有光泽，这是精神将要衰败的表现。背部是胸中器官所在的地方，称为胸中之府。如果见到背部弯曲而两肩下垂，是心肺的精气衰败的表现。腰部是肾脏所在的地方，称为肾之府。如果见到腰部不能转侧摇动，是肾气将要衰惫的表现。膝关节是筋汇聚的地方，所以称为筋之府。如果下肢屈伸不便，需要倚拐而行，这是筋气衰惫的表现。骨为髓之府，如果见到不能久立，行走震颤摇摆，这是骨气衰惫的表现。如果形体强健，说明脏气未衰，虽有疾病，预后也比较良好；如果形体困惫衰弱，说明脏气衰败，病情不能挽回，有死亡的可能。

【解析】本段经文讲述望形体诊病的原理和诊断要点。

望形体是望诊的重要部分，形体受内在五脏精气的濡养，故五脏坚固，则形体强健有力，运动灵活；五脏虚弱，外在形体失养虚弱，功能衰退。因此，形体强健的关键是五脏精气充足、功能正常，故曰："五脏者，身之强也。"此即望形体以诊病的原理。

头、背、腰、膝、骨是人躯体的五个标志部位，为五脏精气汇聚之处，又便于观察，后世称为"形体五府"，即头为精明之府、背为胸中之府、腰为肾之府、膝为筋之府、骨为髓之府。通过观察这些部位的动态变化，可以了解五脏精气的盛衰。头部低垂，目陷无光，说明精气神明皆衰败；脊背弯曲，肩垂不举，是心肺精气衰败；腰脊不利，转摇困难，是肾之精气败坏；膝关节屈伸不利，须附物而行，是肝之精气衰败，筋膜失养；不能久立、行走不稳，是肾精衰败，骨失所养。最后得出"得强者生，失强者死"的论断，强调五脏坚固，藏而不泻，是形身强健之根本。

【原文】岐伯曰：反四时者，有余为精，不足为消。应太过，不足为精；应不足，有余为消。阴阳不相应，病名曰关格。

【注释】① 精：指精气过盛或病理性的精微物质积聚，表现为生机旺盛但失衡的状态。

② 消：指精气耗损或功能衰退，表现为正气不足、气血消耗。

【白话解】岐伯说：见到脉气与四时阴阳之气相反，脉象盛大有余的，表示邪气强盛；脉象细小而微的，表示正气消耗虚损。阳邪过盛的疾病，脉象本应表现为旺盛，反而出现不足，这是邪气闭阻气血，使气血不通畅的缘故；阴邪过盛的疾病，本应出现沉细微弱的脉象，反而较为旺盛，是正气消耗虚损，而浮散于外的缘故。这种阴阳不相顺从，气血阻滞不通的疾病名叫“关格”。

【解析】本段经文强调了在四季变化中，保持阴阳平衡、精气充足的重要性。只有在阴阳和谐、精气充盈的情况下，才能维持健康，预防疾病。

【原文】帝曰：脉其四时动奈何？知病之所在奈何？知病之所变奈何？知病乍在内奈何？知病乍在外奈何？请问此五者，可得闻乎？

岐伯曰：请言其与天运转大也。万物之外，六合之内，天地之变，阴阳之应，彼春之暖，为夏之暑，彼秋之忿，为冬之怒，四变之动，脉与之上下，以春应中规，夏应中矩，秋应中衡，冬应中权。是故冬至四十五日，阳气微上，阴气微下；夏至四十五日，阴气微上，阳气微下。阴阳有时，与脉为期，期而相失，知脉所分，分之有期，故知死时。微妙在脉，不可不察，察之有纪，从阴阳始，始之有经，从五行生，生之有度，四时为宜，补泻勿失，与天地如一，得一之情，以知死生。是故声合五音，色合五行，脉合阴阳。

【注释】①春应中规：形容春脉流畅圆滑，如规之象。规，作圆之器，取其圆滑之象。中，合也，下同。张介宾注：“规者所以为圆之器。春气发生，圆活而动，故应中规。而人脉应之，所以圆滑也。”

② 夏应中矩：形容夏脉洪大来盛去衰，如矩之象。矩，作方之器，喻棱角分明。马莳注：“矩者所以为方之器也。夏脉洪大滑数，如矩之象，方正而盛，故曰夏应中矩也。”

③ 秋应中衡：形容秋脉浮毛微涩而散，如衡之象，有取平之意。衡，秤杆。马莳注：“秋脉浮毛，轻清而散，如衡之象，其取在平，故曰秋应中衡也。”

④ 冬应中权：形容冬脉沉石内伏，如权之状，呈下沉之势。

权，秤锤。张介宾注："冬气闭藏，故应中权，而人脉应之，所以沉石而伏于内也。凡兹规矩权衡者，皆发明阴阳升降之理，以合乎四时脉气之变象也。"

【白话解】黄帝问道：四时的脉象有什么不同的变化呢？怎样从脉诊上知道病变的所在部位呢？怎样从脉诊上知道疾病的发展变化呢？怎样从脉诊上知道疾病在内？怎样从脉诊上知道疾病在外？这五个问题，可以给我解答一下吗？

岐伯说：让我讲一讲人体的脉象变化与天体运动规律之间的道理。万物之外，六合之内，天地间的变化，阴阳四时与之相应，而不是单纯的人体脉象的问题。如春天的气候温暖，发展为夏天的气候暑热，秋天的凉风劲急，发展为冬天的寒凉之气，这种四时气候的变化，反映了自然界阴阳的变化规律，同样，人体的脉象也随着变化而出现相应的改变。春季的脉象如圆规划出的弧线一样圆滑；夏季的脉象如矩形一样有棱有角，洪大方正；秋季的脉象如秤杆一样，轻轻飘浮；冬季的脉象如秤锤一样，沉下而不浮。四时阴阳变化的情况也是如此，冬至到立春的四十五天，阳气微升，阴气微降；夏至到立秋的四十五天，阴气微升，阳气微降。四时阴阳之气的升降有一定规律，因而人体脉象也发生规律性的变化。如果脉象变化与四时阴阳的规律不相适应，要根据脉象的异常变化分析出病属何脏，再根据脏气的盛衰和四时衰旺的时期，判断出疾病和死亡的时间。脉象上的微妙变化，不可不加以仔细审察。诊脉的最大原则，是先从辨别脉象阴阳开始，结合五行生克的规律来分析，分析脉象是否与四时阴阳的变化相适应。如果脉象出现不足，则为虚证，要用补法来治疗；如果脉象出现有余，则为实证，要用泻法来治疗。补泻的治疗方法不能用错，要使人体的阴阳与自然界的阴阳恢复一致。掌握人与天地阴阳相一致的道理，以及分析脉象的方法，就能够判断疾病的预后吉凶。所以，诊断疾病时，要将五声、五音与五脏联系起来；分析疾病的发展变化时，要将五色、五行与五脏联系起来；判断疾病的部位时，要将脉象与四时阴阳联系起来。

【解析】本段经文阐述了脉应四时的道理及脉象四时变化规律。

自然界阴阳之气具有周期性消长变化的规律，其中，四时季节的变迁最具代表性。在二十四节气之中，冬至和夏至为四时阴阳消长的两个关键转折点，冬至阴气最盛，此后阴气渐消，阳气渐长，经历四十五日，至立春，进入春季。夏至阳气至极，此后阳气渐消，阴气渐长，经历四十五日，到立秋，进入秋季。此后阴气渐盛，阳气渐消，冬至日发展到极限。阴阳二气循环往复，从而有春温、夏暖、秋凉、冬寒的气候特征。人与天地相参，人体阴阳之气的变化节律与自然界阴阳消长同步，反映到脉象上，即是春规、夏矩、秋衡、冬权的四时常脉，也即春弦、夏洪、秋毛、冬石。春季阳气逐渐上升，生发功能旺盛，脉气流畅；夏季阳气旺盛，脉流相对疾数而汹涌，脉象洪大，如波涛来盛去衰；秋天阳气从春夏的发越转向收敛，脉气也从洪盛逐渐减弱而呈平缓之势；冬季阳气潜藏，脉气敛缩，脉象相应沉紧，沉取则脉体应指较有力。

脉应四时反映了人体内外环境的和谐统一。四时更迭，阴阳互为消长，人体脉象之规矩权衡如期而至，则为正常，否则为病，或预后不良。临床可据此推断病情，判断预后。

【原文】是知阴盛则梦涉大水恐惧，阳盛则梦大火燔灼。阴阳俱盛则梦相杀毁伤；上盛则梦飞，下盛则梦堕；甚饱则梦予，甚饥则梦取；肝气盛则梦怒，肺气盛则梦哭；短虫多则梦聚众，长虫多则梦相击毁伤。

【注释】①短虫：指蛲虫，一种肠道寄生虫。

②长虫：指蛔虫。

【白话解】阴气过盛的人，则会梦见涉渡大水而恐惧；阳气过盛的人，则会梦见大火烧灼。阴阳之气俱盛的人，则会梦见相互残杀而毁坏受伤。上部气盛的人，则会梦见飞腾；下部气盛的人，则会梦见向下堕坠。如果吃得过饱，就会梦见送食物给别人；如果饥饿，就会梦见拿取食物。肝气过盛，则会梦见发怒；肺气过盛，则会梦见悲哀啼哭。腹内蛲虫过多，则会梦见众人集聚；腹内蛔虫过多，则会梦见打架而受伤。

【解析】此段经文构建了完整的“内景-梦境”对应体系，其要旨可概括为三类机制：阴阳盛衰、气机升降、脏腑虚实。阴盛者肾水泛溢，水属阴而主恐，故现涉水惊惶之象；阳盛者君火亢极，火性炎上，乃生烈焰灼身之征。阴阳二气俱盛则两相搏击，梦境遂现刀兵相向之态，此《灵枢》所谓“两神相搏，合而成形”也。上焦心肺之气壅盛则梦冲举飞升，下焦肝肾不固则梦坠堕深渊。饮食过饱则胃腑传化不及，故现馈赠他物之梦；谷道空虚则脾失运化，反生索取外物之象。肝为刚脏而主怒，其气横逆则梦忿争；肺为娇脏而主悲，其气上逆则梦哀泣。至若虫积为患，短虫扰动肠腑，其形簇聚故梦众集；长虫蟠踞中焦，其性窜走令梦斗殴。全篇以天人相应为纲，将形体、气化、情志统摄于梦境解析之中，实为中医藏象学说在精神层面的精妙运用。

【原文】是故持脉有道，虚静为保。春日浮，如鱼之游在波；夏日在肤，泛泛乎万物有余；秋日下肤，蛰虫将去；冬日在骨，蛰虫周密，君子居室。故曰：知内者按而纪之，知外者终而始之。此六者，持脉之大法。

【注释】① 虚静为保：医生诊脉时要虚心静气，心无杂念，精神集中。

② 春日浮，如鱼之游在波：喻春季脉象流畅，虽浮动而未全出，故如鱼游在水波之中。

③ 夏日在肤，泛泛乎万物有余：喻夏季脉象洪大，浮于肤表，如万物繁茂旺盛之象。

④ 秋日下肤，蛰虫将去：喻秋季脉象由浮趋沉于皮肤之下，如冬眠的昆虫将要伏藏。蛰虫，指藏伏土中越冬的昆虫。去，藏也。

⑤ 冬日在骨，蛰虫周密，君子居室：喻冬季脉象沉伏至骨，如蛰虫潜藏地下，人们居室不出。

⑥ 知内者按而纪之，知外者终而始之：欲知内脏的虚实，可通过切脉进行诊察；欲知经气的情况，可在经脉的循行路线上由始而终地进行诊察。

⑦ 六者：指本节所言春、夏、秋、冬、内、外六种脉法。

【白话解】所以诊脉是有一定方法和要求的，但其中最根本的一条是平心静气，精神集中，这样才能保证诊察的正确。春天的脉浮而滑利，像鱼浮游于水波之中；夏天的脉充盛于皮肤，洪大而浮，像夏天万物生长的繁荣茂盛状态；秋天的脉象处于皮肤之下，像蛰虫将要伏藏；冬天的脉象沉伏在骨，像冬眠的蛰虫闭藏不出，又好像人们深居密室之中。因此说，要想知道内脏的虚实情况，可以从脉象的变化上区别出来；要想知道外在经脉之气的盛衰情况，必须按照次序，先轻按浮取，再重按沉取，如果沉取时脉象不足，而浮取时脉象有余，就是疾病在外的表现。春、夏、秋、冬、内、外这六个方面，是诊脉时必须注意的法则。

【解析】此段系统阐述了诊脉的核心法则与四季脉象特征，其逻辑主线为“虚静-四时-内外”三位一体的诊脉体系：首先强调“虚静为保”是诊脉的基础，要求医者精神集中、心无杂念，在此前提下，通过“春浮如鱼游波、夏洪如万物繁茂、秋沉如蛰虫将藏、冬伏如君子居室”的四季脉象比喻，构建了脉象与自然节律的对应关系；进而提出“知内者按而纪之，知外者终而始之”的诊脉方法，即通过浮沉取法判断内脏虚实与经气盛衰，最终将春、夏、秋、冬、内、外六种脉法归纳为“持脉之大法”，完整呈现了中医脉诊“以时测脉、以脉断病”的理论框架。

【原文】心脉搏坚而长，当病舌卷不能言；其耎而散者，当消环自已。肺脉搏坚而长，当病唾血；其耎而散者，当病灌汗，至令不复散发也。肝脉搏坚而长，色不青，当病坠若搏，因血在胁下，令人喘逆；其耎而散色泽者，当病溢饮，溢饮者渴暴多饮，而易入肌皮肠胃之外也。胃脉搏坚而长，其色赤，当病折髀；其耎而散者，当病食痹。脾脉搏坚而长，其色黄，当病少气；其耎而散色不泽者，当病足骭肿，若水状也。肾脉搏坚而长，其色黄而赤者，当病折腰；其耎而散者，当病少血，至令不复也。

【注释】① 灌汗：指自汗或盗汗。因肺脉软而散是肺虚，肺合皮毛，肺虚则皮毛不固，故灌汗。

② 折髀：髀，大腿部。折髀，形容大腿疼痛如折。

③ 食痹：病名，即胸膈闭阻闷痛，饮食不下之证。

④ 足骭肿：骭（háng，航），胫骨，位于小腿内侧。足骭肿，指小腿连及足部浮肿。

【白话解】心脉又硬又长，病人会舌头打卷说不出话；要是脉象软绵绵的，病情会自己好转。肺脉又硬又长，容易咳血；脉象无力的话会出大汗，很难止住。肝脉很硬但面色不青的人，可能是摔伤导致肋骨下面瘀血，引发气喘；如果脉软却面色发亮，这是“水饮病”，会特别想喝水，喝下去的水跑到皮肤肌肉里去了。胃脉硬长加上脸红的人，大腿会痛得像断了一样；脉象松散就会有消化不良。脾脉紧绷面色发黄的人气短无力；脉弱面色发暗则小腿水肿像泡了水。肾脉强劲，面部黄而带红的人，腰会痛得直不起来；脉象虚弱就是气血不足，很难补回来。

【解析】中医诊脉讲究“脉象-症状-面色”三位一体观察法。心脉如果紧绷如琴弦，说明心火太旺，病人会舌头僵硬说不出话；要是脉象松软无力，这种火气会自己慢慢消退。肺脉如果又硬又长，预示可能咳血；要是脉象虚弱松散，病人会出大汗且难以恢复。肝脉强硬但面色不青的人，可能是摔伤导致胁下瘀血，引发气喘；如果脉软无力却面色光亮，说明体内水液泛滥，会异常口渴猛喝水，水分渗到肌肉皮肤间。胃脉强而长伴随面红的人，大腿会痛得像折断了一样；脉象松散则容易消化不良。脾脉紧绷面色发黄的人会气短无力；脉弱面色暗淡则小腿水肿像泡水了一样。肾脉强劲，面色黄中带红，腰部会痛如折断；脉象虚弱松散则精血不足难以恢复。这些规律都是古人长期观察总结的“脉症对应”经验。此乃“脉象-症状-面色”三者相参之妙，尽显“察外知内”的诊法玄机。

【原文】帝曰：诊得心脉而急，此为何病？病形何如？岐伯曰：病名心疝，少腹当有形也。帝曰：何以言之？岐伯曰：心为牡脏，小肠为之使，故曰少腹当有形也。帝曰：诊得胃脉，病形何如？岐伯曰：胃脉实则胀，虚则泄。

帝曰：病成而变何谓？岐伯曰：风成为寒热，瘅成为消中，厥成为巅疾，久风为飧泄，脉风成为疠，病之变化，不可胜数。帝曰：诸痈肿筋挛骨痛，此皆安生？岐伯曰：此寒气之肿，八风之变也。帝曰：治之奈何？岐伯曰：此四时之病，以其胜治之愈也。

【注释】① 心疝：病名，是因寒邪侵犯心经而致的一种急性痛证，症见下腹有形块突起，气上冲胸，心暴痛，脉弦急。

② 牡脏：牡，雄性动物，代指阳性。牡脏，指五脏中属于阳者。

③ 瘅成为消中：意思是因为热邪郁积于中，则变为善食易饥而消瘦的消中病。

④ 疠：古通癞，即指麻风病。

【白话解】黄帝问道：诊脉时，如果见到心脉劲急，这是什么病？疾病的症状又是怎样的呢？岐伯回答说：这种病名叫心疝，少腹部位会出现一定突出的物体。黄帝问道：这是什么道理呢？岐伯回答说：心脏的性质属阳，与小肠在经络上相互联络，是互为表里的脏腑，因此，心脏有病就会下移给小肠，小肠受到病气的影响，就会出现少腹部的症状。黄帝问道：诊察时见到胃脉异常，会出现什么症状呢？岐伯回答说：胃脉实则邪气有余，将会出现腹部胀满；胃脉虚则胃气不足，将会出现腹泻病。

黄帝问道：疾病的形成及其发展变化又是怎样的呢？岐伯回答说：风邪引起的疾病，可发展为寒热病；热邪引起的疾病，可能成为消中病；气机紊乱而气逆上冲，可就会形成头晕、头痛等病证；风邪经久不愈，深入于里，影响脾脏而出现完谷不化的飧泄病；如果风邪侵入血脉，经久不去，使气血腐败，就会变成疠风病；疾病的发展变化是难以言尽的。黄帝问道：各种痈肿、筋挛、骨痛的病变，是怎样产生的呢？岐伯回答说：这是寒气聚集和八风邪气侵犯人体后而发生的变化。黄帝问道：要进行怎样的治疗呢？岐伯回答说：这是四时不正常的气候变化引起的病变，要根据五行相胜的规律来治疗，疾病就可以痊愈了。

【解析】本段经文通过黄帝与岐伯的问答，系统阐述了中医诊断与治疗的核心理念：首先指出心脉劲急为心疝之证，其病机在于心阳下移小肠致少腹有形，揭示了脏腑表里相传的病理关系；其次阐明胃脉虚实分别对应腹胀与泄泻，体现了“实则泻之，虚则补之”的治疗原则；继而论述疾病传变规律，如风邪可演变为寒热、消中、飧泄乃至疠风，说明外邪致病具有由表入里、由轻转重的动态特性；最后针对痈肿筋挛骨痛等症，指出其源于寒气积聚与八风侵袭，提出“四时之病，以其胜治”的治疗大法，即遵循五行相克规律调理四时异常气候所致疾病。全段完整呈现了中医“脉症合参-病机推演-辨证论治”的临床思维链条，既强调脏腑相关的整体观，又注重疾病发展的动态观，更凸显了“因时制宜”的治疗特色。

【原文】帝曰：有故病，五脏发动，因伤脉色，各何以知其久暴至之病乎？

岐伯曰：悉乎哉问也！征其脉小色不夺者，新病也；征其脉不夺其色夺者，此久病也；征其脉与五色俱夺者，此久病也；征其脉与五色俱不夺者，新病也。肝与肾脉并至，其色苍赤，当病毁伤不见血，已见血；湿若中水也。

【注释】① 征：验看、检查的意思。

② 夺：训失，即失于正常状态的意思。

【白话解】黄帝问道：无论是五脏久病，还是触动邪气引发的新病，都会影响到脉象和面部气色而发生变化，怎样区别它是久病还是新病呢？

岐伯回答说：您问得很详细啊！只要验看他们脉象和气色就可以区别开来。如果脉象虽小而气色不失于正常的，就是新病；如果脉象虽无明显变化，而气色已经失常了，那就是久病；如果脉象与气色均失于正常状态的，也是久病；如果脉象与面色都改变不大的，就是新病。脉象沉弦，是肝脉与肾脉并致；皮肤出现青紫色，是由于外伤而使筋骨血脉受损的反映，这种情况下，无论有没有出血，形体都会发生肿胀，好像因湿邪引起水肿一样。

【解析】本段经文揭示了中医诊断中辨别新病与久病的核心方法：通过脉象与面色的综合观察，若脉象变化明显而面色如常则为新病（邪气初犯未及气血），脉象未变而面色异常则为久病（病邪深入已损气血），二者俱失常属久病（脏腑气血俱伤），二者变化轻微则属新病（邪浅未深）。特别指出肝肾病脉并见（沉弦脉）伴面色青紫时，无论是否见血都属外伤导致的气血瘀滞（形伤肿如湿肿），这种“脉色合参”的诊断方法体现了中医“司外揣内”的整体观，通过外在脉色变化推断内在病理机制，为临床辨别疾病新久程度提供了具体判断标准。

【原文】尺内两傍，则季胁也，尺外以候肾，尺里以候腹，

中附上，左外以候肝，内以候鬲；右外以候胃，内以候脾。上附上，右外以候肺，内以候胸中；左外以候心，内以候膻中。前以候前，后以候后。上竟上者，胸喉中事也；下竟下者，少腹腰股膝胫足中事也。

【注释】① 尺内两傍：尺内，即尺肤之内，指前臂内侧自腕横纹至肘横纹（尺泽）间的皮肤；两傍，指两臂尺肤部位的尺侧部分。丹波元简注："此即诊尺肤之部位。"

② 季胁：又名季肋、软肋，相当于侧胸第十一、第十二肋软骨部分。

③ 尺外：指尺泽部的外侧，即桡侧。

④ 尺里：指尺泽部的中间处。

⑤ 中附上：指尺肤部的中段。将尺肤分为三段，近腕部三分之一为上段，近肘部三分之一为下段，中间三分之一为中段。

⑥ 左、右：指左、右手，下同。

⑦ 上附上：指尺肤部的上段。

⑧ 前以候前，后以候后：前，谓尺肤部的前面，即臂内阴经之分，前部候胸腹部的病变；后，谓尺肤部的后面，即臂后阳经之分，后部候背部的病变。

⑨ 上竟上：即尺肤近腕向上直达鱼际部。竟，尽也。

⑩ 下竟下：即尺肤近肘向下直达肘窝处。王冰注："上竟上，至鱼际也；下竟下，未尽尺之脉动处也。"

【白话解】前臂从腕到肘的长度是一尺，这段内侧的皮肤叫尺肤，观察尺肤的变化，具有诊断意义。尺肤分为三段，在接近肘部的下端，它的两旁反映两胁的情况，外侧反映肾脏的情况，中侧反应腹部的情况。尺肤部的中段，左臂外侧反映肝脏的情况，内侧反映膈肌的情况；右臂的外侧可以反映胃腑的情况，内侧则反映脾脏的情况。尺肤部的上段，右臂外侧反映肺脏的情况，内侧则反映胸中的情况；左臂外侧反映心脏的情况，内侧反映膻中的情况。尺肤部的前面，反映身前胸腹的情况；尺肤部的后面，反映后背部的情况。从尺肤上段超过腕横纹而接近鱼际的部位，反映胸部及喉咙的情况；从尺肤下段紧挨着肘横纹的部位，反映少腹、腰、大腿、膝、小腿、足等处的情况。

【解析】本段经文论述了尺肤诊在病位诊断中的运用。尺肤诊是古代常用的一种诊法，主要是通过观察、触按尺肤部皮肉的寒热、滑涩、缓急及坚脆等，以了解疾病的寒热、虚实、表里及脏腑身形的病变，如《灵枢·论疾诊尺》所云："审其尺之缓急、小大、滑涩，肉之坚脆，而病形定矣。"尺肤诊判定病变部位的方法是将尺肤部位分成内外、左右、中附上、上附上、上竟上、下竟下等不同部分，分别对应人体的头、咽喉、心、肝、肺、脾、肾、腰、足等，提示尺肤与寸口、舌、鼻、目、耳郭等部位一样，也是整个人体身形的缩影，这种诊法体现了部分与整体相对应的关系。部分是整体的缩影，以及不同系统之间有相似性联系等生物全息思想，也是中医学整体观念的反映。

尺肤诊是中医学独创的诊病方法，除本篇外，还散见于其他篇章，如《灵枢·论疾诊尺》专篇论之。综合相关内容，尺肤诊的临床意义有三：①明确病位，如本篇所言。②判断病证，如《灵枢·论疾诊尺》云："尺肤滑，其淖泽者，风也；尺肉弱者……尺肤滑而泽脂者，风也；尺肤涩者，风痹也；尺肤粗如枯鱼之鳞者，水泆饮也。"③尺肤与脉诊互参，全面认识疾病。如《灵枢·论疾诊尺》云："尺肤热甚，脉盛躁者，病温也，其脉盛而滑者，病（《太素》作'汗'）且出也。尺肤寒，其脉小者，泄，少气。"目前，尺肤诊在临床虽少应用，但对某些病证，尤其是温热病的诊断具有一定的临床价值。

【原文】粗大者，阴不足阳有余，为热中也。来疾去徐，上实下虚，为厥巅疾；来徐去疾，上虚下实，为恶风也。故中恶风者，阳气受也。有脉俱沉细数者，少阴厥也；沉细数散者，寒热也；浮而散者为眴仆。诸浮不躁者皆在阳，则为热；其有躁者在手。诸细而沉者皆在阴，则为骨痛；其有静者在足。数动一代者，病在阳之脉也，泄及便脓血。诸过者切之，涩者阳气有余也，滑者阴气有余也。阳气有余为身热无汗，阴气有余为多汗身寒，阴阳有余则无汗而寒。推而外之，内而不外，有心腹积也。推而内之，外而不内，身有热也。推而上之，上而不下，腰足清也。推而下之，下而不上，头项痛也。按之至骨，脉气少者，腰脊痛而身有痹也。

【注释】 眴仆：眴（xuàn，音炫），通眩。眴仆，指因眩晕而仆倒的症状。

【白话解】 脉象粗大说明阴液不足阳气过旺，是体内有热；脉来得快去得慢，表示上半身实热下半身虚寒，容易头晕目眩；脉来得慢去得快，则是上半身虚弱下半身结实，容易怕风受凉。突然怕风的人其实是阳气受损。脉象沉细又快的是少阴经气逆乱；沉细快又散乱的是寒热交替的病；浮而散的会突然晕倒。所有浮脉但不急躁的属于阳证发热，急躁的病变在手三阳经上。细而沉的脉属于阴证，会骨头疼，脉象沉细而静的病变在足三阴上。脉跳几下停一下的，是阳脉有病，会腹泻或便血。切脉时感觉涩的是阳气过盛，滑的是阴气过盛。阳气过盛会发热不出汗，阴气过盛会多汗怕冷，阴阳都过盛就会不出汗又发冷。按脉往外推却推不动，说明心腹有积块；往内推却推不动，是身体有热。往上推脉气不往下走，会腰腿发凉；往下推脉气不往上走，会头颈疼痛。按到骨头才摸到微弱脉象的，会腰背痛且身体麻木。

【解析】 本段经文系统阐述了脉象的“阴阳动态辨证法”。脉体粗大呈现“阴不胜其阳”的病机，热中证即《素问》“阳盛则热”的典型表现。“来疾去徐”的脉象揭示阳气上逆的厥巅疾，与《生气通天论》“阳气者，烦劳则张”理论相合；“来徐去疾”脉则对应卫阳不固的恶风证，印证《阴阳应象大论》“阳在外，阴之使也”的生理关系。少阴厥脉沉细数，体现心肾阳虚而虚阳浮动；沉细数散脉呈现正邪交争的寒热往来证。浮散脉致眴仆，实乃清阳不升之候。诸浮脉主阳分病变，其躁动者示病位在上焦手经；细沉脉主阴分病变，静而不显者病在下焦足经。数动一代脉是阳脉受损，导致《伤寒论》所述“热利下重”之证。切诊中涩脉属阳气有余之“血少气多”，滑脉属阴气有余之“血多气少”，二者汗证差异完美诠释《阴阳别论》“阳加于阴谓之汗”的机制。推脉法中“外而不内”对应《金匮要略》“热在皮肤”的辨证，“上而不下”则符合“上热下寒”的经典病机。按之至骨方得的微弱脉气，正是《脉要精微论》“腰者肾之府”理论在诊法中的具体应用。

平人气象论篇第十八

【原文】黄帝问曰：平人何如？岐伯对曰：人一呼脉再动，一吸脉亦再动，呼吸定息脉五动，闰以太息，命曰平人。平人者，不病也。常以不病调病人，医不病，故为病人平息以调之为法。人一呼脉一动，一吸脉一动，曰少气。人一呼脉三动，一吸脉三动而躁，尺热曰病温，尺不热脉滑曰病风，脉涩曰痹。人一呼脉四动以上曰死，脉绝不至曰死，乍疏乍数曰死。

【注释】①再：两次。

②呼吸定息：指一次呼吸所用时间，即一息。由呼气、吸气，以及定息，即呼吸换气之间短暂的停顿三部分时间组成。

③闰以太息：根据脉搏和呼吸的比值，一息脉动四次有余，数息后余数相加即出现一次脉动，即在一息中出现五次脉动，此息称为“太息”。闰，余也。

④调：测度、计算。

⑤平息以调之为法：医生在呼吸均匀平稳时测算病人脉率的方法。平息，调摄呼吸，使之平静调匀。

⑥尺：指尺肤。

⑦脉绝不至：脉搏停止跳动，是五脏精气竭绝之象。

⑧乍疏乍数：指脉搏忽快忽慢、散乱无章，是五脏精气败露之象。

【白话解】黄帝问道：正常人的脉象是怎样的呢？岐伯回答说：正常人一次呼气脉跳动两次，一次吸气脉也跳动两次，呼气与吸气间隔的时间内，脉又跳动一次，这样一息脉跳动五次。有一次较长的呼吸时，脉又跳动一次。一次呼吸，脉搏跳动五次到六次之间，这是正常人的脉象。所谓平人，就是健康无病的人，通常以健康无病的人的呼吸频率为标准，来衡量病人脉搏的标准。医生是没有病的，可以用自己的呼吸来衡量病人脉搏的次数。如果一呼与一吸脉各跳动一次，脉象过迟，是正气不足的反映；如果一呼与一吸脉各跳动三次，脉象急疾，并且尺肤发热，是温病的表现；如果脉象急疾且滑利，而尺肤不热，是感受风邪而发生的病变；如果脉象涩滞，是患有痹证的表现。如果见到一呼一吸脉跳动八次以上，脉象疾数，是阳气盛极而阴精枯竭的死脉；如果脉搏中断，绝而不来，是正气衰竭的死脉；如果脉搏忽快忽慢，是阴阳气血败绝紊乱的死脉。

【解析】本节讨论正常人的脉率，以及测定患者脉率的方法。并以脉率作为判断平、病、死脉的依据之一。脉率是诊脉的重要内容，古人运用平人呼吸和病人脉搏的比较，作为判断脉率的依据，即平息调脉法。通常是医生通过平稳自己的呼吸去测定病人脉搏的频率、节律等。一般而言，正常人脉率是一息 4～5 至，且脉律规整均匀。超出此范围则为异常，轻者为病脉，一息 2～3 至为迟脉，属气虚阳弱；一息 6～7 至为数脉，属气盛阳亢。重者为死脉，如脉绝不至，主气绝阳败；一息 8 至以上为疾脉，属阴竭阳极；忽快忽慢、散乱无章者，是阴阳俱衰而败乱无主。此外，本节还提示可以采用脉率与脉形相配合、脉率与尺肤诊相参照的方法，更加明确地诊断温病、风病等疾病。

【原文】平人之常气禀于胃，胃者平人之常气也，人无胃气曰逆，逆者死。

春胃微弦曰平，弦多胃少曰肝病，但弦无胃曰死。胃而有毛曰秋病，毛甚曰今病。脏真散于肝，肝藏筋膜之气也。夏胃微钩曰平，钩多胃少曰心病，但钩无胃曰死，胃而有石曰冬病，石甚曰今病。脏真通于心，心藏血脉之气也。长夏胃微耎弱曰平，弱多胃少曰脾病，但代无胃曰死，耎弱有石曰冬病，弱甚曰今病。脏真濡于脾，脾藏肌肉之气也。秋胃微毛曰平，毛多胃少曰肺病，但毛无胃曰死，毛而有弦曰春病，弦甚曰今病。脏真高于肺，以行荣卫阴阳也。冬胃微石曰平，石多胃少曰肾病，但石无胃曰死，石而有钩曰夏病，钩甚曰今病。脏真下于肾，肾藏骨髓之气也。

【注释】① 胃：指胃气。

② 钩：即脉来洪大，有来盛去衰如钩端微曲之象。

③ 毛：即形容脉来轻虚以浮有如按在毛上之感。

④ 石：即形容坚而沉的脉象。

【白话解】健康人的脉气都来源于胃，胃为水谷之海，是人体气血生化之源，所以胃气为健康人的脉气。人的脉象中如果没有胃气，那就叫“逆”。逆，就会死亡。

胃气盛衰变化，可以在四时五脏的脉象中表现出来：春天有胃气的脉象是弦而柔和的，叫作平脉；如果脉象弦而缺少和缓柔和之象，这是胃气少的表现，叫作病脉，为肝脏患病；脉象见到弦而无和缓柔和之象，这是胃气败绝的表现，叫作死脉；如果脉象中虽有胃气而兼见浮散之象，是春季见到秋季的脉象，可以预测等到秋天会生病；如果浮散的现象过甚，则说明春木之气被秋金之气所伤，会立即发病。肝气旺于春，春天五脏之气散于肝，而滋养筋膜。夏天有胃气的脉象是缓和带有洪象，叫作平脉；如果脉象洪且缺少缓和之象，这是胃气少的表现，叫作病脉，为心脏患病；如果脉象洪大而无柔和之象，这是胃气败绝的脉象，叫作死脉；如果脉象中有胃气而兼见沉象，是夏季见到冬季的脉象，可以预测其到了冬天就会生病；如果沉脉过甚，则说明夏火之气被冬水之气所伤，会立即发病。心气旺于夏，夏天五脏之气通于心，心主血脉，滋养血脉。长夏有胃气的脉象是缓和中带有柔软，叫作平脉；如果脉象柔软且缺少缓和之象，这是胃气少的表现，叫作病脉，为脾脏患病；如果脉象柔软而无和缓之象，这是胃气败绝的脉象，叫作死脉；如果柔软脉中兼见沉象，这是长夏季节见到冬季的脉象，是土气虚衰而水反侮土的脉象，说明病人体内脾土之气不足，而寒水之气过盛，可以预测其到了冬天就会生病；如果沉弱脉过甚，说明脾脏虚极，而水寒过盛，就会立即病。脾气旺于长夏，长夏五脏之气通于脾，脾主肌肉，滋养肌肉。秋天有胃气的脉象浮而和缓，叫作平脉；如果脉象浮而缺少和缓柔和之象，这是胃气少的表现，叫作病脉，为肺脏患病；脉象见到浮而无和缓柔和之象，这是胃气败绝的表现，叫作死脉；如果浮脉中兼见弦象，是金气衰而木气反侮的现象，可以预测其到了春天就会生病；如果弦象过甚，木气过盛，就会立即发病。肺旺于秋而居上焦，秋天五脏之气藏于肺，肺主气而朝百脉，有助于营卫阴阳之气的运行。冬天有胃气的脉象沉而和缓，叫作平脉；如果脉象沉而缺少和缓柔和之象，这是胃气少的表现，叫作病脉，为肾脏患病；脉象见到沉而无和缓柔和之象，这是胃气败绝的表现，叫作死脉；如果沉脉中兼见洪脉，是水气衰而火气反侮的现象，可以预测其到了夏天就会生病；如果洪象过甚，是由于肾气太虚，而火气极盛，所以会立即发病。肾旺于冬而居人体的下焦，冬天五脏之气藏于肾，肾主骨，滋养骨髓。

【解析】本段经文论述了脉有胃气的重要性，以及四时五脏的平脉、病脉和死脉。

脉以胃气为本。脉气源于胃气，脉气依赖胃气的供养。胃气是气血生化之源，是脏腑功能活动的物质基础，胃气足则脏腑气血功能旺盛，胃气败则脏腑气血功能虚衰甚至竭绝。

脉象能够反映胃气盛衰。凡脉来从容和缓节律均匀，应手柔和有力，即为有胃气之脉。正如《玉机真脏论》云："脉弱以滑，是有胃气。"《灵枢·终始》云："邪气来也紧而疾，谷气来也徐而和。"吴崑注："胃，冲和之名。""有胃气则生，无胃气则死。"故临床诊脉时，判断脉中有无胃气是判断疾病轻重及预后善恶的一项重要内容。

胃气多少有无是辨别四时五脏平脉、病脉、死脉的重要依据。四时五脏之脉均应以胃气为本，兼见五脏应时之象。各脏所主时令的平脉，都是胃脉与本脏之脉相兼；如果本脏之气偏盛，而胃脉冲和之象较少则为病脉；若只见本脏之脉，而毫无和缓从容之胃气则为真脏脉，是胃气已竭、五脏精气外泄不藏的危候，为死脉。

关于胃气与脏气、脉气的关系，以及真脏脉形成的机制，《玉机真脏论》云："五脏者皆禀气于胃，胃者五脏之本也；脏气者，不能自致于手太阴，必因于胃气，乃至于手太阴也。故五脏各以其时，自为而至于手太阴也。故邪气胜者，精气衰也，故病甚者，胃气不能与之俱至于手太阴，故真藏之气独见，独见者病胜脏也，故曰死。"

根据四时五脏之兼脉推测发病及其预后情况，具有临床指导意义。

【原文】胃之大络。名曰虚里，贯鬲络肺，出于左乳下，其

动应衣，脉宗气也。盛喘数绝者，则病在中；结而横，有积矣；绝不至曰死。乳之下其动应衣，宗气泄也。

【注释】①虚里：位于左乳下，心尖搏动处。

②其动应衣，脉宗气也：以手触按虚里，可以诊察宗气的盛衰。

③盛喘数绝者：虚里搏动明显如气急喘促，且时有歇止。喘，形容脉之搏动急促。

④结而横：虚里搏动迟缓，时动时止，横挺指下。

⑤乳之下其动应衣，宗气泄也：虚里之脉搏动明显，以致衣应而动，是宗气外泄的表现。

【白话解】胃经的大络，名叫虚里。此络脉从胃贯膈而上络于肺，出现于左乳下，搏动时手可以感觉得到，这是宗气在脉中的表现。如果虚里处搏动急促不柔和兼有短时中断的现象，是宗气不守，病在胸中的反映；如果搏动不柔和而坚硬兼有歇止的现象，这是气滞、血瘀、痰凝等病的反映；如果搏动停止不再到来，这就是死亡的表现；如果虚里跳动剧烈而外见于衣，这是宗气失藏而外泄的现象。

【解析】本段经文论述了虚里诊法的原理及其临床意义。

虚里乃胃之大络，其脉从胃贯膈络肺，出于左乳下心尖搏动处，是人体精气汇聚之所。由于它所处的特殊位置及走行路线，可携水谷之气与清气相合为宗气，并表现于心尖搏动处。因此，通过诊虚里搏动可以推知宗气的盛衰存亡，故谓“脉宗气也”。

诊虚里具有临床意义。如其搏动急促，并时有歇止，多系胸中心肺病变；搏动无常，坚硬横挺，则是腹内积聚的征象；若搏动断绝不续，必宗气衰败，预后不良；倘若搏动剧烈，甚至震动应衣，乃宗气外泄不藏，预后亦差。可见，虚里诊法对判断病位、病性及预后等均有一定的临床价值。

【原文】欲知寸口太过与不及，寸口之脉中手短者，曰头痛；寸口脉中手长者，曰足胫痛；寸口脉中手促上击者，曰肩背痛；寸口脉沉而坚者，曰病在中；寸口脉浮而盛者，曰病在外。寸口脉沉而弱，曰寒热及疝瘕少腹痛。寸口脉沉而横，曰胁下有积，腹中有横积痛。寸口脉沉而喘，曰寒热。脉盛滑坚者，曰病在

外。脉小实而坚者，病在内。脉小弱以涩，谓之久病。脉滑浮而疾者，谓之新病。脉急者，曰疝瘕少腹痛。脉滑曰风，脉涩曰痹。缓而滑曰热中。盛而紧曰胀。

【白话解】要从寸口脉的太过与不及等变化中，来诊断疾病，大致情况是这样的：寸口脉如果很短，会头痛；脉象长的，小腿会痛；脉跳得急促往上顶的，肩背会痛。脉沉而硬的是体内有病。脉浮而强的是体表有病。脉沉又弱的会有怕冷发热、小腹肿块疼痛。脉沉而横向鼓起的，说明胁下有积聚，或腹中有积块疼痛。脉沉而急促的是寒热病。脉大滑而硬的病在体表；脉小实而硬的病在体内。脉细弱又涩的是久病；脉滑浮又快的是新病。脉象急促时，是疝瘕病，表现为少腹部疼痛。脉滑的是受风，脉涩的是气血不通。脉缓而滑的是体内有热；脉大而紧的是胀气病。

【解析】本段经文系统构建了寸口脉诊的“部位-形态-动态”三维辨证体系。寸口脉短呈现“寸脉不达”之象，对应清阳不升的头痛；脉长过位示足经气逆的胫痛；促上击脉乃手太阴经气上冲的肩背痛。沉坚脉为阴邪内结之里证，浮盛脉为阳邪外袭之表证，完美诠释《阴阳应象大论》“清阳出上窍，浊阴出下窍”的生理病理关系。沉弱脉揭示阳虚感邪的寒热疝瘕证，沉横脉则对应肝郁气滞的胁积腹痛，二者共同体现《五脏生成》“腹满䐜胀”的病机演变。脉盛滑坚与外感邪盛相应，小实坚脉与内伤积滞相合，构成表里辨证的脉象标杆。小弱涩脉的血气虚损与滑浮疾脉的邪盛正未虚，形成久病新病的鉴别要点。急脉主疝瘕印证《举痛论》“寒气客于小肠”理论，滑脉主风、涩脉主痹则实践《痹论》“风寒湿三气杂至”的病因学说。缓滑脉的热中证与盛紧脉的胀病，恰是长夏时节最常见的太阴、阳明同病特征，暗合《四气调神大论》“秋为痎疟”的时令发病规律。

【原文】脉从阴阳，病易已；脉逆阴阳，病难已。脉得四时之顺，曰病无他；脉反四时及不间藏，曰难已。臂多青脉，曰脱血。尺脉缓涩，谓之解㑊。安卧脉盛，谓之脱血。尺涩脉滑，谓之多汗。尺寒脉细，谓之后泄。脉尺粗常热者，谓之热中。

【注释】解㑊：解，同懈；㑊（yì，亦），易也，特殊、异常之意。解㑊，即懈怠懒惰的意思。

【白话解】脉象与疾病阴阳属性一致，就容易痊愈。脉象与疾病的阴阳属性相反，就很难痊愈。脉象与四时阴阳相应为顺，即使患病，也没有什么危险；脉象与四时阴阳相反，以及不间脏而传变的，疾病很难痊愈。臂上多有青筋出现，是血少脉空，大失血的表现。尺肤缓而脉来涩，是气血不足的反映，多表现为倦怠懈惰。病人久卧不起脉象数急而大鼓，是血去气无所主征象，会形成出血一类的疾病。尺肤涩而脉象滑，是阳气有余而阴血虚少的反映，会有多汗的症状。尺肤寒而脉象细，是阴气盛于内而阳气虚衰的反映，会出现腹泻。脉见粗大而尺肤常热的，是阳盛于内的反映，多表现为里热证。

【解析】本段经文论述了脉证、脉时的阴阳逆从及其预后。

脉象与证候的关系。一般而言，病人的脉象与证候的阴阳属性相一致，但在病情变化过程中，还有脉与证不相符合的情况，如本篇下文所说“风热而脉静，泄而脱血脉实”等，脉证不符说明病情复杂而严重，预后不良，故难治。

脉象与四时的关系。脉象与四时阴阳变化相应，它体现了人体脏腑气血活动与自然界四时气候周期性变化相适应的节律性。在疾病过程中，脉象与四时相符，说明人体正气不衰，自我调节能力较强，尚能保持与自然变化的统一，故病情较轻而易愈；反之，脉象与四时不符，提示病人正气虚衰难以应时，故病难愈。

不间脏是疾病以相克之序传变的一种方式。若邪气以五脏相生之序相传，邪随生气而来，虽有邪气，亦有正气来复之机，故预后良好。但若以相克之序相传，传其所胜，即不间脏，则邪挟克贼之气而来，则受病之脏邪气猖獗，正气受伤，同时又可影响其他脏腑而发生他病，致使病情加重，故预后不良。

【原文】肝见庚辛死，心见壬癸死，脾见甲乙死，肺见丙丁死，肾见戊己死。是谓真脏见皆死。

【白话解】如果五脏出现毫无胃气的真脏脉，就会死于其所不胜之日。肝脏的真脏脉出现，到庚辛日就会死亡；心脏的真脏脉出现，到壬癸日就会死亡；脾脏的真脏脉出现，到甲乙日就会死亡；肺脏的真脏脉出现，到丙丁日就会死亡；肾脏的真脏脉出现，到戊己日就会死亡。这就是出现真脏脉后，推算死亡的方法。

【解析】这段经文揭示了中医“五脏应天”的核心理论，将人体五脏功能与天干纪日系统通过五行生克关系紧密联系。肝属木逢庚辛金日则金克木，心属火遇壬癸水日则水克火，脾属土见甲乙木日则木克土，肺属金逢丙丁火日则火克金，肾属水遇戊己土日则土克水，完整呈现了五行相克规律在疾病预后判断中的具体应用。所谓“真脏见”是指脉象失去和缓从容的胃气，直接显露本脏真象，表明五脏功能已严重失调，精气外泄。此时若逢天干对应五行克制本脏之日，则病情最为凶险。这种判断方法体现了中医“天人相应”的整体观念，将时间节律（天干纪日）、空间定位（五脏归属）和功能状态（脉象变化）三者有机结合，形成独特的“时-脏-脉”预后模型。

【原文】颈脉动喘疾咳，曰水。目裹微肿如卧蚕起之状，曰水。溺黄赤安卧者，黄疸。已食如饥者，胃疸。面肿曰风。足胫肿曰水。目黄者曰黄疸。妇人手少阴脉动甚者，妊子也。

【注释】① 颈脉动：人迎脉搏动明显。

② 目裹微肿：如卧蚕起之状。

③ 黄疸：病证名。以身黄、目黄、小便黄为主症，多由湿热或寒湿内阻中焦迫使胆汁不循常道所致。

④ 胃疸：病名，即中消。疸，热也。

⑤ 手少阴脉：手少阴心经神门穴处。

【白话解】颈部的人迎脉搏动过甚，且气喘咳嗽，是水气上凌心肺的反映。眼睑浮肿如卧蚕一样光亮，为水肿病。小便颜色黄赤，且嗜睡喜卧，是黄疸病。饮食后，很快又饥饿，是胃疸病。面部浮肿明显，为风邪引起的风水病。小腿及两足浮肿较甚，是水湿引起的水肿病。眼白发黄，也是黄疸病的表现。妇人手少阴心脉搏动明显，是怀孕的征象。

【解析】本段经文阐述了水肿、黄疸、胃疸等病证的诊察要点，以及妊娠脉象特点。

水肿为体内水液不化，郁积泛滥所致，病多在肺脾肾。其诊察要点有三。一察眼睑，若“目裹微肿如卧蚕起之状”，是水肿病早期诊断的依据之一。二察人迎，若“颈脉动喘疾咳”，为水气上犯的特征。三察部位，作为辨证治疗的依据，“面肿”是风邪上受，治当以疏风利水为主；“足胫肿”为水湿下注，治宜温阳化气利水为主。

黄疸以目黄、身黄、小便黄为主症，由湿热或寒湿内阻所致。胃疸即中消，以多食易饥、消瘦为主症，由阴虚燥热、胃热炽盛所致。手少阴脉属心经，心主血脉。妇女妊娠时，月经闭止，聚血养胎，故脉盛而动甚。

【原文】脉有逆从四时，未有脏形。春夏而脉瘦，秋冬而脉浮大，命曰逆四时也。风热而脉静，泄而脱血脉实，病在中脉虚，病在外脉涩坚者，皆难治，命曰反四时也。

【白话解】脉象不与四时相应的，就见不到在某种季节里出现相对应的正常脉象。例如春夏季不见弦、洪脉，而反见沉、涩脉；秋冬季不见毛、石脉，而反见浮大脉，这都是与四时相反的脉象。风热为病，脉象应浮大反而出现沉静；患有泄泻以及失血病，津血受伤，脉象应见虚细反而见实大；疾病在内，脉象应沉反而出现浮虚；疾病在外，脉象应出现浮反而出现坚涩等，这些脉与证相反，都是属于难治之病，也可以说这些情况和脉象与四时相反一样，同样属于反常的现象。

【解析】这段经文阐述了中医“脉应四时”的核心诊断原则，揭示了脉象与季节变化、病症表现之间的对应关系。春夏阳气升发，正常应见弦洪脉象，若反见沉涩瘦小之脉，说明阳气不足；秋冬阳气内藏，正常应见毛石脉象，若反见浮大之脉，表明阴精外泄，这都是违背四时阴阳变化规律的逆脉。风热外感本应脉浮大却见沉静，泄泻失血本应脉虚细却见实大，病在内本应脉沉却见浮虚，病在外本应脉浮却见涩坚，这些脉证相反的临床表现，都预示着机体阴阳失调严重，自我调节功能紊乱，因此属于难治之证。这种“脉逆四时”和“脉证相反”的判断标准，体现了中医“天人相应”的整体观念和“司外揣内”的诊断思维，通过观察脉象与季节、症状的对应关系，来判断疾病的轻重预后，至今在临床诊断中仍具有重要指导价值。

【原文】**人以水谷为本，故人绝水谷则死，脉无胃气亦死。所谓无胃气者，但得真脏脉不得胃气也。所谓脉不得胃气者，肝不弦肾不石也。**

【注释】① 真脏脉：指脉无胃气而真脏之气独见的脉象，如但弦无胃、但石无胃之类。

② 肝不弦肾不石：指胃气、脏气俱衰，脏气不能鼓动，至春肝不为弦，至冬肾不为石。

【白话解】人的生命依靠饮食水谷的营养而存在，所以断绝饮食水谷后，就会死亡；脾胃气化生于水谷并布散到全身，如果脉中没有胃气，人也要死亡。所谓脉中没有胃气，就是出现了真脏脉，而见不到胃气的表现。所谓见不到胃气，就是指春天肝脉太弦而无和缓之象，冬天肾脉太沉而无柔和之象等。

【解析】本节经文为关于脉以胃气为本的论述，进一步强调胃气在人生命活动中的重要作用，以及在诊断中的重要意义。水谷是脾胃纳化的物质基础，无胃气则意味着人体断绝了水谷精微的供养，生命则无以维持，故曰："人绝水谷则死。"人绝水谷，可表现为无胃气之脉象。

脉无胃气有两种表现：一是真脏脉，即全无胃气而真脏之气独现的脉象，此为胃气衰败，不能涵养脏气，但尚有残存之脏气独现于脉，表现为"但弦无胃""但石无胃"等；二是胃气衰败，残存之脏气亦消耗殆尽，胃气、脏气俱衰，脏真之气亦不能鼓动，故脉象当弦不能弦，当石不能石，即本节所说"肝不弦肾不石"之类。后者是前者进一步恶化的结果。

【原文】**太阳脉至，洪大以长；少阳脉至，乍数乍疏，乍短乍长；阳明脉至，浮大而短。**

【注释】太阳、少阳、阳明：太阳主五月、六月，少阳主正月、二月，阳明主三月、四月。

【白话解】人体经脉之气，随时令的改变而变化，如五月、六月太阳之气旺盛，脉象洪大而长，为阳气旺盛的反映；正月、二月少阳之气旺盛，脉象忽快忽慢，忽短忽长，为阳气初生的反映；三月、四月阳明之气旺盛，脉象浮大而短，为阳气将盛而未大盛的反映。

【解析】这段经文精妙阐述了中医“三阳应时”的脉象变化规律，揭示了人体阳气随季节消长的动态特征。太阳脉在五六月（夏季）阳气最盛时表现为洪大而长，如同夏日骄阳般充盛外展；少阳脉在正月二月（初春）阳气初生时呈现乍数乍疏、乍短乍长的特点，恰似春寒料峭中阳气萌动的不稳定状态；阳明脉在三四月（春末夏初）表现为浮大而短，反映阳气将盛未盛的过渡特征。这种脉象变化规律深刻体现了中医“天人合一”的核心思想，将人体三阳经脉之气与自然界阳气消长节律完美对应。

【原文】夫平心脉来，累累如连珠，如循琅玕，曰心平。夏以胃气为本。病心脉来，喘喘连属，其中微曲，曰心病。死心脉来，前曲后居，如操带钩，曰心死。

平肺脉来，厌厌聂聂，如落榆荚，曰肺平，秋以胃气为本。病肺脉来，不上不下，如循鸡羽，曰肺病。死肺脉来，如物之浮，如风吹毛，曰肺死。

平肝脉来，耎弱招招，如揭长竿末梢，曰肝平，春以胃气为本。病肝脉来，盈实而滑，如循长竿，曰肝病。死肝脉来，急益劲，如新张弓弦，曰肝死。

平脾脉来，和柔相离，如鸡践地，曰脾平，长夏以胃气为本。病脾脉来，实而盈数，如鸡举足，曰脾病。死脾脉来，锐坚如鸟之喙，如鸟之距，如屋之漏，如水之流，曰脾死。

平肾脉来，喘喘累累如钩，按之而坚，曰肾平，冬以胃气为本。病肾脉来，如引葛，按之益坚，曰肾病。死肾脉来，发如夺索，辟辟如弹石，曰肾死。

【注释】① 琅玕：琅（láng，音郎）；玕（gān，音甘）。琅玕，玉石。

② 喘喘：形容脉来如喘气急促的样子。

③ 前曲后居：形容心脉失却冲和之气，但钩无胃之象。

④ 耎弱招招，如揭长竿末梢：形容长而有力、坚韧柔和的脉象。

⑤ 夺索：形容脉象，如两人争夺的绳索坚紧而长。

⑥ *辟辟如弹石：形容脉象的坚实。*

【白话解】正常的心脉，圆润像珠子一样，连续不断地流动着，如同抚摸美玉一样的柔滑，这就是心脏的平脉。心与夏气相通，夏天以胃气为本，脉象当柔和而微洪。如果脉来急促，在连续急促之中，带有微曲之象，这是心的病脉。将死的心脉来时，脉前曲回，后则端直，如抚摸衣带上的钩子一样坚硬，全无和缓之意，这是心的死脉。

正常的肺脉来时，轻虚而浮，像榆荚下落一样的轻浮和缓，这是肺的平脉。秋天以胃气为本，脉当柔和而微浮。有病的肺脉来时，不上不下，如抚摸鸡毛一样，这是肺的病脉。将死的肺脉来时，轻浮而无根，如物体漂浮在水面上，又像风吹茅草一样，飘忽不定，散动无根，这是肺的死脉。

正常的肝脉来时，柔软而弦长，犹如长竿的末梢一样柔软摆动，这是肝的平脉。春天以胃气为本，脉象柔和而微弦。有病的肝脉来时，弦长坚硬而滑，如同抚摸长竿一样，坚硬而不柔和，这是肝的病脉。将死的肝脉来时，弦急而坚劲，好像新张弓弦一样紧绷而强劲，这是肝的死脉。

正常的脾脉来时，从容和缓，至数均匀分明，好像鸡足缓缓落地一样轻缓而从容不迫，这是脾的平脉。长夏以胃气为本，脉当和缓。有病的脾脉来时，脉象充实硬满而急数，好像鸡举足一样的急疾，这是脾的病脉。将死的脾脉来时，或短硬而尖锐，如同鸟的嘴和爪子，或时动复止而没有规律，或脉去而不回，如同屋顶漏水，点滴无序，或如同水流之逝，去而不返，这是脾的死脉。

正常的肾脉来时，沉而滑利，连续不断而又有曲回之象，按之仍明显，这是肾的平脉。冬天以胃气为本，脉象应当柔软而微沉。有病的肾脉来时，如牵引葛藤一样，越按越显得坚硬，这是肾的病脉。将死的肾脉来时，好像两个人争夺绳索一般，坚硬而劲急，又如同弹石撞击手指那样，急促而坚硬，这是肾的死脉。

【解析】这段经典文献系统阐述了五脏平脉、病脉、死脉的鉴别要点，构建了中医脉诊的核心判断体系。心脉正常时应如串联的珍珠般圆润流畅，抚摸美玉般柔滑，体现心火温和的特性；

病脉则急促中带曲折，显示心气紊乱；死脉如衣带钩般坚硬僵直，预示心气断绝。肺脉健康时当如榆荚飘落般轻柔和缓，病脉如抚鸡毛般滞涩不畅，死脉则似风中茅草散乱无根，反映肺气由和缓到散乱的过程。肝脉生理状态应如长竿末梢柔软摆动，病态则如硬挺长竿失去弹性，死脉更如新张弓弦紧绷欲断，展现肝气从柔韧到僵硬的演变。脾脉正常如鸡踏地般从容均匀，病态似鸡举足般急促硬满，死脉则出现鸟喙般尖锐、屋漏般无序或水流般一去不返等凶险之象，标志脾气由调和到败亡的转折。肾脉健康时应沉滑如钩且按之有力，病变则如拉紧葛藤越按越硬，死脉更呈现夺索般的争抢感或弹石般的撞击感，揭示肾气从沉稳到暴脱的质变。这些脉象特征均强调“胃气”为根本，胃气存则脉柔和有神，胃气亡则脉显露真脏凶象。

卷第六

玉机真脏论篇第十九

【原文】黄帝问曰：春脉如弦，何如而弦？岐伯对曰：春脉者肝也，东方木也，万物之所以始生也。故其气来，耎弱轻虚而滑，端直以长，故曰弦。反此者病。帝曰：何如而反？岐伯曰：其气来实而强，此谓太过，病在外；其气来不实而微，此谓不及，病在中。帝曰：春脉太过与不及，其病皆何如？岐伯曰：太过则令人善忘，忽忽眩冒而巅疾；其不及则令人胸痛引背，下则两胁胠满。

【注释】① 气：指脉气。

② 太过：是说脏气大盛。

③ 不实：脉不充盈。

④ 微：脉来微弱。

⑤ 不及：是说脏气不足。

⑥ 巅疾：巅顶的病，如头痛。

⑦ 胠（qū）：腋下胁肋部位。

【白话解】黄帝问道：春天的脉象如弦，那么怎样才算弦呢？岐伯答说：春脉是肝脉，属东方的木，是万物开始萌生的气象，因此它的脉气软弱轻虚而滑，正直而长，所以叫弦。与此相反，就是病脉。黄帝问：什么叫与此相反呢？岐伯答说：脉气来时，实而且弦，这叫作太过，主病在外；脉气来时不实而且微弱，这叫作不及，主病在内。黄帝问：春脉太过与不及，都能够发生什么病变呢？岐伯回答说：太过了，会使人善忘，恍惚不适，目眩昏闷头痛；如果不及，会使胸部疼痛，牵引背部，向下两胁胀满。

【解析】本节详细地论述了春脉弦的形象以及太过与不及的形象和主病。在对脉象的分类中体现了平（正常）、太过、不及的三分法。这是古人通过对自然万物长期的观察发现的事物存在的三种基本状态。我们比较熟悉事物的二分法。因为事物存在着普遍的阴阳对待的状态。实际上，平、太过、不及也是事物存在的普遍状态，因此这种三分法也具有普遍意义。孔子曾经根据人的智力和道德水平把人分为中人、中人以上和中人以下三类。孔子又说过“过犹不及”。这句话实际上是以存在中、过、不及为前提的。

【原文】帝曰：善。夏脉如钩，何如而钩？岐伯曰：夏脉者心也，南方火也，万物之所以盛长也。故其气来盛去衰，故曰钩。反此者病。帝曰：何如而反？岐伯曰：其气来盛去亦盛，此谓太过，病在外；其气来不盛去反盛，此谓不及，病在中。帝曰：夏脉太过与不及，其病皆何如？岐伯曰：太过则令人身热而肤痛，为浸淫；其不及则令人烦心，上见咳唾，下为气泄。

【注释】① 浸淫：浸淫疮。其病因为湿热之邪浸润弥漫，故称“浸淫”。

② 气泄：矢气，俗称放屁。

【白话解】黄帝说：讲得好。夏天的脉象如钩，那么怎样才算钩呢？岐伯答说：夏脉就是心脉，属于南方的火，具有万物繁盛长大的气象。因此脉气来时充盛，去时反衰，犹如钩的形象，所以叫作钩脉。与此相反，是病脉。黄帝说：什么是与此相反呢？岐伯说：其脉气来时盛去时也盛，这叫太过，主病在外；脉气来时不盛，去时反而充盛，这叫不及，主病在内。黄帝说：夏脉太过与不及，都会发生什么病变呢？岐伯说：太过会使人身体发热、皮肤疼痛，发生浸淫疮；不及会使人心烦，在上部会发生咳唾，在下部会发生矢气。

【解析】这种三分法也是中医学认识论的重要方法。五运六气学说认为五运主岁就有太过、不及和平气的不同。脉象也有平脉和太过、不及之异。无论是自然还是人事，中、平都属于大量的常态，而太过、不及都属于少量的变态。因此，一般而言，中、平是人们努力追求的价值目标，而太过、不及则是人们避免的消极目标。当然，也有极少数的“太过”是人所希望的，如智力的超长，道德极其高尚的圣贤等。这些虽然是人们希望的，但在现实中没有普遍性。

【原文】帝曰：善。秋脉如浮，何如而浮？岐伯曰：秋脉者肺也，西方金也，万物之所以收成也。故其气来，轻虚以浮，来急去散，故曰浮。反此者病。帝曰：何如而反？岐伯曰：其气来，毛而中央坚，两傍虚，此谓太过，病在外；其气来，毛而微，此谓不及，病在中。帝曰：秋脉太过与不及，其病皆何如？岐伯曰：太过则令人逆气而背痛，愠愠然；其不及则令人喘，呼吸少气而咳，上气见血，下闻病音。

【注释】① 毛：指脉气来时，轻浮如毛。中央坚：中央坚实。

② 愠（yùn）愠：愠，微怒，不快。愠愠连用是形容词，这里指气郁不舒。

③ 病音：喘息的声音。

【白话解】黄帝说：讲得好。秋天的脉象如浮，那么怎样才算浮呢？岐伯答说：秋脉是肺脉，属西方的金，具有万物收敛结成果实的气象；因此脉气来时，轻虚而且浮，来急去散，所以叫作浮脉。与此相反，就是病脉。黄帝说：什么是与此相反呢？岐伯回答说：其脉气来时浮软而中央坚实，两旁虚空，这叫太过，主病在外；其脉气来浮软而微，这叫不及，主病在里。黄帝说：秋脉太过和不及，都会发生什么病变呢？岐伯说：太过会使人气逆，背部作痛，郁闷而不舒畅；如果不及，会使人喘呼咳嗽，在上部会发生气逆出血，在下的胸部则可以听到喘息的声音。

【解析】平、过、不及的三分法具有重要的方法论意义。儒家道德修养的核心就是调整人性中的太过或不及使之合乎中庸之道。人的先天禀赋是有差异的，或太过或不及，都会对个人、他人甚至社会造成消极影响，应该以补其不及抑其有余的方法使之趋近于中道。

【原文】帝曰：善。冬脉如营，何如而营？岐伯曰：冬脉者肾也，北方水也，万物之所以合藏也，故其气来沉以濡，故曰营。反此者病。帝曰：何如而反？岐伯曰：其气来如弹石者，此谓太过，病在外；其去如数者，此谓不及，病在中。帝曰：冬脉太过与不及，其病皆何如？岐伯曰：太过则令人解㑊，脊脉痛而少气，不欲言；其不及则令人心悬如病饥，眇中清，脊中痛，少腹满，小便变。帝曰：善。

【注释】① 弹石：指脉气来有如以手弹击石头的感觉。

② 如数：脉虚软。这里的“数”不是实热之证出现的快而有力的脉象，而是虽快而虚软无力，所以说“如数”。

③ 眇（miǎo）：胁肋下空软处。眇字，从肉，从少，就是肉少，所以指胁肋下空软处。

【白话解】黄帝说：讲得好。冬天的脉象如石，那么怎样才算石呢？岐伯说：冬脉是肾脉，属于北方的水，具有万物闭藏的气象。因此脉气来时沉而濡润，所以叫作石脉。与此相反，就是病脉。黄帝说：什么是与此相反呢？岐伯说：其脉气来时如弹石击手，这叫太过，主病在外；如果脉象浮软，这叫不及，主病在里。黄帝说：冬脉太过与不及，会发生什么病变？岐伯说：太过会使人身体倦怠，腹痛、气短，不愿说话；不及会使人的心像饥饿时一样感到虚悬，胁肋下空软部位清冷，脊骨痛，少腹胀满，小便变色。黄帝说：讲得好。

【解析】《论语》中记载了一个有名的案例。子路问孔子：“听到一句有益的话是不是应该马上付诸行动？”孔子说：“有父亲兄长在，怎么能马上付诸行动呢？”冉求也问孔子这句话，孔子说：“听到了就应该马上行动！”孔子的一个弟子公西华不解地问，为什么两个人问同一个问题，老师给出了完全相反的答案呢？孔子说：“子路这个人性格太急，所以要压压他；冉求这个人性子慢，所以要鼓励他！”中医也是根据病人的脉证而补不足，泻有余，治疗疾病。即便是今天，平、过、不及的三分法对我们的工作仍然具有指导意义。

【原文】帝曰：四时之序，逆从之变异也，然脾脉独何主？岐伯曰：脾脉者土也，孤脏以灌四傍者也。帝曰：然则脾善恶，可得见之乎？岐伯曰：善者不可得见，恶者可见。帝曰：恶者何如可见？岐伯曰：其来如水之流者，此谓太过，病在外；如鸟之喙者，此谓不及，病在中。帝曰：夫子言脾为孤脏，中央土以灌四傍，其太过与不及，其病皆何如？岐伯曰：太过则令人四肢不举；其不及则令人九窍不通，名曰重强。

【注释】重（chóng）强（jiāng）：脾病则身体皆重，舌本强，所以说四肢不举及九窍不通。身体重，为一强；舌本强，为二强，故曰“重强”。这里的“强”不是强大的强，而是僵硬、沉重的意思。

【白话解】黄帝说：四时的顺序，是导致脉象逆顺变化的根源。所谓“逆顺”就是正常与异常之意。异常的脉象与四时顺序相反，所以称“逆”；正常的脉象与四时顺序相符，所以称“顺”。但是脾脉主哪个时令呢？岐伯说：脾属土，是个独尊之脏，它的作用是用来滋润四旁的其他脏腑的。黄帝说：那么脾的正常与否，可以看得出来吗？岐伯说：正常的脾脉看不出来，但病脉是可以看得出来的。黄帝说：那么脾的病脉是怎样的呢？岐伯说：其脉来时，如水流动，这叫太过，主病在外；其脉来时，如鸟啄食，这叫不及，主病在里。黄帝说：您说脾是孤脏，位居中央属土，滋润四旁之脏，那么它的太过与不及，都会发生什么病变呢？岐伯说：太过会使人四肢不能举动，不及会使人九窍不通，身重而不自如。

【解析】本节在以上四节论述心、肺、肝、肾平脉与太过、不及之脉的基础上，论述了脾的平脉与太过、不及的病脉。与心、肺、肝、肾不同的是，脾的平脉并没有特异的脉象。这是因为脾为“孤脏以灌四傍者也”。明代医家张介宾说：“脾属土，土为万物之本，故运行水谷，化津液以灌溉于肝心肺肾四脏者也。土无定位，分王四季，故称孤脏。”意思是脾属土，自然界中的土无处不在，生养万物；脾脏就是人身的土，运行水谷，化生津液来灌溉心肺肝肾四脏。脾土不像其他四脏，没有特定季节和方位，而是分别旺盛于四季之末，所以，称“孤脏”。“孤脏”就是没有与之相匹配的脏。而其他四脏，心属火，肾属水，二者相应；肺属金，肝属木，二者相应。

由于脾不单独主时，所以脾的平脉也是不可见的。就是经文所谓“善者不可得见，恶者可见”。正常的脾脉体现于四季的脉象中有柔软和缓之象，而不能单独出现，所以说“善者不可得见”。有病的脾脉则可单独出现，所以说“恶者可见”。

【原文】帝瞿然而起，再拜而稽首曰：善。吾得脉之大要，天下至数。五色脉变，揆度奇恒，道在于一。神转不回，回则不转，乃失其机。至数之要，迫近以微，著之玉版，藏之脏府，每旦读之，名曰《玉机》。

【注释】① 瞿（jù）然：惊异貌。

② 稽（qǐ）首：古时一种跪拜礼，即叩头至地。

③ 道在于一：为医之道在于气血神机的运转如一。一，指气血神机活动具有统一性。

【白话解】黄帝惊异地站了起来，跪拜后说：好！我已懂得了诊脉的根本要领和天下的至理。考察五色和四时脉象的变化，诊察脉的正常与异常，它的精要，归结在于一个“神”字。神的功用运转不息，向前不回，倘若回而不运转，就失去了生机。这是最重要的真理，是非常切近微妙的，把它记录在玉版上，藏在内府里，每天早上诵读，就把它叫作《玉机》吧。

【解析】“道在于一，神转不回，回则不转，乃失其机。”这句话是《黄帝内经》中非常重要的思想，可以说是中医学对生命本性的认识。这句话又见于《玉版论要》。《黄帝内经》认为，人的生命活动能够正常运行在于“神”的奇妙环转之机，即精气神之周而复始地循环运动。如果这一循环运动出现障碍，破坏了环转之机，人就会生病甚至死亡。所以，历代名医都非常重视“神转不回，回则不转”，认为是医道的关键。这里“转”与“回”意思相反。从大的方面说，“回”也是运转之意。但二者有微细差别。“转”是一直转下去，而“回”则有“回顾”“回望”之意，这些意思“转”是没有的。“转”是一直转下去，最后回归原点；而“回”则是在运转的途中时时回顾，并不是一心一意地前行。“转”表示精气神按照一定的规律自然运转，而“回”则有发生逆反，不能正常运行的情况。所以说“回则不转，乃失其机”。“失其机”即失去正常运转之机制。而一切医学手段的最终目的都是恢复到“神转不回”和气血神机的运转如一。

【原文】五脏受气于其所生，传之于其所胜，气舍于其所生，死于其所不胜。病之且死，必先传行至其所不胜，病乃死。此言气之逆行也，故死。肝受气于心，传之于脾，气舍于肾，至肺而死。心受气于脾，传之于肺，气舍于肝，至肾而死。脾受气于肺，传之于肾，气舍于心，至肝而死。肺受气于肾，传之于肝，气舍于脾，至心而死。肾受气于肝，传之于心，气舍于肺，至脾而死。此皆逆死也。一日一夜五分之，此所以占死生之早暮也。

黄帝曰：五脏相通，移皆有次，五脏有病，则各传其所胜。不治，法三月若六月，若三日若六日，传五脏而当死，是顺传所胜之次。故曰：别于阳者，知病从来；别于阴者，知死生之期，言知至其所困而死。

【注释】①五脏受气于其所生：五脏所受的病气，来源于它所生的脏。气，指病气。

②传：指病气相传。

③所胜：所克之脏。

④舍：留止。

⑤传行：指病气的传变。

⑥气之逆行：指病气的逆传。

⑦一日一夜五分之：一昼夜分为五个阶段，配合五脏：平旦属肝，日中属心，薄暮属肺，夜半属肾，午后属脾。

⑧占：推测，预测。

⑨不治：不及时治疗。

⑩死生：偏义复词，指死。

【白话解】根据五行相生相克的关系，五脏疾病的传变，是接受其所生之脏的病气，传给其所胜之脏，病气留止于生己之脏，死于克己之脏。当疾病发展到将死的时候，必定会先传于克己之脏，病人才会死亡。这是病气的逆传，所以会死亡。例如，肝脏接受来自心脏的病气，而又传行于脾脏，其病气留止于肾脏，最后传到肺脏而死亡。心脏接受来自脾脏的病气，又传行于肺脏，其病气留止于肝脏，最后传到肾脏而死亡。脾脏接受来自肺脏的病气，传行于肾脏，病气留止于心脏，最后传到肝脏而死亡。肺脏接受来自肾脏的病气，传行于肝脏，病气留止于脾脏，最后传到心脏而死亡。肾脏接受肝脏的病气，传行于心脏，病气留止于肺脏，最后传到脾脏而死亡。这就是病气逆转而死亡的规律。以一日一夜划分为五个阶段，分属五脏，就可以推测死亡的时间。

黄帝说：五脏之间是相互连通的，病气的转移，都按照一定的次序。如果五脏有病，病气按照五行相生相克的顺序传变；如果不能掌握治疗疾病的时机，那么长则三个月或六个月，短则三天或六天，传遍五脏就会死亡，这是病气按照五行相克的顺序传变。所以说，能辨别胃气盛衰，就可以知道疾病从何脏而来；能辨别真脏脉，就可以推测疾病的死生日期。这就是说，知道各脏腑的在其所不胜的时日，就是死亡的日子。

【解析】本段阐述了病气在五脏间传导的一般规律，还指出了五种情志对疾病传导的影响，既为后世医者根据病气传导的一般规律确定病证并及时施治提供了依据，又提醒后世医者不能拘泥于病气传变的一般规律，而要根据病人的具体情况，具体分析病证，对证下药。

【原文】是故风者百病之长也。今风寒客于人，使人毫毛毕直，皮肤闭而为热，当是之时，可汗而发也；或痹不仁肿痛，当是之时，可汤熨及火灸刺而去之。弗治，病入舍于肺，名曰肺痹，发咳上气。弗治，肺即传而行之肝，病名曰肝痹，一名曰厥，胁痛出食，当是之时，可按若刺耳。弗治，肝传之脾，病名曰脾风，发瘅，腹中热，烦心出黄，当此之时，可按可药可浴。弗治，脾传之肾，病名曰疝瘕，少腹冤热而痛，出白，一名曰蛊，当此之时，可按可药。弗治，肾传之心，病筋脉相引而急，病名曰瘛，当此之时，可灸可药。弗治，满十日，法当死。肾因传之心，心即复反传而行之肺，发寒热，法当三岁死，此病之

次也。

【注释】① 风者百病之长也：六淫之气始于风，故称之为“长”。

② 发瘅：发黄。吴昆：“瘅，热中之名。”

③ 出黄：小便黄。

④ 冤热：蓄热。热极而烦闷。

⑤ 蛊：病名。指病深日久，形体消瘦，精神萎靡，如虫食物故名。蛊，繁体字作“蠱”。表示很多虫子腐蚀了器物。

⑥ 瘛（chì）：指筋脉拘急相引一类的病。

【白话解】风为六淫之首，所以说它是百病之长。风寒侵入了人体，就会使人的毫毛都立起来，皮肤闭塞，内里发热。这时，可以用发汗的方法治愈。有的会出现麻痹不仁、肿痛等症状，此时可用热敷、火、灸或针刺等方法治愈。如果耽误了，病气就会传行并留止于肺部，这就是肺痹，发为咳嗽上气。如果还不治疗，就会从肺传到肝，这叫肝痹，也叫肝厥，会发生胁痛、不欲食等症状。这时，可用按摩或针刺等方法治疗。如果仍不及时治疗，病气从肝传到脾，这时的病叫作脾风，会发生黄疸、腹中热、烦心、小便黄色等症状。这时，可用按摩、药物和汤浴等方法治疗。如再不及时治疗，病气从脾传到肾，这时的病叫疝瘕，会出现少腹蓄热作痛、小便白浊等症状，又叫作蛊病。这时，可用按摩、药物等方法治疗。如继续耽误下去，病气从肾传到心，就会出现筋脉相引拘挛的症状，叫作瘛病。这时，可用艾灸、药物来治疗。如仍治不好，十天以后，就会死亡。倘病邪由肾传到心，心又反传到肺脏，又发寒热，三天就会死亡，这是疾病传递的次序。

【解析】本节以风寒侵袭为例，论述了病邪的传变规律。风寒侵袭人体首先犯及皮肤，如果不能治愈会传入肺。因为肺主皮毛。病气在肺不能治愈就会传入肝。因为肺属金，肝属木，金克木，病气容易传入。病气在肝不能治愈就会传入脾。因为肝属木，脾属土，木克土。病气在脾不能治愈就会传入肾。因为肾属水、脾属土，土克水。病气在肾不能治愈就会传入心。因为心属火，肾属水，水克火。在心不能治愈就会再传回肺。

【原文】然其卒发者，不必治于传，或其传化有不以次，不以次入者，忧恐悲喜怒，令不得以其次，故令人有大病矣。因而喜大虚则肾气乘矣，怒则肝气乘矣，悲则肺气乘矣，恐则脾气乘矣，忧则心气乘矣。此其道也。故病有五，五五二十五变，反其传化。传，乘之名也。

【注释】① 卒（cù）：通“猝”，突然。

② 次：次序，顺序。

③ 乘：乘虚侵袭。

【白话解】但假如是猝然发病，就不必根据这个传变的次序治疗；而有的传变也不一定完全依着这个次序。忧、恐、悲（思）、喜、怒这五种情志就会使病气不按着这个次第传变，而突然发病。如过喜伤心，克它的肾气就因而乘之。怒太过使肝气横逆，木气有余，会加剧对脾土的克制。悲伤太过使肺金加剧对肝木的克制。过恐伤肾，克它的脾气就因而乘之。过忧伤肺，克它的心气就因而乘之。这就是疾病不依次序传变的规律。所以病虽有五变，但能够发为五五二十五变，这和正常的传化是相反的。传，是“乘”的别名。

【解析】《黄帝内经》认为除了按照五行生克规律传变之外，还有不按照这一规律传变的。这主要是忧、恐、悲、喜、怒等情志刺激干扰造成的。

【原文】大骨枯槁，大肉陷下，胸中气满，喘息不便，其气动形，期六月死，真脏脉见，乃予之期日。大骨枯槁，大肉陷下，胸中气满，喘息不便，内痛引肩项，期一月死，真脏见，乃予之期日。大骨枯槁，大肉陷下，胸中气满，喘息不便，内痛引肩项，身热脱肉破䐃，真脏见，十月之内死。大骨枯槁，大肉陷下，肩髓内消，动作益衰，真脏来见，期一岁死，见其真脏，乃予之期日。大骨枯槁，大肉陷下，胸中气满，腹内痛，心中不便，肩项身热，破䐃脱肉，目眶陷，真脏见，目不见人，立死，其见人者，至其所不胜之时则死。急虚身中卒至，五脏绝闭，脉道不通，气不往来，譬于堕溺，不可为期。其脉绝不来，若人一

息五六至，其形肉不脱，真脏虽不见，犹死也。

真肝脉至，中外急，如循刀刃责责然，如按琴瑟弦，色青白不泽，毛折，乃死。真心脉至，坚而搏，如循薏苡子累累然，色赤黑不泽，毛折，乃死。真肺脉至，大而虚，如以毛羽中人肤，色白赤不泽，毛折，乃死。真肾脉至，搏而绝，如指弹石辟辟然，色黑黄不泽，毛折，乃死，真脾脉至，弱而乍数乍疏，色黄青不泽，毛折，乃死。诸真脏脉见者，皆死不治也。

黄帝曰：见真脏曰死，何也？岐伯曰：五脏者皆禀气于胃，胃者五脏之本也；脏气者，不能自致于手太阴，必因于胃气，乃至于手太阴也，故五脏各以其时，自为而至于手太阴也。故邪气胜者，精气衰也，故病甚者，胃气不能与之俱至于手太阴，故真脏之气独见，独见者病胜脏也，故曰死。帝曰：善。

【注释】① 脱肉破䐃：䐃（jùn，音竣），指大块的肌肉。脱肉破䐃，指全身肌肉消瘦破溃。

② 来见：《太素》《甲乙经》均作“未见”。今可从。

③ 责责然：锋利可畏的样子。

【白话解】骨骼枯槁，肌肉瘦削，这是先天之本肾和后天之本脾两脏衰弱的表现。如果出现胸中气满，呼吸困难，呼吸时耸肩举背，伴有身体振动，这是肺脏衰弱的表现，大约六个月就会死亡。见到了肺的真脏脉，就可以预知死亡日期。出现大骨枯槁，肌肉瘦削，胸中疼痛，呼吸困难，牵引肩项的症状，是心气衰弱的表现，大约一个月就会死亡。如果见到了心的真脏脉，就可以预见死亡日期。大骨枯槁，肌肉瘦削，胸中气满，呼吸困难，胸中疼痛，牵引肩背，全身发热，肌肉破溃，这是脾气败绝的表现，如果又出现了真脏脉，十个月之内就会死亡。大骨枯槁，肌肉瘦削，两肩下垂，骨髓消耗殆尽，动作迟缓无力，这是肾气严重衰竭的表现，虽然真脏脉没有出现，大约一年后就会死亡；如果见到真脏脉，就可以预知具体的死亡日期。大骨枯槁，肌肉瘦削，胸中气满，腹中痛，心中不适，这是肝病影响脾的表现；全身发热，肌肉破溃，这是脾气衰竭的表现。如果出现目眶下陷，则说明肝气衰竭，如果见到肝的真脏脉，而眼睛看不到人，说明肝气殆尽，会立即死亡；如果眼睛尚能看到人，则到了肝脏所不胜的时辰或日期，就会死亡。如果正气暴虚，外邪陡然侵入人体，以致五脏之气紊乱，不能运转，五脏气机闭塞，周身脉道不通，好像从高处坠下，或像落水淹溺一样，是无法预测死亡时日的。如果见到脉搏断绝而不至，或跳动异常疾数，一吸一呼脉来五六至，虽然形体没有衰败，真脏脉也没有出现，但仍然会死亡的。

肝脏的真脏脉到来，脉体中外劲急，好像按在刀口上一样锋利，或如按在琴弦上一样硬直，面色青白而不润泽，当出现皮肤毫毛枯焦时，就要死亡。心脏的真脏脉到来，表现为坚硬而搏击手指，好像按到薏苡子一样短而圆滑，病人面色红黑不润泽，当出现皮肤毫毛枯焦时，就要死亡。肺脏的真脏脉至，脉体大而空虚，好像用羽毛触摸人的皮肤一般轻虚，面色白赤而不润泽，当出现皮肤毫毛枯焦时，就要死亡。肾脏的真脏脉到来，坚硬而搏击手指，犹如拉紧的绳索突然断开一样，或如用手指弹石一样坚实不柔，面色黑黄而不润泽，当出现皮肤毫毛枯焦时，就要死亡。脾脏的真脏脉到来，软弱无力，快慢不匀，面色黄青而不润泽，当出现皮肤毫毛枯焦时，就要死亡。凡是见到五脏的真脏脉，都为不治的死证。

黄帝问道：见到真脏脉象，就要死亡，是什么道理？岐伯回答说：五脏的营养，都赖于胃腑的水谷精微，因此胃气是五脏的根本。如果胃气充足，五脏的功能旺盛，在手太阴经的寸口上，就能够反映出正常的脉象。五脏之气，不能自行到达手太阴寸口，必须借助胃气的敷布才能到达。因此，五脏之气能够在其相应的时令，出现于手太阴经的寸口，都是依靠胃气来实现的。如果邪气亢盛，必定使精气虚衰。所以病到严重时，胃气就不能与五脏之气一同到达手太阴经，那么某一脏的真脏脉象就会单独出现。真脏之气独见，是邪气胜而正气衰弱，所以就要死亡。黄帝说：讲得好。

【解析】本段阐述了根据久病重病之人的症状推测其死亡日期的方法，以及五脏真脏脉的表现及成因，是医者进行疾病预后的重要依据。论述认为，五脏精气是生命之本，这个观点无论是对古代医学、养生学、气功、武术乃至哲学都产生过深刻影响。

【原文】黄帝曰：凡治病，察其形气色泽，脉之盛衰，病之

新故，乃治之无后其时。形气相得，谓之可治；色泽以浮，谓之易已；脉从四时，谓之可治；脉弱以滑，是有胃气，命曰易治，取之以时。形气相失，谓之难治；色夭不泽，谓之难已；脉实以坚，谓之益甚；脉逆四时，为不可治。必察四难，而明告之。所谓逆四时者，春得肺脉，夏得肾脉，秋得心脉，冬得脾脉，其至皆悬绝沉涩者，命曰逆四时。未有脏形，于春夏而脉沉涩，秋冬而脉浮大，名曰逆四时也。病热脉静，泄而脉大，脱血而脉实，病在中脉实坚，病在外脉不实坚者，皆难治。

【注释】① 形气：形，指形体之肥瘦刚脆；气，言脏腑气血的功能强弱，即神气之谓。

② 乃治之："乃"副词，有"才"之意。

③ 形气相得：指形体与神气盛衰表现相一致，即形盛气盛或形虚气虚。

④ 色泽以浮：面色明润。

⑤ 脉从四时：脉象变化与四时相应。

⑥ 脉弱以滑：脉象柔和舒缓而滑利。脉弱，相对于下文"脉实"而言，指脉来柔和而不实。滑，滑利流畅。

⑦ 取之以时：根据不同时令采用不同的治法。

⑧ 形气相失：指形体与神气盛衰表现不一致，如形盛气虚或形虚气盛。

⑨ 色夭不泽：指颜色枯晦干燥而不润泽。

⑩ 脉实以坚：指脉来坚实而无柔和之象。

⑪ 四难：即上文"形气相失""色夭不泽""脉实以坚""脉逆四时"四种难治情况。

【白话解】黄帝说：大凡治病，必先诊察形体盛衰，气之强弱，色之润枯，脉之虚实，病之新久，然后及时治疗，不能错过时机。病人形体与神气相一致，是可治之证；面色光润鲜明，是可治之证；脉象与四时相符合，也是易于治疗的；脉来弱而流利，是有胃气的现象，病亦易治，必须抓紧时间，进行治疗。形气不相称，此谓难治；面色枯槁，没有光泽，也为难治；脉象实而坚硬，缺少柔和之象，是胃气衰弱的反映，病情必将加重；脉象与四时相逆，也是难治愈的疾病。必须审察这四种难治之证，清楚地告诉病人。所谓脉与四时相逆，就是在春季见到肺脉，夏季见到肾脉，秋季见到心脉，冬季见到脾脉，脉象皆悬绝无根，或沉涩不起，这是与四时相反的脉象。如果五脏脉气不能随着时令表现于外，比如在春夏季节，反而见到沉涩的脉象；在秋冬季节，反而见到浮大的脉象，这也叫作逆四时。热病者，脉象宜急数，而反静；泄泻的病人，脉象应小，而反大；失血的病人，脉象应虚，而反实；病在中而脉不实坚；病在外而脉反坚实。这些都是证候与脉象相反表现，都是很难治愈的。

【解析】本段经文提出了四难和四易，并以此作为判断疾病预后的重要依据。四易，是形气相得、色泽以浮、脉弱以滑、脉从四时；四难，是形气相失、色夭不泽、脉实以坚、脉逆四时。强调诊治疾病应全面诊察病人的形体、神气、色泽、脉象的相得与相失，并综合分析疾病复杂的病机变化。四难、四易判断疾病预后的方法对临床诊治疾病具有重要指导意义。

【原文】黄帝曰：余闻虚实以决死生，愿闻其情。岐伯曰：五实死，五虚死。帝曰：愿闻五实五虚。岐伯曰：脉盛，皮热，腹胀，前后不通，闷瞀，此谓五实。脉细，皮寒，气少，泄利前后，饮食不入，此谓五虚。帝曰：其时有生者，何也？岐伯曰：浆粥入胃，泄注止，则虚者活；身汗得后利，则实者活。此其候也。

【注释】① 前后不通：指大小便不通。

② 闷瞀：指胸中郁闷，眼目昏花。

③ 浆粥入胃，泄注止，则虚者活：五脏之气皆由胃气所资生，若病重之时饮食得入，泄泻得止，则为胃气来复之象，预示五虚证有转好之机。

④ 身汗得后利，则实者活：得身汗则表邪可解，得后利则里邪可除；表实解，里实除，预示五实证有好转之机。

【白话解】黄帝说：我听说根据虚实的病情可以预决死生，希望您告诉我其中的道理。岐伯说：五实是死证，五虚也是死证。黄帝问道：请问什么叫作五实、五虚？岐伯说：脉盛，是心实；皮热，是肺实；腹胀，是脾实；大小便不通，是肾实；心中烦闷，神识不清，是肝实，这叫作五实。脉细，是心气不足；皮寒，是肺气不足；气少，是肝气不足；大小便不禁，是肾气不足；饮食不入，是脾气不足，这叫作五虚。黄帝问道：五实、五虚，有的病人也会痊愈，这又是什么道理？岐伯说：如果能够吃些浆粥，胃气慢慢恢复，大便泄泻停止，则虚者也可以痊愈。如若原来身热无汗，而现在身体汗出；原来大小便不通的，而现在大小便通畅，则实者也可以痊愈。这就是五虚、五实能够痊愈的变化特点。

【解析】本段经文论述了五实证、五虚证的临床表现及其预后。《通评虚实论》云："邪气盛则实，精气夺则虚。"王冰注："五实，谓五脏之实，五虚，谓五脏之虚。"五实证是邪气亢盛、充斥于五脏所致的病证，邪气盛于心则脉盛，盛于肺则皮热，盛于脾则腹胀，盛于肾则二便不通，盛于肝则闷瞀。五虚证是五脏精气损极欲竭的病证，心气虚则脉细，肺气虚则皮寒，肝气虚则气少乏力，肾气虚则二便不禁，脾气虚则不欲饮食。五实证是因邪气内盛于五脏，不得外泄造成的闭证，邪无出路，故预后不良。五虚证因五脏精气俱夺，精化无源又不断耗损，有出无入，故亦预后不良。

五实证病机关键是邪气亢盛，其预后转机在于邪气是否有出路，若"身汗得后利"，邪去正安，病可好转，故治疗当以祛邪为主。五虚证病机关键是精气内夺，其预后转机在于使精气停止耗损，并得以补益，故"浆粥入胃，泄注止"，正气恢复有望，病可好转，故治疗当以补益五脏精气为主，尤其要重视补益脾胃之气，培补后天之本。

三部九候论篇第二十

【原文】黄帝问曰：余闻九针于夫子，众多博大，不可胜数。余愿闻要道，以属子孙，传之后世。著之骨髓，藏之肝肺。歃血而受，不敢妄泄。令合天道，必有终始，上应天光、星辰、历纪，下副四时、五行。贵贱更立，冬阴夏阳，以人应之，奈何？愿闻其方。岐伯对曰：妙乎哉问也！此天地之至数。

【注释】① 九针：此指九候。"针"疑是误字。

② 属：通"嘱"，嘱咐。

③ 著之骨髓，藏之肝肺：形容深刻领会，铭记在心。“著”，有纳的意思。

④ 歃（shà）血：古时盟誓的一种仪式。“歃”，饮。

⑤ 天光：指日月。

【白话解】黄帝问说：我听了九候的道理，内容众多而广博，难以尽述。希望再听些主要的道理，以传给子孙，流传后世。我一定会把那些话铭刻在心，藏于肺腑。我发誓接受所学，不敢随便泄露，使它合于天道，有始有终，上应日月星辰节气之数，下合四时五行之变。就五行来说有盛有衰，就四时来说冬阴夏阳，那么人怎样才能够和这些自然规律相适应呢？希望听听具体的方法。岐伯说：问得好，这是天地间的至理啊！

【解析】九候之要道也就是九候的基本原理。原理是一切学问、技术能够形成的前提，是十分重要的，古人称之为“要道”。古人把作为“要道”的这些基本原理奉为“神明”，十分崇拜，在传授时常常是歃血为盟，以表示对接受的“要道”的负责、不随意外泄和发扬光大。“令合天道，必有终始，上应天光、星辰、历纪，下副四时、五行。”实际上是指出了“九候”这一要道的功用。从九候内容的表述可以看出其功用是与天道、四时、五行相符相应的。因此，才是“要道”。

【原文】帝曰：愿闻天地之至数，合于人形血气，通决死生，为之奈何？岐伯曰：天地之至数，始于一，终于九焉。一者天，二者地，三者人，因而三之，三三者九，以应九野。故人有三部，部有三候，以决死生，以处百病，以调虚实，而除邪疾。

【注释】始于一，终于九：数理哲学认为数始于一，而终止于九。九加一为十，十又是一的开始，所以说始于一终于九。最基本的数就是一至九，“一”为数之始，“九”为数之终。

【白话解】黄帝说：希望听听这天地间的至理，从而使它合于人的形体，通利血气，并决定死生。怎样才能做到呢？岐伯说：天地的至数，是从一开始，至九终止，一为阳，代表天，二为阴，代表地，人生天地之间，所以用三代表人。而天地人又合而为三，三三为九，与九野之数对应。所以人有三部脉，每部各有三候，根据它去决定死生，诊断百病，调和虚实，祛除疾病。

【解析】本节具体论述了“天地之至数”。所谓“至数”就是基本的“数”，这样的“数”古人认为有九个，即从一至九这九个自然数，而其中最重要的就是一、二、三。老子说：“道生一，一生二，二生三，三生万物。”所以，一、二、三，就显现在万物之中。天是生成万物的总根源，一为阳，代表天；地由天分化而来，地要顺从于天，二为阴，代表地；人由天地所生，天一地二为三，三代表人。天地人又可以化合而为三，三三为九。这就是“三部九候”脉法产生的根据。

【原文】帝曰：何谓三部？岐伯曰：有下部，有中部，有上部，部各有三候，三候者，有天有地有人也，必指而导之，乃以为真。上部天，两额之动脉；上部地，两颊之动脉；上部人，耳前之动脉。中部天，手太阴也；中部地，手阳明也；中部人，手少阴也。下部天，足厥阴也；下部地，足少阴也；下部人，足太阴也。故下部之天以候肝，地以候肾，人以候脾胃之气。

帝曰：中部之候奈何？岐伯曰：亦有天、亦有地、亦有人。天以候肺，地以候胸中之气，人以候心。

帝曰：上部以何候之？岐伯曰：亦有天、亦有地、亦有人。天以候头角之气，地以候口齿之气，人以候耳目之气。三部者，各有天，各有地，各有人。三而成天，三而成地，三而成人，三而三之，合则为九。九分为九野，九野为九脏。故神脏五，形脏四，合为九脏。五脏已败，其色必夭，夭必死矣。

【注释】① 九分：指人体上、中、下三部各分天、地、人三候的诊脉方法，共九等分。

② 九野：对应九分法的九个区域，与九州地理相应，用于描述人体与自然界的方位关联。

③ 九脏：由五神脏（肝、肺、心、脾、肾）和四形脏（膀胱、胃、大肠、小肠）组成，共九个脏腑系统。

【白话解】黄帝问道：什么叫作三部呢？岐伯答道：以人体的部位划分，可以分为下部、中部、上部。每部分各有三候，三候是以天、地、人来代表的。必须有老师的指导，才能掌握部、候的准确位置。上部天，指额部两侧的动脉；上部地，指两颊大迎穴处的动脉；上部人，指耳前耳门穴处的动脉；中部天，指两手太阴气口、经渠穴处的动脉；中部地，指两手阴明经合谷穴处的动脉；中部人，指两手少阴经神门穴处的动脉；下部天，指足厥阴经五里穴或太冲穴处的动脉；下部地，指足少阴经太溪穴处的动脉；下部人，指足太阴经箕门穴处的动脉。由于经脉与脏腑的所属关系，所以下部天可以候肝脏之气，下部地可以候肾脏之气，下部人可以候脾胃之气。

黄帝问道：中部可以诊察怎样的变化呢？岐伯回答说：中部也分了天、地、人三候。中部天可以诊察肺脏之气，中部地可以诊察胸中之气，中部人可以诊察心脏之气。

黄帝问道：上部可以诊察怎样的变化呢？岐伯回答说：上部也有天、地、人三候。上部天可以诊察头角部位的病变，上部地可以诊察口齿之气，上部人可以诊察耳目之气。三部之中，各有天、地、人三候。三候为天，三候为地，三候为人，三三相乘，合为九候。脉的九候，与地上的九州九野相应，地上的九州九野又与人体的九脏相应。所以人有肝、肺、心、脾、肾五个藏神的脏，以及膀胱、胃、大肠、小肠四个藏有形物质的脏，合为九脏。如果五脏之气衰败，必定会见到神色枯槁不泽。所以见到面部枯槁不泽的，说明病情危重，是死亡的征象。

【解析】这段经文系统阐述了中医“三部九候”诊法的完整体系，将人体划分为上中下三部，每部分设天地人三候，形成九大诊脉部位。上部天候取两额动脉察头角之气，上部地候取两颊动脉察口齿之气，上部人候取耳前动脉察耳目之气；中部天候取手太阴肺经察肺脏，中部地候取手阳明经察胸中气机，中部人候取手少阴经察心脏；下部天候取足厥阴经察肝脏，下部地候取足少阴经察肾脏，下部人候取足太阴经察脾胃。这种诊法体现了中医“天人相应”的整体观念，将人体九大诊脉部位与天地人三才、九州九野相呼应，形成“三三得九”的诊察系统。经文特别强调“神脏五，形脏四”的九脏理论，指出五脏衰败必现面色枯槁的死证征兆。

【原文】帝曰：以候奈何？岐伯曰：必先度其形之肥瘦，以调其气之虚实，实则泻之，虚则补之。必先去其血脉，而后调之，无问其病，以平为期。

【注释】去其血脉：除去脉道中的瘀血。

【白话解】黄帝说：怎样诊察与治疗疾病呢？岐伯说：一定得先度量病人形体的肥瘦程度，来调和其气的虚实。气实就泻其有余，气虚就补其不足。首先要设法除去血脉里的瘀滞，然后再调和气的虚实，不管治什么病，达到五脏的平和是最终目的。

【解析】本节论述了“三部九候”诊法操作前的准备工作。诊脉前首先要度量病人的形体肥瘦，排除形体肥瘦因素的干扰才能获得准确的疾病信息。在具体调治时首先要去除血脉中的瘀血，之后才能去调和气血，使五脏恢复平和。

【原文】帝曰：决死生奈何？岐伯曰：形盛脉细，少气不足以息者危。形瘦脉大，胸中多气者死。形气相得者生，参伍不调者病。三部九候皆相失者死。上下左右之脉相应如参舂者病甚。上下左右相失不可数者死。中部之候虽独调，与众脏相失者死，中部之候相减者死。目内陷者死。

【注释】① 形气相得：形体和气息相符合。如形盛脉盛，形瘦脉细。“气”，指脉息。“得”有“合”的意思。

② 参伍不调：指脉动错乱不协调。

③ 参（cēn）舂（chōng）：参差不齐。参，即参差。舂，用杵捣米，上下不一。

④ 目内陷者死：目眶塌陷是脏腑精气衰竭的现象，主死。

【白话解】黄帝说：怎样决断死生呢？岐伯说：形体盛，脉反细，气短，呼吸不连续，主危。形体瘦，脉反大，胸中多气胀满，也主死。形体和脉息相称的主生，脉象错杂不调的主病。三部九候都失其常度的主死。上下左右之脉相应，一上一下像舂杵一样，大数而鼓，说明病情很严重。上下左右之脉失去了协调，以至于不可计其至数的，是死候。中部的脉，虽然独自调和，而上部下部众脏之脉已失其常的，也是死候；中部的脉较上下两部偏少的，也是死候；眶内陷的，是精气衰竭的现象，也会死亡。

【解析】本节论述了根据“三部九候”的变化决断生死的道理。从根本上说，形体与脉息相互协调的主生，不协调的主死；“三部九候”都失常的主死；脉动节律失常严重的主死。在缺少检测手段的古代，古人以“三部九候”的脉象变化来决断生死，对疾病治疗具有重要意义。

【原文】帝曰：何以知病之所在？岐伯曰：察九候独小者病，独大者病，独疾者病，独迟者病，独热者病，独寒者病，独陷下者病。以左手足上，上去踝五寸按之，庶右手足当踝而弹之，其应过五寸以上，蠕蠕然者不病；其应疾，中手浑浑然者病；中手徐徐然者病；其应上不能至五寸，弹之不应者死。是以脱肉身不去者死。中部乍疏乍数者死。其脉代而钩者，病在络脉。九候之相应也，上下若一，不得相失。一候后则病，二候后则病甚，三候后则病危。所谓后者，应不俱也。察其腑脏，以知死生之期，必先知经脉，然后知病脉，真脏脉见者胜死。足太阳气绝者，其足不可屈伸，死必戴眼。

【注释】① 身不去：意思是体弱不能行动。

② 不俱：不一致的意思。

【白话解】黄帝问道：怎样才能知道疾病发生的部位呢？岐伯回答说：诊察九候脉的异常变化，就能知道疾病的病变部位。九候之中，单独出现一候脉象异常，或独小，或独大，或独数，或独迟，或独滑，或独紧，或独沉伏等，均是有病的表现。医生用左手在病人的左足内踝上五寸的地方按着，用右手指在病人的左足内踝上弹击，医者的左手会有振动的感觉，如果振动的范围超过五寸以上，且震动柔和有力，这是正常的现象；如果振动急剧，手指感觉混乱不清，这是病态的反应；如果振动微弱，应手迟缓，这也属于病态表现；如果振动范围达不到五寸，且用较大的力量弹击，仍没有反应，这是死证。身体肌肉极度消瘦，体弱不能行动，属于死证。中部之脉或快或慢，毫无规律，也为死证。如果脉象间歇停止而洪大，是疾病在络脉的表现。九候之脉，应该相互协调适应，上下如一，不应该参差不齐。如果见到九候之中有一候与其他的脉象不一致，则为有病的表现；如果有二候与其他的脉象不一致，是病重的表现；如果有三候与其他的脉象不一致，是病危的表现。所谓不一致，就是指九候之间，脉象不相协调的意思。通过诊察病邪所在的脏腑，可以推测生死的时间，但首先要知道正常的脉象，然后才能知道病变的脉象；如果见到真脏脉，到了有病之脏所不胜的时日，就会死亡。出现某些特殊的症状，也可以反映病情危重，甚至死亡，如足太阳经脉之气衰竭，出现两足不能屈伸的症状，死亡的时候，会出现眼睛上视，不能转动的症状。

【解析】这段经文系统阐述了中医“九候诊法”的诊断体系，完整呈现了从脉象异常到预后判断的全过程诊断逻辑。通过观察九候脉象中出现的独小、独大、独疾、独迟、独热、独寒、独陷下等七种异常变化，可以准确判断疾病所在部位，这种“独处藏奸”的诊断思维是中医抓主要矛盾的典型体现。踝部弹诊法的操作规范展示了中医动态诊察的独特技术，以“蠕蠕然”为常、“浑浑然”为病、“徐徐然”为病、“不应者死”的四级判断标准，生动体现了中医“以常衡变”的诊断原则。九候脉象的协调性判断构建了“一候后则病，二候后则病甚，三候后则病危”的病情分级体系。经文中“必先知经脉，然后知病脉”的论述，突出了掌握正常生理是识别病理基础的中医认知逻辑，而“真脏脉见者胜死”的预后判断，则与先前讨论的“五脏应天”理论形成完整呼应。最后关于足太阳经气绝的证候描述，不仅补充了经络诊断的临床指征，更将脉诊与证候学有机结合，构建了“脉-症-经-脏”四位一体的综合诊断框架，这种多维度交叉验证的诊断方法，至今在危重病判断中仍具有重要临床价值。

【原文】帝曰：冬阴夏阳奈何？岐伯曰：九候之脉，皆沉细悬绝者为阴，主冬，故以夜半死。盛躁喘数者为阳，主夏，故以日中死。是故寒热病者，以平旦死。热中及热病者，以日中死。病风者，以日夕死。病水者，以夜半死。其脉乍疏乍数乍迟乍疾者，日乘四季死。形肉已脱，九候虽调，犹死。七诊虽见，九候皆从者不死。所言不死者，风气之病及经月之病，似七诊之病而非也，故言不死。若有七诊之病，其脉候亦败者死矣。必发哕噫。必审问其所始病，与今之所方病，而后各切循其脉，视其经络浮沉，以上下逆从循之，其脉疾者不病，其脉迟者病，脉不往来者死，皮肤著者死。

【注释】① 经月之病：指月经病。

② 皮肤著者死：著，同着。皮肤著者死，即久病肉脱，皮肤干枯着骨，所以死亡。

【白话解】黄帝问道：冬为阴，夏为阳，怎样与脉象联系起来呢？岐伯回答说：九候的脉象都是沉细欲绝的，属于阴脉，与冬季相应，如果将一日一夜比作四季，则夜半时阴气最盛，与冬季相应，所以这种病常死于阴气最盛的夜半；脉象盛大躁动快速的，属于阳脉，与夏季相应，所以这种病常死于阳气最盛的日中午时；寒热交作的肝胆病，属于少阳，与春季相应，所以这种病常死于阴阳交会的早晨；阳气过盛的里热病或温热病，常死于阳气最盛的中午；风气之病，与肝胆之气相应，一天之中太阳西下时属金，所以这种病人常死于阳气衰弱的日夕申酉之时；阴盛的水肿病，常死于阴气最盛的夜半子时。如果三部九候的脉象忽疏忽数，忽迟忽急，是邪气在脾的表现，将一日一夜比作四季，土气与四季的末尾相应，所以这种病常死于辰、戌、丑、未四个时辰；如果形坏肉脱，即使九候的脉象协调，仍是死亡的征象；但是，有时虽然出现脉沉细欲绝、脉盛大躁急、寒热交作、阳热过盛、风气病、水肿病、邪气在脾、形坏肉脱等七诊的脉象，但九候的脉象与四时阴阳相顺应，就不一定是死证。所说不死的病，指风气之病，或女子月经之病，虽然见到类似七诊的病脉，其实并不是真实的，所以说不是死证。如果见到七诊脉象的出现，三部九候的脉象又有败绝之象，那么这就是死证。临死的时候，常会出现呃逆等胃气败绝的现象。所以在诊治疾病的时候，必须详细地询问病人起病的原因和现在的症状，然后按各部各候依次切脉。并根据经络的深浅，采取上、下、逆、顺的方法进行切脉，仔细辨别是正常的脉象，病脉，还是死脉等情况。如果脉来柔和流利，是正常无病的脉象；如果脉来迟缓无力，是有病的脉象；如果脉来滞涩，甚至绝断不来，是死证的脉象；如果病人久病肉脱，皮肤干枯附于筋骨，是气血衰败的反映，无论见到什么脉象，都是死证。

【解析】黄帝与岐伯的这段对话系统构建了中医“脉应四时”的诊断体系。九候脉象沉细欲绝属阴脉，对应冬季阴盛特性，这类病人多死于夜半阴气最盛之时；脉象盛大躁数属阳脉，对应夏季阳气旺盛特性，这类病人多死于日中阳气最盛之时。寒热交作病症对应少阳春气，死于平旦阴阳交替之时；热中热病死于日中阳极之时；风病对应肝胆木气，死于日夕金克木之时；水病阴盛死于夜半阴极之时。脉象乍疏乍数反映脾土失调，因土旺于四季之末，故死于辰、戌、丑、未四时辰。形肉已脱者即使脉象调和亦属危候，因形神已离。虽有七诊脉象但九候协调者尚可救治，特别是风病和月经病。若七诊脉象伴随脉候败绝则为死证，临终常见呃逆等胃气绝症。诊断时必须详询病史，全面诊察脉象，通过经络浮沉、上下逆从来判断病情。脉来流利为无病，迟缓为有病，断绝为死证，皮肤枯槁附着筋骨者不论脉象如何皆属危候。这种将四时阴阳、昼夜节律与脉证变化相结合的诊断方法，体现了中医“天人相应”的整体观念，至今在危重病预后判断中仍具重要价值。

【原文】帝曰：其可治者，奈何？岐伯曰：经病者，治其经；孙络病者，治其孙络血；血病身有痛者，治其经络。其病者在奇邪，奇邪之脉，则缪刺之；留瘦不移，节而刺之；上实下虚，切而从之，索其结络脉，刺出其血，以见通之。瞳子高者太阳不足，戴眼者太阳已绝。此决死生之要，不可不察也。手指及手外踝上五指，留针。

【注释】① 奇邪：指停留于大络的病邪。

② 瞳子高：指双目微有上视，但不是戴眼之定直不动。

【白话解】黄帝问道：那些并非死证的疾病，应该怎样治疗呢？岐伯回答说：如果疾病在经，可以针刺其经；如果病在孙络，可以针刺其孙络，使其出血；如果病在血分，且有身痛的症状，可以根据疾病所在的经络，进行针刺。如果病邪留滞在大络，可以用右病刺左、左病刺右的缪刺方法治疗。如果邪气久留，固定不移，形体消瘦，应当根据病情的轻重，病位的深浅，有层次地进行治疗。如果上部盛实、下部虚衰，这是邪气壅滞所致，可以循着经脉进行切按，找到经脉郁结的位置，然后进行针刺，则血出瘀滞消散，使经脉气血畅通。如果病人出现两目上视，呆定不动，是太阳经脉之气败绝的表现，为死证。这些就是预测生死的方法，不可不加以注意，并且要认真研究。在手指以及外踝上五指处进行针刺，并留针治疗。

【解析】这段经文系统阐述了中医“辨证施治”的核心治疗原则，完整呈现了从诊断到治疗的全过程思维方法。对于经病强调“治其经”的循经取穴原则，孙络病采用“治其孙络血”的刺络放血疗法，血病身痛则遵循“治其经络”的辨证论治思路，体现了中医“病位不同，治法各异”的精准治疗观。面对奇邪之脉提出的缪刺法（左病右治、右病左治），展示了中医“整体调节”的独特治疗智慧；对“留瘦不移”病症主张“节而刺之”的渐进疗法，反映了“因人施治”的个体化原则；针对“上实下虚”证候采用“切而从之，索其结络脉”的探查方法，最终以“刺出其血”达成“以见通之”的治疗目标，完整演示了中医“审证求因-辨证论治-疗效验证”的临床思维过程。特别警示“瞳子高者太阳不足，戴眼者太阳已绝”两种危象，通过眼部症状判断太阳经气盛衰，体现了中医“司外揣内”的诊断精髓。

卷第七

经脉别论篇第二十一

【原文】黄帝问曰：人之居处动静勇怯，脉亦为之变乎？岐伯对曰：凡人之惊恐恚劳动静，皆为变也。是以夜行则喘出于肾，淫气病肺。有所堕恐，喘出于肝，淫气害脾。有所惊恐，喘出于肺，淫气伤心。度水跌仆，喘出于肾与骨，当是之时，勇者气行则已，怯者则着而为病也。故曰：诊病之道，观人勇怯骨肉皮肤，能知其情，以为诊法也。故饮食饱甚，汗出于胃。惊而夺精，汗出于心。持重远行，汗出于肾。疾走恐惧，汗出于肝。摇体劳苦，汗出于脾。故春秋冬夏，四时阴阳，生病起于过用，此为常也。

【注释】① 居处动静勇怯：居处，指生活环境。动静，指劳逸。勇怯，指性格刚勇与怯懦，引申为体质强弱。

② 恚劳：恚，恨、怒之意。劳，劳心、操劳。

③ 夜行则喘出于肾，淫气病肺：肾主闭藏，应时于亥子，夜行则扰肾，肾失闭藏，不能纳气，使肺失肃降而喘，故喘出于肾。肾为本，肺为末。淫气，妄行逆乱之气。

④ 有所堕恐，喘出于肝，淫气害脾：堕坠损伤筋血，作喘则出于肝，继而肝木乘脾土。“恐”字误，似作“坠”。

⑤ 有所惊恐，喘出于肺，淫气伤心：惊恐则神越气乱，肺主气，心藏神，故喘出于肺，进而伤心。

⑥ 度水跌仆，喘出于肾与骨：度，通“渡”。水气通于肾，跌仆伤于骨，故喘出肾与骨。

⑦ 勇者气行则已，怯者则着而为病：同样受到各种致病因素的影响，体质强者，只是一过性功能紊乱，正气来复故不为病；而体质弱者，则功能紊乱持续则为疾病。已，止也。

⑧ 饮食饱甚，汗出于胃：饮食过饱，则胃气满溢，食气蒸迫，故汗出于胃。

⑨ 惊而夺精，汗出于心：因惊恐而扰乱人之精神，心神外越，故汗出于心。

⑩ 持重远行，汗出于肾：持重远行皆劳伤骨，扰动肾气，故汗出于肾。

⑪ 疾走恐惧，汗出于肝：肝主筋而藏魂，疾走而伤筋，恐惧则伤魂，肝受其伤，故汗出于肝。

⑫ 摇体劳苦，汗出于脾：摇体劳苦，则肌肉四肢皆动，脾主肌肉，故汗出于脾。

⑬ 过用：超过常度。

⑭ 常：此处作规律解。

【白话解】黄帝问道：人们的居住环境、活动状态和体质强弱等有所不同，那么经脉气血也会随之变化吗？岐伯回答说：人在惊恐、愤怒、疲劳、活动或安静的情况下，气血都会受到影响而发生变化。所以在夜间远行劳累，而出现气喘，是因为扰动肾气，使肾气上逆所造成的，如果肾气逆乱太过，就会侵犯肺脏。如果因坠堕而受到恐吓，而引起气喘，是因为扰动肝气，损伤了筋，使肝气上逆所致，如果肝气逆乱太过，就会侵犯脾脏。由于惊恐等情绪引起的气喘，是因为扰动肺气，使肺气上逆所致，如果肺气逆乱太过，就会侵犯心脏。由于涉水或跌仆引起的气喘，是损伤肾气和骨而造成的。在上述情况下，身体强盛的人，虽然也会出现呼吸气喘，但由于气血畅行，并能较快恢复，所以不会发生疾病；身体虚弱的人，气血运行不畅，受到惊恐、愤怒、疲劳等因素的影响，使气血阻滞不行，从而发生疾病。所以说：诊察疾病的方法就是要观察病人的体质强弱，以及骨骼、肌肉、皮肤等情况，能更好地了解病情，并以此作为诊察疾病的重要方法。饮食过饱，胃阴被迫外泄而出汗；遭受惊吓等刺激，耗伤精血，心阴外泄而出汗；负重远行的时候，损伤骨骼，肾阴外泄而出汗；奔跑过度或过度恐惧的时候，损伤肌肉筋膜，恐惧伤魂，肝阴外泄而出汗；过度劳累的时候，肌肉四肢疲倦，脾阴外泄而出汗。春、夏、秋、冬四季的阴阳不断变化都有一定的规律，而人们发生疾病的原因，大多是饮食过饱、劳累过度以及精神情绪的较大刺激，这就是引起发病的常见规律。

【解析】本段举喘、汗为例，说明人脏腑气血可受内外因素的影响而发生变化，能否致病关键在于体质的强弱，提出“生病起于过用”的发病观。

1. 惊恐恚劳等因素对气血的影响

情志、饮食、劳倦、环境等因素都能够影响人体经脉气血的变化。夜行、堕坠、惊恐、跌仆等不良刺激，皆可以导致脏腑失常、气血失和、经脉异常，影响肺气肃降，产生气喘之症。同理，“饮食饱甚”“惊而夺精”“持重远行”“疾走恐惧”“摇体劳苦”诸多因素影响了胃、心、肾、肝、脾等脏腑，使得津液外泄成汗。肺主气司呼吸，肺气上逆表现为喘，故喘为气之病；心主血脉，汗为心液，血汗同源，故汗为血之病。经脉是气血运行的通道，由于居处环境、动静劳逸、精神活动等不同因素影响心肺功能，使经脉气血发生变化，出现喘与汗。可见，喘与汗是经脉气血变化的征象。

2. 体质与发病的关系

情志、饮食、劳倦、环境等因素导致的喘与汗，常常是一过性的身体反应，能否形成喘证与汗证，则与体质强弱密切相关，即经文所谓：“勇者气行则已，怯者则着而为病也。”根据《黄帝内经》的认识，形神一体，人的精神可以反映其躯体的功能状态，因此，本节的“勇”与“怯”，是指体质的强弱。在同样的内、外环境影响下，体质强壮的勇者，脏腑气血的自我调节能力强，气血易于恢复，故不发病；但体质虚弱之怯者，其脏腑气血虚弱，自我调节能力差，故气血失常进一步加重即可发病。可见，上述因素能否致病，取决于人的体质强弱。

3. “生病起于过用”的发病观

本段提出了“生病起于过用”的发病学观点，“过用”即超过生理常度。自然界气候变化、人的情感反应、人的生活方式

（如饮食、起居、劳逸）等，通常情况下对人体没有伤害。但如果这些因素变化过度或人自身没有节制或防范，超过了人体的适应能力和自我调节能力，就会影响脏腑气血功能，导致阴阳失调，成为疾病发生的原因。病因学中称之为“六淫”“七情过极”“饮食失宜”“劳逸过度”等，“淫”“过极”“失宜”“过度”等皆为“过用”。由于个体的体质不同，对各种因素的适应力及耐受力不同，因而是否“过用”因人而异，难以用一个统一的标准去定量。更重要的是，“过用”需要根据这些因素作用于人体后的反应去判断。因此，影响人体脏腑气血的因素是否“过用”，一方面看这些因素的强度，更重要的是看人体的适应及调节能力，即人体自身脏腑气血的功能状态。这种立足于人体自身的发病观体现了《黄帝内经》病因理论的学术特点，并对疾病防治有重要指导意义。

【原文】食气入胃，散精于肝，淫气于筋。食气入胃，浊气归心，淫精于脉。脉气流经，经气归于肺，肺朝百脉，输精于皮毛。毛脉合精，行气于府。府精神明，留于四脏。气归于权衡，权衡以平，气口成寸，以决死生。

【注释】① 淫气：布散精气。淫的本意是久雨连绵不绝。引申有流溢、布散之意。

② 浊气：谷气。人体营养，一为源于天的空气，古人称为“清气”；一为源于地的五谷之气，古人称为“浊气”。

③ 肺朝百脉：百脉会合于肺。朝，会。周身百脉汇聚于肺，如众臣朝会君王。

④ 四脏：指心、肝、脾、肾四脏。

⑤ 权衡：指阴阳气血平衡。权是秤砣，衡是秤杆；只有权衡平，才能称量物品的重量。所以，这里的“权衡”是平衡之意，与今天的斟酌、比较、选择之意不同。

⑥ 气口：即脉口、寸口。掌后桡动脉，中医诊脉部位。此处的“太渊”穴，中医认为是“脉会”，诸脉聚会处，所以，五脏六腑之气都能从气口的变化反映出来。

【白话解】食物入胃，经过消化，把一部分精微输散到肝脏。经过肝的疏泄，将浸淫满溢的精气滋养于筋。食物入胃，化生的另一部分浓厚的精气，注入于心，再由心输入血脉。血气流行在经脉之中，上达于肺，肺又将血气送到全身百脉，直至皮毛。脉与精气相合，运行精气到六腑。六腑的精气化生神明，输入留于四脏。这些正常的生理活动，取决于阴阳气血平衡，其平衡的变化，能从气口的脉象上表现出来，气口脉象变化，可以判断疾病的预后。

【解析】本节详细地论述了食物之气在体内的疏布代谢过程，并指出阴阳气血的平衡是维持生命活动的关键，内在的气血运动状态可以从脉象上反映出来，可据此判断疾病的预后。需要说明的是：这里论述的食气输散分布过程并不是古人通过科学实验获得的科学结论。而是古人结合当时的解剖学水平，对人体可见的生理现象和病理现象的观察，再依据哲学思维形成的理论。与现代实验科学的结论有很大差别，可以说带有很大的猜想成分。但这并不影响其对中医临床的指导意义。因为中医本来就是一种以古代哲学思维为主导的宏观整体医学。这种医学，与现代的科学的医学相比是各有千秋。中医有不如西医（现代医学）之处，同样，西医也有不及中医之处。中西医学应该相互配合，不应该厚此薄彼。还要说明的一点是，中国古代的所谓“哲学”并不是西方哲学意义上的“思辨”的哲学，而是对自然、人生的宏观的整体性知识，是可以被检验的。在这个意义上的中国古代哲学，特别是其中的自然哲学也可以说是中国古代科学的共同基础。

【原文】饮入于胃，游溢精气，上输于脾；脾气散精，上归于肺，通调水道，下输膀胱。水精四布，五经并行，合于四时五脏阴阳，揆度以为常也。

【注释】① 游溢：敷布分散。

② 揆（kuí）度：测度。

【白话解】水液进入胃里，分离出精气，上行输送到脾脏；脾脏散布精华，又向上输送到肺；肺气通调水道，又下行输入膀胱。这样，气化水行，散布于周身皮毛，流行在五脏经脉里，符合四时五脏阴阳动静的变化，这是可以测度的经脉的正常现象。

【解析】本段及上段经文讨论了谷食和水饮在人体的代谢过程，以及诊气口决死生的原理，强调了人与自然息息相通的天人整体观。

谷食精气的输布。谷食入胃后，其所化生的一部分精微物质输散到肝，滋养全身的筋膜。其所化生的另一部分浓稠的精微物质，注入于心，之后流注于经脉，经脉中的气血，在肺的作用下输送到全身的血脉和皮毛，汇聚于经脉的气血流注于心、肝、脾、肾四脏。在精气输布过程中，气血要保持平衡的协调状态。经文突出了经脉在精气输布过程中的作用和肝、脾、肺的重要作用，尤其是肺朝百脉的理论，更突出了肺在精微物质输布中的重要作用。从这一精气输布过程来看，《黄帝内经》对血液循环已经有了初步的认识，这一认识远早于17世纪西医学的血液循环理论。

水饮的代谢。水饮入于胃，汲取精微，将其营养物质上输于脾，再由脾的运化，将精气输布到肺，经肺的宣降作用，以三焦为通道，布达全身，其清者输布于全身四肢百骸、肌肉皮毛；其浊者下达膀胱，如此将水精布散全身，流于五脏六腑。在水液代谢过程中，肺之宣降、脾之运化转输、肾之气化作用是关键。同时，水液代谢还要与四时阴阳变化及五脏功能特性相适应。后世治疗痰饮水湿病变，多从肺、脾、肾三脏入手。

“四时五脏阴阳”的整体观。人与自然息息相通，自然界四时寒暑的迁移，人体五脏阴阳必然会随之发生相应的变化。因此，本段经文指出“合于四时五脏阴阳，揆度以为常也”。即结合四时五脏阴阳的变化综合分析水谷精气的生成输布和代谢是常规大法。这种“脏气法时”的观点，突出体现了《黄帝内经》人体自身的整体性，人与自然的整体性思想，成为中医学分析和认识人体生命规律的基本方法之一。

文中“权衡以平，气口成寸，以决死生”，补充说明了寸口诊病的重要性，与《五脏别论》“五味入口，藏于胃，以养五脏气，气口亦太阴也。是以五脏六腑之气味，皆出于胃，变见于气口”的精神一致，可互参。

【原文】太阳脏独至，厥喘虚气逆，是阴不足阳有余也。表里当俱泻，取之下俞。阳明脏独至，是阳气重并也，当泻阳补阴，取之下俞。少阳脏独至，是厥气也。跻前卒大，取之下俞，

少阳独至者，一阳之过也。太阴脏搏者，用心省真，五脉气少，胃气不平，三阴也，宜治其下俞，补阳泻阴。一阳独啸，少阳厥也，阳并于上，四脉争张，气归于肾，宜治其经络，泻阳补阴。一阴至，厥阴之治也。真虚痟心，厥气留薄，发为白汗，调食和药，治在下俞。

【注释】① 独至：偏盛的意思。

② 表里：指经脉的表里，此处指少阴和太阳。

③ 下俞：指足经的腧穴，这里指足太阳经的束骨穴和足少阴经的太溪穴。

④ 痟：酸痛的意思。

⑤ 白汗：不因劳作或暑热而出的汗，即自汗。

【白话解】太阳经脉之气偏盛，就会发生厥逆、喘息、虚气上逆等症状，这是因为阴不足而阳有余。治疗时，足太阳经与足少阴经都应当采用泻法，针刺足太阳经的束骨穴和足少阴经的太溪穴。阳明经脉之气偏盛，是因为太阳经脉之气与少阳经脉之气并于阳明经，治疗时应当采用泻阳补阴的方法，泻足阳明经的陷谷穴，补足太阴经的太白穴。少阳经脉之气偏盛，就会发生经脉之气上逆的症状，可以见阳跷脉前的足少阳经突然肿大，治疗时应当取足少阳经的临泣穴。少阳经脉之气偏盛，是足少阳经脉之气太过所造成的。太阴经脉搏动异常有力，应该仔细地观察与分析，辨别是否是真脏脉，如果不是真脏脉，就是五脏脉气衰少，胃气失去平衡协调，足太阴脾经亢盛所致，治疗时应当采用补阳泻阴的方法，补足阳明经的陷谷穴，泻足太阴经的太白穴。少阴经脉之气亢盛，由于足少阴肾经的热邪和肾中的阳气循经上逆，使心、肝、脾、肺四脏受其影响，四脏的经脉失去柔和协调的特性。疾病的根源在于肾阴不足，肾阳偏亢，应治其表里的经络，泻足太阳经的经穴昆仑、络穴飞扬，补足少阴的经穴复溜，络穴大钟。一阴经脉偏盛，是指厥阴之气偏亢，肝气横逆，出现正气虚弱，心中酸痛不适的症状，上逆的邪气留于经脉与正气相搏而发为自汗，应该注意饮食调养和药物治疗，如果用针刺治疗，则可以取厥阴经的太冲穴。

【解析】这段经文系统阐述了中医“六经气盛”的病理机制与针刺治疗原则，完整呈现了太阳、阳明、少阳、太阴、少阴、厥阴六经气机偏盛时的特征性表现及相应调治方法。太阳经气独盛表现为厥逆喘息，乃阴不制阳之象，当取足太阳膀胱经束骨穴与足少阴肾经太溪穴双泻以平衡阴阳；阳明经气盛实因三阳经气并聚，需泻足阳明胃经陷谷穴而补足太阴脾经太白穴，体现“泻阳补阴”的治法精髓；少阳经气亢盛见阳跷脉前猝然肿大，独取足少阳胆经临泣穴以疏泄厥逆之气；太阴经搏动异常时需鉴别真脏脉，若非真脏脉则属脾土过亢，同样采取补阳明泻太阴的刺法；少阴气盛表现为阳热上逆扰动四脏，当通过足太阳与足少阴的表里经穴配合施治，泻昆仑、飞扬而补复溜、大钟，既清上炎虚火又固肾中真阴；厥阴气盛导致肝气横逆心痛自汗，除取肝经下俞穴外更强调食药并调的特色疗法。这种“经气-症状-刺法”的三维诊疗模式，深刻体现了中医“经络辨证”与“补虚泻实”的治疗智慧，通过精准选取特定经穴调节阴阳失衡，至今在针灸临床中仍具有重要指导价值。

【原文】帝曰：太阳脏何象？岐伯曰：象三阳而浮也。帝曰：少阳脏何象？岐伯曰：象一阳也，一阳脏者，滑而不实也。帝曰：阳明脏何象？岐伯曰：象大浮也，太阴脏搏，言伏鼓也。二阴搏至，肾沉不浮也。

【注释】伏鼓：指脉象虽伏，而仍鼓击于指下。

【白话解】黄帝问道：太阳经的脉象是怎样的呢？岐伯回答说：太阳经的阳气充足而浮盛于外，所以脉象轻浮。黄帝问道：少阳经的脉象是怎样的呢？岐伯回答说：少阳经的阳气初生，所以脉象滑而不充实。黄帝问道：阳明经的脉象是怎样的呢？岐伯回答说：阳明经脉象大而浮。太阴经的脉象虽然沉伏，但指下仍搏击有力。少阴经的脉象沉而不浮。

【解析】这段经典对话系统阐述了六经脉象的核心特征，深刻揭示了阴阳经脉的本质差异。太阳经作为三阳之表，其脉象轻浮有力，反映阳气充盛外达的生理状态；少阳经为一阳初生，脉象滑利但不够充实，体现阳气始生未壮的特点；阳明经虽属二阳，却呈现大而浮的脉象，显示阳气将极的过渡特征。太阴经虽主阴分，但脉象沉伏中带着搏击之力，表明阴中寓阳的生理特性；少阴经脉沉不浮，则完全呈现阴气内守的本质。这种脉象分类法构建了中医六经辨证的脉诊基础，通过把握各经脉象特点，能准确判断阴阳盛衰和病位深浅。

脏气法时论篇第二十二

【原文】黄帝问曰：合人形以法四时五行而治，何如而从？何如而逆？得失之意，愿闻其事。岐伯对曰：五行者，金木水火土也。更贵更贱，以知死生，以决成败，而定五脏之气，间甚之时，死生之期也。

【注释】间甚：病情减轻为间，病情加重为甚。

【白话解】黄帝问道：按照自然界四时五行的变化规律，结合人体五脏之气的具体情况，作为救治疾病的法则，怎样是顺从了自然规律？怎样又是违背了自然规律呢？我想了解其中的道理。岐伯回答说：五行就是指金、木、水、火、土，并配合四时气候，有着盛衰交替的变化规律，从这些变化规律中可以推测病人的生死，判断治疗的成败，从而确定五脏之气的盛衰、疾病减轻或加重的时间，以及死生的日期。

【解析】本段揭示了中医“天人相应”理论的核心实践原则：黄帝询问如何依据四时五行规律调治人体，岐伯明确指出五行（金木水火土）的盛衰变化是判断疾病转归的关键指标——通过分析五行与四时气候的对应关系（如春木旺、秋金盛等），既能掌握五脏之气的虚实状态（如肝木应春而主疏泄），又可预判病情轻重变化的时间节点（如心病夏季加重），最终实现对治疗预后（顺逆成败）和生死之期的准确判断。其中“更贵更贱”生动体现了五行随四时产生的生克制化关系，如春季木旺则土贱（木克土），这种动态平衡为“定五脏之气”提供了具体的诊断依据，如肝病逢春易发（木气太过）或脾病遇春难愈（土受木克），完整构建了从自然规律到临床诊疗的闭环理论体系。

【原文】帝曰：愿卒闻之。岐伯曰：肝主春，足厥阴少阳主治，其日甲乙，肝苦急，急食甘以缓之。心主夏，手少阴太阳主

治，其日丙丁，心苦缓，急食酸以收之。脾主长夏，足太阴阳明主治，其日戊己，脾苦湿，急食苦以燥之。肺主秋，手太阴阳明主治，其日庚辛，肺苦气上逆，急食苦以泄之。肾主冬，足少阴太阳主治，其日壬癸，肾苦燥，急食辛以润之，开腠理，致津液，通气也。

【注释】① 卒：详尽的意思。

② 苦：以常见之疾谓之苦。

【白话解】黄帝说：我想听您详细地讲一讲。岐伯说：肝属木，旺于春季，肝与胆互为表里，所以春天是足厥阴肝经和足少阳胆经主治的时间；天干中的甲乙属木，所以肝胆旺盛于甲乙日；肝在志为怒，怒则易发生拘急一类的疾病，立刻食用甘味药物能缓解这些症状。心属火，旺于夏季，心与小肠互为表里，夏天是手少阴心经和手太阳小肠经主治的时间；天干中丙丁属火，所以心与小肠的旺盛于丙丁日；心在志为喜，喜极则易发生涣散一类疾病，酸味的药物具有收敛的作用，应立即食用酸味药物加以收敛。脾属土，旺于长夏，脾与胃互为表里，长夏是足太阴脾经和足阳明胃经主治的时间；天干中戊己属土，所以脾与胃的旺盛于戊己日；脾性恶湿，但容易受到湿邪困扰而伤脾，立即食用苦味药物来燥湿邪治疗。肺属金，旺于秋季，肺与大肠互为表里，秋天是手太阴肺经和手阳明大肠经主治的时间；天干中庚辛属金，所以肺与大肠旺盛于庚辛日；肺主气，具有清肃下降的作用，但容易发生肺气上逆一类的疾病，立刻用苦味的药物降泄上逆之气。肾属水，旺于冬季，肾与膀胱互为表里，冬天是足少阳肾经与足太阳膀胱经主治的时间；天干中壬癸属水，所以肾与膀胱旺盛于壬癸日；肾为水脏，如果阳气不能蒸化布散水液，容易出现干燥的症状，立即食用辛味的药物使机体润泽，因为辛味药物能够疏通阳气，使水液正常输布，从而缓解干燥症状。所以，用五味治疗五脏，是为了使腠理开发，津液运行，宣通五脏之气。

【解析】这段经文系统阐释了中医“五脏-五时-五味”治疗体系的内在逻辑：依据“肝主春、心主夏、脾主长夏、肺主秋、肾主冬”的时空对应关系，结合“甲乙属木、丙丁属火、戊己属土、庚辛属金、壬癸属水”的天干配属规律，提出“肝苦急食甘缓之、心苦缓食酸收之、脾苦湿食苦燥之、肺苦气逆食苦泄之、肾苦燥食辛润之”的用药法则，通过五味调节五脏功能（甘味缓肝急、酸味收心涣、苦味燥脾湿、苦味泄肺逆、辛味润肾燥），最终达成“开腠理、致津液、通气机”的治疗目标，体现了“天人相应”的整体观念与“以味调脏”的施治原则。

【原文】 病在肝，愈于夏，夏不愈，甚于秋，秋不死，持于冬，起于春，禁当风。肝病者，愈在丙丁，丙丁不愈，加于庚辛，庚辛不死，持于壬癸，起于甲乙。肝病者，平旦慧，下晡甚，夜半静。肝欲散，急食辛以散之，用辛补之，酸泻之。

病在心，愈在长夏，长夏不愈，甚于冬，冬不死，持于春，起于夏，禁温食热衣。心病者，愈在戊己，戊己不愈，加于壬癸，壬癸不死，持于甲乙，起于丙丁。心病者，日中慧，夜半甚，平旦静。心欲耎，急食咸以耎之；用咸补之，甘泻之。

病在脾，愈在秋，秋不愈，甚于春，春不死，持于夏，起于长夏，禁温食饱食湿地濡衣。脾病者，愈在庚辛，庚辛不愈，加于甲乙，甲乙不死，持于丙丁，起于戊己。脾病者，日昳慧，日出甚，下晡静。脾欲缓，急食甘以缓之，用苦泻之，甘补之。

病在肺，愈在冬，冬不愈，甚于夏，夏不死，持于长夏，起于秋，禁寒饮食寒衣。肺病者，愈在壬癸，壬癸不愈，加于丙丁，丙丁不死，持于戊己，起于庚辛。肺病者，下晡慧，日中甚，夜半静。肺欲收，急食酸以收之，用酸补之，辛泻之。

病在肾，愈在春，春不愈，甚于长夏，长夏不死，持于秋，起于冬，禁犯焠㶼热食温炙衣。肾病者，愈在甲乙，甲乙不愈，甚于戊己，戊己不死，持于庚辛，起于壬癸。肾病者，夜半慧，四季甚，下晡静。肾欲坚，急食苦以坚之，用苦补之，咸泻之。

夫邪气之客于身也。以胜相加，至其所生而愈，至其所不胜而甚，至于所生而持，自得其位而起。必先定五脏之脉，乃可言间甚之时，死生之期也。

【注释】 ① 持：指病情持续。

② 起：指病情好转。一说生病；得病。病复起于春。肝病又当至春而起，所谓自得其位而起者是也。可参。

③ 愈在丙丁：指病愈于丙丁日，以天干配五行，丙丁属火。

④ 加：指病情加重。

⑤ 肝欲散，急食辛以散之，用辛补之，酸泻之：张介宾注："木不宜郁，故欲以辛散之。顺其性者为补，逆其性者为泻，肝喜散而恶收，故辛为补、酸为泻。"

⑥ 心欲耎，急食咸以耎之，用咸补之，甘泻之：张介宾注："心火太过则为躁越，故急宜食咸以软之。盖咸从水化，能相济也。心欲软，故以咸软为补，心苦缓，故以甘缓为泻。"

⑦ 下晡静：丹波元简注："据前后文例，当是云'日中静'。"可参。

⑧ 脾欲缓，急食甘以缓之，用苦泻之，甘补之：张介宾注："脾贵充和温厚，其性欲缓，故宜食甘以缓之。脾喜甘而恶苦，故苦为泻，甘为补也。"

⑨ 夜半静：丹波元简注："据前后文例，当是云'日昳静'。"可参。

⑩ 肺欲收，急食酸以收之，用酸补之，辛泻之：高世栻注："肺病则气散，故肺欲收。治之之法，当急食酸味以收之，酸主收也。肺气散而欲收，收之即所以补之，故用酸补之。酸收为补，则辛散为泻，故辛泻之。"

⑪ 焠烄（āi）热食：指烧烤煎炙的食物。焠，烧也；烄，热甚也。张介宾注："焠烄，烧爆之物也，肾恶燥烈，故当禁此。"

⑫ 温炙衣：指烘烤过的衣服。

⑬ 四季甚：辰、戌、丑、未四个时辰是一日中的四季，为土旺的时间，土克水，故病甚。四季，此指辰戌丑未四个时辰。

⑭ 肾欲坚，急食苦以坚之，用苦补之，咸泻之：张介宾注："肾主闭藏，气贵周密，故肾欲坚，宜食苦以坚之也。苦能坚，故为补。咸能软坚，故为泻。"

⑮ 以胜相加：指邪气常在所胜之时令侵犯五行相克之脏。如春季风气偏胜之时，易致脾病。

⑯ 自得其位而起：病气传至本脏气旺时日，病情减轻向愈。如肝病起于春，起于甲乙日。

⑰ 必先定五脏之脉，乃可言间甚之时，死生之期也：必须掌握五脏病脉与五行生克关系，乃可知病之轻重，预知死生。张介宾注："欲知时气逆顺，必须先察脏气，欲察脏气，必须先定

五脏所病之脉，如肝主弦，心主钩，肺主毛，肾主石，脾主代。脉来独至，全无胃气，则其间甚死生之期，皆可得而知之。”

【白话解】肝脏有病，在夏季容易痊愈；如果夏季不能痊愈，到了秋季病情就要加重；如果在秋季不死，到了冬季病情就会处于相对稳定的状态，到了明年春季，疾病就会好转。但因风气通于肝，所以要注意避免遭受风邪侵袭。患有肝病的人，在丙丁日可以痊愈，如果在丙丁日不能痊愈，等到庚辛日病情就会加重；如果庚辛日没有死亡，到壬癸日病情就会保持相对稳定的状态，到了甲乙日疾病即可好转。患有肝病的人，在清晨时感到精神清爽，但到了傍晚病情则会加重，到半夜时又安静下来。肝气喜条达，肝气郁滞则发病，所以应该用辛味药物来疏泄肝气。用辛味药物来补肝，用酸味药物来泻肝。

心脏有病，在长夏容易痊愈；如果长夏不能痊愈，到了冬季病情就会加重；如果在冬季不死，到了明年的春季病情就会处于相对稳定的状态，等到了夏季疾病就会好转。此类病人应该忌食温热的食物，衣服也不能穿得太厚。患有心病的人，在戊己日可以痊愈；如果戊己日不能痊愈，到了壬癸日疾病就会加重；如果在壬癸日不死，到了甲乙日病情就会处于相对稳定的状态，等到了丙丁日病情就能有所好转。心脏有病的人，在中午的时候比较平稳，到半夜时病情就会加重，但早晨时又安静下来。心属火，心亢则急躁，心喜欢柔软，所以心脏病应该立刻使用咸味的药物使其柔软。用咸味的药物补心，用甘味的药物泻心。

脾脏有病，在秋季容易痊愈；如果秋季不能痊愈，到春季疾病就会加重；如果在春季不死，到夏季病情就会处于相对稳定的状态，到长夏时病情就会好转。此类病人应禁忌食用温热性食物，饮食不要过饱，不要居处湿地，不要穿着湿衣等。患有脾病的人，在庚辛日痊愈；如果在庚辛日不能痊愈，到甲乙日病情则会加重；如果在甲乙日不死，到丙丁日病情就会处于相对稳定的状态，等到了戊己日时病情就会有所好转。患有脾病的人，在午后时感到精神清爽，日出时病情加重，傍晚时又安静下来。脾病需要柔软缓和，应该立刻食用甘味的药物，起到缓和的作用。用苦味的药物泻脾，用甘味的药物补脾。

肺脏有病，在冬季容易痊愈；如果冬季不能痊愈，到夏季疾病就会加重；如果在夏季不死，到了长夏时病情就会处于相对稳定的状态，到了秋季病情会有所好转。此类病人应该禁忌寒冷的饮食以及单薄的穿着。患有肺病的人，会在壬癸日痊愈；如果在壬癸日不能痊愈，到丙丁日病情就会加重；如果在丙丁日不死，到戊己日病情就会处于相对稳定的状态，到了庚辛日，病情会有所好转。肺有病的人，傍晚时会感到精神清爽，到中午时病情加重，等到半夜时又安静下来。肺气清肃收敛，肺气上逆时，应该立刻食用酸味的药物来收敛肺气。用酸味药物补肺，用辛味药物泻肺。

肾脏有病，在春季容易痊愈；如果春季不能痊愈，到长夏时病情就会加重；如果在长夏不死，到秋季病情就会处于相对稳定的状态，等到冬季病情会有所好转。此类病人应禁忌食用火烤、油煎以及过热的食物，禁穿经火烘烤过的衣服。患有肾病的人，会在甲乙日痊愈；如果在甲乙日不能痊愈，到戊己日病情就会加重；如果在戊己日不死，到庚辛日病情就会处于相对稳定的状态，等到壬癸日病情会有所好转。肾有病的人，在半夜时感到精神清爽，在一日中的辰、戌、丑、未四个时辰病情会加重，在傍晚时又会安静下来。肾主闭藏，肾精欲坚固于体内，肾精外泄时应立即食用苦味的药物，起到坚固的作用。用苦味药物补肾，用咸味药物泻肾。

邪气侵袭人体，都是强盛的邪气欺凌它所制约的脏腑。患病的脏腑到了其子脏所对应的季节和时间时，母脏因得到子脏之气的帮助而疾病痊愈；到了其所不胜的脏腑所对应的季节和时间时，因为病脏不能承受过重的克制而病情加重；到了其母脏所对应的季节和时间时，受到了母脏之气的滋养而病情稳定不变；到了本脏旺盛的季节和时间时，病情就会好转和痊愈。所以在诊断疾病时，必须先明确五脏的脉象，然后根据四时、五脏及五行之间的关系，推测出疾病的轻重时间及死生日期。

【解析】本段经文根据四时五行变化规律，阐述了五脏病“愈”“甚”“持”“起”的时辰、日、季节规律及药食五味的调治法则。

疾病的发生、发展及转归有一定规律。根据疾病的脏腑定位及其与季节的五行生克关系，可以判断五脏疾病预后转归的时辰、日期及季节，如“病在肝，愈于夏，夏不愈，甚于秋，秋不死，持于冬，起于春”“肝病者，愈在丙丁，丙丁不愈，加于庚辛，庚辛不死，持于壬癸，起于甲乙”等。

五脏疾病存在昼夜变化规律。文中指出五脏疾病昼夜变化规律为“肝病者，平旦慧，下晡甚，夜半静”“心病者，日中慧，夜半甚，平旦静”等。虽然五脏疾病昼夜变化规律各有不同，但是均具有共同的变化趋势，即《灵枢·顺气一日分为四时》指出的“夫百病者，多以旦慧、昼安、夕加、夜甚”。

五脏疾病还具有“以胜相加”的传变规律。即邪气常在所胜之时令乘克相应五脏，如春季风气偏胜之时，易乘克于脾等。《黄帝内经》五脏病“愈”“甚”“持”“起”的变化规律，对后世五脏病发病规律的研究和临床实践具有深刻影响。张仲景《金匮要略》首篇即论“见肝之病，知肝传脾，当先实脾”，揭示了疾病传变规律。

提出了五脏苦欲的药食五味治疗规律。其治疗规律是逆其所苦，使五脏之苦得以解除；从其所欲，以补养其脏气。如肝为将军之官，其志为怒，故“肝苦急”，宜食甘味以缓其急。肝主疏泄，其性喜舒展而恶抑郁，故“肝欲散”，宜食辛味以散之；辛味可疏散肝气，故肝以辛味为补；酸味主收敛，与“肝欲散”之性相逆，故肝以酸味为泻。提示临床组方用药应考虑药食五味与五脏特性的关系。

【原文】肝病者，两胁下痛引少腹，令人善怒。虚则目䀮䀮无所见，耳无所闻，善恐，如人将捕之。取其经，厥阴与少阳，气逆，则头痛耳聋不聪颊肿。取血者。

【注释】 目䀮䀮无所见：眼睛昏花而看不清东西。

【白话解】 患肝病的人，如果肝气实，会出现两胁下疼痛，并牵引少腹疼痛，使人多发怒，且情绪不稳定；如果肝气虚，则出现两目昏花，且视物不清，听力减退，病人多恐惧，常心惊胆战，好像有人要逮捕他一样。治疗时，应取用足厥阴肝经和足少阳胆经的穴位。如肝气上逆，则会出现头痛、耳聋、听觉失灵、面颊肿胀等症状，治疗时应取厥阴、少阳经脉上的穴位，采用放血方法进行治疗。

【解析】这段经文系统阐述了肝病的虚实辨证及相应治疗法则。肝气实则两胁下痛引少腹，此因肝经布胁肋、环阴器，气滞则经脉不通而作痛；肝主怒，气郁化火故令人善怒。肝虚则目䀮䀮无所见，因肝开窍于目，精血不能上荣；耳无所闻因肝胆相表里，少阳经循耳；善恐如人将捕之，乃肝藏魂功能失职。治疗取足厥阴肝经与足少阳胆经，体现"脏腑同治"原则，因肝胆经脉相络属，病理相互影响。气逆所致头痛耳聋不聪颊肿，皆因肝胆经气上逆，足少阳经循耳前后、过颊车，厥阴经连目系上额交巅，故取两经穴位刺络放血，以泻其实热。这种"本经取穴＋表里配穴＋刺络泻实"的治疗方案，完整呈现了中医"经络辨证-循经取穴-因证施术"的诊疗思维。

【原文】心病者，胸中痛，胁支满，胁下痛，膺背肩甲间痛，两臂内痛，虚则胸腹大，胁下与腰相引而痛，取其经，少阴太阳，舌下血者。其变病，刺郄中血者。

【注释】郄：即阴郄穴。

【白话解】患有心病的人，如果心气实，会出现胸中痛，胁部胀痛满闷，胸部、背部及肩胛间疼痛，两臂内侧疼痛等症状。如果心气虚，则出现胸腹部胀大，胁下和腰部牵引作痛等症状。治疗时，应取手少阴心经和手太阳小肠经的穴位，并针刺舌下廉泉穴，采用放血方法进行治疗。如果病情发生变化，可以刺阴郄穴出血。

【解析】这段经文系统阐述了心病的虚实辨证要点及相应刺络疗法。心气实时可见胸中刺痛、胁肋撑胀、胸背肩胛区牵掣痛、两臂内侧循经疼痛等实证表现，此乃手少阴心经气血壅滞所致；心气虚时则见胸腹胀满、胁下与腰部相互牵引作痛等虚证征象，此为心阳不振导致三焦气化失常。治疗取手少阴心经与手太阳小肠经相表里配穴，因小肠经"络心循咽"，配合舌下廉泉穴刺络放血，既可疏通心经瘀滞，又能激发太阳经气助心阳布散。若病情传变出现他症，则取阴郄穴（手少阴郄穴）刺血，此穴为气血深聚之处，善治心系急症。这种辨证施治方法完整呈现了中医"经络所过，主治所及"的治疗原则，通过调节心与小肠表里经脉的气血平衡，达到"实则泻之，虚则补之"的疗效。

【原文】**脾病者，身重善肌肉痿，足不收行，善瘈脚下痛，虚则腹满肠鸣，飧泄食不化。取其经，太阴阳明少阴血者。**

【注释】肌：当作“饥”。

【白话解】患有脾病的人，如果脾实，则出现身体沉重、易饥饿、肌肉痿软无力、行走艰难、容易发生抽搐痉挛或脚下疼痛等症状。脾虚则腹部胀满，肠鸣，泄下而完谷不化。治疗时，应取足太阴脾经、足阳明胃经以及足少阴肾经的穴位，采用针刺出血的治疗方法。

【解析】这段经文系统阐述了脾病的虚实辨证及治疗方法，揭示了脾脏功能失调的典型表现和治疗原则。脾实之证表现为身重如裹、肌肉痿软、足不能行、抽搐疼痛，这是由于脾主肌肉四肢的功能受阻，湿浊困脾导致气血运行不畅；脾虚之证则见腹满肠鸣、飧泄完谷不化，这是脾阳不足、运化失职的表现。治疗上取足太阴脾经以调补本脏，取足阳明胃经以健运后天，取足少阴肾经以温补先天，三经配合体现了中医“治脾必及胃，补火以生土”的治疗思路。针刺出血的疗法针对脾实证的湿浊瘀阻，通过放血以祛瘀通络、健脾化湿。这种辨证施治的方法，完整展现了中医“虚则补之，实则泻之”的治疗原则，以及经络脏腑相关的整体观念。

【原文】**肺病者，喘咳逆气，肩背痛，汗出，尻阴股膝髀腨胻足皆痛。虚则少气不能报息，耳聋嗌干，取其经，太阴足太阳之外厥阴内血者。**

【注释】尻：尾骨处。

【白话解】患有肺病的人，如果肺实，则出现喘咳气逆，肩背部疼痛，出汗，尾骨、阴部、大腿关节、髋部、足胫部、小腿部等处疼痛等症状。如果肺虚，会出现少气、呼吸急促不能连续、耳聋、咽干等症状。治疗时，应取手太阴肺经和足少阴肾经的穴位，采用针刺放血的方法进行治疗。

【解析】这段经文系统阐述了肺病虚实两种证型的典型表现及相应治法。实证方面，肺主气司呼吸功能失常则见喘咳逆气；肺俞在肩背故见肩背痛；肺合皮毛故见汗出；足太阳膀胱经循行经过尻、阴股、膝、髀、腨、胻、足等部位，肺实邪盛则膀胱经经气不畅而致这些部位疼痛。虚证方面，肺气虚则见少气不能报息（呼吸浅表难以接续）；肺阴不足则津不上承而嗌干；肺朝百脉，虚则精气不能上奉故耳聋。治疗取穴原则：实证取手太阴肺经以泻其实，配合足太阳膀胱经外侧和足厥阴肝经内侧（即足少阴肾经）的穴位刺血，既循“经脉所过，主治所及”之理，又暗含“金克木”的五行制约思想；虚证虽未明言取穴，但据“虚则补其母”原则，当取足太阴脾经穴位培土生金。

【原文】肾病者，腹大胫肿，喘咳身重，寝汗出，憎风，虚则胸中痛，大腹小腹痛，清厥意不乐，取其经，少阴太阳血者。

【注释】清厥：四肢清冷的意思。

【白话解】患有肾病的人，如果肾实，则会出现腹部胀大、足胫部浮肿、气喘、咳嗽、身体沉重、盗汗、恶风等症状。如果肾虚，会出现胸腹疼痛、四肢厥冷、心中闷闷不乐等症状。治疗时，应取足少阴肾经和足太阳膀胱经的穴位，采用针刺出血的治疗方法。

【解析】这段经文系统阐述了肾病虚实两种证候的典型表现及相应刺络疗法。肾实之证见腹大胫肿，乃肾阳不足气化失司，水湿内停所致；喘咳因肾不纳气，水气上凌于肺；身重为湿浊困阻肌腠；寝汗出憎风系卫阳不固，玄府开阖失常。肾虚之证见胸腹疼痛，因肾精亏虚不能濡养经脉；清厥（四肢清冷）是命门火衰不能温煦四末；意不乐属肾志失养所致。治疗取足少阴肾经与足太阳膀胱经刺血，因二经相表里，膀胱经为“巨阳”能振奋阳气，肾经为少阴可调补真阴，刺络放血既能祛除实邪又可激发经气，符合“实则泻之”的治疗原则。这种辨证施治方法体现了中医“经络-脏腑”相关理论，通过体表经络调节内在脏腑功能。

【原文】肝色青，宜食甘，粳米牛肉枣葵皆甘。心色赤，宜食酸，小豆犬肉李韭皆酸。肺色白，宜食苦，麦羊肉杏薤皆苦。脾色黄，宜食咸，大豆豕肉栗藿皆咸。肾色黑，宜食辛，黄黍鸡肉桃葱皆辛。辛散，酸收，甘缓，苦坚，咸耎。毒药攻邪，五谷为养，五果为助，五畜为益，五菜为充，气味合而服之，以补精

益气。此五者，有辛酸甘苦咸，各有所利，或散或收，或缓或急，或坚或耎，四时五脏，病随五味所宜也。

【白话解】肝与青色在五行中属于同一类，宜食用甘味的食物，粳米、牛肉、枣、葵菜都属于甘味食物。心与红色在五行中属于同一类，宜食用酸味食物，小豆、狗肉、李子、韭菜都属于酸味食物。肺与白色在五行中属于同一类，宜食用苦味的食物，小麦、羊肉、杏子、薤白都属于苦味食物。脾与黄色在五行中属于同一类，宜食用咸味的食物，大豆、猪肉、栗子、豆叶都属于咸味食物。肾与黑色在五行中属于同一类，宜食用辛味的食物，黄米、鸡肉、桃子、葱都属于辛味食物。在食物中，辛味具有发散的作用，酸味具有收敛的作用，甘味具有缓急的作用，苦味具有坚固和干燥的作用，咸味具有软化硬块的作用。药物可用来攻逐病邪，五谷可用来充养五脏之气，五果辅助五谷营养人体，五畜可以用来补益身体，五菜可以补充食物营养中的不足，各种气味调和食用，可以补益精气，有益健康。这五类食物，各有辛、酸、甘、苦、咸的不同气味，作用也各不相同，各有利于某一脏气，或有发散作用，或有收敛作用，或有缓和作用，或有干燥坚固作用，或有软化作用等。在运用的时候，应该根据四时和五脏之气的盛衰以及五脏所苦、所欲的具体情况，恰当地选择药物、食物进行治疗。

【解析】这段经文系统阐述了中医“五味应脏”的食疗理论体系，完整呈现了五行学说在饮食调养中的具体应用。肝属木对应青色宜食甘味（粳米、牛肉、枣、葵菜），因甘味能缓肝之急；心属火对应赤色宜食酸味（小豆、狗肉、李子、韭菜），因酸味能收心之涣散；肺属金对应白色宜食苦味（小麦、羊肉、杏子、薤白），因苦味能坚肺之虚；脾属土对应黄色宜食咸味（大豆、猪肉、栗子、豆叶），因咸味能软脾之结；肾属水对应黑色宜食辛味（黄米、鸡肉、桃子、葱），因辛味能散肾之郁。这种“色-味-脏”的对应关系，构建了中医食疗的基本框架。五味的特性（辛散、酸收、甘缓、苦坚、咸软）与五脏生理特性相契合，通过食物性味的偏性来纠正脏腑功能的偏颇。在具体应用中强调“毒药攻邪，五谷为养，五果为助，五畜为益，五菜为充”的饮食结构原则，要求各种性味的食物合理搭配（气味合而服之），共同达到补精益气的效果。

宣明五气篇第二十三

【原文】五味所入：酸入肝，辛入肺，苦入心，咸入肾，甘入脾，是谓五入。

【注释】 五入：五味入胃后，各归其所喜之脏。

【白话解】 饮食五味进入胃中之后，其气各归于相应的脏腑：酸味入肝，辛味入肺，苦味入心，咸味入肾，甘味入脾。这就是五味入五脏。

【解析】 可据此根据自己脏腑功能的盛衰来调整自己的饮食五味。因为每个人禀受的阴阳五行之气虽然从整体说是均衡的，但并非绝对均衡，总有强弱的差异，所以需要根据自己的情况在生活中予以调整。如果偏嗜相对自己而言功能强盛的脏腑之味，日久则会导致某些脏腑功能更强，而其他脏腑功能更弱，最后致病。这是必须要注意的，不能仅仅依据自己的口味，而应该根据自己脏腑功能的强弱来调整饮食结构。

【原文】五气所病：心为噫，肺为咳，肝为语，脾为吞，肾为欠为嚏，胃为气逆为哕为恐，大肠小肠为泄，下焦溢为水，膀胱不利为癃，不约为遗溺，胆为怒，是谓五病。

五精所并：精气并于心则喜，并于肺则悲，并于肝则忧，并于脾则畏，并于肾则恐，是谓五并，虚而相并者也。

五脏所恶：心恶热，肺恶寒，肝恶风，脾恶湿，肾恶燥，是谓五恶。

五脏化液：心为汗，肺为涕，肝为泪，脾为涎，肾为唾，是谓五液。

【注释】 ① 噫：嗳气。

② 语：指多言。

③ 吞：吞咽。

④ 为欠为嚏：欠，呵欠；嚏，喷嚏。

⑤ 约：约束。

⑥ 五精：五脏之精气。

⑦ 并：合或聚之意。

⑧ 虚而相并者也：此六字疑为注文误入正文。

⑨ 恶：讨厌、憎恶之意。

⑩ 五脏化液：五脏化生布于体表官窍的五液。

【白话解】人体五脏之气失调后各自产生的不同病证：心气失调则表现为嗳气；肺气失调则表现为咳嗽；肝气失调则表现为多言；脾气失调则表现为吞酸；肾气失调则为表现为呵欠或喷嚏；胃气失调则表现为气逆呃逆干哕，或有恐惧感；大肠、小肠病变则表现为泄泻；下焦水液运行失常，表现为水溢皮肤的水肿；膀胱之气化不利，则表现为癃闭，不能约制，则表现为遗尿；胆气失调则表现为容易发怒。这是五脏之气失调而发生的病变。

五脏的精气合并在某一个脏腑所发生的疾病：精气并聚于心则喜怒无常；精气并聚于肺则情绪悲伤；精气并聚于肝则易忧虑；精气并聚于脾则易畏惧；精气并聚于肾则易惊恐。这就是所说的五并，是由于五脏乘虚而并所致。

人体五脏生理特性不同，各有厌恶的东西：心厌恶热，肺厌恶寒，肝厌恶风，脾厌恶湿，肾厌恶燥。这就是所说的五恶。

经人体五脏化生的液体：心之液化生为汗，肺之液化生为涕，肝之液化生为泪，脾之液化生为涎，肾之液化生为唾。这是所说的五液。

【解析】五味入胃，各归其所喜之脏，太过则伤其所喜之脏。五味酸苦甘辛咸是药食气味的基本属性，药食五味对五脏各有所入，各有所养。但是，五味偏嗜也可以致脏气失衡，损伤五脏。如《生气通天论》所云："阴之所生，本在五味，阴之五宫，伤在五味。"其经旨与此所言相一致。该理论为后世药物归经和处方中配伍引经药，以及运用药膳养生保健提供了重要的理论依据。《黄帝内经》关于药食五味与五脏关系的理论，除本篇外，还见于《阴阳应象大论》《脏气法时论》《灵枢·五味》等，可互参。

【原文】五味所禁：辛走气，气病无多食辛；咸走血，血病

无多食咸；苦走骨，骨病无多食苦；甘走肉，肉病无多食甘；酸走筋，筋病无多食酸。是谓五禁，无令多食。

【注释】① 五味所禁：五味各自有所禁忌。因五味各有偏胜，故禁多食。

② 辛走气，气病无多食辛：辛味发散属阳，能散气，气虚者食辛则耗散而更虚。

③ 咸走血，血病无多食咸：咸入血分，血滞而不畅者，多食咸则使血凝涩而不流畅。

④ 苦走骨，骨病无多食苦：张介宾注："苦性沉降，阴也；骨属肾，亦阴也。骨得苦，则沉阴益甚，骨重难举矣，故骨病者禁苦。"

⑤ 甘走肉，肉病无多食甘：甘味入脾而走肉，甘能滞中而壅气，若湿肿者，多食甘则尤易肿满。

⑥ 酸走筋，筋病无多食酸：酸入肝而走筋，酸主收敛，故筋病不宜多食酸。

【白话解】人体有些疾病对五味有所禁忌：辛味能入气，气病不可多食辛味；咸味走血，使血行凝滞，则血病不可多食咸味；苦味走骨，骨病不可多食苦味；甜味走肉，使肌肉壅满，则肉病不可多食甜味；酸味走筋，使筋脉拘急，则筋病不可多食酸味。这就是所说的五味禁忌，不可多食。

【解析】本节论述了气、血、骨、肉、筋五种疾病在饮食上的禁忌。疾病所禁食的五味：辛味走气分，气病，不能多食辛味；咸味走血分，血病，不能多食咸味；苦味走骨骼，骨病，不能多食苦味；甘味走肌肉，肉病，不能多食甘味；酸味走筋膜，筋病，不能多食酸味。这就是疾病的五禁，要自我节制，不能多食。

《灵枢·九针论》"五味所禁"分作"五走"和"五裁"。五走：酸走筋，辛走气，苦走血，咸走骨，甘走肉，是谓五走也。五裁：病在筋，无食酸；病在气，无食辛；病在骨，无食咸；病在血，无食苦；病在肉，无食甘。口嗜而欲食之，不可多也，必自裁也，命曰五裁。此处命名为"五裁"，语有深意。所谓"裁"即"自裁"自我裁断，强调自我的决定作用。养生取决于自我的意愿、自我的努力程度，与外人无关。就像儒家的"求仁得仁"，完全在于自己，而不是像富贵。富贵是"求之有道，得之有命"，是在外者。人可以追求富贵，但能否得到不完全取决于自己。所以说"富贵在天"。但养生和求仁一样，完全取决于自己，求的是在内者，所以具有最大的普遍性和可能性。就看我们自己怎么认识和行动了。

【原文】五病所发：阴病发于骨，阳病发于血，阴病发于肉，阳病发于冬，阴病发于夏。是谓五发。

【白话解】五脏疾病的发生有一定规律：肾为阴脏而主骨，则肾病多发生在骨；心为阳脏而主血，则心病多发生在血；脾为阴脏而主肉，则脾病多发生在肌肉；肝为阳脏而主春，则属于肝脏的阳病发源于冬季；肺为阴脏而主秋，则属于肺脏的阴病发生在夏季。这是所说的五病所发。

【解析】这段经文精辟阐述了中医“五脏发病”的时空规律，将脏腑阴阳属性与组织结构、季节更替有机结合。肾属阴脏主骨，其病多显现于骨骼系统；心属阳脏主血，其病多表现在血脉运行；脾属阴脏主肉，其病多反映在肌肉组织，这三者揭示了脏腑与组织对应关系。而肝属阳脏应春，其阳病却萌发于冬季，因冬藏不足则春生乏力；肺属阴脏应秋，其阴病却潜伏于夏季，因夏长过度则秋收失常，这两者阐明了季节-疾病传变规律。

【原文】五邪所乱：邪入于阳则狂，邪入于阴则痹，搏阳则为巅疾，搏阴则为瘖，阳入之阴则静，阴出之阳则怒，是谓五乱。

【注释】① 搏：侵入搏击的意思。

② 瘖：（yīn，音阴）发音不扬或喑哑的意思。

【白话解】五邪所乱：邪入于阳分，则发为狂病；邪入阴分，则发生痹证；邪入阳分，阳气过盛而上逆，则造成头痛、头晕、目眩等癫顶部位的疾病；邪入阴分，阴气过盛而造成失音不能说话；邪由阳而入于阴，则病人比较安静；邪由阴而出于阳，则病人暴躁易怒。这就是所说的五乱。

【解析】这段经文深刻揭示了中医“五邪乱经”的病理机制，系统阐述了邪气侵袭阴阳不同部位引发的典型病症。邪入阳分扰动心神则发狂证，因阳主动主热，阳邪亢盛扰乱神明；邪入阴分阻滞气血则生痹证，因阴主静主寒，阴邪凝滞不通则痛；邪搏阳分上逆巅顶则见头痛眩晕，这是阳气被邪所激，循经上冲头面的表现；邪搏阴分窒碍气机则致失音，因阴经连舌本，邪阻经络则声门不利；阳邪入阴则病势转静，反映邪气由表入里的传变过程；阴邪出阳则易怒躁动，显示病邪由里出表的转化特征。这五种病机变化统称“五乱”，完整呈现了邪气在阴阳不同层面的致病特点，既包含邪气侵袭部位的差异（阳分/阴分），又涵盖邪气传变方向的判断（入/出），还涉及邪正相争态势的评估（搏/乱）。

【原文】五邪所见：春得秋脉，夏得冬脉，长夏得春脉，秋得夏脉，冬得长夏脉，名曰阴出之阳，病善怒不治。是谓五邪，皆同命，死不治。

【白话解】五种邪气脉象出现的情况：春天出现了秋天的毛脉；夏天出现了冬天的石脉；长夏出现了春天的弦脉；秋天出现了夏天的洪脉；冬天出现了长夏的代脉，这是因为邪气由阴出阳，所以病人易怒，为不治之证。这就是所说的“五邪脉”，其预后相同，都为不治的死证。

【解析】这段经文精辟阐述了中医“五邪脉”的诊断要诀，揭示了脉象与季节相逆的危重病机。春季本应肝木主令见弦脉却现秋季肺金之毛脉，形成金克木的相克关系；夏季本应心火主令见洪脉却现冬季肾水之石脉，构成水克火的病理传变；长夏本应脾土主令见代脉却现春季肝木之弦脉，形成木克土的乘侮之象；秋季本应肺金主令见代脉却现夏季心火之洪脉，构成火克金的逆传病势；冬季本应肾水主令见石脉却现长夏脾土之代脉，形成土克水的反克危候。这种“阴出之阳”的脉象特征，本质是五脏真气外泄、阴阳离决的危象，具体表现为病人易怒等情志失控症状。经文明确指出这五种逆四时之脉预后凶险，因其完全违背了“春弦夏洪秋毛冬石”的基本脉象规律，破坏了五行生克的正常秩序，导致“五脏之气相互贼害”的病理格局，在临床辨证中具有重要的预警价值。

【原文】五脏所藏：心藏神，肺藏魄，肝藏魂，脾藏意，肾藏志。是谓五脏所藏。

【白话解】人体五脏的精神活动：心主藏神，肺主藏魄，肝主藏魂，脾主藏意，肾主藏志。这就是所说的五脏所藏。

【解析】这段经文精辟阐述了中医“五脏藏神”的核心理论，揭示了五脏与精神活动的内在联系。心藏神是指心为君主之官，主宰人的整体精神意识和思维活动；肺藏魄体现为肺主气司呼吸的功能与人体本能感觉和动作密切相关；肝藏魂表现为肝主疏泄的特性影响着人的谋虑和潜意识活动；脾藏意说明脾的运化功能与人的记忆力和思维专注力直接相关；肾藏志则揭示肾精充足与否决定着人的意志力和决断能力。这种“五脏-五神”的对应关系，构建了中医形神统一的整体观，具体表现为：心神失常可见谵妄昏迷，肺魄不足则动作迟钝，肝魂不守易发惊骇多梦，脾意虚弱常见思维涣散，肾志不坚多现意志消沉。经文系统阐述了五脏不仅是形体器官，更是精神活动的物质基础，为中医情志病的辨证论治提供了理论依据。

【原文】五脏所主：心主脉，肺主皮，肝主筋，脾主肉，肾主骨。是谓五主。

【注释】主：主宰，有相互关联的意思。

【白话解】人体五脏与外在的形体之间的相互联系：心和脉相互联系；肺与皮肤毫毛相互联系；肝与筋相互联系；脾与肌肉相互联系；肾和骨相互联系。这就是所说的五脏所主。

【解析】这段经文深刻揭示了中医“五脏-五体”的对应关系，系统阐述了内在脏腑与外在形体的有机联系。心主脉表现为心气推动血液在脉道中运行的功能特性，心阳充足则脉象和缓有力；肺主皮体现在肺气宣发卫气于体表的功能，肺气充沛则皮肤润泽、毫毛光泽；肝主筋反映肝血滋养筋脉的作用，肝血充足则关节屈伸灵活；脾主肉彰显脾运化水谷精微以充养肌肉的功能，脾气健运则肌肉丰满有力；肾主骨揭示肾精化髓充养骨骼的生理特性，肾精充足则骨骼强健。这种“五脏-五体”的对应关系构成了中医诊断治疗的重要理论基础，具体表现为：心脉异常可见心悸脉结代，肺气不宣则皮肤枯槁，肝血不足易见筋挛拘急，脾气虚弱多见肌肉消瘦，肾精亏虚常见骨痿齿摇。

【原文】五劳所伤：久视伤血，久卧伤气，久坐伤肉，久立伤骨，久行伤筋。是谓五劳所伤。

【注释】五劳所伤：五种过度的疲劳导致五脏的精气受到损伤。

【白话解】五种过度的疲劳伤耗五脏的精气：长时间用眼看东西则会伤血；长时间卧睡则会伤气；长时间坐着则会伤肉；长时间站立则会伤骨；长时间行走则会伤筋。这就是所说的五劳所伤。

【解析】五种劳逸过度所致的损伤：久视伤心血，久卧伤肺气，久坐则伤肌肉，久立则伤骨，久行则伤筋。这是五种久劳所伤。本节提示我们不能久视、久卧、久坐、久立、久行。总之，做任何事情都不宜过久，过久都会有损身体健康。一般说来，做任何事情都不要连续超过两小时，即古人说的一个时辰。

【原文】五脉应象：肝脉弦，心脉钩，脾脉代，肺脉毛，肾脉石。是谓五脏之脉。

【白话解】五脏与四时相应的脉象：肝脏应春，其脉弦；心脏应夏，其脉钩（洪）；脾脏应于长夏，其脉代；肺脏应秋，其脉毛；肾脏应冬，其脉石。这就是所说的应于四时的五脏之脉。

【解析】这段经文系统阐述了中医“五脏-五脉”的对应关系，揭示了脉象与脏腑功能的本质联系。肝脉弦表现为春季肝气升发之象，如琴弦般端直而长，反映肝主疏泄的生理特性；心脉钩即夏季洪脉，来盛去衰如钩状，体现心阳旺盛、气血充盈的状态；脾脉代指长夏时节脉象缓而和匀，反映脾土运化、气血更代的特性；肺脉毛即秋季浮而轻虚似羽毛，对应肺主宣发、清肃下降的功能；肾脉石即冬季沉实如石，彰显肾主蛰藏、精气内守的生理特点。这种“五脏-五脉”的对应关系构建了中医脉诊的理论基础，具体表现为：肝病多见弦紧或弦细，心病可见洪数或结代，脾病常见缓弱或濡软，肺病多现浮虚或短涩，肾病则见沉细或迟弱。经文精辟概括了五脏功能活动在脉象上的具体体现，为临床“以脉测脏”的诊断方法提供了重要依据，通过辨识这些特征性脉象，可以准确判断相应脏腑的气血盛衰和功能状态，进而指导辨证施治。

血气形志篇第二十四

【原文】夫人之常数，太阳常多血少气，少阳常少血多气，阳明常多气多血，少阴常少血多气，厥阴常多血少气，太阴常多气少血，此天之常数。足太阳与少阴为表里，少阳与厥阴为表里，阳明与太阴为表里，是为足阴阳也。手太阳与少阴为表里，少阳与心主为表里，阳明与太阴为表里，是为手之阴阳也。今知手足阴阳所苦，凡治病必先去其血，乃去其所苦，伺之所欲，然后泻有余，补不足。

欲知背俞，先度其两乳间，中折之，更以他草度去半已，即以两隅相拄也，乃举以度其背，令其一隅居上，齐脊大椎，两隅在下，当其下隅者，肺之俞也。复下一度，心之俞也。复下一度，左角肝之俞也，右角脾之俞也。复下一度，肾之俞也。是谓五脏之俞，灸刺之度也。

形乐志苦，病生于脉，治之以灸刺。形乐志乐，病生于肉，治之以针石。形苦志乐，病生于筋，治之以熨引。形苦志苦，病生于咽嗌，治之以百药。形数惊恐，经络不通，病生于不仁，治之以按摩醪药。是谓五形志也。

刺阳明出血气，刺太阳出血恶气，刺少阳出气恶血，刺太阴出气恶血，刺少阴出气恶血，刺厥阴出血恶气也。

【注释】① 人之常数：人体内气血分布有一定的规律。

② 常：正常情况下。

③ 表里：经脉间的相互关系，阳为表，阴为里。

④ 今知手足阴阳所苦：此句疑为衍文。

⑤ 伺之所欲：伺，诊察，观察；伺之所欲，观察病人的意愿。

⑥ 背俞：五脏在背部的腧穴。

⑦ 度：度量，测量的意思。

⑧ 两隅（yú）相拄：隅，角；拄，作“柱”解，支撑的意思。此句的意思为，让草的两端相互支撑，成为三角形。

⑨ 举："举"后省略了"臂"字，也就是举起双臂的意思。

⑩ 形乐志苦：形乐，形体安逸，不劳累；志苦，精神苦闷，忧虑。

⑪ 熨引：药熨，导引。

⑫ 百：作"甘"解。

⑬ 形："形"后应有"志"，否则和"五行志"之说不合。

⑭ 经络：作"筋络"解。

⑮ 不仁：麻木的意思。

⑯ 恶：此处是"不适宜"或"不应当"的意思。

【白话解】气血在人体经脉中的分布，是有一定正常数量的。如太阳经常多血少气，少阳经常少血多气，阳明经常多气多血，少阴经常少血多气，厥阴经常多血少气，太阴经常多气少血。这是人体先天禀赋气血的正常数量。足太阳膀胱经与足少阴肾经具有表里关系，足少阳胆经与足厥阴肝经具有表里关系，足阳明胃经与足太阴脾经具有表里关系。这是足三阳经和足三阴经之间的阴阳表里配合关系。手太阳小肠经和手太阴心经具有表里关系，手少阳三焦经与手厥阴心包经具有表里关系，手阳明大肠经与手太阴肺经具有表里关系，这是手三阳经和手三阴经之间的阴阳表里配合关系。掌握了手足阴阳经脉的表里关系，可以了解疾病发生的部位。一般来说是这样治疗的：在气血壅滞的地方，采用针刺放血的方法，以缓解病人的痛苦，然后诊察疾病的性质，根据病情的虚实，用泻法泻其实，补法补其虚。

要想知道背部五脏腧穴的位置，可以先用一根标尺度量两乳之间的距离，再从正中对折，用另一根草量取第一根草的四分之一长度，取下这四分之一的长度，拿来支撑第一根草的两头，就成了一个等腰三角形，然后用其测量病人的背部，使其一个角向上，和脊背部大椎穴相平，另外两个等腰角向下，下边左右两个角的位置，就是肺俞穴所在的部位。再把上角下移到左右肺俞穴连线的中点，下面两角所在的位置就是心俞穴。再把三角形的上角下移到左右心俞穴连线的中点，下面左角所在的位置就是肝俞穴，右角所在的位置就是脾俞穴。再按照上面的方法下移，左右两角的位置就是肾俞穴。这就是五脏腧穴的部位，应用艾灸针刺治疗时以此为标准确定穴位。

疾病是由人的形体和精神两方面因素造成的。形体安逸但精神负担过重的人，疾病多发生在经脉，应采用针灸治疗。形体安逸而精神愉悦的人，疾病多发生在肌肉，应采用针刺或砭石治疗。形体过于劳累但精神愉悦的人，疾病多发生在筋骨，应采用热熨或导引法治疗。形体劳累且精神压力过大的人，疾病多发生在咽喉部，应采用药物治疗。精神屡次受到惊恐刺激的人，致使经络气机紊乱而运行不畅，导致肌肉皮肤麻木不仁，应采用按摩和药酒进行治疗。这就是五种由于形体和精神方面失去协调而发生的疾病。

阳明经多气多血，针刺阳明经时可以出血泄气；太阳经多血少气，针刺太阳经时可以出血，但不宜伤气；少阳经少血多气，针刺少阳经时只宜泄气，不宜出血；太阴经多气少血，针刺太阴经时只宜泄气，不宜出血；少阴经少血多气，针刺少阴经时只宜泄气，不宜出血；厥阴经多血少气，针刺厥阴经时只宜出血，不宜伤气。

【解析】本篇指出了经脉中气血多少的一般规律，五脏腧穴位置的确定方法及五种形志病的致病原因和治疗方法，为临床上治疗形志病提供了可行性的方法，也为针刺法的施针取穴提供了可行的方案，对针刺疗法的发展有重要的指导意义。

卷第八

宝命全形论篇第二十五

【原文】黄帝问曰：天覆地载，万物悉备，莫贵于人。人以天地之气生，四时之法成，君王众庶，尽欲全形。形之疾病，莫知其情，留淫日深，著于骨髓，心私虑之。余欲针除其疾病，为之奈何？岐伯对曰：夫盐之味咸者，其气令器津泄；弦绝者，其音嘶败；木敷者，其叶发；病深者，其声哕。人有此三者，是谓坏府，毒药无治，短针无取，此皆绝皮伤肉，血气争黑。

【注释】① 众庶：老百姓。

② 留淫：积渐的意思。

③ 著：潜藏。

④ 嘶：声破为嘶。

⑤ 坏府：脏腑损坏。

【白话解】黄帝问道：天地之间，万物俱全，可是没有什么东西比人更为宝贵的了。人是依靠天地之气生成的，随着四时规律成长，无论是君王，还是平民，都愿意保持形体的健康。但往往身体有了疾病，自己也不知其所以，因此病邪就积渐深入，潜藏骨髓之内，不易去掉了。这是我内心所忧虑的，我想用针刺来解除他们的疾病痛苦，应该怎样办呢？岐伯回答说：诊断疾病，应该注意观察它所表现的证候。比如盐贮藏在器具中，能够使器具渗出水来；琴弦将断的时候，会发出嘶破的声音；树木弊坏，叶子就要落下来；如疾病到了深重阶段，人常会出现呃逆。人有了这样三种现象，说明脏腑已有严重破坏，药物和针刺都已无效，这都是皮肉血气各不相得，所以病不易治了。

【解析】凡形体之病证，无不由于内在的病机所发生，故从形体用针，必须要起到调治其内的作用，方能有效。岐伯回答黄帝如何让百姓“宝命全形”的问题，岐伯回答说应注意三种疾病的症候，其一“夫盐之味咸者，其气令器津泄”；其二“弦绝者，其音嘶败”；其三“木敷者，其叶发”，病人一旦要是有了这三种症候：津液外泄、声音嘶哑、身体颤颤悠悠，说明内脏已有严重损坏，药物和针刺都失去了治疗作用。如果皮肤肌肉衰败，气血枯槁，气色晦暗无光，生命就很难挽回了。

【原文】帝曰：余念其痛，心为之乱惑反甚，其病不可更代，百姓闻之，以为残贼，为之奈何？岐伯曰：夫人生于地，悬命于天，天地合气，命之曰人。人能应四时者，天地为之父母；知万物者，谓之天子。天有阴阳，人有十二节；天有寒暑，人有虚实。能经天地阴阳之化者，不失四时；知十二节之理者，圣智不能欺也；能存八动之变，五胜更立；能达虚实之数者，独出独入，呿吟至微，秋毫在目。

【注释】① 惑：惶惑，迷乱。

② 更代：是说以本身替代病者之身。

③ 残贼：残忍不仁。

④ 悬：关联的意思。

⑤ 十二节：指上肢的肩、肘、腕关节和下肢的股、膝、踝关节。

⑥ 能经天地阴阳之化者：能效法天地阴阳的变化。经，有法的意思。

⑦ 欺：加的意思。

⑧ 能存八动：能够观察八风的变动。存，有察的意思。

⑨ 五胜更立：指五行相互衰旺。

⑩ 呿吟：痛苦的意思。

【白话解】黄帝道：我很感念病人的苦痛，但心里有些惶惑，治疗疾病，弄得不好，反使病势加重，我又不能替代他们，百姓听了，认为我是残忍的人，怎么才好呢？岐伯说：人虽然是生活在地上，但也丝毫离不开天，天地之气相合，才产生了人。人如果能适应四时的变化，那么自然界的一切，都会成为他生命的泉源。如果能够了解万物的话，那就是天子了。人与自然是相应的，天有阴阳，人有十二骨节，天有寒暑，人有虚实，所以能效法天地阴阳的变化，就不会违背四时的规律；了解十二骨节的道理，就是所谓圣智也不能超过他。能够观察八风的变动和五行的衰旺，又能够通达虚实的变化规律，就能洞晓病情。病人的痛苦，哪怕极其细微的像秋毫那样不易察觉，也逃不过他的眼睛。

【解析】凡持针之人，必备用针之法，才能取得针到病除的疗效。本段强调天地、万物、阴阳与人体之间的密切关系，“人以天地之气生，万物之法成”，中医强调天人相应，天地人乃三才，身为医生要适应四时的变化，了解万物，效仿天地阴阳的变化，了解人体十二骨节的道理，观察八风的变动和五行的衰旺，通达虚实的变化，这样才能洞晓病情。

【原文】帝曰：人生有形，不离阴阳，天地合气，别为九野，分为四时，月有小大，日有短长，万物并至，不可胜量，虚实呿吟，敢问其方？岐伯曰：木得金而伐，火得水而灭，土得木而达，金得火而缺，水得土而绝，万物尽然，不可胜竭。故针有悬布天下者五，黔首共余食，莫知之也。一曰治神，二曰知养身，三曰知毒药为真，四曰制砭石小大，五曰知腑脏血气之诊。五法俱立，各有所先。今末世之刺也，虚者实之，满者泄之，此皆众工所共知也。若夫法天则地，随应而动，和之者若响，随之者若影，道无鬼神，独来独往。

【注释】① 悬布：张贴公布的意思。

② 黔首：秦代对百姓的称呼。

③ 知毒药为真：了解药物的性能。

④ 和：有应的意思。

【白话解】黄帝道：人生而有形体，离不开阴阳；天地之气相合以后，才有了世界的一切。从地理上，可以分为九野；从气候上，可以分为四时。月份有大有小，白天有短有长，万物同时来到世界，实在是度量不尽的，我只希望解除病人的痛苦，请问应该用什么针法呢？岐伯说：针刺之法，可根据五行变化的道理分析一下。如木遇到金，就被折伐；火遇到水，就会熄灭；土遇到木，就要受克；金遇到火，就要熔化；水遇到土，就要遏绝；这种种变化，万物都是这样，例子举不胜举。有五种针法已向天下的众人公布了，但人们只顾饱食，而不从根本上了解它们。那五种针法是什么呢？第一要精神专一，第二要修养形体，第三要了解药物的真正性能，第四要制定大小砭石以适应不同的疾病，第五要懂得脏腑血气的诊断方法。这五种针法，各有所长，先运用哪个，要视具体情况而定。现在针刺的疗法，一般是用补治虚，用泻治满，而这是人所共知的。如果能够按照天地阴阳的道理，随其变化而施针治疗，就能取得如响应声、如影随形的疗效。这并没有什么神秘的，只是真积力久，才有这样的独到之处。

【解析】以阴阳五行的基本理论做指导，才能掌握针法之要而熟练地用针。如何才能诊断疾病呢？医者需明白阴阳四时之理才能有助于疾病的诊断。中医学是自然医学，是古代医学科学家将自然界的规律用于人体，从而创造出符合实践的医学体系。

针刺必须懂五大关键，"一曰治神，二曰知养身，三曰知毒药为真，四曰制砭石小大，五曰知腑脏血气之诊。"即：一是要精神专一，二是要了解养身之道，三是要熟悉药物的真正性能，四要注意制取砭石的大小，五是要懂得脏腑血气的诊断方法。

【原文】帝曰：愿闻其道。岐伯曰：凡刺之真，必先治神，五脏已定，九候已备，后乃存针，众脉不见，众凶弗闻，外内相得，无以形先，可玩往来，乃施于人。人有虚实，五虚勿近，五实勿远，至其当发，间不容瞚。手动若务，针耀而匀，静意视义，观适之变，是谓冥冥，莫知其形，见其乌乌，见其稷稷，从见其飞，不知其谁，伏如横弩，起如发机。帝曰：何如而虚？何如而实？岐伯曰：刺实者须其虚，刺虚者须其实，经气已至，慎守勿失，深浅在志，远近若一，如临深渊，手如握虎，神无营于众物。

【注释】① 凡刺之真：针刺的正法。真，正的意思。

② 众脉：指真脏脉。

③ 众凶：五脏败绝之象。

④ 外内：指察色诊脉。

⑤ 五虚：指脉细、皮寒、气少、泄利前后、饮食不入。

⑥ 五实：指脉盛、皮热、腹胀、二便不通、闷瞀。

⑦ 瞚：同“瞬”，一眨眼的时间。

⑧ 手动若务：手捻针时，若无二事。

⑨ 耀：光亮明净。

⑩ 冥冥：无形无象的样子。

⑪ 机：弩上的机钮。

【白话解】黄帝道：我愿意听一下用针的道理。岐伯说：针刺的正法，要先集中精神，待五脏虚实已定，脉的九候已备，然后下针。针刺的时候，要注意是否有真脏脉出现，五脏有无败绝现象的出现，以及形体与内脏是否协调。同时还要色脉相参，不能仅看外形，必须将症状吃透，达到纯熟的地步才能给人治病。虚实的关键是，见到五虚的症状，不能随意去泻，见到五实的症状，也不可远而不泻，在应该进针时，就是一眨眼的工夫也不能耽搁。在手捻针时，什么事也不想，针要光净匀称，针者需静下心来，注意病人的呼吸，并且观察针气所到的变化，这种无形无象的变化，几乎是无迹可寻的。气之往来，好像鸟之群杂而飞，雌雄相和，只看到它的起飞，看不见它为谁，当气未至的时候，正像张弓之待发；在气应的时候，却如扳动机钮之迅疾。黄帝道：怎样刺虚？又怎样刺实？岐伯说：针灸治疗虚证时要用补法（“须其实”），治疗实证时要用泻法（“须其虚”）。当针下感应到经气到达时，需谨慎守持针感不可散失。进针的深浅要心中有数，无论远近部位都要手法一致，操作时需如临深渊般谨慎，持针如握猛虎般沉稳，心神专注不分散于外物。

【解析】本段为发明针道的基本内容，辨证论治仍为其要。

针刺的正法，“必先治神，五脏已定，九候已备，后乃存针”，要先集中精神，注意五脏的虚实，诊察三部九候脉象的变化，然后下针。还应注意是否有真脏脉出现，五脏有无败绝现象的出现，以及形体与内脏是否协调，不能单独以形体为依据，更要全面掌握经脉气血往来的情况，才可针刺。病人有虚实之分，见到五虚证，不可轻易使用针灸治疗；见到五实证，则不可放弃用针刺治疗。

要掌握针刺的时机，得气后马上起针，不要错过时机。针刺时，精神要专一，针具要洁净而均匀。平心静意，随时注意经气来到的变化，气未至时为张弓待发，气应时却如扳动机钮之迅疾。刺虚用补法，刺实用泻法，经气到时不失时机。捻针时应该谨慎而专注，不可有差错。

八正神明论篇第二十六

【原文】黄帝问曰：用针之服，必有法则焉，今何法何则？岐伯对曰：法天则地，合以天光。帝曰：愿卒闻之。岐伯曰：凡刺之法，必候日月星辰，四时八正之气，气定乃刺之。是故天温日明，则人血淖液而卫气浮，故血易泻，气易行；天寒日阴，则人血凝泣而卫气沉。月始生，则血气始精，卫气始行；月郭满，则血气实，肌肉坚；月郭空，则肌肉减，经络虚，卫气去，形独居。是以因天时而调血气也。是以天寒无刺，天温无疑。月生无泻，月满无补，月郭空无治，是谓得时而调之。因天之序，盛虚之时，移光定位，正立而待之。故曰月生而泻，是谓脏虚；月满而补，血气扬溢，络有留血，命曰重实；月郭空而治，是谓乱经。阴阳相错，真邪不别，沉以留止，外虚内乱，淫邪乃起。

【注释】①服：事，此指针刺技术。

②八正：八节的正气。即二分（春分、秋分），二至（夏至、冬至），四立（立春、立夏、立秋、立冬）。

③月郭：月亮的轮廓。

④移光定位：光，日光。位，气之所在。用针当随日的长短，而定其气之所在。

⑤外虚内乱：体表阳气虚衰，体内阴气紊乱。

【白话解】黄帝问道：用针的技术，必然是有它的一定法则，那么究竟有怎样的法？怎样的则呢？岐伯答说：这要取法于天地阴阳，并结合日月星辰之光来研究体会它。黄帝道：希望能详尽地听您说一说。岐伯说：大凡针刺之法，必须察验日月星辰四时八正之气，气定了，才能进行针刺。如果气候温和，日光明亮，那么人体就血液濡润而卫气充盛；如果气候寒冷，日光阴翳，那么人体就血液滞涩而卫气沉伏。月亮初生的时候，人的血气随月新生，卫气亦随之畅行；月亮正圆的时候，人的血气强盛，肌肉坚实；月黑无光的时候，人的肌肉减瘦，经络空虚，卫气不足，形体茶然独居，所以强身是要顺着天气而调和血气的。因此说，气候太寒了，不要行针刺；气候暖了，不要错过针刺时机；月初生的时候，不要用泻法；月正圆的时候，不要用补法；月黑无光的时候，就干脆不要进行治疗；这就叫作能够顺应天时而调养血气。按照天时推移的次序结合人身血气的盛衰，来确定气的所在，并聚精会神地等待治疗的最好时机。所以说，月初生时用泻法，这叫作重虚；月正圆时用补法，使血气充溢，经脉中血液留滞，这叫作重实；月黑无光的时候而用针刺，就会扰乱经气，这叫作乱经。这些都是阴阳相错，正气邪气分不清楚，邪气沉伏留而不去，致使体表阳气虚衰，体内阴气紊乱，所以病邪就乘之而起。

【解析】本段叙述日月的变化对人体气血的影响，及其相应的刺法。针刺的方法，必须观察日月星辰及四时气候的变化，根据这些变化来判断是否可以运用针刺方法。

当气候温和，天气晴朗时，血液运行无阻，卫气行于体表，此时气血通畅；当气候寒冷，天气阴霾，血液滞涩不畅，卫气沉于体内。月亮初生的时候，血液开始充盈，卫气运行顺畅；月亮正圆的时候，人体气血充实，肌肉坚实；月黑无光的时候，肌肉瘦弱无力，经络空虚，卫气衰减，体内气血出现衰败的迹象。

在运用针刺治疗疾病时，要参考日月星辰及四时气候的变化规律来调治气血。因此，天气寒冷时，不要针刺；天气温和时，适合针刺，就不要迟疑；月亮初生的时候，不要用泻法；月亮正圆的时候，不要用补法；月黑无光的时候，不要使用针刺治疗。这就是根据天时的变化而调治气血的法则。天体运行存在一定规律，通过观察月亮的盈亏盛虚变化，以及日影的长短不同，可以确定季节和节气的更换。所以，月亮初生时用泻法，就会损伤内脏，这叫作重虚；月亮正圆时用补法，使气血过分充溢于体表，造成络脉血液留滞，这叫作重实；月黑无光的时候用针刺疗法，就会扰乱经气，这叫作乱经。这些不正确的治法，必然会引起阴阳的错乱，正气与邪气不分。邪气停留于体内，以致体表阳气虚衰，体内阴气紊乱，邪气就要乘虚而入危害人体了。

【原文】帝曰：星辰八正何候？岐伯曰：星辰者，所以制日月之行也；八正者，所以候八风之虚邪以时至者也；四时者，所以分春秋冬夏之气所在，以时调之也，八正之虚邪，而避之勿犯也。以身之虚，而逢天之虚，两虚相感，其气至骨，入则伤五脏，工候救之，弗能伤也。故曰：天忌不可不知也。

【注释】① 行：运行的规律。

② 天忌：天时的宜忌。

【白话解】黄帝曰：星辰、八正、四时都能够用来验证什么呢？岐伯说：察验星辰的方位，可以测定日月循行的规律；察验八节常气的交替，可以测出八风的病邪是什么时候来的；察验四时，可以分别春秋冬夏之气的所在；顺着时序度量八正的病邪，加以避免，就不至于受到它的侵犯。假如身体虚弱，又遭受自然界的虚邪，两虚相感，邪气就会侵犯至骨。医生如懂得气候变化的道理，可以及时挽救，病人不致受到更严重的伤害。否则，病邪就会深入五脏。所以说天时的宜忌，不可不了解。

【解析】本段叙述八正虚邪对人体的危害，及其预防。天地有东风、南风、西风、北风、东南风、西南风、西北风、东北风。

观察星辰的方位，可以确定出日月运行的度数；观察八个节气的交替，可以推测出异常的八方之风是什时候来的；观察四时，可以分别春夏秋冬正常气候的变化规律，以便能够按照四时的变化规律进行调养，预防病邪的侵犯。如果本身体质虚弱，又遭受自然界邪气的侵袭，这两种情况合并在一起，就会导致邪气侵入筋骨，进一步伤害五脏。懂得四时气候变化规律的医生，能及时挽救病人，不至于使病人受到严重的伤害。所以说，天时的适宜与禁忌，不可不知。

例如：春夏秋冬来的风都是正风，就是正常的。春夏交接时吹的西北风和东北风，为不正的风，这时人会受病。当节气风向不对的时候，当医生的就要注意，这种不按照正常来吹的风一旦进入身体的话，会直接入脏，病会很深。

【原文】帝曰：善。其法星辰者，余闻之矣，愿闻法往古者。岐伯曰：法往古者，先知针经也。验于来今者，先知日之寒温，月之虚盛，以候气之浮沉，而调之于身，观其立有验也。观于冥冥者，言形气荣卫之不形于外，而工独知之，以日之寒温，月之虚盛，四时气之浮沉，参伍相合而调之，工常先见之，然而不形于外，故曰观于冥冥焉。通于无穷者，可以传于后世也，是故工之所以异也，然而不形见于外，故俱不能见也。视之无形，尝之无味，故谓冥冥，若神仿佛。虚邪者，八正之虚邪气也。正邪者，身形若用力汗出，腠理开，逢虚风，其中人也微，故莫知其情，莫见其形。上工救其萌芽，必先见三部九候之气，尽调不败而救之，故曰上工。下工救其已成，救其已败。救其已成者，言不知三部九候之相失，因病而败之也。知其所在者，知诊三部九候之病脉处而治之，故曰守其门户焉，莫知其情而见邪形也。

【注释】① 立：时间副词，有“即”的意思。

② 仿佛：看不清楚。

③ 正邪：指虚邪之微见。

④ 萌芽：指疾病刚刚发生。

【白话解】黄帝道：讲得好。关于取法于星辰的道理，我已经听到了。希望再听听怎样效法往古。岐伯说：要效法往古，要先懂得《针经》。要想把古人的针术在现在加以验证，先要知道太阳的寒温，月亮的盛虚，借以测验气的浮沉，再结合病人的身体情况进行考察，就会看到它是立有效验的。所谓观于冥冥，就是说血气荣卫的变化并不显露于外，而医生却能懂得。这就是把太阳的寒温，月亮的盛虚，四时气候的浮沉等情况综合起来考察的结果。这样，医生就常能预见病情，然而疾病尚未显露于外，所以说这叫作“观于冥冥”。如果医生对疾病的认识非常透彻，他的经验就可以传流于后世，这就是医生与一般人不同的地方。不过是病情还没有显露出来，大家都不能发现罢了。看起来没有什么形象，尝起来没有什么味道，所以叫作“冥冥”，就像神仙一样若隐若现，难以捉摸。虚邪，就是四时八节的病邪。正邪，就是身体因劳累出汗，腠理开，而遭受了虚风侵袭的结果。正邪伤人轻微，所以一般医生，既不了解它的病情，也看不到它的病象。高明的医生，注意疾病的开始，在三部九候之脉都还调和而未败坏的时候，就给以调治，所以病是容易痊愈的，所以叫高明的医生。而不高明的医生，却等病已形成或疾病已经败坏时才治疗，等到病已形成后才治疗就是不懂得三部九候之脉气的混乱是疾病发展所导致的。所谓知道疾病所在之处，是说能够掌握运用三部九候的脉气变化，早期诊断疾病，及时治疗，使病邪无法深入，因此说，掌握三部九候的脉气变化就像是守卫住大门一样重要。虽然病情还没显露，但医生却能及时发现疾病的迹象。

【解析】本段诠释《针经》记载诸理。想要效法和学习前人，先要懂得《针经》。想要把古人的经验在现在的治疗中得到应用，先要懂得天气的寒温，月亮的盈亏，四时阴阳的浮沉变化，观察这些因素对人体的影响，这个是我们现代医生所欠缺的。

所谓“观于冥冥”，就是说荣卫气血的变化并不能显露于外，而医生却能懂得其中的道理，所以古人称其“冥冥”。医生能从天气的寒温，月亮的盈亏，四时阴阳的浮沉变化等，进行综合分析，做出判断并进行调治。

所谓“虚邪”，是指四时八节的病邪。所谓“正邪”，是指人在劳累时汗出，皮肤汗孔张开，遭受到风邪的侵袭。正邪伤人轻微，一般医生注意不到疾病的发生，也看不到病形的明显表现。

所以上工救其萌芽，下工救其已成。在临床上一定要细心谨慎。

【原文】帝曰：余闻补泻，未得其意。岐伯曰：泻必用方，方者，以气方盛也，以月方满也，以日方温也，以身方定也，以息方吸而内针，乃复候其方吸而转针，乃复候其方呼而徐引针，故曰泻必用方，其气乃行焉。补必用员，员者，行也，行者，移也。刺必中其荣，复以吸排针也。故员与方，非针也。故养神者，必知形之肥瘦，荣卫血气之盛衰。血气者，人之神，不可不谨养。

【注释】① 方盛：正盛。

② 内针：内，同“纳”。内针，即进针。

③ 转针：捻转针。

④ 引针：拔出针。

⑤ 荣：指营分、血脉。

⑥ 排针：推移其针。

⑦ 养神：善用针术。

【白话解】黄帝道：我听说针法有补有泻，但不懂它的内在含义。岐伯说：泻法必须掌握一个“方”字。“方”，就是病人之气正盛，月亮正圆，天气正温和，身体尚安定的时候；要在病人吸气的时候进针，再等到他正吸气的时候转针，还要等他正呼气的时候慢慢地拔出针来。所以说“泻必用方”，这样，引出邪气之后，正气流畅，病就会好了。补法必须掌握一个“圆”字，“圆”就是使气通行的意思，行气就是导移其气至病所，针刺时必须达到营分，还要在病人吸气时推移其针。总起来说，圆与方的行针，都要用排针之法。所以善用针的人，必须观察病人形体的肥瘦，和荣卫血气的盛衰。因为血气是人的神气寄存之处，不可不谨慎调养。

【解析】本段诠释针刺补泻法。虚邪就是外来的邪气。泻法必须掌握一个“方”字。所谓“方”，就是正气方盛，月亮方圆，天气方温和，身心处于安定的时候，要在病人吸气的时候进针，再等到病人正吸气的时候转捻针，再到病人呼气的时候慢慢地拔出针来。所以说泻法必用“方”，才能发挥泻法的作用，使邪气泻出体外，正气才能正常运行，疾病才能够痊愈。

补法必须掌握一个“圆”字。所谓“圆”，就是使正气运行通畅，达到病变部位。针刺一定要达到荣血的深度，要在病人吸气时拔针。

所谓“圆”与“方”，并不是指针的形状，而是指针灸的治疗方法。因此，善于调养阴阳气血的医生，必须知道临床病人形体的胖瘦，荣卫血气的盛衰，气血是人体的物质基础，必须谨慎地调护。

【原文】帝曰：妙乎哉论也！合人形于阴阳四时，虚实之应，冥冥之期，其非夫子孰能通之。然夫子数言形与神，何谓形？何谓神？愿卒闻之。岐伯曰：请言形，形乎形，目冥冥，问其所病，索之于经，慧然在前，按之不得，不知其情，故曰形。帝

曰：何谓神？岐伯曰：请言神，神乎神，耳不闻，目明心开而志先，慧然独悟，口弗能言，俱视独见，适若昏，昭然独明，若风吹云，故曰神。三部九候为之原，九针之论不必存也。

【注释】① 口弗能言：不可以用言语形容。

② 俱视独见：大家共同察看，唯有自己能看见。

③ 适：有“才”的意思（时间副词）。

④ 昭然：明显、显著。

【白话解】黄帝说：您所讲的妙极了，它把人的形体与阴阳四时结合起来，虚实的感应，无形的病况，要不是先生您，谁能讲得清呢？然而先生屡次说到形和神，究竟什么叫形？什么叫神？希望更详尽地听您说一说。岐伯说：请让我先讲形。所谓形，就是说还没有对疾病看得很清楚。问病人的病痛，再从经脉里去探索，病情才突然出现在眼前。要是按寻而不可得，便不知道病情了。因为靠诊察形体，才能知道病情，所以叫作形。黄帝道：那么什么叫神呢？岐伯说：所谓神，就是耳不闻杂声，目不见异物，心志开朗，非常清醒地领悟其中的道理，但这不是用言语所能表达的。有如观察一种东西，大家都在看，但只是自己看得真，刚才还好像很模糊的东西，突然昭然若揭，好像风吹云散，这就叫作神。这神的领会，是以三部九候脉法为本源的，真能达到这种地步，九针之论，就不必太拘泥了。

【解析】本段阐发形、神之义。所谓的形神，临床上我们会用得非常多。形和神是完全不一样的。所谓形，就是表现在外的体征，虽然表现在体表，但是只凭观察是不能懂得其中的奥妙，要经过仔细诊察经脉变化，才能够对病情有较全面的了解。不通过触按病人的形体，是无法了解到病情的，所以叫作形。

所谓神，是微妙的变化，耳朵虽然没有办法听到，但可以通过望诊，看清疾病的本质和变化，做到心中有数，这种心领神会的道理，不能用言语来表达。

看病时，如果你根本不问病人，也不看病人的脸色，只是摸脉，这就是只有形而没有神。神指的是一定要色脉同诊，眼睛一定要看病人。当你用神在看病的时候，你就是专注的。一定要用神。“三部九候为之原，九针之论不必存也。”如果你能够掌握治病的神，即你能很专注地听病人讲话，问诊时知道抓重点，用好三部九候，你就是很高明的医生，如果达到这种程度，就不用拘泥于九针的一些理论了。

离合真邪论篇第二十七

【原文】黄帝问曰：余闻九针九篇，夫子乃因而九之，九九八十一篇，余尽通其意矣。经言气之盛衰，左右倾移，以上调下，以左调右，有余不足，补泻于荥输，余知之矣。此皆荣卫之倾移，虚实之所生，非邪气从外入于经也。余愿闻邪气之在经也，其病人何如？取之奈何？岐伯对曰：夫圣人之起度数，必应于天地，故天有宿度，地有经水，人有经脉。天地温和，则经水安静；天寒地冻，则经水凝泣；天暑地热，则经水沸溢；卒风暴起，则经水波涌而陇起。夫邪之入于脉也，寒则血凝泣，暑则气淖泽，虚邪因而入客，亦如经水之得风也，经之动脉，其至也亦时陇起，其行于脉中循循然，其至寸口中手也，时大时小，大则邪至，小则平，其行无常处，在阴与阳，不可为度，从而察之，三部九候，卒然逢之，早遏其路。吸则内针，无令气忤，静以久留，无令邪布，吸则转针，以得气为故，候呼引针，呼尽乃去，大气皆出，故命曰泻。

帝曰：不足者补之奈何？岐伯曰：必先扪而循之，切而散之，推而按之，弹而怒之，抓而下之，通而取之，外引其门，以闭其神。呼尽内针，静以久留，以气至为故，如待所贵，不知日暮，其气以至，适而自护，候吸引针，气不得出，各在其处，推阖其门，令神气存，大气留止，故命曰补。

【注释】① 倾移：偏移。

② 以上调下，以左调右：指针刺治疗的一种方法，即取上部穴位治疗下部的疾病，取左侧穴位治疗右侧的疾病。

③ 宿度：宿，指二十八宿。度，指天之三百六十五度。

④ 经水：指海水、清水、渭水、湖水、沔水、汝水、江水、淮水、漯水、河水、漳水、济水等十二条水系。

⑤ 陇：同“隆”。隆盛之意。

⑥ 虚邪：风邪。

⑦ 忤：有逆的意思。

⑧ 得气：针感。

⑨ 大气：针下所聚的气。

【白话解】黄帝问道：我听了《九针》九篇，而先生又从九篇上加以发挥，演绎为九九八十一篇，我明白它的意义了。经中所说的气有盛衰，左右偏移，取上以调下，取左以调右，有余和不足则在荥输里进行补泻，这些我全已知道了。这都是荣卫之气异常偏向，或虚或实所造成的，并不是邪气从外侵入经脉的结果。现在我希望听听邪气侵入经脉的时候，病人的症状怎样，以及怎样治疗的情况。岐伯答说：圣人制定法则，必定要合乎自然。天有三百六十五度及二十八宿，地有十二经水，人有十二经脉。天地温和的时候，经水就安静；天寒地冻的时候，经水就凝涩；天气酷热的时候，经水就沸溢；狂风暴起的时候，经水就会波涛汹涌。那病邪侵入到经脉里，如属寒邪就会使血行滞涩，如属热邪就会使血气濡润，风邪侵入到经脉里，也像经水遭受到风一样，经脉的搏动，也时有波涛汹涌的现象。病邪在脉循循然而行，至经脉寸口时，在指下的感觉，时大时小，大是表示病邪盛，小是表示病邪平静。邪气流行，并无一定之处，或在阴，或在阳，不可揣度。如要顺势做进一步的考察，那就得用三部九候的脉法。在考察时，如果触到病邪，就应遏绝病邪来路，早期治疗。治疗方法是：吸气时进针，进针时别让气逆，进针后要静候其气，留针要稍久一些，不使病邪散布。当吸气时捻转其针，以得气为目的。然后等到病人呼气时候，慢慢地拔针，呼气尽时，针也就拔出了。这样，针下所聚的气都出来了，所以叫作泻。

黄帝道：关于不足之证，怎样用补法？岐伯说：一定得先循着穴位，上下扪摸，再用指头揣切，使邪气散开，然后推按皮肤，弹动穴位，使气瞋起，等到脉气流通，再行出针，出针已毕，引皮使针孔闭合，从而让正气闭藏。进针是在病人呼气将尽时进行，安静地稍久留针，以得气为目的。进针候气，要像等待贵宾，不知天晚似的。已经得气后，要谨慎地守护，等病人吸气时候，拔出针，这样，使针气不致外泄。出针以后，推合针孔，使真气内存，针下所聚之气不致外泄，这就叫作补。

【解析】先论病，次论治，病则有寒热虚实，治则有呼吸补泻。高明的医生在制定治疗法则时，一定会观察自然界的变化，并与人体的生理病理相结合。

第一段讲的是邪气从外面进入身体里面的状况。邪气在经上面，会产生哪些症状？如何治疗？当病邪侵入人体经脉时，寒邪则使血行滞涩不畅，热邪则使气血沸腾而加速流动，邪气侵入人体而停留于体内，就像江河遇到暴风一样，经脉搏动明显，也会出现波涛汹涌的现象。气血在经脉中有序、安静地流动，但在寸口处的脉象却时大时小。脉大则表示病邪亢盛，脉小则表示病邪退去。邪气在脉中的运行，没有固定的位置，或在阴经或在阳经，所以要采用三部九候的方法进一步诊察分析，一旦发现邪气所在的部分，应该及早治疗，以阻止病情的发展。

治疗时，应在病人吸气时进针，避免针与气相抵触，进针后要留针等待得气，且留针时间要稍长一些，不让病邪扩散；当吸气时转捻其针，以得气为目的；然后等病人呼气的时候，慢慢出针，呼气尽时，针才取出。这样，邪气就可以随针一起排出，所以叫作泻法。

补法进针的方法，是在病人呼气结束时进针，进针后要留针等待得气，且留针时间要稍长一些，以得气为目的。留针等待其得气时，要耐心。当得气时，要谨慎地守护，等病人吸气时出针，这样正气就不会外泄。出针以后，应在针刺的孔穴上进行揉按，使针孔关闭，目的是保存正气。这样，经脉之气留于营卫而不外泄，所以叫作补法。

【原文】帝曰：候气奈何？岐伯曰：夫邪去络入于经也，舍于血脉之中，其寒温未相得，如涌波之起也，时来时去，故不常在。故曰方其来也，必按而止之，止而取之，无逢其冲而泻之。真气者，经气也，经气太虚，故曰其来不可逢，此之谓也。故曰候邪不审，大气已过，泻之则真气脱，脱则不复，邪气复至，而病益蓄，故曰其往不可追，此之谓也。不可挂以发者，待邪之至时而发针泻矣。若先若后者，血气已尽，其病不可下，故曰知其可取如发机，不知其取如扣椎，故曰知机道者不可挂以发，不知

机者扣之不发，此之谓也。帝曰：补泻奈何？岐伯曰：此攻邪也，疾出以去盛血，而复其真气，此邪新客，溶溶未有定处也，推之则前，引之则止，逆而刺之，温血也。刺出其血，其病立已。

【注释】①涌波：喻脉浮大。

②不审：不详细。

③蓄：蓄积。

【白话解】黄帝道：进针以后，应该怎样候气呢？岐伯说：当邪气离开络脉而进入经脉以后，就停留在血脉之中，或寒或温，还未与正气相得，所以脉象浮大，时来时去，邪气不是留在一处。所以说，在邪气刚来时，必须按住并制止它，制止以后再克服它，但不要正当邪气冲突时，用泻法。所谓真气，就是经脉之气。真气虚了，反用泻法，就会使经气大虚，所以说气虚的时候，不可用泻，就是指这一点说的。如果察验邪气时不够详细，针下所聚之气已过，这时再用泻法，就会使真气虚脱，而虚脱后就不易恢复，这样，病邪就会再来，病就更加重了。所以说，邪气如已随经而去，就不能再追，就是指这个说的。总而言之，就是要等待邪气到的时候发针，或先或后地进针，血气已尽，病就不易减退。所以说，懂得用针的，像拨动机弩一样，不善于用针的，就像敲击木椎，动作迟钝缓慢。所以说，懂得机宜的，是间不容发，不懂机宜的，就是扣机也不能发动，说的就是这个意思。黄帝道：应该怎样补泻？岐伯说：就是攻邪啊。应该及时刺出盛血，而恢复正气。因为病邪是刚侵入，没有固定下来，推之就前进，引之则留止，其血热，刺出其血，病就会好。

【解析】本段言针刺候气之法。当邪气从络脉深入经脉时，邪气停留在血脉中，体内正气与邪气抗争，产生或寒或温的症状，同样脉象也会受到影响，使得脉气波动，如波涛一般，起伏不定，一会来一会去，并且没有固定的位置。

所以诊察到邪入经脉时，要用手按压，堵住邪气出路，阻止其发展，在邪气停留时用泻法治疗。但不要在邪气旺盛时就使用泻法，否则会损伤正气。因为正气是经脉之气，邪气旺盛，使得正气虚弱，因此在气虚的时候不可使用泻法，就是这个道理。因此，在诊察疾病时如不仔细，邪气已经退去，但仍使用泻法，就会使正气虚脱，不能恢复，使得邪气乘虚而入，以致病情加重。所以说，邪气已去，不可再用泻法，就是这个意思。在使用针刺的泻法时，必须掌握好应用的时机，要在邪气刚刚到来的时候，进行针刺。在邪气到来之前，或在邪气退去以后都不适合使用泻法，否则非但不能去邪，反而会使血气损伤，疾病就很难治愈了。所以针刺非常讲究时机。

补泻的目的是干什么？补泻是为了攻邪，我们要祛邪。十二经气之补泻原则就是“实则泻其子，虚则补其母”。针刺治疗时，出针要快，放出瘀血，使邪气随血而泻出，以达到恢复正气的目的。因为病邪刚刚侵入人体，还未停留，如果推动则使病邪前进，提引则使病邪留止。所以必须针刺放去瘀滞的血液，使邪气随血而出，疾病自然痊愈。

【原文】帝曰：善。然真邪以合，波陇不起，候之奈何？岐伯曰：审扪循三部九候之盛虚而调之，察其左右上下相失及相减者，审其病脏以期之。不知三部者，阴阳不别，天地不分。地以候地，天以候天，人以候人，调之中府，以定三部，故曰刺不知三部九候病脉之处，虽有大过且至，工不能禁也。诛罚无过，命曰大惑，反乱大经，真不可复，用实为虚，以邪为真，用针无义，反为气贼，夺人正气，以从为逆，荣卫散乱，真气已失，邪独内著，绝人长命，予人夭殃，不知三部九候，故不能久长。因不知合之四时五行，因加相胜，释邪攻正，绝人长命。邪之新客来也，未有定处，推之则前，引之则止，逢而泻之，其病立已。

【注释】① 中府：指胃。

② 且：将。

③ 诛罚无过：指治的不当，不该用泻法而用了，伤了正气。

④ 大经：五脏六腑的大经脉。

⑤ 用针无义：用针不知理法。

⑥ 释邪攻正：放过邪气，攻伐正气。

【白话解】黄帝道：讲得好！假如病邪和真气合并了，脉气不见波动，那么怎样诊察？岐伯说：这就要细心地循按三部九候的虚实而去调治，再审察其左右上下等部位，有无不相称或减弱的地方，再进一步察明病在哪脏，等待气至，再行针刺。如果不懂得三部九候，在阴阳方面不能辨别，在上下方面不能分清，从下部脉来诊察下焦，从上部脉来诊察上焦，从中部脉来诊察中焦，而这三部九候之脉，都是以胃气来察验的。这就是说，不了解三部九候病脉的所在，率意针刺，这样，就会发生误治的情况。那么即便是好的医生，也是不能制止它的。不当泻而用泻法，这叫作“大惑”，会扰乱脏腑经脉，正气就不易恢复。把实证当作虚证，把邪气当作正气，用针没有法则，邪气就会为害，损伤病人正气，使顺证变成逆证，以致病人荣卫散乱，正气消耗，邪气旺盛，损害病人的性命，给病人带来灾祸。像这样不懂得三部九候的医生，是不能够长久的。不懂得配合四时五行，年加相胜的道理，不治邪气，攻伐正气，就能断绝病人的性命。最后需要重申的是，病邪刚侵入人体时，并没有定着一处，推它就向前，引它就向后，迎其气而泻之，其病是可以立刻痊愈的。

【解析】本段指出必须诊断明确无误，针刺才能取得疗效。“审扪循三部九候之盛虚而调之。”如果查不到病人手上的脉时，查三部九候的脉，即察头部的脉与手脚的脉是否有一样的速度。当脉的速度不一样、忽大忽小时，就知道这条经络出问题了。“用实为虚，以邪为真，用针无义，反为气贼，夺人正气，以从为逆，荣卫散乱，真气已失，邪独内著，绝人长命，予人夭殃。”不要把实证当成虚证，虚证当成实证治。有时这个“实”实际上是真气，如果把它当成病气去治，就会扰乱气机，酿成大祸。

通评虚实论篇第二十八

【原文】黄帝问曰：何谓虚实？岐伯对曰：邪气盛则实，精气夺则虚。帝曰：虚实何如？岐伯曰：气虚者肺虚也，气逆者足寒也，非其时则生，当其时则死。余脏皆如此。帝曰：何谓重实？岐伯曰：所谓重实者，言大热病，气热脉满，是谓重实。帝

曰：经络俱实何如？何以治之？岐伯曰：经络皆实，是寸脉急而尺缓也，皆当治之。故曰滑则从，涩则逆也。夫虚实者，皆从其物类始，故五脏骨肉滑利，可以长久也。帝曰：络气不足，经气有余，何如？岐伯曰：络气不足，经气有余者，脉口热而尺寒也，秋冬为逆，春夏为从，治主病者。帝曰：经虚络满何如？岐伯曰：经虚络满者，尺热满脉口寒涩也，此春夏死秋冬生也。帝曰：治此者奈何？岐伯曰：络满经虚，灸阴刺阳；经满络虚，刺阴灸阳。帝曰：何谓重虚？岐伯曰：脉气上虚尺虚，是谓重虚。帝曰：何以治之？岐伯曰：所谓气虚者，言无常也；尺虚者，行步恇然；脉虚者，不象阴也。如此者，滑则生，涩则死也。

【注释】① 邪气：指风寒暑湿之邪。

② 精气夺：正气损伤。

③ 非其时则生，当其时则死：指不是相克的时令则生，正当相克的时令则死。

④ 重实：证与脉俱实。

⑤ 脉：指脉口。

⑥ 从：顺。

⑦ 言无常：语言不能连续。

⑧ 尺虚：尺肤脆弱。

⑨ 行步恇然：行走怯弱无力。

【白话解】黄帝问道：什么叫作虚实呢？岐伯回答说：邪气盛，就是实证，正气被伤，就是虚证。黄帝问：那么虚实的情况各是怎样的呢？岐伯说：肺主气，气虚，就是肺虚，气逆者有两足寒的症状。假如在不相克的时令就好治，如遇相克的时令，病人就会死亡。其余各脏的虚实，也是一样。黄帝问：什么叫作重实？岐伯说：所谓重实，是说大热病人，邪气甚热，脉象又极盛满，这就叫作重实。黄帝说：经络俱实是怎样的情况？用什么方法治疗？岐伯说：所谓经络俱实，是指寸脉急而尺肤弛缓，经与络都应该治疗。所以说脉滑象征着气血畅盛，叫作顺；脉涩象征着气血虚滞，叫作逆。大凡人体虚实的情况和生物是一样的，就是说呈现滑利现象的都为生，呈现枯涩现象的都为死。若一个人五脏骨肉滑利，生命是可以久长的。黄帝曰：经虚络实的情况怎样？岐伯说：所谓经虚络实，是指尺肤热而脉寒，这种现象，在春夏则死，在秋冬则生。黄帝说：怎样治疗这种病呢？岐伯说：络实经虚的，灸阴刺阳；经实络虚的，刺阴灸阳。黄帝问：什么叫作重虚？岐伯说：脉虚、气虚、尺肤虚，这就叫重虚。黄帝问：怎样辨别呢？岐伯说：所谓气虚，是由于膻中之气不足，表现为语言不能连续；所谓尺肤虚，是尺肤脆弱，表现为行步怯弱无力；所谓脉虚，是气血都弱，脏阴不能应象。所有呈现上面这些现象的病人，脉象滑利的，可以生；如果脉象涩滞，就会死亡。

【解析】本段主要是讨论虚实的问题，以“邪气盛则实，精气夺则虚”为要点，推论五脏、四时、气血、经络、脉搏等各种虚实。

因邪气亢盛造成的疾病，称为实证，因正气不足造成的疾病，称为虚证。“邪气盛则实，精气夺则虚”，不仅是全篇的大旨所在，亦为虚实之定义。在此要说的是，造成邪气盛的原因是五脏的化气能力弱，也就是“精气夺则虚”与“邪气盛则实”是同时存在的。所以中医治病的原则是“扶正祛邪”。

以肺脏为例，肺主气，气虚的病人会首先出现肺气虚弱的症状；肺有病，则气的运行逆乱，因气虚不能通达下肢，出现两足寒冷的症状。肺气虚弱在春、秋、冬季，这些不直接克制肺的季节出现，疾病是可以治愈的；如果肺气虚弱的病证在夏季出现，则病人就会死亡。其他各脏腑的虚实情况，可以类推。

重实，是指大热的病人，身体发热较重，邪气亢盛，所表现出来的脉象又是亢盛的。身热严重为实，脉象亢盛也为实，所以叫作重实。

关于经脉与络脉的盛衰与经脉与气血、疾病的联系。络脉俱实，是指寸口脉急而尺肤弛缓，经脉和络脉都应治疗。经脉是气血流行的通道，所以说，凡是脉象表现为滑利的，就说明气血旺盛，称为顺；脉象表现为涩滞的，就是气血衰败，称为逆。人体的虚实与自然万物的虚实相似，凡是有生机的则出现滑利的现象，凡是无生机的则出现枯涩的现象。如同一个人的五脏、骨骼、肌肉滑利，说明精气充足，生机旺盛，则生命可以长久。络脉之气不足和经脉之气有余，是指寸口出现热证的脉象，而尺肤部却有寒凉的感觉。秋冬季节见到这样的现象为逆，在春夏季节见到这种现象为顺，所以要根据虚实情况进行治疗。经脉之气不足而络脉之气有余，是指尺肤发热肿胀，而寸口出现迟而涩滞的脉象。这种现象，在春夏季节见到则会死亡，在秋冬季节见到则可以治愈。经脉之气不足而络脉之气有余，可以针刺阳经、艾灸阴经；络脉之气不足和经脉之气有余，可以针刺阴经而灸阳经。

脉虚、气虚、尺肤虚，称作重虚。所谓脉虚，是指阴血虚少，脉搏没有血液充盈的现象；所谓气虚，是指胸中正气不足，表现为语言低微，不能接续；所谓尺肤虚，是指尺肤脆弱，络脉虚弱，表现为行动怯弱无力。所以，出现这些现象的病人，如果脉象还有滑利的表现，说明疾病可以治愈；如果脉象涩滞，说明将要死亡。

【原文】帝曰：寒气暴上，脉满而实何如？岐伯曰：实而滑则生，实而逆则死。帝曰：脉实满，手足寒，头热，何如？岐伯曰：春秋则生，冬夏则死。脉浮而涩，涩而身有热者死。帝曰：其形尽满何如？岐伯曰：其形尽满者，脉急大坚，尺涩而不应也，如是者，故从则生，逆则死。帝曰：何谓从则生，逆则死？岐伯曰：所谓从者，手足温也；所谓逆者，手足寒也。帝曰：乳子而病热，脉悬小者何如？岐伯曰：手足温则生，寒则死。帝曰：乳子中风热，喘鸣肩息者，脉何如？岐伯曰：喘鸣肩息者，脉实大也，缓则生，急则死。帝曰：肠澼便血何如？岐伯曰：身热则死，寒则生。帝曰：肠澼下白沫何如？岐伯曰：脉沉则生，脉浮则死。帝曰：肠澼下脓血何如？岐伯曰：脉悬绝则死，滑大则生。帝曰：肠澼之属，身不热，脉不悬绝何如？岐伯曰：滑大者曰生，悬涩者曰死，以脏期之。帝曰：癫疾何如？岐伯曰：脉搏大滑，久自已；脉小坚急，死不治。帝曰：癫疾之脉，虚实何如？岐伯曰：虚则可治，实则死。帝曰：消瘅虚实何如？岐伯曰：脉实大，病久可治；脉悬小坚，病久不可治。

【注释】① 脉满而实：脉气盛满而实。实，指气实。

② 形尽满：身体肿胀。

③ 乳子：新产妇。

④ 脉悬小：脉极小异于平常。

⑤ 脏期：指克胜之日。

⑥ 已：治愈。

⑦消瘅：指消渴病。

【白话解】黄帝问：寒气突然上攻，脉气盛满而实，它的变化怎样呢？岐伯说：脉实而有滑利之象的主生；如果脉实而有逆涩之象的就主死。黄帝问：脉象实满，手足皆寒，头部热，它的变化怎样呢？岐伯说：这种病人，在春秋的时候可生，若在冬夏的时候就会死的。脉象浮而涩，脉涩而身又发热者也会死。黄帝问：身形虚浮肿胀的情况怎样？岐伯说：所谓身形虚浮肿胀，是指脉口急大而坚，尺肤却反涩滞，和脉不相适应，像这样，顺就可生，逆就会死。黄帝问：怎么叫顺则生，逆则死？岐伯说：所谓顺，就是手足温和；所谓逆，就是手足寒冷。黄帝问：新产后而患热病，脉象悬小，会怎样？岐伯说：手足温暖的可生，如手足寒冷，就会死。黄帝问：产妇中风发热，出现气喘、肩部起伏急促的症状，脉象会怎样？岐伯说：出现喘息有声、张口抬肩的症状，脉应实大，如果脉象浮缓，尚有胃气的，可生；如果脉见小急，是真脏脉现，就会死。黄帝问：肠澼中赤痢的变化怎样？岐伯说：痢兼发热的则死；身寒不发热的则生。黄帝问：肠澼而下白沫的，其变化怎样？岐伯说：脉沉则生，浮则死。黄帝问：肠澼而脓血俱下的，其变化又怎样呢？岐伯说：脉象小涩的则死；滑大的则生。黄帝问：肠澼一类的病，如果身热，脉不小涩，又怎样呢？岐伯说：脉象滑大的可生；脉象涩小的则死。至于什么时候死，那要根据克胜之日来定。黄帝问：癫疾的情况怎样？岐伯说：脉象搏击，但大而且滑的，经过一段时间可以治好；如果脉象又小，而且坚急的，那是实结不通，就死不可治了。黄帝问：癫疾之脉，虚实情况怎样？岐伯说：脉象虚缓的可治，坚实的就会死。黄帝问：消瘅病的虚实情况怎样？岐伯说：脉象实大的，病虽长久，可以治愈；假如脉象悬小而坚，病的时间又较长，那就不可治了。

【解析】本段对话大部分都是说“脉满而实”，就是实证。脉中流动的是气血，脉虚则气血虚，为虚证；脉实则邪气盛，为实证。同样是实证，怎样判断有的可以治愈，有的无法治愈呢？关键的一点在于脉象是滑还是涩，是柔和还是僵硬。脉以胃气为本，胃气最大的特点就是柔和，滑就是柔和的表现，涩就是不柔和，表明胃气已经没有了，因此死期就要到了。有胃气则生，无胃气则死。没有胃气的脉象叫什么脉？真脏脉。本节讲述寒气暴上、形体肿胀、新产后发热这些疾病的预后情况，通过这些病例进一步解释虚实的概念。

【原文】帝曰：形度、骨度、脉度、筋度，何以知其度也？帝曰：春亟治经络，夏亟治经俞，秋亟治六腑，冬则闭塞。闭塞者，用药而少针石也。所谓少针石者，非痈疽之谓也，痈疽不得顷时回。痈不知所，按之不应手，乍来乍已，刺手太阴傍三痏与缨脉各二。掖痈大热，刺足少阳五；刺而热不止，刺手心主三，刺手太阴经络者大骨之会各三。暴痈筋软，随分而痛，魄汗不尽，胞气不足，治在经俞。腹暴满，按之不下，取手太阳经络者，胃之募也，少阴俞去脊椎三寸傍五，用员利针。霍乱，刺俞傍五，足阳明及上傍三。刺痫惊脉五，针手太阴各五，刺经太阳五，刺手少阴经络傍者一，足阳明一，上踝五寸刺三针。

【注释】① 亟：急忙。

② 经俞：各经的俞穴。

③ 六腑：指六腑的合穴。

④ 不得顷时回：不得顷刻迟疑。回，迟疑不决的意思。

⑤ 乍来乍已：痛无定处。

⑥ 缨脉：足阳明脉。

⑦ 大骨之会：肩贞穴，在肩髃穴后骨解间陷中。

⑧ 筋软：筋缩。

⑨ 随分而痛：随分肉间痛。

⑩ 胞气不足：膀胱经气不足。

⑪ 胃之募：指足阳明胃经的募穴中脘穴。

【白话解】黄帝说：如何判断形体、骨骼、经脉、筋络的度量标准？黄帝接着说：春季宜急治各经的络穴，夏季宜急治各经的俞穴，秋季宜急治六腑的合穴，冬季则当闭藏。所谓闭藏，指多用药物少用针石。但少针石不适用于痈疽急症，痈疽治疗刻不容缓。若痈疽位置不定，按压无固定痛点且时现时消，可刺手太阴经旁穴位三次与结喉旁左右各两次。腋部痈疽伴高热，刺足少阳经的穴位五次；若热不退，加刺手厥阴心包经的穴位三次，手太阴肺经的络穴与肩贞穴各三次。突发痈疽致筋脉抽搐，沿经脉分布疼痛，汗出不彻且膀胱气化不足，当针刺膀胱经俞穴。腹部突发胀满拒按，取手太阳经的络穴支正穴、胃经的募穴中脘穴和脊椎两旁三寸的与少阴肾俞穴水平处各五次，用员利针。霍乱刺肾俞穴旁五针，足阳明经的胃仓穴及上方意舍穴各三次。治疗惊风，要针五条经上的穴位，取手太阴的经穴各五次，太阳的经穴各五次，手少阴通里穴旁的手太阳经支正穴一次，足阳明经之解溪穴一次，足踝上五寸的少阴经筑宾穴三次。

【解析】本段分言不同病证的刺治，即虚实病证之刺治。本段介绍了四季治病的取穴要领，以及痈疽、霍乱、惊风等十几种虚实病变的针刺方法。春季治病用络穴；夏季治病用各经的俞穴；秋季治病用六腑的合穴。冬季是闭塞的季节，治病要多用药品，少用针石，不过痈疽等病是顷刻也不许迟疑不决的。这些记载系统呈现了中医“因时制宜”的治疗思想和“急症急治”的应对策略，同时展示了古代针对不同急症的精准针刺定位技术。

【原文】凡治消瘅仆击，偏枯痿厥，气满发逆，甘肥贵人，则高梁之疾也。隔塞闭绝，上下不通，则暴忧之病也。暴厥而聋，偏塞闭不通，内气暴薄也。不从内外中风之病，故瘦留著也。蹠跛，寒风湿之病也。黄帝曰：黄疸暴痛，癫疾厥狂，久逆之所生也。五脏不平，六腑闭塞之所生也。头痛耳鸣，九窍不利，肠胃之所生也。

【注释】① 仆击：猝然仆倒。

② 瘦留著：病邪留滞，消瘦很明显。

③ 蹠跛：行走偏跛。

④ 不平：不和，不协调。

⑤ 九窍：指七窍与前后二阴。

【白话解】凡诊治消瘅、突然仆倒、半身不遂、气逆、中满等病，那享受极丰的贵人患这些病，就是吃肉类精米太多所造成的。膈噎就会气闭不行，上下不通，那是暴怒或忧虑所引起的病。突然厥逆、不知人事、耳聋、大小便不通，那是内气上迫所引起的病。有的病，不从内发，外中风寒，因为风邪留滞，久而化热，肌肉消瘦，是极为明显的。有的人行走偏跛，那是着寒或是风湿而形成的病。黄帝说：黄疸、骤然发生剧痛、癫狂、气逆等证，是经脉之气久逆于上所形成的。五脏不和，是六腑闭塞所形成的。头痛、耳鸣、九窍不利，是肠胃病变所形成的。

【解析】本段分析诸病之病源。介绍了消渴病等是吃肉类精米太多所造成的；膈噎是暴怒或忧虑所引起的病；厥逆等是内气上迫所引起的病；有的人行走偏跛，是着寒或是风湿而形成的病；黄疸、骤然发生剧痛、癫狂、气逆等证，是经脉之气久逆于上所形成的；五脏不和，是六腑闭塞所形成的；头痛、耳鸣、九窍不利，是肠胃病变所形成的。

太阴阳明论篇第二十九

【原文】黄帝问曰：太阴阳明为表里，脾胃脉也，生病而异者何也？岐伯对曰：阴阳异位，更虚更实，更逆更从，或从内，或从外，所从不同，故病异名也。帝曰：愿闻其异状也。岐伯曰：阳者，天气也，主外；阴者，地气也，主内。故阳道实，阴道虚。故犯贼风虚邪者，阳受之；食饮不节起居不时者，阴受之。阳受之则入六腑，阴受之则入五脏。入六腑则身热不时卧，上为喘呼；入五脏则䐜满闭塞，下为飧泄，久为肠澼。故喉主天气，咽主地气。故阳受风气，阴受湿气。故阴气从足上行至头，而下行循臂至指端；阳气从手上行至头，而下行至足。故曰阳病者上行极而下，阴病者下行极而上。故伤于风者，上先受之；伤于湿者，下先受之。

【注释】① 太阴阳明：太阴，指足太阴脾经。阳明，指足阳明胃经。

② 更虚更实，更逆更从：虚实逆从随脾胃之气的变化而更易。

③ 贼风虚邪：泛指四时不正之气。

④ 阳受之：阳，指肌表阳气。

⑤ 阴受之：阴，指内在阴气。

【白话解】黄帝问：太阴、阳明两经，即脾胃二脉互为表里，而它们所生的疾病不同，这是什么道理呢？岐伯答道：脾属阴经，胃属阳经，二者经脉循行的部位不同，或虚或实或顺或逆也各不相同；或者从内，或者从外，发病的原因又不同，所以病名也就相异了。黄帝道：我希望了解其中不同的情况。岐伯说：阳像天，为人体的外卫；阴像地，为人体的内护。外邪多有余，所以阳道常实；内伤多不足，所以阴道常虚。所以贼风虚邪伤人时，阳分首当其冲；而饮食不慎，起居失调，阴分独受其害。外表受病，就传入六腑，内在受病，就传入五脏。如果邪入六腑，就会发热，不能安眠，发喘；如果病在五脏，就会胀满发闷，飧泄，经过一段时间，会成为肠澼的病。喉是管呼吸的，所以主天气；咽是管纳食的，所以主地气。阳气易感风邪，阴气易感湿邪。三阴之经脉，是由足上行至头，由头而下循臂至手指的尖端。三阳之经脉，是由手上行至头，再下至足。所以阳经的病邪，先上行到极点，再向下行；阴经的病邪，先向下行到极点，再向上行。因此外感风邪，多在上部；外中湿气，多在下部。

【解析】脾脏为阴，胃腑为阳，胃在上，脾在下，胃属表，脾属里，这是脾胃基本的区别，故曰“阴阳异位”。脾胃可以互为虚实，从逆多端，故曰“更虚更实，更逆更从”。具体来说，太阴病从内者多，阳明病从外者多，故曰“或从内，或从外”。脾胃病变化多端，要从病的具体情况来分析，故曰“所从不同，故病异名也”。

脾胃病具体有些什么不同呢？“阳者，天气也，主外；阴者，地气也，主内。”“天气”属阳，“地气”属阴，这还是讲阴阳异位。“故阳道实，阴道虚”，这两句话引起后世诸多医家的议论。此处应该从邪、正的关系来理解“故阳道实，阴道虚”才比较恰当。从正气来讲，“阴道”是指精、血等人体之正气，对此无“实”之说，如钱仲阳讲“肾无实”，肾精可补不可泻，这是从正气来讲的，临床上所谓的阴盛、阴实，都不是指肾精，也不是指阴血，而是指寒湿、水邪之气，所以用泻法。从病邪来讲，“阳道”是指亢盛之邪气，阳道实常常是造成“阴道虚”的原因，阳越亢阴越伤。若阳不足，阴道也不会实，阳不足以化生阴精。“故犯贼风虚邪者，阳受之”，这就是“阳道实”的例子，贼风虚邪是外来的阳邪。这里“虚邪”怎样理解呢？这个“虚”与人体正气无关，不能理解为邪气弱，虚邪者从西方而来，从冲后而来，所以“虚邪”实际是一种实邪，而且是很强大的一种实邪，比一般邪气都重，更容易伤人；人体若感受了“虚邪”，其病变反应是很严重的，所以古人提出要“避虚邪”。“食饮不节起居不时者，阴受之”，这是说在生活方面不注意，起居没有规律，可以造成内伤，内伤以三阴的病变为多见。“阳受之则入六腑，阴受之则入五脏”，但究竟是哪一腑、哪一脏？这要具体分析。总而言之，阳道实者，是贼风虚邪等外来的邪气引起，阳受之；阴道虚者，是食饮不节、起居不时等内伤引起，损伤正气，阴受之。这里的“阳道实，阴道虚”，是从病变角度来讨论的。

“入六腑则身热不时卧，上为喘呼”，邪入六腑、三阳经，其邪在表，则症见身热、不能卧、喘呼等，这是实证的一些表现，属“阳道实”。“入五脏则䐜满闭塞，下为飧泄，久为肠澼。”“䐜满闭塞”是气不运的表现，如脾气不能正常地营运就要出现满胀的表现，精气不能正常地营运，就要变化而为泻泄。“飧泄”不能及时治疗，久而久之会变成“肠澼”。

“故喉主天气，咽主地气。故阳受风气，阴受湿气。故阴气从足上行至头，而下行循臂至指端。阳气从手上行至头，而下行至足。”这四句是在解释“阴阳异位”的概念，不仅脏腑是阴阳异位的，人体的关窍也是阴阳异位的，感受邪气的性质也是阴阳异位的，经脉循行也是阴阳异位的。如足之三阴从足走腹，手之三阴从胸走手，手三阳从手走头，足三阳从头走足，这是三阴三阳经脉基本的循行秩序。

正因为阴阳异位，“故曰阳病者上行极而下，阴病者下行极而上”，阳病先表现于上部，上行至“极”则向相反的方面转化，从上而下走；阴病下走，下至“极”则反转而上行。这是说阳极变阴、阴极变阳的规律，事物的阴阳变化基本是这样的规律，这就是前面讲的“更虚更实”的意思，“更”是变之意。如“伤于风者，上先受之；伤于湿者，下先受之。”“风”是阳邪，先伤阳经，故曰“上先受”；“湿”是阴邪，往往伤里，故曰“下先受”。这里的上、下实际包括了表、里。

【原文】帝曰：脾病而四肢不用何也？岐伯曰：四肢皆禀气于胃，而不得至经，必因于脾，乃得禀也。今脾病不能为胃行其津液，四肢不得禀水谷气，气日以衰，脉道不利，筋骨肌肉，皆无气以生，故不用焉。

【注释】① 禀：受的意思。

② 不得至经：胃气不能直接达到四肢。

③ 不用：不能活动。

【白话解】黄帝问：脾一有病四肢就不能正常活动，这是什么道理？岐伯说：四肢都受胃气的营养。但是胃气不能直达到四肢，必须经过脾的运化，水谷津液才能布达于四肢。现在脾有病了，不能把胃的水谷津液输送出去，四肢因得不到水谷精气，一天一天衰弱，经脉不利，筋骨肌肉也因无营养以充实它，所以四肢就不能活动了。

【解析】言脾为胃行津液于四肢，故主四肢。问曰："脾病而四肢不用"是什么道理？四肢的营养"皆禀气于胃"，"禀"是禀受、秉承之意。胃不能直接把水谷精微之气运至四肢的经脉，一定要借助于脾的运输功能，这样胃中的水谷精微才能达到四肢，四肢的肌肉、经脉才能够得到养护，故曰"必因于脾，乃得禀也"。若脾的运输功能弱了，就不能为胃运送津液，故曰"脾病不能为胃行其津液"。于是"四肢不得禀水谷气"，因此水谷精微之营养就会一天天减少，故曰"气日以衰"。经脉的运行也会受到影响，故曰"脉道不利"。四肢的骨骼、肌肉都得不到胃中水谷精微之气的营养，这就是"筋骨肌肉，皆无气以生"。所以四肢不能正常活动，"故不用焉"，"用"是功用之意，轻者活动受限，重者还会瘫废，都属"不用"范畴。中医学基础理论中"脾主四肢"之说，就是以这段文献作为依据的。

【原文】帝曰：脾不主时何也？岐伯曰：脾者土也，治中央，常以四时长四脏，各十八日寄治，不得独主于时也。脾脏者常著胃土之精也，土者生万物而法天地，故上下至头足，不得主时也。

【注释】① 治中央：治，主的意思。中央，脾在五行中属土，位居中央。

② 寄治：每季末有十八日为脾寄王时间，谓之寄治。

③ 上下至头足：上至头，下至足，无所不到。

【白话解】黄帝道：脾脏不能主一个时季，是什么原因？岐伯说：脾属土而位居中央，它从四时里分旺于四脏，就是在四季之末各十八日里，不得独主一个时季。因为脾脏的功用，是在土之精妙，土的意义相当于天地生养万物一样，从头至足，无处不到，所以不单主一个时季。

【解析】言脾不主时，非无主也，乃无时不主之意，亦即“治中央，常以四时长四脏”之意。问曰：为什么说“脾不主时”呢？“脾不主时”的“不”要理解为“无时不”之意，不是“不主”而是“无时不主”。“脾者土也，治中央，常以四时长四脏，各十八日寄治，不得独主于时也”，这就是“脾不主时”的含义。脾属土，土位于中央，故曰“脾者土也，治中央”；应自然之四时，而主一年四季之中的长夏，长夏在春夏与秋冬之间，中央管四方，中央之气要行于春夏秋冬，脾土之气要行于肝心肺肾四脏，故曰“常以四时长四脏”；“各十八日寄治”，“各”即指每一时季，“十八日”指每一个季度第三个月的最后十八天，脾土之气就寄王在这四个季月的十八天之中，也就是说脾土不独主春夏秋冬任何一季，故曰“不得独主于时也”。

脾怎么会不主时呢？就是因为每个季度都有十八天为脾所主，脾不专主某个时节，而是主春夏秋冬四季。由此可知，脾之“代”脉的这个“代”字，就是“常以四时长四脏，各十八日寄治，不得独主于时也”的意思。所以正常的脾脉，也就是胃气之脉象，在春夏秋冬四时都会出现，也就是说肝、心、肺、肾四脏的脉象中都含有脾脉的气象，都含有胃气之气象。因此“脾不主时”是中医理论体系中的一个重要内容。

【原文】帝曰：脾与胃以膜相连耳，而能为之行其津液，何也？岐伯曰：足太阴者三阴也，其脉贯胃属脾络嗌，故太阴为之行气于三阴。阳明者表也，五脏六腑之海也，亦为之行气于三阳。脏腑各因其经而受气于阳明，故为胃行其津液。四肢不得禀水谷气，日以益衰，阴道不利，筋骨肌肉无气以生，故不用焉。

【注释】足太阴者三阴也：三阴，即指太阴。厥阴为一阴，少阴为二阴，太阴为三阴。

【白话解】黄帝道：脾和胃仅有一膜相连，为什么能够给胃行津液呢？岐伯说：足太阴脾经，就是三阴，它的经脉环绕于胃，连属于脾，夹着咽喉，所以太阴经脉能够运阳明之气，入于手足三阴经。足阳明胃经，是足太阴脾经之表，是五脏六腑的营养之海，所以胃经也能运太阴之气，入于手足三阳经。五脏六腑都能借助脾经而接受阳明的水谷精气，因此说脾能为胃输送津液。如果四肢得不到水谷精微的滋养，四肢就会日趋衰弱，脉道不通，筋、骨、肌肉都失去滋养，因而丧失了正常的功用。

【解析】言脏腑之所以得禀气于胃，实以脾为之枢纽。问曰：脾与胃以膜相连，脾能为胃行其津液是什么道理呢？足太阴脾的经脉贯穿于胃，属于本脏脾，而络于食道，故曰“其脉贯胃属脾络嗌”。“故太阴为之行气于三阴”，这个“三阴”是指五脏而言，意思是太阴脾能把胃消化的水谷精微运送至五脏。胃为脾之表，故曰“阳明者表也”。于是，脾胃便成为脏腑所需水谷精微之来源，为后天之本，故曰“五脏六腑之海也”。阳明自身不能送精微到六腑，仍然要依赖脾的运化才能行气于阳经，故曰“亦为之行气于三阳”，“三阳”指六腑。这样看来，脏腑所需要的水谷精微都是靠脾之运输，故曰“脏腑各因其经而受气于阳明”。脾能够帮胃行其津液，所以说“故为胃行其津液”。这就是说，虽然是五脏六腑所需之水谷精微都禀受于胃，但都要通过脾运化的功能才能做到。若脾失健运，脾的运输功能障碍，四肢就不能禀受水谷之气，日久失养，于是“阴道不利”。“阴道”是指经脉、血脉，经脉之道障碍，脾运输功能障碍，于是“筋骨肌肉无气以生”，四肢筋骨、肌肉得不到营养，其结果就是“故不用焉”，四肢失去其功能。

阳明脉解篇第三十

【原文】黄帝问曰：足阳明之脉病，恶人与火，闻木音则惕

然而惊，钟鼓不为动，闻木音而惊，何也？愿闻其故。岐伯对曰：阳明者胃脉也，胃者土也，故闻木音而惊者，土恶木也。帝曰：善。其恶火何也？岐伯曰：阳明主肉，其脉血气盛，邪客之则热，热甚则恶火。帝曰：其恶人何也？岐伯曰：阳明厥则喘而惋，惋则恶人。帝曰：或喘而死者，或喘而生者，何也？岐伯曰：厥逆连脏则死，连经则生。

【注释】连：及、到的意思。

【白话解】黄帝问道：足阳明经有病，恶见人和火，听到木音就惕然惊恐，而对钟鼓的声音却没有反应。为什么唯独听到木音就害怕呢？我希望听听其中的道理。岐伯答道：足阳明是胃的经脉，在五行里属土，所以听到木音就害怕起来，那是土恶木克的原因。黄帝说：讲得好。那么它恶火，又是为什么？岐伯说：阳明主宰肌肉，它的经脉多血多气，外邪伤之，就会发热，发热太甚，所以恶火。黄帝问：病人讨厌人，又是为什么？岐伯说：阳明经厥逆，就会发生喘促，心中烦闷，由于烦闷，所以讨厌人。黄帝说：有的厥逆喘促而死，有的虽然厥逆喘促，却还能活着，这是为什么呢？岐伯说：厥逆而达到内脏，若喘促就可以死，如果厥逆仅及于经脉，就是喘促也可以生。

【解析】本篇主要解释阳明经脉的病变症状。十二经脉，之所以突出阳明，是因为胃受水谷，以养五脏六腑，气和则为益，受邪则病甚，故别解之。本段叙述阳明经脉的属性及病证特点。阳明胃经多气多血，邪入阳明则从阳化火，火热充斥内外，上扰下窜，影响相关的内脏及经络的功能活动。

足阳明是胃的经脉，胃属土，五行中木克土，所以听到木器发出的声音就会受到惊吓。这就是因为土被木克的缘故。足阳明经主肌肉，经脉多血多气，外邪侵袭阳明经则发热，如果发热较重就会讨厌见到火。足阳明经气上逆，出现呼吸喘促、心中郁闷的现象，所以就不喜欢见人。

如果是经脉气血乱累及内脏的喘促，则说明病情深重就会死亡；如果只是经脉气血逆乱的喘促，则说明病情轻浅就不会死亡。

【原文】帝曰：善。病甚则弃衣而走，登高而歌，或至不食数日，逾垣上屋，所上之处，皆非其素所能也，病反能者，何也？岐伯曰：四肢者诸阳之本也，阳盛则四肢实，实则能登高也。帝曰：其弃衣而走者，何也？岐伯曰：热盛于身，故弃衣欲走也。帝曰：其妄言骂詈，不避亲疏而歌者，何也？岐伯曰：阳盛则使人妄言骂詈，不避亲疏而不欲食，不欲食，故妄走也。

【注释】① 走：跑。

② 逾垣：跳过墙。垣，为墙。

③ 素：平素，往常。

④ 骂詈：骂人。

【白话解】黄帝说：讲得好。有的人在病重的时候，脱掉衣服乱跑，登高歌唱；或者几天不吃饭，跳墙上屋，所上的地方，不是他平素所能够做的，有病时，竟然能够做了，这是为什么？岐伯说：四肢是诸阳的根本，阳气盛则四肢实，四肢实，所以能够登高。黄帝问：病人脱掉衣服乱跑，是什么原因呢？岐伯说：身上热邪偏盛，就会脱掉衣服乱跑。黄帝说：那妄言咒骂人时不避亲疏，有时又纵情歌唱，这是为什么呢？岐伯说：阳气偏盛，使人神志昏乱，所以会妄言骂人而不避亲疏，不吃东西，到处乱跑。

【解析】本段探讨阳明病热盛神伤，“非其素所能”而“病反能”的道理。四肢是人体阳气的根本，阳气旺盛则四肢充实，所以能够登高。病人发热较重者，会脱掉衣服而到处乱跑。阳热亢盛则扰动心神，会使病人神志失常，胡言乱语，斥骂别人，不避亲疏，不知饮食，到处乱跑，凡此无一而非阳明经脉之为病也。

卷第九

热论篇第三十一

【原文】黄帝问曰：今夫热病者。皆伤寒之类也。或愈或死。其死皆以六七日之间。其愈皆以十日以上者何也？不知其解，愿闻其故。岐伯对曰：巨阳者，诸阳之属也，其脉连于风府，故为诸阳主气也。人之伤于寒也，则为病热，热虽甚不死；其两感于寒而病者，必不免于死。

【注释】①热病：指一切外感发热性疾病，如温病、暑病、风病等。

②伤寒：指广义的伤寒，即多种外感病的总称。

③巨阳：太阳。

④风府：穴名，在项后入发际一寸，属督脉。

⑤其两感于寒而病者：其，若的意思。两感，表里俱受寒邪，也就是阴阳俱病。

【白话解】黄帝问道：（一般的）所谓热病，都属于伤寒一类，有的就痊愈了，有的就死亡了，那死亡的常在六七日之间，痊愈的大约在十日以上，这是什么道理？我不知如何理解，希望听一下其中的道理。岐伯答道：足太阳经，是诸阳所会合的地方，它的经脉连于风府，所以能够为诸阳主气。人在伤于寒邪的时候，就要发热（如果单是发热），即便热得很厉害，也不会死；但假如阳经、阴经同时感受寒邪为病，就必然死亡。

【解析】本段阐述伤寒是热病的病因，同时提出热病有单感、两感两种情况。从热病病程来看有两种情况，一是“或愈”，十来天就痊愈了；一是“或死”，严重者六七日之间病情变得更严重、更复杂，即所谓“坏病”。其中是什么道理呢？

外在的邪气，包括寒邪、风邪和其他的邪气，外邪侵犯人体首先要通过“巨阳”，即“太阳经”，这是唯一的致病路线，因为太阳分布覆盖于六经之表，故曰“巨阳者，诸阳之属也”。“其脉连于风府”，“风府”是督脉的穴位，督脉统督诸阳经脉，因此太阳经脉贯充于督脉而连于风府。“故为诸阳主气也”，“主气”是指主卫气，卫出下焦，下焦有一阴一阳，即少阴肾和太阳膀胱，卫气是由一阴一阳之水（阴水肾和阳水膀胱）所蒸化出来的。正因为卫气出于下焦，所以卫气要上行，上行而遍于人体之表。由此提出外感病唯一的致病通道就是太阳经，所以凡是表证即曰太阳证。

“人之伤于寒也，则为病热，热虽甚不死”，这是在描述单感于寒的病证。寒邪伤人，首伤太阳经，则病发热、恶寒，尽管发热严重，但没有什么危险，汗之可愈，这是单感，基本病机是寒邪约束了肌表，玄府闭塞，卫气不得散越，所以适合用汗法。

“其两感于寒而病者，必不免于死”，这是在描述两感于寒的病证。“两感”即表里同病，是指三阳受病的同时三阴也受病，这是临床上常见的，为什么说两感者“必不免于死”呢？由于三阴里气先伤，特别是三阴的阳气先伤，从而外邪会乘虚而深入。这不同于一般的表里同病，“两感于寒而病者”，是由于在阳虚的基础上又引入了外邪，或风邪、或寒邪，如老年人肾阳已虚，或者原有心脏病，或者有其他较为严重的慢性疾病，里阳已伤，因感冒风寒而引发旧病，后果往往是非常严重的。

【原文】帝曰：愿闻其状。岐伯曰：伤寒一日，巨阳受之，故头项痛腰脊强；二日阳明受之，阳明主肉，其脉挟鼻络于目，故身热目疼而鼻干，不得卧也；三日少阳受之，少阳主胆，其脉循胁络于耳，故胸胁痛而耳聋，三阳经络皆受其病，而未入于脏者，故可汗而已；四日太阴受之，太阴脉布胃中络于嗌，故腹满而嗌干；五日少阴受之，少阴脉贯肾络于肺，系舌本，故口燥舌

干而渴；六日厥阴受之，厥阴脉循阴器而络于肝，故烦满而囊缩。三阴三阳，五脏六腑皆受病，荣卫不行，五脏不通，则死矣。

【注释】烦满而囊缩：烦闷并且阴囊抽缩。

【白话解】黄帝说：我希望听听伤寒的症状。岐伯说：伤寒的第一天，太阳经感受寒邪，所以头项痛，腰脊感到僵硬而不舒服。第二天，病邪传到阳明。阳明经主肌肉，它的经脉挟鼻，络于目，所以身热、目痛、鼻干、不能安卧。第三天，病邪传到少阳。少阳主胆，它的经脉循行于两胁，络于两耳，所以胸胁痛、耳聋。如果三阳经都已受病，但还没有传入到脏腑，可以通过发汗来治好病。第四天，病邪传到太阴。太阴经脉分布于胃，络于咽嗌，所以腹胀满、咽嗌发干。第五天，病邪传入少阴。少阴经脉通肾、络肺、连系舌本，所以口燥、舌干而渴。第六天，病邪传入厥阴。厥阴经脉环绕阴器，络于肝，所以烦闷、阴囊抽缩。如果三阴三阳经、五脏六腑都受了病害，荣卫也不通行，腑脏也不畅达，那就要死了。

【解析】本段叙述寒邪侵犯人体郁而化热后，三阴三阳经的临床表现。问曰：热病的病程和临床表现是怎样的呢？太阳经是外邪进入人体的必经之路，故曰“伤寒一日，巨阳受之”。邪在太阳经会出现头项痛、腰脊强，这与太阳经脉循行分布有关，腰脊、头项是太阳经从头而至足的通道，故曰“头项痛腰脊强”。

前面讲过三阴三阳的顺序问题，太阳为三阳，阳明为二阳，少阳为一阳。“二日阳明受之”，“二日”表示邪传的深入，邪从太阳传至阳明了。阳明的精气营养肌肉，故曰“阳明主肉”。临床上用“白虎汤”是针对阳明经证的。“三阳经络皆受其病，而未入于脏”，这里更明确指出是邪犯三阳经络，尚未入脏。只要病邪还在三阳之经络而没有入于三阴之脏，其治疗皆“可汗而已”，这里提出了用汗法的依据，即邪在阳明可汗，邪在少阳可汗，邪在太阳可汗。“四日太阴受之”，这是邪传三阴了，第一道关就是“太阴”，太阴的经脉“布胃中络于嗌”，“嗌”就是食管，因此会出现腹满、嗌干的症状，至此邪已化热，所以太阴出现热象。“五日少阴受之”，邪犯阴经，第二道关就是“少阴”。“少阴脉贯肾络于肺，系舌本”，依据少阴肾经的分布，病变可见口燥、舌干、口渴等少阴热象。“六日厥阴受之”，邪入厥阴经，“厥阴脉循阴器而络于肝”，其表现为“烦满而囊缩”。“满”字是“懑”的假借字，因此要读作“闷”，即“烦闷”；“囊”是指阴囊，由于厥阴经脉循阴器之故，是肝经的宗筋所在，故出现了“囊缩”。“三阴三阳，五脏六腑皆受病，荣卫不行，五脏不通，则死矣。”“荣卫不行”指表证而言，“五脏不通”指里证而言，是说由表及里病变不断地发展的话，“则死矣”，即预后不良。为什么说“两感”是严重的疾病呢？两感者，在表荣卫不行，在里五脏不通，所以说两感于寒者必不免于死。

【原文】其不两感于寒者，七日巨阳病衰，头痛少愈；八日阳明病衰，身热少愈；九日少阳病衰，耳聋微闻；十日太阴病衰，腹减如故，则思饮食；十一日少阴病衰，渴止不满，舌干已而嚏；十二日厥阴病衰，囊纵少腹微下，大气皆去，病日已矣。帝曰：治之奈何？岐伯曰：治之各通其脏脉，病日衰已矣。其未满三日者，可汗而已；其满三日者，可泄而已。

【注释】① 囊纵：阴囊松缓。

② 大气：邪气。

【白话解】如果不是两感于寒邪的，到第七天，太阳病就会减轻，头痛也就会稍好一些。到第八天，阳明病会减轻，身热也会稍微消退。到第九天，少阳病会减轻，耳聋也会好转而能听到点声音。到第十天，太阴病会减轻，胀起的腹部也会消退得和往常一样，就想吃东西了。到第十一天，少阴病会减轻，口也不再渴了，也不胀满了，舌也不再干了，并且还会打喷嚏。到第十二天，厥阴病减轻了，阴囊也松缓下来，少腹部也觉得舒服，邪气全退了，病也就好了。黄帝又问：怎样治疗呢？岐伯回答说：治疗的方法，应根据脏腑的症状，随经分别施治，使其病日渐衰退。那受病未满三天的，可以通过发汗使其痊愈；病已超过三天的，可以通过泻下使其痊愈。

【解析】本段讨论单感热病的治疗方法，以“汗”和“泄”为两解表里之法。“其不两感于寒者，七日巨阳病衰，头痛少愈”，这是说只要不是“两感”的热病，随着太阳正气的逐渐恢复，人体自身的卫气功能逐渐增强，在太阳经的病会逐渐衰退。到第八日，阳明经的正气逐渐恢复，阳明病便逐渐衰退，体温逐渐退去。到第九日，少阳之气恢复，少阳病衰，所以耳聋渐愈。到第十日，太阴正气恢复，太阴病衰，腹胀减退，饮食恢复如故。到第十一日，少阴之气恢复，少阴病衰，口燥、舌干而渴等症状消失，也不烦闷了，有打喷嚏的现象，这是少阴阳气向外宣发，阳气振奋的表现。到第十二日，厥阴之气恢复，厥阴病衰，囊缩转为囊纵，这是厥阴宗筋之气逐渐恢复的缘故。解释一下“少腹微下”，“少腹”是厥阴肝经的循行部位，由于囊缩时少腹烦闷不舒，“微下”是对病邪去少腹感觉松快的描述。“大气皆去，病日已矣。”“大气”是指邪气，侵犯六经的邪气，邪气去了，病就好了。

如何治疗呢？答曰：“治之各通其脏脉，病日衰已矣。”什么叫“各通其脏脉”？是说病在太阳经、阳明经、少阳经等，治疗就要从各脏腑的经脉来治疗，这个“脏”包括五脏六腑，包括三阴三阳的经脉，因每个经都有脏腑所属。至于“通”，可用不同的方法，“汗法”是通，“泄法”是通，“清法”是通，“温法”也是通。如以“汗法”调整太阳之经，用“和解法”调解少阳之经，用“清法”调解阳明经，等等。只要依据各个经脉的特点、性质及其分布来调整、治疗，“病日衰已矣”，病邪就会一天天减退，身体就会逐渐恢复，“已”是“痊愈”之意。“治之各通其脏脉”，这是治疗“热病”的原则，即要按照经脉来治疗。

【原文】帝曰：热病已愈，时有所遗者何也？岐伯曰：诸遗者，热甚而强食之，故有所遗也，若此者，皆病已衰而热有所藏，因其谷气相薄，两热相合，故有所遗也。帝曰：善。治遗奈何？岐伯曰：视其虚实，调其逆从，可使必已矣。帝曰：病热当何禁之？岐伯曰：病热少愈，食肉则复，多食则遗，此其禁也。

【注释】① 遗：指余热。

② 热有所藏：残余之热未尽。藏，有“残”的意思。

③ 两热：指病的余热和新食谷气的热。

【白话解】黄帝道：热病已经好了，常常有余热不清的情况，这是为什么？岐伯说：凡是余热不清的，都是发热重的时候，还勉强吃东西造成的。像这样，病虽然已经减轻，可是余热未尽，于是谷气与余热搏结在一起，所以就有余热不清的现象。黄帝说：讲得好。那么怎样治疗余热呢？岐伯说：只要根据病的或虚或实，而分别给以正治和反治，病就会好的。黄帝道：患了热病有什么禁忌呢？岐伯说：患热病的，如果稍好些，马上吃肉一类的东西，就会复发；如果多吃谷食，也会有余热，这就是热病的禁忌。

【解析】本段讲热病的后遗症和其调养的方法。问曰：热病愈后为什么会有遗留症？"热甚而强食之，故有所遗也"，热病对人体的消耗是很大的，热刚刚退或者热还没有退尽而"强食"，就会引发一些后遗症，"强食"是指吃的食物不易消化或进食过早等。

热病后遗症的基本病机是什么呢？"皆病已衰而热有所藏"，热病的症状消失了，如体温正常了，但是体内的热邪还没有完全被清除，如果热邪还没有完全清除，脾胃的功能还没有恢复，过早进食，"因其谷气相薄"，谷气与体内所藏的病邪"相薄"，"薄"与"搏"同义，即潜伏的病邪与饮食的谷气不相容，于是"两热相合"，谷气助长了潜藏的热邪，"故有所遗也"。这里的主要精神就是，热病后期邪尚未清除，饮食还是要吃得清淡些，忌大补。这一点很有临床意义。

"视其虚实，调其逆从，可使必已矣。"这也是调养身体的原则。首先要分辨虚、实，比如伤于饮食就会有虚实问题，大病之后脾胃虚弱，不适当的进食因消化不良而停滞，就有可能构成实邪。还要考虑是三分虚二分实，还是三分实二分虚？就叫"视其虚实"。若是三分虚那就要补三分，二分实那就只能泄二分，这叫"调其逆从"；"病热少愈，食肉则复，多食则遗，此其禁也"，是说病热稍愈要保持清淡饮食，肉类是极易化热的食物，膏粱之变足生大疔。厚味的饮食吃多了就容易生湿热、痰热。"此其禁也"，不恰当的饮食、不适量的饮食，是最需要注意的两个问题。

【原文】帝曰：其病两感于寒者，其脉应与其病形何如？岐伯曰：两感于寒者，病一日则巨阳与少阴俱病，则头痛口干而烦

满；二日则阳明与太阴俱病，则腹满身热，不欲食谵言；三日则少阳与厥阴俱病，则耳聋囊缩而厥，水浆不入，不知人，六日死。帝曰：五脏已伤，六腑不通，荣卫不行，如是之后，三日乃死何也？岐伯曰：阳明者，十二经脉之长也，其血气盛，故不知人，三日其气乃尽，故死矣。凡病伤寒而成温者，先夏至日者为病温，后夏至日者为病暑，暑当与汗皆出，勿止。

【注释】① 谵言：多言，语无伦次。

② 温：此指温热病。

【白话解】黄帝道：假如病人两感于寒，他的脉象和症状是怎样的呢？岐伯说：两感于寒的病人，第一天太阳与少阴二经都染上病，就有头痛、口干、烦闷而渴的症状；第二天阳明与太阴二经都染上病，就有腹满、发热、不想吃东西、语无伦次的症状；第三天少阳与厥阴二经都染上病，就有耳聋、阴囊抽缩、厥逆的症状。如果再发展到水浆不入口，神志昏迷的情况，到第六天就得死。黄帝说：病情发展到五脏都已损伤，六腑不通，荣卫不和的地步以后，有的三天之后就死亡了，这是为什么？岐伯说：阳明经是十二经脉中最重要的，这一经邪气盛，病人容易神志昏迷，三天以后阳明经气已尽，所以就死亡了。凡伤于寒邪而变成温病的，在夏至以前发病的叫作温病，在夏至以后发病的叫作暑病，暑病应当发汗，使热从汗出，而不能予以收敛。

【解析】本段中关于两感于寒的论述，揭示了外感病由表入里的传变规律与预后判断。当寒邪同时侵袭太阳与少阴、阳明与太阴、少阳与厥阴等表里经时，病情会按三阴三阳的传变顺序迅速恶化：首日头痛口干反映太阳与少阴受邪，次日腹满谵言显示阳明与太阴热盛，第三日耳聋囊缩厥逆则标志邪入厥阴、阴阳离决。这种六经俱病的危重状态，因阳明经为十二经脉之长，其血气盛衰直接决定生死——若邪盛正衰至水浆不入、神昏不醒，则阳明经气三日耗竭而亡。文中更指出寒邪化温需分夏至前后辨治，暑病当汗出勿止，既体现了六经辨证的完整体系，也蕴含了发汗解热、透邪外出的治疗智慧，为后世伤寒与温病学说的分野提供了理论依据。

刺热篇第三十二

【原文】肝热病者，小便先黄，腹痛多卧身热。热争则狂言及惊，胁满痛，手足躁，不得安卧。庚辛甚，甲乙大汗。气逆则庚辛死。刺足厥阴少阳，其逆则头痛员员，脉引冲头也。

【注释】① 争：热邪与正气相争。

② 员员：形容眩晕的样子。

【白话解】肝脏发生热病，病人往往先出现小便黄、腹部疼痛、倦怠嗜睡、身体发热等症状。热邪与肝气相争，病情加重，会出现狂言乱语、惊骇不安、胁部胀满疼痛、手足躁扰不宁、睡卧不安宁等症状。肝在五行中属木，受金的克制，所以每到庚辛日，病情就会加重，而到甲乙日，肝气旺盛，使身体汗出而热退；如果肝气逆乱，则会在庚辛日死亡。在治疗时，应针刺足厥阴肝经和足少阳胆经。如果肝气上逆，就会头痛眩晕，这是因热邪循肝脉上冲于头所致。

【解析】本篇叙述了热病的五脏见症，面色之诊，及调治之法。

肝脏发生热病，病人往往先出现小便黄，肝主疏泄，故小便赤黄。肝脉环阴器，抵少腹而上，故腹痛。肝藏魂，魂伤故多卧。木火主气，故身热。热邪与肝气相争，病情加重，会出现狂言乱语、惊骇不安、胁部胀满疼痛、手足躁扰不宁、睡卧不安宁等症状。

甲乙是木，庚辛是金，金克木。所以肝脏病遇到甲乙日时，即木病遇到木日，就会病起，所以会大汗；遇到庚辛日时，金火相刑，就是最不好的时候，这时如果气逆即脚冰冷，就是死日。

这时下手刺足厥阴肝经与足少阳胆经。病人如果气逆，即脉气冲到头面上，造成一阵一阵的头痛，就在肝经的输穴太冲和胆经的原穴丘墟上用刺法。因为肝经是阴经，没有原穴，所以用输穴来代表，即太冲。

【原文】心热病者，先不乐，数日乃热，热争则卒心痛，烦闷善呕，头痛面赤，无汗。壬癸甚，丙丁大汗。气逆则壬癸死，刺手少阴太阳。

【白话解】心脏发生热病，病人往往先出现心中闷闷不乐，数天后身体才开始发热。热邪与心脏之气相争，会出现突然心痛、烦闷、频繁呕吐、面红头痛、无汗等症状。心在五行中属火，受水的克制，所以每到壬癸日，病情就会加重，而到了丙丁日，心气旺盛，使身体汗出而热退；如果心气逆乱，则会在壬癸日死亡。在治疗时，应针刺手少阴心经和手太阳小肠经。

【解析】因为心主喜，如果炎症（热证）在心脏，病初时病人会很不开心，心脏所发的热病，病人先感到不高兴，过几天才发热。热盛则突然心痛烦闷，恶心，头痛，面部发赤，无汗。逢壬癸之日，病就加重。

丙丁是火，壬癸是水，水克火。所以心是火，遇到丙丁本火日时，会大汗，即病起；遇到壬癸水日时，如果气逆（脚冰冷），就会死。

此时的针刺手法就是刺手少阴心经和手太阳小肠经。一般在四肢上取穴时，都是以原络穴为主，即主客治疗法，又称原络治疗法。手少阴太阳相为表里，故宜刺二经以泻其热。

【原文】脾热病者，先头重颊痛，烦心颜青，欲呕身热，热争则腰痛不可用俯仰，腹满泄，两颔痛。甲乙甚，戊己大汗。气逆则甲乙死，刺足太阴阳明。

【注释】颔：腮下处。

【白话解】脾脏发生热病，病人往往先出现自觉头重、面颊疼痛、心烦、额部发青、欲呕、身体发热等症状。热邪与脾脏之气相争，会出现腰痛不可以俯仰、腹部胀满、泄泻、两侧下颌部疼痛等症状。脾在五行中属土，受木的克制，所以每到甲乙日，病情就会加重，而到了戊己日，脾气旺盛，使身体汗出而热退；如果脾气逆乱，则会在甲乙日死亡。在治疗时，应针刺足太阴脾经和足阳明胃经。

【解析】脾脏热的时候，头先重，因为脾主湿。阴气从足上行至头，故先头重。阳明之脉循颊，故颊痛也。脾络注心中，故心烦而颜青。热邪干胃，故欲呕。脾主肌肉，故身热也。热太盛的话，为什么会腰痛呢？经云："阳病者，腰反折不能俯；阴病者，不能仰。阳者天气也，主外；阴者地气也，主内。阴脏热于内，阳热甚于外，阴阳外内交争，故腰痛不可用俯仰也。"

甲乙是木日，戊己是土日，木克土。所以当脾脏病遇到戊己日时会大汗、病起，遇到甲乙的相克之日时会更严重。如果气逆即手脚厥冷，病人会死。

刺法是选择足太阴脾经和足阳明胃经的穴位。可以选择足三里、三阴交，因为这些穴位无所谓补泻。

【原文】肺热病者，先淅然厥，起毫毛，恶风寒，舌上黄身热。热争则喘咳，痛走胸膺背，不得大息，头痛不堪，汗出而寒。丙丁甚，庚辛大汗。气逆则丙丁死。刺手太阴阳明，出血如大豆，立已。

【注释】① 淅然：洒淅然，形容寒冷的样子。

② 起毫毛：皮肤因寒而起粟粒。

③ 汗出而寒：出冷汗。

【白话解】肺脏发生热病，病人常常先出现自觉寒冷、毫毛竖立、畏恶风寒、舌苔发黄、全身发热等症状。热邪与肺脏之气相争，会出现气喘、咳嗽、胸部走窜性疼痛、不能进行深呼吸、头痛剧烈、汗出身冷。肺在五行中属金，受火的克制，所以每丙丁日，病情就会加重，如果到了庚辛日，肺气旺盛，使身体汗出而热退；如果肺气逆乱，则会在丙丁日死亡。在治疗时，应针刺手太阴肺经和手阳明大肠经，针刺出血如大豆大小，疾病就可痊愈。

【解析】肺热病发时，皮肤会先感觉一点点冷，汗毛立正起来。因为肺主皮毛。为何会舌黄？经云："皮毛者，肺之合脏，气热于内，故淅然寒栗于外而恶风寒，盖热盛则寒也。肺上连于喉嗌，故舌黄。脏真高于肺，主行荣卫阴阳，故身热也。""热争则喘咳，痛走胸膺背"，即这个痛从胸部这样环绕一圈到背后，这是奇经的阳维脉经过的地方。也就是说，肺热会引起阳维痛。

"不得大息，头痛不堪"，没有办法做深呼吸。头痛很重，是因为阳受损，一直往上冲。"汗出而寒"，肺主皮毛，肺一热的时候，毛孔张开来，汗又不断地流，阳热一直往外走，不能固护体表，病人就会感受到外面的寒。

"丙丁甚，庚辛大汗。气逆则丙丁死"，丙丁日（火旺克金）病情加重，庚辛日（金旺）则大汗而解，若邪盛正衰致气逆（如神昏），则丙丁日易亡，体现"五行生克"对预后的影响。

"刺手太阴阳明"，这时可以针手太阴肺经与手阳明大肠经。"出血如大豆，立已。"如果要出血，绝大多数是在井穴上放血以退热，《针灸大成》认为五输穴中，"井主心下满""荥（荣）穴主身热"。

【原文】肾热病者，先腰痛胻酸，苦渴数饮身热。热争则项痛而强，胻寒且酸，足下热，不欲言。其逆则项痛，员员淡淡然。戊己甚，壬癸大汗。气逆则戊己死。刺足少阴太阳，诸汗者，至其所胜日汗出也。

【注释】诸汗者，至其所胜日汗出也：《太素》无此十一字。疑衍文，可从。

【白话解】肾脏发生热病，病人常常先出现腰痛、小腿发酸、口渴较甚、频频饮水、全身发热等症状。邪热与肾脏之气相争，会出现项痛强直、小腿寒冷酸痛、足心发热、不想说话等症状；邪气上逆，出现后项疼痛、头目眩晕、头部摇动不定等症状。肾在五行中属水，受土的克制，所以每到戊己日，病情就会加重，如果到了壬癸日，肾气旺盛，使身体汗出而热退；如果肾气逆乱，则会在戊己日死亡。在治疗时，应针刺足少阴肾经和足太阳膀胱经。以上所说的各脏身体汗出而热退，都是到了各脏之气旺盛之日，正胜邪退，所以汗出而热退。

【解析】腰者肾之府，故先腰痛。肾主骨，故胻酸。肾为水脏，津液不能上资，故苦渴数饮也。外热在太阳，则头痛而强。内热在肾，故胻寒且酸。"足下热，不欲言。"正常的脚应该是脚底热、脚背冷。肾病者是脚底与脚背都热起来。经云："足下热者，热流阴股也。不欲言者，肾为生气之原也。"

肾热病需刺足少阴（肾经）与足太阳（膀胱经），因二者互为表里，刺之可调肾气、泻热邪，符合“实则泻其子”的治则。诸脏热病之汗出，皆在“所胜日”（即本脏当旺之日），如肾热病逢壬癸日（水旺）则大汗而解，体现“正气胜邪则汗出”的病理转归。

【原文】肝热病者，左颊先赤；心热病者，颜先赤；脾热病者，鼻先赤；肺热病者，右颊先赤；肾热病者，颐先赤。病虽未发，见赤色者刺之，名曰治未病。热病从部所起者，至期而已，其刺之反者，三周而已。重逆则死。诸当汗者，至其所胜日，汗大出也。

诸治热病，以饮之寒水乃刺之，必寒衣之，居止寒处，身寒而止也。

【注释】① 治未病：指早期治疗，使病邪在人体的浅表部位就被消灭，而防其传变。

② 部所：即热邪侵犯人体五脏时在体表出现征兆的部位。

③ 期：指五行生克中所胜之日。

④ 重逆：是一再错误的意思。

⑤ 以：当作“先”。

【白话解】肝脏发生热病，病人左颊部首先见到红色；心脏发生热病，病人额部首先见到红色；脾脏发生热病，病人鼻部首先见到红色；肺脏发生热病，病人右颊部首先见到红色；肾脏发生热病，病人两颐部首先见到红色。热病虽然还没有发作，但在面部已经出现红色，应及时采取针刺治疗，这就叫作治未病。只在面部出现红色，并未见到其他症状，表明病情轻微，此时应给予及时治疗，到脏腑之气旺盛的时候，疾病就会痊愈；如果治疗不当，就会延长病程，等到生病之脏通过三次脏气旺盛之时，疾病才能痊愈；如果再一次治疗失误，就会造成死亡。凡是热病应当汗出的，如果能及时进行治疗，到了脏腑之气旺盛的时候，使身体汗出而疾病痊愈。

对于热病的治疗，应进行适当的调护，可以给病人喝一些清凉的白水，然后再进行针刺治疗；要让病人适当穿着单薄些的衣服，居住在凉爽的地方，这样可以使病人发热减退，使疾病痊愈。

【解析】肝发热（炎）之病人，必左颊位先赤。心发热之病人，必额上先赤。脾发热之病人，必鼻上先赤。肺发热之病人，必右颊先赤。肾发热之病人，必两颐先赤。能于未发病时，已见赤色而施治者，就是高明之医师治病于未发之时也。

如果热病皆从其部位起赤色，施治得当，则在到脏气最旺之日必痊愈。如刺法不当，则必须要过三次脏气最旺之日才会好，严重的逆治会使病人死亡。因为热病要汗出而止，必在当值气旺之日方可大汗。

治疗各脏之热病，必先令病人饮入一些清凉的白水再施刺法。令其穿薄的衣服，居于阴凉处，令身体变冷而发热减退病愈。

【原文】热病先胸胁痛，手足躁，刺足少阳，补足太阴，病甚者为五十九刺。热病始手臂痛者，刺手阳明太阴而汗出止。热病始于头首者，刺项太阳而汗出止。热病始于足胫者，刺足阳明而汗出止。热病先身重骨痛，耳聋好瞑，刺足少阴，病甚为五十九刺。热病先眩冒而热，胸胁满，刺足少阴少阳。

【注释】五十九刺：指治疗热病的五十九个穴位。

【白话解】热病病人首先出现胸胁疼痛、手足躁动不安的症状，应采用泻法针刺足少阳胆经，采用补法针刺足太阴脾经；如果病情较重，可以选用治疗热病的五十九个穴位进行针刺治疗。热病病人先出现手臂疼痛，应针刺手阳明大肠经和手太阴肺经的穴位，使病人汗出而热退。如果热从头部的症状开始，应针刺足太阳膀胱经在颈项部的穴位，使病人汗出而热退。如果热病从足胫部的症状开始，应针刺足阳明胃经的穴位，使病人汗出而热退。如果热病病人出现身体沉重、骨节疼痛、耳聋、昏倦嗜睡等症状，应针刺足少阴肾经的穴位，如果病情较重，可以选用治疗热病的五十九个穴位进行针刺治疗。热病病人首先出现头晕目眩、发热、胸胁胀满等症状，应针刺足少阴肾经和足少阳胆经的穴位。

【解析】这段经文系统阐述了不同起始部位的热病针刺治疗方法：当热病初起表现为胸胁疼痛、手足躁动时，应针刺足少阳胆经以泻其实热，同时补益足太阴脾经以扶助正气；若病情严重则采用“五十九刺”法。热病始于手臂者，取手阳明大肠经和手太阴肺经发汗解表；始于头部者，刺项部足太阳膀胱经穴位使汗出热退；始于足胫部者，刺足阳明胃经以清泄阳明经热。若热病先现身体沉重、骨节疼痛、耳聋嗜睡，则刺足少阴肾经，重症同样用“五十九刺”；若以头晕目眩、发热、胸胁胀满等为首发症状，则需同时针刺足少阴肾经与足少阳胆经。这些治法体现了中医“辨证求因，审因论治”的原则，根据热病起始部位和症状特点，选择相应经脉进行针对性治疗，既注重局部症状的缓解，又兼顾整体阴阳的调节。

【原文】太阳之脉，色荣颧骨，热病也。荣未交，曰今且得汗，待时而已。与厥阴脉争见者，死期不过三日。其热病内连肾，少阳之脉色也。少阳之脉，色荣颊前，热病也。荣未交，曰今且得汗，待时而已。与少阴脉争见者，死期不过三日。

【注释】① 荣未交：交，当作“夭”。荣未交是说色泽尚未出现衰败之象，病气尚浅，可用汗法。

② 待时：等待脏气当旺之时。

③ 厥阴：《素问释义》作“少阴”。

④ 少阴：《素问释义》作“厥阴”。

【白话解】足太阳经脉发生热病，红色出现于颧骨部位。如果红色不是暗晦无光泽，说明病情轻浅，在太阳经气旺盛的时候，可以使病人汗出而祛除邪气，使疾病痊愈。如果同时又见到少阴经的症状，不超过三天就会死亡。这是热病已经深入，并损伤肾脏所致。少阳经发生热病，红色出现于面颊的前方。如果色泽不是暗晦无光泽，说明病情尚浅，在少阳经气旺盛的时候，可以使病人汗出而邪气褪去，等待脏气旺盛时疾病就会痊愈。如果同时又见到少阴经的症状，不超过三天就会死亡。

【解析】如果颧骨的颜色很浓、很鲜、很光亮，这都是阳热之病。热病会从脸上看出来，这是“荣未交”，即血还没有交接过来。凡是热病在表、在太阳经，通通可以汗解。如果太阳脉和厥阴脉相碰到在一起，死期不过三日。

【原文】热病气穴，三椎下间主胸中热，四椎下间主鬲中热，

五椎下间主肝热，六椎下间主脾热，七椎下间主肾热。荣在骶也，项上三椎，陷者中也。颊下逆颧为大瘕；下牙车为腹满；颧后为胁痛；颊上者鬲上也。

【注释】① 气穴：指穴位。

② 大瘕：泄泻的一种。

③ 牙车：指颊车穴。

【白话解】治疗热病的穴位：第三椎下方的穴位主要用于清泻肺热；第四椎下方的穴位主要用于清泻心热；第五椎下方的穴位主要用于清泻肝热；第六椎下方的穴位，主要用于泻脾经热；第七椎下方的穴位主要用于清泻肾热。尾骶骨处的穴位和项部第三椎以下凹陷处中央部位的大椎穴，可以用于清泻营分中的热邪。如果面颊部位的红色向上蔓延到颧骨部位，为有“大瘕”病；如果见到红色下行至颊车部，为腹部胀满的病变；如果红色出现在颧骨后侧，表示胁部疼痛；如果红色在颊部上方出现，表示病在膈上。

【解析】根据足太阳膀胱经的经络顺序，第三椎是肺俞，第四椎是厥阴俞，第五椎是心俞，第六椎是督俞，第七椎是膈俞，第九椎是肝俞，第十一椎是脾俞。现在这几个气穴全部往上走了，为什么？太阳受病时，这个病结在背上，与督脉是连着的。热的本性就是往上冲，当热进入督脉时，会在头面上看到相应的颜色。所以当肺、膈中、肝、脾、肾之气，原本在下面，也会随着热病的气血往上升。

评热病论篇第三十三

【原文】黄帝问曰：有病温者，汗出辄复热，而脉躁疾不为汗衰，狂言不能食，病名为何？岐伯对曰：病名阴阳交，交者死也。帝曰：愿闻其说。岐伯曰：人所以汗出者，皆生于谷，谷生于精，今邪气交争于骨肉而得汗者，是邪却而精胜也。精胜则当能食而不复热。复热者，邪气也。汗者，精气也。今汗出而辄复热者，是邪胜也。不能食者，精无俾也。病而留者，其寿可立而

倾也。且夫《热论》曰：汗出而脉尚躁盛者死。今脉不与汗相应，此不胜其病也，其死明矣。狂言者是失志，失志者死。今见三死，不见一生，虽愈必死也。

【注释】① 躁疾：指脉搏躁动迅速。

② 阴阳交：指热邪（阳邪）深入阴分，精气消烁，而热邪不退，交结不解。是一种邪热亢盛，阴精枯竭的危重病证。杨上善："是阳邪盛而阴复起，两者相交，故名阴阳交。"王冰："交谓交合，阴阳之气不分别也。"张景岳："以阳邪交入阴分，则阴气不守，故曰阴阳交。"

③ 精无俾：精气缺乏补充。俾，补益也。

④ 倾：倾倒，这里含有危险、败坏的意思。

⑤ 三死：汗后辄发热，不能食者，一死；汗后脉尚躁盛者，二死；汗后反狂言失志者，三死。

【白话解】黄帝问道：患有温热病的人，出汗后身体又立即发热，脉象躁乱疾速，病势并没有因为出汗而衰减，反而出现言语狂乱、不进饮食等症状。这种病的名字是什么？岐伯回答道：病名叫阴阳交，是死证。黄帝说：我想了解其中的道理。岐伯说：人体的汗液，是由水谷入胃，再化生精微形成的，如今邪气与正气在骨肉间交结相争而出汗，是邪气退却精气胜利的表现，精气胜利就应当能吃食物且不再发热。如果病人再次发热，说明邪气尚留于体内，汗就是人的精气，而人体汗出后又复发热，是因为邪气战胜精气。病人不进食，精气得不到补充，逐渐匮乏，无力抗邪，造成病邪留滞体内，病人的寿命就危在旦夕了。而且《热论》中说：病人汗出后脉象仍旧躁动不宁的，是死证。现在的脉象与出汗后的正常脉象不相应，这是正气不能战胜病邪，死亡的征象很明显。狂言乱语是神志失常的表现，神志失常也是死证。如今见到了三种死亡的情况，见不到一线生机，疾病的表现虽然在汗出后暂时减轻，也必定会死亡。

【解析】本篇评论了阴阳交、风厥、劳风、肾风等疾病的病因、病机、转归和治疗等，这些疾病都有发热的症状，因此均属热性病，但病因和证候又均有某些特殊之处，故单立一篇讨论。

这一段讲述疾病阴阳交的发病原因与病理变化，其中还提及汗液的形成原理。温热病中，发热与汗出是一组最常见的表现。

发热是由于正气与邪气交争，热量鼓动津泄，因此汗出。而在此过程中，热量随汗出得到释放。如果正气得胜，热势则减；如果邪气得胜，汗出后仍然继续发热，脉急促而失去柔和，说明在正邪斗争发热的同时，正气的力量正在逐渐衰退，而邪热逐渐占据了优势，这种情况就叫“阴阳交”。《黄帝内经》指出：“阳加于阴谓之汗。”在本篇的语境中，阴就是谷、精，而阳就是热。这里还强调一个“能食”的概念。脾胃是后天之本，如果不能食，脾胃之气已经衰败，身体的正气没有补充的来源，因此能食与否是关乎温热病汗出复热的关键之一。到了“阴阳交”这个地步，明显是阳气过亢了，阴马上就要衰竭，这就是所谓的“阴阳离决，精气乃绝”，因此情况很危险。

【原文】帝曰：有病身热汗出烦满，烦满不为汗解，此为何病？岐伯曰：汗出而身热者，风也；汗出而烦满不解者，厥也。病名曰风厥。帝曰：愿卒闻之。岐伯曰：巨阳主气，故先受邪，少阴与其为表里也，得热则上从之，从之则厥也。帝曰：治之奈何？岐伯曰：表里刺之，饮之服汤。

【注释】① 厥：指气逆。逆于心则烦，逆于脾则中满。

② 表里刺之：指针刺足太阳与足少阴两条互为表里的经脉。王冰：“谓泻太阳，补少阴也。”

③ 汤：指汤剂。

【白话解】黄帝问：有病人表现为身体发热、出汗、烦闷，而且烦闷不因为出汗而减轻，这是什么病呢？岐伯说：出汗后发热不退是风邪侵犯造成的，出汗后烦闷不减则是气机上逆引起的。这种病叫“风厥”。黄帝说：希望听您详尽地谈一谈。岐伯答道：太阳经主宰全身的阳气，守卫在人体外表，所以，外部来的病邪侵犯人体，太阳经首先感受邪气而发病。足少阴肾经与足太阳膀胱经互为表里，足太阳膀胱经的热邪影响到足少阴肾经，于是足少阴肾经的气机逆而上冲，便成为厥。黄帝问：如何治疗呢？岐伯回答说：应当针刺足太阳膀胱经和足少阴肾经的穴位，并服用汤药。

【解析】这一段主要讲述风厥的病因、病机、症状、治疗。风厥，是因外感风邪而导致人体气机逆乱的病证。“厥”，这里指的是少阴之气的上逆。这里的汗出后身热不同于“阴阳交”的情况，而是由于风邪的鼓动。风为阳邪，其性开泻，能够耗伤阴液。足太阳经为一身之藩篱，主管一身的阳气，外邪入侵首先要经过足太阳经，引起发热。足太阳经又与足少阴经互为表里，足少阴经受足太阳经发热的影响，其经气上逆，形成汗出而烦闷的症状。《类经》中说：“阳邪盛者阴必虚，故当写太阳之热。补少阴之气，合表里而刺之也。”治疗风厥，已经知道病位在足太阳、足少阴两经，不足者补之，有余者泻之，以平为期，无论何病。之所以要饮药，在于病邪已经入里，光用针法已经不够了。

《黄帝内经》中提到三种风厥，除本篇所讲的太阳少阴病以外，还有《阴阳别论》中所说的“二阳一阴发病”，以及《灵枢·五变》中的“肉不坚，腠理疏”所导致的“风厥漉汗者”。三者病机相同，都是起于风邪而发生气逆，因此叫风厥。

【原文】帝曰：劳风为病何如？岐伯曰：劳风法在肺下，其为病也，使人强上冥视，唾出若涕，恶风而振寒，此为劳风之病。帝曰：治之奈何？岐伯曰：以救俯仰。巨阳引，精者三日，中年者五日，不精者七日。咳出青黄涕，其状如脓，大如弹丸，从口中若鼻中出，不出则伤肺，伤肺则死也。

【注释】① 强上冥视：强上，谓头项禁强也；冥视，即目眩之谓。指头项强而视物不清。

② 唾出若涕：涕，指痰（《黄帝内经》中无“痰”字）。指咳吐黏痰。

③ 以救俯仰：张琦：“以救俯仰，谓通利气道，呼吸得达。”尤怡：“肺主气而司呼吸，风热在肺，其液必结，其气必壅，是以俯仰皆不顺利，故曰当救俯仰也。救俯仰者，即利肺气，散邪气之谓乎。”

④ 巨阳引：指在足太阳经上取穴针刺，引动经气的疗法。

【白话解】黄帝问：劳风是什么样的？岐伯回答：劳风的受邪部位在肺下，会出现头项强直、目视不清、咳唾黏痰、怕风并寒战的症状，这就是劳风。黄帝问：怎样治疗呢？岐伯回答：先要救治头项强直僵硬不能俯仰的情况以通利肺气。在足太阳膀胱经上取穴针刺引动经气，如果是精力充沛的青壮年病人，三天就能痊愈，中年病人五天就能痊愈，精气不足的人七天就能痊愈。劳风病人咳出的痰，是青黄黏痰，痰状黏稠如同脓液，大小如同弹丸，从口中或鼻中排出。如果痰液不能排出，积存在肺中就会损伤肺脏，肺脏损伤会导致死亡。

【解析】这一段主要讲述劳风的病因、病机、症状、治疗及转归。杨上善注："劳中得风为病，名曰劳中，亦曰劳风。"《生气通天论》中说："阳气者，烦劳则张。"如此可知，劳风是过劳伤精、风邪中于肺下的一种热病，由于阳气亢盛，灼烧津液，再加上风热阳邪的入侵，阴精的消耗十分迅速，阴不制阳，进入恶性循环，导致颈项强直不能自如俯仰、眼睛视物昏花不明、唾液黏稠如痰等。不能俯仰是劳风的急症、重症，因此治疗时要先解决这个问题。

【原文】帝曰：有病肾风者，面胕痝然壅，害于言，可刺不？岐伯曰：虚不当刺，不当刺而刺，后五日其气必至。帝曰：其至何如？岐伯曰：至必少气时热，时热从胸背上至头，汗出手热，口干苦渴，小便黄，目下肿，腹中鸣，身重难以行，月事不来，烦而不能食，不能正偃，正偃则咳，病名曰风水，论在《刺法》中。

帝曰：愿闻其说。岐伯曰：邪之所凑，其气必虚。阴虚者，阳必凑之，故少气时热而汗出也。小便黄者，少腹中有热也。不能正偃者，胃中不和也。正偃则咳甚，上迫肺也。诸有水气者，微肿先见于目下也。帝曰：何以言？岐伯曰：水者阴也，目下亦阴也，腹者至阴之所居，故水在腹者，必使目下肿也。真气上逆，故口苦舌干，卧不得正偃，正偃则咳出清水也。诸水病者，故不得卧，卧则惊，惊则咳甚也。腹中鸣者，病本于胃也。薄脾则烦不能食。食不下者，胃脘隔也。身重难以行者，胃脉在足也。月事不来者，胞脉闭也。胞脉者，属心而络于胞中。今气上迫肺，心气不得下通，故月事不来也。帝曰：善。

【注释】① 胕：足背。

② 痝然：指肿大貌，浮肿貌。

③ 正偃：偃，仰面倒下。正偃，即仰卧。

④ 风水：张景岳："肾主水，风在肾经，即名风水。"按风

水病名，与上文肾风，词异而实一。

⑤ 凑：凑合，在此当侵犯讲。

⑥ 胞脉：胞，子宫。胞脉，即子宫的经脉。

【白话解】黄帝问：有患肾风的，病人面部、足背均浮肿，语言不利，可以用针刺的方法治疗吗？岐伯说：虚证不能用刺法。如果不应当刺而误刺，必然会使真气受伤，使其脏气虚，五日后邪气就一定内传入肾，加重病情。黄帝又问：邪气到来时是什么样子呢？岐伯说：邪气侵入之时病人会感到呼吸短气，时常发热，热势从胸背上至头部，汗出手热，口干作渴，小便色黄，眼睑浮肿，腹中鸣响，身体沉重，行动困难，妇女会月经停闭，胸中烦闷，不能进食，也不能仰卧，仰卧则咳嗽，这种病又叫风水，在《刺法》中有所论述。

黄帝说：我希望听您讲一讲其中的道理。岐伯说：邪气之所以能够侵犯人体，根本原因是人体的正气已虚。肾脏属阴，风邪属阳。肾阴不足，风阳便乘虚侵入，所以就引起呼吸短气，时时发热出汗。小便色黄，是因为腹中有热。不能仰卧，是因为水气上乘于胃，而导致胃中不和。仰卧则咳嗽加剧，是因为水气向上压迫肺。凡是有水气病的，眼睑先出现微肿。黄帝说：为什么这样说呢？岐伯说：水是属阴的，目下也是属阴的部位，腹部也是至阴所在之处，同类相求，所以腹中蓄水的，必然出现眼睑轻微浮肿。水邪之气上泛凌心，迫使心气挟火上逆，所以口苦咽干，不能仰卧，仰卧则水气上逆就会咳出清水。凡是有水气病的人，都因水气上乘于胃而不能仰卧，卧就会引起惊悸不安，咳嗽加剧。腹中鸣响，是胃肠中有水气窜动，这是水邪侵及胃家的缘故。若水气犯脾，就会心烦而不想吃饭。饮食不进，是水气阻隔于胃脘。身体沉重而行动困难，是胃的经脉向下运行到足部，水气随经下流所致。妇女月经不来，是水气阻滞，胞脉闭塞不通的缘故。胞脉是隶属于心脏，而下络于胞中，水肿病人湿邪向上逆行逼迫肺脏，使心气不得下通，所以胞脉闭而月经不来。黄帝说：讲得好。

【解析】肾风又名风水。肾主水，风动肾水，则使水液代谢失常，因此面部、足背水肿。肾之经脉循喉咙、挟舌本，因此风水也会影响语言。肾风的病因是阴虚，阴虚也能生热，但此时用针刺泻热则是大错特错了，这会导致正气更加虚损，风阳之邪更加旺盛。少气、时热等都是阴虚阳亢的表现。在这里我们要记住的是“邪之所凑，其气必虚”，这已经成为中医发病学的主要论点。《刺法论》中有“正气存内，邪不可干”的论述，《灵枢·口问》中则有“邪之所在，皆为不足”的论述，这些都强调外因通过内因起作用。

逆调论篇第三十四

【原文】黄帝问曰：人身非常温也，非常热也，为之热而烦满者，何也？岐伯对曰：阴气少而阳气胜，故热而烦满也。帝曰：人身非衣寒也，中非有寒气也，寒从中生者何？岐伯曰：是人多痹气也。阳气少，阴气多，故身寒如从水中出。

帝曰：人有四肢热，逢风寒如炙如火者，何也？岐伯曰：是人者，阴气虚，阳气盛。四肢者阳也，两阳相得而阴气虚少，少水不能灭盛火，而阳独治。独治者，不能生长也，独胜而止耳。逢风而如炙如火者，是人当肉烁也。

【注释】①常：《说文解字》记载：“常，下帬（裙）也。从巾，尚声。裳，常或从衣。”常通裳，指衣服。古人上衣曰衣，下衣曰裳。

②独治：此指阴虚之极，而阳气独旺。

③肉烁：肌肉消瘦，像被火烘烤那样干枯。

【白话解】黄帝问道：有的人身体温度不正常，不是由于穿衣服过多造成的，但却感到身体发热并且烦躁闷满，这是什么原因呢？岐伯回答说：这是由于阴气虚少，阳气偏盛，所以发热而又烦闷。黄帝问道：有的人不是因为衣服单薄，也没有被寒气中伤，然而寒冷却从身体内部产生出来，这是什么原因呢？岐伯说：这种人大多气机阻痹不通，阳气虚少，阴气偏盛，所以身体发冷，像是从冷水里出来一样。

黄帝问道：有的人四肢发热，感受风寒后就会像被火烤炙一样，这是什么原因呢？岐伯说：这种人阴气虚少，阳气偏盛。

四肢属阳，风邪也属阳，两阳结合，以致阴气虚少，不能减少旺盛的阳火，如同少量的水无法熄灭旺火一样而形成阳气独旺的局面。阳气独旺，遏制了阴气的生机，就不能生长。所以，这种四肢热而遇风如同炙于火上一样的病人，他的肌肉就会逐渐消瘦。

【解析】本节讲述阴虚内热、阳虚里寒的病机，这主要是阴阳偏胜造成的。此外，阴虚严重会导致四肢发热和肌肉消瘦。

前面讨论的两个问题就是与衣物多少无关的内热、内寒之证。阳盛则热，阴盛则寒。内生之病必有相应的内在原因，生活中有许多例子可以供我们参考。例如，有的人特别怕冷，穿衣服明显比别人多，但是穿了很多衣服也不一定觉得暖和；而有的人怕热，到了夏天必须开空调，否则就受不了，不是穿得少了就能感到凉快。这都是人体偏离了阴阳中和的状态。

素体阴虚阳盛还有一种情况，那就是“四肢热”。这里讲到了虚热肉烁的机制，那就是阴虚复感风邪。生活中常见的就是手足心热，热能伤阴、消耗有形，长此以往，手脚心热的人，手掌、脚底的肌肉就会消瘦，常常还伴有汗多而干燥的现象。这也是脾虚的一种外候。

【原文】帝曰：人有身寒，汤火不能热，厚衣不能温，然不冻栗，是为何病？岐伯曰：是人者，素肾气胜，以水为事，太阳气衰，肾脂枯不长，一水不能胜两火。肾者水也，而生于骨，肾不生则髓不能满，故寒甚至骨也。所以不能冻栗者，肝一阳也，心二阳也，肾孤脏也，一水不能胜二火，故不能冻栗，病名曰骨痹，是人当挛节也。

帝曰：人之肉苛者，虽近衣絮，犹尚苛也，是谓何疾？岐伯曰：荣气虚，卫气实也。荣气虚则不仁，卫气虚则不用，荣卫俱虚，则不仁且不用，肉如故也。人身与志不相有，曰死。

【注释】① 以水为事：指长期接触水湿的环境。

② 孤脏：上文中指出肝、心为两个阳脏，而肾为一水，故称孤脏。

③ 挛节：挛，拘挛。节，骨节。即骨节拘挛。

④ 苛：麻木沉重。

⑤ 不仁：指不知痛痒寒热。

⑥ 不用：指不能举动。

⑦ 肉如故：《太素》作“肉如苛”。

【白话解】黄帝问道：有的人身体寒冷，即使用热水温熨、烤火，也不会感到热，穿厚衣服也不觉得温暖，但却没有出现恶寒发抖，这是什么病呢？岐伯说：这种人肾气素来偏胜，但长期接触潮湿的环境，致使太阳气衰，肾中的阴精得不到阳气而枯竭不长。肾是水脏，储藏阴精，主骨生髓。肾气不实，骨髓便不充满，从而致使寒冷至骨。之所以不出现恶寒发抖，是因为肝是一阳相火，心是二阳君火，肾是孤脏，一个肾水不能制胜心肝上下的两个火，所以虽然寒冷却不战栗。这种病叫骨痹。这种病人还应有骨节拘挛的症状。

黄帝问道：有的人皮肤肌肉麻木沉重，虽然穿了棉衣，仍然没有减轻，这是什么病呢？岐伯说：这是营卫之气虚弱造成的，营气虚弱就会使皮肉麻木；卫气虚弱，肢体就不能活动自如；营卫之气都虚弱，则身体麻木，四肢不灵活，肌肉沉重。如果病人发展到身体和神志不能相互为用，就会死亡。

【解析】本节论述“骨痹”的病因与症状，以及出现“肉苛”的病因与预后。

衣服不能产热，但是可以通过减少热量的散失来使人感到温暖，而汤火能够直接给人热量。然而，身体寒冷的人，泡在热水里也暖和不起来，披上厚衣服也没有效果，可见阴寒之盛，其内因是肾阳虚衰，外因则是寒邪入骨，病名叫作“骨痹”。由于肝肾同源，肾水不足则不能生木，因而出现筋失濡润、肢节挛缩的症状。

肉烁与骨痹，前者为阴虚不能制阳，后者为阳虚不能制阴，兼感受风寒湿之外邪。自身的阴阳平衡，在疾病的发生和发展中起着决定作用。

肉苛的原因也是营卫之气虚弱，营卫之气虚弱导致自身阴阳失去平衡，造成皮肉麻木不仁、四肢不能举动。

【原文】帝曰：人有逆气不得卧而息有音者，有不得卧而息无音者，有起居如故而息有音者，有得卧行而喘者，有不得卧不

能行而喘者，有不得卧卧而喘者，皆何脏使然？愿闻其故。岐伯曰：不得卧而息有音者，是阳明之逆也。足三阳者下行，今逆而上行，故息有音也。阳明者，胃脉也，胃者，六腑之海，其气亦下行，阳明逆，不得从其道，故不得卧也。《下经》曰：“胃不和则卧不安。”此之谓也。夫起居如故而息有音者，此肺之络脉逆也。络脉不得随经上下，故留经而不行。络脉之病人也微，故起居如故而息有音也。夫不得卧，卧则喘者，是水气之客也。夫水者，循津液而流也。肾者水脏，主津液，主卧与喘也。帝曰：善。

【注释】①胃不和则卧不安：胃失和降，阻碍卫气运行，所以睡眠不安。

②留经而不行：指络脉之气不能随经脉之气而行。

【白话解】黄帝问道：患有气逆的病人，有的不能平卧而呼吸有声音，有的不能平卧而呼吸没有声音，有的起居如常可以正常活动而呼吸有声音，有的能够平卧但一活动便气喘，有的不能平卧和活动并且气喘不停，有的不能平卧，平卧后就气喘。这些都是哪些脏腑引起的呢？我想知道其中的道理。岐伯说：不能平卧而呼吸有声音的，是阳明经脉之气上逆所致。足三阳经脉之气是下行的，如今逆而上行，所以呼吸不利就有声音了。足阳明经是胃脉，胃是五脏六腑气血的来源，胃气也以下行为顺，如果阳明经脉之气上逆，不沿正常的通道运行，病人就不能平卧了。《下经》里说：“胃不和则卧不安。”说的就是这个意思。如果起居如常而呼吸有声音，是肺的络脉不顺，络气不能随经气上下运行，所以留滞在经脉中不能循行。但络脉的病比较轻，因此起居如常，只是呼吸有声音而已。如果不平卧，平卧就气喘，是肾水之气侵肺所致。水气是循着津液流行的通道而流动的，肾是水脏，主管全身津液，气喘不能平卧，这是由于肾脏发生了病变。黄帝说：讲得好。

【解析】本节讲述了经气上下不调成为逆气所造成的各种病证，以及病证的原因，主要涉及肺络之逆、胃气之逆、肾水之逆这三种不同的病理变化。

人身之气逆，主要与胃、肺、肾相关。杨上善说，足阳明经为阳经中经气最盛的，它从头走足，气机以下行为顺，如果发生了气逆，呼吸时就会有声音；足阳明经连属着胃，胃失和则气逆上行，扰乱神明，因此不能安睡。这是胃经气逆的情况。肺气逆是由于络脉不调，影响肺的宣发、肃降功能，因此呼吸不利且有声；而络脉的位置较浅，所以没有影响平常的起居活动。肾主水，大肠主津，小肠主液。卧而喘的气逆为肾气逆的表现。杨上善解释说，津液主卧、主喘，因此津液出了问题，人就不能平躺，否则发生喘证。

《逆调论》中的“逆”，可解释为逆乱、失常，是指人体出现病证的状态；“调”，可理解为调和、协调，是指人体健康的状态。逆调，即失调、逆乱的意思。人体的阴阳不失常，相互协调，人就能保持健康；阴阳失调，就会引起各种寒热病变，所以说，人体的阴阳必须保持平衡。就本篇而言，“逆调”是在论述人体阴阳失调的问题，具体表现在营卫、气血、脏腑、经络的功能逆乱失调所引起的寒热、骨痹、肉苛、不得卧等病证，所以以“逆调论”立篇名。

卷第十

疟论篇第三十五

【原文】黄帝问曰：夫痎疟皆生于风，其蓄作有时者何也？岐伯对曰：疟之始发也，先起于毫毛，伸欠乃作，寒栗鼓颔，腰脊俱痛；寒去则内外皆热，头痛如破，渴欲冷饮。

帝曰：何气使然？愿闻其道。岐伯曰：阴阳上下交争，虚实更作，阴阳相移也。阳并于阴，则阴实而阳虚，阳明虚则寒栗鼓颔也；巨阳虚则腰背头项痛；三阳俱虚则阴气胜，阴气胜则骨寒而痛；寒生于内，故中外皆寒；阳盛则外热，阴虚则内热，外内皆热则喘而渴，故欲冷饮也。此皆得之夏伤于暑，热气盛，藏于皮肤之内，肠胃之外，此荣气之所舍也。此令人汗空疏，腠理开，因得秋气，汗出遇风，及得之以浴，水气舍于皮肤之内，与卫气并居。卫气者，昼日行于阳，夜行于阴，此气得阳而外出，得阴而内薄，内外相薄，是以日作。

【注释】① 痎疟："痎"，音皆。在这里主要理解为疟疾的总称。

② 蓄作：不发作为"蓄"，发作为"作"。

③ 鼓颔：指因寒战而颐颔随之鼓动。

④ 虚实更作：指疟疾发作时，阴阳交替相胜。

⑤ 阴阳相移：指阳并于阴，阴并于阳，虚实相互交替转化的意思。

【白话解】黄帝问道：疟疾一般都是因风邪侵入引起的，病的发作和停止都有一定的时间，这是什么原因呢？岐伯回答说：疟疾开始发作的时候，先表现在皮肤毫毛竖起，接着四肢开始不舒服，伸懒腰，打哈欠，随之感到寒冷，身子发抖，颐颔振动，腰脊疼痛；等寒冷症状过去以后，接着便是内外发热，头痛如同裂开一般，口渴，想喝冷水。

黄帝问道：这是什么邪气造成的呢？希望听听其中的道理。岐伯说：这是阴阳上下相争，互相转移合并，虚实更替相胜，阴阳之气出入转移所造成的。阳气转移到阴气所在的地方，使阴气充实而阳气虚弱，阳明经气虚弱，人就会寒冷发抖乃至颐颔抖动；太阳经气虚，腰背头项便感疼痛；三阳都虚，则阴气更胜，阴气胜则骨节寒冷而疼痛，寒气从体内产生，所以内外都感到寒冷；阳盛的时候，体表就会发热，阴虚的时候，身体内部就发热，如果体内体外都发热，就会出现气喘口渴，想喝冷水。这都是由于夏天被暑气伤害，暑邪亢盛，留藏在皮肤之内，肠胃之外，也就是荣气居留的地方。暑热使人汗孔疏松，皮肤张开，一到秋天凉爽之时，出汗就会感受风邪，或者由于沐浴感受水气，风邪水气停留于皮肤之内，与卫气相合，疟疾就会发作。卫气白天在阳经运行，夜间在阴经运行，这种邪气循于阳经就向外发散，循于阴经就向内里侵袭，阴阳内外相通，所以每天都要发作一次。

【解析】本篇论述了疟疾的病因、病机、症状、分类、治疗原则和针刺方法，是讨论疟疾的专篇。这一节讲述了疟疾发生的原因及其先始于寒继而热的变化过程。它是怎么引起的呢？病人夏季伤于暑，到秋天汗出遇风，风水之气居于皮肤之内，随卫气的出入而发生一日一作的疟疾。“痎疟”，王冰、朱丹溪注为“老疟”，乃隔两日一作的疟疾。明代马莳认为：“本节有‘是以日作’句，则每日一作之疟亦是痎疟，非必隔两日者乃痎疟也。”黄元御的《素问悬解·疟论》认为：“‘痎’与‘该’通，疟病不一，该而言之，故曰痎疟。”首句“痎疟皆生于风”中的“皆”字，说明凡寒疟、温疟、瘅疟、间日、三日等，皆可称为痎疟。其类虽多，总之都是由风邪引起。它的特点是“蓄作有时”，也就是潜伏或发作都有一定的时间。黄帝向岐伯请教疟疾发生的原因，岐伯回答：疟疾的发生，“先起于毫毛，伸欠乃作，寒栗鼓颔，腰脊俱痛”，这都是寒盛的表现。等到寒去，“则内外皆热，头痛如破，渴欲冷饮”，这是疟疾始终的大概。

黄帝以“何气使然”为问，岐伯回答，疟疾寒往而热来的原因是“阴阳上下交争，虚实更作，阴阳相移也”。张琦注：“平人阴阳上下交济。寒热之家，阴出之阳则寒，阳下入阴则热，不交济而交争，阳实则阴虚，阴实则阳虚，是阴阳之相移为寒热也。”这是什么原因呢？疟疾刚开始的时候，以阴气发作，裹束阳气，阳为阴并，则阴实而阳虚。阳明行身之前，若阳明虚则“寒栗鼓颔”；太阳行身之后，若太阳虚“则腰背头项痛”；若三阳俱虚则阴气全胜，“阴气胜则骨寒而痛”。寒生于内，直达皮毛，“故中外皆寒”。等到阳气来复，蓄极而发，则阳实而阴虚。阳盛而透出重围则外热，阴虚而涸及穷泉则内热，外内皆热，则喘促而渴燥，“故欲冷饮也”。

痎疟寒热的原因，在于夏伤于暑，热气隆盛，藏于皮肤之内、肠胃之外，这里也是营气停留的地方。阳热蒸腾营阴，则令人的汗孔打开，出汗，等到凉秋，正当汗出，而遇清风，或沐浴寒水，水随窍入，皮毛收敛，于是水气滞留在皮肤之内，与卫气合并在一起。卫气昼日行于阳经，夜行于阴脏，“此气”即水气，昼得阳气而外出，疟之外发也；夜得阴气而内入，疟之内蓄也。内外相薄，随卫而行，是以日作。这也是“蓄作有时”的原因。

【原文】帝曰：其间日而作者何也？岐伯曰：其气之舍深，内薄于阴，阳气独发，阴邪内著，阴与阳争不得出，是以间日而作也。

帝曰：善。其作日晏与其日早者，何气使然？岐伯曰：邪气客于风府，循膂而下，卫气一日一夜大会于风府，其明日日下一节，故其作也晏。此先客于脊背也，每至于风府则腠理开，腠理开则邪气入，邪气入则病作，以此日作稍益晏也。其出于风府，日下一节，二十五日下至骶骨，二十六日入于脊内，注于伏膂之脉，其气上行，九日出于缺盆之中，其气日高，故作日益早也。其间日发者，由邪气内薄于五脏，横连募原也。其道远，其气深，其行迟，不能与卫气俱行，不得皆出，故间日乃作也。

【注释】① 晏：晚也。

② 膂：一指脊椎骨。一指脊柱两侧的肌肉，即足太阳膀胱经所行部位。

③ 募原：即膜原。是指皮肉与内脏之间的部位。

【白话解】黄帝问道：疟疾有间隔一日发作的，这是为什么呢？岐伯说：这是因为邪气所在的地方较深，已经接近阴经，致使卫气单独运行于体表，而疟邪仍滞留于内。这样，阴与阳相争而邪气得不到发散，所以隔一天才发作一次。

黄帝说道：讲得好。那么，有些疟疾发作时间一天比一天推迟，有的则一天比一天提早，这又是什么原因呢？岐伯说：邪气最初侵入风府穴（后颈部），沿着脊柱向下移动。卫气每天都会在风府穴与邪气相遇一次，但邪气每天向下移动一节，所以疟疾发作的时间会越来越晚。邪气最初停留在背部，每次到达风府穴时，毛孔就会张开，邪气趁机侵入体内，引发疾病发作。由于邪气每天下移一节，所以发作时间会逐渐推迟。邪气从风府穴开始，每天下移一节，二十五天后到达骶骨（尾椎附近），第二十六天进入脊柱内部，沿着伏膂脉（脊柱旁的深部经脉）向上运行。九天后邪气到达缺盆穴（锁骨上窝），随着邪气位置越来越高，发作时间就越来越早。如果是隔天发作的疟疾，是因为邪气已经深入五脏，与卫气相遇的路径变长、位置变深，运行速度变慢，不能和卫气同时到达体表，所以要隔天才发作一次。

【解析】这一段是讲疟疾隔日发作的原因。“其气”为水气，水气滞留过深，内迫五脏，横连膜原，它要行走的道路较远，循行迟缓，不能和卫气并行，也不能与卫气同时外出，所以隔一天才能发作一次。

疟疾的发生，有“日晏”“日早”之区别，日晏，就是疟疾的发生一天比一天晚；日早，就是发病一天比一天早。当邪气侵犯风府穴，而卫气运行一昼夜后也到风府穴时，卫气与邪气相遇，那么疟疾就发生了。邪气侵犯风府穴后，会“循膂而下”，也就是沿着脊柱两旁的膀胱经下行，下行规律是每日下行一节，这样到了第二天卫气再次与邪气相遇，就要比前一天晚，于是发病的时间也就一天比一天晚，所以称为“日晏”，这都是邪气先客于脊背的缘故。每当卫气运行到风府穴的时候，腠理就会开泄，腠理一开泄，邪气就会侵入，邪气侵入与卫气交争，病就发作，因邪气日下一节，所以发病时间就日益推迟了。而当邪气侵犯风府穴后，会逐日下行一节，二十五日下行至骶骨，二十六日入于脊内，流注到冲脉，再沿冲脉上行，至九日上至于缺盆之中，因为邪气由下日渐上升，而卫气昼日行于阳经的途径由上至下，所以邪气与卫气相遇的时间会一天比一天早，发病的时间也就一天比一天早，所以称为“日早”。

“其间日发者”，《太素》《灵枢·岁露论》中皆无这五字，“其间日”以下的字，与上语意不相衔接，因此很有可能是错简。高注本移此四十四字于前，为“帝曰：其间日而作者何也”之答语，置“其气之舍深”之上。这种说法讲得通。

【原文】帝曰：夫子言卫气每至于风府，腠理乃发，发则邪气入，入则病作。今卫气日下一节，其气之发也，不当风府，其日作者奈何？岐伯曰：此邪气客于头项，循膂而下者也。故虚实不同，邪中异所，则不得当其风府也。故邪中于头项者，气至头项而病；中于背者，气至背而病；中于腰脊者，气至腰脊而病；中于手足者，气至手足而病。卫气之所在，与邪气相合，则病作。故风无常府，卫气之所发，必开其腠理，邪气之所合，则其府也。

帝曰：善。夫风之与疟也，相似同类，而风独常在，疟得有时而休者，何也？岐伯曰：风气留其处，故常在。疟气随经络，沉以内薄，故卫气应乃作。

【注释】卫气之所发：“发”，作“应”解。

【白话解】黄帝问道：先生说卫气每次到达风府，人体的汗孔就扩张，汗孔都扩张则邪气乘机侵入，与卫气相抗争而发病。现在卫气每天向下移动一节，并没有遇到风府，疾病却每天发作，这是为什么呢？岐伯说：这是指邪气侵入头部，沿着脊椎骨下行的情况。但人体各部分有虚实的不同，而病邪中伤的部位也不相同，所以不一定遇到风府才能发病。例如，病邪侵入头部的，卫气行至头项而病发；病邪侵入背部的，卫气行至背部而病发；病邪侵入腰脊的，卫气行至腰脊而病发；病邪侵入手足的，卫气行至手足而病发。卫气所行之处，与病邪相合，病便会发作。所以说，风邪在侵入人体后，并没有固定的停留位置，只要卫气与之相应，腠理开泄，邪气得以侵入，疾病也就要发作了。

黄帝说道：讲得好。看来，风病和疟疾相似而同属一类，那么，为何风病的症状持续存在，而疟疾的发作却时休时止呢？岐伯说：风邪致病停留的部位相对比较稳定，所以症状持续常在；疟邪则是沿着经络运行的，有时在体内，有时在体外，所以要遇到卫气与之相应时，病才会发作。

【解析】这一部分承接上一段，讨论邪气的运行对疟疾发作时间的影响及对风府穴的理解。正常情况下，体内卫气白天在三阳经运行，晚上在三阴经运行。风邪和水气随卫气行于阳则外出，行于阴则进于内，这样内外相迫，以致疟疾每日发作。但是有时候疟疾的发作规律也会改变。

黄帝问岐伯，卫气与邪气没有在风府穴相遇而发病的原因是什么？岐伯回答，邪气侵入头项并循膂而下的情况，说的恰恰是督脉的风府穴。但每个人的虚实状态不同，邪气所侵犯的部位也会不同，不能都在风府穴这个地方。风邪侵犯人体并没有固定的部位，只要卫气与之相应，腠理开泄，邪气乘虚侵入的地方，也就是发病的所在。

风病与疟疾相似同类，然而为何风病独常在，疟疾的发作却有休止？“风气留其处”，《甲乙经》中“气”下有“常”字，即风邪常留在病所，而疟气要随经络的循行深入体内，必须与卫气相遇，病才发作。

【原文】帝曰：疟先寒而后热者何也？岐伯曰：夏伤于大暑，其汗大出，腠理开发，因遇夏气凄沧之水寒，藏于腠理皮肤之中，秋伤于风，则病成矣。夫寒者，阴气也；风者，阳气也。先伤于寒而后伤于风，故先寒而后热也。病以时作，名曰寒疟。

帝曰：先热而后寒者何也？岐伯曰：此先伤于风而后伤于寒，故先热而后寒也。亦以时作，名曰温疟。其但热而不寒者，阴气先绝，阳气独发，则少气烦冤，手足热而欲呕，名曰瘅疟。

【注释】① 凄沧：寒冷。

② 冤：苦闷。

③ 瘅疟：瘅，热也。瘅疟，指以发热为主要症状的疟疾。

【白话解】黄帝问道：疟疾发作，有的人先寒战而后发热，这是为什么呢？岐伯说：夏天感受了严重的暑气，大汗淋漓而且毛孔张开，遭遇夏天的寒凉水湿之气，邪气藏在皮肤里面，到了秋天再被风邪侵入，就成为疟疾了。水寒是一种阴气，风邪是一种阳气，先被寒邪所袭后被风邪所袭，所以先寒而后热，疾病定时发作，这种病叫作寒疟。

黄帝问道：有一种疟疾发作时先发热而后寒战，这是为什么呢？岐伯说：这是先被风邪所袭后被寒邪所袭，所以先热而后寒，病的发作也有一定的时间，这种病叫作温疟。还有一种只发热而不发寒的疟疾，这是由于仅仅受了风邪的侵袭，而没有受到寒邪的侵袭，所以在病发作时，就会感到气短烦闷，手足发热，想要呕吐，这种病叫作瘅疟。

【解析】这一节主要讲述了寒疟、温疟、瘅疟的表现及病因病机。疟疾先恶寒而后发热的原因，是夏天伤于大暑，其汗大出，腠理开泄，一遇凄沧之水，寒入于汗孔，藏于腠理皮肤之中，到了秋季伤于风，闭其皮毛，寒气留经，不得出路，于是就形成了先恶寒而后发热的疟疾。寒属阴，内伤营血；风属阳，外伤卫气。黄元御《素问悬解》言："营为寒伤，则裹束卫外而生表寒，卫为风伤，则鼓发营中而生里热。先伤于寒而后伤于风，则营气先闭而卫气后发，故先寒而后热也。"此病的发作有一定的时间，称为"寒疟"。

关于先发热而后恶寒的疟疾，黄元御说，其病得之于先伤风而后伤寒，因为风性疏泄，寒性闭藏，先伤于风，则皮毛腠理开放，然后身体再伤于寒，寒邪入于汗孔，与卫气相遇，卫气的性质是收敛的，而风气欲使之开泄而不得，导致卫气郁结而发热；而等阳衰阴复，里寒内作，就出现寒。这也是按照一定的时间进行的，命名为"温疟"。

瘅的意思是"热"。凡是有热证者，皆可名为瘅。只是热而没有寒的疟疾，因其阳气旺盛，表为风邪所闭，卫气郁于此则内热，内热燔灼，则阴气先绝，阳气独发，出现"少气烦冤"的症状。少气者，气虚也；烦冤者，里热也。手足热盛、欲呕，都是胃热而不和的表现，这叫作"瘅疟"。

【原文】帝曰：夫经言有余者泻之，不足者补之，今热为有余，寒为不足，夫疟者之寒，汤火不能温也，及其热，冰水不能寒也，此皆有余不足之类，当此之时，良工不能止，必须其自衰乃刺之，其故何也？愿闻其说。岐伯曰：经言无刺熇熇之热，无刺浑浑之脉，无刺漉漉之汗，故为其病逆，未可治也。夫疟之始发也，阳气并于阴，当是之时，阳虚而阴盛，外无气，故先寒栗也。阴气逆极则复出之阳，阳与阴复并于外，则阴虚而阳实，故先热而渴。夫疟气者，并于阳则阳胜，并于阴则阴胜，阴胜则寒，阳胜则热。疟者，风寒之气不常也，病极则复至。病之发也，如火之热，如风雨不可当也。故经言曰：方其盛时必毁，因其衰也，事必大昌。此之谓也。夫疟之未发也，阴未并阳，阳未并阴，因而调之，真气得安，邪气乃亡。故工不能治其已发，为其气逆也。

【注释】① 熇熇：（音同贺）热势盛的样子。

② 浑浑：脉气浊乱的样子。

③ 漉漉：汗出不止的样子。

④ 外无气：指卫气入于阴而出现的表虚。

⑤ 病极则复：指阴阳之气极则转化。寒极则热，热极则寒。

⑥ 方其盛时必毁：盛，指邪气盛。毁，指正气受伤。是说当邪气盛时不可攻邪，攻则正气受伤，因为疟疾是与正气相并而居的。

【白话解】黄帝问道：医经上说邪气盛实有余的应当采用泻法，正气亏虚不足的应当采用补法。如今发热是邪气盛实有余的表现，寒战是正气亏虚不足的表现。疟疾发冷时，就是用热水温熨和烤火，都不能感到温暖；等到发热时，就是用冰水，也不能使病人感到寒凉。这些症状都属于邪气有余、正气不足的一类表现，但当它发病的时候，连良医也无法制止，必顺冷热衰退的时候，才可用针刺治疗。这是什么原因呢？想听您讲讲这其中的道理。岐伯说：医经上说过，在高热时不能用针刺，脉搏混乱时不能用针刺，出大汗之时不能用针刺，因为此时邪气旺盛，所以不能治疗。疟疾在开始发作时，体表阳气进入体内与阴气合并，此时是阳虚而阴盛，人的身体十分虚弱，所以先感到寒冷发抖；待阴气逆乱达于极点，阴阳之气又相互结合于体表，此时体内阴气虚少，而体表的阳气亢盛，所以先感到热而口渴。疟疾与阳气结合，则阳气胜；与阴气结合，则阴气胜。阴气胜则发寒，阳气胜则发热。疟疾是由于风寒之气的变化而形成的，热到极点，则阴邪之寒气至；寒到极点，则阳邪之气来。疟疾发作的时候，像火一样猛，如狂风暴雨一样势不可当。因此医经上说，当邪气盛极时不可攻邪，若勉强针刺则正气必然受伤，要待邪气衰退时再进行针刺，治疗方可见效。讲的就是这个意思。疟疾在未发作的时候，阴阳二气的运行状态还比较平静，没有合并，在此时便及时进行调治，则正气便不至于受伤，邪气也会被消灭。所以，不能在疟疾发作时进行治疗，因为这时是正气和邪气逆乱的时候。

【解析】这一部分讨论疟疾刺法的注意事项。疟疾之寒热，需要在其病势衰弱后才可针刺。有余则泻，不足则补，这是一般规律。“热为有余”，即阳有余；“寒为不足”，即阳不足。而疟疾之寒热，汤火不能温，冰水不能寒，可见此有余与不足非一般所见，这个时候不可直接治疗，必须等到病势衰弱后才可以针刺。《灵枢·逆顺》有相似的记载：“无刺熇熇之热，无刺漉漉之汗，无刺浑浑之脉。”也就是说，出现高热、大汗、脉乱这些病势正盛的症状，是不可以针刺的，刺之则逆其病气，所以不能治疗。

疟疾刚发作的时候，阳气吞并于阴中，这时阳虚而阴盛，外无阳气，所以先感到寒冷战栗。“阴气逆极”，极则变，即阴气到了极盛，阳气就会到来，这是阴阳的转化关系。阳气发于重阴之内，则“复出之阳”；阴复为阳吞并于外，则阴虚而阳实，所以发热而渴。

风为阳邪，寒为阴邪，因此风寒之气，变幻不常。“病极则复至”的意思是，如病风而为热，极则阴邪之寒气复至；病寒而为寒，极则风邪之阳热复至。疟疾发作时病势猛烈，正气相对虚衰，所以不能治疗。疟疾未发作时，阴气还没有与阳气合并，这是最佳的治疗时机。这里再次强调疟疾不能在发病的时候治疗。

【原文】帝曰：善。攻之奈何？早晏何如？岐伯曰：疟之且发也，阴阳之且移也，必从四末始也。阳已伤，阴从之，故先其

时坚束其处，令邪气不得入，阴气不得出，审候见之在孙络盛坚而血者皆取之，此真往而未得并者也。

【注释】① 早晏：这里“早”指病之未发；“晏”指病之已衰。

② 疟之且发：“且”为助动词，有“将”义，疟疾将要发生。

【白话解】黄帝说道：讲得好。疟疾究竟应该如何治疗？时间的早晚应该如何掌握呢？岐伯说：疟疾将要发作的时候，人体阴阳之气也将要进行转移和合并，一定会从四肢末端开始。阳气已经损伤，阴气随之受到影响，所以在阴阳之气还没有相并的时候，用绳索牢缚其四肢末端，使邪气不能进入，阴气不能外出，经过仔细审察，看到脉络充实的地方，观察其瘀血所在，针刺出血。这是在真气尚未与邪气相并时的治疗方法。

【解析】黄元御注，“阴胜而阳已伤，阳复则阴亦从之，报施不偏也”，若阳气已伤，阴气必将随之受到影响。“故先其时坚束其处”，《千金》卷十第六记载，在疟疾发作之前一顿饭的时间，用细绳紧紧束缚手指、脚趾，这样邪气就不得进入，阴气不得出，过了发病时间，疟疾就会好了。本篇指出，除了束缚还需要观察，看见孙络盛坚而血郁的地方，就刺络放血，这样就能去掉邪气，使其不并入体内。

【原文】帝曰：疟不发，其应何如？岐伯曰：疟气者，必更盛更虚，当气之所在也。病在阳则热而脉躁，在阴则寒而脉静，极则阴阳俱衰，卫气相离，故病得休，卫气集则复病也。

【白话解】黄帝问道：疟疾在不发作时，其情况是怎样的？岐伯说：疟疾在人体中，使人体的阴阳之气发生虚实交替的变化，随同邪气的所在而发作。病邪在阳分，就会出现身体发热而脉搏急躁；当病邪在阴分，就会发冷而脉搏沉静；疾病到达极期，阴阳二气就都衰弱，卫气和邪气相离，病情就会得到遏制；但在卫气和邪气再相遇结合时，病又发作了。

【解析】这一部分是讲疟疾未发作时的情况。疟气者，发作时一定是盛虚更替、阴阳相移的。它随着邪气之所在而发作。病在阳分则身热而脉躁，病在阴分则身寒而脉静，发病到极点，则阴阳俱衰，卫气与邪气相离，病就休止；但当卫气与邪气再相遇集合时，病就重新发作。

【原文】帝曰：时有间二日或至数日发，或渴或不渴，其故何也？岐伯曰：其间日者，邪气与卫气客于六腑，而有时相失，不能相得，故休数日乃作也。疟者，阴阳更胜也，或甚或不甚，故或渴或不渴。

帝曰：论言夏伤于暑，秋必病疟，今疟不必应者何也？岐伯曰：此应四时者也。其病异形者，反四时也。其以秋病者寒甚，以冬病者寒不甚，以春病者恶风，以夏病者多汗。

【注释】客于六腑：后世医家认为此句有错简，因前后文中并未涉及疟证与六腑的关系，此处应是“风府”。

【白话解】黄帝问道：疟疾的发作，有的间隔两日，有的隔至数日；发作时有的口渴，有的不口渴，这是什么原因呢？岐伯说：它之所以隔几天再发作，是因为邪气与卫气运行的时间规律不一致，有时不能相会在风府，所以停几天才发作。发病过程中，出现阴阳虚实交替变化的情况，但其中程度上也有轻重不同，所以有的口渴，有的不渴。

黄帝问道：医经上说夏天被暑气所伤，秋天必然会发病为疟疾。而现在有些疟疾并不是这样，这是为什么呢？岐伯说：这是从发病和四时相应的角度说的。那些形症不同的疟疾，是违反四时发病规律的现象。秋天发生的疟疾，寒冷的症状比较严重；冬天发生的疟疾，寒冷的症状不严重；春天发生的疟疾，有怕风的症状；夏天发生的疟疾，有出汗多的症状。

【解析】间日而发作的，是因为邪气与卫气客于六腑，道远而气深，有时相失不能相得，所以要停几天才会发作。疟之寒热互作的原因，在于阴阳之气更相胜负，根据病情或甚或不甚，或渴或不渴，可以判断阳气的相对旺盛程度。

疟邪总是随着经脉的运行而运行，与阳气并居和与阴气并居的表现是不同的，并且，疟疾的发作与经脉的运行有关。治疗时，必须把握这一点。

疟疾在四时不同季节都可发作，而不只是在秋天发作。《生气通天论》中言“夏伤于暑，秋为痎疟”，即该篇首段所阐述的痎疟形成的一般规律，其发病先寒后热，万人皆同，这是讲和四时发病规律相顺应的情况。而发病如果不是先寒后热，“病异形者”，即病情有异的，称为反四时，也就是与四时发病规律不相同。秋天生疟疾的，阴气收敛而寒甚；冬天生疟疾的，阳气受到阻格郁结而寒不甚；而在春天得疟疾的，则会因风邪开泄肌表而出现恶风的现象；夏天得疟疾的，则会因湿邪蒸窍而大量出汗。

【原文】帝曰：夫病温疟与寒疟而皆安舍，舍于何脏？岐伯曰：温疟者，得之冬中于风，寒气藏于骨髓之中，至春则阳气大发，邪气不能自出，因遇大暑，脑髓烁，肌肉消，腠理发泄，或有所用力，邪气与汗皆出。此病藏于肾，其气先从内出之于外也。如是者，阴虚而阳盛，阳盛则热矣。衰则气复反入，入则阳虚，阳虚则寒矣。故先热而后寒，名曰温疟。

【注释】① 阳气大发：春天气候渐暖，一切生物开始生发。人体功能也随着时令而活跃，这种情况称为“阳气大发”。

② 脑髓烁：因暑气影响，使精神疲倦，头脑昏沉，似乎脑髓被消烁的样子。

【白话解】黄帝问道：温疟和寒疟其病邪停留在什么地方？是在哪一脏？岐伯说：温疟是由于冬天感受风寒，邪气留藏在骨髓之中，到了春天阳气生发的时候，邪气仍不能自行排出，到夏天暑热熏蒸的时候，便会使人精神倦怠，头脑昏沉，肌肉消瘦，腠理发泄，或劳动时用力过度，邪气与汗就一齐外出。这种病邪是先伏藏于肾脏，它发作的时候，是邪气从内而出外。这种病阴气先虚，而阳气偏盛，阳盛就会发热，热极之时，邪气又回入于阴。邪气入于阴，则阳气又虚，阳虚则又发冷。这种病是先热后寒，病名叫作温疟。

【解析】这一节讲述温疟的表现及病因病机。温疟“得之冬中于风”，皮毛闭束，寒气内入而藏于骨髓之中，阻格阳气，使其不得蛰藏；阳气不藏，则郁热常生。到了春季，天地阳气升发，邪气应随势而出，但皮毛闭敛，邪不能自出。当大暑炎蒸时，腠理发泄，汗孔大开，此时邪气可随汗而出；或当人剧烈活动后，邪气亦可与汗皆出。汗泄则阴虚，阴虚而阳盛，阳盛则热。盛极而衰，则邪气复反入里，入里则阳虚，阳虚则寒矣。黄元御把这种情况叫作“胜复”。

【原文】帝曰：瘅疟何如？岐伯曰：瘅疟者，肺素有热，气盛于身，厥逆上冲，中气实而不外泄，因有所用力，腠理开，风寒舍于皮肤之内，分肉之间而发，发则阳气盛，阳气盛而不衰则病矣。其气不及于阴，故但热而不寒，气内藏于心，而外舍于分肉之间，令人消烁脱肉，故命曰瘅疟。帝曰：善。

【白话解】黄帝问道：瘅疟是怎样的呢？岐伯说：瘅疟的病人，肺脏本来就有热邪，肺脏有热，会使全身之气偏于亢盛，气过于亢盛就上逆，造成胸中之气亢盛而不能外泄。劳动用力之后，汗孔张开，风寒便乘虚侵入皮肤之内，肌肉之间而发病。发病则阳气偏盛，阳气盛而不见衰减，就会发病。由于邪气不及时回入于阳，所以只是热而不恶寒，这种病，是邪气内藏于心，而外留于肌肉之间，能令病人肌肉消减而身体消瘦，所以叫作瘅疟。黄帝说：讲得好。

【解析】这一节讲述瘅疟的表现及病因病机。瘅疟者肺素有热。肺属金，主宗气，司皮毛，今“素有热”，乃金被火刑，失其肃降之令，一身之气不得肃降，故气盛于身，厥逆上冲，而皮毛闭敛，中气盛实，不得外泄。因有所用力烦劳，使得腠理开泄，风寒停留于皮肤之内、分肉之间，使阳气郁结而发，发则阳盛而内热，阳气盛而不衰则病矣。由于邪气不回入于阴，单发于阳，故热而不寒。心主血脉，阳气内藏于血脉之里，而外舍于分肉之间，阳气盛，无阴气以和之，则阳热不衰，壮火燔蒸，令人肌肉消烁，命曰瘅疟。

刺疟篇第三十六

【原文】足太阳之疟，令人腰痛头重，寒从背起，先寒后热，熇熇暍暍然，热止汗出，难已，刺郄中出血。足少阳之疟，令人身体解㑊，寒不甚，热不甚，恶见人，见人心惕惕然，热多汗出甚，刺足少阳。足阳明之疟，令人先寒，洒淅洒淅，寒甚久乃

热，热去汗出，喜见日月光火气乃快然，刺足阳明跗上。足太阴之疟，令人不乐，好太息，不嗜食，多寒热汗出；病至则善呕，呕已乃衰，即取之。足少阴之疟，令人呕吐甚，多寒热，热多寒少，欲闭户牖而处，其病难已。足厥阴之疟，令人腰痛少腹满，小便不利如癃状，非癃也。数便，意恐惧气不足，腹中悒悒，刺足厥阴。

【注释】① 熇熇暍暍然：形容人体高热状。熇熇”，盛热状；“暍暍”，亦热盛。

② 郄中：委中穴。

③ 解㑊：即倦怠、懈惰之意。

④ 悒悒：不畅快的意思。

【白话解】足太阳经的疟疾，病人会出现腰部疼痛、头部沉重、背部寒冷，先恶寒后发热，并且热势较重，热退时汗出，这种疟疾，不易治愈，可以针刺委中穴放血。足少阳经的疟疾，病人会出现身体倦怠无力、嗜睡、恶寒不重、发热也不严重、怕见人，病人见到人就感到恐惧，发热的时间比较长，汗出较多，可针刺足少阳经。足阳明经的疟疾，病人出现恶寒发冷，持续一段时间后开始发热，退热后汗出，这种病人，喜欢见到日月光火之类有亮光温热的事物，见到亮光火热，就感到舒服，治疗应针刺足阳明经的冲阳穴。足太阴经的疟疾，病人常闷闷不乐，时常叹息，没有食欲，恶寒与发热的症状较多，汗出较多，疟疾病发作时容易呕吐，吐后症状减轻，治疗可以针刺足太阴经。足少阴经的疟疾，病人出现频繁剧烈的呕吐，多发寒热，发热较多而恶寒较少，常常喜欢紧闭门窗独居，这种病很难治愈。足厥阴经的疟疾，病人出现腰痛、少腹胀满、小便不利、点滴不畅，好像癃病的症状，实际上却不是，只是有小便频数而不通畅的表现，病人心中有恐惧感，气不足，腹中郁滞不畅，可以针刺足厥阴经。

【解析】这一段介绍六经疟疾的症状及治疗方法。首先介绍足太阳膀胱经的疟疾及刺法。膀胱足太阳之脉，“从巅入络脑，还出别下项，循肩髆内，挟脊抵腰中……其支别者，从髆内左右，别下贯胛，挟脊内，过髀枢”“是动则病冲头痛……腰似折”，故疟疾令人腰痛头重。太阳标阳而本寒，故先寒而后热；背为阳，则寒从背起。此热“熇熇暍暍然”，形容人体高热状。

太阳又称巨阳、老阳，所以其热亦盛。马莳注：“热生本为真气虚，热止则为真气复，今气复而汗反出，是乃邪气盛而真气不胜，故此疟难已。”刺法当刺委中穴出血。

接着介绍足少阳胆经的疟疾及刺法。少阳主初生之气，病则生阳不升，故身体倦怠懈惰。少阳主枢，居半表半里，故寒不甚、热不甚。成语“提心吊胆”形容的就是胆经生病的情况，这样的人总觉得心不能安放下来，好像有人要拘捕他。少阳相火主气，故热多。少阳经所生病汗出的，刺法当取足少阳之侠溪穴。

阳明者，两阳合明，阳热光明之气也，病则反其本，而洒淅寒甚。寒久则变为热，热去汗出。马莳注：“至于热去则汗出，亦邪气盛而真气不胜故也。”《阳明脉解》中说：“足阳明之脉病，恶人与火。”因阳明多气多血，热邪盛则恶人与火，而今反“喜见日月光火气”，见火气乃快然，说明胃气已虚，故当取足背上的冲阳穴。

此节疑与“少阴疟”互窜错简。《阳明脉解》中说：“足阳明之脉病，恶人与火。”此处说“喜见日月光火气”，未免自相矛盾。前后比较来看，少阴疟之呕吐，乃是胃气上逆所导致；“热多寒少”，是由于阳盛阴虚；“欲闭户牖而处”，恶人与火。这些少阴疟的症状，恰为足阳明之疟证，故此似应作：“足阳明之疟，令人呕吐甚，多寒热，热多寒少，欲闭户牖而处，刺足阳明跗上。”

足太阴之脉，其支别者复从胃上膈，注心中，心之志为喜，而膻中为心主之宫城、臣使之官，喜乐出焉，今子既受病，母必忧之，故不乐。不乐故好太息。脾主化谷，脾病则不嗜食。太阴居中土，间于阴阳之间，故多寒热。足太阳之脉属脾络胃，上膈挟咽，故病气来则扰胃而呕，呕已病乃衰。刺法取公孙穴。

“足少阴之疟”一句似应作：“令人先寒，洒淅洒淅，寒甚久乃热，热去汗出，喜（恶）见日光火气乃快然，其病难已，刺足少阴。”

足厥阴之脉，“循股阴入毛中，过阴器，抵小腹……是动则病腰痛不可以俯仰”，故令人腰痛，少腹满。肝主疏泄水液，如癃非癃，而小便频数不利者，厥阴之气不化也。志意者，所以御精神，收魂魄。经云：肝气虚则恐。盖肝脏之神魂不足，故意恐惧也。木主春生之气，厥阴受邪，故生气不足。木郁不达，故腹中悒悒。宜刺足厥阴之太冲穴。

【原文】肺疟者，令人心寒，寒甚热，热间善惊，如有所见者，刺手太阴、阳明。心疟者，令人烦心甚，欲得清水，反寒多，不甚热，刺手少阴。肝疟者，令人色苍苍然，太息，其状若死者，刺足厥阴见血。脾疟者，令人寒，腹中痛，热则肠中鸣，鸣已汗出，刺足太阴。肾疟者，令人洒洒然，腰脊痛宛转，大便难，目眴眴然，手足寒，刺足太阳、少阴。胃疟者，令人且病也，善饥而不能食，食而支满腹大，刺足阳明、太阴横脉出血。

【注释】① 苍苍然：苍苍，深青色。形容面色。

② 洒洒然：形容寒冷的样子。

③ 宛转：即辗转、转动。

④ 眴眴然：目眩，视物不清的样子。

【白话解】肺疟，会令人心里寒冷，冷到极点则转为发热，在发热时容易受惊，好像见到了可怕的事物，治疗时可以针刺手太阴经和手阳明经。心疟，会令人心中烦热较甚，想喝冷水，但身上反觉寒多而不太热，治疗时针刺手少阴经。肝疟，会令人面色苍青，时常叹息，肢体僵硬不灵活像死人一样，治疗时针刺足厥经放血。脾疟，会令人发冷，腹中疼痛，发热时伴有肠中鸣响，肠鸣后而汗出，治疗时针刺足太阴经。肾疟，会令人畏寒怕冷，腰脊疼痛，难以转侧，大便困难，两目视物不清，手足发冷，治疗时针刺足太阳经和足少阴经。胃疟，发作时令人易觉饥饿，但又不能进食，进食后感到脘腹胀满膨大，治疗时针刺足阳明经和足太阴经的孙络出血。

【解析】这一段介绍五脏疟及胃疟。

张介宾言："肺者心之盖也，以寒邪而乘所不胜，故肺疟者令人心寒。"寒极则热，心气虚则善惊。经云，"心者，神之舍也"，神乱而不转，卒然见非常物，故称如有所见。宜刺手太阴之列缺穴，手阳明之合谷穴。

心为火脏，心气热，故烦甚而欲得清水以自救。热极生寒，故反寒多。寒久则真火气衰，故不甚热也。宜刺手少阴之神门穴。

苍乃东方之青色，肝之主色，故“令人色苍苍然”；病气不舒则太息；肝属木，主春生之气，肝气升则脏腑之气皆升，生阳不升，故其状若死。刺足厥阴中封穴见血。

脾阳不足则令人寒。腹乃脾土之郛郭，故腹中痛。湿热下行则肠鸣，上蒸则汗出。鸣已汗出者，热久邪散也。宜刺足太阴之商丘穴。

足少阴寒水主气，故“令人洒洒然”。腰乃肾之府，故“腰脊痛宛转”也。肾开窍于二阴，故大便难。水亏火盛，故目不明也。手足为诸阳之本，邪病则有伤生气，故手足寒也。宜取足太阳之委中穴，足少阴之大钟穴、太溪穴。

关于胃疟一句，“且病”的“且”在《太素》中作“疸”。胃主受纳水谷，故胃疟者，令人病饥而不能食。中焦受邪，不能主化，故“支满腹大”。当刺足阳明胃经、足太阴脾经之横脉出血。横脉，脾胃之横络脉也。

【原文】疟发身方热，刺跗上动脉，开其空，出其血，立寒。疟方欲寒，刺手阳明、太阴，足阳明、太阴。疟脉满大急，刺背俞，用中针，傍五胠俞各一，适肥瘦出其血也。疟脉小实急，灸胫少阴，刺指井。疟脉满大急，刺背俞，用五胠俞、背俞各一，适行至于血也。疟脉缓大虚，便宜用药，不宜用针。凡治疟，先发如食顷乃可以治；过之则失时也。诸疟而脉不见，刺十指间出血，血去必已。先视身之赤如小豆者，尽取之。

十二疟者，其发各不同时，察其病形，以知其何脉之病也。先其发时，如食顷而刺之，一刺则衰，二刺则知，三刺则已。不已，刺舌下两脉出血；不已，刺郄中盛经出血，又刺项已下侠脊者，必已。舌下两脉者，廉泉也。

【注释】① 五胠俞：胠，腋下胁上部位。五胠俞，位于脊背部五脏俞穴的两旁，靠近胁部的五个俞穴，具体是魄户、神堂、魂门、意舍、志室五穴。

② 井：经脉所出的孔穴，是为井。即四肢最远端的穴位。

③ 如食顷：一顿饭的时间。

④ 盛经：血盛的经络。

【白话解】疟疾发作身体刚要发热时，针刺足背上的冲阳穴，扩大针孔，放出血来，可立即消退发热；在病人刚要发冷时，可以针刺手阳明经的商阳穴和三间穴，手太阴经的少商穴和太渊穴，足阳明经的厉兑穴和陷谷穴，足太阴经的隐白穴和太白穴。疟疾病人的脉搏充盈亢盛且频率较快，可以针刺背部的俞穴，用中等大小的针在五俞穴旁，靠近胁部的五胠俞各针刺一次，并根据病人形体的胖瘦，确定针刺出血的多少。如果疟疾病人的脉搏小而实且频率较快，可以灸足胫部的少阴经穴，并针刺足指端的井穴。如果疟疾病人的脉搏满大而频率快，可以刺背部的俞穴，刺五胠俞、背俞各一次。如果疟疾病人的脉搏缓大而虚，说明病人气血虚损，所以应该采用药物治疗，而不宜使用针刺治疗。凡是治疗疟疾，应在疟疾发作前约一顿饭的时候给予治疗，过了这个时间，就会失去时机。凡是疟疾病人的脉象沉伏不见的，可以针刺十指间穴位出血，出血后病情好转。如果先见到病人皮肤上出现赤小豆大小的红点，应用针刺。

上述十二种疟疾，它们的发作各有不同的时间，根据观察到的病人的症状表现，可以了解病变在哪一经脉、哪一脏腑。如果在没有发作以前约一顿饭的时候就给以针刺，针刺一次，病情缓解，针刺二次，病情就会就显著好转，针刺三次，疾病就会痊愈。如果没有痊愈，可针刺舌下两脉出血；如果仍没有痊愈，可取委中穴充血的经络，针刺放血，并针刺项部以下挟着脊柱两旁的经穴，这样，疾病一定会痊愈。上面所说的舌下两脉，就是指的廉泉穴。

【解析】本节讲述了治疗疟疾的具体方法，不同脉象的病人针刺部位不同，如见到脉象满大而急，当取其背俞穴以泻之。

治疗疟疾贵在未发之前，此时正气未乱，因而调之。若待其已发，邪方盛时而取之，则失其时矣。

疟发身方热，是邪将出于表阳。阳明者多气多血，取阳明之足背上的冲阳穴，摇针以开其穴，泻出其血，因此阳热散去而寒。

疟方欲寒，是邪将人于里阴。张志聪注：“夫身半以上为天，身半以下为地，手太阴阳明主天，足太阴阳明主地，故从腰以上者，手太阴阳明皆主之，从腰以下者，足太阴阳明皆主之。又阳者天气也，主外，阴者地气也，主内。……故当刺手足阳明太阴。使天地阴阳之气，上下外内和平，而无偏阴之患矣。”

疟在气分，故不见于脉。脉不见者，谓不见满大急之脉也。当刺十指之间出血，血去其病立已。张志聪注：“身有赤如小豆者，邪在肤表气分，有伤澹渗皮肤之血，故赤如小豆，当先取而去之。”此言邪在经脉之血。

十二疟，即上文六经、五脏和胃之疟疾。“其发各不同时”，张志聪注：“言厥阴与肝疟，阳明与胃疟，太阴与脾疟，少阴与肾疟，各有脏腑经气之不同也。”故当察其病形，以知其何脉之病。

【原文】刺疟者，必先问其病之所先发者，先刺之。先头痛及重者，先刺头上及两额、两眉间出血。先项背痛者，先刺之。先腰脊痛者，先刺郄中出血。先手臂痛者，先刺手少阴、阳明十指间。先足胫酸痛者，先刺足阳明十指间出血。

风疟，疟发则汗出恶风，刺三阳经背俞之血者。骺酸痛甚，按之不可，名曰胕髓病，以镵针针绝骨，出血立已。身体小痛，刺至阴。诸阴之井，无出血，间日一刺。疟不渴，间日而作，刺足太阳；渴而间日作，刺足少阳。温疟汗不出，为五十九刺。

【注释】① 镵针：古代九针之一。针头膨大，末端锐利。主要用于浅刺，治疗热病、皮肤病。

② 五十九刺：治疗热病的五十九穴，详见《水热穴论》。

【白话解】针刺治疗疟疾时，一定要问清病人发作时最先出现症状的部位，并给以针刺。如果病人先出现头痛头重，就先针刺头上及两额、两眉之间，并要刺出血。如果病人先出现项部和背部疼痛，就先针刺颈项和背部的穴位。如果病人先出现腰脊疼痛，就先针刺委中穴并使之出血。如果病人先出现手臂疼痛，就先针刺手少阴经和手阳明经在十指间的井穴。如果病人先出现足胫疼痛，就先针刺足阳明经十趾间并使之出血。

风疟，发作时表现为汗出怕风，可针刺太阳经背部的俞穴使之出血。如果病人小腿疼剧烈，甚至不能触按，名叫胕髓病，用镵针刺绝骨穴使之出血，疼痛会立刻停止。身体微感疼痛的，针刺至阴穴。针刺各条阴经的井穴，都不能使之出血，并应隔日针刺一次。疟疾病人口不渴而隔日发作的，可针刺足太阳经的穴位；如果病人口渴而隔日发作的，可针刺足少阳经；温疟而汗不出的，用“五十九刺”的方法。

【解析】这一段指出，要先针刺疟疾发作时病人最先有感觉的部位。疟发时，先头痛及头重的，先刺头上上星穴、百会穴，及两额间之悬颅穴、两眉间之攒竹穴，以出其血；先项背痛的，先刺其项之风池穴、风府穴，背之大杼穴、神道穴，以出其血；先腰脊痛的，先刺委中穴出血；先手臂痛的，先刺手少阴心经、手阳明大肠经及十指间的井穴，俱出其血；先足胫酸痛的，先刺足阳明胃经及足十趾间的井穴，以出其血。

风疟治法，亦当取足太阳之经。三阳，太阳也。太阳之气主表，邪伤太阳，则表气虚而恶风，故宜泻太阳之邪。当刺足太阳膀胱经之背俞穴，以出其血。胻，胫骨上端。胻酸痛甚，为风邪深入骨髓之中，痛甚不可按，称为胕髓病。用镵针刺足少阳之绝骨穴，以出其血，则病立愈。胆足少阳之脉，是主骨所生病者，膝外至胫、绝骨穴等皆痛。身体微痛，刺手足六阴之井穴，不宜出血。因为井穴是经气交会的地方，因此邪在阳经的气分者，宜泻出其血，而病在阴经的，则宜取阴经之井穴。可“间日一刺”，即隔日一刺，则邪气自泄，不必至于出血。疟疾有间日而发作，但不渴者，热未甚也，当刺足太阳膀胱经之穴；有间日而作而发渴者，热甚也，当刺足少阳胆经之穴。邪有浅深，可根据渴与不渴来选择针刺太阳经或少阳经。温疟得之冬中于风，病气藏于肾，若汗不出，则邪不能出之于阳，故当为五十九刺。

本篇主要讲述针刺治疗疟疾的方法与原则，所以叫“刺疟”。文中先提到了六经疟、五脏疟、胃疟的症状与具体治法，总结治疟的针刺要领，包括最佳针刺时机、最先针刺部位等。

气厥论篇第三十七

【原文】黄帝问曰：五脏六腑，寒热相移者何？岐伯对曰：肾移寒于肝，痈肿少气。脾移寒于肝，痈肿筋挛。肝移寒于心，狂隔中。心移寒于肺，肺消。肺消者，饮一溲二，死不治。肺移

寒于肾，为涌水。涌水者，按腹不坚，水气客于大肠，疾行则鸣濯濯，如囊裹浆，水之病也。

【注释】①相移：互相转移、转变。

②肝：《太素》《甲乙经》皆作“脾”。

③痈肿：浮肿。

④隔中：胸隔受阻不畅。

⑤涌水：病名。张介宾认为系水自下而上，如泉之涌，泛于大肠。

⑥濯濯：水流动的声音，即肠鸣。

【白话解】黄帝问：五脏六腑的寒热互相转移的情况是怎样的？岐伯说：肾移寒于肝（应该是“脾”，《太素》《甲乙经》都写作“脾”），则病为浮肿和气息不足。脾移寒于肝，则病为浮肿和筋挛。肝移寒于心，则病为发狂和胸中阻塞不畅。心移寒于肺，则为肺消；肺消病的症状是饮一分水，会排泄二分的小便，是不治之证。肺移寒于肾，则为涌水；涌水病的症状是腹部按之不硬，但因为水气留居于大肠，所以快走时肠中淙淙作响，就像皮囊装的水那样，这是水气之病。

【解析】本篇讲述的是，气机逆乱导致寒邪和热邪在五脏六腑之间互相传变，从而产生各种疾病。这说明寒热邪气厥逆发病变化多端，也说明脏腑间的联系密切，脏腑发病会彼此影响、互相传变。病邪之所以传变，就是因为脏腑气机的逆乱，因此本篇名为“气厥”。

本段讲的是寒邪是怎么传变的。

【原文】脾移热于肝，则为惊衄。肝移热于心，则死。心移热于肺，传为鬲消。肺移热于肾，传为柔痓。肾移热于脾，传为虚，肠澼死，不可治。胞移热于膀胱，则癃溺血。膀胱移热于小肠，鬲肠不便，上为口糜。小肠移热于大肠，为虙瘕，为沉。大肠移热于胃，善食而瘦入，谓之食亦。胃移热于胆，亦曰食亦。胆移热于脑，则辛頞鼻渊，鼻渊者，浊涕下不止也，传为衄衊瞑目。故得之气厥也。

【注释】①惊衄：惊恐而鼻中出血。

②鬲消：指热消膈间，心膈有热，津液干少，短气乏力，

久为消渴之病。

③ 柔痓：即项背僵直，牙关紧闭，四肢抽搐，角弓反张，并见身热汗出。

④ 肠澼：痢疾、拉肚子。

⑤ 虙瘕：腹中因病变而形成的积块。

⑥ 食亦：多食却身体偏瘦。

⑦ 衄衊：指鼻出血。

【白话解】脾移热于肝，则病为惊骇和流鼻血。肝移热于心，则为死证。心移热于肺，时间长了则为鬲消。肺移热于肾，时间长了则为柔痓。肾移热于脾，会发病为虚损，重者导致肠澼，是死证，无法治疗。胞宫移热于膀胱，则病为小便不利和尿血。膀胱移热于小肠，便会使肠道隔塞，大便不通，热气上行，以致口舌溃疡生疮糜烂。小肠移热于大肠，则病为热结不散，成为伏瘕，或为痔疮。大肠移热于胃，则使人消化增强，吃得虽多而身体瘦弱，这种病称为食亦。胃移热于胆，也叫作食亦。胆移热于脑，则鼻内感觉辛辣而成为鼻渊；鼻渊病的症状，是鼻子常流浊涕不止，日久可导致鼻中流血，两眼失明。以上这些，都是寒热之气厥逆，在脏腑中互相移传而引起的。

【解析】这部分讲热邪的传变。“气厥”指的是气逆之证。五脏六腑、皮肉筋骨皆是通过经络相互沟通连属，而经络则是气血运行的通道。因此全身之气，顺调则平安，逆乱则病生。学者张隐庵认为此篇是《刺疟》的续文，阅读时可将两篇作比较。

本篇文字不足三百，主要论述五脏六腑（包括奇恒之腑的胞宫、大脑）之间的寒热相移。这里有一个难解之谜，就是传变的次序。以五脏为例，从肾—脾—肝—心—肺—肾，这个次序中既有五行相生又有五行相克，还有五行反侮，乍一看，令人摸不着头脑。其实，这其中的奥秘就在先后天八卦图当中，脏腑相移的次序就是后天八卦转向先天八卦的次序。

《黄帝内经》中运用八卦先后天方位来讨论脏腑间关系的还有《经脉别论》：“是以夜行则喘出于肾，淫气病肺。有所堕恐，喘出于肝，淫气害脾。有所惊恐，喘出于肺，淫气伤心。”这里所论的传变方向刚好与本篇相反，可以相互参考研究。

咳论篇第三十八

【原文】黄帝问曰：肺之令人咳何也？岐伯对曰：五脏六腑皆令人咳，非独肺也。帝曰：愿闻其状。岐伯曰：皮毛者，肺之合也。皮毛先受邪气，邪气以从其合也。其寒饮食入胃，从肺脉上至于肺则肺寒，肺寒则外内合邪，因而客之，则为肺咳。五脏各以其时受病，非其时各传以与之。人与天地相参，故五脏各以治时，感于寒则受病，微则为咳，甚则为泄为痛。乘秋则肺先受邪，乘春则肝先受之，乘夏则心先受之，乘至阴则脾先受之，乘冬则肾先受之。

【注释】① 外内合邪：外指皮毛，内即内脏。外感风寒，与内脏的寒气相合而生成的疾病。

② 相参：相应合。

③ 治时：指五脏所主的时令，也叫旺时。

④ 至阴：指农历六月，也称长夏、季夏。

【白话解】黄帝问道：肺脏能使人咳嗽，这是为什么呢？岐伯回答说：五脏六腑都能使人咳嗽，不单是肺如此。黄帝说：我希望听听具体的情况。岐伯说：皮毛是与肺相应合的，皮毛先受了邪气，就会影响到肺脏。如果寒冷的饮食入胃，胃里的寒气循着肺脉上行于肺，则引起肺寒，这样的话内外寒邪就相合，停留于肺脏，从而引起肺咳。五脏在各自所主的时令中受到寒邪侵袭就会生病，并非在肺当令的时节发生咳嗽，而是其他脏发病后传给肺发生的。人和天地是相应合的，所以五脏在它们所主的时令受了寒邪，便会得病。轻微的，发生咳嗽；严重的，就会引起腹泻、腹痛。所以，秋天的时候，肺先受邪；春天的时候，肝先受邪；夏天的时候，心先受邪；长夏时，脾先受邪；冬天的时候，肾先受邪。

【解析】本段论述了“五脏六腑皆令人咳，非独肺也”的道理。肺主皮毛，开窍于鼻。咳嗽是肺病最典型的症状。本段提出五脏六腑的病变都可以引发咳嗽，而不仅仅是肺病。皮毛受寒，会伤肺而咳嗽；而寒气入胃，因为胃通过肺脉与肺相连，会使肺受寒而咳嗽。五脏六腑各有主时，在主时受寒而分别传入肺而引发咳嗽。从本段的论述可知：①咳嗽是肺病，但其发病不仅由于肺，五脏六腑都可引起肺病而咳。②咳嗽的主因是寒邪。因此，要防寒以防止咳嗽。咳嗽往往缠绵难愈。在临床上常见感冒后遗留咳嗽，长期不愈，影响健康。

【原文】帝曰：何以异之？岐伯曰：肺咳之状，咳而喘息有音，甚则唾血。心咳之状，咳则心痛，喉中介介如梗状，甚则咽肿喉痹。肝咳之状，咳则两胁下痛，甚则不可以转，转则两胠下满。脾咳之状，咳则右胁下痛，阴阴引肩背，甚则不可以动，动则咳剧。肾咳之状，咳则腰背相引而痛，甚则咳涎。

【注释】① 唾血：血随咳唾而出。

② 介介：形容喉中有物如梗塞状。介，纤芥，细小之物。介介，细小之物给人造成的微细难明的感觉。

③ 阴阴：即隐隐。

④ 咳涎：咳出黏沫。

【白话解】黄帝道：怎样鉴别是哪一脏引起的咳嗽呢？岐伯说：肺咳的症状，咳嗽时带有喘息的声音，严重时还会唾血。心咳的症状，咳嗽时心中疼痛，喉咙好像被东西阻塞一样，严重时还会咽喉肿痛闭塞。肝咳的症状，咳嗽时两侧胁肋下疼痛，严重时还会痛得无法转侧，转侧时两腋下胁上部位就会胀满。脾咳的症状，咳嗽时右胁下疼痛，隐隐牵引肩背部疼痛，严重时还会无法活动，一活动就会加剧咳嗽。肾咳的症状，咳嗽时腰背部会互相牵引作痛，严重时还会咳吐痰涎。

【解析】本段论述了五脏咳嗽的不同症状。五脏咳嗽的差异在于除了咳嗽以外都伴有本经的特异症状。如“心咳”伴有“心痛”，“肝咳”伴有“两胁下痛”等。

【原文】帝曰：六腑之咳奈何？安所受病？岐伯曰：五脏之久咳，乃移于六腑。脾咳不已，则胃受之。胃咳之状，咳而呕，呕甚则长虫出。肝咳不已，则胆受之。胆咳之状，咳呕胆汁。肺咳不已，则大肠受之。大肠咳状，咳而遗失。心咳不已，则小肠

受之。小肠咳状，咳而失气，气与咳俱失。肾咳不已，则膀胱受之。膀胱咳状，咳而遗溺。久咳不已，则三焦受之。三焦咳状，咳而腹满，不欲食饮。此皆聚于胃，关于肺，使人多涕唾，而面浮肿气逆也。

【注释】① 长虫：指蛔虫。

② 遗失：即大便失禁。失为矢的误写，矢，通“屎”。

③ 失气：与“矢气”同，即放屁。

④ 涕唾：稠痰。

【白话解】黄帝问道：六腑的咳嗽是什么样子呢？是怎样受病的呢？岐伯回答说：五脏咳嗽长久不愈，就要传给六腑。如果脾咳长久不愈，胃就会受到影响而发病。胃咳的表现为，咳嗽时呕吐，严重时会吐出蛔虫。肝咳长期不愈，就要传给胆，形成胆咳。胆咳的表现为，咳嗽时呕吐胆汁。肺咳长期不愈，就要传给大肠形成大肠咳。大肠咳的表现为，咳嗽时大便失禁。心咳长久不愈，小肠就会受到影响而发病。小肠咳的症状是，咳嗽时多放屁，且往往是咳嗽的同时放屁。肾咳长久不愈，膀胱就会受到影响而发病。膀胱咳的症状是，咳嗽时小便失禁。以上各种咳嗽长期不愈，就要传给三焦形成三焦咳。三焦咳的表现为咳嗽时腹部胀满，不想饮食。以上这些咳嗽，均会最终影响到脾胃，并影响到肺，出现咳嗽气逆、流鼻涕、痰液多、面部浮肿等症状。

【解析】本段接上段论述了“六腑咳”的症状。六腑咳是由于五脏咳长久不愈传变而来的，因此，病情较五脏咳为重。六腑咳的症状也是除了咳嗽外，伴有六腑的特异症状。咳“皆聚于胃，关于肺”是对全文的总结。五脏六腑虽然都令人咳，但肺、胃最为密切，二者是咳病的根本内因，而咳嗽的外因则常常是寒邪。

【原文】帝曰：治之奈何？岐伯曰：治脏者治其俞，治腑者治其合，浮肿者治其经。帝曰：善。

【注释】① 俞：输穴。

② 合：合穴。

③ 经：经穴。输、合、经，都属于五输穴。

【白话解】黄帝问：怎样治疗呢？岐伯说：治疗五脏的咳嗽，

需要针刺相应的输穴；治疗六腑的咳嗽，需要针刺相应的合穴；若咳嗽时引起浮肿，需要针刺相应的经穴。黄帝道：讲得好。

【解析】本段论述了五脏咳与六腑咳的治法。从前面的论述可知，六腑咳是从五脏咳演变而来的，所以六腑咳较五脏咳更严重。在治法上，五脏咳取输穴就可以，而六腑咳则要取合穴了。五输穴的顺序是：井、荥、输、经、合。合穴在最后，其气血汇聚最多，故治疗效力更强。五脏咳出现浮肿的则要取输与合穴之间的经穴。

本篇专门论述咳嗽的分类、病因、症状与治疗，所以叫“咳论”，文中“五脏六腑皆令人咳，非独肺也”的观点，一直作为中医治疗咳嗽的依据而被遵守。文中还提到咳嗽日久，会影响到胃，而肺脉与胃相连，病邪会沿肺脉上行至肺，因而五脏六腑的咳嗽，都与肺胃关系密切，这对临床中咳嗽的治疗有一定的指导意义。文中还说明咳嗽与四时之气的关系，体现了天人相应的思想。

卷第十一

举痛论篇第三十九

【原文】黄帝问曰：余闻善言天者，必有验于人；善言古者，必有合于今；善言人者，必有厌于己。如此则道不惑而要数极，所谓明也。今余问于夫子，令言而可知，视而可见，扪而可得，令验于己而发蒙解惑，可得而闻乎？岐伯再拜稽首对曰：何道之问也？帝曰：愿闻人之五脏卒痛，何气使然？岐伯对曰：经脉流行不止，环周不休。寒气入经而稽迟，泣而不行，客于脉外则血少，客于脉中则气不通，故卒然而痛。

【注释】① 验、合、厌：均可理解为联系。

② 要数：要理，最重要的道理。

③ 言而可知：指问诊，即通过询问病人而知病情。

④ 视而可见：指望诊，即通过望色而知病情。

⑤ 扪而可得：指切诊，即通过触按而知病情。

⑥ 卒痛：突然疼痛。卒，通“猝”。

⑦ 稽迟：留滞不行。

⑧ 泣：涩的通假字，下同。

【白话解】黄帝问道：我听说善于研究天地阴阳变化的人，他所讲的道理一定会在人身上得到验证；善于谈论古代经验理论的人，一定能够结合当代的实际情况；善于谈论他人的事情，一定会联系自己的实际。像这样，才算把握住了事物的运行规律而不至于迷惑，对事理了解得明白透彻，这样就称得上是明达事理的人。现在我想请教先生，您是怎样用问诊、望诊、切诊来了解和掌握病情的，让我有所体验，以便拨开蒙蔽，解除疑惑，能够听您谈一谈吗？岐伯再次恭敬地叩头行礼后回答说：您希望我讲哪方面的道理呢？黄帝说：我想了解五脏突然发生疼痛，是因为感受了什么邪气？岐伯回答说：经脉中的血气流行不止，往复周流不息。如果寒邪侵入经脉，经脉中血气运行迟缓，甚至凝滞不行。所以寒邪停留于经脉外时，运行于经脉中的血就减少；如果寒邪侵入到经脉中，由于寒性凝滞，会使气血阻滞不通，这两种情况都可能导致身体疼痛。

【解析】举痛论，“举”字在此有两种解释。一是列举的意思，全文举例论述了 14 种疼痛的病机与症状。另一种说法认为，“举”在此本应为卒（通猝）。本篇主要讲述了有关五脏卒痛的内容，按此来说本篇应为卒痛论。

疼痛是各种疾病经常出现的症状。中医以症状作为认识疾病的纲领，因此，有必要对疼痛的发生机制做出总结归纳。本篇写作的一个特点是并没有就事论事，而是首先谈了天人、古今、人己等基本的哲学问题，并且认为只有通晓这些基本的道理，才能达到“道不惑而要数极”的“明”（明达）境界。说明探讨具体的医学问题离不开基本哲理的指导，也就是理论联系实际。

落实到医学领域就是如何以“言而可知，视而可见，扪而可得”，即中医的四诊以获得对疾病的正确认识，即所谓“令验于己”。中医望、闻、问、切。首先是望，望就是看，看病人的状况，看病人的精气神。《灵枢》中的《五色》，详细描述了怎么望面相，面相能反映出这个人的身体状况。第二是问，就是详细地询问病人的情况，包括饮食起居，尤其是大便小便等，问得非常详细。第三是闻，就是闻气味，通过对气味的分辨也可以了解病人的信息。第四是切，切就是切脉，它是病人状况的全息反映。现在流传的叫寸口脉，寸口脉的位置是寸、关、尺，三部九候，左为心、肝、肾，右为肺、脾、命门。切脉就是了解相应部位，包括五脏六腑的状况。中医把通过这“四诊”收集到的信息综合起来，然后判断是“阴、阳、表、里、虚、实、寒、热”中的哪一类，属于哪个证。

最后提出“五脏卒痛，何气使然”的问题。疼痛的机制有两方面，一个是“不通则痛”，一个是“气虚则痛”。不通则痛，是指气血堵塞了会引起疼痛，中医有句名言：“痛则不通，通则不痛。”气虚则痛，是指气血虚了也会痛。气血虚了，不能滋养肢体、筋脉、肌肉能引起疼痛。这里讲的是以寒实引起的疼痛为主。寒为阴邪，属性主收引凝滞，侵袭人体后，最易损伤阳气，气血得寒则凝，得温则行，使疼痛缓解。

【原文】帝曰：其痛或卒然而止者，或痛甚不休者，或痛甚不可按者，或按之而痛止者，或按之无益者，或喘动应手者，或心与背相引而痛者，或胁肋与少腹相引而痛者，或腹痛引阴股者，或痛宿昔而成积者，或卒然痛死不知人有少间复生者，或痛而呕者，或腹痛而后泄者，或痛而闭不通者。凡此诸痛，各不同形，别之奈何？

岐伯曰：寒气客于脉外则脉寒，脉寒则缩踡，缩踡则脉绌急，绌急则外引小络，故卒然而痛。得炅则痛立止，因重中于寒，则痛久矣。寒气客于经脉之中，与炅气相薄则脉满，满则痛而不可按也。寒气稽留，炅气从上，则脉充大而血气乱，故痛甚不可按也。寒气客于肠胃之间，膜原之下，血不得散，小络急引故痛，按之则血气散，故按之痛止。寒气客于侠脊之脉，则深按之不能及，故按之无益也。寒气客于冲脉，冲脉起于关元，随腹直上，寒气客则脉不通，脉不通则气因之，故喘动应手矣。寒气客于背俞之脉则脉泣，脉泣则血虚，血虚则痛。其俞注于心，故相引而痛。按之则热气至，热气至则痛止矣。寒气客于厥阴之脉，厥阴之脉者，络阴器系于肝，寒气客于脉中，则血泣脉急，故胁肋与少腹相引痛矣。厥气客于阴股，寒气上及少腹，血泣在下相引，故腹痛引阴股。寒气客于小肠膜原之间，络血之中，血泣不得注于大经，血气稽留不得行，故宿昔而成积矣。寒气客于五脏，厥逆上泄，阴气竭，阳气未入，故卒然痛死不知人，气复反则生矣。寒气客于肠胃，厥逆上出，故痛而呕也。寒气客于小肠，小肠不得成聚，故后泄腹痛矣。热气留于小肠，肠中痛、瘅热、焦渴，则坚干不得出，故痛而闭不通矣。

【注释】① 喘动应手：形容痛处跳动如气喘。

② 阴股：股，大腿。阳为外，阴为内。阴股为大腿内侧。

③ 宿昔：经久的意思。

④ 成积：形成积聚。积聚，中医病名。指人体上生长的有形可见的肿块。

⑤ 缩踡：收缩不伸。

⑥ 绌急：屈曲拘急。

⑦ 炅：热。

⑧ 相薄：相互交迫。

⑨ 稽留：停留。

⑩ 上泄：泄，发越。上泄，指厥逆之气上越。

【白话解】黄帝说：有的疼痛突然停止，有的疼痛剧烈而持续，有的疼痛很厉害不能按压，有的疼痛触按后就会停止，有的疼痛按压没有得到缓解，有的疼痛触按时跳动应手，有的是心与背相牵引而痛，有的是胁肋与小腹部相牵引而痛，有的腹痛牵引大腿内侧，有的疼痛日久而成积聚，有的突然发生疼痛而昏迷不醒，过一会儿又苏醒过来，有的疼痛时伴有呕吐，有的腹痛而随之泄泻，有的疼痛而大便不通。所有这些疼痛，症状表现不同，应该怎样区别呢？

岐伯回答说：寒邪停留于脉外，则经脉受寒，经脉受寒则引起经脉收缩而不伸展，如此则经脉拘急，经脉拘急便牵引外部的小络脉，所以突然出现疼痛。但只要得到温暖，经脉就会舒张开，气血运行通畅，疼痛就立即停止。若反复感受寒邪，则会经久不愈。寒邪停留于经脉之中，与人体热气相搏，于是经脉盛满，脉中邪气充实，所以疼痛剧烈，不可触按。寒邪停留于肠胃之间，膜原之下，血气凝聚而不散，小的络脉拘急牵引，因而出现疼痛，用手按压时血气得以散开，所以按压时疼痛可以停止。如果寒邪处于督脉，那就按压不到。如果寒邪侵入冲脉，冲脉是从关元穴起，随腹直上，如果寒邪侵入，使冲脉中的气血运行不能畅通，由于冲脉多气血，热气郁结日久向上逆行，所以病人腹痛，按压时能感觉到跳动应手。寒邪停留于足太阳经脉，血气凝塞而不畅流，血气凝塞则血虚，血虚于是感觉疼痛，背俞与心相连，所以心与背牵引而痛，用手按压时热气可以到达病所，热气到达病处，因而疼痛停止。如果寒邪侵入厥阴经脉，此脉下连阴器上连于肝，寒邪进入其中，于是血脉凝涩，经脉拘急，致使胁肋与小腹部牵引疼痛。如果寒邪停留于大腿内侧，血气上逆于小腹，血脉凝塞，上下牵引，所以腹痛向下牵引至大腿内侧。如果寒邪停留于小肠膜原之间，络脉之中的血液凝塞，不能注入大的经脉，血气停留而不能畅行，时间久了就会成为积聚。如果寒邪侵入五脏，逼迫五脏阳气上逆，使阴气阻绝不通，阴阳之气不能正常衔接，会出现突然疼痛、昏迷不醒的症状。如果阳气复返即可苏醒。寒气停留于肠胃，胃气厥逆上行，所以疼痛而兼呕吐。寒邪停留于小肠，小肠功能失常，水谷不能久留，所以腹痛而兼泄泻。而热邪会耗损肠中的水液，使病人口干舌燥、大便坚硬难出、腹痛。

【解析】本节论述了 14 种疼痛的病因病机，从病因讲都是寒气客于人体所致。寒多热少，寒为阴邪，气血受寒以后就凝结不通，不通则痛。具体说来有侵入脉外、脉中（内）、夹脊之脉、冲脉、背俞脉、厥阴脉，这些是在经脉之中。其次，寒气可侵入膜原，包括肠胃之间，膜原之下和小肠膜原之间。再次，寒气可侵入肠胃，特别是小肠既可以为寒气侵入，也可以有热气蓄积而生疼痛。最后，寒气也可以侵入五脏而致严重的病变。可见，寒气可以侵入人体的任何部位。因此，防止寒气的侵袭是养生的重要方面。

中医认为导致生病的气候变化因素是风寒暑湿燥火六淫，但在六淫中对人的健康影响最大的是风寒。风为百病之长，寒为阴邪，易伤阳气，而阳气是生命的根本。《生气通天论》说：“阳气者，若天与日，失其所，则折寿而不彰，故天运当以日光明。是故阳因而上，卫外者也。”人是恒温动物，气血的运行与周围环境的温度密切相关。温度偏低，气血运行缓慢，人体代谢的废物容易滞留，对健康产生不利影响。很多病的发生都与寒气有关。一般感冒、咳嗽等都以寒邪为主因。因此，在养生方面应该注意防寒保暖。

【原文】帝曰：所谓言而可知者也，视而可见奈何？岐伯曰：五脏六腑固尽有部，视其五色，黄赤为热，白为寒，青黑为痛，此所谓视而可见者也。

帝曰：扪而可得奈何？岐伯曰：视其主病之脉，坚而血及陷下者，皆可扪而得也。

【白话解】黄帝问道：以上病情，是通过问诊可以了解的。那么如何用望诊来了解病情呢？岐伯回答说：五脏六腑在面部均有所属的部位，可通过观察五色在面部的表现来诊断疾病。例如，面部呈现黄色和红色，表示身体有热；面部呈现白色，表示有寒；面部呈青黑色，表示身体有因气血凝滞不通而造成的痛证。这些是通过目视就可以见到的。

黄帝问：如何通过切诊掌握病情呢？岐伯说：这要看病人主病的脉象，坚硬而实的脉象为实证。如果络脉充血隆起，表示血液停留在局部不得布散。如果经脉局部陷下，表示气血不足。这些是通过切诊可以掌握的。

【解析】前面岐伯回答了问诊可以知道的问题，这里谈望诊和切诊。中医诊病注重整体观念，《黄帝内经》中有关脉诊、目诊、面诊等全息诊法的记载，正是整体思维的反映。在疾病治疗上，既注重脏、腑、形、窍之间的联系，也注重五脏系统之间的联系。五脏六腑在面部有其固定的所属部位，面部色泽的变化是诊察疾病的重要参考。关于这个问题，《灵枢·五色》篇有详细的论述。广义地说，脉诊（切诊）也属于触诊，不过由于脉诊在中医学具有极其重要的地位，而被独立出来。

【原文】帝曰：善。余知百病生于气也，怒则气上，喜则气缓，悲则气消，恐则气下，寒则气收，炅则气泄，惊则气乱，劳则气耗，思则气结。九气不同，何病之生？

岐伯曰：怒则气逆，甚则呕血及飧泄，故气上矣。喜则气和志达，荣卫通利，故气缓矣。悲则心系急，肺布叶举，而上焦不通，荣卫不散，热气在中，故气消矣。恐则精却，却则上焦闭，闭则气还，还则下焦胀，故气不行矣。寒则腠理闭，气不行，故气收矣。炅则腠理开，荣卫通，汗大泄，故气泄。惊则心无所倚，神无所归，虑无所定，故气乱矣。劳则喘息汗出，外内皆越，故气耗矣。思则心有所存，神有所归，正气留而不行，故气结矣。

【注释】① 肺布叶举：张志聪："肺主气而位居上焦，主行荣卫阴阳者也，肺脏布大而肺叶上举，则上焦之气不通，而荣卫不能行散矣。”古人认为肺脏结构的外形有如树叶。如果肺脏扩大，则肺叶上举。

② 精却：精气衰退。

③ 气不行：应为气下行。

④ 越：散发。

【白话解】黄帝说：讲得很好。我听说许多疾病的发生都是和气的变化有关。暴怒则气上逆，大喜则气弛缓，过悲则气消散，突然惊恐则气下陷，逢寒则气收聚，遇热则气外泄，突惊则气机紊乱，劳累过度则气耗散，久思则气郁结。这九种气的变化各不相同，都能导致什么病呢？

岐伯回答说：暴怒则气机上逆，严重时出现呕血以及泻下没有消化的食物的症状，所以说是“气机上逆”。人在心情高兴时，营卫之气运行通畅，但过度喜悦可使心气涣散，所以说“喜则气缓”。过悲则心系拘急，肺叶伸展上举，上焦阻塞不通，营卫之气不能布散，郁而化热，热留于内，正气耗散，所以说是“气消”。过度恐惧会损伤肾脏，肾脏所贮藏的精气也会被损伤。肾的功能受损，使人体上部闭塞不通，下部的气无法上行，停留于下，使人体下部胀满，所以说“恐则气下”。寒冷之气可以使肌肤腠理闭塞，营卫之气不能畅流，所以说是“气收”。人体遇热后汗孔舒张开，营卫之气也随着汗液被排出，所以说“炅则气泄”。突惊则心无依附，心神无归宿，心中疑虑不定，所以说是“气乱”。过度疲劳使人气喘出汗，气喘耗损体内的气，出汗则损耗体表的气，所以说“劳则气耗”。忧思过多则心气凝聚，心神归于一处，正气瘀滞而运行不畅，所以说是“气结”。

【解析】中国哲学和中医学都认为“气”是生成万物的本源和维系万物生存的动力。从根本上说，所有的疾病都是气的病变。所谓“百病生于气也”。当然，各种病因导致的气的病变机制是不同的。本节论述了“九气”之病的发病机制。对“九气”略作分梳，可以分为情志、气候和劳倦三类。怒、喜、悲、恐、惊、思为情志，寒、炅为气候，劳为劳倦。九气所导致的气的异常变化包括：或上或下，或缓或消，或收或泄，或乱，或耗，或气结。

腹中论篇第四十

【原文】黄帝问曰：有病心腹满，旦食则不能暮食，此为何病？岐伯对曰：名为鼓胀。帝曰：治之奈何？岐伯曰：治之以鸡矢醴，一剂知，二剂已。帝曰：其时有复发者何也？岐伯曰：此饮食不节，故时有病也。虽然其病且已，时故当病，气聚于腹也。

【注释】① 鸡矢醴：是治疗臌胀的药酒方名。"鸡矢"即"鸡屎"。醴，是甜米酒。方用鸡屎白晒干，再用微火焙黄后取一两，放入三碗米酒中，用火烧开数次，澄清后，空腹时热服。

② 知：是"见效"的意思。

③ 已：指"病愈"。

【白话解】黄帝问道：有一种疾病会出现心腹胀满的症状，早晨进食后晚上就不能再进食了，这是什么病呢？岐伯回答说：病名叫鼓胀。黄帝问道：如何治疗呢？岐伯回答说：可用鸡矢醴来治疗，服一剂就能见效，两剂疾病就能痊愈。黄帝问道：这种病有时还会复发，这是为什么呢？岐伯回答说：这是因为饮食不节制，所以疾病复发。虽然疾病看起来痊愈了，实际上病根还没除，一旦饮食不节制，使邪气又聚集在腹中，鼓胀就会复发。

【解析】本篇对鼓胀、血枯、伏梁、热中、消中、厥逆等腹中疾患的病因、症状、治法、禁忌等进行了讨论和分析。对妊娠与腹中疾患指出了鉴别要点。因本篇讨论疾病都在腹中，故篇名为"腹中论"。

本节论述鼓胀，它的病因是腹中脾土气虚，不能消化五谷，导致早上吃饭，晚上就吃不下了，引发腹部虚胀如鼓，而饮食不节则是鼓胀复发的主要因素。这就提醒病人一定要食饮有节，即使病愈也要养成良好的生活习惯，尽量避免复发。

针对鼓胀的治疗，这里提出了一个药方鸡矢醴。这是个单方，只有一味，药少而精专。鸡矢醴是用干净的鸡屎晒干后炒黄，放在米酒中发酵制成的。鸡在八卦中是巽卦，属于风木，由于脾土难以运化导致胀满不食，风木可克制土气；“醴”，是用稻米酿造而成的甜米酒。鼓胀多是饮食不节而挫伤中焦之气，导致气结于腹。鸡矢醴治在调气补脾，气调则水精四布、五经并行，补益则荣卫通行，鼓胀可消矣。

【原文】帝曰：有病胸胁支满者，妨于食，病至则先闻腥臊臭，出清液，先唾血，四肢清，目眩，时时前后血，病名为何？何以得之？岐伯曰：病名血枯，此得之年少时，有所大脱血，若醉入房中，气竭肝伤，故月事衰少不来也。帝曰：治之奈何？复以何术？岐伯曰：以四乌鲗骨一藘茹二物并合之，丸以雀卵，大如小豆，以五丸为后饭，饮以鲍鱼汁，利肠中及伤肝也。

【注释】① 出清液：指发病时鼻腔或口腔会流出清稀分泌物。

② 乌鲗骨：即乌贼骨，也叫海螵蛸，有补肾益精、收敛止血、疏通血脉的功效。

③ 藘茹：即茜草，有凉血止血、祛瘀通经的功效。

【白话解】黄帝问道：有一种疾病会出现胸胁胀满的症状，妨碍饮食，发病时会先闻到腥臊的气味，鼻腔或口腔流出清稀分泌物，先吐血，四肢清冷，头目眩晕，大小便出血，这种病叫什么名字？是什么原因引起的？岐伯回答说：这种病叫血枯，是由于年少时出现过大出血，或者是在醉后肆行房事，使肾气枯竭，以及肝血损伤，所以女子月经就会衰少或停止不来。黄帝问道：怎样治疗呢？要用什么方法使其恢复？岐伯回答说：可以用四份乌贼骨，一份茜草，将两份药混合，再加上麻雀蛋，制成如小豆大的丸剂，每次服五丸，饭前服药，用鲍鱼汤送服。这个方法可以通利肠道，补益损伤的肝脏。

【解析】这一节论述腹中血枯，其病在肝。肝藏血，可以储藏血液，调节血量，一旦大失血就会损伤肝。“女子以肝为先天”，如果肝受伤，女子的月经就会衰少或停止不来。如果醉后入房造成肾精受损，血液就不能生化，也会导致月经衰少或停止不来。

这里提出了第二个药方：治疗血枯的药方，有两味药，分别是乌贼骨和茜草，可以称为“乌鲗骨藘茹丸”。两种药的配伍是四份乌贼骨，一份茜草。两种药制成丸剂可以治疗血枯。张志聪说：“盖乌者肾之色，骨乃肾所生，主补益肾脏之精血者也。茜草，汁可染绛，其色紫赤，延蔓空通，乃生血通经之草也。”了解了这两味药的疗效，就明白为什么可以治疗血枯了。用鲍鱼汁服下是因为鲍鱼味咸气臭，主利下行，可以利肠中。

【原文】帝曰：病有少腹盛，上下左右皆有根，此为何病？可治不？岐伯曰：病名曰伏梁。帝曰：伏梁何因而得之？岐伯曰：裹大脓血，居肠胃之外，不可治，治之每切按之致死。帝曰：何以然？岐伯曰：此下则因阴，必下脓血，上则迫胃脘，生鬲，侠胃脘内痈。此久病也，难治。居脐上为逆，居脐下为从，勿动亟夺。论在《刺法》中。帝曰：人有身体髀股骱皆肿，环脐而痛，是为何病？岐伯曰：病名伏梁，此风根也。其气溢于大肠而著于肓，肓之原在脐下，故环脐而痛也。不可动之，动之为水溺涩之病。

【注释】① 不：同“否”。

② 生：为出之误。

③ 侠：《太素》作使。

④ 风根：指风寒邪气。

⑤ 溺：指小便。

【白话解】黄帝问道：有一种疾病少腹坚硬盛满，与上下左右的组织相连，这是什么病呢？可以治疗吗？岐伯答道：病名叫伏梁。黄帝又问：伏梁是什么原因引起的呢？岐伯回答说：小腹包裹大量脓血，留滞在肠胃之外，是不可能治愈的。在诊治时，不能重按，重按会导致死亡。黄帝问说：为什么会出现这样的情况呢？岐伯回答说：因为病位在小腹靠近二阴，可以从大小便排出脓血；如果病位在上腹位置迫近胃脘部，可能使横膈与胃脘之间发生内痈，病程迁延，较难治疗。伏梁发生在脐上的部位为逆证，发生在脐下的部位为顺证。要避免重按患处，也不可用药过猛。关于本病的治法，在《刺法》中有所论述。黄帝说：有的病人大腿和小腿的部位都发生肿痛，且环绕脐部疼痛，这是什么病呢？岐伯说：这种疾病叫伏梁，这是感受风寒所致。风寒之气充溢于大肠，停留附着在肓膜，肓膜的根源在脐下，所以绕脐而痛。这种病不可重按患处，也不可用药猛烈，如果误用攻下的药物，就会导致小便涩滞不利的病变。

【解析】这一节讲两种伏梁，是气血实而引发的肿胀。腹中有硬块且不能重按的是伏梁，但要注意伏梁分为两种，虽然它们都表现为少腹盛满坚硬，但它们是有区别的，从病位上看，在脐上为逆证，在脐下为顺证，所以治疗上也要有区别。对于在脐下为顺证的伏梁，不可以用攻下法进行治疗。

【原文】帝曰：夫子数言热中消中，不可服高梁、芳草、石药。石药发瘨，芳草发狂。夫热中消中者，皆富贵人也，今禁高梁，是不合其心，禁芳草石药，是病不愈，愿闻其说。岐伯曰：夫芳草之气美，石药之气悍，二者其气急疾坚劲，故非缓心和人，不可以服此二者。帝曰：不可以服此二者，何以然？岐伯曰：夫热气慓悍，药气亦然，二者相遇，恐内伤脾。脾者土也而恶木，服此药者，至甲乙日更论。

【注释】①热中消中：即后世所谓的三消病（上消、中消、下消），现代的糖尿病。王冰："多饮数溲，谓之热中。多食数溲，谓之消中。"中，是内的意思。热中消中，即内热、内消。

②高梁：即膏粱。高，通"膏"，脂膏，指代肥甘厚腻之物。梁，通"粱"，指精米、细米。

③瘨：同"癫"。

④慓悍：轻急猛峻意思。

【白话解】黄帝说：您多次提到热中、消中这两种病，不能吃肥甘厚味，也不能服用芳香类药草和金石类药物，因为金石药物能使人发生癫疾，芳草药物能使人发生狂病。患热中、消中的人，大多是富贵之人，现在如果不让他们吃肥甘厚味，这不合乎他们的心愿，而不使用芳草石药，又治不好他们的病，这种情况如何处理呢？希望听听其中的道理。岐伯说：芳香草药性质多走窜，金石类药物性质多猛烈，这两类药物的性能都是刚劲的，如果不是阴阳平和、性情和缓的人，不可以服用这两类药物。黄帝问道：为什么不可以服用这两类药物呢？岐伯回答说：患热中、消中的人热气留中，性质慓悍，药物的性质也是这样，内热遇药热，恐怕要损伤脾气。脾属土而恶木乘，服用这类药物的病人，到肝木主令的甲日和乙日时，病情就更加严重了。

【解析】本节论述了热中、消中即现代的糖尿病的药食禁忌。膏粱、芳草、石药都是气味醇厚之品，能够生湿生痰化火。《脉要精微论》中说：“粗大者，阴不足阳有余，为热中也。”热中属于火热内生，王冰注“多饮数溲，谓之热中”。消渴病本属阴虚火旺体质，若再用此类药食，无异于火上浇油。

【原文】帝曰：善。有病膺肿颈痛胸满腹胀，此为何病？何以得之？岐伯曰：名厥逆。帝曰：治之奈何？岐伯曰：灸之则瘖，石之则狂，须其气并，乃可治也。帝曰：何以然？岐伯曰：阳气重上，有余于上，灸之则阳气入阴，入则瘖；石之则阳气虚，虚则狂。须其气并而治之，可使全也。

【注释】瘖：指失音。

【白话解】黄帝说：讲得好。有的病人胸肿、颈痛、胸腹胀满，这是什么病？怎么得的呢？岐伯回答说：这种病叫作厥逆。黄帝问道：要怎样治疗呢？岐伯回答说：这种病如果用灸法治疗，病人可能会失音；如果用针刺，病人可能会发狂。必须等到阴阳之气上下相互交合的时候，才能进行治疗。黄帝问道：为什么呢？岐伯回答说：上部本属阳，而病人阳气上逆，与阳合并，则上部阳气过盛，若再用灸法治疗，是火上浇油，使阳气亢盛，损伤阴气，阴气不能上承，所以发生失音；若用砭石针刺治疗，阳气随针刺外泄，所以发生神志失常的狂乱症状；所以等到阴阳二气相互交合以后，再进行治疗，疾病才可以痊愈。

【解析】本节论腹中之气厥逆于上，不能用针灸砭石来治疗，必须等到阴阳之气上下交合之时，才能治疗。文中并没有详细指出何时是阴阳之气上下交合之时，但根据天人相应的理论，对比一天内阴阳的转换，可以推测是一天中子、午、卯、酉这四个时辰，相当于一年中立春、立夏、立秋、立冬这四个节气。

【原文】帝曰：善。何以知怀子之且生也？岐伯曰：身有病而无邪脉也。帝曰：病热而有所痛者，何也？岐伯曰：病热者，阳脉也。以三阳之动也，人迎一盛少阳，二盛太阳，三盛阳明，

入阴也。夫阳入于阴，故病在头与腹，乃䐜胀而头痛也。帝曰：善。

【白话解】黄帝说：讲得好。怎样知道妇女怀孕且要生产呢？岐伯说：身体看似有病，但不会出现有病的脉象。黄帝问道：有一种病发热而兼有疼痛，是什么原因呢？岐伯回答说：发热的病多是阳经病变，三阳经脉的搏动最为明显。人迎脉比寸口脉大一倍是病在少阳，大两倍是病在太阳，大三倍是病在阳明，接下来病邪就会由阳传入阴。病邪由阳传入阴，所以发病在头部和腹部，就会出现腹胀和头痛。黄帝说：讲得好。

【解析】这一节提到的怀孕是本篇唯一的正常情况。当妇人腹中血气和平时，就不是生病了，而是怀孕。气主生物，血主成物，怀子则为血气相和，生产则是血气成胎。清代医家杨元如说："至哉坤元，资生万物，腹中之气，坤土之气也，是以白术补脾，为养胎之圣药。冲任之血，原于肾脏之精，阳主施化，阴主成形，是以归芎熟地，乃胎产之神方。"所以妇人生子，可用白术、当归、川芎、熟地来补养气血。

总而言之，腹中疾病其实就是腹中气与血的病变。腹中之气，就是指脾气，内主于腹，外主于肌，与手足三阴三阳之气不同；腹中之血，起于胞中，散于脉外，也与十二经脉之血不同。如果脾气虚、邪气聚，就会发病为鼓胀；如果肝血虚，气竭肝伤，就会发病为血枯；如果腹中的气血虚脱，就会发病为消中的虚胀；如果腹中的血裹气伤，就会发病为实证的伏梁；如果腹中之气厥逆于上，就会发病为膺颈胸腹肿痛满胀；如果腹中血气和平，就是怀孕要生产了；如果腹中胀痛发热，就是三阳经的病变。所以，只要知道了气血的流行规律和气血各自所主的部位，判断疾病就非常容易了。

刺腰痛篇第四十一

【原文】足太阳脉令人腰痛，引项脊尻背如重状，刺其郄中，太阳正经出血，春无见血。少阳令人腰痛，如以针刺其皮中，循

循然不可以俯仰，不可以顾，刺少阳成骨之端出血，成骨在膝外廉之骨独起者，夏无见血。阳明令人腰痛，不可以顾，顾如有见者，善悲，刺阳明于胻前三痏，上下和之出血，秋无见血。足少阴令人腰痛，痛引脊内廉，刺少阴于内踝上二痏，春无见血，出血太多，不可复也。厥阴之脉令人腰痛，腰中如张弓弩弦，刺厥阴之脉，在腨踵鱼腹之外，循之累累然，乃刺之，其病令人善言，默默然不慧，刺之三痏。

【注释】① 尻：指臀部。

② 胻前：指足三里穴。

③ 内踝上：指复溜穴。

④ 不慧：语言不爽朗。

【白话解】足太阳经脉发病使人腰痛，疼痛时会牵引颈项、脊背和臀部，好像担负着沉重的东西一样。治疗时应针刺足太阳经的委中穴，使之出血。如果春季就不要刺出血。足少阳经脉发病使人腰痛，疼痛如针刺皮肤一样，并且疼痛逐渐加重以致不能俯仰，不能左右转动。治疗时应针刺足少阳经的阳陵泉穴，使之出血。阳陵泉穴在膝外侧骨突出处旁。如果夏季就不要刺出血。阳明经脉发病而使人腰痛，病人颈项不能转动，如果勉强转动，就会出现幻视，并且容易悲伤。治疗时应针刺足阳明经的足三里穴三次，要刺出血，并配合上、下巨虚穴针刺出血。如果秋季就不要刺出血。足少阴脉发病使人腰痛，病人疼痛时牵连脊柱。治疗时应针刺足少阴经的复溜穴两次。如果春季就不要刺出血，如果出血太多，就会使肾气损伤，并且不易恢复。厥阴经脉发病使人腰痛，病人腰部拘急，就像张开的弓弦一样。治疗时应针刺足跟阴经，其部位在腿肚和足跟之间外侧的蠡沟穴，用手触摸不平整，就用针刺之。如果病人多言多语或沉默抑郁，可以针刺三次。

【解析】本条论述了五经腰痛的症状及针刺之法。

【原文】解脉令人腰痛，痛引肩，目𥆧𥆧然，时遗溲。刺解脉，在膝筋肉分间郄外廉之横脉出血，血变而止。解脉令人腰痛如引带，常如折腰状，善恐。刺解脉，在郄中结络如黍米，刺之血射以黑，见赤血而已。

【注释】① 解脉：指足太阳经分散在膝关节后的小血络。

② 䀮䀮然：指视物不清的样子。

【白话解】解脉发病使人腰痛，疼痛时会牵引肩部，眼睛视物不清，常有遗尿的症状出现，治疗时应取解脉在膝后大筋分肉之间，委中穴外侧横脉，使之出血，要等到刺出的血色由紫变红才停止。解脉发病使人腰痛，疼痛时好像带子牵引一样，腰部像被折断一样，并且时常有恐惧的感觉，治疗时应针刺解脉在膝弯处的委中穴，病人委中穴常有络脉结滞成小米一样的块状物，针刺时会有黑色血液射出，等到血色变红时即可停止。

【解析】本条论述了解脉发病致人腰痛的症状特点及针刺之法。

【原文】同阴之脉，令人腰痛，痛如小锤居其中，怫然肿。刺同阴之脉，在外踝上绝骨之端，为三痏。

【注释】① 同阴之脉：指足少阳经在腿部的一个分支。

② 怫然：怒胀的样子。

【白话解】同阴脉发病引起的腰痛，疼痛时好像有小锤在体内敲击，而且经脉突然肿胀。治疗时应针刺同阴脉在外踝上绝骨处的阳辅穴，要针刺三次。

【解析】本条论述了同阴脉发病致人腰痛的症状特点及针刺之法。

【原文】阳维之脉令人腰痛，痛上怫然肿。刺阳维之脉，脉与太阳合腨下间，去地一尺所。

【注释】腨：小腿肚。

【白话解】阳维脉发病引起的腰痛，疼痛处的经脉会突然肿胀。治疗时应针刺阳维脉，阳维脉与足太阳经交汇在足与小腿肚之间，约离地面一尺的地方。

【解析】本条论述了阳维脉发病致人腰痛的症状特点及针刺选穴。

【原文】衡络之脉令人腰痛，不可以俯仰，仰则恐仆，得之举重伤腰，衡络绝，恶血归之。刺之在郄阳、筋之间，上郄数

寸，衡居为二痏出血。

【注释】衡络之脉：指足太阳经大腿后外侧的一个小分支。

【白话解】衡络脉发病引起的腰痛，疼痛时病人不能前俯和后仰，后仰时可能会跌倒。这种病主要因为用力举重误伤腰部，使衡络脉瘀血阻滞不通。治疗时应针刺郄阳与筋肉之间、委阳穴上行数寸的殷门穴，要针刺两次，使之出血。

【解析】本条论述了衡络脉发病致人腰痛的症状特点及针刺之法。

【原文】会阴之脉令人腰痛，痛上漯漯然汗出。汗干令人欲饮，饮已欲走。刺直阳之脉上三痏，在跻上郄下五寸横居，视其盛者出血。

【注释】会阴之脉：指足太阳经从腰中通过骶部的一个分支。

【白话解】会阴脉发病引起的腰痛，疼痛时汗出，汗止后病人欲饮水，喝水后表现出坐卧不安的状态。治疗时应针刺会阴脉上的穴位三次，部位在申脉穴上和委中穴下五寸的地方，针刺血络盛满的地方，使之出血。

【解析】本条论述了会阴脉发病致人腰痛的症状特点及针刺之法。

【原文】飞阳之脉令人腰痛，痛上怫怫然，甚则悲以恐，刺飞阳之脉，在内踝上五寸，少阴之前，与阴维之会。

【注释】飞阳之脉：指足太阳经络穴处的一个分支。

【白话解】飞阳脉病变引起的腰痛，疼痛处经脉突然肿胀，疼痛剧烈时病人会感到悲伤和恐惧。治疗时针刺飞阳脉，在内踝上五寸，足少阴脉与阴维脉相交的地方。

【解析】本条论述了飞阳脉发病致人腰痛的症状特点及针刺选穴。

【原文】昌阳之脉令人腰痛，痛引膺，目䀮䀮然，甚则反折，舌卷不能言。刺内筋为二痏。在内踝上大筋前太阴后，上踝二寸所。

【注释】昌阳之脉：指足少阴经的复溜穴处的一个分支。

【白话解】昌阳脉发病引起的腰痛，疼痛时牵引胸部，眼睛视物昏花，严重时腰背向后反折，舌卷短缩，不能说话。治疗时应针刺复溜穴两次，位置在大筋的前面，足太阴经的后面，内踝上两寸的地方。

【解析】本条论述了昌阳脉发病致人腰痛的症状特点及针刺之法。

【原文】散脉令人腰痛而热，热甚生烦，腰下如有横木居其中，甚则遗溲。刺散脉，在膝前骨肉分间，络外廉，束脉为三痏。

【注释】散脉：指足太阴经在小腿部位的支脉。

【白话解】散脉发病引起的腰痛，疼痛时伴有发热，发热较甚时病人会出现烦躁不安的症状。病人感觉腰下好像有一块横木梗塞在里面，甚至出现遗尿的症状。治疗时应针刺散脉，位置在膝前外侧骨和肌肉之间，足太阴经上的地机穴，要针刺三次。

【解析】本条论述了散脉发病致人腰痛的症状特点及针刺之法。

【原文】肉里之脉令人腰痛，不可以咳，咳则筋缩急。刺肉里之脉为二痏，在太阳之外，少阳绝骨之后。

【注释】肉里之脉：指足少阳经在小腿部位的分支。

【白话解】肉里脉发病引起的腰痛，疼痛时不得咳嗽，如果咳嗽则会使经脉拘急挛缩。治疗时应针刺肉里脉两次，位置在太阳经的外前方，少阳经的阳辅穴。

【解析】本条论述了肉里脉发病致人腰痛的症状特点及针刺之法。

【原文】腰痛侠脊而痛，至头几几然，目𥆧𥆧欲僵仆，刺足太阳郄中出血。腰痛上寒，刺足太阳阳明；上热，刺足厥阴；不可以俯仰，刺足少阳；中热而喘，刺足少阴，刺郄中出血。腰痛，上寒不可顾，刺足阳明；上热，刺足太阴；中热而喘，刺足少阴。大便难，刺足少阴；少腹满，刺足厥阴。如折不可以俯仰，不可举，刺足太阳；引脊内廉，刺足少阴。腰痛引少腹控

䏚，不可以仰，刺腰尻交者，两髁胂上，以月生死为痏数，发针立已，左取右，右取左。

【注释】几几然：形容项背牵强不舒的样子。

【白话解】腰痛时牵引脊背痛，上连至头部，使颈部僵硬不舒，眼睛昏花，走路不稳，治疗时应针刺足太阳经的委中穴，使之出血。腰痛时有寒冷感觉的，治疗时应针刺足太阳经和足阳明经；腰痛时上部有发热感觉的，治疗时应针刺足厥阴经；腰痛不能俯仰的，治疗时应针刺足少阳经；如果腰痛伴有内热而喘促的，治疗时应针刺足少阴经，并刺委中穴，使之出血。腰痛时伴有上部寒冷症状，头项部僵硬不舒，且不能左右回顾的，治疗时应针刺足阳明经；腰痛伴有上部燥热症状的，治疗时应针刺足太阴经；腰痛伴有内热气喘的，治疗时应针刺足少阴经；腰痛兼有大便困难的，治疗时应针刺足少阴经；腰痛伴有少腹胀满的，治疗时应针刺足厥阴经；腰痛剧烈，犹如折断一样不可前后俯仰，四肢不能举动的，治疗时应针刺足太阳经；腰痛牵引脊柱内侧的，治疗时应针刺足少阴经；腰痛时牵引少腹和下胁，且不能后仰的，治疗时应针刺骶骨部位的下髎穴，其部位在尾骨两侧臀大肌起始处。针刺时要根据月亮的盈亏计算针刺的次数。按照这样的方法治疗，很快就会见效。取穴时，左侧病痛刺右侧穴位，右侧病痛刺左侧穴位。

【解析】本条论述了腰痛伴有其他症状时的针刺之法。

卷第十二

风论篇第四十二

【原文】黄帝问曰：风之伤人也，或为寒热，或为热中，或为寒中，或为疠风，或为偏枯，或为风也，其病各异，其名不同。或内至五脏六腑，不知其解，愿闻其说。岐伯对曰：风气藏于皮肤之间，内不得通，外不得泄。风者，善行而数变，腠理开则洒然寒，闭则热而闷。其寒也则衰食饮，其热也则消肌肉。故使人怢栗而不能食，名曰寒热。

【注释】① 疠风：即麻风病，又名大风、癞风、大麻风。

② 偏枯：因下文有“各入其门户所中，则为偏风”，故此当指偏风。风邪偏中于人体某脏某部。

③ 善行而数变：善行，游走不定；数变，变化多端。

④ 洒然寒：形容恶风怕冷的样子。洒然，寒冷貌。

⑤ 怢栗：突然寒冷战栗。怢，通“佚”，忘失也；栗，因寒冷而颤动。

【白话解】黄帝问道：风邪侵犯人体，会引起寒热、热中、寒中、疠风、或偏枯和风病。由于病变表现不同，所以病名也不同，有时风邪甚至侵入五脏六腑，我不知如何理解其中的道理，希望能听您的解释。岐伯回答说：风邪侵犯人体常常停留于皮肤，使腠理开阖失常，风邪既不能向体内通行，也无法向体外发散。然而风邪来去迅速，变化多端，如果汗孔张开，则阳气外泄，使人感到寒冷；如果汗孔闭塞，则阳气内郁，使人感到烦闷；寒冷则会引起饮食减少，发热则会使肌肉消瘦，所以造成人体振寒而不能饮食的症状，叫作寒热。

【解析】本段经文论述了风邪的性质及致病特点。

风为阳邪，轻扬升散，入侵伤人多先伤头面肌表，正如《太阴阳明论》所云："伤于风者，上先受之。"文中提出的"风者，善行而数变"的观点，则指出了风邪具有善动而不居、易行而不定，以及发病快、变化多端的又一致病特征。经文所谓"风之伤人"，可发生寒热、热中、寒中，以及五脏之风、胃风、肠风、脑风、首风、目风、漏风、内风、泄风、偏风、疠风等多种病证，都是对这一重要特征的具体论证，这与《阴阳应象大论》的"风胜则动"《痹论》的"风气胜者为行痹"等论述一脉相承。

【原文】风气与阳明入胃，循脉而上至目内眦，其人肥则风气不得外泄，则为热中而目黄；人瘦则外泄而寒，则为寒中而泣出。

【注释】① 风气与阳明入胃：风气从阳明经入胃。

② 眦：眼角。

【白话解】风邪从阳明经入胃，再循经脉上行到眼角内侧。如果病人身体肥胖，汗孔致密，则风邪不能向外发散，稽留体内，日久就会转化成热，形成热中病，这种病可以出现目珠发黄的症状。如果病人身体瘦弱，汗孔疏松，则阳气外泄而感到寒冷，形成寒中病，这种病可以出现经常流泪的症状。

【解析】本节论述了风邪所致的"热中""寒中"的机制。风气从阳明经入胃，循着经脉上行一直到目内眦。如果是胖人，风邪就不易向外发散，稽留体内，成为内热，出现眼珠发黄的症状。如果是瘦人，阳气容易向外发泄而寒冷，就会成为内寒，而不时流泪。

【原文】风气与太阳俱入，行诸脉俞，散于分肉之间，与卫气相干，其道不利。故使肌肉愤䐜而有疡，卫气有所凝而不行，故其肉有不仁也。疠者，有荣气热胕，其气不清，故使其鼻柱坏而色败，皮肤疡溃。风寒客于脉而不去，名曰疠风，或名曰

寒热。

【注释】① 分肉之间：指肌肉与肌肉之间。另一说法指近骨之肉与骨相分之处。

② 愤䐜：指愤然高起而肿胀的样子。

③ 胕：通“腐”，指痈肿。邪热炽盛，血肉为之腐败。

④ 或名曰寒热：《读素问钞》删去此五字，《素问识》云：“此衍文，诸注属强解。”可从。

【白话解】风邪由太阳经侵入人体，遍行太阳经脉及腧穴，散布在肌肉之间，与卫气相结合，使经脉运行的道路阻滞不通，所以肌肉肿胀高起，出现疮疡；如果卫气凝涩而不能运行，则出现肌肤麻木不知痛痒的症状。疠风病是营气因热而腐坏，血气污浊不清所致，所以使鼻柱蚀坏而气色衰败，皮肤生疡溃烂。这是风寒之邪长久停留在经脉之中而逐渐形成的，所以叫作疠风。又因为首先出现发寒热的症状，所以又叫寒热病。

【解析】本段经文论述了疠风的病因病机及症状。

疠风，因风病诸证中唯此最厉而名，又称“大风”“癞风”“麻风”“大麻风”“大风恶疾”等，即今之麻风病。由暴疠风毒内侵血脉，凝滞荣气，日久化热，以致血气不清，血肉腐败而成。初起可见患处皮肉顽麻，次见面身红斑，继则皮肉肿溃无脓，渐及全身肌肤，日久可见头面肿大形如“狮面”，眉落目损，鼻柱疡溃，鼻塌唇裂，指趾变形，外阴溃疡等重症。

除本篇外，《黄帝内经》其他篇章亦有关于疠风的阐述。《脉要精微论》指出：“脉风成为疠。”《长刺节论》云：“病大风，骨节重，须眉堕，名曰大风。刺肌肉为故，汗出百日，刺骨髓，汗出百日，凡二百日，须眉生而止针。”《灵枢·四时气》云：“疠风者，素刺其肿上，已刺，以锐针针其处，按出其恶气，肿尽乃止，常食方食，无食他食。”指出了疠风的治疗原则为散尽风邪，治疗方法以针刺为主，同时配合饮食宜忌。

后世医家临床多有运用与发挥。巢元方的《诸病源候论》指出疠风病因除外感风邪外，还与饮食劳倦等密切相关。治疗宜“先与雷丸等散服之出虫”。程国彭的《医学心悟》提出了“清湿热，祛风邪，以苦参汤、地黄酒并主之，外以当归膏涂之，往往取效”的治疗原则与方法。上述记载对后世认识疠风起到了积极促进作用。

【原文】以春甲乙伤于风者为肝风，以夏丙丁伤于风者为心风，以季夏戊己伤于邪者为脾风，以秋庚辛中于邪者为肺风，以冬壬癸中于邪者为肾风。

【注释】① 春甲乙：春指春季，甲乙指日期。春季属木，甲乙日也属木，是木旺之时。

② 邪：指风邪。

【白话解】春季和甲乙日在五行中属木，此时感受风邪，则形成肝风；夏季和丙丁日属火，此时感受风邪，则形成心风；长夏和戊己日属土，此时感受风邪，则形成脾风；秋季和庚辛日属金，此时感受风邪，则形成肺风；冬季和壬癸日属水，此时感受风邪，则形成肾风。

【解析】本节所论述的观点，今天的人可能不太容易理解。古人讲天人相应，五脏六腑的功能活动与天相应。因此，在某脏主时的日子感受的风邪就侵入该脏。五行与甲子相配，甲乙日属木，肝属木，所以，甲乙日受风为肝风。同样，丙丁日属火，心属火，丙丁日受风为心风；戊己属土，脾属土，戊己日受风为脾风；庚辛日属金，肺属金，庚辛日受风为肺风；壬癸属水，肾属水，壬癸日受风为肾风。

【原文】风中五脏六腑之俞，亦为脏腑之风，各入其门户所中，则为偏风。风气循风府而上，则为脑风，风入系头，则为目风，眼寒。饮酒中风，则为漏风。入房汗出中风，则为内风。新沐中风，则为首风。久风入中，则为肠风飧泄。外在腠理，则为泄风。故风者百病之长也，至其变化乃为他病也，无常方，然致有风气也。

【注释】① 门户：此指五脏六腑之俞穴。因其内通脏腑，为脏腑之气出入的门户而得名。

② 偏风：一指偏枯，即风邪随某一侧腧穴侵入人体，发生半身不遂的病证。又指风邪偏于某脏某部均为偏风，即后文所指的多种风证。

③ 脑风：指风邪犯脑导致的以脑部疼痛为主的病证。

④ 系头：指目系，即眼球联系于脑的脉络。丹波元简注："今据《甲乙经》注改头系。头系，乃头中之目系。"

⑤ 目风：指风邪伤于目系，发生目痛眼冷的病证。

⑥ 漏风：指饮酒后感受风邪，所致的以汗多如漏为主的病证。《病能论》称为"酒风"。张介宾注："酒性温散，善开玄府，酒后中风，则汗漏不止，故曰漏风。《病能论》谓之酒风。"

⑦ 内风：内，指房事。因入房汗出，气精两虚，风邪乘虚入中，故名内风。王冰注："内耗其精，外开腠理，因内风袭，故曰内风，经具名曰劳风。"

⑧ 首风：指洗头时毛孔开张，风邪适时入侵所导致的病证。

⑨ 肠风飧泄：指风邪入侵肠道导致的以完谷不化为特征的泄泻。王冰注："风在肠中，上熏于胃，故食不化而下出焉。飧泄者，食不化而出也。"

⑩ 泄风：指风邪入侵腠理所致汗出不止的病证。

【白话解】风邪侵入五脏六腑的俞穴，沿经内传，就会引起五脏六腑的风病。而俞穴位于体表，如果风邪从身体一侧的脏腑俞穴侵入，就会造成一侧身体无法正常活动，而成为偏风。如果风邪由风府穴上行入脑，就成为脑风；如果风邪侵入头部累及视觉系统，出现眼睛痛和怕冷的症状，而形成目风；如果饮酒之后感受风邪，形成为漏风；如果行房时汗出而感受风邪，而形成内风；刚洗过头，汗孔尚未闭合，此时感受风邪，则成为头风；风邪久留体内不去，进入肠中则形成肠风、飧泄；风邪停留于腠理之间，则成为泄风。所以，风邪是引起多种疾病的首要因素。风邪侵入人体后产生变化，造成不同的疾病，没有一定规律，但其病因都在于风邪入侵。

【解析】本段经文阐述了多种风证的诱因、病位及症状。风邪致病，诱发因素不同，所产生的风证亦不同，如风邪循风府而上，发为脑风；风入系头，发为目风；饮酒中风，发为漏风；入房汗出中风，发为内风：新浴中风，发为首风；久风入中，发为肠风、飧泄；风侵腠理，发为泄风。

提出了"风者，百病之长"的重要理论观点。风邪虽为春之主气，但各季节均可见到。寒、热、湿等邪气常依附风邪侵入人体，风邪常为六淫的先导，如风寒、风热、风湿等。又因风为阳邪，“善行而数变”，入侵人体表里、上下、内外、脏腑、形体、经脉而无处不到，致病广泛，证候繁多，唯“动”最著。“动”是认识风邪致病的最根本出发点，“风者，百病之长”是对风邪致病特征的精辟概括，与《生气通天论》《骨空论》等所论“风者，百病之始”的精神实质相一致。

【原文】帝曰：五脏风之形状不同者何？愿闻其诊及其病能。岐伯曰：肺风之状，多汗恶风，色皏然白，时咳短气，昼日则瘥，暮则甚，诊在眉上，其色白。心风之状，多汗恶风，焦绝善怒吓，赤色，病甚则言不可快，诊在口，其色赤。肝风之状，多汗恶风，善悲，色微苍，嗌干善怒，时憎女子，诊在目下，其色青。脾风之状，多汗恶风，身体怠堕，四肢不欲动，色薄微黄，不嗜食，诊在鼻上，其色黄。肾风之状，多汗恶风，面痝然浮肿，脊痛不能正立，其色炲，隐曲不利，诊在肌上，其色黑。胃风之状，颈多汗恶风，食饮不下，鬲塞不通，腹善满，失衣则䐜胀，食寒则泄，诊形瘦而腹大。

【注释】① 病能：“能”同“态”。病能，指病态。

② 焦绝：即焦躁到极点，毫不润泽。

【白话解】黄帝问道：五脏风证的临床表现有何不同？希望您将诊断要点和病态表现告诉我。岐伯回答道：肺风的症状，有多汗恶风，面色淡白，时有咳嗽气短，白天症状减轻，傍晚症状加重，诊察时要注意两眉之间，往往会出现白色。心风的症状，有多汗恶风，焦躁，常见容易发怒和恐惧，面色发红，严重者则出现语言障碍，诊察时要注意口唇部，可见口唇发红。肝风的症状，汗出多，怕风吹，容易产生悲伤情绪，面色青灰色，容易发怒，咽喉干燥，严重出现时厌恶女子的现象，诊察时要注意眼睛下方，可出现眼圈发青。脾风的症状，有多汗恶风，身体疲倦，四肢懒于活动，面色淡黄，食欲不振，诊察时要注意鼻尖部，可见鼻部发黄。肾风的症状，有多汗恶风，面部浮肿，腰脊疼痛不能直立，面色发黑犹如被煤烟熏过一样，大小便不通畅，诊察时要注意两颧部，可出现黑色。胃风的症状，有项部多汗恶风，饮食不下，胸膈阻塞不通，腹部胀满，如果衣服穿少了，腹部胀满更甚，进食寒凉的食物，则大便泄泻，诊察时可见病人形体瘦削而腹部胀大。

【解析】本节论述了五脏风及胃风的临床症状以及诊察注意的要点。

【原文】首风之状，头面多汗恶风，当先风一日则病甚，头痛不可以出内，至其风日则病少愈。漏风之状，或多汗，常不可单衣，食则汗出，甚则身汗，喘息恶风，衣常濡，口干善渴，不能劳事。泄风之状，多汗，汗出泄衣上，口中干，上渍，其风不能劳事，身体尽痛则寒。帝曰：善。

【注释】常不可单衣：是说虽然出汗但却想多穿衣服。因为出汗后毛孔疏松，所以怕风。

【白话解】头风的症状，有头痛，面部多汗，恶风，常在起风的前一日，头痛剧烈，不敢离开室内，等到起风后，则头痛减轻。漏风的症状，汗出较多，不能穿单薄的衣服，进食即汗出，严重则自汗出，喘息恶风，衣服常被汗浸湿，口干易渴，体力差，不耐劳动。泄风的症状，有多汗，汗出浸湿衣服，口干，上半身汗出如被水浸泡过一样，不耐劳动，身体疼痛且发冷。黄帝说：讲得好！

【解析】本节承接前文论述了首风、漏风、泄风的临床表现。前文中的偏风、脑风、目风、内风、肠风、泄风没有论及，应该是古书有脱简。这里的“泄风”，实际上应该是“内风”。

痹论篇第四十三

【原文】黄帝问曰：痹之安生？岐伯对曰：风寒湿三气杂至，合而为痹也。其风气胜者为行痹，寒气胜者为痛痹，湿气胜者为著痹也。

帝曰：其有五者何也？岐伯曰：以冬遇此者为骨痹，以春遇此者为筋痹，以夏遇此者为脉痹，以至阴遇此者为肌痹，以秋遇此者为皮痹。

帝曰：内舍五脏六腑，何气使然？岐伯曰：五脏皆有合，病

久而不去者，内舍于其合也。故骨痹不已，复感于邪，内舍于肾；筋痹不已，复感于邪，内舍于肝；脉痹不已，复感于邪，内舍于心；肌痹不已，复感于邪，内舍于脾；皮痹不已，复感于邪，内舍于肺；所谓痹者，各以其时重感于风寒湿之气也。

【注释】① 痹：闭也，气血闭阻不通的意思。在《黄帝内经》中指气血被病邪闭阻，运行不畅通所引起的病变。

② 行痹：指因感受风邪而出现肢体关节疼痛，痛处游走不定的痹证。

③ 痛痹：指因感受寒邪而出现肢体关节疼痛剧烈，痛有定处，得热痛减的痹证。

④ 著痹：指因感受湿邪而出现肢体关节沉重酸痛，或有肿胀，痛有定处，肌肉麻木不仁的痹证。

⑤ 至阴：指长夏。

⑥ 舍：有寄宿潜藏的意思。

【白话解】黄帝问道：痹病是如何形成的？岐伯回答说：是风、寒、湿三种邪气杂合在一起侵犯人体而形成痹病。其中风邪偏胜的叫行痹，寒邪偏胜的叫痛痹，湿邪偏胜的叫著痹。

黄帝问道：痹病为什么可以分为五种？岐伯回答说：五行中，冬天与肾相应，肾主骨，所以在冬天得的痹病称为骨痹；春天与肝相应，肝主筋，所以在春天得的痹病称为筋痹；夏天与心相应，心主脉，所以在夏天得的痹病称为脉痹；长夏与脾相应，皮主肉，所以在长夏得的痹病称为肌痹；秋天与肺相应，肺主皮毛，所以在秋天得的痹病称为皮痹。

黄帝问道：痹病的病邪侵犯人体五脏六腑，这是什么道理呢？岐伯回答说：人体的五脏与五体是表里相合的，如果病邪久留体表而不去，就会侵犯与其相合的内脏。所以，骨痹不愈，再次感受邪气，就会侵犯到肾；筋痹不愈，再次感受邪气，就会侵犯到肝；脉痹不愈，再次感受邪气，就会侵犯到心；肌痹不愈，再次感受邪气，就会侵犯到脾；皮痹不愈，再次感受邪气，就会侵犯到肺。所以这些痹病都是各脏在所主季节里重复感受了风、寒、湿气所造成的。

【解析】本段经文论述了痹证的病因及其分类。

首先，明确了风、寒、湿三气杂至合而为痹，强调风、寒、湿邪共同作用是痹证发生的外因，提示了痹证病情的错综复杂性。

其次，提出了痹证按病因和病位分类的方法。病因分类，即根据感受风、寒、湿气的多少，分为行痹、痛痹和著痹：病位分类，即根据邪气侵犯的部位，分为肢体（骨、筋、脉、肌、皮）痹和脏腑痹。

第三，五体痹久延不愈，传之于其所合之脏，发为五脏痹。即痹邪稽留于肢体经络，日久不能及时祛除，又反复感邪，致使脏腑功能失调，正气内虚，邪气内传脏腑，形成脏腑痹。

【原文】凡痹之客五脏者，肺痹者，烦满喘而呕。心痹者，脉不通，烦则心下鼓，暴上气而喘，嗌干善噫，厥气上则恐。肝痹者，夜卧则惊，多饮数小便，上为引如怀。肾痹者，善胀，尻以代踵，脊以代头。脾痹者，四肢解堕，发咳呕汁，上为大塞。肠痹者，数饮而出不得，中气喘争，时发飧泄。胞痹者，少腹膀胱按之内痛，若沃以汤，涩于小便，上为清涕。

阴气者，静则神藏，躁则消亡。饮食自倍，肠胃乃伤。淫气喘息，痹聚在肺；淫气忧思，痹聚在心；淫气遗溺，痹聚在肾；淫气乏竭，痹聚在肝；淫气肌绝，痹聚在脾。诸痹不已，亦益内也。其风气胜者，其人易已也。

帝曰：痹，其时有死者，或疼久者，或易已者，其故何也？岐伯曰：其入脏者死，其留连筋骨间者疼久，其留皮肤间者易已。

帝曰：其客于六腑者何也？岐伯曰：此亦其食饮居处，为其病本也。六腑亦各有俞，风寒湿气中其俞，而食饮应之，循俞而入，各舍其腑也。

帝曰：以针治之奈何？岐伯曰：五脏有俞，六腑有合，循脉之分，各有所发，各随其过，则病瘳也。

【注释】①鼓：即鼓动的意思。

②胞痹：指膀胱痹。

③阴气：指五脏之气。

④乏竭：是气血衰败，疲乏力竭的意思。

⑤瘳：chōu，音抽，病愈的意思。

【白话解】痹病侵入到五脏，症状各有不同。肺痹的症状是胸闷，胀满，气喘，呕吐；心痹的症状是血脉不通畅，烦躁，心悸，心跳像在敲鼓一样，突然气喘，咽干，易嗳气，当出现上逆时，则会引起病人恐惧；肝痹的症状是夜晚睡眠时多惊醒，口渴多饮，小便频数，腹部胀满，形状似弓，状如怀孕；肾痹的症状是腹部胀满，骨骼痿软而不能行走，行步时臀部着地，身体蜷缩，脊柱弯曲，高耸过头；脾痹的症状是四肢倦怠无力，咳嗽，呕吐清水，胸部胀满，闭塞不通；肠痹的症状是频频饮水而小便困难，腹中肠鸣，有时泻下完谷不化的食物；膀胱痹的症状是少腹部按之疼痛，像是灌了热水一样，小便涩痛，有灼热感，并流清涕。

五脏之气，安静则精神内守，躁动则易于耗散。如果饮食过量，肠胃就受到损伤。邪气致病引起呼吸喘促，是痹病发生在肺；如果邪气致病引起忧伤思虑，是痹病发生在心；邪气致病引起遗尿，是痹病发生在肾；邪气致病引起疲乏衰竭，是痹病发生在肝；邪气致病引起肌肉瘦削，是痹病发生在脾。各种痹病日久不愈，病变就会进一步向内深入。其中以风邪为主的疾病比较容易痊愈。

黄帝问道：得了痹病的病人，有的会死亡，有的疼痛经久不愈，有的很快就会痊愈，这是什么原因呢？岐伯回答说：病邪侵犯到人体的五脏则会死亡，痹病停留于筋骨之间则长久难愈，痹病停留在皮肤之间则容易治愈。

黄帝问道：痹病的邪气侵犯六腑，是什么原因呢？岐伯回答说：以饮食不节、起居失度为根本原因，造成六腑发生痹病。六腑在背部各有俞穴，风、寒、湿邪侵犯六腑的俞穴，而又有饮食所伤，于是病邪就会循着俞穴侵入相应的脏腑。

黄帝问道：怎样用针刺治疗呢？岐伯回答说：五脏有俞穴可取，六腑有合穴可取，循着经脉分布以及病邪所在的部位，取相应的俞穴或合穴进行针刺，痹病就可以痊愈了。

【解析】本段经文论述了脏腑痹的证候特征、发病条件，以及痹证的预后与治疗。

五脏痹由五体痹发展而成。五体痹日久不愈，五脏精气内伤，加之复感风寒湿气，五体痹内传相应之脏，而成五脏痹。提示五体痹内传的病机有二：一是“病久而不去”，即五体痹久延不愈，正气虚损；二是各以其时重感于风寒湿之气，即反复感受痹邪，痹邪内传五脏。

五脏痹证候与相应五脏功能及经气失调有关。如肺痹表现为烦闷，喘促，呕逆；心痹表现为心烦，心悸，阵发咳喘，咽干，嗳气频作，时觉气逆恐惧惊悸不安；肝痹表现为夜卧惊惕不安，多饮小便频，少腹上引，下腹胀如妊娠状；肾痹表现为腹胀满，身佝偻不伸；脾痹表现为四肢懈怠无力，咳而呕清水，且脘腹痞塞。

六腑痹由饮食不节，致使肠胃先伤，痹邪内传于腑所致。证候表现也与相应之腑功能及经气失调相关。大小肠痹表现为数饮食而不得排泄，腹胀肠鸣，或时伴飧泄。膀胱痹则表现为少腹膀胱内灼热疼痛，小便淋涩，或伴见流清涕。

“阴气者，静则神藏，躁则消亡”，指出了五脏痹发生的内在因素，强调了五脏精气宁静内守的重要性。五脏藏精藏神，宁静则精神内藏，躁扰妄动则精神耗散。五脏内藏精血津液，若形不妄动，情志宁静，阳气固密，神藏其中，则形神正常，邪不可干。若形体躁扰不宁，情志波动不安，则精气耗损，神气消亡。若邪气侵犯，容易导致五脏痹。

痹证预后与感邪性质及病位深浅有关。“其风气胜者，其人易已也”“其入脏者死，其留连筋骨间者疼久，其留皮肤间者易已”，指出了痹之预后转归主要与所感邪气的性质、病位深浅有关。风为阳邪，其性轻扬，易于祛除，故风邪偏胜者“易已”；病位表浅者“易已”；邪犯筋骨，病位深在，故病情缠绵持久；入于内脏者预后较差。

痹证的针刺治疗宜辨证论治与局部取穴相结合。如五脏取俞，六腑取合，循经辨证取穴，再配合局部痛处取穴，则痹可愈。

《黄帝内经》对痹的论述甚为丰富，除本篇及《灵枢·周痹》予以专论外，另有四十余篇涉及痹的内容，以痹命名的病证有五十余种。归纳《黄帝内经》对痹证的分类，以病因命名的有风痹、寒痹、湿痹、热痹；以证候特征命名的有行痹、痛痹、著痹、众痹、挛痹、久痹、大痹、暴痹、远痹、厥痹、痿痹；以发病肢体组织命名的有皮痹、肉痹、筋痹、骨痹、血痹、足痹；以十二经筋分布区域并结合受病的时间命名的有孟春痹、仲春痹、季春痹等十二种类型的筋痹；以脏腑命名的有心痹、肺痹、肝痹、脾痹、肾痹、肠痹、胞痹等。

【原文】 帝曰：荣卫之气亦令人痹乎？岐伯曰：荣者，水谷之精气也，和调于五脏，洒陈于六腑，乃能入于脉也。故循脉上下，贯五脏，络六腑也。卫者，水谷之悍气也，其气慓疾滑利，不能入于脉也。故循皮肤之中，分肉之间，熏于肓膜，散于胸腹。逆其气则病，从其气则愈，不与风寒湿气合，故不为痹。

【注释】 ① 和调于五脏，洒陈于六腑：指营气运行于全身上下表里内外，无处不到。洒陈：布散的意思。

② 悍气：指卫气。因其具有慓悍、急疾、滑利之性，故名悍气。

③ 慓疾滑利：形容卫气运行急疾滑利，不受脉道约束。

④ 肓膜：指腔腹肉理之间、上下空隙之处的脂膜。

【白话解】 黄帝问道：营卫之气也会使人发生痹病吗？岐伯回答说：营气是水谷所化生的精气，它平和协调地散布于五脏六腑之中，然后汇入经脉，再沿着经脉上下运行，起到贯通五脏，联络六腑的作用。卫气是水谷所化生的慓悍滑利的部分，它流动迅疾而滑利，不能进入经脉中，所以循行于皮肤肌肉之间，并熏蒸体内的筋膜，散布到胸腹部。如果营卫之气的循行逆乱，就会发生疾病，只要营气与卫气运行正常，疾病就会痊愈。如果营卫之气正常，不与风、寒、湿邪相合，就不会引起痹病。

【解析】 本段经文论述了营卫之气运行失常，加之外感痹邪，也可导致痹证发生。

营卫之气皆水谷所化。营气精专而柔顺，能入脉中，循脉上下而灌注五脏六腑，濡养全身。卫气慓悍滑利，不能入于脉中，行于皮肤分肉间，温煦肓膜，布散于胸膜。故营卫气虚失常能致使腠理皮肤疏松，经脉涩滞，筋骨、肌肉、五脏六腑失于濡养温煦，此时若感受风寒湿邪侵袭则发为痹证，故曰“逆其气则病”“不与风寒湿气合，故不为痹”。说明了痹证的发生与营卫失调密切相关，强调了痹证的发生既有风寒湿邪侵袭，也有脏腑营卫气血失调，突出了《黄帝内经》既重视外因，亦重视内因的发病学观点，对临床辨证论治及指导防治具有重要意义。

治疗痹证调和营卫尤为重要。临床上调和营卫的方法很多，如营卫亏虚，则同补之；营卫涩滞，则疏通之。张仲景将营卫失调分为营强卫弱或营弱卫强等，其运用这一理论治疗痹证有深刻体会，如《金匮要略·中风历节病脉证并治第五》所创桂枝芍药知母汤等即是典型例证。后世医家对痹病的诊断治疗也多重视调和营卫。

【原文】帝曰：善。痹或痛，或不痛，或不仁，或寒，或热，或燥，或湿，其故何也？岐伯曰：痛者，寒气多也，有寒故痛也。其不痛不仁者，病久入深，荣卫之行涩，经络时疏，故不通，皮肤不营，故为不仁。其寒者，阳气少，阴气多，与病相益，故寒也。其热者，阳气多，阴气少，病气胜，阳遭阴，故为痹热。其多汗而濡者，此其逢湿甚也。阳气少，阴气盛，两气相感，故汗出而濡也。

帝曰：夫痹之为病，不痛何也？岐伯曰：痹在于骨则重，在于脉则血凝而不流，在于筋则屈不伸；在于肉则不仁，在于皮则寒，故具此五者，则不痛也。凡痹之类，逢寒则虫，逢热则纵。帝曰：善。

【注释】① 疏：是空虚的意思。

② 通：同“痛”。

③ 益：增长、助长。

④ 两气相感：指人体偏胜的阴气与湿邪相互作用。

⑤ 虫：指拘急而痛。《甲乙经》《太素》均作“急”。急，拘急。与下句“纵”字相对。作“急”为是。

【白话解】黄帝说：讲得好！痹病病人，有的疼痛，有的不痛，有的肌肤麻木不仁，有的表现为寒，有的表现为热，有的皮肤干燥，有的皮肤湿润，这是什么原因呢？岐伯回答说：病人出现疼痛，是感受寒邪偏多造成的。寒邪使气血运行缓慢，经脉阻滞不通，所以疼痛。不痛而麻木不仁的，是因为患病日久，病邪侵入较深，营卫之气运行涩滞，致使经络中气血空虚，所以不痛；肌肉皮肤得不到营养，所以麻木不仁。痹病感到寒冷，是由于机体阳气不足，阴气偏盛，阴气助长寒邪，所以出现寒冷。痹病表现为热象，是由于机体阳气偏盛，阴气不足，病邪侵入人体，转化为热，所以病人发热。痹病多汗而皮肤湿润，是由于感受湿邪太重，机体阳气不足，阴气偏盛，湿邪与偏盛的阴气相结合，所以病人汗出较多而皮肤湿润。

黄帝问道：患有痹病，却不感到疼痛，这是什么原因呢？岐伯回答说：痹病发生在骨则身体沉重；痹病发生在脉则血凝涩不畅；痹病发生在筋则痉挛拘急；痹病发生在肌肉则感觉麻木不仁；痹病发生在皮肤则身体感到寒冷。如果有这五种情况，就不会感到疼痛。凡是痹病一类疾患，遇到寒气则会筋脉拘急，遇到热气则会筋脉弛缓。黄帝道：讲得好！

【解析】本段经文讨论了痹证的临床表现及其病机。

痹证或痛或不痛的各种临床表现、发病部位、体质状况、病邪性质及其与气候寒温的密切关系。人体感受痹邪后，证候有寒化、热化、湿化或燥化等变化，从而表现出或兼寒（痹痛而畏寒）或兼热（痹痛而发热，或有灼热感）或兼湿（痹痛兼局部肌肤濡湿）或兼燥（痹痛兼局部肌肤干燥）的症状表现。这些思想对临床分析痹证病机的思路有重要的启发作用。

“凡痹之类，逢寒则虫，逢热则纵”，是痹证寒热辨证的重要原则。即痹偏寒则见拘急，偏热则见弛缓，此为痹证寒热辨证的纲领。

痹证是临床常见病证，历代医家在《黄帝内经》的基础上多有发挥与运用。张仲景《金匮要略·中风历节病脉证并治第五》篇的历节病，即指痹证一类的疾病，并提出了运用桂枝芍药知母汤和乌头汤治疗。《千金方》收载了以独活寄生汤为代表的治疗痹证的方剂，《医宗必读》提出了祛风、除湿、散结，参以行痹补血、痛痹补火、著痹补气等治痹原则。

痿论篇第四十四

【原文】黄帝问曰：五脏使人痿何也？岐伯对曰：肺主身之皮毛，心主身之血脉，肝主身之筋膜，脾主身之肌肉，肾主身之骨髓。故肺热叶焦，则皮毛虚弱急薄，著则生痿躄也。心气热，则下脉厥而上，上则下脉虚，虚则生脉痿，枢折挈，胫纵而不任地也。肝气热，则胆泄口苦筋膜干，筋膜干则筋急而挛，发为筋痿。脾气热，则胃干而渴，肌肉不仁，发为肉痿。肾气热，则腰脊不举，骨枯而髓减，发为骨痿。

【注释】① 痿躄：躄，下肢痿废。痿躄，统指四肢痿废不用的病证。

② 枢析挈：指关节不能随意举动。

③ 胫纵：指足和小腿肌肉瘫软无力。

【白话解】黄帝问道：五脏都能使人发生痿病，是什么道理呢？岐伯回答说：肺主全身皮毛；心主全身血脉；肝主全身筋膜；脾主全身肌肉；肾主全身骨髓。所以肺脏感受热邪，灼伤津液，使津液损伤，肺叶枯焦，皮毛也变得虚弱、干枯不润，热邪久留不去，形成痿躄；心脏有热，会使脉中的血上逆，聚集在上部，造成下部的血脉空虚，血脉空虚就会形成脉痿，关节不能提举，足和小腿肌肉瘫痪无力，不能行走；肝脏有热，会使胆汁外溢而出现口苦，津液损伤，筋膜失养而干枯，出现筋脉挛缩拘急，形成筋痿；脾脏有热，则灼耗胃中津液而出现口渴，肌肉麻木不仁，形成肉痿；肾脏有热，肾精耗伤，骨髓减少，腰脊不能举动，形成骨痿。

【解析】本段经文提出了“五脏使人痿”的重要观点。痿证病变虽在肢体，但其根本则在五脏。五脏气热，灼伤精血津液，导致与之相合的五体失养，发为五体痿证。

本段论述了五体痿的病机及证候。痿躄以皮肤干枯不荣、肌肉枯萎、四肢痿弱、不能站立和行走为特征，主要病机为“肺热叶焦”。脉痿以关节松弛痿软、下肢软弱不能站立与行走、关节不能收提为特点，主要病机是心气热，致使三阴经脉厥逆而上，下脉空虚而成。筋痿以口苦、肢体拘挛为特点，主要病机是肝气热，津血虚少，经脉失养，筋膜干枯所致。肉痿以口干渴、肌肉麻木不仁、下肢痿弱无力为特点，主要病机是脾气热，精气耗伤，水谷精微不能营养肢体肌肉所致。骨痿以腰脊不能伸举、下肢痿软不能站立和行走为主要特点，主要病机是肾气热，热煎髓减，致不能持重、站立，或腰脊不举等。

“肺热叶焦，则皮毛虚弱急薄，著则生痿躄也”，指出了“肺热叶焦”是痿证形成的主要机制之一。肺脏有热，在内可致肺叶枯萎，在外可致四肢痿废不用的痿证。痿证虽症状表现在四肢，但其产生根源却在五脏；而在五脏当中，尤以肺为关键。五脏精气津液全赖肺气的敷布，方能濡养五体，如肺脏有热，热邪内迫，肺中津液受热消耗，清肃之令不行，水精四布失常，五脏失养，四肢不得禀水谷精微之气滋养，致痿废不用，故五脏皆可因肺热叶焦而发为痿躄。

【原文】帝曰：何以得之？岐伯曰：肺者，脏之长也，为心之盖也，有所失亡，所求不得，则发肺鸣，鸣则肺热叶焦。故曰：五脏因肺热叶焦，发为痿躄，此之谓也。悲哀太甚，则胞络绝，胞络绝则阳气内动，发则心下崩，数溲血也。故《本病》曰：大经空虚，发为肌痹，传为脉痿。思想无穷，所愿不得，意淫于外，入房太甚，宗筋弛纵，发为筋痿，及为白淫。故《下经》曰：筋痿者，生于肝使内也。有渐于湿，以水为事，若有所留，居处相湿，肌肉濡渍，痹而不仁，发为肉痿。故《下经》曰：肉痿者，得之湿地也。有所远行劳倦，逢大热而渴，渴则阳气内伐，内伐则热舍于肾，肾者水脏也；今水不胜火，则骨枯而髓虚。故足不任身，发为骨痿。故《下经》曰：骨痿者，生于大热也。

【注释】① 肺鸣：肺属金，金不静则鸣，以"肺鸣"说明肺脏有病。

② 宗筋：许多筋的集合处称为宗筋。又男子外生殖器称宗筋。

③ 白淫：在男子为遗精；在女子为白带。

④ 使内：即入房。

⑤ 渐于湿：渐，浸渍的意思。谓水湿浸渍，成为病因之一。

⑥ 相湿：《甲乙经》作"伤湿"，当从。

⑦ 阳气内伐：谓阳热之邪气内侵，耗伤津液。伐，侵也。张介宾注："阳盛则内伐真阴，水不胜火，故主于肾。"

⑧ 水不胜火：谓肾之阴精受损，不能制约火热之邪。张介宾注："阳盛则内伐真阴，水不胜火，故主于肾。"

【白话解】黄帝问道：痿证是怎样形成的呢？岐伯回答说：肺脏在五脏之中位置最高，又覆盖在心脏之上，是各脏之长，如果精神受到刺激，或个人欲望不能得到满足，则使肺气郁而不畅，发生病变，称作肺鸣，肺气郁而化热，使肺叶枯焦，津液因此不能被输送到全身，所以说五脏都是因肺叶枯焦得不到营养，产生痿躄，说的就是这个道理。如果悲哀过度，就会损伤心包络，进而损伤心脏，心包络隔绝不通则导致体内阳气妄动，逼迫血液从下部溢出脉外，于是出现小便出血。所以《本病》中说：大经脉空虚，发生肌痹，进一步传变为脉痿。如果不停地胡思乱想，而过分的欲望又不能实现，思想情绪不能安定，房事不加节制，这些都可致使筋脉弛缓，形成筋痿，甚至出现精液自行流出的白淫病。所以《下经》中说：筋痿之病发生于肝，是房事太过内伤精气所致。如果长期感受湿邪，使水湿停留体内，或使肌肉受到湿邪浸润，出现麻木不仁的症状，最终形成肉痿。所以《下经》中说：肉痿是久居湿地引起的。如果长途跋涉，劳累太甚，又遇上炎热天气，热邪侵入人体，耗伤阴气，出现口渴，进而邪热侵入肾脏，肾为水脏，如果肾水不制约热邪，灼耗阴精，出现骨枯髓空，两足不能支持身体，形成骨痿。所以《下经》中说：骨痿是大热所致。

【解析】本段经文论述了痿证的病因病机。

痿证的病因病机主要有三。一是情志不遂，如“有所失亡，所求不得”“悲哀太甚”“思想无穷，所愿不得”等，即情志所伤，气郁生热，耗伤津液。二是远行劳倦，房室内伤，如“远行劳倦”“入房太甚”，即过劳损伤阴精或阳热邪气内伐、阴虚生热伤津成痿。三是外感湿邪，湿邪浸渍，久留化热致痿，如“有渐于湿，以水为事，若有所留，居处相湿”等。

痿证的病因虽不相同，但导致五脏气热，津液气血内耗、皮肉筋脉骨失养是其共同病机。可见，痿证虽然病在五体，病机关键却在五脏。正如张志聪云：“夫五脏各有所合，痹从外而合病于内，外所因也。痿从内而合病于外，内所因也。”

【原文】帝曰：何以别之？岐伯曰：肺热者色白而毛败；心热者色赤而络脉溢；肝热者色苍而爪枯；脾热者色黄而肉蠕动；肾热者色黑而齿槁。

帝曰：如夫子言可矣。论言治痿者独取阳明何也？岐伯曰：阳明者，五脏六腑之海，主润宗筋，宗筋主束骨而利机关也。冲脉者，经脉之海也，主渗灌溪谷，与阳明合于宗筋，阴阳总宗筋之会，会于气街，而阳明为之长，皆属于带脉，而络于督脉。故

阳明虚则宗筋纵，带脉不引，故足痿不用也。

帝曰：治之奈何？岐伯曰：各补其荥而通其俞，调其虚实，和其逆顺，筋脉骨肉，各以其时受月，则病已矣。帝曰：善。

【注释】① 络脉溢：指表浅部位的脉络充血。

② 肉蠕动：蠕，《太素》作“濡”。动，郭霭春的《黄帝内经素问校注》疑为“蠕”之旁记，误入正文。肉蠕，即肌肉软弱。

③ 论言：是古代论治的书籍。

④ 渗灌：是渗透灌溉的意思。

⑤ 溪谷：指肌肉分腠。

【白话解】黄帝问道：怎样才可以鉴别这五种痿证？岐伯回答说：肺脏有热的，出现面色发白而毛发衰败；心脏有热的，出现面色发红而浅表血络充盈；肝脏有热的，出现面色发青而爪甲枯槁；脾脏有热的，出现面色发黄而肌肉软弱；肾脏有热的，出现面色发黑而牙齿枯槁。

黄帝说：按照您所说，痿病都是由于肺热叶焦而产生的。但在古代医书中说：治痿应独取阳明，这是什么道理呢？岐伯回答说：阳明经是胃的经脉，是五脏六腑营养的源泉，能濡养宗筋，宗筋又可以主管约束关节，使关节运动灵活。冲脉是人体十二经气血汇聚的地方，能输送气血渗透灌溉到肌肉关节，与阳明经会合于宗筋，阴经与阳经都汇于宗筋，再会合于阳明经的气街处。所以阳明经是这些经脉的统领，又都连属于带脉，而联络于督脉。所以阳明经气血不足，则使宗筋失养而松弛，同时带脉也不能约束收引经脉，而出现两足肌肉痿弱无力，不能运动。

黄帝问道：怎样治疗呢？岐伯回答说：用针刺方法，调补发病经脉的荥穴，疏通各经的输穴，来调整机体的虚实，和解逆乱的气血。无论是筋、脉、骨、肉痿病中的哪种，只要在其相应脏腑之气当旺的月份进行治疗，疾病就会痊愈。黄帝说：讲得好！

【解析】本段经文论述了痿证的治疗原则，提出了“治痿独取阳明”的重要观点。

“治痿独取阳明”突出了调治脾胃在痿证治疗中的重要性。治痿独取阳明的道理概之有三。一是痿证的主要病机为五脏气热导致津液气血亏少，以致筋脉痿废不用；而足阳明胃是五脏六腑之海，气血生化之源；若要筋骨皮肉恢复其正常的功能，就必须有充足的气血营养，故必须重视阳明。二是人身阴阳诸经及冲脉皆会合于足阳明经的气街穴，并连属于带脉，故称阳明为“十二经之长”。如果阳明虚则宗筋纵，带脉不引，故足痿不用。而治疗阳明经，则阴阳诸经皆得以调治。三是阳明“主润宗筋，宗筋主束骨而利机关”，阳明气血充盛，诸筋得以濡养，则关节滑利，运动自如；若阳明虚，则宗筋不能束骨而利机关，发生肢体痿废不用的痿证。由此可见，调治阳明是治疗痿证的关键。高世栻指出：“阳明者，胃也，受盛水谷，故为五脏六腑之海，皮、肉、筋、脉、骨，皆资于水谷之精，故阳明主润宗筋……痿则机关不利，筋骨不和，皆由阳明不能濡润，所以治痿独取阳明也。”

“独取阳明”是强调痿证的治疗应重视阳明，并非仅取阳明之义。经文还提出了补其荥而通其输的针刺治则，即针对有关脏腑经络，补其荥穴，通其输穴，调补虚实，疏通气血；以及各以其时受月的针刺治则。补其荥而通其输及各以其时受月的治则体现了因时制宜、辨证论治的原则。诚如张介宾说：“盖治痿者，当取阳明，又必察其所受之经而兼治之也。”

痿证与痹证均属临床常见病证，临床证治应注意区别。病因上，痹证以外感风寒湿邪气为主；痿证以情志、劳倦、房室内伤为主。病机上，痹证以经络阻滞、营卫凝涩、脏腑气血运行不畅为主；痿证以五脏气热、肺热叶焦、阳明虚衰、湿热浸淫为主。症状上，痹证以肢体疼痛为主；痿证以肢体痿废不用为主。传变上，痹证由外而内传，即由四肢而及五脏；痿证病变在脏腑，其症状表现于四肢。治疗上，痹证以祛邪为主，痿证以扶正为主。但痹证因疼痛日久不能运动也可致痿证。

后世医家将《黄帝内经》痿证理论验之于临床，并多有发挥。《三因极一病证方论》直接指出“痿躄证属内脏气不足之所为也”的病机特点。《儒门事亲》将风、痹、厥、痿做了鉴别，指出痿的病机是“肾水不能胜心火，心火上烁肺金，肺金受火制，六叶皆焦，皮毛虚弱而薄者，则生痿躄”及“痿病无寒”。朱震亨提出了“泻南方、补北方”的治痿原则。张介宾提出痿证非尽为火，尚有“元气败伤”。可见，脏气内伤是痿证病机关键。

厥论篇第四十五

【原文】黄帝问曰：厥之寒热者何也？岐伯对曰：阳气衰于下则为寒厥，阴气衰于下则为热厥。帝曰：热厥之为热也，必起于足下者何也？岐伯曰：阳气起于足五指之表。阴脉者集于足下而聚于足心，故阳气胜则足下热也。帝曰：寒厥之为寒也，必从五指而上于膝者何也？岐伯曰：阴气起于足五指之里，集于膝下而聚于膝上，故阴气胜则从五指至膝上寒，其寒也，不从外，皆从内也。

帝曰：寒厥何失而然也？岐伯曰：前阴者，宗筋之所聚，太阴阳明之所合也。春夏则阳气多而阴气少，秋冬则阴气盛而阳气衰。此人者质壮，以秋冬夺于所用，下气上争不能复，精气溢下，邪气因从之而上也。气因于中，阳气衰，不能渗营其经络，阳气日损，阴气独在，故手足为之寒也。

帝曰：热厥何如而然也？岐伯曰：酒入于胃，则络脉满而经脉虚。脾主为胃行其津液者也，阴气虚则阳气入，阳气入则胃不和，胃不和则精气竭，精气竭则不营其四肢也。此人必数醉若饱以入房，气聚于脾中不得散，酒气与谷气相薄，热盛于中，故热遍于身，内热而溺赤也。夫酒气盛而慓悍，肾气有衰，阳气独胜，故手足为之热也。

【注释】① 其寒也，不从外，皆从内：此寒厥之寒，非为外感之寒，乃阳虚阴胜之内寒。姚止庵注："阳虚则阴胜，阴胜则寒矣。然寒本于阳虚，故云内。"

② 秋冬夺于所用：指在秋冬收藏之时违逆收藏之道，纵欲过度，强力劳作，耗伤肾之阴精。杨上善注："其人形体壮盛，从其所欲，于秋冬阳气衰时，入房太甚有伤，故夺于所用。"夺，强取也。

③ 下气上争不能复：高世栻注："在下之阴气，上争于阳，致阳气不能复。'复'，内藏也。"争，引取也。《说文》段玉裁注："凡言争者，谓引之使归于己也。"

④ 精气溢下：此言肾气亏虚，精关不固，肾精因而滑泄。溢下，即溢泄。

⑤ 气因于中：阴寒之气盛于内。因，《太素》作“居”，可从。

⑥ 不能渗营其经络：肾阳虚衰，不能温养手足经脉。

⑦ 络脉满而经脉虚：酒入于胃，先随卫气行于皮肤而充于络脉，络脉充盈而经脉空虚。满与虚，相对而言。

⑧ 相薄：指相互搏结。

【白话解】黄帝问道：厥病有寒有热，这是怎样形成的？岐伯回答道：下部阳气衰竭，发为寒厥；下部阴气衰竭，发为热厥。黄帝问道：热厥的发热，一般从足底开始，这是什么道理？岐伯回答道：阳经之气循行于足五趾的外侧端，阴经之气汇集于足底而聚于足心，如果阴经之气衰竭而阳经之气偏胜，阳气就会乘机占据阴经的位置，就会导致足底发热。黄帝问道：寒厥的厥冷，一般从足五趾开始，逐渐至膝部，这是什么道理？岐伯答道：阴经之气运行于足五趾的内侧端，向上汇集于膝关节部位，如果阳经之气衰竭而阴经之气偏胜，就会导致从足五趾至膝部的寒冷。这种寒冷，不是由于外寒的侵入而造成的，而是体内阳气虚弱所致。

黄帝问道：寒厥是因何过失而形成的？岐伯回答说：前阴是宗筋汇聚之处，也是足太阴经和足阳明经汇合之处。一般来说，人体在春夏季节是阳气偏多而阴气偏少，秋冬季节是阴气偏盛而阳气偏衰。如果有些人自恃体质强壮，在秋冬阳气偏衰之时，纵欲或过度劳累，使肾阳虚弱，进而就会向脾胃索取精气，但仍不能使肾阳迅速恢复。肾阳虚，使封藏的功能失常，精气不断溢泄于下，元阳也随之而虚少，致使阴寒之气上逆，停聚于中焦脾胃，使胃气阳气虚损，无法将水谷精微输送到全身经络，以致阳气没有得到补充而日益亏损，阴寒之气却独胜于内，四肢得不到阳气的温煦，所以出现手足寒冷的症状。

黄帝问道：热厥是怎样形成的？岐伯回答说：饮酒入胃，使体表络脉中血液充满，而使体内经脉空虚。脾脏的功能是输送胃中的营养物质。如果饮酒过度，酒的热性损伤脾脏的阴气，使得脾的功能失常，进而导致胃的消化功能失常。脾胃的功能失常则无法化生营养物质；营养物质枯竭就不能营养四肢。这种人，会经常醉酒或饱食过后又行房纵欲，导致酒食无法消化而停留胃中，酒气与谷气在胃中相搏，久而转化成热，而出现全身发热、小便赤黄等症状。酒性是热而浓烈的，肾的精气必定会受到损伤而日益虚衰，阴虚则阳气亢盛，所以出现手足发热的症状。

【解析】本段经文论述了寒厥、热厥的病因病机及主证。

寒厥是因秋冬夺于所用，劳力纵欲过度，伤及肾中阳气，阳衰阴盛以致阴寒之气自内而生，其治当以温阳散寒为法，四逆汤、当归四逆汤等可酌情选用；热厥多因酗酒无度、饱食或纵欲伤肾，酒气与谷气相薄而化热伤阴，阴虚阳盛以致手足发热，其治当以滋阴降火为法，大补阴丸、知柏地黄丸等可酌情选用。强调了寒厥、热厥的病机与肾阴肾阳虚衰密切相关，如《灵枢·本神》所言："肾气虚则厥。"

本文的热厥与后世《伤寒论》的热厥概念不同。本文热厥是阴虚阳亢，虚热内扰，手足发热，乃为虚热，治宜滋阴降火，宜用知柏地黄丸类；《伤寒论》之热厥，多因阳热炽盛，热邪不得外泄，壅遏于里，气机逆乱而致厥，其手足反见逆冷，多属"内有真热，外有假寒"之证，所谓"热深厥深"，乃为实热，治宜清热泻火或通泄里热，宜白虎汤、承气汤之类。可见《黄帝内经》与《伤寒论》之热厥名同质异，一虚一实，治当详辨。

《黄帝内经》论厥证的篇章很多。除本篇外，《气厥论》《灵枢·厥病》等均有阐述。《黄帝内经》所论厥证有十余种，除本篇所论寒厥、热厥、六经厥证外，以突然昏倒、不省人事为主要症状的还有煎厥、暴厥、薄厥、大厥、尸厥、躁厥、四厥、少气厥、阴厥、阳厥、风厥、骭厥、踝厥、手太阴臂厥、手少阴臂厥、骨厥、痛厥等。

【原文】帝曰：厥或令人腹满，或令人暴不知人，或至半日远至一日乃知人者何也？岐伯曰：阴气盛于上则下虚，下虚则腹胀满，阳气盛于上则下气重上而邪气逆，逆则阳气乱，阳气乱则不知人也。

【注释】① 暴：当"猝然"讲。

② 重：当"并"解。

【白话解】黄帝问道：厥病有的使人腹部胀满，有的使人突然昏倒，不省人事，要半天或者一天的时间才能苏醒，这是什么道理？岐伯回答说：人体上部的阴气充盛，而下部的阳气亏虚，阳气虚少则会引起腹部胀满；上部的阳气偏盛，如果下部之气又逆行于上，气机逆乱则扰乱阳气，阳气逆乱则会造成突然昏倒，不省人事。

【解析】本段经文论述了寒热厥证引起腹满、暴不知人的机制。

寒厥证兼见腹部胀满，是阳气虚衰，阴寒内盛，气不行水，水湿内停所致。热厥证兼见突然昏倒、不省人事，是阴精亏虚，阳气偏亢，虚热内盛，亢阳上扰神明所致。正如高世栻指出："阴寒之气盛于上，则上下皆阴，而阳气虚于下，下虚则腹胀满，以明腹满而为寒厥之意。阳热之气盛于上，则下气重上而邪气逆，逆则阳气乱，乱则心神不宁，故暴不知人，或半日远至一日乃知人也，以明暴不知人而为热厥之意。"

"或至半日远至一日乃知人者"，说明了此类昏厥是暂时性的，一般经过治疗大多能苏醒。观之临床，若昏厥严重者，也可导致一厥不复而死亡，如《调经论》所云："血之与气并走于上，则为大厥，厥则暴死，气复反则生，不反则死。"

【原文】帝曰：善。愿闻六经脉之厥状病能也。岐伯曰：巨阳之厥，则肿首头重，足不能行，发为眴仆。阳明之厥，则癫疾欲走呼，腹满不得卧，面赤而热，妄见而妄言。少阳之厥，则暴聋颊肿而热，胁痛，骱不可以运。太阴之厥，则腹满䐜胀，后不利，不欲食，食则呕，不得卧。少阴之厥，则口干溺赤，腹满心痛。厥阴之厥，则少腹肿痛，腹胀泾溲不利，好卧屈膝，阴缩肿，骱内热。盛则泻之，虚则补之，不盛不虚，以经取之。

【注释】① 骱不可以运：小腿不能行走。骱，指胻骨。

② 后不利：即大便不爽。

③ 泾溲：泾，指大便；溲，指小便。

【白话解】黄帝说：讲得好！希望您讲一讲六经发生厥病的表现。岐伯说：太阳经厥病，出现头肿而沉重的症状，两足不能行走，发作时眩晕仆倒。阳明经厥病，出现疯癫一样的症状，奔跑呼叫，腹部胀满，不得安卧，面部赤热，神志模糊，出现幻觉，胡言乱语。少阳经厥病，表现为突发耳聋，面部肿胀发热，两胁疼痛，小腿运动不便。太阴经厥病，可见到腹部胀满，大便不通，不思饮食，如果勉强进食则出现呕吐，不能安卧。少阴经厥病，出现口干，小便色赤，腹部胀满，心痛。厥阴经厥病，可见到小腹肿胀疼痛，大小便不通，喜欢以屈膝状的体位睡卧，阴囊收缩，小腿内侧发热等症状。厥病的治疗方法是：实证用泻法，虚证用补法，对于不实不虚的，可以取发病的经络穴位治疗。

【解析】本段经文论述了六经厥的病机、主证、治则及其临床意义。虽六经脉之厥有寒、热、虚、实不同证候，但统观全篇，不出寒厥、热厥两大纲领。结合临床，厥包括了多种病证，如巨阳之厥，颇似中风卒倒；阳明之厥，则似热病过程中发生的热厥；太阴之厥，则类似食积而厥；少阴之厥，则类似上吐下泻所致的虚脱之厥。

提出了“盛则泻之，虚则补之，不盛不虚，以经取之”的六经厥证治疗原则。提示对厥证的治疗要根据虚实运用补泻及分经论治之法。观之临床，针刺疗法对于厥证的急救确有较好的疗效。

归纳《黄帝内经》中之厥，其义有五。一为气机之逆，即病机，又作厥逆，如《阴阳应象大论》的“寒则厥，厥则腹满死”。二指手足逆冷的症状，如《五脏生成》的血“凝于足者为厥”。三指突然昏倒，不省人事之暴厥，如《大奇论》的“暴厥者不知与人言”。四指本篇之气逆所致的病证。五为有“尽”的意思，如《灵枢·阴阳系日月》的“两阴交尽，故曰厥阴”。

【原文】太阴厥逆，箭急挛，心痛引腹，治主病者。少阴厥逆，虚满呕变，下泄清，治主病者。厥阴厥逆，挛腰痛，虚满前闭谵言，治主病者。三阴俱逆，不得前后，使人手足寒，三日死。太阳厥逆，僵仆呕血善衄，治主病者。少阳厥逆，机关不利，机关不利者，腰不可以行，项不可以顾，发肠痈不可治，惊者死。阳明厥逆，喘咳身热，善惊衄呕血。

【注释】① 前闭：指小便不通。

② 机关：指骨关节。

【白话解】足太阴经的经气厥逆，出现小腿痉挛拘急的现象，并见心痛牵引腹部，应当取患病的经脉穴位进行治疗。足少阴经发生厥逆，有腹部胀满、呕血、腹泻、大便清稀的症状，应取患病经脉上的穴位进行治疗。足厥阴经发生厥逆，有腰痛、痉挛、腹部虚性胀满、小便不通、神经错乱、胡言乱语等症状，应选取患病经脉上的穴位进行治疗。如果太阴、少阴、厥阴三阴经脉都发生厥逆，就会出现大小便不通、手足寒冷等症状，病人会在三天后死亡。足太阳经发生厥逆，有突然发作的身体僵直跌倒、呕吐带血、鼻部出血的现象，应当取患病的经脉穴位进行治疗。足少阳经发生厥逆，关节活动不利，腰部不能自如活动，颈项发僵不能转动，如果伴发肠痈，就为不治之证；如果病人发惊，就可能死亡。足阳明经发生厥逆，会有咳嗽、身体发热、容易受惊、鼻部出血、呕血等现象，应选取患病经脉上的穴位进行治疗。

【解析】本条论述了足六经经气厥逆的症状、预后及针刺治疗。

【原文】手太阴厥逆，虚满而咳，善呕沫，治主病者。手心主少阴厥逆，心痛引喉，身热。死不可治。手太阳厥逆，耳聋泣出，项不可以顾，腰不可以俯仰，治主病者。手阳明少阳厥逆，发喉痹，嗌肿，痓，治主病者。

【注释】① 嗌：咽喉。

② 痓：痉挛。

【白话解】手太阴经发生厥逆，出现腹部虚性胀满，并有咳嗽，常常呕吐涎沫，应当取患病经脉上的穴位进行治疗。手厥阴和手少阴经发生厥逆，有心痛连及咽喉、身体发热的现象，这是难治愈的病证。手太阳经发生厥逆，有耳聋、流泪、颈项发僵不能回顾、腰部发僵不能俯仰的症状，应当选取患病经脉上的穴位进行治疗。手阳明经和手少阳经发生厥逆，多为喉痹、咽部肿痛、颈项强直，应当取患病经脉上的穴位进行治疗。

【解析】本条论述了手六经经气厥逆的症状及针刺治疗。

卷第十三

病能论篇第四十六

【原文】黄帝问曰：人病胃脘痈者，诊当何如？岐伯对曰：诊此者，当候胃脉，其脉当沉细，沉细者气逆，逆者人迎甚盛，甚盛则热；人迎者胃脉也，逆而盛，则热聚于胃口而不行，故胃脘为痈也。

【注释】① 脘：胃内部的空腔。

② 痈：痈为疮疡之痈、疖、疔、疽等四大类病证之一。证有“内痈”“外痈”之分。内痈生于脏腑，外痈发在体表。临床以外痈较多。

【白话解】黄帝问道：有患胃脘痈病的人，应当如何诊断呢？岐伯回答说：诊断这种病，应当先诊病人的胃脉，他的脉搏往往是沉细的，沉细表示胃气上逆，胃气上逆就会见到人迎脉过盛，说明体内有热。人迎脉属于胃脉所过的地方，胃气上逆则跳动过盛，说明热气聚集于胃口而不得散发，所以胃脘部发生痈肿。

【解析】本条论述了胃脘痈的诊断方法及病因病机。

【原文】帝曰：善。人有卧而有所不安者，何也？岐伯曰：脏有所伤及，精有所之寄，则安，故人不能悬其病也。帝曰：人之不得偃卧者，何也？岐伯曰：肺者脏之盖也，肺气盛则脉大，脉大则不得偃卧，论在《奇恒阴阳》中。

【注释】① 精有所之寄：五脏为精神之所舍。五脏损伤，就睡眠不安。精有所之寄，即五脏之损伤恢复，精神有所归宿之意。

② 悬：猜测的意思。

【白话解】黄帝说：讲得好。有人睡卧不宁，这是什么原因呢？岐伯说：是因为五脏受七情劳倦所伤。要等到损伤恢复，精神有所寄托，才能睡卧安宁，所以一般人不能猜测得知他患的是什么病。黄帝说：人不能仰卧是什么原因呢？岐伯说：肺脏的位置最高，覆盖五脏六腑，如果肺脏被邪气所犯，邪气充盛，就会使肺脏的脉络胀大，肺气不利，呼吸急促，所以不能仰卧。在《奇恒阴阳》中有这方面的论述。

【解析】本条阐释了睡眠不安的原因。

【原文】帝曰：有病厥者，诊右脉沉而紧，左脉浮而迟，不然，病主安在？岐伯曰：冬诊之，右脉固当沉紧，此应四时，左脉浮而迟，此逆四时，在左当主病在肾，颇关在肺，当腰痛也。帝曰：何以言之？岐伯曰：少阴脉贯肾络肺，今得肺脉，肾为之病，故肾为腰痛之病也。

帝曰：善。有病颈痈者，或石治之，或针灸治之，而皆已。其真安在？岐伯曰：此同名异等者也。夫痈气之息者，宜以针开除去之。夫气盛血聚者，宜石而泻之，此所谓同病异治也。

【注释】① 肺脉：即上文所言之“浮而迟”之脉。

② 异等：“等”即“类”。“异等”，就是“异类”。

【白话解】黄帝说：患厥病的人，诊得右脉沉而紧，左脉浮而迟，不知道病变在什么部位？岐伯说：如果是冬天诊察到该病的脉象，右脉本应当沉紧，这是和四时相应的正常脉象。但左脉浮迟，则说明与四时气候反常。如果左脉见到浮迟，是病变在肾，并与肺脏关联。腰为肾之府，所以应当出现腰痛的症状。黄帝说：为什么这样说呢？岐伯说：足少阴的经脉贯肾脏，并上络于肺，现在冬季肾脉部位却见到浮迟的肺脉，这是肾气不足的表现。肾脏有病，所以会出现腰痛。

黄帝说：讲得好。患有颈痈病的人，或用砭石治疗，或用针灸治疗，都能够治愈，那这是什么道理呢？岐伯说：这是因为病名虽然相同，但疾病的程度却有所不同。颈痈的病因为气滞不行的，可以用针刺的方法开泄停滞之气；病因为邪气亢盛，血液停聚的，可以用砭石的方法泻除瘀血。这就是同病异治。

【解析】本条首先论述了厥病病人双手脉象不一致时应如何鉴别诊治及其原因；然后论述了颈痈患病不同程度的同病异治之法。

【原文】帝曰：有病怒狂者，此病安生？岐伯曰：生于阳也。帝曰：阳何以使人狂？岐伯曰：阳气者，因暴折而难决，故善怒也，病名曰阳厥。帝曰：何以知之？岐伯曰：阳明者常动，巨阳少阳不动，不动而动大疾，此其候也。帝曰：治之奈何？岐伯曰：夺其食即已。夫食入于阴，长气于阳，故夺其食即已。使之服以生铁洛为饮，夫生铁洛者，下气疾也。

【注释】① 暴折：指突然受到难以忍受刺激。

② 阳明者常动：指大迎、人迎、冲阳等处的脉搏，搏动明显。

③ 巨阳少阳不动：指太阳经的委中、昆仑，少阳经的听会、悬钟等处，其脉搏搏动不显。

④ 生铁洛：是指冶炼钢铁时锤落下来的铁屑，具有降气开结、清热、重镇安神的功效。

【白话解】黄帝说：有的病人会出现发怒狂躁，这种病是怎样发生的呢？岐伯说：这是阳气逆乱造成的。黄帝说：怎样知道是阳气逆乱引发的疾病呢？岐伯说：这是由于病人突然遭受到了巨大的精神刺激，并且又不能很好地解决，所以就会容易发怒狂躁，这种病称为阳厥。黄帝说：怎样知道是阳厥病呢？岐伯说：阳明经的脉象通常跳动明显，而太阳经和少阳经本来平静，现在却突然剧烈跳动，这就是阳厥病的典型脉象特征。

黄帝说：如何治疗呢？岐伯说：禁止病人饮食，就可以痊愈。因为食物入胃，经过消化吸收，就会助长阳气，所以禁止病人饮食，使过盛的阳气衰减下来，疾病就可以痊愈。再给病人服用生铁洛饮，因为生铁洛饮有降气开结的作用。

【解析】本条论述了阳厥的诊断、病因病机及治疗方法。

【原文】帝曰：善。有病身热解堕，汗出如浴。恶风少气，此为何病？岐伯曰：病名曰酒风。帝曰：治之奈何？岐伯曰：以泽泻、术各十分，麋衔五分，合以三指撮为后饭。

【注释】① 麋衔：一名薇衔。味苦，平，治风湿痹、历节痛、鼠瘘痈肿。

② 三指撮：指用三个手指头撮药末，以计药量。

【白话解】黄帝说：讲得好。有的病人全身发热，身体倦怠乏力，四肢沉重，汗出多得像洗澡一样，怕风，气短，这是什么病呢？岐伯说：病名叫酒风。黄帝说：如何治疗呢？岐伯说：用泽泻和白术各十分，麋衔五分，混合在一起，研为末，每次服三指撮，在饭前服下。

【解析】本条论述了酒风病的症状及治疗方法。

【原文】所谓深之细者，其中手如针也。摩之切之，聚者坚也，博者大也。《上经》者，言气之通天也。《下经》者，言病之变化也。《金匮》者，决死生也。《揆度》者，切度之也。《奇恒》者，言奇病也。所谓奇者，使奇病不得以四时死也。恒者，得以四时死也。所谓揆者，方切求之也，言切求其脉理也。度者，得其病处，以四时度之也。

【注释】① 通天：足太阳膀胱经，头颈部穴位。

② 揆：揣度，测度。

【白话解】所谓深按而得细脉，脉象在指下细小如针，如果使用按摩和推按的手法，脉气仍聚而不散，就是坚脉的脉象；脉象搏击手指下的是大脉。《上经》是论述人体生理功能与自然界相互关系的；《下经》是论述疾病发展变化的；《金匮》是论述疾病诊断以及决定死生的；《揆度》是论述切脉以诊断疾病的；《奇恒》是论述特殊疾病的。所谓奇，是指不受四时季节的影响而死亡的；所谓恒，是指随着四季变化而死亡的；所谓揆，是指切按脉象，以推算疾病的所在及其病因病理的；所谓度，是指从切脉得其病处，并结合四时气候的变化对人体的影响，进行判断，来推测疾病的轻重宜忌。

【解析】本条阐释了如何从脉象判断疾病的轻重深浅，进而介绍了相关的医书。

奇病论篇第四十七

【原文】黄帝问曰：人有重身，九月而喑，此为何也？岐伯对曰：胞之络脉绝也。帝曰：何以言之？岐伯曰：胞络者系于肾，少阴之脉贯肾系舌本，故不能言。帝曰：治之奈何？岐伯曰：无治也，当十月复。《刺法》曰：无损不足，益有余，以成其疹。然后调之。所谓无损不足者，身羸瘦，无用镵石也；无益其有余者，腹中有形而泄之，泄之则精出而病独擅中，故曰疹成也。

【注释】① 喑：指声哑。

② 绝：阻隔不通的意思。

③ 镵石：镵，即镵针，九针之一，头大末锐，形如箭头。石，指砭石，古代石制针刺工具。

【白话解】黄帝问道：有的妇女怀孕到九个月时，却不能说话的，这是什么病？岐伯回答说：这是胞中的络脉被胎儿压迫，阻绝不通引起的。黄帝说：为什么这样说呢？岐伯说：胞中的络脉与肾脏连系，而足少阴肾脉贯穿肾脏，向上系于舌本，而胞中络脉受阻，肾脉气血不能上通于舌，舌本失养，所以不能说话。黄帝说：如何治疗呢？岐伯说：不需要治疗。等到怀胎十月分娩之后，胞中络脉通畅，声音就会自然恢复。《刺法》上说“无损不足，益有余”，就是说正气不足的时候不可用泻法，邪气有余的时候不可用补法，以免因误治而造成疾病。所谓“无损不足”，就是指身体虚弱的，不可再用针石的方法治疗。所谓“无益有余”，就是指邪气停留腹部形成肿块，不能用补益的方法治疗，如果误用补法，会使病邪停聚于体内。所以误治会造成疾病。

【解析】本条论述了妇女怀孕至九个月时不能说话的原因及治法。

【原文】帝曰：病胁下满气逆，二三岁不已，是为何病？岐伯曰：病名曰息积，此不妨于食，不可灸刺，积为导引服药，药不能独治也。帝曰：人有身体髀股胻皆肿，环脐而痛，是为何病？岐伯曰：病名曰伏梁，此风根也。其气溢于大肠而著于肓，肓之原在脐下，故环脐而痛也。不可动之，动之为水溺涩之病也。

【注释】① 髀：大腿。

② 胻：同"胻"，小腿。

③ 伏梁：心积症。因心经气血虚，以致邪留不去，其症有积自脐上至心下，其大如臂，状似屋舍栋梁。

④ 肓：心脏与横膈膜之间的部位。

【白话解】黄帝说：有的病人胁下胀满，气逆喘促，二三年不愈，这是什么疾病呢？岐伯说：这种病的病名叫息积，病在胁下而不在胃，所以不妨碍饮食，治疗时不能用艾灸和针刺方法治疗，必须要用导引法疏通气血，并结合药物慢慢调治，不能单纯地靠药物治疗。黄帝说：人有身体的大腿、小腿部都肿胀疼痛，并且环绕肚脐周围疼痛，这是什么疾病呢？岐伯说：这种病的病名叫伏梁，是风邪久留于体内所致。邪气散于大肠，停于肓膜，由于肓膜的起源在肚脐下部，所以会有环绕脐部疼痛的症状。这种病不可用按摩的方法治疗，否则就会出现小便不利。

【解析】本条论述了息积、伏梁的诊断及治疗宜忌。

【原文】帝曰：人有尺脉数甚，筋急而见，此为何病？岐伯曰：此所谓疹筋，是人腹必急，白色黑色见，则病甚。

帝曰：人有病头痛以数岁不已，此安得之，名为何病？岐伯曰：当有所犯大寒，内至骨髓，髓者以脑为主，脑逆故令头痛，齿亦痛，病名曰厥逆。帝曰：善。

【注释】疹筋：疹，即病。病在筋，故称"疹筋"。

【白话解】黄帝说：有的病人尺部脉搏跳动数疾，筋脉痉挛拘急的，这是什么病呢？岐伯说：这就是疹筋病，病人的腹部必定会出现拘急，如果面部出现白色或黑色，说明病情更加严重。

黄帝说：有人患头痛数年不愈，这是怎么得的？叫作什么病呢？岐伯说：由于感受了严重的寒邪，寒邪向内侵入骨髓，而脑为髓海，寒气由骨髓向上侵犯到头脑，所以使人头痛、齿痛。这种病叫作厥逆。黄帝说：讲得好。

【解析】本条论述了如何诊断疹筋病、厥逆。

【原文】帝曰：有病口甘者，病名为何？何以得之？岐伯曰：此五气之溢也，名曰脾瘅。夫五味入口，藏于胃，脾为之行其精气，津液在脾，故令人口甘也，此肥美之所发也，此人必数食甘美而多肥也。肥者令人内热，甘者令人中满，故其气上溢，转为消渴。治之以兰，除陈气也。

【注释】① 瘅：热的意思。

② 消渴：病名。症状有口渴、易饥、小便多、消瘦。为内热日久，伤及阴气所致。

③ 兰：指兰草。

④ 陈气：久积脾胃的湿热邪气。

【白话解】黄帝说：有的病人口中发甜，这是什么病？是怎样得的呢？岐伯说：这是饮食物的精气向上泛溢所致，病名叫脾瘅。饮食入胃，经过消化，由脾脏将精微物质输布到全身。如果脾脏的功能失常，致使津液停留，向上泛溢，就会使人口中发甜，这是饮食过于肥甘美味而引起的疾病。这类病人，都喜欢吃甘美而肥腻的食物，厚味能使人生内热，甘味能使人腹部满闷，所以使脾脏的运化失常，日久转化为消渴病。可以用兰草治疗，以排除蓄积郁热之气。

【解析】本段经文论述了脾瘅的病因病机、主要症状及治法。

脾瘅是过食肥甘厚味，化湿酿热，湿热困脾，五谷精气上泛所致，故以湿热困脾为其主要病机。由于五谷精气上泛则口甘，过食肥甘则中满，故以口甘、中满为其主要症状。湿热困脾，其治应清热化湿，而原文指出“治之以兰”，取其芳香辛散，长于化湿醒脾，使湿浊得去，脾气健运，则蕴热自除，此乃不治热而热自除之法。《黄帝内经》的这一认识对后世临床具有很重要的指导意义。

【原文】帝曰：有病口苦，取阳陵泉。口苦者病名为何？何

以得之？岐伯曰：病名曰胆瘅。夫肝者，中之将也，取决于胆，咽为之使，此人者，数谋虑不决，故胆虚气上溢而口为之苦。治之以胆募俞，治在《阴阳十二官相使》中。

【注释】① 有病口苦，取阳陵泉：《新校正》云："按全元起本及《太素》无'口苦，取阳陵泉'六字，详前后文势，疑此为误。"

② 胆瘅：病名。因胆热，其气上溢而口苦，故名胆瘅。

③ 咽为之使：张介宾注："足少阳之脉上挟咽，足厥阴之脉循喉咙之后上入颃颡，是肝胆之脉皆会于咽，故咽为之使。"使，役使。

④ 胆募俞：胆募穴为日月穴，位于乳头直下，第七肋间隙，前正中线旁开四寸处；胆俞穴在背部第十胸椎棘突下旁开一寸五分处。

⑤《阴阳十二官相使》：古医书名，早佚。

【白话解】黄帝说：有的病人口中发苦，针刺足少阳胆经的阳陵泉穴仍不愈，这是什么病？是怎样得的呢？岐伯说：这是胆瘅。肝脏如同将军，主管出谋划策，胆如同公正的法官，主管决断。肝胆的经脉都经过咽部，所以咽部如同肝胆的信使。此类病人常常多虑而不能决断，情绪苦闷，造成肝胆功能失常，胆汁循经上泛，所以口中发苦。治疗时应针刺胆经的募穴和俞穴。这种治法，记载于《阴阳十二官相使》中。

【解析】本段经文论述了胆瘅的病因病机、主要症状及治法。

胆瘅是由于情志抑郁，胆郁化火，胆热气逆，胆汁上溢所致；病机为胆气上逆；主要症状为口苦；治疗可针刺阳陵泉、胆募穴日月、胆俞，以泄胆经之热。

胆瘅，在《黄帝内经》其他篇章亦有所论述，如《灵枢·邪气脏腑病形》指出："胆病者，善太息，口苦，呕宿汁，心下澹澹，恐人将捕之，嗌中吤吤然，数唾。"《灵枢·四时气》指出："邪在胆，逆在胃，胆液泄则口苦，胃气逆则呕苦，故曰呕胆。"可与本篇互参。

【原文】帝曰：有癃者，一日数十溲，此不足也。身热如炭，颈膺如格，人迎躁盛，喘息气逆，此有余也。太阴脉微细如发

者，此不足也。其病安在？名为何病？岐伯曰：病在太阴，其盛在胃，颇在肺，病名曰厥，死不治。此所谓得五有余二不足也。帝曰：何谓五有余二不足？岐伯曰：所谓五有余者，五病之气有余也，二不足者，亦病气之不足也。今外得五有余，内得二不足，此其身不表不里，亦正死明矣。

【注释】① 五有余：指身热如炭、颈膺如格、人迎躁盛、喘息、气逆。

② 二不足：指脉细微如发、小便一日数十次。

【白话解】黄帝说：有的病人小便淋漓不畅，一天要小便数十次，这是正气不足的现象。同时身热如炭火一般，咽喉与胸部有阻塞不通的感觉，人迎脉躁动急数，呼吸喘促而肺气上逆，这些又都是邪气有余的现象。寸口脉微细如发，这也是正气不足的表现。这种病的病位在哪里？是什么病呢？岐伯说：病位在太阴，由于胃热过盛，影响到肺，症状偏重在肺，病名为厥病，属于难治的疾病，有死亡的危险。这就是所谓“五有余二不足”的病证。黄帝说：什么叫“五有余二不足”呢？岐伯说：所谓“五有余”就是指五种邪气有余的病证。所谓“二不足”，就是两种正气不足的情况。现在病人表现出来的是外部为五种有余，内部为两种不足的症状。治疗时，既不能因为邪气有余而用泻法，也不能因正气不足而用补法。所以病情复杂，必死无疑。

【解析】本条论述了“五有余二不足”的临床表现、病因病机及治疗预后。

【原文】帝曰：人生而有病颠疾者，病名曰何？安所得之？岐伯曰：病名为胎病，此得之在母腹中时，其母有所大惊，气上而不下，精气并居，故令子发为颠疾也。

【注释】① 颠疾：即癫痫。一说为巅顶之疾，如头痛等。

② 精气并居：指精气与逆乱之气相并。气，此指因大惊而逆乱之气。

【白话解】黄帝说：有的人出生以后就患有癫疾，这是什么病？是怎样得的呢？岐伯说：病名为胎病。是因为胎儿在母体时，由于母亲曾受到过强烈的惊吓，使气机逆行，精气也随之上逆，影响了胎儿的正常发育，所以在出生后就患有癫痫病。

【解析】本段经文论述了癫痫的病因病机。癫痫与先天有关，胎儿在母腹中时，其母受惊，气机逆乱，并及于胎儿所致。提示妇女在孕期要保持心情愉快，避免精神刺激，才能保证胎儿的正常发育。文中理论反映了《黄帝内经》时代的优生学观点，对优生优育具有重要指导意义。

【原文】帝曰：有病痝然如有水状，切其脉大紧，身无痛者，形不瘦，不能食，食少，名为何病？岐伯曰：病生在肾，名为肾风，肾风而不能食，善惊，惊已心气痿者死。帝曰：善。

【注释】痝然：指面部浮肿的样子。

【白话解】黄帝说：有的病人面目浮肿，像有水一样，脉象大而紧，身体没有疼痛，形体也不消瘦，但不能吃饭，或者吃得很少，这种病叫什么呢？岐伯说：这种病发生在肾脏，叫作肾风。肾风病人出现不能进食，经常感到惊恐，在惊恐过后，心气衰竭就会死亡。黄帝说：讲得对。

【解析】本条论述了肾风的症状及预后。

大奇论篇第四十八

【原文】肝满肾满肺满皆实，即为肿。肺之雍，喘而两胠满；肝雍，两胠满，卧则惊，不得小便；肾雍，脚下至少腹满，胫有大小，髀骺大跛，易偏枯。

【注释】① 胠：腋下。

② 胫：小腿。

【白话解】肝经、肾经、肺经被邪气壅滞而满实，脉按之有力，会发生肿胀。肺脉壅滞，会出现喘息而两胁胀满。肝脉壅滞，出现两胁胀满，睡眠惊悸不安，小便不利。肾脉壅滞，出现胁下至小腹胀满，两侧小腿大小不一，大腿与小腿发生肿胀，行走不便，像跛子一样日久不愈，可发展为半身不遂。

【解析】肝经、肾经、肺经感受邪实的症状表现。

【原文】心脉满大，痫瘛筋挛；肝脉小急，痫瘛筋挛；肝脉骛暴，有所惊骇，脉不至若喑，不治自已。肾脉小急，肝脉小急，心脉小急，不鼓皆为瘕。

【注释】① 骛暴：迅速奔跑。

② 瘕：病名，为气血积聚而成，有时在腹部可以摸到硬块。

【白话解】心脉满而大，心经热盛，耗伤肝阴，筋脉失养，出现手足抽搐、筋脉拘挛、癫痫等症状。肝脉小而急，肝脏虚寒，也会出现手足抽搐、筋脉拘挛、癫痫等症状。肝脉的搏动急速，是突然受到了惊吓；如果按不到脉搏，或突然出现失音的症状，也是因受到了惊吓一时气逆而致脉气不通，不需要治疗，可以自行恢复。肾脉、肝脉、心脉小而急，搏动不明显，是气血积聚在腹中，会发为瘕病。

【解析】本条论述了肾脉、肝脉、心脉的病理表现、病机特点。

【原文】肾肝并沉为石水，并浮为风水，并虚为死，并小弦欲惊。肾脉大急沉，肝脉大急沉，皆为疝。心脉搏滑急为心疝。肺脉沉搏为肺疝。三阳急为瘕，三阴急为疝。二阴急为痫厥，二阳急为惊。

【注释】① 心疝：指寒邪侵犯心经而成的疝病。

② 肺疝：指寒邪侵犯肺经而成的疝病。

③ 痫厥：指昏迷不省人事。

【白话解】肾脉和肝脉均见到沉脉，为石水病；如果均见浮脉，则为风水病；如果均见虚脉，是危险的病证；如果均见小而弦脉，说明将要发生惊病；如果见肾脉大急而沉，或肝脉大急而沉，均为疝病的表现；心脉的脉象滑利而急，为心疝病的表现；肺脉沉，为肺疝的表现；如果见膀胱脉和小肠脉急紧，是瘕病的表现；如果见脾脉和肺脉紧急，是疝病的表现；心脉和肾脉紧急，是痫厥病的表现；胃脉和大肠脉紧急，是惊病的表现。

【解析】本条论述了肾脉、肝脉、心脉、肺脉及其合病的病理表现。

【原文】脾脉外鼓，沉为肠澼，久自已。肝脉小缓为肠澼，易治。肾脉小搏沉，为肠澼下血，血温身热者死。心肝澼亦下血，二脏同病者可治。其脉小沉涩为肠澼，其身热者死，热见七日死。

【注释】肠澼：便血。

【白话解】脾脉见沉，并有向外鼓动之象，则为肠澼，虽然日久，但内脏之气没有受到伤害，仍会自愈；见到肝脉小而缓，说明肠澼病较轻，容易治愈；见到肾脉细小而沉，是肠澼病，如果见到大便出血，或血溢身热，为预后不良的病证；心肝二脏所发生的肠澼，见到大便出血，如果是两脏同病的，可以治疗；如果见到脉细小而沉的肠澼，身体发热，有死亡的危险，发热严重，七天就会死亡。

【解析】本条论述了肠澼病脾脉、肝脉、肾脉、心脉的病理表现及预后。

【原文】胃脉沉鼓涩，胃外鼓大；心脉小坚急，皆鬲偏枯。男子发左，女子发右，不喑舌转，可治，三十日起。其从者喑，三岁起，年不满二十者，三岁死。脉至而搏，血衄身热者死。脉来悬钩浮为常脉。脉至如喘，名曰暴厥，暴厥者不知与人言。脉至如数，使人暴惊，三四日自已。

【注释】其从者：指男子发病在右侧，女子发病在左侧。

【白话解】胃脉沉而涩滞，或者浮大而应指明显，以及心脉细小而坚硬，都属于气血阻塞不通的表现，会发展为半身不遂的偏枯病。通常，男子发病在左侧，女子发病在右侧。病人说话正常，舌体转动灵活，可以治疗，经过三十天左右的治疗就可以痊愈。如果男子病在右，女病在左，不能说话的，需要三年才能痊愈。如果病人年龄不满二十岁，那么大约三年就要死亡。脉象搏动强硬有力，见到鼻部出血，身体发热，有死亡的危险。脉象浮悬无根是失血后的常见脉象。脉象在指下如湍急的流水一样，病人突然昏厥，不能言语，是暴厥病。突然受到惊吓，脉搏跳动频数，经过三四天就会恢复正常。

【解析】本条详细论述了通过脉象诊断偏枯病（半身不遂）

及其预后的方法。当胃脉呈现沉涩或鼓大，心脉细小而坚硬时，提示气血阻滞，可能发展为偏枯病，且男女发病侧不同——男子左、女子右。若病人能言语、舌体活动，治疗约三十日可愈；若发病侧相反且失语，则需三年康复。年轻病人预后更差。脉象强硬伴鼻衄、发热者危重；浮悬脉常见于失血；脉如湍流则突发昏厥不能言；受惊后的数脉通常数日自愈。整体强调脉象对病情判断和预后评估的关键作用。

【原文】脉至浮合，浮合如数，一息十至以上，是经气予不足也，微见九十日死。脉至如火薪然，是心精之予夺也，草干而死。脉至如散叶，是肝气予虚也，木叶落而死。脉至如省客，省客者脉塞而鼓，是肾气予不足也，悬去枣华而死。脉至如丸泥，是胃精予不足也，榆荚落而死。脉至如横格，是胆气予不足也，禾熟而死。脉至如弦缕，是胞精予不足也，病善言，下霜而死，不言，可治。

【注释】① 浮合：形容脉象如水的波浪，忽分忽合，极难分辨清楚。

② 悬去枣华：悬，是花开；去，是花落；“华”，同“花”。枣花开的时候是初夏。

③ 榆荚落：是指榆荚脱落的时候，即农历三月。

④ 禾熟而死：禾，指稻。是说稻子成熟的时候，即秋天，就会死亡。

【白话解】脉来时如水波一样，变化迅速，一呼一吸跳动十次以上，这是十二经脉的精气均已不足的现象，从开始见到这种脉象起，经过约九十天就要死亡。脉来时如新燃之火一样，火势旺盛，这是心脏的精气已经虚损，等到冬季野草干枯的时候，就要死亡。脉来时如散落的树叶，浮泛无根，这是肝脏精气虚弱的表现，等到秋天落叶的时候，就要死亡。脉象忽来忽去，时而停止不动，时而应指有力，这是肾脏精气不足的表现，等到枣树花开花落的时候，就会死亡。脉象如泥丸，虽圆，但不滑利，这是胃腑精气不足的表现，等到榆荚枯落的时候，就要死亡。脉象长而坚硬，犹如横木在指下，这是胆的精气不足，在谷类成熟的时候，就要死亡。脉来时紧急如弦，细小如缕，这是胞络精气不足的表现，如果出现多言多语的表现，说明真阴亏损而虚阳外现，等到下霜的时候，就会死亡；如果病人喜静而不多言，则可以治疗。

【解析】本条阐释了五脏精气衰竭的脉象特点及预后转归。

【原文】脉至如交漆，交漆者左右傍至也，微见三十日死。脉至如涌泉，浮鼓肌中，太阳气予不足也。少气味，韭英而死。脉至如颓土之状，按之不得，是肌气予不足也。五色先见黑白，垒发死。脉至如悬雍，悬雍者浮揣切之益大，是十二俞之予不足也，水凝而死。脉至如偃刀，偃刀者浮之小急，按之坚大急，五脏菀熟，寒热独并于肾也，如此其人不得坐，立春而死。脉至如丸滑不直手，不直手者按之不可得也。是大肠气予不足也，枣叶生而死。脉至如华者，令人善恐，不欲坐卧，行立常听，是小肠气予不足也，季秋而死。

【注释】① 交漆：交，同绞。形容脉搏如绞滤漆汁，四面流散。

② 韭英而死：英，指叶子。韭英，就是韭菜叶子。意思是死亡的时间在能吃到新鲜韭菜的时候。

③ 颓土：指朽土。形容脉象虚大而无力，按之即空。

④ 肌气：脾主肌肉，肌气，指脾脏的精气。

⑤ 悬雍：指喉间的悬雍垂。形容脉象浮取更大，稍按即小。

⑥ 偃刀：偃，即仰。形容脉象如仰起之刀口利锐而背坚厚，浮取小急，按之则坚大。

⑦ 菀熟：菀同“郁”。“熟”同“热”。菀熟就是郁热。

【白话解】脉来时如绞滤的漆汁，四处流淌，从开始见到这种脉象起，三十日就会死亡。脉象搏动如泉水上涌，浮而有力，鼓动于肌肉中，这是太阳经的精气不足，出现呼吸气短，等到韭菜茂盛的时候，就要死亡。脉象虚大无力，如同腐土一般，这是脾脏精气不足的表现，如果面部见到黑色，等到春天垒生发的时候，就要死亡。脉象如悬雍垂一样上大下小，轻按脉小，重按脉大，这是十二经俞穴的精气不足，会在冬季结冰的时候死亡。脉象如同仰起的刀刃，这种脉象轻按时细小而急促，重按时坚硬粗大且急迫，这是五脏郁热形成的寒热相交侵犯于肾脏，病人不能久坐，会在立春的时候死亡。脉象如弹丸，短小而滑利，按之即无，这是大肠精气不足的表现，等到枣树生叶的时候，就要死亡。脉象如草木之花，轻浮柔弱，病人惊恐不安，坐卧不宁，内心多疑，行走站立时常有幻觉出现，好像听到声音，这是小肠精气不足的表现，等到秋末的时候就要死亡。

【解析】本条论述了几种死脉的脉象特点。

脉解篇第四十九

【原文】太阳所谓肿腰脽痛者，正月太阳寅，寅太阳也。正月阳气出在上而阴气盛，阳未得自次也，故肿腰脽痛也。病偏虚为跛者，正月阳气冻解地气而出也。所谓偏虚者，冬寒颇有不足者，故偏虚为跛也。所谓强上引背者，阳气大上而争，故强上也。所谓耳鸣者，阳气万物盛上而跃，故耳鸣也。所谓甚则狂颠疾者，阳尽在上而阴气从下，下虚上实，故狂颠疾也。所谓浮为聋者，皆在气也。所谓入中为喑者，阳盛已衰，故为喑也。内夺而厥，则为喑俳，此肾虚也，少阴不至者，厥也。

【注释】① 正月太阳寅：此为古代天文学的知识。以十二地支将地平方位进行分配。通过观察北斗七星斗柄所指向的方位，来确定时令。即正月指向寅位，二月指向卯位，三月指向辰位，四月指向巳位，五月指向午位，六月指向未位，七月指向申位，八月指向酉位，九月指向戌位，十月指向亥位，十一月指向子位，十二月指向丑位，称为月建。又正月为一年之首，太阳为三阳主气，故三阳以太阳为首，所以正月属太阳，月建在寅，所以说正月太阳寅。

② 入中：指进入内部的阳气。

③ 内夺：即色欲过度，使精气耗散的意思。

④ 喑俳：指不能说话，四肢软弱，不能运动。

【白话解】太阳经病变出现腰肿和臀部疼痛的症状，是因为正月主管太阳，而月建在寅。正月虽是阳气生发的季节，但阴寒之气尚盛，以致阳气未能按正常时间旺盛，所以出现腰肿和臀部疼痛的症状。有的病人阳气不足，会发生跛足，这是因为正月阳气上升，促使冰冻解散，地气随阳气上出，由于寒冬的影响，人体阳气尚为不足，所以阳气在一侧偏虚，而出现跛足的症状。有的病人颈项强急而牵连背部，是阳气上升而发生争扰导致的。有的病人出现耳鸣的症状，是因为阳气过盛，像向上生长的万物一样活跃，所以出现耳鸣。有的病人发生癫狂，是因为阳气聚集在上部，阴气停留于下部，出现下虚而上实的状况，所以会发生癫狂。有的病人因阳气上逆而致耳聋，是气分失调所造成的。如果房事不节，纵欲过度，使精气耗散，就会发生喑俳病，这是肾虚，少阴经气不达四肢的缘故，还会形成四肢厥逆。

【解析】这一篇是专门解释经脉发病的。很多人会认为本篇是对《灵枢·经脉》的解释，其实不然。唐代医家王冰在注释《素问》时发现这一篇不仅和《素问》的前后经文不相连接，而且与《灵枢·经脉》"流注略同，所指殊异"，也就是说，虽然经脉流注路线基本相同，但所指的经脉发病是不同的。这就成了一个千古未解之谜。好在 1973 年湖南省长沙马王堆汉墓出土了《帛书经脉》，通过研究发现，《帛书经脉》不仅与《灵枢·经脉》存在着源流关系，而且与本篇相当一部分的内容是一致的。渊源关系虽然搞清楚了，可是为什么本篇会有这种特殊的、和其他篇章都不一样的说法呢？如果不结合《易经》的原理，不结合汉代象数易学，是无法解开这个千古之谜的。

现结合《易经》的阴阳原理和汉代象数易学卦气学说，为大家解开这个秘密。本篇讲了三阴三阳经脉发病的时间和病变的规律。先是太阳、少阳、阳明三条阳经，然后是太阴、少阴、厥阴三条阴经。

我们先来说一说这六经容易发病的时间。《黄帝内经》将六经分属于六个月份，太阳对应正月（寅），阳明对应五月（午），少阳对应九月（戌），太阴对应十一月（子），少阴对应七月（申），厥阴对应三月（辰）。六经分别在它对应的月份容易发病。这是《黄帝内经》中较为特殊的一种对应方法，很多人不理解，其实结合古代天文学和象数易学来解释就清楚了。

古代是按照北斗七星斗柄所指的方向来确定时令的，战国时期成书的《鹖冠子·环流篇》说得很明白："斗柄东指，天下皆春；斗柄南指，天下皆夏；斗柄西指，天下皆秋；斗柄北指，天下皆冬。"如果把天象按照十二地支分成十二个方位，那么斗柄指向寅位刚好是正月，也就是正月指向寅位，从正月到十二月分别指向寅、卯、辰、巳、午、未、申、酉、戌、亥、子、丑的位置。

再来说说汉代象数易学，汉代象数易学家孟喜创立卦气说，将《周易》六十四卦配上四时月日和二十四节气，其中十二月配十二消息卦。十二消息卦是复、临、泰、大壮、夬、乾、姤、遁、否、观、剥、坤，分别代表阴历十二个月，依次为十一月到十月，也就是子月到亥月。十二消息卦十分形象地说明了阳长阴消、阴长阳消的过程。唐代医家杨上善依据汉代象数易学卦气学说，对《黄帝内经》的天人相应、四时五脏的理论进行了发挥。他借助汉代象数易学理论，进一步阐明了自然界气候变化与人体阴阳虚实的对应关系，他说："十二爻寒暑之气，十一月阳气渐息，阴气渐消；至四月阳气在盈，阴气正虚。至五月阴气渐息，阳气渐消；至十月阴气在盈，阳气正虚。阴阳即为寒暑者也，盈虚以为虚实者也。人亦如之，消息盈虚，有虚有实。"

太阳经对应正月寅，也就是太阳经在正月容易发病。为什么？杨上善说："三阳生寅之时，其阳已大，故曰大阳也。"因为正月寅是泰卦，下面三根爻全是阳爻，表明阳气已经旺盛到可以和阴气相平衡，所以是太阳。

这里说的所有病症发生的部位都是太阳经经过的部位，如足太阳膀胱经从内眼角开始，上行到头顶，有一支线到两耳，主线从头顶分别向后行到颈项部，下行交会于大椎穴，再分左右沿脊柱两旁往下，到达腰部，深入到体内，连接着肾，属膀胱。然后穿过臀部，从大腿后侧下行一直到足背外侧，再到小趾外端，与足少阴肾经相交。

其他五条经都是这样。所有病症都与这条经循行的路线有关，所有病症的发展变化都与相对应的时令变化有关，所以病症发生的机制都是阴气与阳气的盛衰变化，充分说明"生之本，本于阴阳""治病必求于本"，这个本就是阴阳。

【原文】少阳所谓心胁痛者，言少阳盛也。盛者心之所表也，九月阳气尽而阴气盛，故心胁痛也。所谓不可反侧者，阴气藏物也，物藏则不动，故不可反侧也。所谓甚则跃者，九月万物尽衰，草木毕落而堕，则气去阳而之阴，气盛而阳之下长，故谓跃。

【注释】不可反侧：睡卧时不能侧身转动。

【白话解】少阳经病变出现心胁疼痛的症状，是因为少阳经在九月时气盛，月建在戌，少阳经气表现于外，而病本在胆，发病影响到心。九月阳气将尽，阴气方盛，邪气进入经脉，所以心胁部发生疼痛。有的病人出现睡卧时不能侧身转动，这是因为九月阴气渐盛，万物皆潜藏不动，少阳经气受其影响，所以不能转侧。有的病人少阳经病变而出现想要跳跃的情况，这是因为九月万物衰败，草木凋亡，人体的阳气也由表入里，阴气旺盛在上部，阳气向下而被阻隔，所以病人才会出现想要跳跃的状态。

【解析】少阳经对应九月戌，也就是少阳经在九月容易发病，为什么？因为九月戌对应剥卦，五阴一阳，说明阴气旺盛，阳气虚弱，因此对应少阳。杨上善说："少阳戌也，戌者心之所表也，九月阳气尽而阴气盛。"

【原文】阳明所谓洒洒振寒者，阳明者午也，五月盛阳之阴也，阳盛而阴气加之，故洒洒振寒也。所谓胫肿而股不收者，是五月盛阳之阴也。阳者衰于五月，而一阴气上，与阳始争，故胫肿而股不收也。所谓上喘而为水者，阴气下而复上，上则邪客于脏腑间，故为水也。所谓胸痛少气者，水气在脏腑也，水者阴气也，阴气在中，故胸痛少气也。所谓甚则厥，恶人与火，闻木音则惕然而惊者，阳气与阴气相薄，水火相恶，故惕然而惊也。所谓欲独闭户牖而处者，阴阳相薄也，阳尽而阴盛，故欲独闭户牖而居。所谓病至则欲乘高而歌，弃衣而走者，阴阳复争而外并于阳，故使之弃衣而走也。所谓客孙脉则头痛鼻鼽腹肿者，阳明并于上，上者则其孙络太阴也，故头痛鼻鼽腹肿也。

【注释】① 洒洒：形容非常寒冷的样子。

② 阳明者午也：阳明为阳之盛，相当于五月，五月月建在午，所以说“阳明者午也”。

③ 五月盛阳之阴：是说五月阳气到达极点，而阴气也开始逐渐生长了。

【白话解】阳明经病变，病人出现洒洒振寒的症状，这是因为阳明旺于五月，月建在午，五月是阳气极盛而阴气初生的时候，阴气逐渐旺盛，抑制阳气的功能，出现寒栗的症状。有的病人出现足胫浮肿而大腿弛缓不收，这是因为五月阳气盛极而开始衰败，阴气开始逐渐上升，向上与阳气相争，致使阳明经脉不和，所以足胫浮肿而两腿弛缓不收的症状。有的病人发生水肿而致喘息，这是因为阴气自下而上逆，水邪停留于脏腑之间，所以出现喘息的症状。有的病人胸部疼痛呼吸短浅，也是由于水邪留于脏腑之间，水液属于阴气，停留于脏腑，上逆于心肺，所以出现胸痛呼吸短浅的症状。有病情严重的病人甚至会出现厥病，害怕见到人和火光，如果听到木击的声音则惊惕不安，这是由于阳气与阴气相争，水火不相协调，而出现的症状。有的病人喜欢关闭门窗而独居，是由于阴气与阳气相争，阴盛而阳负，阴性主静，所以要关闭门窗，独自居住。阳明病病情严重，病人登到高处，胡乱唱歌，丢弃衣服，到处奔跑，这是由于阴阳二气相争，阳盛阴负且邪气并于阳经，阳主热主动，热盛于上，所以病人喜欢登高而歌，热盛于外，所以要弃衣而走。有的病人出现头痛、鼻塞、流涕和腹部胀肿等症状，是由于阳明经的邪气上逆，向上侵犯头部的细小络脉，所以就出现头痛、鼻塞、流涕等症状，如果太阴经感受邪气，就会出现腹部肿胀的症状。

【解析】阳明经对应五月午，也就是阳明经在五月容易发病，为什么？因为五月午对应姤卦，表示阳气的旺盛达到了极点而生阴，“夏至一阴生”，所以对应阳明。杨上善注：“五月盛阳，一阴爻生，即是阳中之阴也。”

【原文】太阴所谓病胀者，太阴子也，十一月万物气皆藏于中，故曰病胀。所谓上走心为噫者，阴盛而上走于阳明，阳明络属心，故曰上走心为噫也。所谓食则呕者，物盛满而上溢，故呕也。所谓得后与气则快然如衰者，十二月阴气下衰，而阳气且

出，故曰：得后与气则快然如衰也。

【注释】噫：嗳气。

【白话解】太阴经脉病变出现腹胀症状，这是因为太阴为阴中之至阴，应于十一月，月建在子，此时阴气最盛，万物闭藏，人体阳气也闭藏于体内，脾经散布于腹部，所以出现腹部胀满的症状。有的病人出现嗳气，是因为阴气亢盛，向上走于阳明胃经，足阳明经络通于心，所以阴气向上侵犯于心就会发生嗳气。有的病人进食后立即呕吐，这是因为脾经功能减弱，不能运化食物，胃中盛满而上溢，所以发生呕吐的症状。有的病人大便和排气后，会觉得爽快而腹满减轻，这是因为十二月阴气盛极而逐渐衰弱，阳气初生，人体也是一样，腹中阴邪得以下行，所以腹胀嗳气的病人大便或排气后，就觉得爽快，好像腹部胀满已经痊愈了。

【解析】太阴经对应十一月子，也就是太阴经在十一月容易发病，为什么？十一月子对应复卦，表示阴气长到了极点而阳气开始恢复，即“万物闭藏，一阳来复”的意思，复卦有五根阴爻，表示阴气盛，为太阴。杨上善注：“十一月有五阴爻，故阴气盛也。”

【原文】少阴所谓腰痛者，少阴者肾也，十月万物阳气皆伤，故腰痛也。所谓呕咳上气喘者，阴气在下，阳气在上，诸阳气浮，无所依从，故呕咳上气喘也。所谓色色不能久立，久坐起则目𥆨𥆨无所见者，万物阴阳不定未有主也，秋气始至，微霜始下，而方杀万物，阴阳内夺，故目𥆨𥆨无所见也。所谓少气善怒者，阳气不治，阳气不治则阳气不得出，肝气当治而未得，故善怒，善怒者名曰煎厥。所谓恐如人将捕之者，秋气万物未有毕去，阴气少，阳气入，阴阳相薄，故恐也。所谓恶闻食臭者，胃无气，故恶闻食臭也。所谓面黑如地色者，秋气内夺，故变于色也。所谓咳则有血者，阳脉伤也，阳气未盛于上而脉满，满则咳，故血见于鼻也。

【注释】① 色色：“色”当从《太素》作“邑”。邑邑，心神不安的样子。

② 未有主也：指阴阳交替，尚未确定。

③ 阳气：指少阳经脉之气。

【白话解】少阴经病变出现腰痛的症状，这是因为足少阴有病应在十月，月建在申，十月阴气初生，万物肃杀，阳气被抑制，人体阳气衰弱，所以出现腰痛的症状。病人出现呕吐、咳嗽、气逆而喘等症状，这是因为阴气盛于下，阳气浮越于上而无所依附，所以气上逆而出现呕吐、咳嗽、气逆而喘的症状。有的病人身体衰弱不能久立、久坐，起立时则眼花缭乱，视物不清，这是因为阴阳之气交替尚未安定，万物因受肃杀之气影响而衰退，人体阴阳之气衰夺，所以视物不清，眼花缭乱。有的病人气少而容易发怒，是因为秋天阳气下降，失去调和作用，少阳经阳气不得外出，阳气郁滞在内，肝气郁结不得疏泄，不能约束其所管，故容易发怒，怒则其逆而厥，叫作“煎厥”。有的病人恐惧不安，好像被人捉捕一样，是因为秋天阴气始生，万物尚未尽衰，人体应之，阴气少，阳气人，阴阳交争，循经入肾，故恐惧如人将捕之。有的病人厌恶食物的气味，是因为肾火不足，不能温养化源，致使胃气虚弱，消化功能已失，故不欲进食而厌恶食物的气味。有的病人面色发黑如地色，是因为秋天肃杀之气耗散内脏精华，精气内夺而肾虚，故面色发黑。有的病人咳嗽而出血，是上焦阳脉损伤，阳气未盛于上，血液充斥于脉管，上部脉满则肺气不利，故咳嗽，络脉伤则血见于鼻。

【解析】少阴经对应七月申，原文写作“十月”，是写错了，《太素》版本中写作“七月”。因为七月对应否卦，与泰卦刚好相反，这时阴气逐渐旺盛，刚刚能与阳气平衡，正是少阴之象。三根阳爻构成乾卦，三根阴爻构成坤卦，天在上地在下，天地之气不交，这种状态叫“否”。杨上善说：“少阴者肾也，七月万物阳气皆伤。”此处的“肾”是个通假字，通“申”。

【原文】厥阴所谓㿗疝，妇人少腹肿者，厥阴者辰也，三月阳中之阴，邪在中，故曰㿗疝少腹肿也。所谓腰脊痛不可以俯仰者，三月一振荣华，万物一俯而不仰也。所谓㿗癃疝肤胀者，曰阴亦盛而脉胀不通，故曰㿗癃疝也。所谓甚则嗌干热中者，阴阳相薄而热，故嗌干也。

【注释】① 一俯而不仰：是形容腰脊疼痛，俯仰不便。

② 癞癃疝肤胀：指前阴胀痛，不得小便而肌肤肿胀。癞，又作颓。

③ 嗌干：咽干。

【白话解】厥阴经病变出现“癞疝”及妇女少腹肿胀，是因为厥阴应于三月，月建在辰，三月阳气方长，阴气尚存，阴邪积聚于中，循厥阴肝经发病，故出现阴囊肿大疼痛及妇女少腹肿胀的症状。有的病人出现腰脊痛，不能俯仰，是因为三月阳气振发，万物荣华繁茂，然尚有余寒，人体应之，故出现腰脊疼痛而不能俯仰的症状。有的病人出现颓疝、癃闭、皮肤肿胀，也是因为阴邪旺盛，以致厥阴有病脉胀闭不通，故发生前阴肿痛、小便不利以及肤胀等病。有病情严重的病人出现咽喉干燥及身体发热的症状，是因为三月阴阳相争而阳气胜，阳胜产生内热，热邪循厥阴肝经上逆入喉，故出现咽喉干燥的症状。

【解析】厥阴经对应三月辰，也就是厥阴经在三月容易发病，为什么？因为三月辰对应夬卦，表示阳气已盛，阴气将尽，因此对应厥阴。杨上善说：“厥阴者辰也，三月阳中之阴。”

卷第十四

刺要论篇第五十

【原文】黄帝问曰：愿闻刺要。岐伯对曰：病有浮沉，刺有浅深，各至其理，无过其道，过之则内伤，不及则生外壅，壅则邪从之。浅深不得，反为大贼，内动五脏，后生大病。故曰：病有在毫毛腠理者，有在皮肤者，有在肌肉者，有在脉者，有在筋者，有在骨者，有在髓者。是故刺毫毛腠理无伤皮，皮伤则内动肺，肺动则秋病温疟，泝泝然寒栗。刺皮无伤肉，肉伤则内动脾，脾动则七十二日四季之月，病腹胀烦不嗜食。刺肉无伤脉，脉伤则内动心，心动则夏病心痛。刺脉无伤筋，筋伤则内动肝，肝动则春病热而筋弛。刺筋无伤骨，骨伤则内动肾，肾动则冬病胀腰痛。刺骨无伤髓，髓伤则销铄胻酸，体解㑊然不去矣。

【注释】① 浮沉：表里。

② 大贼：极大的危害。

③ 泝泝然：泝（sù，音素）。怕冷的样子。

【白话解】黄帝问道：我想了解针刺方面的要领。岐伯回答说：疾病有在表在里的区别，针刺就有浅刺与深刺的不同，疾病在表应当浅刺，疾病在里应当深刺，根据病情的需要，适当地选择针刺的深度，不要超过或不及应刺的深度。如果刺得太深，就会损伤内脏；刺得太浅，达不到病处，而使在表的气血壅滞，给病邪以可乘之机。因此，针刺深浅不当，会造成很大的危害，使五脏功能紊乱，而发生严重的疾病。所以说：疾病的部位，有的在毫毛腠理，有的在皮肤，有的在肌肉，有的在脉，有的在筋，有的在骨，有的在髓。因此，应该针刺毫毛腠理时，就不要伤及皮肤，如果皮肤受损，就会影响肺脏的功能，一旦肺脏功能扰乱，等到秋季时，就易患温疟病，出现恶寒战栗的症状。应该针刺皮肤的，不要伤及肌肉，如果肌肉损伤，就会影响脾脏的功能，以致在每一季节的最后十八天，而发生腹部胀满、烦闷、不思饮食等症状。应该针刺肌肉的，就不要伤及血脉，如果血脉受伤，就会影响心脏的功能，等到夏季时，就容易出现心痛的病证。应该针刺血脉的，就不要伤及筋脉，如果筋脉受伤，就会影响肝脏的功能，等到春天时，就容易患热性疾病，出现筋脉弛缓的症状。应该针刺筋的，就不要伤及骨，如果骨受伤，就会影响肾脏的功能，以致在冬天时，出现腹胀、腰痛的症状。应该刺骨的，就不要伤及髓，如果髓受损伤，髓就会日渐消减，不能充养骨骼，出现小腿发酸、肢体疲乏无力、不能举动的症状。

【解析】这是《素问》中的第一篇关于针刺的专论。针刺的要法，就是“病有浮沉，刺有浅深，各至其理，无过其道”。这其中的关键，无疑是“至”与“无过”，要做到这两点，必须遵循以下三个原则。

1. 准确把握病位

岐伯曰：“病有在毫毛腠理者，有在皮肤者，有在肌肉者，有在脉者，有在筋者，有在骨者，有在髓者。”这句话其实就是对“病有浮沉”的展开。发病的部位是有表里的，而针刺的程度也相应地有浅深，只有把握病位直达病所，才能达到疗效。另一方面，很多疾病的发生也是由表到里、层层递进的，所以“针刺之道，由极浅而至于深也”。例如：肺主皮，皮肤位于人的表层；肾主骨，骨髓是深入人体内部的。皮、肉、脉、筋、骨，是人的五体，内合五脏，稍有大意就可能会有过失，针刺治疗时必须准确把握病位，毫厘不差。

2. 针刺深浅适度

知道了准确的病位，就不会出现误刺的情况，但治疗时，也必须熟练掌握针刺的深浅程度，一旦“刺过其道”，就会内动五脏，“不及其理”，就会伤及表层，导致气血壅滞不行，病邪内生。总而言之，就是“勿过之，勿不及”。针刺本是为了治病，但没有掌握好深浅，则会病上加病。

3. 不要刺此伤彼

主要包括六个方面：刺毫毛腠理无伤皮，刺皮无伤肉，刺肉无伤脉，刺脉无伤筋，刺筋无伤骨，刺骨无伤髓。皮、肉、脉、筋、骨，内合五脏，皮伤则内动肺，肉伤则内动脾，脉伤则内动心，筋伤则内动肝，骨伤则内动肾，髓伤则腿胫酸软、身体懈怠，然后在五脏所主的季节发病。所以说针刺之要，首先不能太过。

刺齐论篇第五十一

【原文】黄帝问曰：愿闻刺浅深之分。岐伯对曰：刺骨者无伤筋，刺筋者无伤肉，刺肉者无伤脉，刺脉者无伤皮，刺皮者无伤肉，刺肉者无伤筋，刺筋者无伤骨。

帝曰：余未知其所谓，愿闻其解。岐伯曰：刺骨无伤筋者，针至筋而去，不及骨也。刺筋无伤肉者，至肉而去，不及筋也。刺肉无伤脉者，至脉而去，不及肉也。刺脉无伤皮者，至皮而去，不及脉也。

所谓刺皮无伤肉者，病在皮中，针入皮中，无伤肉也。刺肉无伤筋者，过肉中筋也。刺筋无伤骨者，过筋中骨也。此之谓反也。

【白话解】黄帝问道：我想了解针刺浅深部位的要求。岐伯回答说：针刺至骨，就不要损伤筋；针刺至筋，就不要损伤肌肉；针刺至肌肉，就不要损伤血脉；针刺至血脉，就不要损伤皮肤。反之，针刺至皮肤，则不要伤及肌肉；针刺至肌肉，则不要伤及筋；针刺至筋，则不要伤及骨。

黄帝说：我不明白其中的道理，希望能听听您的解释。岐伯说：所谓针刺骨不要损伤筋，是说针刺深度要达到骨的位置，不要在只刺到筋的部位，还未达骨的深度时，就停针或拔出；针刺筋不要损伤肌肉，是说针刺深度要到达筋的位置，不要在只刺肌肉的部位，还未达筋的深度时，就停针或拔出；针刺肌肉不要损伤脉，是说针刺深度要达到肌肉的位置，不要在只刺到脉的部位，而未达到肌肉的深度时，就停针或拔去；刺脉不要损伤皮肤，是说针刺深度到达脉的位置，不要在只刺到皮的部位，而未达到脉的深度时，就停针拔去。

所谓针刺皮肤不要伤及肌肉，是说病位在皮肤之中，针刺至皮肤的部位即可，不要深刺伤及肌肉；所谓针刺肌肉不要伤及筋，是说病位在肌肉，针刺至肌肉的部位即可，不要深刺伤及筋；所谓针刺筋不要伤及骨，是说病位在筋，针刺至筋的部位即可，不要深刺伤及骨。以上这些，都是针刺深浅不当的操作，违反针刺原则，将会带来不良后果。

【解析】“刺齐论”中的“齐”，指限度。针刺的深浅要有限度，不能太过或不及，否则就违反了针刺的原则。作为《素问》中第二篇关于针刺的专论，本文紧接上文对针刺要法“各至其理，无过其道”的论述，讲述了针刺深浅程度的区分。

岐伯先是简明扼要地回答了黄帝提出的问题：“刺骨者无伤筋，刺筋者无伤肉，刺肉者无伤脉，刺脉者无伤皮，刺皮者无伤肉，刺肉者无伤筋，刺筋者无伤骨。”其中包含了两方面的内容，前四句是说宜深刺者勿浅刺，后三句则说宜浅刺者勿深刺，其实仍是对上一篇中提出的针刺要法“各至其理，无过其道”的进一步展开。

1. 刺宜深者，勿浅而去

病位在骨，治疗时就应针刺到骨，刺太浅，只到筋就不再深刺，不但对骨病没有任何疗效，反而会伤及筋气，所以说“刺骨者无伤筋”。其他三种情况都是同样的道理，不再赘述。皮、脉、肉、筋、骨，各有所主，所以治疗必须到达病位，以候病气。

2. 刺宜浅者，勿深而伤

病位在皮，治疗时必须针刺入皮以候病气，不能至肉，不然就会伤及肉，进而损伤脾气，所以说“刺皮者无伤肉”，这与《刺要论》中所论述的是一样的。

刺禁论篇第五十二

【原文】黄帝问曰：愿闻禁数。岐伯对曰：脏有要害，不可

不察。肝生于左，肺藏于右，心部于表，肾治于里，脾为之使，胃为之市。鬲肓之上，中有父母，七节之傍，中有小心，从之有福，逆之有咎。

【注释】① 心部于表：心属火，为阳中之阳，故心气布散于体表。

② 肾治于里：肾属水，为阴中之阴，故肾主持人体之里。

③ 胃为之市：指胃收纳水谷，宜于通畅，有协助五脏气机通畅的作用。市，通畅之意。

④ 小心：此处指心胞络。

⑤ 咎：灾祸的意思。

【白话解】黄帝问道：我想听您讲一讲人体的禁刺部位。岐伯回答说：五脏各有要害之处，不可不详细观察。肝气从左侧升发，肺气从右侧肃降，心脏调节体表的阳气，肾脏管理内部的阴气，脾运化水谷精微到各脏腑，胃接纳和消化饮食物。横膈膜的上面，有维持生命活动的心、肺两脏，第七椎旁有心包络。这些部位都是禁刺的。遵循禁忌，就有利于治疗，如果违背了，则会有较严重的后果。

【解析】中医所讲的“肝生于左，肺藏于右”，指的是肝与肺生理功能之间的关系。肝主东方乙木，肺主西方辛金，左东而右西，左升而右降，所以有肝左肺右。肺主气，司呼吸，而肝主疏泄，可以调畅全身气机，肝与肺之间相互协调，共同调节全身气机的升降，这种关系中医称为“龙虎回环”。“心部于表，肾治于里”也是针对心与肾的功能而言。心为阳脏，主火，火性炎散，所以心气分布在人的体表；肾为阴脏，主水，水性寒凝，所以肾气主管人的体内。“脾为之使，胃为之市”是说脾主运化，为胃行其津液，以灌四旁，所以说“为之使”，而胃为水谷之海，无物不容，所以说“为之市”。

岐伯还告诫我们，“从之有福，逆之有咎”，针刺时遵循这些法则，病情就会好转；违反了这些法则，病情就会加重，甚至有生命危险。

【原文】刺中心，一日死，其动为噫。刺中肝，五日死，其动为语。刺中肾，六日死，其动为嚏。刺中肺，三日死，其动为

咳。刺中脾，十日死，其动为吞。刺中胆，一日半死，其动为呕。刺跗上①中大脉，血出不止死。刺面中溜脉②，不幸为盲。刺头中脑户，入脑立死。刺舌下中脉太过，血出不止为喑。刺足下布络③中脉，血不出为肿。刺郄中大脉，令人仆脱色④。刺气街中脉，血不出，为肿鼠仆⑤。刺脊间中髓，为伛。刺乳上，中乳房，为肿根蚀。刺缺盆中内陷，气泄，令人喘咳逆。刺手鱼腹内陷，为肿。

【注释】① 跗上：指足面。

② 溜脉：溜，通“流”。流脉，指与眼目相流通的血脉。

③ 布络：指散布的经脉。

④ 脱色：脸色泛白，晕针时的一种表现。

⑤ 鼠仆：即鼠蹊。

【白话解】如果误刺中心脏，约一日便会死亡，表现的症状为嗳气。如果误刺中肝脏，约五日便会死亡，表现为多言多语。误刺中肾脏，约六日便会死亡，症状为打喷嚏。误刺中肺脏，约三日便会死亡，症状为咳呛。误刺中脾脏，约十日便会死亡，症状为吞咽困难。误刺中胆，约一日半便会死亡，症状为呕吐不止。误刺足背的大血管，出血不止，便会死亡。针刺面部时，如果误刺与眼睛相通的经脉，就会造成眼睛失明。如果误刺脑户穴，且针刺至脑髓，就会立即死亡。如果针刺廉泉穴，且误伤了血管，出血不止，导致失音。如果针刺足下布散的络脉，使血液瘀滞不出，就会形成局部肿胀。如果委中穴针刺太深，误伤了大血脉，使人晕倒，面色苍白。如果针刺气街穴，误伤了血管，使血液瘀滞不去，鼠蹊部就会肿胀。针刺脊椎的间隙时，误伤了脊髓，会使人背曲不伸。针刺乳中穴时，如果伤及乳房，会使乳房肿胀，内部腐蚀溃脓。如果针刺缺盆时太深，造成肺气外泄，会出现喘咳气逆、呼吸困难的症状。如果针刺手鱼际穴太深，可使局部发生肿胀。

【解析】根据本段，大致可以将误刺的后果分为四种。第一种是误刺了五脏的要害，无须几日病人就会死亡。第二种是刺伤了血脉，即使保住性命，也会对身体造成不可挽回的伤害。第三种是刺伤了一些特殊的穴位，也会损伤身体。第四种是误刺了特殊部位，比如脊柱、下文中所说的肘中内陷等，造成的伤害也各有不同。告诫我们，要避免误刺给病人带来更多的伤害。

【原文】无刺大醉，令人气乱。无刺大怒，令人气逆。无刺大劳人，无刺新饱人，无刺大饥人，无刺大渴人，无刺大惊人。刺阴股中大脉，血出不止死。刺客主人内陷中脉，为内漏为聋。刺膝髌出液，为跛。刺臂太阴脉，出血多立死。刺足少阴脉，重虚出血，为舌难以言。

【注释】重虚：是指肾脏原来虚弱，复用针刺，使其更虚。

【白话解】不要针刺酒醉的人，否则会使气血紊乱；不要针刺大怒的人，否则会使气机上逆。此外不要针刺疲劳过度的病人；不要针刺刚刚饱食的人；不要针刺过于饥饿或极度口渴的人，以及刚刚受到极大惊吓的人。针刺大腿内侧的穴位，如果误伤了大血管，出血不止，便会死亡。如果上关穴针刺得太深，误伤了经脉，可使耳内化脓或耳聋。针刺膝盖，如果使关节腔内液体外流，会导致跛足。针刺手太阴经脉，如果误伤，出血过多，就会立即死亡。针刺素来肾脏虚弱的足少阴经脉病人，如果误伤出血，可使肾气更虚，会导致舌体失养而僵硬不灵活，语言困难。

【解析】本段提到，除禁刺的要害之外，还有禁刺的病人，这里列举了七种情况：饮酒大醉，卫气充溢络脉行于皮肤，针刺就会令人气乱；怒则气上，针刺就会令气机上逆更加严重；过于疲劳的人阳气外张，针刺就会使阳气外泄，病人感觉更加无力；饮食未进时络脉是调匀的，而刚吃饱的人谷气盛满，营卫未舒，只有等到谷入于胃，脉道畅达之后才能针刺；饥饿的人，脉道空虚艰涩，这时是不利于治疗的；口渴则津液未能输布，脉道不畅，不利于治疗；惊则气乱，治疗时必须先安定心神，气定后才可以针刺。

【原文】刺膺中陷中肺，为喘逆仰息。刺肘中内陷，气归之，为不屈伸。刺阴股下三寸内陷，令人遗溺。刺掖下胁间内陷，令人咳。刺少腹中膀胱溺出，令人少腹满。刺腨肠内陷，为肿。刺匡上陷骨中脉，为漏为盲。刺关节中液出，不得屈伸。

【注释】① 掖：同“腋”。

② 匡上：匡，同“眶”，眶上，指眼眶。

③ 为漏：流泪不止为漏。

④ 为盲：视物不见为盲。

【白话解】针刺胸部时，如果进针太深，伤及肺脏，会出现气喘、呼吸困难，身体随呼吸前后俯仰。如果针刺肘弯部位，进针太深，气会结聚于局部不能运行，手臂不能屈伸。如果针刺大腿内侧下三寸处太深，会使人出现遗尿的症状。如果针刺腋下胁肋之间太深，会使人咳嗽。少腹部位针刺太深，误伤膀胱，使小便流入腹腔，会产生少腹胀满的症状。小腿肚针刺太深，会使局部肿胀。如果针刺眼眶损伤到眼睛的络脉，会造成流泪不止，甚至失明的后果。针刺关节，误伤以致液体外流，则关节功能失常，屈伸不利。

【解析】总结针刺这几篇，我们可以发现，引起误刺的原因主要有以下几点。一是针刺不中。病在彼而刺此，不但没有刺中病位，反而误伤他处。二是针刺深浅不当。病邪侵客人体有不同的特征，病情的发展也不断深入，所以病位不同，病在浅处就不能深刺，病在深处也不能浅刺。三是禁刺情况不明。无论是禁刺的脏腑要害，还是特殊穴位、部位、病人的状态等，不应该针刺治疗的，就应当避免施针。所以作为医者，不能不慎重对待。

刺志论篇第五十三

【原文】黄帝问曰：愿闻虚实之要。岐伯对曰：气实形实，气虚形虚，此其常也，反此者病。谷盛气盛，谷虚气虚，此其常也，反此者病。脉实血实，脉虚血虚，此其常也，反此者病。

帝曰：如何而反？岐伯曰：气虚身热，此谓反也。谷入多而气少，此谓反也。谷不入而气多，此谓反也。脉盛血少，此谓反也。脉小血多，此谓反也。

【注释】气实形实：人体的气充实，形体就会壮实。

【白话解】黄帝问道：我想了解有关虚实的道理。岐伯回答说：人体的气充实，形体就会壮实；人体的气不足，形体就会虚弱，这是正常的生理状态，否则就是病态。饮食量大，那么他的气也会相对旺盛；饮食量少，他的气也会相对虚弱。这是正常的生理状态，否则就是病态。脉搏大而有力的，他的血液也是充盛的；脉搏小而细弱的，他的血也是不足的，这是正常的生理状态，否则就是病态。

黄帝又问：反常现象会有怎样的表现呢？岐伯说：人体气虚，而身体却反感到发热，这就是反常的现象；饮食虽多反而气虚，饮食量少却觉得气盛的，这也是反常的现象；脉搏充实而血液不足，脉搏虚弱无力而血液反而充盛，这都是反常的现象。

【解析】志，指记在心里。《刺志论》阐释了虚实的要领，罗列了气与形、血与脉、谷与气的关系，列举了许多正常与反常的情况，以及针刺的补泻方法，这些都是针刺的重要内容，应当牢记不忘。

“气”是生命运动的本源，是生命运动的各种关系的总和。“形”的变化必然决定于“气”。然而气属阳，形属阴，《玉机真脏论》说：“形气相得，谓之可治……形气相失，谓之难治。”阴阳之间失去平衡、协调关系，不能相互制约、相互作用，即处于病理状态，包括：阴盛阳衰、阳盛阴衰、阴阳相错、阴阳转变、阴阳反作、阴阳胜复、阴阳俱虚、阴阳离决。

【原文】气盛身寒，得之伤寒。气虚身热，得之伤暑。谷入多而气少者，得之有所脱血，湿居下也。谷入少而气多者，邪在胃及与肺也。脉小血多者，饮中热也；脉大血少者，脉有风气，水浆不入，此之谓也。夫实者，气入也；虚者，气出也。气实者，热也；气虚者，寒也。入实者，左手开针空也；入虚者，左手闭针空也。

【注释】① 风气：指外来的风邪。

② 开针空：“空”即“孔”。开针孔是指出针后不按针孔。

【白话解】气旺盛而身体寒冷，是受了寒邪的伤害。气不足而身发热，是受了暑热的伤害。饮食虽多而气反少的，是失血或湿邪聚居于下部之故。饮食虽少而反气盛的，是由于邪气在胃和肺。脉搏小而血多，是由于病留饮而中焦有热；脉搏大而血少，是风邪侵入脉中且汤水不进之故。这些就是形成虚实反常的机制。所谓实，是指邪气入侵人体表现的实证；所谓虚，是指人体正气外泄而表现的虚证。实证表现为发热；虚证表现为身冷。治疗实证，用左手针刺使邪气外出；治疗虚证，用左手出针时，按闭针孔。

【解析】谷气的盛虚实际上代表的是后天之本脾胃功能的强弱。李东垣说："易曰：'两仪生四象'，乃天地气交，八卦是也。在人则清浊之气皆从脾胃出，荣气荣养周身，乃水谷之气味化之也。"可以说，脾胃为周身的生命活动提供了物质和能量基础，因此，"谷盛气盛，谷虚气虚"是常态，反之则是病态。脉为血之府，脉虚血实，说明有内出血；脉实血虚，说明邪气亢盛。

中医对人体生命的认识可分为三个层面：形、气、神。形就是形体，是物质基础。气的层面介于有形和无形之间，是一种功能关系。神的层面包括心神、神明，是无形的，与人的潜意识有关。这三个层面中，中医最重视气与神，从功能、关系的角度来看问题，针刺的作用是从调神来调气、调形。因此本篇强调，针刺时应当全神贯注于针，以"开"为"泻"，以"闭"为"补"，通过微小的手法引起微妙的变化，激发人体自愈的本能。

针解篇第五十四

【原文】黄帝问曰：愿闻九针之解，虚实之道。岐伯对曰：刺虚则实之者，针下热也。气实乃热也。满而泄之者，针下寒也，气虚乃寒也。菀陈则除之者，出恶血也。邪胜则虚之者，出针勿按。徐而疾则实者，徐出针而疾按之；疾而徐则虚者，疾出针而徐按之。言实与虚者，寒温气多少也。若无若有者，疾不可知也。察后与先者，知病先后也。为虚与实者，工勿失其法。若得若失者，离其法也。虚实之要，九针最妙者，为其各有所宜也。补泻之时者，与气开阖相合也。九针之名，各不同形者，针穷其所当补泻也。

【注释】① 菀陈：菀，指郁积；陈，即久。菀陈，指郁积的水液。或指瘀血。

② 疾：快。

③ 徐：慢。

【白话解】黄帝问道：希望听您讲一讲关于九针的解释，以及虚实补泻的道理。岐伯回答说：针灸治虚证用补法，病人觉得针下有热感，这是因为正气充实了，所以针下才会发热；针灸治疗实证用泻法，病人针下应有凉感，这是因为针刺后，邪气衰退，针下才会发凉。血液郁积日久，要用放血的方法放出恶血，消除症状。邪气亢盛时，采用泻法进行治疗，就是在出针后不要按闭针孔，使邪气外泄。“徐而疾则实”的意思是要慢慢出针，并在出针后迅速按闭针孔，使正气充实不泄；“疾而徐则虚”的意思是要快速出针，在出针后不要立即按闭针孔，使邪气得以外泄。实与虚的治疗根据，是指经气来时，病人针下凉热感觉的多少。感觉不到有凉感或者热感的人，是因为针下经气来时迅速而不易察觉。审察疾病的标本先后，是指辨别疾病的本质与表象。辨别疾病的虚实，虚证用补法，实证用泻法。医生治病不可离开这个原则。医生不能熟练地把握虚实补泻的方法，就会背离正确的治疗法则。虚实补泻的关键，在于巧妙地运用九针，因为九针大小形状各异，各有不同的特点，且适宜于不同的病证。针刺补泻的时间，应该与经气的来去开阖相配合。九针的名称不同，形状也各有所异，根据九针的特点以及治疗的需要，充分发挥各自的补泻作用。

【解析】这一段讲的是九针的行针法则，“刺虚则实之”，是说治疗虚证要用补法，具体操作为进针后要等到针下有热感之时再出针。当正气充盈而满的时候，针下会自然发热。“满而泄之”的意思是用泻法针刺来治疗实证，重点是先进针，一旦针下发凉就出针，这样做的理由是通过针刺使病气变得衰弱，针下自然就会发凉。其次是“菀陈则除之”，具体指人的络脉之中因为旧病未除而存在瘀血的情况，这就需要用针刺来去除瘀血；“邪胜则虚之”，是指对于病邪比较盛的病人，要采取泻法来治疗，在出针后任其邪气继续发散，千万不要用手按压针孔，因为这样会使邪气滞留体内；“徐而疾则实”，说的是用补法治疗虚证的时候，出针时要慢慢地拔出且在出针后要立刻将针孔闭合，以达到补虚的目的；“疾而徐则虚”，是指用泻法治疗实证之时，要快速出针且不要立刻封闭针孔，以达到泻的目的；“言实与虚”，这里讲的是针下的感觉有凉热的不同，在针刺治疗的时候要用心辨别针下凉热的程度，这样做的目的是以凉热的感觉程度来衡量行针的时间和深浅力度；“若无若有”，是指针感来或不来的时机非常微妙难言，有时来得十分迅速，而有时半天不来，因而令人觉得若有若无，难以捉摸；“察后与先”是说针刺时要注意辨别疾病的标本次序；“为虚与实”，是指针刺时要注意补法与泻法的区别应用；“若得若失”，指的是当针刺医生面对病情该用补法时用了泻法，该用泻法时用了补法，就会产生相反的治疗效果。最后，“九针之名，各不同形”，是指这九种各异的针具各有其特点和性质，它们可以适应运用补泻手法来针刺病症之需。

【原文】刺实须其虚者，留针阴气隆至，乃去针也；刺虚须其实者，阳气隆至，针下热乃去针也。经气已至，慎守勿失者，勿变更也。深浅在志者，知病之内外也。近远如一者，深浅其候等也。如临深渊者，不敢堕也。手如握虎者，欲其壮也。神无营于众物者，静志观病人，无左右视也。义无邪下者，欲端以正也。必正其神者，欲瞻病人目制其神，令气易行也。所谓三里者，下膝三寸也。所谓跗之者，举膝分易见也。巨虚者，跻足胻独陷者。下廉者，陷下者也。

【注释】① 不敢堕也：形容小心翼翼、不敢跌落那样谨慎。

② 手如握虎：指的是持针时，应像握虎之势那样坚定有力。

③ 制其神：制约病人，使之聚精会神。

【白话解】针刺实证须用泻法，下针后应留针，待针下出现明显的寒凉之感时，即可出针。针刺虚证要达到补气的目的，待针下出现明显的温热之感时，即可出针。经气已经到来，应谨慎守候不要失去，不要变更手法。决定针刺的深浅，就要先察明疾病部位的在内在外，针刺虽有深浅之分，但候气之法都是相同的。行针时，应似如临深渊、不敢跌落那样谨慎小心。持针时，应像握虎之势那样坚定有力。思想不要分散于其他事情，应该专心致志观察病人，不可左顾右盼。针刺手法要正确，端正直下，不可歪斜。下针后，务必注视病人的双目来控制其精神活动，使经气运行通畅。足三里穴，在膝下外侧三寸之处。跗上穴，在足背上，举膝易见之处。巨虚穴，在跷足时小腿外侧肌肉凹陷之处。下廉穴，在小腿外侧肌肉凹陷处的下方。

【解析】本段重点讨论了针刺的补泻手法。在进针后要先候气，等待得气。得气，就是针下感觉紧沉，局部酸胀，以及“针下热”或“针下寒”等。此外要根据虚实情况，依照“虚则补之，实则泻之”的原则进行治疗。施针时医生与病人要相互合作，这是提高疗效的重要因素，只有全神贯注，才能达到疏通经络、调和气血、祛除病气的目的。

【原文】帝曰：余闻九针，上应天地四时阴阳，愿闻其方，令可传于后世以为常也。岐伯曰：夫一天、二地、三人、四时、五音、六律、七星、八风、九野，身形亦应之，针各有所宜，故曰九针。人皮应天，人肉应地，人脉应人，人筋应时，人声应音，人阴阳合气应律，人齿面目应星，人出入气应风，人九窍三百六十五络应野。故一针皮，二针肉，三针脉，四针筋，五针骨，六针调阴阳，七针益精，八针除风，九针通九窍，除三百六十五节气。此之谓各有所主也。人心意应八风，人气应天，人发齿耳目五声应五音六律，人阴阳脉血气应地。人肝目应之九。

【注释】① 方：道理。

② 应：与……相应。

【白话解】黄帝说：我听说九针与天地四时阴阳相应合，请您讲讲其中的道理，以使其能流传于后世，作为治病的常法。岐伯说：一天、二地、三人、四时、五音、六律、七星、八风、九野，人的形体也与自然界相应，针的式样也是根据其所适应的不同病症制成的，所以有九针之名。人的皮肤在外，庇护全身，与天相应，肌肉柔软安静，如土地厚载万物一样，脉与人身体相应，筋约束周身，各部功能不同，犹如一年四季气候各异，人的声音与五音相应。人的脏腑阴阳之气配合犹如六律的高低有节；人的牙齿和面目的排列犹如天上的星辰一样；人的呼吸之气犹如自然界的风一样；人的九窍三百六十五络分布全身，犹如地上的百川万水，纵横灌注于九野一样。所以九针之中，第一种是镵针，用于针刺皮肤；第二种是员针，用于针刺肌肉；第三种是鍉针，用于针刺络脉；第四种是锋针，用于针刺筋；第五种是铍针，用于针刺骨；第六种是员利针，用于针刺脏腑经络，调和阴阳；第七种是毫针，用于补益精气；第八种是长针，用于祛除风邪；第九种是大针，用于通利九窍，祛除周身三百六十五节间的邪气。这就叫作不同的针有不同的功用和适应证。人的心愿意向与八风相应，人体之气运行与天气运行相应，人的发齿耳目五声与五音六律相应，人体阴阳经脉气血运行与大地江河百川相应，肝脏精气通于两目，目又属于九窍，所以肝目与九数相应。

【解析】本段主要强调了天地阴阳和人身阴阳相应即天人相参的特点，进而说明九针各有其作用及范围。阅读本篇当与《灵枢·小针解》和《灵枢·九针十二原》等相互合参。本篇所谈内容，主要是解释用针的道理。这里的一到九，前三个分别指天、地、人，四时指四季，五音为宫、商、角、徵、羽，依次相当于简谱的1（do）、2（re）、3（mi），5（sol）、6（la）。六律指古人用律管规定的六种标准音调。其中，黄钟、太簇、姑洗、蕤宾、夷则、无射这六者为六阳律；大吕、夹钟、仲吕、林钟、南吕、应钟这六者为六阴律。七星指北斗七星而言，即天枢、天璇、天玑、天权、玉衡、开阳、摇光七星。八风指八方之风。九野是指九州及其所属的地方。由于天人相参，因此人体的皮肉、头发、耳目、五声等与五音、六律相呼应，具体为人皮应天，人肉应地，人脉应人，人筋应时，人声应音，人阴阳合气应律，人齿面目应星，人出入气应风，人九窍三百六十五络应野。而关于九针的用途，对照《灵枢·九针十二原》，可对应得出：镵针刺皮，员针刺肉，鍉针刺脉，锋针刺筋，铍针刺骨，员利针调和阴阳气血，毫针补益精气，长针祛除风邪，大针疏通九窍。文中关于九针的详细描述，为针具的选择提供了理论基础。

总而言之，本篇的重点在行针的方法。针刺的补泻手法，是临床治疗疾病并且获得显著疗效的保障。关于施针方法，本文主要强调以下两个方面：判断虚实和运用补泻手法，这两者是临床针刺的最关键之处。

【原文】九窍三百六十五。人一以观动静天二以候五色七星应之以候发毋泽五音一以候宫商角徵羽六律有余不足应之二地一以候高下有余九野一节俞应之以候闭节三人变一分人候齿泄多血

少十分角之变五分以候缓急六分不足三分寒关节第九分四时人寒温燥湿四时一应之以候相反一四方各作解。

【解析】本段文义难解，疑为衍文。

长刺节论篇第五十五

【原文】刺家不诊，听病者言，在头头疾痛，为藏针之。刺至骨病已，上无伤骨肉及皮，皮者道也。阴刺，入一傍四处。治寒热深专者，刺大脏，迫脏刺背，背俞也。刺之迫脏，脏会，腹中寒热去而止。与刺之要，发针而浅出血。治腐肿者刺腐上，视痈小大深浅刺，刺大者多血，小者深之，必端内针为故止。

【注释】① 皮者道也：指皮肤是针刺必须通过的道路。

② 阴刺：当为阳刺。《甲乙经》："阳刺者，正内一，傍内四。"

③ 入一傍四处：指中间正直针刺一次，左右斜刺四次。

④ 深专者：是病邪深入，专攻内脏的意思。

【白话解】精通针术的医家，在尚未诊脉之时，还需听取病人的自诉。病在头部，且头痛剧烈，可以用针刺治疗（在头部取穴），刺至骨部，病就能痊愈，但针刺深浅须恰当，不要损伤骨肉与皮肤，虽然皮肤为针刺入必经之路，仍应注意勿使其受损。阳刺之法，是中间直刺一针，左右斜刺四针，以治疗寒热的疾患。若病邪深入专攻内脏，当刺五脏的募穴；邪气进迫五脏，当刺背部的五脏俞穴，邪气迫脏而针刺背俞，是因为背俞是脏气会聚的地方。待腹中寒热消除之后，针刺就可以停止。针刺的要领，是出针使其稍微出一点血。治疗痈肿，应刺痈肿的部位，并根据其大小，决定针刺的深浅。刺大的痈肿，宜多出血，对小的深部痈肿要深刺，一定要端直进针，以达到病所为止。

【解析】皮肤是针出入身体的道路，因此尽量不要使皮肤受伤。"入一傍四"的刺法称为扬刺（《灵枢·官针》）。马莳说："五脏为大脏，刺五俞即所以刺大脏也。""脏会"即脏气汇聚的地方，指的是背部的背俞穴。凡是针刺的要领，出针之时以微出血为贵，以求络脉得以通调。

【原文】病在少腹有积，刺皮髓以下，至少腹而止。刺侠脊两傍四椎间，刺两髂髎季胁肋间，导腹中气热下已。病在少腹，腹痛不得大小便，病名曰疝，得之寒。刺少腹两股间，刺腰髁骨间，刺而多之，尽炅病已。

【注释】髓：指皮肉丰厚之处。

【白话解】病在少腹而有积聚，应刺腹部皮肉丰厚之处的穴位，向下直到少腹为止都可以取穴；再针第四椎间两旁的穴位和髂骨两侧的居髎穴，以及季肋间的穴位，以引导腹中热气下行，则病可以痊愈。病在少腹，腹痛且大小便不通，病名叫作疝，是受寒所致。应针刺少腹到两大腿内侧间以及腰部和髁骨间穴位，针刺穴位要多，到腹部出现热感，病就痊愈了。

【解析】这一节的文字似应为："病在小肠有积，刺腹脐以下，至少腹而止；刺侠脊两傍四椎间，刺两髂髎季胁肋间，导腹中气热下已。病在少腹，痛不得大小便……刺少腹两股间，刺腰髁骨间，刺而多之，尽炅病已。""两髂髎"指的是居髎穴。这里的"疝"不是前阴睾丸肿痛之疝病，而是指"腹痛"（《说文解字》），类似于今天我们说的肠疝。

【原文】病在筋，筋挛节痛，不可以行，名曰筋痹，刺筋上为故，刺分肉间，不可中骨也，病起筋炅病已止。病在肌肤，肌肤尽痛，名曰肌痹，伤于寒湿，刺大分小分，多发针而深之，以热为故，无伤筋骨，伤筋骨，痈发若变，诸分尽热病已止。病在骨，骨重不可举，骨髓酸痛，寒气至，名曰骨痹，深者刺无伤脉肉为故，其道大分小分，骨热病已止。

【注释】① 大分小分：分，即指肌肉的会合处。较大的肌肉会合处称为大分；较小的肌肉会合处称为小分。

② 痈发若变：发生痈肿，并引起其他疾病。

【白话解】病在筋，筋脉拘挛，关节疼痛，不能行动，病名为筋痹。应针刺在患病的筋上，由于筋脉在分肉之间，与骨相连，所以针从分肉间刺入，应注意不能刺伤骨。待有病的筋脉出现热感，说明病已痊愈，可以停止针刺。病在肌肤，周身肌肤疼痛，病名为肌痹，这是被寒湿之邪侵犯所致。应针刺大小肌肉会合之处，取穴要多，进针要深，以局部产生热感为度。不要伤及筋骨，若损伤了筋骨，就会引起痈肿或其他病变。待各肌肉会合之处都出现热感，说明病已痊愈，可以停止针刺。病在骨，肢体沉重不能抬举，骨髓深处感到酸痛，局部寒冷，病名为骨痹。治疗时应深刺，以不伤血脉肌肉为度。针刺的部位在大小分肉之间，待骨部感到发热，说明病已痊愈，可以停止针刺。

【解析】这一节第一句的文字似应为："病在筋，……筋痹，刺筋上为故，刺分间，不可中骨也，筋炅病已止。"王冰注，"分"说的是"肉分间有筋维络处也"，是肌肉相合的地方，相当于肌肉的筋膜。第二句的文字似应为："病在肌肤，肌肤尽痛，名曰肌痹，……伤筋骨，寒发若变，诸分尽热，病已止。"肌肤是一个偏义复词，《广雅·释器》云"肤，肉也"，所以"肌肤"指的是肌肉，而不是皮肤。

【原文】病在诸阳脉，且寒且热，诸分且寒且热，名曰狂。刺之虚脉，视分尽热病已止。病初发岁一发，不治月一发，不治月四五发，名曰癫病。刺诸分诸脉。其无寒者以针调之，病已止。病风且寒且热，炅汗出，一日数过，先刺诸分理络脉，汗出且寒且热，三日一刺，百日而已。病大风，骨节重，须眉堕，名曰大风。刺肌肉为故，汗出百日，刺骨髓，汗出百日，凡二百日，须眉生而止针。

【注释】诸阳脉：指手足太阳、少阳、阳明的经脉。

【白话解】病在手足三阳经脉，出现或寒或热的症状，同时各分肉之间也有或寒或热的感觉，这叫狂病。针刺用泻法，使阳脉的邪气外泄，观察各处分肉，若全部出现热感，说明病已痊愈，应该停止针刺。有一种病，初起每年发作一次，若不治疗，则变为每月发作一次；若仍不治疗，则每月发作四五次，这叫作癫病。治疗时应针刺各大小分肉以及各部经脉，若没有寒冷的症状，可用针刺调治，直到病愈为止。风邪侵袭人体，出现或寒或热的症状，热则汗出，一日发作数次，应首先针刺各分肉腠理及络脉；若依然汗出且或寒或热，可以三天针刺一次，治疗一百天，疾病就痊愈了。病因大风侵袭，出现骨节沉重，胡须眉毛脱落，病名为大风。应针刺肌肉，使之出汗，连续治疗一百天后，再针刺骨髓，仍使之出汗，也治疗一百天，总计治疗二百天，直到胡须眉毛重新生长，方可停止针刺。

【解析】 此节第一句的文字似应为：“病在诸阳脉，诸分且寒且热，名曰狂，……名曰癫病，刺诸分诸脉，其无寒者以针调之，病已止。”张介宾说，“且寒且热”是由于阳邪扰动血气而造成逆乱，热极则生寒，因此病狂。

“长刺节论”，“长”是广、补充的意思，“刺”就是针刺，“节”是法度的意思，本文就是补充介绍针刺的方法。

卷第十五

皮部论篇第五十六

【原文】黄帝问曰：余闻皮有分部，脉有经纪，筋有结络，骨有度量，其所生病各异，别其分部，左右上下，阴阳所在，病之始终，愿闻其道。岐伯对曰：欲知皮部以经脉为纪者，诸经皆然。

【注释】① 皮有分部：分部，即分属之部位。皮有分部，即皮肤之上有十二经脉的分属部位。

② 脉有经纪：脉直行者为“经”；横行者为“纪”。脉络的分布纵横有序。

③ 筋有结络：筋之系结为“结”；连络为“络”。

④ 经脉为纪者：人体皮肤上的分属部位是以经脉的循行部位为纲纪。

【白话解】黄帝问道：我听说人的皮肤有十二经脉分属的部位，脉络的分布纵横有序，筋有系结和连络，骨的长短大小有一定的度数，它们所发生的疾病的开始和预后也各不相同。现在我想从皮部的分布上来区分病变部位以及病证的阴阳属性，并了解疾病的发生发展过程，想听您说一说其中的道理。岐伯回答说：想知道皮肤所分属的部位，必须以经脉的循行部位为标记，每条经脉都是如此。

【解析】筋、脉、肉、皮、骨五体通过经脉沟通上下内外，成为一个有机的整体。其中，皮肤是五体中比较容易观察到的。通过观察皮肤络脉颜色的变化，就可以诊断疾病证候。比如阳明经运行路线所从属的皮肤分部中有浮络，也就是显现在皮肤的小血脉，如果这些络脉的颜色多发青是痛证，多发黑是痹证，多发黄红是热证，多发白是寒证，五种颜色都出现，就是寒热错杂。其他五经都可以通过皮肤的浮脉诊断疾病。

【原文】阳明之阳，名曰害蜚，上下同法，视其部中有浮络者，皆阳明之络也，其色多青则痛，多黑则痹，黄赤则热，多白则寒，五色皆见，则寒热也，络盛则入客于经，阳主外，阴主内。少阳之阳，名曰枢持，上下同法，视其部中有浮络者，皆少阳之络也，络盛则入客于经，故在阳者主内，在阴者主出，以渗于内，诸经皆然。太阳之阳，名曰关枢，上下同法，视其部中有浮络者，皆太阳之络也，络盛则入客于经。

【注释】① 害蜚：害，通阖，即合；蜚，通扉，指门。害蜚，即关门。

② 上下同法：上下，代表六经的手足，上指手经，下指足经。同法，即方法相同。

③ 枢持：枢，即门轴；持，即主持。指少阳经有枢转阳气的作用。

④ 关枢：关，约束、固卫的意思。指太阳主一身之表，具有卫外而为固的功能，可约束少阳枢转出入之机。

【白话解】阳明经的阳络，叫作“害蜚”，手、足阳明经脉的诊法是一样的，凡是在阳明经的上下分属部位所能看到的细小血管，都是属于阳明经的络脉，如果这些络脉的颜色大多是青色的，则主痛证；如果这些络脉的颜色大多是黑色的，则主痹证；如果这些络脉的颜色为黄赤的，则主热证；如果这些络脉的颜色大多是白的，则属寒证；如果五色兼见，则是寒热错杂的病；如果络脉中的邪气亢盛，就会向内传入它所归属的经脉。因为络脉属阳，主管人体的外部；经脉属阴，主管人体的内部。

少阳经的阳络，叫作“枢持”，手、足少阳经脉的诊法是一样的，凡是在少阳经的上下分属部位所能看到的细小血管，都是属于少阳经的络脉。如果络脉的邪气亢盛，就会向内传于它所归属的经脉。所以，络脉中的邪气没有被祛除，则会向内传入经脉，经脉中的邪气外溢涌入内脏。各条经脉都是如此。

太阳经的阳络，名叫“关枢”，手、足太阳经脉的诊法是一样的，凡是在太阳经的上下分属部位所能看到的细小血管，都是属于太阳经的络脉。如果络脉的邪气亢盛，就会向内传于它所归属的经脉。

【解析】这段经文主要论述了阳明、少阳、太阳三经的阳络（浮络）的诊察方法及其临床意义。阳明经的阳络称为“害蜚”，其诊法上下相同，通过观察络脉颜色变化可判断病症：青色主痛，黑色主痹，黄赤主热，白色主寒，五色兼见则为寒热错杂。少阳经的阳络称为“枢持”，具有枢转阳气的作用，其邪气亢盛可内传经脉。太阳经的阳络称为“关枢”，具有固卫体表的功能，其邪气亢盛同样会内传经脉。三经都遵循“络盛则入客于经”的传变规律，体现了络脉属阳主外、经脉属阴主内的整体观念。

【原文】少阴之阴，名曰枢儒，上下同法，视其部中有浮络者，皆少阴之络也，络盛则入客于经，其入经也，从阳部注于经，其出者，从阴内注于骨。心主之阴，名曰害肩，上下同法，视其部中有浮络者，皆心主之络也，络盛则入客于经。太阴之阴，名曰关蛰，上下同法，视其部中有浮络者，皆太阴之络也，络盛则入客于经。凡十二经络脉者，皮之部也。

【注释】① 枢儒：儒，通臑，指肢体内侧肌肉厚软之处，为少阴经络脉所经之处。枢儒，指少阴位于太阴与厥阴之间，具有枢转阴阳之功。

② 其出者，从阴内注于骨：邪气外溢出阴经，而向内注之于骨。

③ 害肩：害，同前面的“害蜚”。厥阴经向上到达肩腋之处，所以叫“害肩”。

④ 关蛰；关，有固外之义；蛰，即蛰伏，闭藏。关蛰，指太阴具有闭藏的作用，不使阴气外泄。

【白话解】少阴经的阴络，叫作“枢儒”，手、足少阴经的诊法是一样的，凡是少阴经的上下分属部位所能看到的细小血管，都是属于少阴经的络脉。若络脉中的邪气亢盛，就会向内传于它所属的经脉，邪气传于经脉，是先从属阳的络脉注入于经脉，然后从属阴的经脉外溢而向内注于骨。

厥阴经的阴络，叫作“害肩”，手、足厥阴经的诊法是一样的，凡是厥阴经的上下分属部位所看到的细小血管，都是属于厥阴经的络脉。若络脉中的邪气亢盛，就会向内传于它所属的经脉。

太阴经的阴络，叫作“关蛰”，手，足太阴经的诊法是一样的，凡是太阴经的上下分属部位所能看到的细小血管，都是属太阴经的络脉。若络脉中的邪气亢盛，就会向内传于它所属的经脉。

以上所说的这十二经之络脉的分部，分别处在皮肤的各个部位上，是十二经脉的皮部。

【解析】少阴经的阴络叫作“枢儒”。张介宾注：“儒，《说文》：柔也。王氏（王冰）曰：顺也。少阴为三阴开阖之枢，而阴气柔顺，故名曰枢儒。”开、阖、枢就是气的升降出入。阳经皮部主生发，阴经皮部主收藏。太阳开则阳气上升，上升到一个阶段就是阳明；阳明阖则太阴开，阳气开始潜藏，少阳在其中起着枢纽的作用。当阳气全部潜藏时，厥阴发挥着主阖的功能，再接下来又到太阳，其中这个阴转阳的枢纽就是少阴。

【原文】是故百病之始生也，必先于皮毛，邪中之则腠理开，开则入客于络脉，留而不去，传入于经，留而不去，传入于腑，廪于肠胃。邪之始入于皮也，泝然起毫毛，开腠理；其入于络也，则络脉盛色变；其入客于经也，则感虚乃陷下；其留于筋骨之间，寒多则筋挛骨痛，热多则筋弛骨消，肉烁䐃破，毛直而败。

【注释】① 廪：聚集。

② 感虚乃陷下：是指邪气客于经脉之中，由于经脉之气虚弱，导致邪气内陷。

【白话解】因此，各种疾病的发生，大多是先从皮肤毫毛开始的。病邪侵犯皮毛后，则会使毫毛张开，毫毛张开则病邪侵入络脉；邪气在络脉中留而不去，就会向内传入经脉之中；如果邪气在经脉之中留而不去，就会传于腑，聚积于肠胃。在病邪开始侵犯皮肤毫毛之时，会使人出现怕冷、寒战而毫毛竖起，腠理开泄等症状；当病邪侵入络脉之时，则会出现络脉盛满、颜色改变的异常表现；当病邪侵入经脉之时，经气虚少则导致邪气内陷；当病邪停留于筋骨之间时，如果寒邪偏多则筋脉挛急骨节疼痛，如果热邪偏多则筋脉弛缓，所以骨髓软弱，肌肉无力，皮肉败坏，毛发枯槁。

【解析】“百病之始生也，必先于皮毛”，邪气侵犯人体的一般途径是由皮肤传入络脉，再传到经脉，再从经脉传到脏腑。

【原文】帝曰：夫子言皮之十二部，其生病皆何如？岐伯曰：皮者脉之部也，邪客于皮则腠理开，开则邪入客于络脉，络脉满则注于经脉，经脉满则入舍于腑脏也，故皮者有分部，不与而生大病也。帝曰：善。

【注释】不与：与，同预。指不给予及时的预防、治疗。

【白话解】黄帝说：先生您说的十二经脉分属的皮部，发生疾病的情况都是怎样的呢？岐伯说：皮肤是络脉分属的部位。邪气侵入皮肤毫毛，则毛孔张开，毛孔张开则病邪趁机侵入络脉；络脉中的邪气亢盛则内传于经脉；经脉的邪气亢盛则侵入相应的腑脏。所以说皮肤有十二经脉分属的部位，如果见到病变而不给予及时的预防和治疗，邪气将会内传于腑脏而产生严重的病变。黄帝说：讲得好！

【解析】皮部是一身之表，是内外的界限所在。皮毛不固，外邪入侵，百病乃生。若能在外邪方客居于皮肤腠理之时及时发现并调理，身体内部的脏腑经脉就能平安无事，不生大病。这就是了解皮部的意义。

经络论篇第五十七

【原文】黄帝问曰：夫络脉之见也，其五色各异，青黄赤白黑不同，其故何也？岐伯对曰：经有常色而络无常变也。帝曰：经之常色何如？岐伯曰：心赤，肺白，肝青，脾黄，肾黑，皆亦

应其经脉之色也。帝曰：络之阴阳，亦应其经乎？岐伯曰：阴络之色应其经，阳络之色变无常，随四时而行也。寒多则凝泣，凝泣则青黑，热多则淖泽，淖泽则黄赤，此皆常色，谓之无病。五色具见者，谓之寒热。帝曰：善。

【注释】

① 络之阴阳：阴络一般指分布在较深部位或内部的络脉；阳络一般指分布在较浅部位或体表的络脉。

② 凝泣：凝滞不通。泣，通“涩”。

③ 淖泽：润泽流畅。淖，湿润。

【白话解】黄帝问道：络脉显现于外，它的五色各不相同，有青、黄、赤、白、黑的不同，这是什么缘故呢？岐伯回答说：经脉的颜色是固定不变的，而络脉的颜色却不固定是变化的。黄帝说：经脉固定的正常颜色是怎样的呢？岐伯说：心的经脉是赤色，肺的经脉是白色，肝的经脉是青色，脾的经脉是黄色，肾的经脉是黑色，经脉与脏腑相通。所以，经脉的颜色与内脏的主色是相对应的。黄帝说：络脉分阴阳，也与各自所属的经脉相应吗？岐伯说：阴络的颜色与其经脉相应，阳络的颜色变化无常，随着四季的更替而变化。寒邪偏盛，气血就会凝滞不畅，凝滞不畅就会呈现青黑色；热邪偏盛，气血就会润泽，润泽就会呈现黄赤色。这些都是正常的颜色，说明没有疾病。如果五种颜色都显现出来，就称为寒热错杂之证。黄帝说：好。

【解析】这段经文主要讨论了络脉的颜色变化及其与经脉、阴阳、四时以及疾病的关系，主要有以下几方面。

1. 络脉与经脉颜色特点的对比

“经有常色而络无常变也。”明确指出经脉的颜色是固定不变的，而络脉的颜色却没有固定的变化。这体现了经脉与络脉在生理特性上的差异。经脉是人体气血运行的主要通道，其颜色相对稳定，反映了相应脏腑的本质属性。而络脉作为经脉的分支，分布广泛且较为浅表，其颜色更容易受到各种因素的影响而发生变化。

2. 经脉的正常颜色与相应脏腑的关系

“心赤，肺白，肝青，脾黄，肾黑，皆亦应其经脉之色也。”说明了五脏所主的经脉颜色分别与心、肺、肝、脾、肾相对应。

这种对应关系是基于中医的五行理论，即心属火，其色赤；肺属金，其色白；肝属木，其色青；脾属土，其色黄；肾属水，其色黑。通过观察经脉的颜色，可以推断相应脏腑的功能状态。

3. 络脉的阴阳属性与颜色变化

①“阴络之色应其经，阳络之色变无常，随四时而行也。”将络脉分为阴络和阳络，阴络的颜色与其所属经脉的颜色相应，这进一步强调了阴络与经脉在生理上的紧密联系。而阳络的颜色变化无常，随着四季的更替而变化。这表明阳络更容易受到外界环境因素的影响，其颜色变化反映了人体与自然环境的相互关系。

② 四季对阳络颜色的影响。这些颜色变化都是人体适应自然环境的正常表现，也为中医诊断提供了依据。

4. 五色俱见与疾病的关系

正常情况下，络脉的颜色应该是单一或几种与季节、脏腑相应的颜色，而五色俱见则表明气血紊乱，阴阳失调，可能是外感寒热之邪或体内脏腑功能失调所致。

气穴论篇第五十八

【原文】黄帝问曰：余闻气穴三百六十五以应一岁，未知其所，愿卒闻之。岐伯稽首再拜对曰：窘乎哉问也！其非圣帝，孰能穷其道焉，因请溢意尽言其处。

帝捧手逡巡而却曰：夫子之开余道也，目未见其处，耳未闻其数，而目以明，耳以聪矣。岐伯曰：此所谓圣人易语，良马易御也。

帝曰：余非圣人之易语也，世言真数开人意，今余所访问者真数，发蒙解惑，未足以论也。然余愿闻夫子溢志尽言其处，令解其意，请藏之金匮，不敢复出。岐伯再拜而起曰：臣请言之，背与心相控而痛，所治天突与十椎及上纪，上纪者胃脘也，下纪者关元也。背胸邪系阴阳左右，如此其病前后痛涩，胸胁痛而不得息，不得卧，上气短气偏痛，脉满起斜出尻脉，络胸胁支心贯膈，上肩加天突，斜下肩交十椎下。

【注释】

① 气穴：经气所注的穴位。

② 窘：高深。

③ 孰能穷其道焉：谁能穷究这些道理呢。孰，谁。穷，穷究。

④ 溢意：详尽地说出。溢，满，这里指详尽。

⑤ 真数：真正的气穴数目。

⑥ 控：牵引。

⑦ 十椎：背部第十胸椎下的中枢穴。

⑧ 上纪：胃脘部。

⑨ 下纪：关元穴。

⑩ 上气短气偏痛：上部气短、气逆，疼痛偏于一侧。短气，气短。偏痛，疼痛偏于一侧。

⑪ 脉满起斜出尻脉：脉气满盛而斜出于尻脉。满，满盛。尻脉，指从臀部开始的经脉。

【白话解】黄帝问道：我听说人体有三百六十五个气穴，对应一年的天数，但不知道具体位置，希望听您详尽地讲解一下。岐伯叩首拜答：这个问题问得深刻啊！若非圣明君主，谁能穷究其中道理？请允许我详细说明这些气穴的位置。

黄帝拱手后退说：先生为我开启医道之门，虽未亲眼见到气穴，未听闻具体数目，但我的目力已明，耳力已聪。岐伯说：这就是所谓圣人一点就通，良马一驾就驭。

黄帝说：我并非圣人，一点就通之人。世人说真知能开悟人心，我现在询问的就是真知，只为启蒙解惑，还不足以深论。但希望先生详细说明气穴位置，让我理解其中真意，我一定把学到的内容珍藏于金匮，不敢外传。岐伯再次叩拜后起身说：请让我说一说。背部和心胸相互牵引而疼痛，治疗时可取天突穴、背部第十椎下的中枢穴以及上纪和下纪，上纪是指胃脘部，下纪是指关元穴。背部和胸部的邪气与阴阳左右相关，如果出现这种病症，前后疼痛不畅，胸胁疼痛导致呼吸困难，不能平卧，气喘气短，局部疼痛，脉气满溢从尻脉斜出，络脉布于胸胁支心贯穿膈肌，上行至肩部加天突穴，斜下至肩部交于背部第十椎下方。

【解析】这段内容主要是黄帝与岐伯关于人体气穴的讨论。

气穴，是活的，不固定的，只有活人才有气穴。气穴为经脉之气，与天地相应而在人体互通之处。气府，指经脉之气所发之处。骨空，指与骨有关的气穴与气府。知道“皮部”“经脉”“气穴”“气府”与“骨空”的真义之后，在《气穴论》中，还重点讲了一个词“真数”。真，至真，至精，至微，至善，近于道也。《黄帝内经》中所提及的真数，阴、阳是真数，天地人三才是真数；金木水火土五行是真数；四时八风九野是真数；《黄帝内经》八十一篇是真数，老子统称为“一”，看成是道。《气穴论》中反复论述的真数是365穴。

岐伯描述了背部和心胸牵引疼痛的病证及治疗方法，涉及天突、第十胸椎下中枢、胃脘（上纪）、关元（下纪）等穴位，同时阐述了这种病证与背部、胸部邪气侵犯人体，联系阴阳左右有关，表现为前后疼痛滞涩、胸胁痛、气短气逆等症状，其病理联系涉及尻脉、胸胁、心脏、横膈等部位。这段内容体现了《黄帝内经》对人体经络穴位与病证关系的深刻认识。

【原文】脏俞五十穴，腑俞七十二穴，热俞五十九穴，水俞五十七穴，头上五行行五，五五二十五穴，中䏚两傍各五，凡十穴，大椎上两傍各一，凡二穴，目瞳子浮白二穴，两髀厌分中二穴，犊鼻二穴，耳中多所闻二穴，眉本二穴，完骨二穴，项中央一穴，枕骨二穴，上关二穴，大迎二穴，下关二穴，天柱二穴，巨虚上下廉四穴，曲牙二穴，天突一穴，天府二穴，天牖二穴，扶突二穴，天窗二穴，肩解二穴，关元一穴，委阳二穴，肩贞二穴，喑门一穴，脐一穴，胸俞十二穴，背俞二穴，膺俞十二穴，分肉二穴，踝上横二穴，阴阳跻四穴，水俞在诸分，热俞在气穴，寒热俞在两骸厌中二穴，大禁二十五，在天府下五寸，凡三百六十五穴，针之所由行也。

【注释】

① 脏俞五十穴：脏，即五脏；俞，指五输穴，即井、荥、输、经、合。每脏有五穴，为二十五穴，左右合而言之，共五十穴。

② 腑俞七十二穴：腑，指胆胃大肠小肠膀胱三焦；俞，即井、荥、输、经、合、原。

③ 中胎（lǚ）两傍各五：指脊椎两傍各五穴。“胎”同膂，脊也。指肺俞、心俞、肝俞、脾俞、肾俞。

④ 两髀厌分中二穴：指环跳穴。

⑤ 耳中多所闻二穴：指听宫穴。

⑥ 眉本二穴：指攒竹穴。

⑦ 项中央一穴：指风府穴。

⑧ 枕骨二穴：指窍阴穴，在浮白穴下，乳突根部。

⑨ 曲牙二穴：曲牙一名颊车。

⑩ 肩解二穴：指肩井穴，在大椎与肩峰连线的中点，手足少阳、阳维之会。

⑪ 脐一穴：指神阙穴。

⑫ 背俞二穴：指大杼穴。

⑬ 踝上横二穴；指交信（内踝）、跗阳（外踝）二穴。

⑭ 骸厌：膝外侠膝之骨厌中。

⑮ 大禁：禁不可刺，这里指手阳明大肠经的五里穴。

【白话解】五脏的腧穴有五十个，即每脏各有井、荥、输、经、合五穴，五脏共计二十五个穴位，左右两侧共为五十个穴位；六腑的腧穴有七十二个，即每腑各有井、荥、输、经、合、原六穴，六腑计三十六穴，左右两侧共为七十二个穴位。治疗热病的腧穴有五十九个，治疗水肿病的腧穴有五十七个。头上有五行，每行五个穴位，五五共二十五个穴位。脏在背部脊椎两傍各有一穴，二五共十穴。大椎上两傍各有一穴，左右共二穴。眼旁的瞳子髎和耳旁的浮白，左右两侧共计四个穴位。两侧髀枢环跳处左右各有一个穴位，共两个穴位（环跳穴），犊鼻穴左右两个穴位。耳中多所闻左右两个穴位（听宫穴）。眉根部左右攒竹穴。完骨左右两个穴位。头顶中央一个穴位（风府穴）。枕骨处左右两个穴位（窍阴穴）。上关穴左右两个穴位。大迎穴左右两个穴位。下关穴左右两个穴位。天柱穴左右两个穴位。巨虚上廉、巨虚下廉共四个穴位。曲牙左右两个穴位（颊车穴）。天突一个穴位。天府左右两个穴位。天牖左右两个穴位。扶突左右两个穴位。天窗左右两个穴位。肩解左右两个穴位（肩井穴）。关元一个穴位。委阳左右两个穴位。肩贞左右两个穴位。喑门一个穴位。肚脐中央一个穴位（神阙穴）。胸部有俞府、彧中、神藏、灵墟、神封、步廊六穴，左右共十二个穴位。背俞左右两个穴位（大杼穴）。胸两旁的膺部有云门、中府、周荣、胸乡、天溪、食窦六个穴位，左右共十二个穴位。（足外踝）分肉两个穴位（阳辅穴）。踝上横纹处两个穴位（内踝：交信穴外踝：跗阳穴）。阴跷脉（照海穴）、阳跷脉（申脉穴）各有四个穴位。治水病的穴位都在各条经脉的肌肉之间；治热病的穴位都在各条经脉的阳气会聚之处，治疗寒热的穴位在左右两侧骸厌中有两个穴位。大禁之穴是天府穴下五寸处的五里穴。总计人体有三百六十五个穴位，这些都是针刺所应用的穴位。

【解析】这段经文系统地展示了人体的穴位分布和分类，为中医针灸治疗提供了重要的理论依据。前人在注疏时发现：自天突、十椎、上纪起，至厌中二穴，共计三百六十四穴，除去重复，实有三百一十三穴，认为这是竹简脱落造成的不全。

【原文】帝曰：余已知气穴之处，游针之居，愿闻孙络谿谷，亦有所应乎？岐伯曰：孙络三百六十五穴会，亦以应一岁，以溢奇邪，以通荣卫，荣卫稽留，卫散荣溢，气竭血著，外为发热，内为少气，疾泻无怠，以通荣卫，见而泻之，无问所会。

帝曰：善。愿闻谿谷之会也。岐伯曰：肉之大会为谷，肉之小会为谿，肉分之间，谿谷之会。以行荣卫，以会大气。邪溢气壅，脉热肉败，荣卫不行，必将为脓，内销骨髓，外破大腘，留于节凑，必将为败。积寒留舍，荣卫不居，卷肉缩筋，肋肘不得伸，内为骨痹，外为不仁，命曰不足，大寒留于谿谷也。谿谷三百六十五穴会，亦应一岁。其小痹淫溢，循脉往来，微针所及，与法相同。

帝乃辟左右而起，再拜曰：今日发蒙解惑，藏之金匮，不敢复出。乃藏之金兰之室，署曰气穴所在。岐伯曰：孙络之脉别经者，其血盛而当泻者，亦三百六十五脉，并注于络，传注十二络脉，非独十四络脉也，内解泻于中者十脉。

【注释】① 孙络，即络脉别出的小络。

② 以溢奇邪：指邪气自皮毛而入客于孙络，泛溢于大络而生奇病。《类经》七卷第八注："溢，注也，满也。奇，异也。"

③ 气竭血著：气血凝滞。气竭，气血运行不畅；血著，血

液凝滞。

④ 大气：指宗气。

⑤ 䐃：大肉。

⑥ 不足：指阳气虚损不足。

⑦ 十二络脉：十二，当为十四。十四络脉是十二经之络脉加上任脉、督脉二经之络脉。

⑧ 十脉：指五脏之脉，左右共十脉，故曰十脉。

【白话解】黄帝说：我已经知道了气穴的位置，也了解了针刺的部位，希望听听孙络和谿谷，是否也有什么是与之相应的呢？岐伯说：孙络与三百六十五个穴位相会合，也与一年的天数相应，孙络可以溢散邪气，疏通营气和卫气。如果营气和卫气稽留不行，卫气耗散而营气满溢，就会导致气血凝滞。气血凝滞在外部表现为发热，在内部表现为少气。应当迅速用泻法针刺，不能懈怠，以疏通营气和卫气。见到有邪气滞留的地方就针刺泻之，不必问孙络会合的具体部位。

黄帝说：好。希望听听谿谷会合的情况。岐伯说：大的肌肉之间的会合处称为谷，小的肌肉之间的会合处称为谿。分肉之间，是谿谷会合的地方。谿谷可以通行营气和卫气，与宗气会合。如果邪气过盛而气血壅滞，就会使经脉发热、肌肉腐败，营气和卫气不能运行，最终也将腐败成脓肿，向内深入可以使骨髓腐败，向外蔓延则可以使大的肌肉也消瘦破溃，如果邪气留连于关节肌腠，必将使筋骨败坏形成严重病变。如果寒邪长期留滞在谿谷，就会使营气和卫气不能留居，肌肉挛缩，筋脉拘急，肘部和腋下不能伸展。在内部会形成骨痹，在外部会表现为肌肤麻木不仁，这是阳气虚损不足，大寒留滞在谿谷所致。谿谷与三百六十五个穴位相会合，也与一年的天数相应。如果是小的痹病邪气浸淫扩散，沿着经脉往来，用微针治疗就可以，其方法与治疗其他疾病相同。

黄帝于是让左右的人退下，起身再拜说：今天听了您的讲解，使我豁然开朗，解除了疑惑。我要把这些知识藏在金匮之中，不敢轻易拿出来。并将金匮藏在金兰之室，题名为“气穴所在”。岐伯说：孙络之脉是从正经别出的脉络，如果其中血液盛满应用泻法，孙脉亦有三百六十五脉，但都能回流入络脉之中，络脉再回流入十二经脉。虽不是与十四络脉相通，实际上已经包括在其中了。即便是深入到骨缝中的络脉，受邪后也可以传入五脏的经脉之中。

【解析】“孙络”，是人体络脉中的分支，在外与皮毛相连，在内与经脉相通，是沟通荣卫的枢纽。假如邪气留于孙络，阻塞荣卫的通道，卫气外散则热，荣血内滞而满，此时需用泻法行刺。文中以山与山之间低陷的地方叫溪谷为例，说明人体肌肉大大小小的会合处叫溪谷。假如病邪停留于人体的关节肌肉之处，则内生骨痹，外致肌肉麻木，此时也用泻法以通荣卫。

气府论篇第五十九

【原文】足太阳脉气所发者七十八穴：两眉头各一，入发至顶三寸半，傍五，相去三寸，其浮气在皮中者凡五行，行五，五五二十五，项中大筋两傍各一，风府两傍各一，侠脊以下至尻尾二十一节十五间各一，五脏之俞各五，六腑之俞各六，委中以下至足小指傍各六俞。

足少阳脉气所发者六十二穴：两角上各二，直目上发际内各五，耳前角上各一，耳前角下各一，锐发下各一，客主人各一，耳后陷中各一，下关各一，耳下牙车之后各一，缺盆各一，掖下三寸，胁下至胠，八间各一，髀枢中，傍各一，膝以下至足小指次指各六俞。

足阳明脉气所发者六十八穴：额颅发际傍各三，面鼽骨空各一，大迎之骨空各一，人迎各一，缺盆外骨空各一，膺中骨间各一，侠鸠尾之外，当乳下三寸，侠胃脘各五，侠脐广三寸各三，下脐二寸侠之各三，气街动脉各一，伏兔上各一，三里以下至足中指各八俞，分之所在穴空。

【注释】① 顶：前顶穴。

② 浮气：指经脉浮于头部巅顶之气。

③ 凡五行：指行于头部之经脉，中行是囟会、前顶、百会、后顶、强间等五穴；次侠旁二行是五处、承光、通天、络却、玉枕五穴；又次旁两行是临泣、目窗、正营、承灵、脑空五穴。

④ 面鼽骨空：鼽骨，即颧骨。面鼽骨空，即指眶下空。

【白话解】足太阳膀胱经脉气所发的有七十八个腧穴：在两眉头凹陷中的攒竹穴各有一个；从攒竹穴向上行进入头发到前顶穴，这之中有神庭穴、上星穴、囟会穴，共长三寸半，前顶穴居中央一行，两旁各有二行，连中央一行共计五行，中央一行到外行的距离为三寸。太阳经脉之气上浮于头部皮肤中，共有五行，每行有五个穴位，五五共计二十五个穴位；项部大筋两旁左右各有一穴（天柱穴）；风府两旁各有一穴（风池穴）；脊柱两旁从大椎往下至尾骶骨，有二十一节，其中十五个椎间左右各有一穴；五脏的腧穴左右各有五个（肺俞穴、心俞穴、肝俞穴、脾俞穴、肾俞穴）；六腑的腧穴左右各有六个（胃俞穴、三焦俞穴、胆俞穴、大肠俞穴、小肠俞穴、膀胱俞穴）；委中以下至足小趾旁左右各有六个腧穴（委中穴、昆仑穴、京骨穴、束骨穴、通谷穴、至阴穴）。

足少阳胆经脉气所发的有六十二个腧穴：左右两额角上各有两个穴位（曲鬓穴、天冲穴）；两眼直上的发际内各有五个穴位（临泣穴、目窗穴、正营穴、承灵穴、脑空穴）；耳前角上左右各有一穴（颔厌穴）；耳前角下左右各有一穴（悬厘穴）；耳前锐发下左右各有一穴（和髎穴）；客主人左右各有一穴（上关穴）；耳后陷中左右各有一穴（翳风穴）；下关左右各有一穴（下关穴）；耳下牙车之后左右各有一穴（颊车穴）；缺盆左右各有一穴（缺盆穴）；腋下三寸，各有三穴，即渊腋穴、辄筋穴、天池穴三穴，左右共六穴；从胁下到季肋，肋间有日月穴、章门穴、带脉穴、五枢穴、维道穴、居髎穴六个穴位，左右共十二穴；髀枢中左右各有一穴（环跳穴）；膝以下至足小趾次趾左右各有六个腧穴（阳陵泉穴、阳辅穴、丘墟穴、临泣穴、侠溪穴、窍阴穴）。

足阳明胃经脉气所发的有六十八个腧穴：额颅发际旁左右各有三个穴位（悬颅穴、阳白穴、头维穴）；面部颧骨空处左右各有一穴（四白穴）；大迎处的骨空左右各有一穴（大迎穴）；人迎左右各有一穴（人迎穴）；缺盆外的骨空左右各有一穴（天髎穴）；胸膺部每根肋骨间有一穴位（膺窗穴、气户穴、库房穴、屋翳穴、乳中穴、乳根穴，左右共十二穴）；从鸠尾穴之外，正当乳下三寸，挟胃脘左右各有五个穴位（不容穴、承满穴、梁门穴、关门穴、太乙穴）；挟脐两旁宽三寸的部位左右各有三个穴位（滑肉门穴、天枢穴、外陵穴）；脐下二寸挟脐两旁左右各有三个穴位（大巨穴、水道穴、归来穴）；归来下动脉跳动处左右各有一穴（气衔穴）；伏兔上方左右各有一穴（髀关穴）；足三里以下至足中趾左右各有八个腧穴（足三里穴、上巨虚穴、下巨虚穴、解溪穴、冲阳穴、陷谷穴、内庭穴、厉兑穴），这些穴位分布在骨空之中。

【解析】这段内容主要记载了足太阳、足少阳、足阳明三条经脉气所发的穴位情况。

足太阳脉气所发：分布区域广，包括眉头、项部、背部、风府周围及委中以下至足小趾旁。有浮于皮中的五行二十五穴，还有项部、风府旁、脊柱两旁及五脏六腑的俞穴等特定位置的穴位。

足少阳脉气所发：穴位多在头部，如两角上、直目上发际内、耳周围等，也涉及身体其他部位，如缺盆、腋下、胁下、髀枢中及膝以下至足小趾次趾。

足阳明脉气所发：涵盖面部、胸部和腹部穴位，如额颅发际旁、面鼽骨空、人迎、膺中骨间、胃脘周围及脐部周围等，还有下肢的气街、伏兔及足三里以下至足中趾的穴位。

【原文】手太阳脉气所发者三十六穴：目内眦各一，目外各一，鼽骨下各一，耳郭上各一，耳中各一，巨骨穴各一，曲掖上骨穴各一，柱骨上陷者各一，上天窗四寸各一，肩解各一，肩解下三寸各一，肘以下至手小指本各六俞。

手阳明脉气所发者二十二穴：鼻空外廉项上各二，大迎骨空各一，柱骨之会各一，髃骨之会各一，肘以下至手大指次指本各六俞。

手少阳脉气所发者三十二穴：鼽骨下各一，眉后各一，角上各一，下完骨后各一，项中足太阳之前各一，侠扶突各一，肩贞各一，肩贞下三寸分间各一，肘以下至手小指次指本各六俞。

【注释】① 鼽骨：颧骨。

② 肩解：指的是肩关节后方骨缝结构。

③ 柱骨之会：谓项肩相会之处，两天鼎穴。

④ 完骨：一指骨名，即今之所谓“乳突”；一指穴名，即在乳突后下方凹陷中的完骨穴，在此应为骨名。

【白话解】手太阳小肠经脉气所发的有三十六个腧穴：内眼角各有一穴（睛明穴）；外眼角各有一穴（瞳子髎穴）；颧骨下各有一穴（颧髎穴）；耳郭上各有一穴（角孙穴）；耳中各有一穴（听宫穴）；巨骨穴左右各有一穴；曲掖上骨处各有一穴（臑俞穴）；柱骨上凹陷处各有一穴（肩井穴）；天窗穴之上四寸有窍阴穴，左右各一个穴位；肩解处各有一穴（秉风穴）；肩解下三寸处各有一穴（天宗穴）；肘部以下至手小指根部各有六个腧穴（小海穴、阳谷穴、腕骨穴、后溪穴、前谷穴、少泽穴）。

手阳明大肠经脉气所发的有二十二个腧穴：鼻孔外侧、项部上方各有两个穴位，分别是迎香穴和扶突穴；大迎穴在骨空处，左右各有一穴；柱骨之会处各有一穴（天鼎穴）；髃骨之会处各有一穴（肩髃穴）；肘部以下至手拇指、食指根部各有六个腧穴（手三里穴、阳溪穴、合谷穴、三间穴、二间穴、商阳穴）。

手少阳三焦经脉气所发的有三十二个腧穴：颧骨下各有一穴（颧髎穴）；眉后各有一穴（丝竹空穴）；角上各有一穴（悬厘穴）；下完骨后各有一穴（天牖穴）；项中在足太阳膀胱经之前各有一穴（风池穴）；挟扶突处各有一穴（天窗穴）；肩贞穴左右各有一穴；肩贞下三寸分间处各有一穴（肩髎穴、臑会穴、消泺穴）；肘部以下至手小指侧的无名指根部各有六个腧穴（天井穴、支沟穴、阳池穴、中渚穴、液门穴、关冲穴）。

【解析】这段内容记载了手太阳、手阳明、手少阳三条经脉气所发的穴位情况。手太阳脉气所发的穴位分布广泛，涉及头面部、肩部、项部和肘部以下至手小指部位，可用于治疗小肠经相关病症以及头面、肩颈、上肢等部位的疾病。手阳明脉气所发的穴位主要分布在头面部和上肢，可用于治疗大肠经病症以及面部、颈部、上肢的疾病。手少阳脉气所发的穴位分布在头面部、项部、肩部和上肢，可用于治疗三焦经相关疾病以及头面、肩颈、上肢的病症。

【原文】督脉气所发者二十八穴：项中央二，发际后中八，面中三，大椎以下至尻尾及傍十五穴，至骶下凡二十一节，脊椎

法也。

任脉之气所发者二十八穴：喉中央二，膺中骨陷中各一，鸠尾下三寸，胃脘五寸，胃脘以下至横骨六寸半一。腹脉法也。下阴别一，目下各一，下唇一，龂交一。

冲脉气所发者二十二穴：侠鸠尾外各半寸至脐寸一，侠脐下傍各五分至横骨寸一。腹脉法也。

足少阴舌下，厥阴毛中急脉各一，手少阴各一，阴阳跻各一，手足诸鱼际脉气所发者，凡三百六十五穴也。

【白话解】督脉气所发的有二十八个腧穴：项中央有两个穴位（风府穴和哑门穴）；从前发际到后发际，中行有八个穴位（神庭穴、上星穴、囟会穴、前顶穴、百会穴、后顶穴、强间穴、脑户穴）；面部中央有三个穴位（素髎穴、水沟穴、兑端穴）；从大椎以下至尻尾及两旁有十五个穴位（即大椎穴、陶道穴、身柱穴、神道穴、灵台穴、至阳穴、筋缩穴、中枢穴、脊中穴、悬枢穴、命门穴、阳关穴、腰俞穴、长强穴及会阳穴）。总共二十一节脊椎，这是计算脊椎骨来确定穴位的方法。

任脉之气所发的有二十八个腧穴：喉咙中央有两个穴位（廉泉穴和天突穴）；胸骨陷中共有六个穴位（璇玑穴、华盖穴、紫宫穴、玉堂穴、膻中穴和中庭穴）；鸠尾下三寸（鸠尾穴、巨阙穴和上脘穴三穴）、胃脘处（中脘穴到脐中）五寸（中脘穴、建里穴、下脘穴、水分穴和神阙穴五穴）、胃脘以下至横骨（脐中到横骨毛际）六寸半处（阴交穴、气海穴、石门穴、关元穴、中极穴、曲骨穴六穴）各有穴位分布。任脉在腹部共有十四个穴位。此外，下部前阴与后阴中间有一个穴位（会阴穴）；目下有一个穴位（承泣穴）；下唇有一穴（承浆穴）；还有一个龈交穴。

冲脉之气所发的有二十二个腧穴：挟鸠尾外两旁半寸下行到脐的左右，每侧各有六个穴位（幽门穴、通谷穴、阴都穴、石关穴、商曲穴和肓俞穴）；挟脐旁开半寸下行到横骨，这之间每侧各有五个穴位（中注穴、四满穴、胞门穴、大赫穴和下极穴），左右两侧共十个穴位；每寸一穴，这是冲脉在腹部的取穴方法。

足少阴经脉之气所通达与灌注的穴位：舌下有两穴（金津

穴、玉液穴）；足厥阴经脉之气所通达灌注之处，在毛际左右各存有一个急脉穴；手少阴于腕后左右各有一阴郄穴；阴跷、阳跷各自有一穴，左右共计四穴。而手足掌两旁肌肉丰满隆起的地方，皆为经脉之气通达灌注的所在。以上这些穴位总计为三百六十五个。

【解析】《黄帝内经》中本篇所言脉气所发三百六十五穴与各经脉气所发之数相加的三百八十六穴不符，各家注释的穴位数量也各不相同。究其原因大概有三：一是原文在流传过程中可能出现脱简讹误；二是各注家埋解角度不同；三是后人不断地发明补充。吴昆、张介宾等对穴位数量有不同看法，马莳、张志聪强合三百六十五数不可取，而《太素》中杨上善认为三百六十五穴是举大数而言有一定道理。总的来说，《黄帝内经》中关于穴位数量的记载存在复杂性和不确定性，需要进一步研究和考证。

卷第十六

骨空论篇第六十

【原文】黄帝问曰：余闻风者百病之始也，以针治之奈何？岐伯对曰：风从外入，令人振寒，汗出头痛，身重恶寒，治在风府，调其阴阳，不足则补，有余则泻。大风颈项痛，刺风府，风府在上椎。大风汗出，灸谚语，谚语在背下侠脊傍三寸所，厌之令病者呼谚语，谚语应手。从风憎风，刺眉头。失枕在肩上横骨间，折使揄臂齐肘正，灸脊中。胁络季胁引少腹而痛胀，刺谚语。腰痛不可以转摇，急引阴卵，刺八髎与痛上，八髎在腰尻分间。鼠瘘寒热，还刺寒府，寒府在附膝外解营。取膝上外者使之拜，取足心者使之跪。

【注释】① 谚语：为穴名，属足太阳脉气所发，在第六胸椎棘突下两旁，距脊柱各三寸处。

② 厌之：用手压这个穴位。

③ 应手：手指能感到震动。

④ 眉头：即攒竹穴。在眉头之陷凹中，针尖向下或向外斜刺三至五分。

⑤ 揄：读为摇，即摇动。

⑥ 眇（miǎo 秒）络：指侠脊两旁之空软处的脉络。

⑦ 解：为骨之分解处，即骨缝的意思。

⑧ 营：窟也，凹陷处。

【白话解】黄帝问道：我听说风邪是各种疾病的起始原因，用针刺治疗风邪所致疾病应如何呢？岐伯回答说：风邪从外侵入人体，使人恶寒战栗，出汗，头痛，身体沉重，恶寒。治疗应针刺风府穴，以调和人体的阴阳。正气不足就用补法，邪气有余就用泻法。感受严重的风邪而出现颈项疼痛，针刺风府穴，风府穴在颈椎第一椎上面。严重的风邪侵袭而汗出，应艾灸譩譆穴。譩譆穴在背部第六胸椎棘突下旁开三寸处，用手指按压这个部位，让病人呼喊譩譆，按压的手指会有跳动感。被风邪所伤而怕见风，针刺眉头攒竹穴。失枕病（落枕），其治疗的穴位在肩上横骨之间。若脊背折痛，不能伸舒，可摇其手臂，灸下垂齐肘尖的脊中穴以治之。眇络季胁牵引到少腹部疼痛而胀的，针刺譩譆穴。腰痛得不能转动，痛处牵引睾丸和阴囊，针刺八髎穴以及疼痛部位。八髎穴在腰尻骨间孔隙中。患鼠瘘病（淋巴结核）恶寒发热，应该针刺寒府穴，寒府穴在膝外侧骨与骨之间的凹陷处。取膝上外侧的穴位时，让病人做弯腰作揖的姿势；取足心的穴位时，让病人跪着。

【解析】此段围绕风邪致病及治疗展开论述。首先指出风为百病之始，风邪从外入侵人体可引起振寒、汗出、头痛、身重恶寒等一系列症状，治疗之法重在针刺风府穴以调阴阳，根据正气虚实分别采用补泻之法。对于大风所致颈项痛、汗出等不同症状，分别明确了针刺的穴位及艾灸的部位。如大风颈项痛刺风府，大风汗出灸譩譆穴。同时，还论述了因风憎风、失枕、少阳经络受邪致季胁引少腹痛胀、腰痛牵引阴卵等不同病症的针刺穴位及特殊的取穴姿势，如取膝上外穴使病人拜，取足心穴使病人跪。此外，对于鼠瘘寒热之病，明确应针刺寒府穴。充分体现了《黄帝内经》对风邪致病的精准认识以及丰富多样的针刺治疗方法，为后世中医诊治因风邪所致疾病提供了重要的理论依据和临床指导。

【原文】任脉者，起于中极之下，以上毛际，循腹里上关元，至咽喉，上颐循面入目。冲脉者，起于气街，并少阴之经，侠脐上行，至胸中而散。任脉为病，男子内结七疝，女子带下瘕聚。冲脉为病，逆气里急。督脉为病，脊强反折。督脉者，起于少腹

以下骨中央，女子入系廷孔，其孔，溺孔之端也，其络循阴器合篡间，绕篡后，别绕臀，至少阴与巨阳中络者，合少阴上股内后廉，贯脊属肾，与太阳起于目内眦，上额交巅上，入络脑，还出别下项，循肩髆内，侠脊抵腰中，入循膂络肾；其男子循茎下至篡，与女子等；其少腹直上者，贯脐中央，上贯心入喉，上颐环唇，上系两目之下中央。此生病，从少腹上冲心而痛，不得前后，为冲疝。其女子不孕，癃痔遗溺嗌干。督脉生病治督脉，治在骨上，甚者在脐下营。

【注释】① 侠脐上行：沿着肚脐两旁上行。“侠”通“夹”。

② 七疝：指七种不同类型的疝气。

③ 里急：腹痛。

④ 篡间：会阴部。

⑤ 膂：指脊柱两旁的肌肉，也称为“夹脊肉”或“膂肉”。

⑥ 癃痔遗溺嗌干：小便不通、痔疮、遗尿、咽干。癃，小便不通。遗溺，遗尿。嗌干，咽干。

⑦ 脐下营：指脐下小腹部之阴交穴。

【白话解】任脉，起于中极穴的下面，向上到达阴毛处，再沿着腹部上行经过关元穴，到达咽喉部，然后上行至下巴，上颐面部到眼部。冲脉，起于气街穴，与足少阴肾经并行，沿着肚脐两旁上行，到达胸中而分散。任脉发生病变，男性腹内会结为各种疝病，在女子会出现带下和腹内肿块积聚等病症。冲脉发生病变，会出现气逆上冲、腹中拘急疼痛。督脉发生病变，会出现脊背强直反折。督脉，起于小腹以下的横骨中央，在女子则入内系于廷孔。廷孔就是尿道的外端。督脉的络脉沿着阴器会合于会阴部，再绕行于肛门之后，分支别行绕臀部，与足少阴经和足太阳经中的络脉会合。会合后再沿着足少阴经上行至大腿内侧的后部，贯穿脊柱而连属于肾脏，并与足太阳经起于目内眦，上行至额部，交会于巅顶之上，再入里联络于脑，然后又外出分别下行至项部，沿着肩髆内侧，夹脊柱抵达腰中，入内循行于脊膂，连络肾脏。在男子，督脉则沿着阴茎下行至会阴部，其循行路线与女子相同。从少腹直上的督脉，贯穿脐中央，再向上贯穿心脏，进入咽喉，上行至颐，环绕口唇，再向上系于两目之下的中央。督脉发生病变，会从少腹向上冲心而痛，不能大小便，这种病叫冲疝。在女子会出现不孕，或小便不通、痔疮、遗尿、咽干等病症。督脉发生病变应治疗督脉，轻证的治疗取横骨上的曲骨穴，重证的治疗取脐下的阴交穴。

【解析】岐伯列举了任脉、冲脉和督脉三种奇经脉，通过阐述脉络循行的路线，说明了刺相应的“骨穴”的作用。明确了三脉的起始位置、循行路径及发病特点。任脉、冲脉、督脉被称为“一源三歧”，对人体的生殖、气血运行、脏腑功能等方面起着至关重要的作用。任脉病变在男女不同的病症表现，反映了中医对性别差异在疾病中的认识。冲脉的逆气里急症状提示了其与气机逆乱和腹部病症的关系。督脉病变的脊强反折、冲疝等症状，强调了督脉与脊柱及腹部疾病的关联。“督脉生病治督脉，治在骨上，甚者在脐下营。”轻则治横骨上的曲骨穴，重则治脐下的阴交穴。督脉生病的治疗部位划分，为临床治疗提供了一定的指导方向。

【原文】其上气有音者治其喉中央，在缺盆中者。其病上冲喉者治其渐，渐者上侠颐也。蹇膝伸不屈治其楗。坐而膝痛治其机。立而暑解，治其骸关。膝痛，痛及拇指治其腘。坐而膝痛如物隐者，治其关。膝痛不可屈伸，治其背内。连骱若折，治阳明中俞髎。若别，治巨阳少阴荥。淫泺胫酸，不能久立，治少阳之维，在外上五寸。辅骨上横骨下为楗，侠髋为机，膝解为骸关，侠膝之骨为连骸，骸下为辅，辅上为腘，腘上为关，头横骨为枕。

【注释】① 缺盆中：两缺盆间的天突穴。

② 治其渐：意指应取侠颐处的大迎穴治疗。

③ 蹇：行走困难。

④ 楗：股骨。指足阳明的髀关穴。

⑤ 治其机：意谓可取环跳穴治疗。

⑥ 暑：热也。

⑦ 骸关：谓足少阳之阳关穴也。

⑧ 治其腘：指当取膝腘处的委中穴治疗。

⑨ 治其关：谓于股骨之背侧部取穴治疗。

⑩ 别：别离，即疼痛而膝盖有分离感。

⑪ 淫泺：膝、胫部酸痛无力。

【白话解】病人气逆向上而呼吸有声的，治疗取喉部的天突穴，天突穴在两缺盆的中央。病人病气上冲喉部的，治疗其“渐”的部位，“渐”是指侠颐部的大迎穴。膝关节屈曲不利、伸展不直的，治疗其“楗”的部位，即股部足阳明经穴髀关穴。坐着时膝部疼痛的，治疗其“机”的部位，即挟臀两旁骨缝活动处的环跳穴。起立时膝关节痛牵引到骨缝中热时，治疗其“骸关”的部位，即膝关节的阳关穴。膝痛，疼痛连及足大趾的，应当取腘部委中穴治疗。坐着时膝痛如有物隐藏其中的，治疗其“关”的部位，即应当取腘上的承扶穴治疗。膝痛不能屈伸的，应当取背部足太阳膀胱经腧穴治疗。膝部疼痛牵连胫骨如折断般剧烈，治疗时取其阳明经中的俞髎（足三里穴）。如果疼痛有分离感的，治疗太阳经和少阴经的荥穴。膝、胫部酸痛无力、不能久立的，治疗少阳经的络脉光明穴，在外踝上方五寸处。辅骨之上、横骨之下的部位称为“楗”，夹着髋部的部位称为“机”，膝部的关节缝称为“骸关”，夹着膝盖的骨头称为“连骸”，“连骸”下面的部位称为“辅”，“辅”上面的部位称为“腘”，“腘”上面的部位称为“关”，头部的横骨称为“枕”。

【解析】这段内容论述了三大疾病治法，一讲治“上气”痛。病人气逆向上而呼吸有声的，治疗取其喉部中央，指的是天突穴，此穴在两缺盆的中间。病人气逆上充于咽喉的，治疗取其渐，指的是大迎穴，渐者在面部两旁夹颐之处。二讲治“下肢”膝痛的八种情况的治法。一是治膝关节痛。“蹇膝伸不屈治其楗”，取其股部的经穴。二是治坐下膝痛。“坐而膝痛治其机”，取环跳穴。三是治站立时膝关节热痛。“立而暑解，治其骸关”，取膝关节处的经穴。四是治膝痛引起的脚趾痛。“膝痛，痛及拇指治其腘”，取膝弯处的委中穴。五是治膝骨刺痛。“坐而膝痛如物隐者，治其关”，取承扶穴。六是治膝痛伸不直。“膝痛不可屈伸，治其背内”，取其背部足太阳经的腧穴。七是痛如骨折的治法。“连胻若折，治阳明中俞髎，若别，治巨阳少阴荥。”治疗取其阳明经中的俞髎，指足三里穴；或者别取太阳经、少阴经的荥穴，指通谷穴、然谷穴。八是治酸痛不能久立。“淫泺胫酸，不能久立，治少阳之维，在外上五寸。”治取少阳经的别络穴位，穴在外踝上五寸，指的是光明穴。最后讲，骨与骨的关系，即“骨空”的部位，以增深理解。对人体一些特定部位进行了命名和定义，有助于准确理解和定位病症及治疗部位。这体现了《黄帝内经》对人体结构和病症的细致观察与精准治疗方法的探索。

【原文】水俞五十七穴者，尻上五行，行五，伏兔上两行，行五，左右各一行，行五，踝上各一行，行六穴。髓空，在脑后三分，在颅际锐骨之下，一在龂基下，一在项后中复骨下，一在脊骨上空在风府上。脊骨下空，在尻骨下空。数髓空在面挟鼻，或骨空在口下当两肩。两髆骨空，在髆中之阳。臂骨空在臂阳，去踝四寸两骨空之间。股骨上空在股阳，出上膝四寸。骭骨空在辅骨之上端。股际骨空在毛中动下。尻骨空在髀骨之后，相去四寸。扁骨有渗理凑，无髓孔，易髓无空。

【注释】① 髓空：即骨空，为通髓之处，精髓气血由此出入。

② 颅际锐骨之下：意指在颅后锐骨之下的风府穴。

③ 龂基：龂，yín，音义同龈，下颌骨正中骨缝。

④ 复骨下：指大椎之上，伏而不显之椎下的哑门穴。

⑤ 尻骨下空：指长强穴。

⑥ 或骨空在口下当两肩：王冰注：“谓大迎穴也。”

⑦ 在辅骨之上端：指足阳明之犊鼻穴。

⑧ 凑：与腠通。

⑨ 易髓无空：指扁骨无髓空，以渗腠理而代髓之功，故无空。易，代也。

【白话解】治疗水病的五十七个穴位：在臀部以上有五行，每行五个穴位；在伏兔穴以上有两行，每行五个穴位；左右各有一行，每行五个穴位；在足踝以上各有一行，每行六个穴位。髓孔在脑后三分处，在颅骨边际锐骨之下有一个，在骶骨之下有一个，在项后正中的复骨之下有一个，在脊骨上空处即风府上有一个。脊骨下空在尻骨下面的长强处。还有几个髓孔在面部夹鼻处，有的骨空在口下正当两肩的大迎。两肩髆处的骨空在髆中的外侧。臂骨的空窍在臂外侧，距离足踝四寸处在两骨的空隙之间。股骨上的空窍在大腿外侧，在膝上四寸处。胫骨的空窍在辅骨的上端犊鼻穴。股际的骨空在阴毛中动脉跳动处之下。尻骨空是髀骨后方相去四寸的八髎穴。扁骨有渗灌血脉之纹理，而没有髓空，其渗腠理而代髓之功，全靠渗澹之纹理，所以无空。

【解析】水病就是水气病，常见水病有风水、皮水、正水、石水和黄汗。其中："风水"病：脉浮，骨节疼痛，发汗后受风，汗水没发透而造成的毛病。"皮水"病：脉浮，风水病没治好，进入三焦系统，全身水肿，造成其腹如鼓。这两种水病都可以用汗解。另外"正水"病：脉沉迟，外证自喘。"石水"病：脉自沉，外证腹满不喘。这两种水病都是进入身体内部了，脉沉即代表里。"黄汗"病比较少见，不展开赘述。这段内容主要介绍了治疗水病的五十七个穴位的分布位置以及一些骨空的部位。通过对这些穴位和骨空的描述，为治疗水病提供了具体的穴位指导。反映了中医理论中经络气血与水液代谢的关系，通过刺激特定的穴位来调节水液代谢，达到治疗水病的目的。

【原文】灸寒热之法，先灸项大椎，以年为壮数，次灸橛骨，以年为壮数，视背俞陷者灸之，举臂肩上陷者灸之，两季胁之间灸之，外踝上绝骨之端灸之，足小指次指间灸之，腨下陷脉灸之，外踝后灸之，缺盆骨上切之坚痛如筋者灸之，膺中陷骨间灸之。掌束骨下灸之，脐下关元三寸灸之，毛际动脉灸之，膝下三寸分间灸之，足阳明跗上动脉灸之，巅上一灸之，犬所啮之处灸之三壮，即以犬伤病法灸之，凡当灸二十九处。伤食灸之，不已者，必视其经之过于阳者，数刺其俞而药之。

【注释】① 以年为壮数：艾灸的壮数与病人的年龄相同。

② 橛骨：即尾骶骨，此指长强穴。

③ 绝骨之端：指足少阳经阳辅穴。

④ 足小指次指间：指足少阳经的侠溪穴。

⑤ 腨下陷脉：指足太阳经承山穴。

⑥ 外踝后：指足太阳经昆仑穴。

⑦ 膺中陷骨间：指任脉的天突穴。

⑧ 掌束骨下：指阳池穴。

⑨ 毛际动脉：指足阳明经气冲穴。

⑩ 膝下三寸分间：指足阳明经足三里穴。

⑪ 跗上动脉：指足阳明经冲阳穴。

⑫ 巅上：指督脉百会穴。

⑬ 啮（niè 聂）：咬的意思。

【白话解】艾灸治疗寒热病的方法：先艾灸项后的大椎穴，艾灸的壮数与病人的年龄相同；接着艾灸尾骶骨的长强穴，壮数也与年龄相同；观察背部的腧穴，有凹陷的就艾灸；举起手臂，在肩上有凹陷处艾灸；在两季胁间的京门穴灸之；足外踝上绝骨之端阳辅穴灸之；足小趾次趾间的侠溪穴灸之；腨下陷凹处的承山穴灸之；外踝后的昆仑穴灸之；缺盆骨上按之坚硬如筋而疼痛处灸之；膺中陷骨间的天突穴灸之；手背腕上陷中的阳池穴灸之；在脐下三寸处的关元穴灸之；毛际动脉处的气冲穴灸之；膝下三寸分肉之间的足三里穴灸之；足阳明足跗上的冲阳穴灸之；头顶上的百会穴灸之；被狗咬伤的地方艾灸三壮，按照被狗咬伤的方法艾灸。总共应当艾灸二十九处。因伤食而患病的，艾灸后如果病还不好，就必须观察其经脉中偏盛于阳经的情况，多次针刺其腧穴，并且配合药物治疗。

【解析】这段内容详细介绍了艾灸治疗几大杂症的具体方法和穴位，以及对伤食病症的后续治疗建议。

一是讲寒热症的治法。先灸项后的大椎穴，根据病人年龄决定艾灸的壮数。其次灸尾骶骨（长强穴），也是以年龄决定艾灸的壮数。其次，观察背部有凹陷的地方用灸法，上举手臂在肩上有凹陷的地方（指肩髃穴）用灸法，两侧的季胁之间（京门穴）用灸法，足外踝上绝骨之端（即绝骨穴）处用灸法，足小趾与次趾之间（侠溪穴）用灸法，小腿肚凹陷处（承山穴）用灸法，外踝后方（昆仑穴）用灸法。其三，针对缺盆骨上方按压坚硬如有筋并疼痛的地方用灸法，胸膺中的骨间凹陷处（指天突穴）用灸法，手腕部的横骨之下（指阳池穴）用灸法，脐下三寸的关元穴用灸法，阴毛边缘的动脉跳处（指气冲穴）用灸法，膝下三寸的两骨间（指足三里穴）用灸法，足阳明经所行足跗上的动脉处（指冲阳穴）用灸法，头巅顶上（指百会穴）亦用灸法。

二是讲治狗咬伤。“犬所啮之处灸之三壮，即以犬伤病法灸之”，被犬咬伤的，在被咬处灸三壮，按常规的治犬伤病法灸治。原文在这插了一句“凡当灸二十九处”，意思说以上针灸治疗寒热证的部位共二十九处。

三是讲因伤食而引发寒热证的采用灸法。灸后仍不能解除寒热的症状，必须仔细观察各条阳经脉，找到有病的经脉改用针刺其腧穴的方法以泻之，同时用药物调治。这体现了《黄帝内经》治疗的多元化和个体化理念。

水热穴论篇第六十一

【原文】黄帝问曰：少阴何以主肾？肾何以主水？岐伯对曰：肾者至阴也，至阴者盛水也，肺者太阴也，少阴者冬脉也，故其本在肾，其末在肺，皆积水也。

帝曰：肾何以能聚水而生病？岐伯曰：肾者胃之关也，关门不利，故聚水而从其类也。上下溢于皮肤，故为胕肿。胕肿者，聚水而生病也。

帝曰：诸水皆生于肾乎？岐伯曰：肾者牝脏也，地气上者属于肾，而生水液也，故曰至阴。勇而劳甚则肾汗出，肾汗出逢于风，内不得入于脏腑，外不得越于皮肤，客于玄府，行于皮里，传为胕肿，本之于肾，名曰风水。所谓玄府者，汗空也。

【注释】①至阴：肾在阴阳属性中为阴中之阴。

②冬脉：冬季应时的脉象，即沉脉，与肾相应。

③其本在肾，其末在肺：肾，足少阴之脉，从肾上贯肝膈，入肺中，所以水病其本在肾，其末在肺。

④从其类：根据其性质归属于同类。水属阴，肾亦属阴，所以水液积聚在肾。

⑤胕肿：即水气溢于皮肤而致的浮肿。

⑥牝脏：指属阴的脏器。牝，阴也。

⑦地气：指水谷之气等。

⑧勇而劳甚：自恃身强力壮而过于劳累或房劳过度。

⑨玄府：指汗孔。府，聚也。

【白话解】黄帝问道：少阴为什么主肾？肾又为什么主水？岐伯回答说：肾属于至阴之脏，至阴属水，所以肾是盛水的脏器。肺属于太阴。肾脉属于少阴，旺于冬季。所以水的根本在肾，水的标末在肺，肺肾两脏都能积聚水液。

黄帝又问：肾为什么能积聚水液而生病呢？岐伯说：肾是胃的门关。门关失灵，水液就会积聚而生病。其水液在人体上下泛溢于皮肤，所以形成浮肿。浮肿这种病，就是水液积聚而产生的。

黄帝说：各种水病都是由肾而生的吗？岐伯说：肾是属阴的脏器，由下而上的水气都属于肾，这是肾气蒸腾生成的，所以叫作“至阴”。人如果自恃身强力壮而过于劳累或房劳过度，则汗出于肾，汗出时如果感受风邪，汗孔骤然关闭，向内不能进入脏腑，向外不能从皮肤散发，就会停留在玄府，在皮肤里面流动，进而传变为浮肿，这种病根源在肾，病名叫风水。所说的玄府，就是汗孔。

【解析】这段话主要探讨了肾与水液代谢的关系以及风水病的成因。

1. 少阴主肾及肾主水的原理

“肾者至阴也，至阴者盛水也”，表明肾在阴阳属性中属阴中之阴，具有汇聚水液的特性。肺为太阴，少阴为冬脉，冬季属阴，与肾相应。这体现了中医以阴阳五行理论来阐释人体生理功能的特点。

“故其本在肾，其末在肺，皆积水也”，强调了水液代谢的根本在于肾，而其标末在于肺。肺主皮毛，与水液的排泄密切相关，肾与肺相互配合，共同调节水液的代谢和分布。

2. 肾聚水生病的原因

“肾者胃之关也。关门不利，故聚水而从其类也”，说明肾是胃的关卡，控制着胃中水谷所化津液的排泄。如果肾的功能失常，关门不畅，就会导致水液代谢障碍，水液积聚在体内。

“上下溢于皮肤，故为胕肿。胕肿者，聚水而生病也”，水液积聚过多，就会向上向下溢出到皮肤，形成浮肿。浮肿是水液积聚而产生的疾病表现。

3. 风水病的成因

① 劳累与风邪：“肾者牝脏也，地气上者属于肾，而生水液也，故曰至阴。勇而劳甚则肾汗出，肾汗出逢于风”，指出肾为

属阴的脏器，地气上升后归于肾而生水液。人如果过于勇猛劳累，就会使肾汗排出，此时若遇到风邪，就容易引发疾病。

② 内外不得："内不得入于脏腑，外不得越于皮肤，客于玄府，行于皮里，传为胕肿"，肾汗出逢风后，风邪阻滞了汗液的正常排泄，使汗液既不能向内进入脏腑，也不能向外从皮肤散发，于是停留在汗孔（玄府），在皮肤里面运行，进而传变为浮肿。

③ 病名与根源："本之于肾，名曰风水"，明确了这种浮肿病的根源在于肾，病名叫风水，强调了肾在水液代谢失常引发疾病中的关键作用。

总的来说，这段经文系统地阐述了肾在水液代谢中的重要地位，以及肾功能失常导致水液积聚和风水病的成因。

【原文】帝曰：水俞五十七处者，是何主也？岐伯曰：肾俞五十七穴，积阴之所聚也，水所从出入也。尻上五行行五者，此肾俞。故水病下为胕肿大腹，上为喘呼，不得卧者，标本俱病，故肺为喘呼，肾为水肿，肺为逆不得卧，分为相输，俱受者水气之所留也。伏兔上各二行行五者，此肾之街也。三阴之所交结于脚也。踝上各一行行六者，此肾脉之下行也，名曰太冲。凡五十七穴者，皆藏之阴络，水之所客也。

【注释】此肾之街也：肾气通行的道路。街，大道也。

【白话解】黄帝说：治疗水病的五十七个腧穴，是什么脏器所主管的呢？岐伯说：肾主管五十七个穴位，它们是阴气积聚的地方，也是水液出入的地方。在臀部以上有五行，每行五个穴位，这些就是肾腧，中间一行是督脉，两旁的四行是足太阳膀胱经的经脉（中间一行的五个穴位是：长强穴、腰俞穴、命门穴、悬枢穴和脊中穴；次二行左右各五个穴位是：白环俞穴、中膂内俞穴、膀胱俞穴、小肠俞穴和大肠俞穴；边上两行左右各五个穴位是：秩边穴、胞肓穴、志室穴、肓门穴和胃仓穴）。所以水病表现在下部为浮肿、腹部胀大，表现在上部为呼吸喘促、不能平卧，这是因为肺肾标本俱病。所以肺病表现为呼吸喘促，肾病表现为水肿，肺病还表现为气逆而不能平卧，这是因为肺与肾在水液代谢方面相互影响，共同接受病气，水气停留在这里。在伏兔上方各有两行，每行五个穴位（内侧两行的穴位是：中注穴、四满穴、气穴、大赫穴和横骨穴，左右共十穴；外侧两行的穴位是：外陵穴、大巨穴、水道穴、归来穴和气冲穴，左右共十穴），这里是肾气的通道。足三阴经相互交结在脚上的地方。在足内踝上方各有一行，每行六个穴位（即大钟穴、照海穴、复溜穴、交信穴、筑宾穴和阴谷穴）。这是肾经向下运行的部位，名叫太冲。这五十七个穴位，都在五脏的阴络之中，是水液停留的地方。所以，治疗水肿病时，可以针刺这些穴位。

【解析】肾主管的五十七个穴，乃“积阴之所聚”，所有的阴、水皆汇聚于此，“水病下为胕肿大腹”，即腹部会膨胀，其前方为整个腹部，皆由肾脏管辖。若上有病症，则表现为“喘呼”，因下面积水，吸入的天阳本应进入肾脏，却因遇水而回逆，致使呼吸变得急促，无法躺卧。“标本俱病”，此处之“标”指肺，“本”指肾。肾脏出现问题，原本源自肾脏本身，但会影响其标，即表证，也会波及肺脏。原本肺并无问题，却因肾脏之疾而受影响。后续还有标本论，会阐述得更为详细。因此，造成“肺为喘呼，肾为水肿，肺为逆不得卧”之症。肺因肾水阻挡于下方，无法排出，肺气便变得短促。

在治水之时，需有正确观念。例如，若有一空心管子放入水杯中，用手按住管子口拉出，水便留在管子中。若要使水排出，可将上面打开。此乃众人皆知之理。于中医而言，若为表水，可用表药，使病人发汗，水便可排掉；若肺中有水，可使病人吐出，下方之水亦能排出。而西医则采用利尿剂排水，若利尿半年仍无法排出，人便会肿胀，束手无策。中医有多种排水之法。

一般来说，三阴交穴、阴陵泉穴、漏谷穴、地机穴等穴，位于脾经，是能够泄水之处。伏兔上各两行，行五者，其一为上述之肾的气街，另一个为胃气的街道，位于胃经之上。外陵穴、大巨穴、水道穴、归来穴、气冲穴等穴，在任脉旁开两寸的胃经上，此为胃街。任脉旁边为肾街，二者需区分开来。在治疗疾病时，可选用这些穴位以恢复胃气，其亦有利水、排水之功效。下针时可随症取用，直接下针亦无妨，此乃针刺之法。若见腹部肿大，可采用鸡屎白（鸡矢醴，即用甜酒熬煮鸡大便），针灸时也可选这些穴。

【原文】帝曰：春取络脉分肉何也？岐伯曰：春者木始治，肝气始生，肝气急，其风疾。经脉常深，其气少，不能深入，故取络脉分肉间。

帝曰：夏取盛经分腠何也？岐伯曰：夏者火始治，心气始长，脉瘦气弱，阳气留溢，热熏分腠，内至于经，故取盛经分腠，绝肤而病去者，邪居浅也。所谓盛经者，阳脉也。

帝曰：秋取经俞何也？岐伯曰：秋者金始治，肺将收杀，金将胜火，阳气在合，阴气初胜，湿气及体，阴气未盛，未能深入，故取俞以泻阴邪，取合以虚阳邪，阳气始衰，故取于合。

帝曰：冬取井荥何也？岐伯曰：冬者水始治，肾方闭，阳气衰少，阴气坚盛，巨阳伏沉，阳脉乃去，故取井以下阴逆，取荥以实阳气。故曰：冬取井荥，春不鼽衄。此之谓也。

【注释】① 脉瘦气弱：心属火，主血脉。夏季是火气当令，脉气始长，其气尚微，故谓脉瘦气弱。

② 绝肤：指针刺透过皮肤，不宜过深。

③ 金将胜火：火本胜金，今秋季当令，乃金旺火衰之时，故云金将胜火。

④ 巨阳伏沉：指足太阳之气沉伏潜藏于里。

⑤ 冬取井荥，春不鼽衄："井为木"，即五输穴中的井穴五行属木；"荥为火也"，荥穴五行属火。在冬季合和之时，选取井穴和荥穴进行治疗。冬季阴气旺盛，逆向取用春季的井穴可泻除阴邪。逆向取用夏季的荥穴可补益阳气。所以如果在冬季进行这样的治疗，就不会在冬季患伤寒之病，到了春季也不会出现衄血的情况。

【白话解】黄帝说：在春天针刺时取络脉和分肉之间，这是为什么呢？岐伯说：春天是木气开始当令的时候，肝气开始发生，肝气性急，它的变动像风一样迅疾。经脉一般位置较深，在春天经气尚少，不能深入到经脉，所以针刺时应取络脉和分肉之间。

黄帝说：在夏天针刺时取盛经和分腠之间，这是为什么呢？岐伯说：夏天是火气开始当令的时候，心气开始生长，脉象瘦小而气弱，阳气充盛而流溢，热气熏蒸于分腠之间，向内深入到经脉，所以针刺时应取盛经和分腠之间。针刺透过皮肤而病就能痊愈，是因为邪气居于浅表。所说的盛经，就是指充盈浮现在体表皮肤和肌肉之间的络脉。

黄帝说：在秋天针刺时取经俞，这是为什么呢？岐伯说：秋天是金气开始当令的时候，肺气将收敛肃杀，金气将胜过火气，阳气在合穴，阴气刚开始占优势，湿气侵犯人体，但阴气还未太盛，不能深入到体内，所以针刺时应取俞穴以泻除阴邪，取合穴以泻除阳邪。因为阳气开始衰退，所以应取合穴。

黄帝说：在冬天针刺时取井穴和荥穴，这是为什么呢？岐伯说：冬天是水气开始当令的时候，肾气正处于闭藏状态，阳气衰少，阴气坚盛，足太阳膀胱经气潜伏，阳脉也随之沉伏不见，所以针刺时应取井穴以降阴逆之气，取荥穴以充实阳气。所以说冬天取井穴和荥穴，春天就不会发生鼽衄之病。说的就是这个道理。

【解析】这段对话系统阐释了四季针刺取穴的深层机制：春季肝木当令，其气升发而急，病邪多在浅表络脉分肉之间，故浅刺以应肝气之生发；夏季心火主政，阳气外浮于盛经分腠，当取阳经腧穴透邪外出，因邪居浅表可“绝肤而病去”；秋季肺金肃杀，阴气初胜未盛，既需取俞穴泻阴经之邪，又当取合穴泄阳经之热，体现“泻阴虚阳”的双向调节；冬季肾水闭藏，阴盛阳伏，通过井穴抑阴逆，荥穴助阳气，既顺应冬藏之性，又为来春不生鼽衄预作防范。四时取穴法完整展现了“因时施治”的治疗思想，其取穴层次（络脉、分腠、经俞、井荥）与针刺深度（浅刺、绝肤、中等、深取）均严格对应五脏气机升降浮沉的变化规律。

【原文】帝曰：夫子言治热病五十九俞，余论其意，未能领别其处，愿闻其处，因闻其意。岐伯曰：头上五行行五者，以越诸阳之热逆也，大杼、膺俞、缺盆、背俞，此八者，以泻胸中之热也。气街、三里、巨虚上下廉，此八者，以泻胃中之热也。云门、髃骨、委中、髓空，此八者，以泻四肢之热也。五脏俞傍五，此十者，以泻五脏之热也。凡此五十九穴者，皆热之左右也。

帝曰：人伤于寒而传为热何也？岐伯曰：夫寒盛则生热也。

【注释】① 膺俞：即中府穴。

② 背俞：即风门穴。

③ 五脏俞傍五：指背部五脏俞穴之傍五穴，即魄户穴、神堂穴、魂门穴、意舍穴、志室穴五穴。

④ 夫寒盛则生热也：寒邪束于表，则阳气郁于里，待阳气外出则寒化为热。

【白话解】黄帝说：先生您说治疗热病的有五十九个腧穴，我已经知道其大概的意思，但还不能辨别这些腧穴的位置，希望听听这些腧穴的位置，并了解其意义。岐伯说：头上有五行，每行五个穴位，这二十五穴可用来疏散诸阳经上逆的热邪。大杼穴、膺俞穴、缺盆穴、背俞穴，左右共八个穴位，这八个穴位，可用来泻除胸中的热邪。气街穴、三里穴、上巨虚穴、下巨虚穴，左右共八个穴位，这八个穴位，可用来泻除胃中的热邪。云门穴、肩髃穴、委中穴、髓空穴，左右共八个穴位，这八个穴位，可用来泻除四肢的热邪。五脏的背俞穴两旁各有五个穴位，这十个穴位，可用来泻除五脏的热邪。这五十九个穴位，都是治疗热病的左右对应穴位。

黄帝说：人受寒邪侵袭后却转变为热病，这是为什么呢？岐伯说：寒邪极盛就会产生热象。

【解析】“夫寒盛则生热也”有两种解释。一种解释是物极必反。寒气亢盛到一个极点，就会转变成热。另外一种解释是人体在正常情况下，体表毛孔会进行呼吸。如果感受寒邪，寒邪又特别强烈，寒邪就会壅遏人体的体表，人体的毛孔突然受到强烈的寒冷刺激就关闭，进行自卫保护。或者寒邪壅遏人体的体表，就导致体内的阳气无法顺利地从毛孔疏散。这样阳气被郁遏在肌肤内就会发热。

感冒就是这样，受风受寒以后，毛孔关闭，不出汗，然后发热恶寒。原因就是寒邪郁闭人体，导致阳气郁遏在里面，蒸蒸发热。或者是体表阴寒之气郁闭体表的毛孔，侵犯人体肌肤，人体的阳气和体表的阴气互相争斗，邪正相交，产生发热。

卷第十七

调经论篇第六十二

【原文】黄帝问曰：余闻刺法言，有余泻之，不足补之，何谓有余？何谓不足？岐伯对曰：有余有五，不足亦有五，帝欲何问？

帝曰：愿尽闻之。岐伯曰：神有余有不足；气有余有不足；血有余有不足；形有余有不足；志有余有不足。凡此十者，其气不等也。

帝曰：人有精气津液，四肢九窍，五脏十六部，三百六十五节，乃生百病，百病之生，皆有虚实。今夫子乃言有余有五，不足亦有五，何以生之乎？岐伯曰：皆生于五脏也。夫心藏神，肺藏气，肝藏血，脾藏肉，肾藏志，而此成形。志意通，内连骨髓，而成身形五脏。五脏之道，皆出于经隧，以行血气，血气不和，百病乃变化而生，是故守经隧焉。

【注释】① 三百六十五节：指人之全身关节。

② 志意通：志意通达。志意指意志、志向等方面的心理状态。通，表示通达、通畅。

③ 经隧：气血运行的道路，在此指经脉。

【白话解】黄帝问道：我听闻刺法中有“有余泻之，不足补之”的说法，那么什么是有余？什么是不足呢？岐伯回答说：有余有五种情况，不足也有五种情况，黄帝想问哪一种呢？

黄帝说：希望全部听您讲讲。岐伯说：神有有余和不足；气有有余和不足；血有有余和不足；形有有余和不足；志有有余和不足。这十种情况，其病理变化和临床表现各不相同。

黄帝说：人有精气津液，四肢九窍，五脏十六部，三百六十五节，以上部位都可能受到邪气侵犯产生疾病。百病的产生，都有虚实之分。现在先生却说病的有余有五种，不足也有五种，是怎样产生的呢？岐伯说：都是从五脏产生的。心藏神，肺藏气，肝藏血，脾藏肉，肾藏志，从而构成人的形体。但人体只有精神畅快，气血流通正常并与内部骨髓相联系，才能使身形与五脏成为一个整体。五脏相互联系的道路，都是出于经脉，通过经脉运行血气。血气不和，百病就会变化产生，所以要固守经隧，保持经脉通畅，不失其常。

【解析】这段内容主要讨论了有余和不足的五种情况以及其与五脏的关系，强调了血气在经隧中运行的重要性，以及血气不和会导致百病产生。

有余和不足的五种情况：分别是神、气、血、形、志的有余和不足，涵盖了人体的精神、气血、形体和意志等方面。

与五脏的关系：心藏神、肺藏气、肝藏血、脾藏肉、肾藏志，五脏的功能状态决定了神、气、血、形、志的有余和不足。

百病产生的原因：百病的产生与虚实有关，而虚实又源于五脏。五脏通过经隧运行血气，血气不和则百病变化而生。

治疗原则：强调固守经隧，即保持经隧的通畅，以调节血气的运行，从而治疗百病。

【原文】帝曰：神有余不足何如？岐伯曰：神有余则笑不休，神不足则悲。血气未并，五脏安定，邪客于形，洒淅起于毫毛，未入于经络也，故命曰神之微。帝曰：补泻奈何？岐伯曰：神有余，则泻其小络之血，出血勿之深斥，无中其大经，神气乃平。神不足者，视其虚络，按而致之，刺而利之，无出其血，无泄其气，以通其经，神气乃平。帝曰：刺微奈何？岐伯曰：按摩勿释，著针勿斥，移气于不足，神气乃得复。

帝曰：善。有余不足奈何？岐伯曰：气有余则喘咳上气，不足则息利少气。血气未并，五脏安定，皮肤微病，命曰白气微

泄。帝曰：补泻奈何？岐伯曰：气有余，则泻其经隧，无伤其经，无出其血，无泄其气。不足，则补其经隧，无出其气。帝曰：刺微奈何？岐伯曰：按摩勿释，出针视之，曰我将深之，适人必革，精气自伏，邪气散乱，无所休息，气泄腠理，真气乃相得。

帝曰：善。血有余不足奈何？岐伯曰：血有余则怒，不足则恐。血气未并，五脏安定，孙络外溢，则经有留血。帝曰：补泻奈何？岐伯曰：血有余，则泻其盛经出其血。不足，则视其虚经内针其脉中，久留而视，脉大，疾出其针，无令血泄。帝曰：刺留血奈何？岐伯曰：视其血络，刺出其血，无令恶血得入于经，以成其疾。

帝曰：善。形有余不足奈何？岐伯曰：形有余则腹胀泾溲不利。不足则四肢不用。血气未并，五脏安定。肌肉蠕动，命曰微风。帝曰：补泻奈何？岐伯曰：形有余则泻其阳经，不足则补其阳络。帝曰：刺微奈何？岐伯曰：取分肉间，无中其经，无伤其络，卫气得复，邪气乃索。

帝曰：善。志有余不足奈何？岐伯曰：志有余则腹胀飧泄，不足则厥。血气未并，五脏安定，骨节有动。帝曰：补泻奈何？岐伯曰：志有余则泻然筋血者，不足则补其复溜。帝曰：刺未并奈何？岐伯曰：即取之，无中其经，邪所乃能立虚。

【注释】① 小络：孙络。

② 深斥：深，深刺；斥，推也，即进针后开大针孔。

③ 按摩勿释：按摩病处，手不释散。

④ 白气微泄：白气，肺气；白气微泄，就是肺气微虚的意思。

⑤ 泾溲：泾，大便；溲，小便。

⑥ 微风：指轻微的风邪中于肌肉。

⑦ 索：散也。

⑧ 骨节有动：指骨节间似有物鼓动。

⑨ 然筋：杨上善认为“然筋”指然谷穴下的筋脉。

【白话解】黄帝说：神有余和不足的情况是怎样的呢？岐伯说：神有余就会嬉笑不止，神不足就会悲哀。如果血气没有偏聚，五脏安定，邪气侵袭人体，只是使人恶寒颤抖起于毫毛，尚未进入经络，这是轻微的神病。黄帝说：怎样进行补泻呢？岐伯说：神有余，就刺其孙络出血，但不要深刺和强推，以免伤及大经，这样神气就会平和。神不足，就观察其虚络，按摩以使其气至，然后针刺以通利其气，但不要出血，也不要使气外泄，疏通其经，神气就会平和。黄帝说：怎样针刺治疗轻微的神病呢？岐伯说：按摩病处，手不释散，针刺时不要深刺，要将神气移至不足之处，神气就能恢复。

黄帝说：好。气有余和不足的情况是怎样的呢？岐伯说：气有余就会气喘咳嗽气上逆，气不足就会呼吸虽通畅但气短少气。如果血气没有偏聚，五脏安定，则邪气仅客于皮肤，而发生皮肤微病，使肺气微泄，病属肺气微虚，所以叫作“白气微泄”。黄帝说：怎样进行补泻呢？岐伯说：气有余，就泻其经隧，但不要损伤其经，也不要使其出血，不要使其气外泄。气不足，就补其经隧，不要使其气外泄。黄帝说：怎样针刺治疗气的微病呢？岐伯说：先用手按摩，时间要久一些，出针时看着病人，说我将深刺，当病人精神集中时就改变手法，这样精气就会内守，邪气就会散乱，无处停留，邪气从腠理外泄，真气就能恢复。

黄帝说：好。血有余和不足的情况是怎样的呢？岐伯说：血有余就会发怒，血不足就会恐惧。如果血气没有偏聚，五脏安定，有邪气侵袭，则邪气仅客于孙络，孙络盛满外溢，则流于络脉，使络脉有血液留滞。黄帝说：怎样进行补泻呢？岐伯说：血有余，就泻其充盛的经脉使之出血。血不足，就诊察其虚经，将针插入其脉中，久留针观察，等到虚弱的经脉充盛，迅速出针，不要使其出血。黄帝说：怎样针刺治疗瘀血呢？岐伯说：诊察其血络，刺出瘀血，不要让瘀血进入大的经脉，以免形成疾病。

黄帝说：好。形有余和不足的情况是怎样的呢？岐伯说：形有余就会腹胀，大小便不利。形不足就会四肢不能活动。如果血气没有偏聚，五脏安定。若邪气侵袭，肌肉会有蠕动，这叫微风。黄帝说：怎样进行补泻呢？岐伯说：形有余应当泻足阳明胃经的经脉，使邪气从内外泻；形不足的应当补足阳明胃经的络脉，使气血得以内聚。黄帝说：怎样针刺治疗微病呢？岐伯说：取分肉之间针刺，但不要刺中其经，也不要损伤其络，卫气就能恢复，邪气就会消散。

黄帝说：好。志有余和志不足会出现什么症状呢？岐伯说：志有余的就会出现腹胀、腹泻、完谷不化等症状；志不足的就会手足厥冷。如果气血运行正常，没有偏聚一侧，五脏安定，有邪气侵袭，则邪气仅客于骨，使骨节间有如物鼓动的感觉。黄帝说：怎样进行补泻呢？岐伯说：志有余的应泻然谷穴，针刺出血；志不足的则应补复溜穴。黄帝说：怎样针刺治疗血气未并的情况呢？岐伯说：立即针刺，不要刺中其经，邪气就能立即被祛除。

【解析】岐伯指出，神有余之人会笑个不停；神不足之人则会悲伤。若血气未并，五脏安定，邪气侵袭人体，仅会使人恶寒颤抖，病起于毫毛，尚未进入经络，此乃神之微病。若有人出现悲伤或过度嬉笑之状，且伴有恶寒怕冷之象，此为神有余或不足引发的初期表证。若仅有悲喜之态而无恶寒之感，则即使神有余或不足，也未伤及内脏，血气并未合并，未引发病症，无须治疗。黄帝询问补泻之法，神有余时，可在小络处放血，但不可深刺至大经；如此可使神气平和。神不足时，观察虚络，以按摩使其气至，然后针刺以通利其气，但不可出血，如此可调节经络，使神气平和。若为神之微病，可采用按摩不停止，针轻触皮肤之法，使病人注意力转移，从而恢复神气。

黄帝又问气有余和不足的情况及治疗方法。肺气有余之人会咳喘上气，不足之人则呼吸通畅但气短少气。若血气未并、五脏安定且皮肤有微病时，脸上会呈现一点苍白之色，此为白气微泄。可通过病人声音大小等判断气之有余不足。有余时，可泻经隧，但不可伤经、出血、泄气，实际可泄一点气；不足时，补经隧且不可使其出气。若为肺气微病，可按摩针处，出针给病人看并言深刺使病人紧张，从而使精气活跃、邪气消散。

对于血有余和不足，血有余之人容易发怒，不足之人则会恐惧。若血气未并、五脏安定，孙络外溢会使经脉有留血。血有余时，可泻其充盛的经脉出血；血不足时，观察虚经，将针插入脉中留针，待脉变大时迅速出针，不可使其出血。若经脉中有瘀血，可视血络放血一两滴，以调均气血。

谈及形有余和不足，形有余之人会腹胀且大小便不顺畅，不足之人则四肢无力。若血气未并、五脏安定且肌肉蠕动，此为微风，会有皮肤跳动或瘙痒之感。因形与脾相关，形有余可泻其阳经（如胃经），不足则补其阳络（脾经与胃经络穴交会处的络脉）。若为形之微病，可取分肉间（如胃经与脾经肌肉缝隙间）下针，不可刺中经、损伤络，以使卫气恢复、邪气消散。

黄帝再问志有余和不足的情况及治疗方法。志有余之人会腹胀、泄泻，不足之人会手脚冰冷或昏厥。若血气未并，五脏安定，且骨节有轻微振动或颤动，此为微病。志有余时，可在然谷穴旁边的络脉上放血；不足时，可补复溜穴。若为气血未并的微恙，可在络脉上浅针或在分肉之间下针，无须刺中主要经脉。若要治疗内脏疾病，则需在大的主经上下针。

【原文】帝曰：善。余已闻虚实之形，不知其何以生。岐伯曰：气血以并，阴阳相倾，气乱于卫，血逆于经，血气离居，一实一虚。血并于阴，气并于阳，故为惊狂。血并于阳，气并于阴，乃为炅中。血并于上，气并于下，心烦惋善怒。血并于下，气并于上，乱而喜忘。

帝曰：血并于阴，气并于阳，如是血气离居，何者为实？何者为虚？岐伯曰：血气者，喜温而恶寒，寒则泣不能流，温则消而去之，是故气之所并为血虚，血之所并为气虚。

帝曰：人之所有者，血与气耳。今夫子乃言血并为虚，气并为虚，是无实乎？岐伯曰：有者为实，无者为虚，故气并则无血，血并则无气，今血与气相失，故为虚焉。络之与孙脉俱输于经，血与气并，则为实焉。血之与气并走于上，则为大厥，厥则暴死，气复反则生，不反则死。

【注释】① 炅中：内热。炅，热也。

② 上：指膈上。

③ 泣：如雪在水中，凝住而不行。

④ 大厥：指突然昏倒的中风之类疾病。系气血并走于上，上实下虚之证。

【白话解】黄帝说：好。我已经听闻了虚实的症状表现，但不知虚实是如何产生的。岐伯说：气为阳，血为阴，气血相并，则必有所偏胜，使阴阳失去协调而有所偏倾，致气乱于卫，血逆于经，血气各离其所，就形成一实一虚。血并于阴，气并于阳，就会发生惊狂。血并于阳，气并于阴，就会发生内热。血并于上部，气并于下部，就会使人心中烦闷、容易发怒。血并于下部，气并于上部，就会使人神志混乱、容易忘事。

黄帝说：血并于阴，气并于阳，像这样血气分离而居的病证，什么是实？什么是虚呢？岐伯说：血气是喜温暖而恶寒冷的，寒冷就会使气血凝滞而不能流动，温暖就会使涩滞的气血消散而运行通畅。所以气并聚之处就是血虚，血并聚之处就是气虚。

黄帝说：人所拥有的，不过是血和气罢了。现在先生却说血并聚为虚，气并聚也为虚，难道就没有实了吗？岐伯说：有并聚的地方为实，无并聚的地方为虚。所以气并之处则血少，为气实血虚，血并之处则气少，为血实气虚，血和气各离其所不能相济而为虚。络脉和孙脉都输注于经脉，血与气并聚于经脉就为实。譬如血与气并而循经上逆，就会发生大厥病，由于上盛下虚，根本离绝，使人突然昏厥如死，这种病如果气血得以及时下行，则可以生，如果气血壅于上而不下行，就要死亡。

【解析】这两段内容中所阐述的虚实的形成，与前文提及的因血、气、形、志等自身有余或不足所产生的虚实情况不同。这里所说的虚实，是气血出现偏聚，进而导致人体气血有所偏倾而形成的。并且以大厥为例，说明了气血偏聚会带来严重的后果。

当气血偏聚时，会打破人体正常的气血平衡状态。例如血并于阴分，气并于阳分，会引发惊狂；血并于阳分，气并于阴分，会出现内热等不同的病理表现。而当血与气并走于上部时，就会发生大厥，可能导致人突然死亡。只有当气能够返回时，人才有生还的可能，若气不能返回，就会面临死亡的危险。这充分体现了气血偏聚对人体健康的重大影响，也强调了维持气血平衡的重要性。

【原文】帝曰：实者何道从来？虚者何道从去？虚实之要，愿闻其故。岐伯曰：夫阴与阳皆有俞会。阳注于阴，阴满之外，阴阳匀平，以充其形，九候若一，命曰平人。夫邪之生也，或生于阴，或生于阳。其生于阳者，得之风雨寒暑。其生于阴者，得

之饮食居处，阴阳喜怒。

帝曰：风雨之伤人奈何？岐伯曰：风雨之伤人也，先客于皮肤，传入于孙脉，孙脉满则传入于络脉，络脉满则输于大经脉，血气与邪并客于分腠之间，其脉坚大，故曰实。实者外坚充满，不可按之，按之则痛。

帝曰：寒湿之伤人奈何？岐伯曰：寒湿之中人也，皮肤不收，肌肉坚紧，荣血泣，卫气去，故曰虚。虚者聂辟气不足，按之则气足以温之，故快然而不痛。

帝曰：善。阴之生实奈何？岐伯曰：喜怒不节则阴气上逆，上逆则下虚，下虚则阳气走之，故曰实矣。

帝曰：阴之生虚奈何？岐伯曰：喜则气下，悲则气消，消则脉虚空，因寒饮食，寒气熏满，则血泣气去，故曰虚矣。

【注释】聂辟：注家解释不一。一种认为指皮肤松弛有皱纹。另一种认为系指气怯弱不足。

【白话解】黄帝说：实证是从什么途径产生的？虚证又是从什么途径消失的？虚实形成的关键之处，希望听您讲讲其中的缘故。岐伯说：阴经和阳经，都有气血灌注而形成的穴位，如果阳经中的气血充满了，就要灌注到阴经中去；反之，阴经中的气血充满了，也要灌注到阳经中去，通过这样的调节，以保持阴阳之间的相对平衡。平衡的阴阳之气，充实了人的形体，人体三部九候的脉象表现一致，这样才能称为健康正常的人。邪气侵犯人体产生病变，有的先发于阴经而后影响到阳经，有的先发于阳经而后影响到阴经。那些疾病生于阳经的，是感受了风雨寒暑等外邪。那些疾病生于阴经的，是饮食不节、居处环境失常、阴阳失调、喜怒无常等原因导致的。

黄帝说：风雨之邪伤人是怎样的情况呢？岐伯说：风雨之邪伤人，先侵袭皮肤，接着传入孙脉，孙脉满了就传入络脉，络脉满了就输送到各大经脉，血气与邪气一同停留在分肉腠理之间，这时的脉象坚实洪大，所以叫实证。实证的表现是外部坚实充满，不能按压，按压就会疼痛。

黄帝说：寒湿之邪伤人是怎样的情况呢？岐伯说：寒湿之邪伤人，会使皮肤收缩，肌肉坚实拘紧，营血凝滞，卫气受损而不足，所以叫虚证。虚证的表现是皮肤松弛收缩无力，体表卫气不足，所以病人喜欢按摩病变局部。按摩后气血通行，而感到温暖，所以病人觉得舒服而不疼痛。

黄帝说：好。发生在阴经的实证是怎样的情况呢？岐伯说：喜怒不节制，就会使阴气上逆，阴气上逆就会使下部空虚，下部空虚阳气就会乘虚而入，所以叫实证。

黄帝说：阴经产生虚证是怎样的情况呢？岐伯说：喜悦会使心气下陷，悲伤会使肺气消散，肺气消散就会造成血行迟缓，使脉象空虚。又因吃了寒冷的饮食，寒气充满体内，就会使血凝滞、阳气耗散，所以叫虚证。

【解析】以上所论述的虚实之证，乃是由外感风雨寒湿之邪，以及内伤饮食起居、阴阳喜怒等因素导致的。其中，风雨之邪与血气相互结合而侵入分肉腠理之间的情况属于实证；寒湿侵袭人体，致使营血涩滞不畅，卫气不足的情况则为虚证。在人体内部，若因愤怒而致气逆上冲的属于实证；若因喜悦或悲伤而致使气消散的则为虚证。

【原文】帝曰：经言阳虚则外寒，阴虚则内热，阳盛则外热，阴盛则内寒，余已闻之矣，不知其所由然也。岐伯曰：阳受气于上焦，以温皮肤分肉之间，令寒气在外，则上焦不通，上焦不通，则寒气独留于外，故寒栗。

帝曰：阴虚生内热奈何？岐伯曰：有所劳倦，形气衰少，谷气不盛，上焦不行，下脘不通。胃气热，热气熏胸中，故内热。

帝曰：阳盛生外热奈何？岐伯曰：上焦不通利，则皮肤致密，腠理闭塞，玄府不通，卫气不得泄越，故外热。

帝曰：阴盛生内寒奈何？岐伯曰：厥气上逆，寒气积于胸中而不泻，不泻则温气去，寒独留，则血凝泣，凝则脉不通，其脉盛大以涩，故中寒。

【注释】① 栗：振栗。

② 温气：阳气。

【白话解】黄帝说：古医经上说阳虚就会产生外寒，阴虚就会产生内热，阳盛就会产生外热，阴盛就会产生内寒，我已经听闻这些说法了，但是不知道其中的缘由。岐伯说：阳气受纳于上焦，用以温煦皮肤分肉之间。若寒气侵袭于外，就会使上焦之气不能宣通。上焦之气不通畅，那么寒气就会独自留滞在体表，所以会出现寒栗。

黄帝说：阴虚产生内热是怎么回事呢？岐伯说：如果过度劳累疲倦，形体气力就会衰少，脾胃之气也不旺盛。上焦不能宣发五谷之精气，下脘也不能布化水谷之浊气。胃气郁而生热，热气上熏胸中，所以就产生了内热。

黄帝说：阳盛产生外热是怎么回事呢？岐伯说：上焦之气不能通利，就会使皮肤紧密，腠理闭塞，汗孔不通，卫气不能向外发泄散越，所以就会产生外热。

黄帝说：阴盛产生内寒是怎么回事呢？岐伯说：阴寒之气上逆，寒气积聚在胸中而不能消散。寒气不消散，那么温煦之气就会离去，而寒气独自留滞，就会使血液凝滞不畅。血液凝滞就会使脉道不通，其脉象盛大而涩，所以就产生了内寒。

【解析】“阳虚则外寒，阴虚则内热，阳盛则外热，阴盛则内寒”的病机，所指内容与后世所言“阳虚则寒”“阴虚则热”“阳盛则热”“阴盛则寒”有所不同。

“阳虚则外寒”，是指卫气虚感受风寒之邪，导致阳虚不能温煦皮表，寒邪独留于外而出现的恶寒，是外感风寒证；“阳虚则寒”则是人体阳气不足，导致畏寒肢冷，临床以肾阳虚为多见。

“阴虚则内热”，是指劳倦伤脾，脾气不能运化水谷，饮食水谷郁于胃中，郁而化热，阴虚是指脾虚，李东垣称之为“气虚发热”；“阴虚则热”，是人体阴气虚不能制阳所导致的发热，以肾阴虚多见。

“阳盛则外热”，是指外感风寒之邪，郁闭腠理，卫气不能发越而发热；“阳盛则热”则是指阳热之邪亢盛所导致的发热。

“阴盛则内寒”，系寒邪厥逆于上焦胸中，损伤胸中阳气而出现的寒冷，即后世的胸痹证；“阴盛则寒”则是全身阴气偏盛所导致的病证。

【原文】帝曰：阴与阳并，血气以并，病形以成，刺之奈何？岐伯曰：刺此者取之经隧，取血于营，取气于卫，用形哉，因四时多少高下。

帝曰：血气以并，病形以成，阴阳相倾，补泻奈何？岐伯

曰：泻实者气盛乃内针，针与气俱内，以开其门，如利其户，针与气俱出，精气不伤，邪气乃下，外门不闭，以出其疾，摇大其道，如利其路，是谓大泻，必切而出，大气乃屈。

帝曰：补虚奈何？岐伯曰：持针勿置，以定其意，候呼内针，气出针入，针空四塞，精无从去，方实而疾出针，气入针出，热不得还，闭塞其门，邪气布散，精气乃得存，动气候时，近气不失，远气乃来，是谓追之。

【注释】 ① 如：义同“而”。

② 大气：亢盛的邪气。

③ 针空四塞：使针与孔穴周围紧密接触。空，同孔。

④ 追之：针刺法中补法的术语。

【白话解】 黄帝说：阴、阳、气、血偏聚，疾病的形态已经形成，那么针刺治疗应怎样进行呢？岐伯说：针刺这些疾病，一般应该取经脉上的穴位。对血的病变应调理治疗血，用深刺法；对气的病变应调理治疗气，用浅刺法。还需观察病人的形体状况，并依据四季气候的变化、病情的轻重以及针刺部位的高下等情况来进行针刺。

黄帝说：血气相并，疾病形态已经形成，阴阳相互偏盛，那么补泻的方法是怎样的呢？岐伯说：泻实的时候，在邪气盛的时候进针，当病人在吸气时进针，针与气一同进入体内，以打开邪气外出的门户，就像打开门户让室内的人走出去一样。在病人呼气时出针，针与邪气一同出来，这样可使精气不伤，邪气得以外泄；在针刺时还要使针孔不要闭塞，以排泄邪气，应摇大其针孔，而通利邪出之道路，这叫作大泻。出针时先以左手轻轻切按针孔周围，然后迅速出针，这样亢盛的邪气即可穷尽。

黄帝说：那么补虚是怎样的呢？岐伯说：手持针不要放下，以安定病人的意念。等到病人呼气时进针，气出针入，使针下有充实的感觉，四周严密无隙，精气不会从针孔泄出。当针下有充实感觉时迅速出针，气入针出，使热邪不能返还。出针后立即按闭针孔，使邪气消散，精气得以保存。针刺时要观察病人的呼吸，把握时机，使近处的经气不致散失，远处的经气能够到来，这就叫作针刺中的补法。

【解析】 这段对话围绕疾病形成后针刺治疗展开。针刺需取经脉通道，从营血和卫气着手，同时考虑病人形体及四季气候、病情轻重、针刺部位高下等。泻实是在邪气盛时进针，针与气同入同出，出针后不闭外门并摇大针孔以泻邪气且不伤精气；补虚则手持针以定病人意念，呼气时进针使气出针入，针下充实后迅速出针并按闭针孔以存精气，同时观察呼吸把握时机使经气调和，此为补法“追气”。

【原文】帝曰：夫子言虚实者有十，生于五脏，五脏五脉耳。夫十二经脉皆生其病，今夫子独言五脏。夫十二经脉者，皆络三百六十五节，节有病必被经脉，经脉之病皆有虚实，何以合之？岐伯曰：五脏者，故得六腑与为表里，经络支节，各生虚实，其病所居，随而调之。病在脉，调之血；病在血，调之络；病在气，调之卫；病在肉，调之分肉；病在筋，调之筋；病在骨，调之骨。燔针劫刺其下及与急者；病在骨，焠针药熨；病不知所痛，两跻为上；身形有痛，九候莫病，则缪刺之；痛在于左而右脉病者，巨刺之。必谨察其九候，针道备矣。

【注释】① 燔针劫刺：针刺入后，用火烧针使暖，为治痹证的刺法。燔，fán，音烦，烧也。劫刺，因火气而劫散寒邪也。

② 急者：在此指因寒而筋脉拘急之证。

③ 焠针：即火针。

④ 病不知所痛：即不知疼痛。此指顽木不仁之湿痹证候。

⑤ 缪刺之：左病刺右，右病刺左的一种刺法。

⑥ 巨刺之：亦为左病刺右，右病刺左的一种刺法，其与缪刺法的区别是巨刺刺大经，缪刺刺大络。

【白话解】黄帝说：先生您所说的虚实有十种，产生于五脏，然而五脏只有五条经脉罢了。十二经脉都能产生疾病，现在先生只谈五脏。那十二经脉，都联络着三百六十五节，每节都可能发病，疾病也必然会影响到经脉，经脉产生的疾病，也都有虚实之分，这要如何与前面所讲的五脏虚实相结合呢？岐伯说：五脏与六腑相为表里，经络、肢节，各自都会产生虚实之病，疾病所在的部位不同，在治疗的时候，应该根据病变所在的部位，进行恰当的调整和治疗。病在脉，就调治血；病在血，就调治络脉；病在气，就调治卫气；病在肌肉，就调治分肉；病在筋，就调治筋；病在骨，就调治骨。用燔针劫刺的方法针刺骨下以及拘急的部位；病在骨，可用火针和药熨的方法；病不知疼痛的所在，可取阳跷脉和阴跷脉为主要治疗部位；身形有疼痛，而九候的脉象没有病变，就用缪刺法；疼痛在左侧而右侧的脉象出现病变，就用巨刺法。一定要谨慎地审察九候的脉象，这样针刺的道理就完备了。

【解析】五脏与六腑互为表里关系。所有的经脉，如肺经、膀胱经、肾经等诸多经络，各自皆有虚实之证。此时可依据“虚则补其母，实则泄其子”的原则进行治疗。不过这里所介绍的内容，相较于针灸所讲，尚不算丰富。对于全身疼痛的情况，我们可采用缪刺之法。“痛在于左而右脉病者”，则使用巨刺之法。巨刺与缪刺的差异何在呢？依据《针灸大成》记载，巨刺与缪刺的共同点在于都是左病右治、右病左治。其差异点在于，巨刺是在正经上取穴。比如，现在看到手太阴肺经出现虚证，在对侧的母穴太渊下针，这便是巨刺，因为是在正经上取穴。而如果是在络脉上取穴，当刺在络脉上治疗络病时，就称为缪刺。所谓络脉，我们在临床中常常运用。比如，现在疼痛不在正经上，在络脉上出现问题。此时刺对侧的络脉即可。当在络脉上治疗络病时，即为缪刺；当在正经上进行左右对应治疗，即左病右治、右病左治时，我们称之为巨刺。这仅仅是名词上的差异而已。在临床治病时，根据病证及时反应下针即可。

卷第十八

缪刺论篇第六十三

【原文】黄帝问曰：余闻缪刺，未得其意，何谓缪刺？岐伯对曰：夫邪之客于形也，必先舍于皮毛，留而不去，入舍于孙脉，留而不去，入舍于络脉，留而不去，入舍于经脉，内连五脏，散于肠胃，阴阳俱感，五脏乃伤，此邪之从皮毛而入，极于五脏之次也，如此则治其经焉。今邪客于皮毛，入舍于孙络，留而不去，闭塞不通，不得入于经，流溢于大络，而生奇病也。夫邪客大络者，左注右，右注左，上下左右与经相干，而布于四末，其气无常处，不入于经俞，命曰缪刺。

【注释】① 缪刺：是一种左病刺右、右病刺左的针刺方法。

② 流溢：流传溢注。

③ 大络：指十五络脉。

④ 奇病：此指病气在左，症见于右，病气在右，症见于左的络脉病，因异于寻常，所以称奇病。

⑤ 干：即干涉、干犯。

【白话解】黄帝问道：我听说过缪刺，但还不明白它的含义，什么是缪刺呢？岐伯回答说：邪气侵袭人体，必定先从皮毛侵入，若邪气滞留不离去，就会进入孙脉；邪气在孙脉滞留不离去，就会进入络脉；邪气在络脉滞留不离去，就会进入经脉。邪气内连五脏，散布于肠胃，若阴阳表里都受邪，五脏就会受伤。

这是邪气从皮毛侵入，逐步到达五脏的次序。像这样的情况，就应治疗其经脉。现在邪气侵入皮毛，进入孙络，滞留不离去，导致孙络闭塞不通，不能进入经脉，而是流溢到大络，从而产生奇病。邪气侵入大络，从左侧流注到右侧，从右侧流注到左侧，上下左右与经脉相关联，但又不进入经脉的腧穴，而是散布于四肢末端。邪气没有固定的停留之处，也不进入经脉的腧穴，这种刺法称为缪刺。

【解析】这段对话中，黄帝询问缪刺的含义。岐伯解释，邪气侵犯人体，先停留在皮毛，若留而不去会依次进入孙脉、络脉、经脉，进而内连五脏、散布肠胃，这种情况应治疗其所属经脉。而现在邪气客于皮毛后进入孙络，留而不通无法进入经脉，流溢到大络产生奇病。邪在大络会左右流注，与经脉相互干扰但不入经俞，这种刺法就叫作缪刺。

【原文】帝曰：愿闻缪刺，以左取右，以右取左奈何？其与巨刺何以别之？岐伯曰：邪客于经，左盛则右病，右盛则左病，亦有移易者，左痛未已而右脉先病，如此者，必巨刺之，必中其经，非络脉也。故络病者，其痛与经脉缪处，故命曰缪刺。

【注释】① 巨刺：巨刺与缪刺同样是左病取右、右病取左的刺法，其不同处是巨刺刺大经，缪刺刺大络。

② 缪处：异处。

【白话解】黄帝说：希望听听缪刺法中以左治右、以右治左是怎么回事呢？它与巨刺法又有什么区别呢？岐伯说：邪气侵袭到经脉，如果左侧邪气盛则右侧发病，右侧邪气盛则左侧发病，也有邪气转移变化的情况，左侧疼痛还未停止而右侧脉象先出现病变。像这样的情况，必须用巨刺法，一定要针刺到病变的经脉，而不是络脉。所以，络脉有病的时候，疼痛的部位与经脉的病变部位不同，因此叫作缪刺。

【解析】黄帝询问缪刺与巨刺的区别，岐伯从病邪传变规律作出精辟阐释：当外邪侵袭经脉时，左侧邪盛则右侧发病，右侧邪盛则左侧发病，这是经脉左右贯通的生理特性所致。若出现左部疼痛未愈而右脉已病的情况，说明邪气在经脉间移行传变，此时必须采用巨刺法，直接针刺患处对侧的经脉（非络脉）。而缪刺针对的是邪客络脉的特殊情形，其疼痛部位与经脉循行呈现交错对应关系（如足厥阴肝经病变出现对侧足大趾痛），故通过交叉取穴调节气血。两者根本区别在于：巨刺调经，针对经脉左右失衡；缪刺治络，解决络脉气血缪乱。这种“左病右治”的刺法体现了中医“从阴引阳，从阳引阴”的治疗智慧。

【原文】帝曰：愿闻缪刺奈何？取之何如？岐伯曰：邪客于足少阴之络，令人卒心痛暴胀，胸胁支满，无积者，刺然骨之前出血，如食顷而已，不已，左取右，右取左，病新发者，取五日已。邪客于手少阳之络，令人喉痹舌卷，口干心烦，臂外廉痛，手不及头，刺手中指次指爪甲上，去端如韭叶各一痏，壮者立已，老者有顷已，左取右，右取左，此新病数日已。邪客于足厥阴之络，令人卒疝暴痛，刺足大指爪甲上，与肉交者各一痏，男子立已，女子有顷已，左取右，右取左。邪客于足太阳之络，令人头项肩痛，刺足小指爪甲上，与肉交者各一痏，立已，不已，刺外踝下三痏，左取右，右取左，如食顷已。邪客于手阳明之络，令人气满胸中，喘息而支胠，胸中热，刺手大指次指爪甲上，去端如韭叶各一痏，左取右，右取左，如食顷已。

【注释】① 痏（wěi，音委）：针灸施术后穴位上的瘢痕，在此意指针刺的次数。

② 肉交：就是指甲和皮肉相交接的地方。

③ 支胠：支，支撑；胠，胸侧腋下的部位。支胠，指胸侧腋下部位胀满，如有物撑持，难以自如收缩。

【白话解】黄帝说：希望听听缪刺是怎样的呢？如何进行取穴呢？岐伯说：邪气侵袭足少阴经的络脉，会让人突然心痛、腹部急剧胀痛，胸胁部支撑胀满。如果没有积聚的情况，针刺然谷穴出血，大约一顿饭的工夫就可痊愈。如果病还没好，就左侧病取右侧穴位，右侧病取左侧穴位。对于新发病的，针刺五天就可痊愈。邪气侵袭手少阳经的络脉，会让人咽喉痹痛、舌体卷曲、口干心烦、手臂外侧疼痛、手不能上举至头部。针刺中指的次指（无名指）指甲上方，距离指甲如韭菜叶宽处的关冲穴各一针。身体强壮的人立刻就会好，年老的人稍等一会儿也会好。也是左侧病取右侧穴位，右侧病取左侧穴位。这种新发病的情况几天就可痊愈。邪气侵袭足厥阴经的络脉，会让人突然发生疝气、剧烈疼痛。针刺足大趾趾甲与肉交界处的大敦穴各一针。男子立刻就会好，女子稍等一会儿就会好。同样是左侧病取右侧穴位，右侧病取左侧穴位。邪气侵袭足太阳经的络脉，会让人头项肩部疼痛。针刺足小趾趾甲与肉交界处的至阴穴各一针，立刻就会好。如果不好，再针刺外踝下的金门穴三针。也是左侧病取右侧穴位，右侧病取左侧穴位，大约一顿饭的工夫就可痊愈。邪气侵袭手阳明经的络脉，会让人胸中气满，喘息，胸胁部支撑，胸中发热。针刺手大指次指（食指）指甲上方，距离指甲如韭菜叶宽处的商阳穴各一针。也是左侧病取右侧穴位，右侧病取左侧穴位，大约一顿饭的工夫就可痊愈。

【解析】黄帝询问缪刺之法及取穴情况。岐伯分别阐述了邪气侵袭不同络脉所引发的病证及缪刺的方法。如邪客足少阴之络，令人卒心痛暴胀等，刺然骨之前出血，若不愈则左病取右、右病取左，新发病者五日可愈；邪客手少阳之络，令人喉痹舌卷等，刺手中指次指爪甲上关冲穴，壮者立已，老者稍缓，同样左取右、右取左；邪客足厥阴之络，令人卒疝暴痛，刺足大趾爪甲上大敦穴，男子立已，女子稍缓，且左取右、右取左；邪客足太阳之络，令人头项肩痛，先刺足小趾爪甲上至阴穴，不愈再刺外踝下金门穴，左取右、右取左；邪客手阳明之络，令人气满胸中等，刺手大指次指爪甲上商阳穴，左取右、右取左。

【原文】邪客于臂掌之间，不可得屈，刺其踝后，先以指按之痛，乃刺之，以月死生为数，月生一日一痏，二日二痏，十五日十五痏，十六日十四痏。邪客于足阳跻之脉，令人目痛从内眦始，刺外踝之下半寸所各二痏，左刺右，右刺左，如行十里顷而已。人有所堕坠，恶血留内，腹中满胀，不得前后，先饮利药，此上伤厥阴之脉，下伤少阴之络。刺足内踝之下，然骨之前血脉出血，刺足跗上动脉，不已，刺三毛上各一痏，见血立已，左刺右，右刺左。善悲惊不乐，刺如右方。

【注释】① 臂掌之间：臂掌之间究竟为哪条经脉，各家的解释各不相同。杨上善认为是手阳明之络。高士宗认为是手厥阴心包络。这些解释有待进一步考证。

② 刺其踝后：各家注释不一。马莳注释为“通里”穴，《类经》二十卷第三十注为“内关”穴，而高士宗注释说：“先以手指按压，按压到疼痛之处，然后进行针刺。”按照前后文的意思，这里不应该拘泥于某一个具体的穴位，应当以高士宗的注释为正确，也就是以疼痛之处作为穴位进行针刺，即“以痛为腧”的针刺方法。

③死生：死，阴历每月的十六日以后，月亮渐缺为月死。生，阴历每月的初一后，月亮渐圆为月生。

④先饮利药：即先服通便破瘀之药。

【白话解】邪气侵袭在手臂和手掌之间，使人的臂掌不能弯曲。针刺其脚踝后面，先用手指按压找到疼痛之处，然后进行针刺。针刺的次数以月亮的盈亏变化为依据，月亮由缺变圆时，初一那天针刺一次，初二那天针刺两次，逐日加一针，到十五那天针刺十五次，十六那天针刺减为十四次，逐日减一针。邪气侵袭足阳跷脉，会让人眼睛疼痛，痛从内眼角开始。针刺外踝下半寸处（申脉穴）各两次，左边有病针刺右边，右边有病针刺左边，大约像行走十里路的时间病情就会痊愈。人如果从高处坠落，瘀血留滞体内，腹中胀满，大小便不通。先服用通利瘀血的药物。这种情况是上部损伤了厥阴经脉，下部损伤了少阴络脉。针刺足内踝之下（中封穴）和然谷穴之前的血脉（少阴经脉络）使其出血，再针刺足背上动脉跳动处足阳明胃经的冲阳穴。如果还不好，就针刺足大趾三毛处（大敦穴）各一次，见到出血病情立刻就会好转，也是左边有病针刺右边，右边有病针刺左边。如果容易悲伤惊恐、闷闷不乐，也按照上述方法进行针刺。

【解析】人若有所堕坠而受伤，致使恶血留滞于体内，进而出现腹中满胀、大小便不通的情况。此时应先服用通利瘀血的药物，例如经方中的桃核承气汤，可用于治疗从高处坠落受伤、睾丸被踢致瘀血肿大且小便不通等状况。依据《黄帝内经》所言，此病证为上部损伤了肝脏的经脉，下部伤及少阴的络脉。此时可在然谷穴前方的血脉处进行放血治疗。比如人从高处坠下、头部遭受重伤或者身体其他部位受到撞击时，查看然谷穴处，若其血管绷起，便表明有瘀血存在，可进行针刺放血。倘若然谷穴放血后病情未见好转，可在冲阳脉处放血。若仍未痊愈，可在足大趾上的“三毛”处放血，若看到青筋可进行放血操作，并用手挤压使其出血。在脚上进行放血时，建议戴上手套。一般情况下，在“三毛”处放血能够使患者病情好转，在患者昏迷时可使其苏醒，而对于失眠之人，艾灸“三毛”处可助人入睡。若有人整日悲伤、惊恐且闷闷不乐，采用上述放血方法也可使其心理状态得到调节，但不必像急救时那样放冲阳脉的血，以免过度治疗。

【原文】邪客于手阳明之络，令人耳聋，时不闻音。刺手大指次指爪甲上，去端如韭叶各一痏，立闻，不已，刺中指爪甲上与肉交者，立闻，其不时闻者，不可刺也。耳中生风者，亦刺之如此数，左刺右，右刺左。

【注释】耳中生风者：耳中鸣响犹如风声。

【白话解】邪气侵袭手阳明经的络脉，使人耳聋，有时听不到声音。针刺手大拇指侧的次指（食指）指甲上方距离指甲如韭菜叶宽处各一针（商阳穴），马上就能听到声音。如果还没好，再针刺中指指甲上方与皮肉交界处（中冲穴），立刻就能听到声音。如果耳聋听力全无，无论何时都听不到声音的，则不是外邪入侵造成的耳聋，而是身体内部损伤引起的，对这种耳聋不可以用针刺的方法。耳朵中有风响的，也按照这样的针刺方法和次数进行针刺，左边有病针刺右边，右边有病针刺左边。

【解析】这段内容讲邪客手阳明之络会致耳聋。治疗先刺食指指甲上方，若不佳再刺中指指甲上方与肉交界处。耳不时闻音者不可刺。耳中生风也如此针刺，采用左病刺右、右病刺左的缪刺法。体现了中医依据经络理论诊断治疗，强调经络与脏腑器官的联系及针刺疗法的针对性。

【原文】凡痹往来行无常处者，在分肉间痛而刺之，以月死生为数，用针者，随气盛衰，以为痏数，针过其日数则脱气，不及日数则气不泻。左刺右，右刺左，病已止；不已，复刺之如法。月生一日一痏，二日二痏，渐多之，十五日十五痏，十六日十四痏，渐少之。

【注释】脱气：即正气脱失。

【白话解】凡是痹病疼痛往来无固定之处的，这是由于邪气侵入肌肉之间到处流窜引起的，治疗时应在疼痛的部位进针，刺到肌肉之间。针刺的次数以月亮的盈亏变化为依据，施针者要根据人体在月亮圆缺的周期中，影响人体气血的盛衰情况来确定用针的次数。如果针刺次数超过了相应的日期数，就会使人体正气耗损；如果针刺次数少于相应的日期数，邪气就不能被充分泻除。采用左病刺右、右病刺左的方法，若疾病痊愈则停止针刺；若没有痊愈，就按照原来的方法再次进行针刺。月亮由缺变圆的初一那天针刺一次，初二那天针刺两次，逐渐增加针刺次数，到十五那天针刺十五次；十六那天针刺十四次，再逐渐减少针刺次数。

【解析】这段内容是对《黄帝内经》中关于痹证治疗方法的一种理解阐述。患行痹的病人，疼痛游走不定，这是由于邪气侵入肌肉之间到处流窜引起的，治疗时应在疼痛的部位进针，刺到肌肉之间。治疗时要根据月亮轮廓的盈亏（圆缺）来决定针刺的次数。因为人和自然界相应，月廓的盈亏影响着人体气血的强弱，所以这也是根据病人正气的盛衰来决定针刺的次数。这种治疗方法体现了中医因时制宜的理念，根据自然界的变化规律来调整治疗方案。

【原文】邪客于足阳明之经，令人鼽衄上齿寒，刺足中指次指爪甲上，与肉交者各一痏，左刺右，右刺左。邪客于足少阳之络，令人胁痛不得息，咳而汗出，刺足小指次指爪甲上，与肉交者各一痏，不得息立已，汗出立止，咳者温衣饮食，一日已，左刺右，右刺左，病立已，不已，复刺如法。邪客于足少阴之络，令人嗌痛不可内食，无故善怒，气上走贲上，刺足下中央之脉各三痏，凡六刺，立已，左刺右，右刺左。嗌中肿，不能内唾，时不能出唾者，缪刺然骨之前，出血立已，左刺右，右刺左。

邪客于足太阴之络，令人腰痛，引少腹控眇，不可以仰息，刺腰尻之解，两胂之上，是腰俞，以月死生为痏数，发针立已，左刺右，右刺左。邪客于足太阳之络，令人拘挛背急，引胁而痛，刺之从项始数脊椎挟脊，疾按之应手如痛，刺之傍三痏，立已。邪客于足少阳之络，令人留于枢中痛，髀不可举，刺枢中以

毫针，寒则久留针，以月死生为数，立已。

【注释】①温衣饮食：肺恶寒，形寒饮冷则伤肺，故咳者，当温衣暖饮热食。

②贲上：即膈上。

③控眇：控，引也。眇，即季胁之下空软处。

④仰息：即挺胸直腹的仰身呼吸。

⑤胂：挟脊两旁的肌肉。

⑥枢中：即髀枢中，当环跳穴处。

【白话解】邪气侵袭足阳明经，会让人鼻出血、上齿寒冷。针刺足中趾和次趾（即第二趾）趾甲上方与肉交界处的足阳明胃经厉兑穴各一针，左边有病针刺右边，右边有病针刺左边。邪气侵袭足少阳络脉，会让人胁痛而呼吸不畅，咳嗽且出汗。针刺足小趾和次趾（即第四趾）趾甲上方与肉交界处（足少阳胆经足窍阴穴）各一针，呼吸不畅的症状立即停止，出汗也会立刻止住。咳嗽的人要注意穿暖和、合理饮食，一天病情就会好转。左边有病针刺右边，右边有病针刺左边，病情立刻就会好，如果不好，再次按照这个方法针刺。邪气侵袭足少阴络脉，会让人咽喉疼痛不能吞咽食物，无故容易发怒，自觉有气向上冲到胸膈处。针刺足底中央（足少阴肾经涌泉穴）各三针，一共六针，病情立刻就会好，左边有病针刺右边，右边有病针刺左边。如果咽喉肿痛，不能吞咽唾液，时而不能吐出唾液，就缪刺然骨之前的部位（然谷穴），使其出血，病情立刻就会好，左边有病针刺右边，右边有病针刺左边。

邪气侵袭足太阴络脉，会让人腰痛，牵引少腹及季胁下疼痛，不能挺胸呼吸。治疗时应该针刺腰骶部骨缝当中脊柱两旁肌肉处（下髎穴），根据月亮的盈亏变化确定针刺的次数，出针后病情立刻就会好，左边有病针刺右边，右边有病针刺左边。邪气侵袭足太阳络脉，会让人拘挛，背部拘急，牵引胁部疼痛。针刺时从项后部开始沿着脊椎两旁按压，找到疼痛应手之处针刺三针，病情立刻就会好。邪气侵袭足少阳络脉，会使病人出现股部（环跳穴）持久性疼痛，髋关节活动受限因而大腿不能抬高的症状。用毫针刺足少阳胆经环跳穴，若有寒邪重则留针时间要长一些，根据月亮的盈亏变化确定针刺次数，病情立刻就会好。

【解析】这段内容主要阐述了邪气侵入足部不同经络后引发的一系列病证以及对应的针刺治疗方法。若病邪在足阳明部位，虽文中提及在经，然据常理推断或为络脉受邪。其症状表现为鼻出血、上齿寒冷，若出现上齿尤其是门牙感觉冰冷这一情况，可判断为阳明络脉受病，此时应针刺厉兑穴进行治疗。

当病邪在足少阳络脉时，会致使胁部疼痛，使人呼吸不畅，咳嗽且出汗。需牢记，阳明经循行与齿相关，而少阳经循行区域涵盖胸胁部位。此时应针刺足少阳胆经足窍阴穴。若患者伴有咳嗽症状，应嘱咐其注意保暖，增添衣物且食用温热食物。需知晓肺喜温热，因肺主皮毛，当肺出现问题时，皮毛处于虚弱状态。多穿厚衣可避免风寒再次侵袭加重病情，保持身体温暖有助于病情恢复。

若病邪侵入足少阴络脉，会引发咽喉疼痛，使人无法吞咽食物，无故发怒，气上冲至贲门及喉咙部位。此时可针刺足底涌泉穴，但因足底敏感，也可选择在然谷穴周围进行放血。当看到然谷周围有青筋脉络显现时即可下针，这些均为络脉受病的表现。缪刺法的意义在于，在疾病初起于络脉，尚未发展成严重病证时，及时将病邪祛除。

当病邪位于足太阴脾经络脉时，会造成腰痛，牵引少腹两侧疼痛，使人无法仰身呼吸。此时应针刺腰尻部夹脊肉上方之处，这里也被称为腰俞，但并非督脉上的腰俞，而是指旁边的下髎穴。

若病邪在足太阳络脉，会使人出现抽筋、背部拘急、牵引胁部疼痛的症状。治疗时应从项部开始，沿着脊椎寻找并按压疼痛部位，在有压痛感应手之处下针。

当病邪在足少阳络脉时，会引起环跳部位疼痛，大腿无法抬起。此时需用毫针针刺环跳穴，若体内有寒邪，则需留针较长时间。在针刺时，由于病邪在骨，需用细且长的针深刺环跳穴，并可运用呼吸补泻手法进行治疗。

【原文】治诸经刺之，所过者不病，则缪刺之。耳聋，刺手阳明，不已，刺其通脉出耳前者。齿龋，刺手阳明，不已，刺其

脉入齿中，立已。邪客于五脏之间，其病也，脉引而痛，时来时止，视其病，缪刺之于手足爪甲上，视其脉，出其血，间日一刺，一刺不已，五刺已。缪传引上齿，齿唇寒痛，视其手背脉血者去之，足阳明中指爪甲上一痏，手大指次指爪甲上各一痏，立已，左取右，右取左。

【注释】① 齿龋：即牙齿被腐蚀所形成的孔洞，称为齿龋，或称龋齿，俗称蛀牙病。

② 缪传引上齿：即邪气交错传入上齿。这里是指邪气侵袭手阳明经的别络，然后交错传入足阳明胃经的脉络，导致牵引上齿出现病证。

【白话解】治疗各条经脉的病变，应该采用针刺其经脉的方法。如果经脉所分布的部位没有发生病变，则说明病变发生在络脉，应当采用缪刺的方法。耳聋，针刺手阳明经（商阳穴），如果不好转，再针刺其通脉出于耳前的穴位（听宫穴）。龋齿疼痛，针刺手阳明经（商阳穴），如果不好转，再针刺其通入牙齿中的脉络，病情立刻就会好转。邪气侵袭五脏之间，其症状是经脉牵引疼痛，时痛时止。观察其病证，在手足爪甲上（井穴）进行缪刺，并察看相关经脉分布区内有无充血显露的络脉，如见到充血的络脉，可用针刺放出瘀血，隔一天针刺一次。如果一次针刺没有痊愈，连续针刺五次就可好转。阳明经脉有病气交错感传而牵引上齿，则会使牙齿和嘴唇寒冷疼痛，观察其手背部有瘀血的脉络将其放血，再针刺足阳明经足中趾趾甲上方（足阳明胃经厉兑穴）一针，以及手大拇指侧的次指（食指）指甲上方（手阳明大肠经商阳穴）各一针，病情立刻就会好，左边有病针刺右边，右边有病针刺左边。

【解析】岐伯提出，若按常规针刺经脉所经过之处但没有效果，就要采用缪刺法。这是因为当病证表现为主经未生病时，问题往往出在络脉。

对于初发的耳聋情况，若针刺手阳明经后未见好转，可在耳朵前方的周边寻找压痛点。在寻找压痛点时，建议使用诸如圆头筷子之类的工具。这是因为若使用尖锐之物或指甲按压，可能会因局部刺痛而误判痛点。找到压痛点后进行针刺放血。当出现牙齿疼痛时，通常可针刺手阳明经和足阳明经来治疗。足阳明经负责上牙的相关病证；下牙旁边疼痛一般与手阳明经相关。若针刺后效果不佳，对于牙齿肿痛明显之处，可在相邻牙齿中间的脉络位置下针放血。倘若自行下针不便，可请他人协助。如果疼痛源于经脉，针刺经脉便可痊愈；若针刺经脉后没有好转，说明病证在络脉上，此时可在疼痛牙齿的牙龈部位放血。

当邪气侵入五脏之间时，并非在脏腑本身发病，其症状表现为经脉牵引疼痛，时有时无。判断这种情况可依据患者的整体状态，比如饮食、二便正常，手脚温暖、头面清凉等。此时可在手掌和足掌旁寻找青筋之处进行缪刺放血。

若邪气缪传至上部牙齿，引发牙齿和嘴唇寒冷疼痛，可在患者手背有瘀血的脉络处放血。然后刺足阳明经的厉兑穴及手阳明经的商阳穴。

【原文】邪客于手足少阴太阴足阳明之络，此五络皆会于耳中，上络左角，五络俱竭，令人身脉皆动，而形无知也，其状若尸，或曰尸厥。刺其足大指内侧爪甲上，去端如韭叶，后刺足心，后刺足中指爪甲上各一痏，后刺手大指内侧，去端如韭叶，后刺手心主，少阴锐骨之端各一痏，立已，不已，以竹管吹其两耳，鬄其左角之发方一寸燔治，饮以美酒一杯，不能饮者灌之，立已。

【注释】① 尸厥：病证名，指突然昏倒、不省人事、状如尸体的病证。

② 少阴锐骨之端：手少阴心经在锐骨之端（即神门穴处）。

③ 立已：立刻就能苏醒。

④ 鬄：同剔，俗作剃，剃发也。

⑤ 燔治：即烧治的意思。燔，烧也。

【白话解】邪气侵袭于手少阴心经、手太阴肺经、足少阴肾经、足太阴脾经和足阳明胃经这五条经络。这五条经络都在耳中会合，向上络于左侧额角，若这五条络脉的脉气全都衰竭，就会使人全身的经脉虽然皆动，但形体却无知觉，其状态像尸体一样，有人把这种情况叫作尸厥。治疗时，针刺足大趾内侧爪甲上距离趾甲尖端如韭菜叶宽处（隐白穴），然后针刺足心（涌泉穴），再刺足阳明胃经在足中趾爪甲上的支脉各一次，之后针刺手大指内侧距离指甲尖端如韭菜叶宽处（少商穴），再针刺手心主（中冲穴），以及手少阴心经在锐骨之端（神门穴）各一次，病人立刻就能苏醒。如果还不能苏醒，就用竹管吹病人的两耳，同时剃下病人左侧额角处大约一寸见方的头发，用火烤后研成末，用一杯美酒冲服，如果病人不能饮酒，就灌服下去，病人立刻就能苏醒。

【解析】这段内容主要阐述了病邪侵袭手足少阴、太阴及足阳明之络所导致的尸厥及其治疗方法。当这五条经络同时生病时，较为特殊。五条络皆会于耳朵，并上络左角。若出现此情况，会使人全身血脉跳动，却昏厥无知，此为尸厥。

在治疗方面，可先针刺足大趾的隐白穴等井穴进行急救，还可针刺足心的涌泉穴（少阴肾经）、足中趾（阳明经）、手大拇指少商穴（手太阴肺经）及手少阴心经。若针刺后仍未苏醒，可用竹管吹患者两耳，因耳为肾气所在，通过增加压力使内部反弹，以疏解闷于体内的气，促使阳气恢复，从而使人苏醒。若此法仍不奏效，可剃掉患者左侧额角的头发约一寸见方，进行燔治，如用艾草熏或蒸等方法，因左额角处有阳气汇聚。同时给予患者一杯美酒，若患者不能饮酒则灌服。尸厥现今虽不多见，但仍可能遇到无故昏迷的情况。在临床中，若遇此情况，可针刺两条手上的阴经、两条足上的阴经及足阳明胃经，有时即可使人苏醒。若记不清具体穴位，可采用十宣放血的方法。当患者昏倒时，触摸其脉会发现一直在动，这是因为阴阳隔离，阳气仍在动，且肌肉也会自行跳动。

【原文】凡刺之数，先视其经脉，切而从之，审其虚实而调之。不调者经刺之，有痛而经不病者缪刺之，因视其皮部有血络者尽取之，此缪刺之数也。

【注释】① 刺之数：针刺的方法。“数”指方法、法则。

② 经刺：就是巨刺。

③ 因视其皮部：接着观察其皮部。“因”指接着；“视”指观察；“皮部”指皮肤按经络分布的区域。

【白话解】大凡针刺的方法，首先要诊察其经脉，用手切按经脉并顺着经脉触摸，审查其虚实情况而进行调治。如果经脉气血不调，就用巨刺法；如果有疼痛之处但经脉未患病，就用缪刺法；接着观察其皮下，如果见充血显露的经络，就全部针刺放血。这就是缪刺的方法。

【解析】凡针刺之法则，需先观察经脉，以指切按之，而后顺应脉气下针，审察其虚实状况而进行调治。若为实证，则用泻法；若为虚证，则用补法。若补泻之法皆不见效，则可采用经刺之法。若病人有疼痛之处，然经脉却无病变，此乃病在络脉，当用缪刺之法。由此可知，缪刺与巨刺全然不同。在针灸治疗中，绝大多数情况使用巨刺，因病证多在经络之上。若经络无病，而疼痛在络脉，病人常诉疼痛之处，观之却无正经循行，此即为络脉之病。比如，看到疼痛之处，寻其附近之主经，络脉即在其旁。若见四肢末梢表皮有瘀血之处，皆可放血。此乃缪刺之法则。故而，闲暇之时，若见四肢表皮有瘀血，可予以放血，此乃病在初起之时的良好处理方法。

四时刺逆从论篇第六十四

【原文】厥阴有余病阴痹，不足病生热痹，滑则病狐疝风，涩则病少腹积气。少阴有余病皮痹隐轸，不足病肺痹，滑则病肺风疝，涩则病积溲血。太阴有余病肉痹寒中，不足病脾痹，滑则病脾风疝，涩则病积心腹时满。阳明有余病脉痹身时热，不足病心痹，滑则病心风疝，涩则病积时善惊。太阳有余病骨痹身重，不足病肾痹，滑则病肾风疝，涩则病积善时巅疾。少阳有余病筋痹胁满，不足病肝痹，滑则病肝风疝，涩则病积时筋急目痛。

【注释】① 阴痹：痹，痛也。阴，寒也。厥阴气盛满，故阴发于外而为寒痹。

② 热痹：痹痛红肿而热，阴不足而阳有余则病生热痹。

③ 狐疝风：指小肠坠入阴囊，时上时下，如狐之出入无常，同时伴有风邪致病特点的病证。

④ 皮痹隐轸：皮痹，肺合于皮，少阴君火之气有余，上犯

于肺故病皮痹。隐轸，即瘾疹，今所谓荨麻疹。

⑤ 肺痹：主要症状为咳嗽、气喘、胸闷、胸痛等。病情严重时可出现呼吸困难、喘息不能平卧、口唇紫绀等表现。少阴君火之气不足，则肺金无畏而燥邪独盛，故病如此。

⑥ 肺风疝：主要表现为咳嗽、气喘、胸闷等肺部症状，与疝气症状同时出现。《类经》十七卷第七十注："滑实则君火为邪，故乘于肺，病在气也。"

⑦ 溲血：尿血。

⑧ 脾风疝：是指肿胀、沉重、下坠之类的表现，太阴经脉出现滑脉，是土邪有余的表现，其病的本质在于湿邪为患。

⑨ 心风疝：脉滑为阳明燥金之气盛，气盛则风动于心，故病心风疝，症见少腹有块，气上冲胸暴痛。

⑩ 肾风疝：《类经》十七卷第七十注："太阳滑实者，风寒挟邪，故病肾风疝。"

⑪ 肝风疝：《类经》十七卷第七十注："滑实则风热合邪而为肝风疝，病在筋也。"

【白话解】厥阴之气有余会患阴痹之病；不足则会患热痹之病。脉滑会患狐疝风之病；脉涩会患少腹中有积气之病。少阴之气有余会患皮痹和瘾疹；不足则会患肺痹。脉滑会患肺风疝病；脉涩会患积聚和尿血之病。太阴之气有余会患肉痹和寒中；不足则会患脾痹。脉滑会患脾风疝病；脉涩会患积聚以及心腹时常胀满之病。阳明之气有余会患脉痹，身体时常发热；不足则会患心痹。脉滑会患心风疝病；脉涩会患积聚且时常惊恐之病。太阳之气有余会患骨痹，身体沉重；不足则会患肾痹。脉滑会患肾风疝病；脉涩会患积聚且时常容易发生巅顶部疾病。少阳之气有余会患筋痹，胁肋胀满；不足则会患肝痹。脉滑会患肝风疝病；脉涩会患积聚且时常筋脉拘急、眼睛疼痛。

【解析】主要论述了六经之气有余和不足所引发的各种病证以及脉象变化对应的疾病情况。

厥阴之气有余会患阴痹，这是因为厥阴主风木，风气偏盛，寒邪凝滞，气血不畅，从而导致阴痹。阴痹主要表现为肢体疼痛、麻木、发凉等。厥阴之气不足则患热痹，可能是由于厥阴经气虚弱，不能抵御热邪，热邪侵袭经络而发病。热痹的症状为关节疼痛、红肿、灼热等。脉滑会病狐疝风，狐疝多因寒湿之邪侵犯厥阴肝经，导致气血不畅，小肠坠入阴囊所致。脉涩会病少腹积气，涩脉主气虚血滞，邪气留于少腹滞而不行，故病此。

少阴之气有余会患皮痹和瘾疹。肺合于皮，少阴君火之气有余，上犯于肺故病皮痹。少阴之气不足患肺痹，少阴君火之气不足，则肺金无畏而燥邪独盛，故病如此。肺痹的症状主要有咳嗽、气喘、胸闷等。脉滑会病肺风疝，滑实则君火为邪，故乘于肺，病在气也。脉涩会病积溲血，涩脉表示心血不足，少阴经气不畅，可导致积聚，血乱而为溲血也。

太阴之气有余会患肉痹和寒中。太阴为湿土之气，主脾，脾主肌肉而位居中焦，故有余则湿胜。肉痹是由于太阴经气有余，邪气滞留在肌肉，使肌肉麻木、疼痛、无力等。寒中则是因为太阴经主湿，湿气过盛，加上寒邪侵犯脾胃，导致脾胃受寒而出现腹痛、腹泻等症状。太阴之气不足患脾痹，是由于太阴经气不足，脾脏功能失调所致。脉滑会病脾风疝，太阴脉滑，则土邪有余，脾风疝者，即㿗肿重坠之属，病在湿也。脉涩会病积心腹时满，涩脉表示气血不畅，太阴经气不畅，可导致积聚，同时影响脾胃功能，出现心腹时常胀满的症状。

阳明之气有余会患脉痹，身时热。脉痹是由于阳明经气有余，邪气滞留在血脉，使血脉痹阻不通，出现肢体疼痛、麻木等症状。身时热是因为阳明经多气多血，经气有余则化热。阳明之气不足患心痹，燥气不足，则火盛为邪，故病为心痹。心痹的症状主要有心悸、胸闷、气短等。脉滑会病心风疝，脉滑为阳明燥金之气盛，气盛则风动于心，故病心风疝，症见少腹有块，气上冲胸暴痛。脉涩会病积时善惊，涩脉表示气血不畅，阳明经气不畅，可导致积聚，同时影响心脏功能，使人时常容易受惊。

太阳之气有余会患骨痹，身重。骨痹是由于太阳经主寒水，经气有余则寒邪凝滞于骨，使关节疼痛、沉重、僵硬等。身重是寒水之邪侵犯人体，阳气被遏，不能温化水湿，水湿停聚于体内所致。太阳之气不足患肾痹，太阳为寒水之气，主一身之表，内合于肾，不足则肾气衰，故病为肾痹。脉滑会病肾风疝，脉涩会病积善时巅疾。

少阳之气有余会患筋痹、胁满。筋痹是由于少阳经主相火，经气有余则火邪侵犯筋脉，使筋脉拘急、疼痛、屈伸不利等。胁满是因为少阳经循行于胁肋部，经气有余则胁肋部胀满。少阳之气不足患肝痹，少阳为相火之气，内合于肝，少阳之气不足则肝虚，故病为肝痹。肝痹的症状主要有胁痛、腹胀、夜卧多惊等。脉滑会病肝风疝，滑实则风热合邪而为肝风疝，病在筋也。脉涩会病积时筋急目痛，涩脉表示气血不畅，少阳经气不畅，可导致积聚，同时影响筋脉和眼睛功能，使人时常筋脉拘急、眼睛疼痛。

【原文】是故春气在经脉，夏气在孙络，长夏气在肌肉，秋气在皮肤，冬气在骨髓中。

帝曰：余愿闻其故。岐伯曰：春者，天气始开，地气始泄，冻解冰释，水行经通，故人气在脉。夏者，经满气溢，入孙络受血，皮肤充实。长夏者，经络皆盛，内溢肌中。秋者，天气始收，腠理闭塞，皮肤引急。冬者盖藏，血气在中，内著骨髓，通于五脏。是故邪气者，常随四时之气血而入客也，至其变化不可为度，然必从其经气，辟除其邪，除其邪则乱气不生。

【注释】① 开：开启、变暖。

② 引：牵引以缩急。

③ 乱气不生：得气而调，故不乱。

【白话解】所以春季时，人身之气在经脉；夏季时，人身之气在孙络；长夏时，人身之气在肌肉；秋季时，人身之气在皮肤；冬季时，人身之气在骨髓中。

黄帝说：我希望听听其中的缘故。岐伯说：春季，天气开始温暖，地气开始萌动，冰冻消解，水流运行通畅，所以人体的气血在经脉中。夏季，经脉气血充满而外溢，血液流入孙络，皮肤充实。长夏时，经络都很旺盛，气血向内灌注到肌肉中。秋季，天气开始收敛，皮肤腠理闭塞，皮肤收缩拘急。冬季主闭藏，血气在体内，向内附着于骨髓，与五脏相通。所以邪气常常随着四季的气血变化而侵入人体，至于它的变化，则不能以常法来度量。然而必须根据四时经气的变化进行治疗，以祛除邪气，邪气被除，人体才不会产生乱气。

【解析】岐伯言：春季之时，天气始暖，地气萌动，冻解冰融，水流经行通畅，故而人体气血聚于经脉。若至夏季，经脉气血满溢，流入孙络，孙络受血，皮肤因而充实。长夏之际，经络皆盛，气血更向内灌注于肌肉之中。秋季来临，天气始收，腠理闭塞，疾病常显于皮肤，皮肤收缩拘急。冬季主闭藏，血气存于体内，内附于骨髓，与五脏相通。正因如此，邪气常随四季气血之变化而侵入人体。邪气入体后，其变化难以度量。然而，医者须依循经络之气的走向，以辟除邪气。若能除邪，则乱气不生。故而，为医者当明晰十二经络之走向。当病在络脉之时，即便未能及时施治，邪气亦不会侵入脏腑，仅会入于经脉。若于经脉发病时将其祛除，同样不会使邪气深入脏腑。此乃强调遵循经络而行医之要旨。

【原文】帝曰：逆四时而生乱气奈何？岐伯曰：春刺络脉，血气外溢，令人少气；春刺肌肉，血气环逆，令人上气；春刺筋骨，血气内著，令人腹胀。夏刺经脉，血气乃竭，令人解㑊；夏刺肌肉，血气内却，令人善恐；夏刺筋骨，血气上逆，令人善怒。秋刺经脉，血气上逆，令人善忘；秋刺络脉，气不外行，令人卧不欲动；秋刺筋骨，血气内散，令人寒栗。冬刺经脉，血气皆脱，令人目不明；冬刺络脉，内气外泄，留为大痹；冬刺肌肉，阳气竭绝，令人善忘。凡此四时刺者，大逆之病，不可不从也，反之，则生乱气相淫病焉。故刺不知四时之经，病之所生，以从为逆，正气内乱，与精相薄，必审九候，正气不乱，精气不转。帝曰：善。

【注释】① 少气：气短、气少。

② 血气环逆：血气循环逆乱。环逆，指循环不正常而逆向。

③ 上气：气逆向上，气喘。

④ 解㑊：疲倦懈怠。

⑤ 大痹：是指由于五脏气血俱虚所致的痹证。

⑥ 以从为逆：把正确的当作错误的，即错误地以逆为从。从，指正确的做法；逆，指错误的做法。

⑦ 九候：古代诊脉的方法，把人体分为上、中、下三部，

每部又分为天、地、人三候，共九候。

⑧ 转：指耗散、逆转。

【白话解】黄帝说：针刺违背四时的规律而使气血逆乱会怎样呢？岐伯说：春天刺络脉，会使血气向外散溢，使人少气；春天刺肌肉，会使血气循环逆乱，使人气逆；春天刺筋骨，会使血气内留，使人腹胀。夏天刺经脉，会使血气衰竭，使人疲倦懈怠；夏天刺肌肉，会使血气内退，使人容易恐惧；夏天刺筋骨，会使血气上逆，使人容易发怒。秋天刺经脉，会使血气上逆，使人容易忘事；秋天刺络脉，会使气不能外行，使人卧床不想活动；秋天刺筋骨，会使血气内散，使人寒栗。冬天刺经脉，会使血气都脱失，使人眼睛看不清；冬天刺络脉，会使体内的气外泄，留滞而成严重的痹证；冬天刺肌肉，会使阳气竭绝，使人容易忘事。凡是这四时的错误针刺，都导致大逆的病证，所以不可不遵循四时规律，否则，就会产生气血逆乱相互侵淫的疾病。所以针刺如果不懂得四时经气的变化以及疾病的发生情况，错误地以逆为从，就会使正气内乱，邪气与精气相搏结而病。一定要审慎地观察九候的脉象，从而做出正确的诊断，给予适当针刺治疗，方可使正气不乱，精气不致损耗而发生逆转。黄帝说：好。

【解析】这段内容主要强调了针刺应顺应四时的重要性，违背四时规律进行针刺会导致各种不良后果，甚至引发严重的疾病。同时也指出了医生在针刺时应准确判断四时经气变化和疾病发生情况，避免错误操作，以保证正气不乱、精气不耗散。

【原文】刺五脏，中心一日死，其动为噫。中肝五日死，其动为语。中肺三日死，其动为咳。中肾六日死，其动为嚏欠。中脾十日死，其动为吞。刺伤人五脏必死，其动，则依其脏之所变候知其死也。

【注释】① 动：指变动，出现的症状表现。

② 噫：指嗳气。

【白话解】针刺误伤五脏，刺中心脏，大约一天就会死亡，其症状表现为频发嗳气。刺中肝脏，五天就会死亡，其症状表现为多语。刺中肺脏，三天就会死亡，其症状表现为咳嗽。刺中肾脏，六天就会死亡，其症状表现为打喷嚏和呵欠。刺中脾脏，十天就会死亡，其症状表现为不自主吞咽。针刺误伤了人的五脏必然会导致死亡，根据五脏变动所发生的证候，可知刺伤何脏，而预测其死亡的日期。

【解析】这段内容主要强调了针刺时如果误伤五脏会带来严重的后果，并且根据不同的脏腑指出了大致的死亡时间以及相应的症状。这段经文告诫我们，在针刺时，绝对不可刺中脏器。因此，在针刺背部腧穴时，需掌握一定的深浅度，既不可过深，亦不可过浅。

标本病传论篇第六十五

【原文】黄帝问曰：病有标本，刺有逆从奈何？

岐伯对曰：凡刺之方，必别阴阳，前后相应，逆从得施，标本相移，故曰有其在标而求之于标，有其在本而求之于本，有其在本而求之于标，有其在标而求之于本。故治有取标而得者，有取本而得者，有逆取而得者，有从取而得者。故知逆与从，正行无问，知标本者，万举万当，不知标本，是谓妄行。

夫阴阳逆从标本之为道也，小而大，言一而知百病之害，少而多，浅而博，可以言一而知百也。以浅而知深，察近而知远，言标与本，易而勿及。

治反为逆，治得为从。先病而后逆者治其本，先逆而后病者治其本，先寒而后生病者治其本，先病而后生寒者治其本，先热而后生病者治其本，先热而后生中满者治其标，先病而后泄者治其本，先泄而后生他病者治其本，必且调之，乃治其他病，先病而后先中满者治其标，先中满而后烦心者治其本。人有客气有同气。小大不利治其标，小大利治其本。病发而有余，本而标之，先治其本，后治其标。病发而不足，标而本之，先治其标，后治其本。谨察间甚，以意调之，间者并行，甚者独行。先小大不利而后生病者治其本。

【注释】① 病有标本，刺有逆从：疾病有标病、本病，治法有逆治、从治。

② 逆从得施：施行逆治，从治。

③ 标本相移：标病与本病的治疗，可根据具体情况相互转移。

④ 言标与本，易而勿及：讲标与本的道理容易理解，而临床应用起来就不容易做到了。

⑤ 治反为逆，治得为从：逆其病情而治为逆治，顺其病情而治为从治。

⑥ 客气：即所受的邪气。

⑦ 同气：与客气相对，指正气。

⑧ 并行：标本兼治。

⑨ 独行：单独用治标或治本的一种方法。

【白话解】黄帝问道：疾病有标和本的分别，刺法有逆和从的不同，是怎么回事？

岐伯回答说：一般而言针刺的准则，必须辨别其阴阳属性，联系其前后关系，恰当地运用逆治和从治，灵活地处理治疗中的标本先后关系。所以说，有的病在标就治标，有的病在本就治本，有的病在本却治标，有的病在标却治本。在治疗上，有治标而缓解的，有治本而见效的，有逆治而痊愈的，有顺治而成功的。所以懂得了逆治和顺治的原则，就能够进行正确的治疗，而不必疑虑了。如果透彻地认识疾病的标病和本病，以及标本之间的轻重缓急，治疗时就能做到万无一失；如果不知标本，治疗时必然会盲目错乱。

关于阴阳、逆从、标本的道理，看起来很小，而应用的价值却很大。从一个疾病的标本逆从的认识，可以推演出许多疾病的原理和对人体造成的伤害。知识可以由少及多，由浅及深。从一句话中概括许多事物的道理。从浅显入手可以推知深微，观察目前的现象可以了解它的过去和未来。不过，讲解标本的道理是容易的，但是临床运用起来就比较困难了。

不懂得标本的道理，治疗时违反了标本的原则，称为逆；知道标本的道理，治疗时顺应标本的原则，称为从。先患某病而后发生气血逆乱的，先治其本；先有气血逆乱而后发生病变的，先治其本。先有寒证而后发生病变的，先治其本；先有病而后生寒证的，先治其本。先有热证而后发生病变的，先治其本；先有热证而后出现腹部胀满的，先治其标。先有某病而后出现泄泻，先治其本；先有泄泻而后发生疾病的，先治其本。而且必须先把泄泻调治好，然后再治疗其他疾病。先患某病而后发生腹部胀满的，先治其标；先患腹部胀满而后出现心烦的，先治其本。人体疾病过程中有邪气和正气的相互作用，凡是出现大小便不利，先通利大小便以治其标；大小便通利则治其本病。疾病发作表现为有余，就用本而标之的治法，即先祛邪以治其本，然后调理气血阴阳以治其标；疾病发作表现为正气不足，采用标而本之的治法，即先固护正气防止虚脱以治其标，后祛除邪气以治其本。必须谨慎地观察疾病的轻重深浅以及标本缓急的不同，用心调理；凡病轻的，处于缓解期的，可以标本同治；凡病重的，处于发作期的，应当采用专一的治本或治标的方法。另外，如果先有大小便不利而后发生其他疾病的，应当先治大小便不利的本病。

【解析】文中虽言针刺，实乃泛指各种治疗方法的基本原则。分辨和把握矛盾的主次先后、轻重缓急是中医治疗疾病的一个重要思想。大凡治病，有病之本为主为急而从本而治者，也有病之标为主为急而从标而治者，这均属从治法。还有见标反而治本，见本反而治标的逆治法。更有标本先后、标本缓急的兼治。因此，只有把握了标本的关系和变化，才能有效地治疗疾病。判别标、本的标准是以时间的先后次序，即疾病发生的过程中先起作用或先出现的为本，后起作用或后出现者为标。无论以何种标准判别标本，原则上应以治本为先，治标在后。但对于后生之中满和病中出现的二便不通以及病发而不足者，又须先行治之，即治标为急，治标在先。另外，一般来讲，病轻者，可标本同治；而病重者，则当单治标或单治本，治当精专。

【原文】夫病传者，心病先心痛，一日而咳，三日胁支痛，五日闭塞不通，身痛体重，三日不已死，冬夜半，夏日中。肺病喘咳，三日而胁支满痛，一日身重体痛，五日而胀，十日不已死，冬日入，夏日出。肝病头目眩胁支满，三日体重身痛，五日而胀，三日腰脊少腹痛胫酸，三日不已死，冬日入，夏早食。脾病身痛体重，一日而胀，二日少腹腰脊痛胫酸，三日背胎筋痛小便闭，十日不已死，冬人定，夏晏食。肾病少腹腰脊痛䯒酸，三

日背胎筋痛小便闭，三日腹胀，三日两胁支痛，三日不已死，冬大晨，夏晏晡。胃病胀满，五日少腹腰脊痛骺酸，三日背胎筋痛小便闭，五日身体重，六日不已死，冬夜半后，夏日昳。膀胱病小便闭，五日少腹胀，腰脊痛骺酸，一日腹胀，一日身体痛，二日不已死，冬鸡鸣，夏下晡。诸病以次相传，如是者，皆有死期，不可刺。间一脏止，及至三四脏者，乃可刺也。

【注释】胎：同膂。

【白话解】关于疾病的传变规律，有些是按照五行中生克制约的规律，先传到患病之脏所克制的脏中。如果心脏有病，则有心痛的症状，大约经过一天的时间，病就会转到肺脏，发生咳嗽；大约经过三天的时间，病就会转到肝脏中，产生胁肋部位胀满疼痛的症状；大约经过五天的时间，病就会转到脾脏，导致大便闭塞不通，身体痛且沉重；如果再过三天时间不好，人就会死亡，在冬天死于半夜，夏天死于中午。肺病先是喘咳，大约三天时间，病就会转到肝脏，使胁肋胀满疼痛；大约经过一天时间，病就会转到脾脏，产生身重疼痛的症状；大约经过五天的时间，病就会转到肾脏，产生肿胀症状；如果再过十天不好，人就会死亡，在冬天死于日落的时候，在夏天死于日出的时候。肝病先是头目眩晕，胁肋撑胀，大约经过三天时间，病就会转到脾脏，产生体重身痛的症状；大约经过五天时间，病就会转到胃，产生腹胀的症状；大约经过三天时间，病就会转到肾脏，产生腰脊小腹疼痛、腿胫发酸的症状；如果再过三天不好，人就会死亡，在冬天死于日落的时候，夏天死于早餐的时候。脾病先是身体疼痛沉重，大约一天时间，病就会转到胃，产生胀闷的症状；大约经过两天时间，病就会转到肾脏，发生小腹腰脊疼痛、腿胫发酸的症状；大约经过三天时间，病就会转到膀胱，发生背脊筋痛、小便不通的症状；如果再过十天不好，人就会死亡，在冬天死于夜深人静的时候，夏天死于吃晚饭的时候。肾病则是小腹腰脊疼痛，以及小腿肌肉发酸，大约经过三天时间，病就会转到膀胱，发生背脊筋痛、小便不通的症状；大约经过三天时间，病就会转到小肠，产生腹胀的症状；大约经过三天时间，病就会转到心包，产生胁肋部胀满疼痛的症状；如果再过三天不好，人就会死亡，在冬天死于天亮之时，夏天死于晚饭之时。胃病先是胀满，若病不愈，大约过五天时间，病就会转到肾脏，发生小腹腰脊疼痛、胫部发酸的症状；大约经过三天时间，病就会转到膀胱，发生背脊筋痛、小便不通的症状；大约经过五天时间，病就会转到脾，导致身体沉重；如果再过六天不好，人就会死亡，冬天死于半夜以后，夏天死于午后。膀胱病先是小便不通，大约经过五天时间，病就会转到肾脏，产生小腹胀满、腰脊疼痛、胫部发酸的症状；大约经过一天时间，病就会转到小肠，产生腹胀的症状；大约经过一天时间，病就会转到心脏，产生身体重痛的症状；如果再过两天不好，人就会死亡，在冬天死于半夜后，夏天死于午后。

以上各种疾病，按照一定的次序传变，这些疾病都是极其严重、极其危险的病变，有可能会导致死亡。按照上述规律，可以推测出大概的死亡日期，对这类病，不可以用针刺的方法进行治疗。如果疾病不是按照上述次序传变，而是间隔一脏或隔三四脏相传变的，对这样的疾病，就可以进行针刺治疗。

【解析】原文描述的是古代中医理论中关于疾病传变的规律，主要基于五行相生相克的原理。这段文字详细列举了心脏、肺脏、肝脏、脾脏、肾脏以及胃和膀胱等脏腑疾病传变的顺序及其症状，以及预测死亡时间的方法，并指出在疾病传变过程中哪些情况下可以进行针刺治疗。

首先，原文提到疾病传变的一般规律，即按照五行生克制约的顺序进行。例如，心病先心痛，随后可能影响到肺脏，产生咳嗽等症状，再进一步影响到肝脏，产生胁支痛等。这种传变模式反映了中医理论中脏腑之间的相互影响和制约关系。其次，原文详细描述了各个脏腑疾病传变的具体症状和时间。这些症状包括心痛、咳嗽、胁支痛、身体痛且沉重、大便闭塞不通、喘咳、胁支满痛、体重身痛、肿胀、头目眩晕、腰脊少腹痛胫酸等，以及死亡时间的预测，如冬日半夜、夏日中午等。这些症状和死亡时间的预测，为古代中医的临床诊断和治疗提供了重要参考。再次，原文强调了疾病传变的危险性，指出这些疾病都是极其严重、极其危险的病变，有可能会导致死亡。同时，也提出了治疗原则，即对于按照上述规律传变的疾病，不可用针刺的方法进行治疗；而对于间隔一脏或隔三四脏相传变的疾病，则可以进行针刺治疗。

卷第十九

天元纪大论篇第六十六

【原文】黄帝问曰：天有五行御五位，以生寒暑燥湿风；人有五脏化五气，以生喜怒思忧恐。论言五运相袭而皆治之，终期之日，周而复始，余已知之矣，愿闻其与三阴三阳之候奈何合之？

鬼臾区稽首再拜对曰：昭乎哉问也。夫五运阴阳者，天地之道也，万物之纲纪，变化之父母，生杀之本始，神明之府也，可不通乎！故物生谓之化，物极谓之变，阴阳不测谓之神，神用无方谓之圣。夫变化之为用也，在天为玄，在人为道，在地为化，化生五味，道生智，玄生神。神在天为风，在地为木；在天为热，在地为火；在天为湿，在地为土；在天为燥，在地为金；在天为寒，在地为水。故在天为气，在地成形，形气相感而化生万物矣。然天地者，万物之上下也；左右者，阴阳之道路也；水火者，阴阳之征兆也；金木者，生成之终始也。气有多少，形有盛衰，上下相召而损益彰矣。

【注释】① 御五位：御，驾驭，治理；五位，指东、西、南、北、中五个方位。

② 化五气：化生五脏气机。

③ 鬼臾区：是黄帝的臣子之一。

④ 天地之道：天地，指自然界；道，规律、法则。

⑤ 生杀之本始：生，发生、发展；杀，消失、死亡；本始，根本、由来。

⑥ 神明之府：神，事物运动变化的内在动力；明，事物运动变化表现于外的显著征象；府，所在之处。

【白话解】黄帝问：天有金、木、水、火、土五行，它的作用广泛分布在东、西、南、北、中五个方位，因而产生寒、暑、燥、湿、风的气候变化。人有五脏，化生五气而构成了人体，因而产生喜、怒、思、忧、恐。《六节藏象论》说道：五运之气相承袭，各有其所主治的时令，一年为一个周期，到了一年终结时又重新开始，如此周而复始、循环无穷。这些道理，我已经知道了，希望再听听五运与三阴三阳这六气是怎样结合的。

鬼臾区恭敬行礼回答说：您问得很明确啊！五运阴阳是自然界发展运动的根本规律，是一切事物的纲领，是千变万化的根源，是生长、灭亡的根本，是精神活动的大本营，难道可以不通晓它吗？凡是万物的生长称为“化”，生长发展到极端就叫作“变”，阴阳的变化不可揣测叫作“神”，这个神的作用变化无穷叫作“圣”。自然界这种阴阳变化的作用，在天就表现为幽远玄妙、变化无穷，而为主宰万物的无限力量；在人就表现为能够正确地认识和巧妙地运用这些道理，而适应自然界的一切变化；在地就表现为使万物生长发育。由于地能生长化育，就产生了酸、甜、苦、辣、咸五种不同滋味的物质；人明白了道理，就产生了智慧；天深奥不测，就产生了神明。而神明变化，在天为风，在地为木；在天为热，在地为火；在天为湿，在地为土；在天为燥，在地为金；在天为寒，在地为水。总之在天为无形的五气，在地为有形的五行。天地间无形的气和有形的五行之间阴阳的相互感应，就化生出万物了。这样说来，天地是一切事物的上下范围，左右是阴阳升降的道路，水火是阴阳的表现，秋春是生长收成的终了与开始。气有多少的不同，五行有盛衰的分别，上下形气相互感召，于是不足和有余的现象，也就很明显了。

【解析】本篇开篇以阴阳五行理论阐发了天、地、人之间存在着五行气运的密切联系，说明人与天地自然相应的整体观念。

五行与阴阳作为自然科学概念而存在，是自然界运动变化的根本规律，本节经文所谓“五运阴阳者，天地之道也，万物之纲纪，变化之父母，生杀之本始，神明之府也”，是对这一学说的高度概括，是人们通过对自然界运动变化的长期观察与认识，随着我国古代自然科学知识的积累和发展，逐步从天文、气象、历算、物候等学科中总结出来的基本自然法则。

“天有五行御五位，以生寒暑燥湿风”，高度概括了五行在天文、气象、地理方面的真实含义。“五运”，指风、暑、湿、燥、寒五气的运动，是在四时阴阳的基础上对常年气候变化特点的反映。天有五时（春、夏、长夏、秋、冬五个时令），地有五方（东、南、中、西、北五个方位），时间和空间两个条件结合起来，便产生风、暑、湿、燥、寒五气。古代天文学家、历法家通过长期的观察、测定，把一年分作五个等分（即五季），每个等分（季节）各七十三日，即每年从大寒日起，历时七十三日，气候温和，属风气主令；从春分后十三日起，历时七十三日，气候炎热，属火气（包括暑气在内）主令；从芒种后十日起，历时七十三日，气候潮湿，属湿气主令；从处暑后七日起，历时七十三日，气候干燥凉爽，属燥气主令；从立冬后四日起，历时七十三日，气候寒冷，属寒气主令。

风火属阳，反映春温、夏热的气候特点；燥、寒属阴，反映秋凉、冬寒的气候特点；湿生于土，反映四时、长夏的潮湿气候特点。一年之中，随着春夏秋冬四季的推移，风、火（暑）、湿、燥、寒五气发生相应的变化，即春风、夏火（暑）、长夏湿、秋燥、冬寒依次传递，这就是常年气候运动变化的一般规律，也是五行源于阴阳的道理所在。所以后世张介宾说：“五行即阴阳之质，阴阳即五行之气，气非质不立，质非气不行，行也者，所以行阴阳之气也。”阴阳之气彼此互为消长，故有常年季节气候的变化，五行承袭阴阳，故又有生克乘侮等不同的关系。可见，阴阳、五行的基本概念，主要是根据地球围绕太阳运动（公转和自转）的不同时间、空间、方位、性质而决定的。因为自然节律与大气环流的变化，都起源于地球的运动，假如地球不动，宇宙静止，便没有年、月、日、时的周期概念，也没有春夏秋冬四时阴阳消长变化。所谓五行源于阴阳，阴阳之中有五行，五行之中有阴阳，其理即在于此。

由于五行阴阳最能反映自然界的一般规律，是万物发生、发展、变化的本源。人处天地之间，无时无刻不受到自然环境的影响，于是经文“人有五脏，化五气，以生喜、怒、思、忧、恐”，进一步阐明人体在自然界五行气运的作用和影响下，五脏的功能活动具有与之相适应的生理特点和节律。正如东汉张仲景在《伤寒杂病论》中所说：“夫天布五行，以运万类，人禀五常，以有五脏。”将自然界的五气运行与人体的五脏有机地联系起来，认识人体生命活动的规律，这是中医学的一大特色。心、肝、肺、脾、肾五脏是人体生命活动的中心，五脏之气是指五脏所秘藏的精微物质及其活动能力，它在人体阳气的主导作用下，与四时五行之气有着密切的联系。如肝为风木之脏，与春气相通应，在生理上以生发阳气为主要功能，故其性喜条达恶抑郁；在病理上常有肝气异常，肝风、肝火等病理出现，三者虽然有所不同，但均属气的变动。此外，五脏之气还产生喜、怒、思、忧、恐。这是由于精神活动、情志变化与五脏的功能活动密切相关。五脏各自所藏的精气不同，所主的精神活动也不相同。如心主血脉以养神；肝藏血以舍魂；肺主气以养魄，脾生营而藏意，肾藏精在神为志。只有五脏所贮藏的精气充盛，精神情志活动才能发挥其正常的作用。一旦五脏精气失藏，发生病变，就可影响人们的精神情志活动。反过来，精神情志的变化，也可引起五脏的病变。如肝气实的病人，多见烦躁易怒；而忧愁郁怒，又常常引起肝气不舒，肝气上逆的病变。由此可见，人不仅仅是一个生物体，也不仅仅是一个物质的藏象结构，人还具有高级复杂的精神情志活动，人体不仅有生理、病理因素，还有独特的心理因素。我国传统文化早就把人的精神情志活动，概括为心神的表现，并由此形成了中医学独具特色和风格的“五神脏”的系统理论，成为中医学整体系统医学模式的重要组成部分。

五行与阴阳不但作为自然科学概念，而且还作为哲学概念而存在。本文所谓“五运阴阳者，天地之道也”，就是其高度概括，明确指出了五行与阴阳是自然界最一般的规律，是我国古代的一种宇宙观和方法论，具有丰富的辩证法思想。前人把自然界五行气运规律引申为哲学概念，按木、火、土、金、水五种属性，对事物进行演绎归类，意识到事物之间这种五类现象不是孤立的，而是存在相互联系、相互作用、相互资生、相互转化、相互制约的循环不息关系，以此来分析和说明事物之间的多元联系。由于事物总是处于矛盾运动之中，天地万物及其内部无不具有阴阳对立统一两个方面，而阴阳的相互依存、相互联系、相互作用、相互制约作用，才推动着事物的运动、发展和变化。阴阳对立统一的辩证法思想是阴阳学说的核心，它的基本内涵是一分为二，即对立统一的关系。

【原文】帝曰：愿闻五运之主时也何如？鬼臾区曰：五气运行，各终期日，非独主时也。帝曰：请闻其所谓也。鬼臾区曰：臣积考《太始天元册》文曰：太虚寥廓，肇基化元，万物资始，五运终天，布气真灵，总统坤元，九星悬朗，七曜周旋。曰阴曰阳，曰柔曰刚，幽显既位，寒暑弛张，生生化化，品物咸章。臣斯十世，此之谓也。

【注释】① 终期日：指一年三百六十五日。

② 太虚寥廓：太虚，太空，即宇宙；寥廓，即辽阔。意为广阔无边的天空。

③ 真灵：真，真气；灵，灵明。

④ 坤元：指大地生化万物的根源。

⑤ 九星：指天蓬、天芮、天冲、天辅、天禽、天心、天任、天柱、天英九星。

⑥ 七曜：指日、月、火、水、木、金、土七星。

⑦ 生生化化：指生机不息，变化无穷。

⑧ 品物咸章：品物，指众多的物体；咸，指全部。意即万物的形象都能显露出来。

【白话解】黄帝说：我想听听关于五运分主四时是怎么回事呢？鬼臾区说：五运各能主一年，不是单独只主某一时令。黄帝说：请讲一讲其中的道理。鬼臾区说：我考查过《太始天元册》一书，书中提到：广阔无边的天空，是生化物质的基础和本源，是万物资生的开始，五运行于天道，周而复始。它还布施天地真元之气，是总领万物生长的根源，明朗的九星悬照天空，发光的七曜按周天之度旋转，于是万物就有了阴阳的变化，就有了柔刚的不同性质，昼夜有明亮与黑暗的交替，四时有寒冷暑热的次序。这样生生不息，变化无穷，万物自然就都会明显地繁荣昌盛了。我的家族研究这些道理已有十代，就是研究前面提到的这些问题。

【解析】本节经文“太虚寥廓，……品物咸章”，承接上文进一步揭示天体演化以及生命起源等自然法则。辽阔无际的天空，充满着本元之气，是形成天地的原始基础。有了天和地的相互作用（吸引和排斥运动），才有生命的起源及其生存的条件，所以有天有地才能化生万物。并指出阴阳五行的运动变化，与日月星辰的运转有关，它总统大地万物生长变化的共同规律。特别是太阳在天体运动所引起的光热变化，更是形成四时、昼夜阴阳消长的重要条件，并因此而有寒暑的往来，昼夜的交替，以及阳刚阴柔的现象。自然界阴阳五运之气的运行变化，不断推动着万物的生长和发展，所以万物都展现出明显的变化。这种认识不仅符合天体演变规律，而且对自然界运动变化和生命的发生发展都给予了物质的说明；表明天地万物，包括人体本身都以物质性的气为本元；意识到气不是主观观念的产物，也不是虚无缥缈的精神性的东西，而是独立于人的意识之外的客观存在；唯物地回答了天地以及生命起源问题，比较科学地反映了当时人们对客观世界的认识。

【原文】帝曰：善。何谓气有多少，形有盛衰？鬼臾区曰：阴阳之气各有多少，故曰三阴三阳也。形有盛衰，谓五行之治，各有太过不及也。故其始也，有余而往，不足随之；不足而往，有余从之，知迎知随，气可与期。应天为天符，承岁为岁直，三合为治。

【注释】① 太过不及：太过，有余；不及，不足。我国古代把十天干和十二地支相配起来，用以纪年、纪月、纪时，其中必须奇数阳干配奇数阳支，偶数阴干配偶数阴支，各具阴阳属性，在纪年中凡干支俱奇数的阳年为太过，干支俱偶数的阴年为不及。

② 天符：中运与司天之气相符的年份。

③ 岁直：又称岁会。中运之气的五行与年支的五行属性相同，便称为岁直。

④ 三合：中运之气与司天之气、年支的五行相符合称“三

合”，又称“太一天符”年。

【白话解】黄帝说：讲得好。什么是气有多有少，形有盛有衰呢？鬼臾区说：阴气和阳气各有多少的不同，所以有一阴、二阴、三阴和一阳、二阳、三阳的区别。形有盛有衰，是指天干所主的运气，分别有太过不及的区别。如果开始是太过的阳年，随之而来的是不及的阴年；反之，如果是不及的阴年，随之而来的是太过的阳年。明白了太过与不及的往来规律，那么对一年中运气的盛衰情况，就可以预先知道。凡是主一年之运与司天之气相符的，就称为天符；一年之运与年支的五行相同的，就称为岁直；一年之运与司天之气、年支的五行均相合的，称为三合。

【解析】经文“有余而往，不足随之；不足而往，有余从之”精当地指出了五运更袭的规律。这一规律是古人长期认真观察自然物候总结出来的，是以客观实在为基础的，而不是主观臆断。现代多学科研究认为，阴阳五行通过反馈控制调节机制实现系统动态的平衡，因此阴阳五行不断地在以平衡点为中心的稳态域内来回波动。《黄帝内经》的作者们在几千年前就已经认识到这种波动规律，提出“有余而往，不足随之；不足而往，有余从之”的论断是非常难能可贵的。其实这一规律的实质是以年为单元的较大时空范围内的“亢害承制”规律。“亢害承制”是《黄帝内经》运气学说的理论核心，是对阴阳规律的高度概括。阴阳是“其大无外，其小无内”的，因此“亢害承制”的适应范围也是“其大无外，其小无内”的。天地如此，人体也一样，人的生命活动离不开生化和制约并存的调节机制。中医学认为，人体的生理活动是以五脏为中心的五大系统之间相互联系、相互作用，维持着动态的协调平衡。在正常状态下，人体存在一种自我调节的本能。某一方面有偏盛或偏衰，可通过自身调节得到克服或相互抵消，藉以恢复稳定。其调节的规律根本上也就是“有余而往，不足随之；不足而往，有余从之”“亢害承制”。人体病理变化也遵从这一规律。

【原文】帝曰：上下相召奈何？鬼臾区曰：寒暑燥湿风火，天之阴阳也，三阴三阳上奉之。木火土金水火，地之阴阳也，生长化收藏下应之。天以阳生阴长，地以阳杀阴藏。天有阴阳，地

亦有阴阳。木火土金水火，地之阴阳也，生长化收藏。故阳中有阴，阴中有阳。所以欲知天地之阴阳者，应天之气，动而不息，故五岁而右迁，应地之气，静而守位，故六期而环会，动静相召，上下相临，阴阳相错，而变由生也。

帝曰：上下周纪，其有数乎？鬼臾区曰：天以六为节，地以五为制。周天气者，六期为一备；终地纪者，五岁为一周。君火以明，相火以位。五六相合而七百二十气为一纪，凡三十岁；千四百四十气，凡六十岁，而为一周，不及太过，斯皆见矣。

帝曰：夫子之言，上终天气，下毕地纪，可谓悉矣。余愿闻而藏之，上以治民，下以治身，使百姓昭著，上下和亲，德泽下流，子孙无忧，传之后世，无有终时，可得闻乎？鬼臾区曰：至数之机，迫迮以微，其来可见，其往可追，敬之者昌，慢之者亡，无道行私，必得夭殃，谨奉天道，请言真要。

帝曰：善言始者，必会于终，善言近者，必知其远，是则至数极而道不惑，所谓明矣。愿夫子推而次之，令有条理，简而不匮，久而不绝，易用难忘，为之纲纪，至数之要，愿尽闻之。鬼臾区曰：昭乎哉问！明乎哉道！如鼓之应桴，响之应声也。臣闻之，甲己之岁，土运统之；乙庚之岁，金运统之；丙辛之岁，水运统之；丁壬之岁，木运统之；戊癸之岁，火运统之。

帝曰：其于三阴三阳，合之奈何？鬼臾区曰：子午之岁，上见少阴；丑未之岁，上见太阴；寅申之岁，上见少阳；卯酉之岁，上见阳明；辰戌之岁，上见太阳；巳亥之岁，上见厥阴。少阴所谓标也，厥阴所谓终也。厥阴之上，风气主之；少阴之上，热气主之；太阴之上，湿气主之；少阳之上，相火主之；阳明之上，燥气主之；太阳之上，寒气主之。所谓本也，是谓六元。

帝曰：光乎哉道！明乎哉论！请著之玉版，藏之金匮，署曰《天元纪》。

【注释】① 上下相召：即天气和地气相互感召的意思。

② 木火土金水火：五行本是五个，而此为六个，是因为火分君火和相火，所以火有二。

③ 天以阳生阴长，地以阳杀阴藏：岁半之前天气（司天）主之，为春、夏季，阳气发生，阴气长养，万物生发繁茂，故曰“天以阳生阴长”。岁半之后地气（在泉）主之，为秋、冬季，阳

气肃杀，阴气凝敛，则万物蛰伏闭藏，故曰“地以阳杀阴藏”。

④ 地亦有阴阳：地本阴，然阴中有阳，故地亦有阴阳，是阴阳可分性的具体体现。

⑤ 应天之气，动而不息：天属阳而动，所以天之气动而不息。

⑥ 应地之气，静而守位：地属阴而行迟，所以说“静而守位”。

⑦ 故五岁而右迁：五岁，指五年一周的岁运；右迁，谓自东向西运转，即五运之气向西运转，以五年为一周期。

⑧ 故六期而环会：六期，指六年一个周期；环会，循环一周而会合，即六气运行，经过六年才循环一周。

⑨ 周纪：周，周期。六十年一千四百四十个节气为一周。纪，标志。三十年七百二十个节气为一纪。

⑩ 天以六为节，地以五为制：天以六为节，司天之气有六，故以六为节；地以五为制，主岁之运有五，故以五为制。制，在此即制度之义。节，亦制度之义。

⑪ 君火以名，相火以位：火有君火和相火之分，但君火不生岁气。凡为主岁之年，由相火代宣火气，所以说“君火以名，相火以位”。

⑫ 七百二十气：每五日为候，三候为气，如立春、雨水等，一年共二十四气。七百二十气是三十年的气数。

⑬ 至数之机：至数，指五运六气相合的常数。五运六气交错轮转，六十年中有一定规律，所以叫作“至数之机”。

⑭ 迫迮以微：迫迮，是贴近之意。微，微细。形容道理精密细微。

⑮ 甲己之岁，土运统之……戊癸之岁，火运统之：凡甲年与己年为土运，故甲己年土运主治；乙年与庚年为金运，故乙庚年金运主治。余者类推。统，治理的意思。

⑯ 子午之岁，上见少阴：子午年少阴司天。上，指司天之气。下丑未之岁，寅申之岁等同此义。

⑰ 少阴所谓标也，厥阴所谓终也：标，开首之意；终，是终末之意。六十年阴阳顺序是从子午开始，子午年为少阴司天，故少阴为标，又其到巳亥为尽，巳亥年为厥阴司天，故厥阴

为终。

⑱ 厥阴之上，风气主之：厥阴与风气，风为天气六气之一，三阴三阳上奉天气，故云厥阴之上，风气主之。

⑲ 六元：六元即六气，因六气为气象变化的本气，故称六元。

【白话解】黄帝说：天气和地气是怎样互相感召的呢？鬼臾区说：寒、暑、燥、湿、风、火，是天的阴阳，三阴三阳与其相应。木、火、土、金、水，是地的阴阳，生长化收藏与其相应。上半年天气主之，春夏为天之阴阳，主生主长；下半年地气主之，秋冬为地之阴阳，主杀主藏。天气有阴阳，地气也有阴阳。木火土金水就是地的阴阳，主生长化收藏。天地之气上下相合，则阳中有阴，阴中有阳。所以想要知道天地的变化情况，就必须知道五行与天干相配合是运转不息的，并且每五年轮转一周，自东向西，右迁一步；也必须要知道六气与地支相配合是运转不息的，它们各守其位，每六年而环周一次。由于动和静之间互相感召，天气和地气互相交错，而产生了天地之间无穷无尽的变化。

黄帝说：天气和地气，循环周旋，有没有定数呢？鬼臾区说：司天之气，以六为常数，司地之气，以五为常数。司天之气，六年循环一周；司地之气，五年循环一周。因为君火主宰神明，只有相火主运气，所以运有五，气有六。六气和五运互相结合，七百二十个节气，为一纪，共三十年；一千四百四十个节气，共六十年而成为一周。在这六十年中，各年气运的太过和不及，都可以清楚地知道了。

黄帝说：先生所谈论的，上通天气，下达地理，可以说是十分详尽了。我愿把听到的知识珍藏起来，上以解百姓疾苦，下以保自身健康，使百姓也都明白这些道理，上下和睦亲爱，德泽广泛流行，并能传之于子孙后世，永远没有终了的时候，可以再听您讲一讲吗？鬼臾区说：五运六气演化的常数，有一定的规律，它很是精密而深切，它的未来，可以预见，它的过去，可以追溯。遵从这些规律，就能繁荣昌盛，违背这些规律，就要损折夭亡；不遵守这些规律，而只按个人的意志去行事，必然要遇到天然的灾殃。所以，必须谨慎地遵照和适应运气变化的规律。现在请让我讲一讲其中主要的道理。

黄帝说：善于谈论事理起始的人，也必然知道事物的结局；善于谈论现状的人，也必然通晓未来的发展。这样，运气的道理虽很深远，却能够理解其中的道理而不至于被迷惑，这就是所谓明了的意思。请先生把这些道理，进一步推理，使它有条不紊，简明扼要地讲解，以使其永久流传而不至绝亡，容易掌握而不会忘记。对于运气的纲要，我想听您详细地讲一讲。鬼臾区说：您说的道理很明白，提的问题也很高明。如同鼓槌敲击在鼓上发出的声音立即得到回响一样，很快就会明白。我听说过，凡是甲年、己年都是土运治理，乙年、庚年都是金运治理，丙年、辛年都是水运治理，丁年、壬年都是木运治理，戊年、癸年都是火运治理。

黄帝说：三阴三阳与六气是如何配合的呢？鬼臾区说：子年、午年是少阴司天，丑年、未年是太阴司天，寅年、申年是少阳司天，卯年、酉年是阳明司天，辰年、戌年是太阳司天，巳年、亥年是厥阴司天。年支阴阳的次序，始于子，终于亥，所以少阴是起首，厥阴是终结。厥阴司天，以风气为主；少阴司天，以热气为主；太阴司天，以湿气为主；少阳司天，以相火为主；阳明司天，以燥气为主；太阳司天，以寒气为主。风、热、湿、火、燥、寒是三阴三阳的本元，所以叫作六元。

黄帝说：这是多么明白的道理。您讲得又是多么清楚。我将把它刻在玉版上，珍藏在金匮里，题上名字，叫作“天元纪”。

【解析】指出自然物候存在有余不足的动态变化之后，经文提出了物候的动态变化存在着周期性的规律。以年为单位，经文指出了“五岁而右迁”的五年周期，“六期而环会”的六年周期和“凡六十岁，而为一周，不及太过，斯皆见矣”的六十年周期。这些周期是人对物候规律的科学总结。这些周期规律的产生，经文指出是天气与地气互相感召的结果，其实质是天体周期性地运动导致了天象物候周期性的变化。现代研究证实，太阳黑子的活动以 9～13 年（平均 11 年）为变化周期，而地面的物候变化相应地存在 5～6 年的周期；若以冬至为参考原点，日、地、月运动的最小公共周期约为六十年零三月。这些研究结果从一个侧面证实了运气周期的科学性，说明运气周期的提出具有很深的天文学基础。

古人发现这些周期后，运用干支配合的方法进行标注，以便于演绎和理解。天干和地支配合可以用来纪年、纪月、纪日。十天干和十二地支相互配合，谓之甲子，故曰："天气始于甲，地气始于子。"天干与地支的配合是天干在上，地支在下，按干支的顺序向下排列。天干的第一位是甲，地支的第一位是子，两者配合起来便是甲子。从甲子开始依次推算到癸亥，正好六十次，称为一周，或叫一个甲子。六十年后（癸亥止）又复从甲子纪年起，如此交替轮转。在六十年中，天干往复轮周六次（10 干×6 次＝60 年），地支往复轮周五次（12 支×5 次＝60 年），故曰："天以六为节，地以五为制……五六相合而七百二十气为一纪，凡三十岁；千四百四十气，凡六十岁，而为一周，不及太过，斯皆见矣。"天干地支，五六相合，构成六十年一个气候变化的大周期。

在一个周期的六十年之中，还存在五年周期和六年周期，古人运用天干化五运、地支化六气的方法来进行标注，从而便于阐述演绎。其具体的方法：天干化五运，每两干统一运，"甲己之岁，土运统之；乙庚之岁，金运统之；丙辛之岁，水运统之；丁壬之岁，木运统之；戊癸之岁，火运统之"。通过这样的定义划分后，五年中，每运值一年，五年为一周期。地支按三阴三阳化生六气配属，"子午之岁，上见少阴；丑未之岁，上见太阴；寅申之岁，上见少阳；卯酉之岁，上见阳明；辰戌之岁，上见太阳；巳亥之岁，上见厥阴"，如此，子午少阴君火，丑未太阴湿土，寅申少阳相火，卯酉阳明燥金，辰戌太阳寒水，巳亥厥阴风木。以此次序逐年推移，形成六年一循环的周期。地支十二年一循环，周而复始，六十年中地支轮用五周，六气循环十周。另外，运有五而气有六，在六十年中，五运与六气相合的最小周期是三十年，称为三十年为一纪，每纪每运共值六年，每气共值五年。

五运行大论篇第六十七

【原文】黄帝坐明堂，始正天纲，临观八极，考建五常，请

天师而问之曰：论言天地之动静，神明为之纪，阴阳之升降，寒暑彰其兆。余闻五运之数于夫子，夫子之所言，正五气之各主岁尔，首甲定运，余因论之。鬼臾区曰：土主甲己，金主乙庚，水主丙辛，木主丁壬，火主戊癸。子午之上，少阴主之；丑未之上，太阴主之；寅申之上，少阳主之；卯酉之上，阳明主之；辰戌之上，太阳主之；巳亥之上，厥阴主之。不合阴阳，其故何也？

岐伯曰：是明道也，此天地之阴阳也。夫数之可数者，人中之阴阳也，然所合，数之可得者也。夫阴阳者，数之可十，推之可百，数之可千，推之可万。天地阴阳者，不以数推以象之谓也。

帝曰：愿闻其所始也。

岐伯曰：昭乎哉问也！臣览《太始天元册》文，丹天之气经于牛女戊分，黅天之气经于心尾己分，苍天之气经于危室柳鬼，素天之气经于亢氐昴毕，玄天之气经于张翼娄胃。所谓戊己分者，奎壁角轸，则天地之门户也。夫候之所始，道之所生，不可不通也。

【注释】① 明堂：黄帝处理事务和宣布政令的地方。

② 天纲：天之大纲，如日月轨道，斗纲月建，二十八宿，四时方位等。

③ 临观八极：临观，观看的意思；八极，八方目极之所，即东、南、西、北、东南、西南、东北、西北八方。

④ 考建五常：考，察也；建，建立也；五常，五运六气运行变化的常规。

⑤ 神明：指日月斗星。

⑥ 首甲定运：五运六气以六十年为一个变化周期，而每一个周期都从甲子开始，所以叫首甲定位。

⑦ 不合阴阳：指五运及三阴三阳六气的阴阳属性，与一般所说的阴阳概念有不全符合之处。如五行之甲乙，在方位属东方木，而在五运中，甲化土运，乙化金运；亥子在五运学说中属水，而在六气则亥属厥阴风木，子属少阴君火等。

⑧ 丹天之气：丹，红色，指五行中火气化见于天的赤色。

⑨ 牛女戊分：牛、女及以下所说的心、尾、危、室、柳、

鬼、亢、氐、昴、毕、张、翼、娄、胃、奎、壁、角、轸等，均为天体二十八宿的名称；戊分，指奎、壁二宿在天上的位置。

⑩天地之门户：天门地户是根据太阳在天体的位置以及时令气候的变化来命名的。太阳的周年运动位于奎壁二宿时，正当由春入夏；位于角轸二宿时，正当由秋入冬。夏为阳中之阳，冬为阴中之阴，故称奎壁角轸为天门地户。

【白话解】黄帝坐在明堂里，开始验算、校正天体运行的规律，观看八方的地理形势，研究如何创立五运六气的理论，于是向天师岐伯请问道：在以前的著作中说，天地的运行变化，可以通过观察日月星辰作为标志和纪度，阴阳的升降运动，可以通过四时寒暑的变迁，显示它的征兆。我也听先生讲过五运的规律，先生所讲的仅是五运之气各主一岁。关于六十甲子，从甲年开始定运的问题，我又与鬼臾区进一步加以讨论，鬼臾区说五运与天干配合的规律是：土运主甲己，金运主乙庚，水运主丙辛，木运主丁壬，火运主戊癸。六气与地支相配合规律是：子年、午年是少阴司天，丑年、未年是太阴司天，寅年、申年是少阳司天，卯年、酉年是阳明司天，辰年、戌年是太阳司天，巳年、亥年是厥阴司天。这些，与以前所讲的阴阳不怎么一致，是什么道理呢？

岐伯说：它是阐明其中的道理的，这里指的是天地运气的阴阳变化。以前讲的阴阳之数，可以数的，是人身中的阴阳，因而合乎可以数得出的阴阳之数。至于阴阳的变化，如果进一步推演，可以从十而至百，由千而及万，所以天地阴阳的变化，不能用数字去推算，只能从自然现象的变化中去估算。

黄帝说：我想听听运气学说是怎样创立的。

岐伯说：这个问题您问得很高明啊！我曾看到《太始天元册》中记载：红色的火气，经过牛、女二宿及西北方的戊位之间；黄色的土气，经过心、尾二宿及东南方的己位之间；青色的木气，经过危、室二宿与柳、鬼二宿之间；白色的金气，经过亢、氐二宿与昴、毕二宿之间；黑色的水气，经过张、翼二宿与娄、胃二宿之间。所说的戊分，是奎、壁二宿所在处，己分，是角、轸二宿所在处，奎、壁正处在秋分时，日渐短，气渐寒，角、轸正处在春分时，日渐长，气渐暖，所以是天地阴阳的门户。这是研究气候的第一步，对于这个自然规律的基本知识，不可以不知道。

【解析】上篇篇末指出了天干与地支配属阴阳五行的方法，本篇开篇承接上文，讨论学习中医运气学说一个非常关键的问题："不合阴阳，其故何也？"对于"不合阴阳"历代注家有两种看法：第一种认为是指五运六气不相符合，如张志聪注曰："不合阴阳者，五运六气不相合也。"第二种认为是指五运六气中天干地支的五行配属与通常天干地支在一年四季及五方位置的五行配属不尽相同。通常，甲乙寅卯合木，丙丁巳午合火，皆属阳；戊己辰戌丑未合土，庚辛申酉合金，壬癸亥子合水，皆属阴。但在五运六气中，却如经文所述，与之不同。合而观之，"不合阴阳"广而言之乃指天地之阴阳不相合，具体则指五运六气中天干地支的五行属性不尽相同。从经文"是明道也，此天地之阴阳也。夫数之可数者，人中之阴阳也，……天地阴阳者，不以数推以象之谓也"所作的解释可知：阴阳的概念是相对的，"其大无外，其小无内"，阴阳既有很高的概括性，能在较大范围内说明事物对立两方面的相互关系；同时又具有无限可分性，能在极小范围内说明事物对立两方面的相互关系。故经文强调指出，人的阴阳可以结合，能数以类推；天地阴阳范围甚大，阴阳不尽相合，不能皆以数推，而应观察实际来确定。虽然配属有所不同，但其基本精神是一致的。

经文提出了天干化五运、地支配六气的具体规律："土主甲己……火主戊癸。子午之上，少阴主之……巳亥之上，厥阴主之。"此十一个公式的产生是根据天体变化，即从对星空的实际观测而来。经文所述的五气经天是十干主运的理论基础，由于丹天的火气，经于牛女奎壁四宿之处，下临于戊癸之方，故戊癸主火运；黅天的土气，经于心尾角轸四宿之处，下临于甲己之方，故甲己主土运；苍天的木气，经于危室柳鬼四宿之处，下临于丁壬之方，故丁壬主木运；素天的金气，经于亢氐昴毕四宿之处，下临于乙庚之方，故乙庚主金运；玄天的水气，经于张翼娄胃四宿之处，下临于丙辛之方，故丙辛主水运。经文所指出"候之所始，道之所生"，即理论来源于实践的结论，具有朴素唯物主义的辩证法思想；"道来源于候"是运气学说的客观基础，学习和运用运气学说都必须牢牢地把握住这一点。

【原文】帝曰：善。论言天地者，万物之上下，左右者，阴阳之道路，未知其所谓也。岐伯曰：所谓上下者，岁上下见阴阳之所在也。左右者，诸上见厥阴，左少阴右太阳；见少阴，左太阴右厥阴；见太阴，左少阳右少阴；见少阳，左阳明右太阴；见阳明，左太阳右少阳；见太阳，左厥阴右阳明。所谓面北而命其位，言其见也。

帝曰：何谓下？岐伯曰：厥阴在上则少阳在下，左阳明右太阴；少阴在上则阳明在下，左太阳右少阳；太阴在上则太阳在下，左厥阴右阳明；少阳在上则厥阴在下，左少阴右太阳；阳明在上则少阴在下，左太阴右厥阴；太阳在上则太阴在下，左少阳右少阴；所谓面南而命其位，言其见也。上下相遘，寒暑相临，气相得则和，不相得则病。

帝曰：气相得而病者何也？岐伯曰：以下临上，不当位也。

【注释】① 上下，左右：上，指司天；下，指在泉；左右，指司天、在泉之左右，即左右间气。

② 上下相遘：遘，遇之意。上指客气，下指主气。上下相遘，就是客主加临。

③ 寒暑相临：客气主气交感，则客气与主气相加临，六气之中，此处只提寒暑，是举例而言。

④ 相得：相互生旺的为相得。

⑤ 不相得：相互克贼的为不相得。

⑥ 以下临上：一指客主加临，虽然客主相生，为相得，但如果是主气生客气的，属于以下临上，土临火，火临木，木临水，水临金，金临土，皆是以下临上。二指君火、相火为客主气相同的相得，如在下的相火加临于在上的君火为以下临上。

【白话解】黄帝说：讲得好。在《天元纪大论》中提到：天地是万物的上下，左右是阴阳的道路，不知道是什么意思。岐伯说：这里所说的“上下”指的是该年的司天、在泉，从中可以见到阴阳所在的位置。所说的“左右”指的是司天的左右间气，如厥阴司天，左间是少阴，右间是太阳；少阴司天，左间是太阴，右间是厥阴；太阴司天，左间是少阳，右间是少阴；少阳司天，左间是阳明，右间是太阴；阳明司天，左间是太阳，右间是少阳；太阳司天，左间是厥阴，右间是阳明。这里说的左右，是面向北方所见的位置。

黄帝说：什么叫作在泉？岐伯说：厥阴司天，则少阳在泉，在泉的左间是阳明，右间是太阴；少阴司天，则阳明在泉，在泉的左间是太阳，右间是少阳；太阴司天，则太阳在泉，在泉的左间是厥阴，右间是阳明；少阳司天，则厥阴在泉，在泉的左间是少阴，右间是太阳；阳明司天，则少阴在泉，在泉的左间是太阴，右间是厥阴；太阳司天，则太阴在泉，在泉的左间是少阳，右间是少阴。这里所说的左右，是面向南方所见的位置。客气和主气相互交感，客气轮流加临主气之上，如果客主两气相得则平和，不相得则生病。

黄帝说：如果客主两气相得而生病，这是什么原因呢？岐伯说：这是上下关系颠倒造成的，并能引起疾病。

【解析】经文介绍了司天在泉四间气的具体推算方法及三阴三阳客气六步推移情况。客气也分为六步，即司天之气，在泉之气，左右四间气。左右间气司天在泉是值年的气在这一年中主事的统称。主管每年上半年的气称为司天之气，主管每年下半年的气为在泉之气。左右间气，就是在司天之气和在泉之气左右的气。左右间气司天在泉因其年年有转移，并非固定，犹“客”之往来无常，故称客气，反映各年气候上的异常变化规律。根据经文所述可以总结出两条公式：其一，一阴（厥阴）司天，一定是一阳（少阳）在泉；二阴（少阴）司天，一定是二阳（阳明）在泉；三阴（太阴）司天，一定是三阳（太阳）在泉。反之一阳（少阳）司天，一定是一阴（厥阴）在泉；二阳（阳明）司天，一定是二阴（少阴）在泉；三阳（太阳）司天，一定是三阴（太阴）在泉。总而言之，阳司天、阴在泉，阴司天、阳在泉，且阴阳之气的多少完全相应，无一例外。其二，阴阳之间的升降运转，都是按一阴（厥阴）—二阴（少阴）—三阴（太阴）—一阳（少阳）—二阳（阳明）—三阳（太阳）的顺序，按上者右行、下者左行的方向运行，在此基础上构成司天在泉四间气以六年为一周期，循环运转，如环无端，周而复始。

具体而言，客气分作六步来推移，司天之气占一步，司天之气的左边一步是司天左间，司天之气右边一步是司天右间；在泉之气占一步，在泉之气的左边一步是在泉左间，在泉之气的右边一步是在泉右间。司天之气的左间右间和在泉之气的左间右间加在一起，就是四间气。先根据经文所述的支配三阴三阳的规律确定司天之气，即凡逢子逢午之年就是少阴君火司天，凡逢丑逢未之年就是太阴湿土司天，凡逢寅逢申之年就是少阳相火司天，凡逢卯逢酉之年就是阳明燥金司天，凡逢辰逢戌之年就是太阳寒水司天，凡逢巳逢亥之年就是厥阴风木司天。在客气六步中，每年司天之气总是在六步中的第三步上；司天之气的对面（第六步气）是在泉之气，而司天和在泉的左右方，便是司天的左间右间和在泉的左间右间，司天之气确定后，根据前面总结的两条公式确定在泉之气以及左右间气。以戊戌年为例，戌为太阳寒水司天（三之气），太阳是三阳；根据公式一，该年在泉之气（六之气）便是三阴，即太阴湿土；按照公式二，司天太阳的左间（四之气）是厥阴，右间（二之气）是阳明；在泉太阴的左间（一之气）是少阳，右间（五之气）是少阴，其余各年以此类推。概括而言，客气按每年六步分配，司天居于三之气，在泉居于终之气，按阴阳气多少依次排成六步气。

司天在泉左右四间气既定，则风、暑（热）、火、湿、燥、寒六气之化便随之而定。由于各年三阴三阳司天不同，因而化生了各种不同的气候。要再次注意司天在泉和左右间的气化意义在六步所主时间上有所不同。司天在泉除各自分主一步气外，还一起主管一年的气化趋势，而一间气只管六十日又八十七刻半（一步）的气化。即后面《至真要大论》所说“主岁者纪岁，间气者纪步也”；司天和在泉虽各主半年气化，但司天通主上半年，在泉通主下半年。

本节所说“上下相遘，寒暑相临”，是指客主加临。“客”就是客气，“主”就是主气，即主时之六气，用以说明一年中气候变化的正常规律。因六气主时固定不变，年年如此，所以叫作主气。主气自厥阴初之气开始，依五行相生的顺序依次排列，即初之气厥阴风木，木生火，二之气少阴君火，三之气少阳相火；火生土，四之气太阴湿土；土生金，五之气阳明燥金；金生水，终之气太阳寒水。

主气与客气的六步，每年从大寒日开始计算，十五天多一点为一个节气，四个节气为一步，每一步为六十日又八十七刻半，六步为一年。大致规律：初之气，由大寒后至春分前，相当于十二月中到二月中；二之气，由春分后至小满前，相当于二月中到四月中；三之气，由小满后至大暑前，相当于四月中到六月中；四之气，由大暑后至秋分前，相当于六月中到八月中；五之气，由秋分后至小雪前，相当于八月中到十月中；终之气，由小雪后至大寒前，相当于十月中到十二月中，至此而一周。

每年客气六步加临于主气六步之上，就是客主加临，实际上就是前面客气推移所说，将值年司天客气固定地加临于主气三气之上，相加之后，主气六步年年固定不变，而客气六步则每年按次推移，六年一循环。例如，太阴湿土司天之年，客气六步为：初之气厥阴风木，二之气少阴君火，三之气太阴湿土，四之气少阳相火，五之气阳明燥金，终之气太阳寒水，与主气基本一致，所以问题不大，即原文所谓“气相得则和”。厥阴风木司天之年，客气六步为：初之气阳明燥金，二之气太阳寒水，三之气厥阴风木，四之气少阴君火，五之气太阴湿土，终之气少阳相火，与主气不一致，如此该年则春应温反凉，冬应寒反热，会对生物的生长有不利的影响，即原文所谓“不相得则病”。

经文所谓“气相得则和，不相得则病”，是指客主加临后，观察客主之气是否相得，判定当年气候物候的大致规律。根据五行生克原理，如客主之气相生，或客主同气，或客气克主气为相得。若主气克客气则为不相得。这与《至真要大论》中“主胜逆，客胜从”不尽相同，彼在于强调主客的生克关系，以客气为主，客气生（克）主气则和，主气生（克）客气则逆，其理在于：主气反映一年中的一般变化；客气反映一年中的特殊变化；主气是固定的，易于适应；客气是变换的，不易适应，故以客气为主来定主从，两者可互参。对于运气学说，固然要重视其具体测算方法，但又不能机械地生搬硬套。沈括在《梦溪笔谈》中曾明确指出，“医家有五运六气之术，大则候天地之变，寒暑风雨，水旱螟蝗，率皆有法，小则人之众疾，亦随气运盛衰，今人不知所用而胶于定法，故其术皆不验……大凡物理有常有变，运气所主者，常也，异夫所主者，皆变也，常则如本气，变则无所不至。”对于运气的运算，做到知常知变才是正确的。

关于“以下临上”一句，历代注家有两种解释。第一种，“子临母”说。王冰注云：“六位相临，假令土临火、火临木、木临水、水临金、金临土，皆为以下临上，不当位也。”第二种，“臣位君”说。张介宾注云：“气同类者，本为相得，而亦不免于病者，以下临上也。如《六微旨大论》曰：‘君位臣则顺，臣位君则逆’此指君相二火而言也。”当以君臣说更符合实践，因君火为主，相火为使，君火可作用于全身故应以君火当位为顺，相火迁位为逆。

【原文】帝曰：动静何如？岐伯曰：上者右行，下者左行，左右周天，余而复会也。

帝曰：余闻鬼臾区曰：应地者静。今夫子乃言下者左行，不知其所谓也，愿闻何以生之乎？岐伯曰：天地动静，五行迁复，虽鬼臾区其上候而已，犹不能遍明。夫变化之用，天垂象，地成形，七曜纬虚，五行丽地。地者，所以载生成之形类也。虚者，所以列应天之精气也。形精之动，犹根本之与枝叶也，仰观其象，虽远可知也。

帝曰：地之为下否乎？岐伯曰：地为人之下，太虚之中者也。

帝曰：冯乎？岐伯曰：大气举之也。燥以干之，暑以蒸之，风以动之，湿以润之，寒以坚之，火以温之。故风寒在下，燥热在上，湿气在中，火游行其间，寒暑六入，故令虚而生化也。故燥胜则地干，暑胜则地热，风胜则地动，湿胜则地泥，寒胜则地裂，火胜则地固矣。

【注释】① 七曜纬虚：指日月七星围绕在太空之中。

② 五行丽地：丽，附着的意思。即木、火、土、金、水等附着在大地之上。

③ 形精：形指大地的万物，精指天之精气，即日月星辰。

④ 冯：通凭。

⑤ 寒暑六入：寒暑指一年，六指六气。一年之内，六气下临大地如自外而入，故称六入。

⑥ 令虚而生化：古人认为实则不能接受外来的东西，不接受外来的东西就不能生化，因为六气的影响能使大地生化万物，

所以说“令虚而生化”。

【白话解】黄帝说：司天在泉之气的动静是怎样的呢？岐伯说：在上的司天之气，自东而西是向右运行；在下的在泉之气，自西而东是向左运行。左右旋转一周为一年，才回到原来的位置。

黄帝说：我听鬼臾区说地之气是静止而不动的。现在先生却说下面的在泉地气向左行，不明白您的意思，我想听听是什么道理。岐伯说：天地的运动和静止，五行的递迁和往复，鬼臾区虽然知道了天的运行情况，但是没有深入全面地了解。关于天地变化的作用，天显示的是日月二十八宿等星象，地形成了有形的物质。日月五星来回穿梭在太空之中，五行附着在大地之上。所以地载运各类有形的物质。太空布列吸收精气的星象。大地上有形的万物与天之精气的运动，就像根和枝叶的关系。虽然距离很远，但通过对形象的观察，仍然可以了解它们的情况。

黄帝说：地是否处在天空的下边？岐伯说：应该说大地是在人的下面，在太空的中间。

黄帝说：它在太空中间有什么依靠呢？岐伯说：是空间的大气托举着它。燥气使它干燥，暑气使它蒸发，风气使它动荡，湿气使它滋润，寒气使它坚实，火气使它温暖。所以风寒之气在下，燥热之气在上，湿气在中央，火气在各气中游行，一年之内，风、寒、暑、湿、燥、火六气从天空进入地面，由于地面感受了六气的影响而生化万物。所以燥气太过地就干燥，暑气太过地就炽热，风气太过地就动荡，湿气太过地就泥泞，寒气太过地就冻裂，火气太过地就坚固。

【解析】经文提出“上者右行，下者左行”，结合前两段经文，可见此处的左右是面南而命其位的，右为西方，左为东方，进而可知古人提出“上者右行，下者左行”是以太阳东升西降的运动为基础的，不是随意的主观规定。

经文对宇宙结构作了概括性的描述，在广阔的宇宙太虚之中，充满了“气”这类物质托举着整个大地，而人在地之上。“气”不断地运动变化，在天上化为日月星辰，在地上构成五行之体，日月星辰在天空中不停运动，五行在地上不断变化以化生万物。气在地的周围分成性质功能不同的六种“气”，即风寒暑湿燥火。六气的分布，“风寒在下，燥热在上，湿气在中，火游行其间”。在正常情况下，六气的作用是“燥以干之，暑以蒸之，风以动之，湿以润之，寒以坚之，火以温之”，从而使大地万物生化不止。六气异常则“燥胜则地干，暑胜则地热，风胜则地动，湿胜则地泥，寒胜则地裂，火胜则地固”。为了了解和掌握整个宇宙的物质变化规律，古人基于对宇宙结构的上述认识，运用十天干和十二地支的排列变化，逐步地形成了五运六气学说。

在我国古代，有关宇宙结构问题，较早的学说是盖天说，认为天是圆的，地是方的，半圆的天覆盖在地上，如《灵枢·邪客》所谓“天圆地方，人头圆足方以应之”就是受这种理论的影响。随着科学技术的发展，又产生了浑天学说，并成为我国古代关于宇宙结构的正统学说。浑天学说认为，天地都是圆的，天包于地外，半边天在地上，半边天在地下，日月星辰附在天壳上，随天周日旋转。这较盖天说有较大的进步，已认识到宇宙是无边无际的。但浑天学说与盖天学说都认为有固体天壳存在，并认为天和宇宙是两个不同的概念。今天看来，这两种理论都有较大的局限性。而本节经文已认识到天体和大地的运动性，且认为万物的运动都是和天地紧密相连的，自然界是一个统一的整体。这种认识的特点在于三个方面：其一，经文从天体的相对运动中，说明了自然界的运动变化及其统一性；其二，经文所描述的是一个有生命力的、生化不息的宇宙；其三，经文明确指出了宇宙是由天和地、形和气两种对立统一的物质形态构成。

本节介绍了风、寒、暑、湿、燥、火等自然气候的作用及其与自然界物化现象的关系，认为自然气候正常有利于万物的生长，自然气候反常就会形成灾害。《黄帝内经》中这种有常有变、以常测变的观点，体现在中医学的各个方面。张仲景继承了《黄帝内经》的认识，并进一步加以论述。他在《金匮要略·脏腑经络先后病脉证第一》中说：“夫人禀五常，因风气而生长，风气虽能生万物，亦能害万物，如水能浮舟，亦能覆舟。”他所说的生万物的风就是六气，害万物的风就是六淫。他以水能浮舟又能覆舟两种不同的作用为例，通俗而形象地对《黄帝内经》的精神作了说明，充分体现出中医学对自然气候变化中“一分为二”的朴素的辩证法思想。知常达变，这是中医学指导思想的精华所在，应加以高度重视，认真继承。

【原文】**帝曰：天地之气，何以候之？岐伯曰：天地之气，胜复之作，不形于诊也。《脉法》曰：天地之变，无以脉诊。此之谓也。**

帝曰：间气何如？岐伯曰：随气所在，期于左右。

帝曰：期之奈何？岐伯曰：从其气则和，违其气则病。不当其位者病，迭移其位者病，失守其位者危，尺寸反者死，阴阳交者死。先立其年，以知其气，左右应见，然后乃可以言死生之逆顺。

【注释】①胜复之作：凡本运不及者，胜我之气往往乘虚而至，便是胜气；胜极则衰，衰则子运之气复至，便是复气。

②间气：每年主令的六气。三气为司天，终气为在泉，二气与四气加于司天之左右间，初气与五气加于在泉之左右间，故为间气。

③不当其位：指当应的脉象，不应于本位，而应于它位。

④迭移其位：指当应的脉象互相更迭，即当应于左，反见于右；当见于右，反应于左。

⑤失守其位：指当应的脉位，不见当应之脉，而反见克贼之脉。

⑥阴阳交：指脉当应左手者，反见于右手，当应于右手者，反见于左手。

【白话解】黄帝说：司天在泉之气的变化，在人体的脉象上能够诊察到吗？岐伯说：天地之气有相互克制的胜气发生，然后有报复的复气出现，而胜气和复气的变化，不表现在脉搏上。《脉法》上说：司天在泉之气的变化，不能根据脉象进行诊察。就是这个意思。

黄帝说：左右间气的反应怎样呢？岐伯说：可以随着每年间气存在于左右手的脉搏去测知。

黄帝说：怎样进行诊察呢？岐伯说：脉气与间气变化相一致的就平和，脉气与间气变化不一致的就生病，相应之脉不在自己相应的位置而在其他位置的要生病，左右脉互相转换位置的要生病，相应的脉位反而出现与它相克的脉象，病情危重，两手尺脉和寸脉相反的，就要死亡，阴阳交错而见的，也要死亡。首先要确立每年的运气，测知岁气与脉象相应的正常情况，明确左右间气应当出现的位置，然后才可以预测人的生死和病情的逆顺。

【解析】《黄帝内经》运气七篇以外的其他篇章对于脉象与四时的逆从有许多精辟的论述，特别是对在一般气候状况下的脉象的论述较为详尽，但对于特殊气化下的脉象的论述则主要集中在运气七篇。运气七篇认为，审脉不仅要掌握一年四季、主气、主令的脉象，还必须以运气理论为指导，掌握胜、复、淫、变、郁、发等特殊情况下的脉象，才能真正掌握疾病的情况，作出正确的判断。本节主要论述了运气变化与人体脉象的关系。一方面提出不能仅根据脉象来反推自然气候的各种变化，即所谓“天地之变，无以脉诊”；另一方面则提出自然气候的变化与人体密切相关，人与天地相应，即所谓“随气所在，期于左右”“从其气则和，违其气则病”。这种天象可以应于脉象，但又不能仅凭脉象推测天象的辩证法思想充分体现了运气学说的客观唯物主义思想。这些提法是古人从实际观察中总结出的经验。只根据“天地之变，无以脉诊”一语就否定自然气候变化与脉诊的关系，或只根据经文“脉从四时”就以脉测天，把脉说得玄之又玄，都只是片面地强调一个方面并把它绝对化了，违背了原文的精神实质。

【原文】帝曰：寒暑燥湿风火，在人合之奈何？其于万物何以生化？

岐伯曰：东方生风，风生木，木生酸，酸生肝，肝生筋，筋生心。其在天为玄，在人为道，在地为化。化生五味，道生智，玄生神，化生气。神在天为风，在地为木，在体为筋，在气为柔，在脏为肝。其性为暄，其德为和，其用为动，其色为苍，其化为荣，其虫毛，其政为散，其令宣发，其变摧拉，其眚为陨，其味为酸，其志为怒。怒伤肝，悲胜怒；风伤肝，燥胜风；酸伤筋，辛胜酸。

南方生热，热生火，火生苦，苦生心，心生血，血生脾。其在天为热，在地为火，在体为脉，在气为息，在脏为心。其性为暑，其德为显，其用为躁，其色为赤，其化为茂，其虫羽，其政为明，其令郁蒸，其变炎烁，其眚燔焫，其味为苦，其志为喜。

喜伤心，恐胜喜；热伤气，寒胜热；苦伤气，咸胜苦。

中央生湿，湿生土，土生甘，甘生脾，脾生肉，肉生肺。其在天为湿，在地为土，在体为肉，在气为充，在脏为脾。其性静兼，其德为濡，其用为化，其色为黄，其化为盈，其虫倮，其政为谧，其令云雨，其变动注，其眚淫溃，其味为甘，其志为思。思伤脾，怒胜思；湿伤肉，风胜湿；甘伤脾，酸胜甘。

西方生燥，燥生金，金生辛，辛生肺，肺生皮毛，皮毛生肾。其在天为燥，在地为金，在体为皮毛，在气为成，在脏为肺，其性为凉，其德为清，其用为固，其色为白，其化为敛，其虫介，其政为劲，其令雾露，其变肃杀，其眚苍落，其味为辛，其志为忧。忧伤肺，喜胜忧；热伤皮毛，寒胜热；辛伤皮毛，苦胜辛。

北方生寒，寒生水，水生咸，咸生肾，肾生骨髓，髓生肝。其在天为寒，在地为水，在体为骨，在气为坚，在脏为肾。其性为凛，其德为寒，其用为藏，其色为黑，其化为肃，其虫鳞，其政为静，其令霰雪，其变凝冽，其眚冰雹，其味为咸，其志为恐。恐伤肾，思胜恐；寒伤血，燥胜寒；咸伤血，甘胜咸。

五气更立，各有所先，非其位则邪，当其位则正。

【注释】① 暄：温暖，暖和。

② 虫：泛指动物。

③ 其眚为陨：眚，灾害。指灾害是天降陨石。

④ 炎烁：炎热，灼热。

⑤ 燔焫：焚烧，点燃。

⑥ 倮：指无毛无甲无鳞无羽的倮体动物。

⑦ 谧：平静。

⑧ 虫介：带甲壳的动物。

⑨ 苍落：凋落。

⑩ 霰雪：细小的冰粒状的雪。

⑪ 凝冽：水结冰为凝，冷极为冽。

⑫ 五气更立：五气指五行之气，更立指四时更替。五气更立，指五行之气交替主时。

【白话解】黄帝说：寒暑燥湿风火六气，与人体是怎样相合的呢？它对于万物，又是怎样生化的呢？

岐伯说：东方生风，风能使木生长，木生酸味，酸味滋养肝脏，肝血能养筋，筋膜能养心脏。其在天表现为玄冥之象，在人表现为认识之道，在地表现为万物的生化。万物生化而成五味，认识之道能生成智慧，玄妙的宇宙之象生成变幻莫测的神明，万物生化而成为气。神的变化在天成为风，在地成为木，在人体成为筋，在气表现为柔和，在脏器表现在肝。它表现在属性上为温暖，表现在德行上为平和，表现在功用上为动，表现在色上为青，表现在生化上为繁荣，养出的动物属于有毛的一类，表现在作用上为升散，表现在时令为生发，表现在变动上为摧折毁坏，表现在灾害上为草木折损，表现在味上为酸，表现在情志上为怒。怒能伤肝，悲哀能抑制怒气；风气能伤肝，燥气能抑制风气；酸味能伤筋，辛味能抑制酸味。

南方与夏季相应，阳气旺盛而产生热气，热盛则生火，火能生苦味，苦味入心，滋养心脏，心能生血，心气通过血以滋养脾脏。其在天应在热，在地应在火，在人体应在脉，在气应在阳气生长，在脏应在心。性质暑热，品德属于光华显明，功能特点为躁动，颜色是红色，变化结果是茂盛，养出的动物属于羽毛类，作用是光明普照，时令气候特点是盛热蒸腾，异常的变化是炎热灼烁，产生的灾害是燔灼焚烧，滋味上属于苦，情志上是喜。喜能伤心，恐惧能抑制喜气；热能伤气，寒能克制热气；苦味能伤气，咸味能克制苦味。

中央生湿，湿能生土，土能生甘味，甘味滋养脾脏，脾能滋养肌肉，肌肉滋养肺脏。其在天表现为湿，在地表现为土，在人体表现为肉，在气表现为充盈，在脏器表现为脾。其属性表现为安静包容，其德行表现为濡润，其功用表现为生化，其色表现为黄，其生化万物表现为盈满，其养出的动物属于倮体类，其作用表现为安静，其时令表现为布施云雨，其变化表现为久雨不止，其灾害表现为淫雨导致土崩，其味表现为甘，其情志表现为思。思能伤脾，愤怒能抑制思虑；湿气能伤肌肉，风能抑制湿气；甘味能伤脾，酸味能抑制甘味。

西方与秋季相应，秋天雨水减少而干燥，燥能生金，金能生辛味，辛味入肺而能滋养肺脏，肺能滋养皮毛，肺气通过皮毛而又能滋养肾脏。变化莫测的神，其具体表现为：在天对应燥气，在地对应金，在人体对应五体中的皮毛，在气可使万物成熟，在脏是肺。性质清凉，品德是洁净，功用为坚固，颜色是白色，变化结果使万物收敛，养出的动物属于甲介类，作用是强劲有力，时令气候特点是雾生露降，变化异常是严酷摧残，产生的灾害是苍老凋落，滋味是辛味，情志为忧愁。忧能伤肺，喜能抑制忧愁；热能伤皮毛，寒能克制热气；辛味能伤皮毛，苦味能克制辛味。

北方生寒，寒能生水，水气生咸味，咸味滋养肾脏，肾能滋养骨髓，骨髓能滋养肝脏。其在天表现为寒，在地表现为水，在人体表现为骨，在气表现为坚实，在脏器表现为肾。其性表现为严凛，其德表现为寒冷，其功用表现为闭藏，其色表现为黑，其生化表现为整肃，其养出的动物属于鳞虫类，其作用表现为平静，其时令表现为霰雪，其灾害表现为冰雹，其味表现为咸，其情志表现为恐。恐能伤肾，思能抑制恐惧；寒能伤血，燥能抑制寒气；咸味能伤血，甘味能抑制咸味。

五方之气交替主时，各有先后，不是它该主之时的表现，就是邪气；正当它该主之时的表现就是正气。

【解析】以上几节是运气藏象学说的重要内容之一，运气藏象的核心在于强调脏腑气化与天地气化之间的密切关系，从而使中医藏象学上升至一个更高的境界。经文在此主要介绍了如何以天之六气与地之五行为中心具体联系自然界的各种物化现象以及人体生理病理现象，是对经文"寒暑燥湿风火，在人合之奈何？其于万物何以生化？"的具体回答。经文列举了大量的自然现象，把天地的正常和异常变化、自然界的物化现象、人体的生理病理，进行了广泛的联系，充分体现了中医学天地人相应的统一整体观。经文以天之六气、地之五行为中心，把六气、五方、五行、五味、五色、五脏、五体、五志、五虫中性质相近而又经常联系在一起的归为一类。这种联系和归类，不是出于主观想象，而是古人长期观察、多次重复和验证，将具有共同性质、作用、表现、变化（即所谓性、用、德、化、政、令、变、眚）等的一类现象，以五行的形式进行的归类。这种联系和归类具有实际的临证诊疗指导意义。经文所列举的自然现象的关系归纳起来不外乎相互联系、相互资生、相互制约三个方面。举风、木、酸、苍、肝、筋、怒这一类为例，临证时可以据此来诊断疾病的部位，如因怒而发病者，或出现抽搐拘挛等“风”的表现者，或外现色青、口酸者，可定病位在肝，这是相互联系的一类关系。“酸生肝、肝生筋、筋生心”，治疗时可以根据这种相互资生的关系，补其不足。“怒伤肝，悲胜怒；风伤肝，燥胜风；酸伤筋，辛胜酸”是属于相互制约克伐的关系，诊疗时，如属大怒而病，定位在肝，即可据悲胜怒，补肺以制肝。

【原文】帝曰：病生之变何如？岐伯曰：气相得则微，不相得则甚。

帝曰：主岁何如？岐伯曰：气有余，则制己所胜而侮所不胜；其不及，则己所不胜侮而乘之，己所胜轻而侮之。侮反受邪，侮而受邪，寡于畏也。

帝曰：善。

【注释】① 主岁：即五运之气所主导的时令。

② 胜：克制。

③ 寡于畏也：无所畏惧，即肆无忌惮。

【白话解】黄帝说：邪气致病所发生的变化是怎样的呢？岐伯说：来气与主时的方位相一致，则病情轻微，来气与主时的方位不一致，则病情严重。

黄帝说：五气主岁是怎样的呢？岐伯说：如果气太过就能克制自己所能克制的气，而又能欺侮克制自己的气；气不足，那么克制自己的气会趁气不足时来欺侮，自己所能克制的气也轻蔑地欺侮自己。由于本气有余而进行欺侮或乘别气不足而进行欺侮的，也往往要受邪，是因为它肆无忌惮地横行，削弱了本身防御的力量。

黄帝说：讲得好。

【解析】本节主要讨论了五运之间的关系及其相互影响和作用。从自然气候变化来说，各种气候之间是密切相关的，一种气候变化必然涉及其他气候变化，同时也必然受到其他气候变化的作用和影响。从人体脏腑之间的生理病理变化来说，一个脏器有病，必然要涉及其他脏器，同时也必然受到其他脏器的作用和影响。这提示我们，不论是分析自然气候变化，还是分析人体疾病病机，都必须全面考虑，不能只看一点。这是中医学整体恒动观在运用中的具体体现，是中医学的精华所在。

六微旨大论篇第六十八

【原文】黄帝问曰：呜呼远哉！天之道也，如迎浮云，若视深渊，视深渊尚可测，迎浮云莫知其极。夫子数言谨奉天道，余闻而藏之，心私异之，不知其所谓也。愿夫子溢志尽言其事，令终不灭，久而不绝，天之道可得闻乎？岐伯稽首再拜对曰：明乎哉问天之道也！此因天之序，盛衰之时也。

【注释】①道：规律。

②迎：仰望。

③视：俯视。

④极：终极。

⑤异：困惑，疑问。

⑥溢志：开怀泻意，犹言尽情。

【白话解】黄帝说道：啊！关于自然界的道理真是高深莫测啊！既如同仰观浮云般，又好像俯视深渊一样，虽然深渊的深度是可以测量的，但浮云的边际却是很难找到的。先生经常说，要谨慎地遵循自然规律，我听了以后，一直牢记在心中，但却不知其所以然，希望先生能详尽地讲一讲有关这方面的内容，以便让它长久流传，永不泯灭。有关阴阳六气的理论，您可以讲给我听听吗？岐伯叩头跪拜两次后回答说：您对有关阴阳六气理论的问题，问得真清楚呀！这是自然界的重要法则，也是由六气的循环推演所表现出来的一种气候盛衰的变化。

【解析】本节指明了三个问题：第一，自然变化的规律是极其复杂的，不容易掌握；第二，自然变化的规律并非不可知，而是可以认识并加以总结的；第三，总结自然变化规律的唯一方法，是根据自然气候的外在客观表现来加以探讨和总结。以上三点认识是非常正确的，这对我们学习和掌握运气学说是颇有裨益的。

【原文】帝曰：愿闻天道六六之节盛衰何也？岐伯曰：上下有位，左右有纪。故少阳之右，阳明治之；阳明之右，太阳治之；太阳之右，厥阴治之；厥阴之右，少阴治之；少阴之右，太阴治之；太阴之右，少阳治之。此所谓气之标，盖南面而待也。故曰：因天之序，盛衰之时，移光定位，正立而待之，此之谓也。少阳之上，火气治之，中见厥阴；阳明之上，燥气治之，中见太阴；太阳之上，寒气治之，中见少阴；厥阴之上，风气治之，中见少阳；少阴之上，热气治之，中见太阳；太阴之上，湿气治之，中见阳明。所谓本也，本之下，中之见也，见之下，气之标也，本标不同，气应异象。

【注释】① 气之标：指三阴三阳为六气之标，六气为三阴三阳之本。

② 移光定位，正立而待之：是古代测天以定节气的方法，在最初用“树立木杆”来观看日影，后来逐步改进而成为一种叫作圭表的天文仪器。

③ 中见厥阴：言三阴三阳各有表里，其气相通，故各有互根之中气也。少阳之本火，故火气在上，与厥阴为表里，故中见厥阴，是以相火而兼风木之化也。如以三阴三阳六经来说，凡互为阴阳表里的两经，则互为中见。余者同。

④ 气应异象：气应，六气应病；异象，不同的病情表现。

【白话解】黄帝说道：我很想听您讲讲六气循环盛衰的情况是怎样的。岐伯回答说：六气司天、在泉都有一定的位置，左右间气的升降各有一定的规律。所以少阳的右边一步，属阳明所主管；阳明的右边一步，属太阳所主管；太阳的右边一步，属厥阴所主管；厥阴的右边一步，属少阴所主管；少阴的右边一步，属太阴所主管；太阴的右边一步，属少阳所主管。这是面对南方而确定的气的位置，就是所说的六气的标志，我们称之为“标”。所以说，六气依据时序的变化，产生了时令的盛衰变化，按照日光移影确定其方位，说的就是这个意思。少阳的上方，属火气主管，中气是厥阴；阳明的上方，属燥气主管，中气是太阴；太阳的上方，属寒气主管，中气是少阴；厥阴的上方，属风气主管，中气是少阳；少阴的上方，属热气主管，中气是太阳；太阴的上方，属湿气主管，中气是阳明。这就是所说的三阴、三阳的本气，也就是六气。本气的下方为中气，又叫中见之气，中气的下方为六气的标。由于六气有本、标的不同，所以反映出来的疾病症状和脉象也都不一样。

【解析】“天道六六之节”一语，首见于《六节藏象论》“天以六六之节，以成一岁”，因此许多的注家均据《六节藏象论》“天有十日，日六竟而周甲，甲六复而终岁，三百六十日法也”来加以解释，认为“六六”就是指六个甲子，即六个六十天，六六三百六十天为一年。这种解释实际上是不确切的。《黄帝内经》中对于一年的时间是按三百六十五天来计算的，而不是按三百六十天计算的。《六节藏象论》首先即提出：“行有分纪，周有道理，日行一度，月行十三度而有奇焉，故大小月三百六十五日而成岁，积气余而盈闰矣。”以五运而言，主运分五步，分司一年中的五个运季，每步所主时间为七十三天零五刻，则每年为三百六十五天多一点；以六气而言，主气分六步，一年二十四节气分属于六气之中，从每年大寒日开始计算，每十五天多一点为一个节气，四个节气为一步，每一步为六十天零八十七刻半，六步为一年，则每年也是三百六十天多一点。由此可知，“六六”不是指六六三百六十天。其实《六节藏象论》“夫六六之节，九九制会者，所以正天之度、气之数也。天度者，所以制日月之行也；气数者，所以纪化生之用也”，对“六六”一词作了比较明确的解释，很明显，“六六”是指观测自然气候变化的一种方法，一个“六”应指风、寒、暑、湿、燥、火六气；一个“六”应指三阴三阳，“六六之节”是指以三阴三阳来归属和测算六气的方法。

“少阳之上，火气治之，中见厥阴……太阴之上，湿气治之，中见阳明”论述了标本中气问题。所谓“标”，就是标识、标记；“本”，就是本气；“中气”就是“中见之气”，是在本气中可以看到的气。三阴三阳为“标”，分列之以代表六气；风、寒、暑、湿、燥、火是六气的变化，为“本”；与本气相通的气为“中气”。本气之中又可出现中见之气的原因，其一是，六气变化到了一定限度，常可向相反方面转化，如热可以向寒方面转化，寒也可以向热方面转化，所以说“少阴之上，热气治之，中见太阳”“太阳之上，寒气治之，中见少阴”；湿可以向燥的方面转化，燥也可以向湿的方面转化，所以说“太阴之上，湿气治之，中见阳明”“阳明之上，燥气治之，中见太阴”；风可以转化为热，火借风威，火也可以转化为风，热极生风，所以说“厥阴之上，风气治之，中见少阳”“少阳之上，火气治之，中见厥阴”。其二是六气本身有盛衰和有余不及。热气有余是热，不及便生寒；寒气有余是寒，不及便生热；燥气有余是燥，不及便生湿；湿气有余是湿，不及便生燥。总的来说，不论是推测气候变化或是分析疾病转变，都要从整体恒动观来加以认识，这是标本中气提法的实质。从阴阳概念来说，不但要注意阴阳本身的特点，还要注意到阴阳之间的转化；从表里概念来说，不但要注意表里本身的特点，还要注意到表里之间相互出入，太阳与少阴相表里、阳明与太阴相表里、少阳与厥阴相表里，可以由表及里，也可以由里及表。标本中气理论是运气学说的重要内容之一，它以阴阳六气的理论，研究天之六气与人体六经的关系，说明运气与人体发病的规律，通过分析六淫变化之所在而提示临证治疗的大法。《黄帝内经》涉及标本中气的内容较多，其中以《至真要大论》较为集中地进行了论述，具体可以参见该篇相关内容。

【原文】帝曰：其有至而至，有至而不至，有至而太过，何也？岐伯曰：至而至者和；至而不至，来气不及也；未至而至，来气有余也。

帝曰：至而不至，未至而至如何？岐伯曰：应则顺，否则逆，逆则变生，变则病。

帝曰：善。请言其应。岐伯曰：物生其应也，气脉其应也。

【注释】① 至而至：前至指时至，后至指气之至。

② 至而不至：指时令节气已至，而应至的六气未至，此为不及。

③ 至而太过：是时令未至，而不应至的六气已至。

④ 应则顺：时至气亦至的为应，应则顺。

【白话解】黄帝说：就时令季节与气候的关系来说，有的时令到了而相应的气候也到了，有的时令到了而相应的气候不到，有的时令未到而相应的气候先到了，这是为什么呢？岐伯说：时令到了而相应的气候也到的，这是正常的和平之年；时令到了而相应的气候不到的，是相应的气候不及；时令未到而相应的气候先到的，是相应的气候有余。

黄帝说：时令到了而相应的气候没有到，时令未到而相应的气候先到的会怎样呢？岐伯说：时与气相应的是顺，时与气不相应的是逆，逆就要发生反常的变化，反常的变化就是要生病。

黄帝说：好，请您再讲讲时令与气候相应的情况。岐伯说：万物对六气的感应，表现于其生长的情况。六气对于人体的影响，从脉象上可以反映出来。

【解析】“其有至而至，有至而不至，有至而太过”概括了六气变化的常变问题，“至而至”，与季节相应为常；“至而不至”“至而太过”“未至而至”，与季节不相应为变。张仲景于《金匮要略·脏腑经络先后病脉证第一》云：“问曰：有未至而至，有至而不至，有至而不去，有至而太过，何谓也？师曰：冬至之后，甲子夜半少阳起，少阳之时，阳始生，天得温和。以未得甲子，天因温和，此为未至而至也；以得甲子而天未温和，为至而不至也；以得甲子而天大寒不解，此为至而不去也；以得甲子而天温如盛夏五六月时，此为至而太过也。”对经文作了具体而形象的解释。判断常变的标准，从自然界来说，是根据物候；从人体来说，要根据脉象。常则万物化生，身体健康；变则万物不容，发生疾病。

【原文】帝曰：善。愿闻地理之应六节气位何如？岐伯曰：显明之右，君火之位也；君火之右，退行一步，相火治之；复行一步，土气治之；复行一步，金气治之；复行一步，水气治之；复行一步，木气治之；复行一步，君火治之。相火之下，水气承之；水位之下，土气承之；土位之下，风气承之；风位之下，金气承之；金位之下，火气承之；君火之下，阴精承之。

帝曰：何也？岐伯曰：亢则害，承乃制。制则生化，外列盛衰；害则败乱，生化大病。

【注释】① 六节气位：六节，指三阴三阳；气，指风、火、燥、暑、湿、寒六气；位，指三阴三阳六气所在的位置。

② 显明：显明之位，正当日出之所，卯正之位。在一年的时间里，则正当春分之时。

③ 退行一步：指向右行一步，主气六步运转方向是自右而

左，故右行为退行，每步为六十日又八十七刻半。

④ 亢则害，承乃制：亢，盛极；制，克制，抑制。六气过亢则克制其所胜，侮其所不胜，有损于万物的生化，反过来六气盛极必衰，则所不胜之气随之而生，对其加以抑制，使之归于正常。

⑤ 外列盛衰：指盛衰往来的变化，四时之气的不同为其征象。

【白话解】黄帝说：很好！很想听您讲一讲六气主时的地理位置是怎样的。岐伯回答说：春分的右边，是少阴君火主司的位次；在君火的右面后退一步，是少阳相火主司的位次；再后退一步，是太阴湿土主司的位次；再后退一步，是阳明燥金主司的位次；再后退一步，是太阳寒水主司的位次；再后退一步，是厥阴风木主司的位次；再后退一步，又再次回到少阴君火主司的位次之上了。相火的下方，有水气来制约它；水位的下方，有土气来制约它；土位的下方，有风气来制约它；风位的下方，有金气来制约它；金位的下方，有火气来制约它；君火的下方，有阴精来制约它。

黄帝又问道：为什么会是这样？岐伯回答说：六气中的任何一气亢盛，都会引发灾害，因而必须有相应的气来加以制约，只有经过制约，才能使亢盛的气回到正常的生化过程，才能保证主岁之气盛衰有时，保持正常的时序变迁。如果六气中的任何一气亢盛而又无制约之气加以制约，便会形成灾害，生化受到严重损伤，从而产生大病变。

【解析】经文提出“君火之下，阴精承之”，以此说明君火与阴精之间的承制关系。《黄帝内经》在阴与阳之间的关系上认为，“阴阳之要，阳密乃固”“阳予之正，阴为之主”“阳气者，若天与日，失其所，则折寿而不彰”，主张以阳为主导，以阴为基础。“君火之下，阴精承之”，正是这一理论在认识自然气候方面的具体体现和运用。其次，经文提出五行之间各有所制，“制则生化”。在五行之间的相互关系中，把“制”，也就是“克”，放在主要地位。再其次，经文提出了“亢害承制”的规律，五行之间盛衰盈虚是自然界的客观存在，是一种正常现象，只有在“亢”而失制的情况下才属反常。这种阴阳之间，以阳为主导，阴为基础，五行之中，以制为主，必先五胜，亢害承制的理论，对中医学的影响很大，直接指导着中医学的临证实践，具有极其重要的意义。

经文所谓“亢则害，承乃制”是对六气相互承制的概括和总结，既说明了六气变化的制约关系，又包含了一定的哲理。“外列盛衰”一语，各家注解不一。张隐庵注云：“外列盛衰者，谓外列主岁之气，有盛有衰，如主岁之气与主时之气，交相亢极则为害更甚，故曰害则败乱，化生大病。”高士宗注云：“外列盛衰者，盛已而衰，衰已而盛，四时之气可征也。若亢极而害则败乱生，致生化大病。”张注从具体运算上解，高注则从四时盛衰解，两者总的精神是一致的。“外列”就是指自然界的客观表现，“盛衰”就是指自然界气候变化和物化现象上的盈虚消长，而这种盈虚消长，是五行之间不断运动变化的结果。这是自然界中的正常现象，因此经文以“外列盛衰”一语把它肯定了下来。

【原文】帝曰：盛衰何如？岐伯曰：非其位则邪，当其位则正，邪则变甚，正则微。

帝曰：何谓当位？岐伯曰：木运临卯，火运临午，土运临四季，金运临酉，水运临子，所谓岁会，气之平也。

帝曰：非位何如？岐伯曰：岁不与会也。

帝曰：土运之岁，上见太阴；火运之岁，上见少阳、少阴；金运之岁，上见阳明；木运之岁，上见厥阴；水运之岁，上见太阳，奈何？岐伯曰：天之与会也，故《天元册》曰天符。

（帝曰：）天符岁会何如？岐伯曰：太一天符之会也。

帝曰：其贵贱何如？岐伯曰：天符为执法，岁位为行令，太一天符为贵人。

帝曰：邪之中也奈何？岐伯曰：中执法者，其病速而危；中行令者，其病徐而持；中贵人者，其病暴而死。

帝曰：位之易也何如？岐伯曰：君位臣则顺，臣位君则逆。逆则其病近，其害速；顺则其病远，其害微。所谓二火也。

【注释】①位：指十二地支在方位中的位置。正北方为子位，属水；正南方为午位，属火；正东方为卯位，属木；正西方为酉位，属金。丑寅居东北隅中，辰巳居东南隅中，未申居西南隅中，戌亥居西北隅中。土位中央，寄旺于四季之末各十八日，所以辰戌丑未属土。

② 四季：指辰戌丑未四个方位。

③ 岁会：又称岁直或岁位。岁会必须具备两个条件：一是地支与天干的五行属性相同；二是当五方之正位。因此所谓岁会是该岁的天干和地支相会于五方正位。

④ 天之与会：即司天与中运相符合。

⑤ 太一天符：既为天符，又为岁会，即《天元纪大论》中所说的三合。太一天符之年必须中运之气、司天之气、岁支的五行属性皆相同。

【白话解】黄帝说：气的盛衰是怎样的呢？岐伯说：不在对应的位置的是邪气，恰在对应的位置的是正气，邪气引起的变化很严重，正气引起的变化很轻微。

黄帝说：怎样叫作恰好在对应的位置上呢？岐伯说：例如木运遇到东方卯位，火运遇到午位，土运遇到辰、戌、丑、未中央之位，金运遇到酉位，水运遇到子位，是中运之气与年支方位五行之气相同。所说的“岁会”，是运气和平之年。

黄帝说：不在对应的位置上是怎样的呢？岐伯说：那就是天干与地支不能会合于五方正位，也就不是岁会之年了。

黄帝说：土运之年，遇到太阴司天；火运之年，遇到少阳、少阴司天；金运之年，遇到阳明司天；木运之年，遇到厥阴司天；水运之年，遇到太阳司天，是怎样的呢？岐伯说：这是中运与司天相会。所以《天元册》中把它叫作“天符”。

黄帝说：既是“天符”，又是“岁会”的是怎样的呢？岐伯说：这叫作“太一天符”。

黄帝说：它们有什么贵贱的不同吗？岐伯说：天符好比执法，岁会好比行令，太一天符好比贵人。

黄帝说：邪气中人发病时，三者有什么区别呢？岐伯说：感受执法之邪的，发病快速而危重；感受行令之邪，发病缓慢而持久；感受贵人之邪，发病急剧，多会引发死亡。

黄帝说：主气客气位置互相转换时是怎样的呢？岐伯说：君位客气、在臣位主气之上的为顺，臣位客气、在君位主气之上的为逆。逆的话发病快而急，顺的话发病慢而轻。这里主要是指君火和相火而说的。

【解析】本节介绍了运气相合与客主加临的具体内容。提出了“当位”与“非位”的问题；“天符”“岁会”“太一天符”的具体测算方法和自然气候变化、人体疾病变化的关系；以及“君位臣”“臣位君”的顺逆问题。对于这些问题的分析，《黄帝内经》基本上是以“常”“变”来立论的，认为气候有“常”也有“变”，“常即正”“正则微”“其害微”；“变”即“邪”“邪则变甚”“其害速”。这是古人长期对自然气候变化及其与人体疾病的关系观察而得到的经验总结，值得高度重视。

所谓“当位”，就是值年大运的五行属性与年支的五行固有属性相同。以丁卯年为例，丁壬化木，丁卯年的大运是木运，丁卯年的年支卯属木，大运与年支的五行属性相同，所以丁卯年便属“当位”，当位之年叫作“岁会”。凡属岁会之年，当年在气候变化上就比较正常，人体疾病也比较缓和，即经文所说“所谓岁会，气之平也”“中行令者，其病徐而持”。因为年支固有的五行属性代表着该年正常的季节气候变化和物化现象，值年大运的五行属性代表年度的特殊变化。如果值年大运的五行属性与当年地支固有的五行属性相同，则说明这一年的气化和物化现象完全属于正常而无特殊。所以，凡属“岁会”之年，气候变化便无特殊，人体疾病也无特殊，故经文谓“当其位则正”“正则微”。

所谓“非位”，就是值年大运的五行属性与年支固有的五行属性不同，而与当年司天之气的五行属性相同。以戊寅年为例，戊癸化火，戊寅年的大运是火运，戊寅年的年支寅属木，寅申少阳相火司天，大运的五行属性与年支不同，而与司天之气相同，所以戊寅年便属“非位”，非位之年叫作“天符”。凡属天符之年，当年在气候变化上就比较剧烈，人体疾病也比较凶猛，即经文所说，“岁不与会”“天符为执法……中执法者，其病速而危”。因为司天之气的五行属性代表着该年的特殊变化，值年大运也代表年度的特殊变化，两者相同就意味着该年气候变化及物化现象均出现偏胜，“亢则害”。所以，凡属“天符”之年，气候变化便会出现严重反常，人体疾病也会不同一般，故经文谓“非其位则邪”“邪则变甚”。

如果既是“天符”之年，同时又是“岁会”之年，则该年属

“太一天符”。凡属“太一天符”之年，一般认为，该年在气候变化上特别剧烈，人体疾病也特别凶险。

总结六十花甲岁可知，戊子、戊午、戊寅、戊申、丙辰、丙戌、丁巳、丁亥、乙卯、乙酉、己丑、己未十二年为“天符”；戊午、丙子、丁卯、乙酉、己丑、己未、甲辰、甲戌八年为“岁会”；戊午、乙酉、己丑、己未四年为“天符岁会”。“天符”“岁会”“天符岁会”合计共有十六年。

“君位臣”，指客气君火加于主气相火之上；“臣位君”，指客气相火加于主气君火之上。“君位臣则顺”，是说少阳相火主时之时（三之气，即小满至大暑这段时间），而此时客气是少阴君火，则该季节应炎热而实际并不太热。这种现象虽然也算特殊，但问题不大，不会严重影响自然气候的变化和万物的正常生长，所以称之为“顺”。这对人体的影响也不大，即经文所谓“顺则其病远，其害微”。“臣位君则逆”，是说少阴君火主时之时（二之气，即春分至小满这段时间），而此时客气是少阳相火，则该季节应温而反大热。这种反常的现象属于太过，会严重影响自然气候的变化和万物的正常生长，所以称之为“逆”。这对人体影响很大，即经文所谓“逆则其病近，其害速”。

【原文】帝曰：善。愿闻其步何如？岐伯曰：所谓步者，六十度而有奇，故二十四步积盈百刻而成日也。

帝曰：六气应五行之变何如？岐伯曰：位有终始，气有初中，上下不同，求之亦异也。

帝曰：求之奈何？岐伯曰：天气始于甲，地气始于子，子甲相合，命曰岁立，谨候其时，气可与期。

帝曰：愿闻其岁，六气始终，早晏何如？岐伯曰：明乎哉问也！甲子之岁，初之气，天数始于水下一刻，终于八十七刻半；二之气，始于八十七刻六分，终于七十五刻；三之气，始于七十六刻，终于六十二刻半；四之气，始于六十二刻六分，终于五十刻；五之气，始于五十一刻，终于三十七刻半；六之气，始于三十七刻六分，终于二十五刻。所谓初六，天之数也。乙丑岁，初之气，天数始于二十六刻，终于一十二刻半；二之气，始于一十二刻六分，终于水下百刻；三之气，始于一刻，终于八十七刻

半；四之气，始于八十七刻六分，终于七十五刻；五之气，始于七十六刻，终于六十二刻半；六之气，始于六十二刻六分，终于五十刻。所谓六二，天之数也。丙寅岁，初之气，天数始于五十一刻，终于三十七刻半；二之气，始于三十七刻六分，终于二十五刻；三之气，始于二十六刻，终于一十二刻半；四之气，始于一十二刻六分，终于水下百刻；五之气，始于一刻，终于八十七刻半；六之气，始于八十七刻六分，终于七十五刻。所谓六三，天之数也。丁卯岁，初之气，天数始于七十六刻，终于六十二刻半；二之气，始于六十二刻六分，终于五十刻；三之气，始于五十一刻，终于三十七刻半；四之气，始于三十七刻六分，终于二十五刻；五之气，始于二十六刻，终于一十二刻半；六之气，始于一十二刻六分，终于水下百刻。所谓六四，天之数也。次戊辰岁，初之气，复始于一刻，常如是无已，周而复始。

帝曰：愿闻其岁候何如？岐伯曰：悉乎哉问也！日行一周，天气始于一刻，日行再周，天气始于二十六刻，日行三周，天气始于五十一刻，日行四周，天气始于七十六刻，日行五周，天气复始于一刻，所谓一纪也。是故寅午戌岁气会同，卯未亥岁气会同，辰申子岁气会同，巳酉丑岁气会同，终而复始。

【注释】① 步：六步，即六气之位数。

② 六十度而有奇：周岁即一年共三百六十五日二十五刻，以六步分之，则每步得六十日又八十七刻半，故曰有奇也。

③ 水下一刻：古代无钟表，用铜壶贮水，壶上穿一个小孔，使水自然经小孔滴漏以为计时之器，名叫铜壶。壶中所贮水量恰巧一昼夜漏尽，在壶面刻度101条横线，横线与横线之间称为刻，合计共得100刻，每刻又分十分。所谓水下一刻，是壶水贮满至第一条横线处开始下滴，水面微低于第一条横线的一刹那间。如果以现代的习惯来说，应该称为零刻。

④ 初六，天之数：初六，指甲子年开始六气的第一周；天，指天之六气；数，指六气始终的刻分数。

⑤ 日行一周：行，指太阳的视运动，日行一周即地球绕太阳运转一周，为一年时间。

⑥ 岁气会同：岁气，指一年六气；会同，六十年中六气运转始终的刻分数相同的即为会同。岁气会同，是指六气始终的时

刻相同的年岁。

【白话解】黄帝说：讲得好！我还想听先生讲讲六步是怎么回事。岐伯回答说：所说的一步，是指六十日有零的时间，一年共有六步，四年共计二十四步，把二十四步的时间内的零数积累相加，满一百刻时，即为一天了。

黄帝问道：六气对应五行的变化情况是怎样的呢？岐伯回答说：六气之中每一气主时的位置，其时限都有始有终。每一气又有初气和中气之别，还有天气和地气的不同，所以推求起来的方法也就不一样了。

黄帝问道：那么应怎样去推求呢？岐伯回答说：天干之气从甲开始，地支之气从子开始，子与甲相组合，就称为岁立，仔细谨慎地推算它们的时序变化，六气的变化便可以预测了。

黄帝说：我想听听关于每年六气的始终早晚是怎样的？岐伯说：您提的这个问题是很高明的啊！甲子的年份，第一气，天时的刻数，从漏水下一刻开始，终止在八十七刻五分；第二气，开始于八十七刻六分，终止于七十五刻；第三气，开始于七十六刻，终止于六十二刻五分；第四气，开始于六十二刻六分，终止于五十刻；第五气，开始于五十一刻，终止于三十七刻五分；第六气，开始于三十七刻六分，终止于二十五刻。这就是所说的第一个六步，天时开始和结束的刻数。乙丑的年份，第一气，天时的刻数，开始于二十六刻，终止于十二刻五分；第二气，开始于十二刻六分，终止于漏水下至一百刻；第三气，开始于一刻，终止于八十七刻五分；第四气，开始于八十七刻六分，终止于七十五刻；第五气，开始于七十六刻，终止于六十二刻五分；第六气，开始于六十二刻六分，终止于五十刻。这就是所说的第二个六步，天时开始和结束的刻数。丙寅的年份，第一气，天时的刻数，开始于五十一刻，终止于三十七刻五分；第二气，开始于三十七刻六分，终止于二十五刻；第三气，开始于二十六刻，终止于十二刻五分；第四气，开始于十二刻六分，终止于漏水下至一百刻；第五气，开始于一刻，终止于八十七刻五分；第六气，开始于八十七刻六分，终止于七十五刻。这就是所说的第三个六步，天时开始和结束的刻数。丁卯的年份，第一气，天时的刻数，开始于七十六刻，终止于六十二刻五分；第二气，开始于六十二刻六分，终止于五十刻；第三气，开始于五十一刻，终止于三十七刻五分；第四气，开始于三十七刻六分，终止于二十五刻；第五气，开始于二十六刻，终止于十二刻五分；第六气，开始于十二刻六分，终止于漏水下至一百刻。这就是所说的第四个六步，天时开始和结束的刻数。依次相推便是戊辰年，第一气，又开始于一刻，经常如此，没有结束的时候，一个周期之后又重新开始。

黄帝说：我想听听每年的计算方法？岐伯说：您问得很详尽。太阳运行一周，就是一年。太阳运行第一周时，六气开始于水下一刻；太阳运行于第二周时，六气开始于二十六刻；太阳运行于第三周时，六气开始于五十一刻；太阳运行于第四周时，六气开始于七十六刻；太阳运行于第五周时，六气又开始于一刻。太阳运行四周，也就是经过四年，称为一纪。所以寅、午、戌三年，岁时与六气相同，卯、未、亥三年，岁时与六气相同，辰、申、子三年，岁时与六气相同，巳、酉、丑三年，岁时与六气相同，周流不息，循环无端。

【解析】本段经文介绍了运气历。运气历是以太阳回归年为主的六分历，其校正至闰的方法是每四年由 365 日变为 366 日(太阳回归年周期为 365.2422 天，每年盈余约二十五刻，四年则盈余 100 刻即一天)。运气历最大特点是与二十四节气紧密结合：运气历把一年 365 天，至大寒开始，分为六步，每步六十日零八十七刻半，主四个节气（第一步，大寒至春分，厥阴风木主气；第二步，春分至小满，少阴君火主气；第三步，小满至大暑，少阳相火主气；第四步，大暑至秋分，太阴湿土主气；第五步，秋分至小雪，阳明燥金主气；第六步，小雪至大寒，太阳寒水主气）。运气六分历较之四分历更精细，有着较大的优势，其更能反映一年阴阳消长的规律，更能反映物候生长化收藏的周期。

【原文】帝曰：愿闻其用也。岐伯曰：言天者求之本，言地者求之位，言人者求之气交。

帝曰：何谓气交？岐伯曰：上下之位，气交之中，人之居也。故曰：天枢之上，天气主之；天枢之下，地气主之；气交之分，人气从之，万物由之。此之谓也。

帝曰：何谓初中？岐伯曰：初凡三十度而有奇？中气同法。

帝曰：初中何也？岐伯曰：所以分天地也。

帝曰：愿卒闻之。岐伯曰：初者地气也，中者天气也。

帝曰：其升降何如？岐伯曰：气之升降，天地之更用也。

帝曰：愿闻其用何如？岐伯曰：升已而降，降者谓天；降已而升，升者谓地。天气下降，气流于地，地气上升，气腾于天。故高下相召，升降相因，而变作矣。

帝曰：善。寒湿相遘，燥热相临，风火相值，其有间乎？岐伯曰：气有胜复，胜复之作，有德有化，有用有变，变则邪气居之。

帝曰：何谓邪乎？岐伯曰：夫物之生从于化，物之极由乎变，变化之相薄，成败之所由也。故气有往复，用有迟速，四者之有，而化而变，风之来也。

帝曰：迟速往复，风所由生，而化而变，故因盛衰之变耳。成败倚伏游乎中何也？岐伯曰：成败倚伏生乎动，动而不已，则变作矣。

帝曰：有期乎？岐伯曰：不生不化，静之期也。

帝曰：不生化乎？岐伯曰：出入废则神机化灭，升降息则气立孤危。故非出入，则无以生长壮老已；非升降，则无以生长化收藏。是以升降出入，无器不有。故器者生化之宇，器散则分之，生化息矣。故无不出入，无不升降。化有小大，期有近远，四者之有，而贵常守，反常则灾害至矣。故曰：无形无患，此之谓也。

帝曰：善。有不生不化乎？岐伯曰：悉乎哉问也！与道合同，惟真人也。

帝曰：善。

【注释】① 气交：天气之下，地气之上，二者交汇之处为气交。

② 天枢：枢，枢机。天枢指天气与地气交汇的结合点。

③ 相召：相互感召。

④ 相因：互相为因果关系。

⑤ 有德有化，有用有变：德，指六气正常功用；化，生化；用，功用；变，变化。全句指胜气复气的交替发作，产生了气的

德、化、用和异变。

⑥ 往复：往来的意思。

⑦ 倚伏：相互包含的意思。

⑧ 神机：指有生命的血肉之体，生气根于身中，以神为生死之主，故曰神机。

⑨ 气立：指无生命的草木金石类物体，生气根于形之外，以气为荣枯之主，故曰气立。

⑩ 无形无患：没有形体就没有灾害。正常的生化，异常的变化所致的灾害都离不开形，故有无形无患之说。

【白话解】黄帝说：我想听听六气升降动静在自然界所发挥的作用。岐伯说：谈论天气的变化，必须抓住六气的本元；谈论地气的变化，应当找出六气对应的五行之位；谈论人体的变化，应当抓住天地之气相交。

黄帝说：什么是天地之气相交呢？岐伯说：天气居于上位，地气居于下位，上下交互的地方，是人类居住的地方。所以说：天枢以上，天气主管，天枢以下，地气主管；在天地之气相会的地方，人气顺从天地之气的变化，万物由此而生。就是这个意思。

黄帝说：什么是初气、中气呢？岐伯说：初气有三十天有零。中气也是这样。

黄帝说：为什么要分初气和中气呢？岐伯说：这是为了区别天气与地气。

黄帝说：我想听您详尽地讲讲。岐伯说：初气为地气，中气为天气。

黄帝说：它们的升降是怎样的呢？岐伯说：气的升降，是天气和地气互相作用的结果。

黄帝说：我想听听，它们的互相作用是怎样的？岐伯说：地气可以上升，但升到极点就要下降，下降是天气的作用；天气可以下降，但降到极点就要上升，上升是地气的作用。天气下降，气流荡于地；地气上升，气蒸腾于天。由于天气和地气的相互感召，上升和下降相互为因，就产生了自然的一切运动和变化。

黄帝说：讲得好。天地之间寒与湿相逢，燥与热相遇，风与火相会，其中有没有异常变化呢？岐伯回答说：六气有胜气，也有复气。胜气与复气的不断交替出现、相互作用，便产生了六气的特征和各种不同的作用以及异常的变化，异常的变化就容易招致邪气。

黄帝问道：邪气是如何产生的呢？岐伯回答说：自然界万物的新生都是生化作用的结果，万物生长到极点就要变，变与化的相互斗争，是任何事物成功和衰败的根本原因。所以说气有往有复，作用有快有缓，由于往、复、快、缓的不同作用，便形成自然界变与化的过程，因而就产生了既能滋养万物又能毁损万物的风气。

黄帝说道：气的往、复、快、缓是风气产生的原因，由化到变是事物由盛至衰的过程。世间万物的生成和消亡是相互联系的。但在事物生成的过程中，也潜伏着衰亡的因素，在衰亡开始之初，又孕育着新生的因子，这是为什么呢？岐伯回答说：生成和衰败相互依存，相互转化，这是由于六气的运动。六气不间断地进行运动，变化就发生了。

黄帝问道：运动有静止的时候吗？岐伯回答说：如果既没有生，又没有化，也就是说生化停止了，就是六气运动静止的时候了。

黄帝问道：六气在静止时生化就停止了吗？岐伯回答说：如果没有出入活动，那么生机就毁灭了，如果升降活动停止了，真气就会即刻陷入危险的境地。所以说，若没有出入运动，就不能形成生、长、壮、老、死的过程；若没有升降运动，也不能形成生、长、化、收、藏的过程。所以，升降和出入运动，存在于世间所有的物体当中，因而也可以说物体是升降和出入运动进行的载体和场所。如果物体消散了，生命运动也就随之停息了，所以没有不出不入的事物，也没有不升不降的事物，只不过是生化活动有大有小，其时间有长有短。升降运动和出入运动重在保持正常，若出现反常的情况，就会引发灾害。所以说，没有形体的东西，才没有祸患，说的就是这个意思。

黄帝说：讲得好。有不受生化规律影响的人吗？岐伯回答说：您问得真详尽呀！能够遵循自然规律，与其保持一致且适应自然规律变化的，恐怕只有真人才能做到了。

黄帝说：讲得好。

【解析】以上节重点讨论了中医学中一个十分重要的问题，即整体恒动观的指导思想以及气化学说“化生极变”的问题。

经文首先提出了“言天者求之本，言地者求之位，言人者求之气交”“上下之位，气交之中，人之居也”“气交之分，人气从之，万物由之”，认为“天地一体”“人与天地相应”。其次又提出了“物之生从于化，物之极由乎变，变化之相薄，成败之所由也”“成败倚伏游乎中”“成败倚伏生乎动，动而不已，则变作矣”“升降出入，无器不有”“无不出入，无不升降”“器者生化之宇，器散则分之，生化息矣”，十分明确地指出：物质具有量变质变的转化过程，有物质就有运动，有运动就有变化；反之，没有物质就没有运动，没有运动就不会产生变化，运动终止，物质变化也就终止，物质是运动的基础，运动是变化产生的原因。这是存在于物质世界的普遍规律。

卷第二十

气交变大论篇第六十九

【原文】黄帝问曰：五运更治，上应天期，阴阳往复，寒暑迎随，真邪相薄，内外分离，六经波荡，五气倾移，太过不及，专胜兼并，愿言其始，而有常名，可得闻乎？岐伯稽首再拜对曰：昭乎哉问也！是明道也。此上帝所贵，先师传之，臣虽不敏，往闻其旨。

帝曰：余闻得其人不教，是谓失道，传非其人，慢泄天宝。余诚菲德，未足以受至道；然而众子哀其不终，愿夫子保于无穷，流于无极，余司其事，则而行之奈何？岐伯曰：请遂言之也。《上经》曰：夫道者，上知天文，下知地理，中知人事，可以长久，此之谓也。

帝曰：何谓也？岐伯曰：本气位也。位天者，天文也。位地者，地理也。通于人气之变化者，人事也。故太过者先天，不及者后天，所谓治化而人应之也。

【注释】① 专胜兼并：一气独盛侵犯他气，称为专胜；一气独衰，被两气相兼所吞并即被侵犯，称为兼并。专胜为太过，兼并为不及。

② 慢泄天宝：慢，不重视；天宝，天然的宝物。指不重视而轻易泄露了宝贵的资料。

③ 本气位也：天、地、人三才之气，各有定位。天文者，

星辰风雨寒暑也，其气本于天而在上；地理者，山川飞潜动植也，其气本于地而位乎下；人事者，气血表里顺逆也，其气本于人而位乎中。

④ 先天：气先天时而至。

⑤ 后天：气后天时而至。

【白话解】黄帝说道：五运之气，相互更替主事，上与六气相应，阴阳消长而往复，寒来暑往而迎随不息，真气与邪气相互斗争，致使人体内外阴阳之气不协调，六经血气动荡不定，五脏血气失去平衡，因而五气的运行有太过和不及之分，表现出专胜、兼并等现象。我很想知道怎样推算五运的太过与不及，以及在人体中所出现的疾病，您可以给我讲讲吗？岐伯再次行礼而后回答说：您问得太好了，这是很高深的理论，为历代帝王所重视，是我的老师传授给我的，我虽然不聪明，但也曾经到老师那里去听他讲过这些道理。

黄帝说：我曾听人说高深的理论若遇到合适的人而不教给他，就会使这个理论失传，这叫作失道；若把重要的理论教给不适当之人，就是学术态度不严肃。我诚然德才菲薄，不符合接受高深理论的资格，但是许多老百姓因疾病而不能享尽正常天命，希望先生为保全百姓性命和学问的永远流传，请把这个理论讲出来，由我来掌握这些理论，并切实按照规律加以推行，您认为可以吗？岐伯说：请让我详细地讲一讲吧！《上经》上说，高深的理论，可以用来上测天文，下明地理，中晓人事，并要保持长久流传，讲的就是这个意思。

黄帝说：为什么这样说呢？岐伯说：核心问题就是要推求天、地、人三气的位置，所谓天气的位置，就是天文学；地气的位置，就是地理学；通达人气变化，就是人事。若气候先于时令而到来，就称为“太过”；气候晚于时令而到来，就称为“不及”。运气有常有变，人体的生理病理也随之而产生相应的变化。

【解析】“夫道者，上知天文，下知地理，中知人事，可以长久。”经文在此强调天地人之间密不可分的整体关系，在研究方法上强调天地人应综合分析总结的方法。“道者”指掌握自然变化规律的人。“上知天文，下知地理，中知人事”有两层意思：其一，指研究自然变化规律，应就天文、地理、人事三方面综合起来加以研究，亦即把天地人三者视为有机的整体来进行多学科的综合研究；其二，是要求研究自然变化规律的人必须具有广博的知识。《黄帝内经》的这种认识是完全正确的，必须加以继承和发扬。

【原文】帝曰：五运之化，太过何如？

岐伯曰：岁木太过，风气流行，脾土受邪。民病飧泄食减，体重烦冤，肠鸣腹支满，上应岁星。甚则忽忽善怒，眩冒巅疾。化气不政，生气独治，云物飞动，草木不宁，甚而摇落，反胁痛而吐甚，冲阳绝者死不治，上应太白星。

岁火太过，炎暑流行，肺金受邪。民病疟，少气咳喘，血溢血泄注下，嗌燥耳聋，中热肩背热，上应荧惑星。甚则胸中痛，胁支满胁痛，膺背肩胛间痛，两臂内痛，身热骨痛而为浸淫。收气不行，长气独明，雨水霜寒，上应辰星。上临少阴少阳，火燔焫，水泉涸，物焦槁，病反谵妄狂越，咳喘息鸣，下甚血溢泄不已，太渊绝者死不治，上应荧惑星。

岁土太过，雨湿流行，肾水受邪。民病腹痛，清厥意不乐，体重烦冤，上应镇星。甚则肌肉萎，足痿不收，行善瘈，脚下痛，饮发中满食减，四肢不举。变生得位，藏气伏，化气独治之，泉涌河衍，涸泽生鱼，风雨大至，土崩溃，鳞见于陆，病腹满溏泄肠鸣，反下甚而太溪绝者死不治，上应岁星。

岁金太过，燥气流行，肝木受邪。民病两胁下少腹痛，目赤痛眦疡，耳无所闻。肃杀而甚，则体重烦冤，胸痛引背，两胁满且痛引少腹，上应太白星。甚则喘咳逆气，肩背痛，尻阴股膝髀腨胻足皆病，上应荧惑星。收气峻，生气下，草木敛，苍干雕陨，病反暴痛，胠胁不可反侧，咳逆甚而血溢，太冲绝者死不治，上应太白星。

岁水太过，寒气流行，邪害心火。民病身热烦心躁悸，阴厥上下中寒，谵妄心痛，寒气早至，上应辰星。甚则腹大胫肿，喘咳，寝汗出憎风，大雨至，埃雾朦郁，上应镇星。上临太阳，则雨冰雪，霜不时降，湿气变物，病反腹满肠鸣，溏泄食不化，渴而妄冒，神门绝者死不治，上应荧惑辰星。

【注释】①岁星：即木星。古代认为它十二年周天一次（实际是 11.86 年)，每年走十二次中的一次，因此叫岁星。

② 化气不政，生气独治：化气，土气也；生气，木气也。木盛则土衰，故化气不能布政于万物，而木之生气独胜。

③ 冲阳绝者死不治：冲阳者，胃脉也。胃五行属土，木亢则胃绝，故不治。

④ 太白星：即金星。由于它光亮银白，亮度极强，所以称为太白星。

⑤ 荧惑星：火星。

⑥ 辰星：水星。

⑦ 太渊绝者死不治：太渊为手太阴肺脉。火盛克金，肺脉绝多属不治。

⑧ 镇星：土星。

⑨ 变生得位：指土运太过的变化发生之日，即得其位之时，分于四季之中，不独指长夏。

⑩ 藏气伏，化气独治之：藏气，指肾气；化气，指土气。土气太过，水气藏伏不用，化气单独主治。

⑪ 河衍：河水满而外溢。

⑫ 太溪绝者死不治：太溪为足少阴肾脉。土克水，肾脉气绝，故不治。

⑬ 太冲绝者死不治：太冲为足厥阴肝脉。金亢克木，肝气绝，故不治。

⑭ 神门绝者死不治：神门为手少阴心脉。水亢克火，心气绝，故不治。

【白话解】黄帝问道：五运气化太过，会出现什么变化呢？

岐伯回答说：木运太过，就会有风气大流行，脾土易受到邪气的侵害，人们多有水谷不化的泄泻、饮食量减少、肢体沉重、心中烦闷、肠鸣腹胀等症状，而且天上相应的木星就显得光亮增强，严重的甚至人们会出现神情恍惚、易怒和头晕目眩等症状。这是土气不能发挥正常的作用，而木气独胜的现象。肝木功能独胜，天空中云雾飞腾，地上草木也不能安宁，甚至枝叶败落，引起人体的胁肋疼痛、剧烈呕吐。如果冲阳脉败竭，多为不治之证，天上的金星就显得光亮增强。

火运太过，就会有暑热流行，肺受火邪侵害。人们多患疟疾，呼吸少气，咳嗽气喘，吐血衄血，二便下血，水泻如注，咽喉干燥，耳聋，胸中热，肩背热。在天上对应的火星显得特别明亮，显示火热之气过于亢盛的征象。火热之气过于亢盛，在人体会有胸中疼痛，胁下胀满，胁痛，胸背肩胛间等部位疼痛，两臂内侧疼痛，身热肤痛，而发生浸淫疮。这是金气不能发挥作用、火气独胜的现象，火气过旺就会有雨冰霜寒的变化，这是火热达到极点寒水来报复的关系。在天上对应的水星格外光明，这是显示火盛就会有水气制约。如果遇到少阴或少阳司天的年份，火热之气更加亢盛，有如燃烧烤灼，以致水源干涸，万物枯焦。人们发病，多出现谵语妄动，发狂越常，咳嗽气喘痰鸣，火气甚于下部则血从二便下泻不止。如果太渊脉绝，很可能会因无法治疗而死亡。在天上对应的火星分外光明，这是火盛的表示。

土运太过，雨湿之气流行，所以肾脏受其侵害。人们出现腹部疼痛、四肢厥冷、情绪忧郁、身体困重而烦闷等症状。由于土气太过，所以天上相应的土星显得格外光明。土气太过，会伤及脾脏，出现肌肉枯萎，两足痿弱不能行动，抽掣挛痛，或者形成痰饮，水饮之邪积于体内而发生胀满，饮食减少，四肢无力，不能举动等症状。如果遇土气过于亢盛，过分制约水气，使水气无权，土气独旺，会出现泉水喷涌，河水高涨，本来干涸的池泽也会出现鱼类。湿土之气亢盛，则会受到风木之气的制约，因而出现风雨暴至，使堤岸崩溃，河水泛滥，陆地上可出现鱼类。人们会发生腹部胀满、溏泄、肠鸣等症状。如果泄泻不止而肾经的太溪脉绝，多会死亡而无法治疗。由于土气太过，就会有木气来制约它，与此相应，天上的木星显得格外光明。

金运太过，就会有燥气流行，邪气伤肝。人们多会出现两胁之下及小腹疼痛，双目肿痛，眼角发生溃疡，两耳听不到声音等症状。燥金之气过于亢盛，就会身体重而烦闷，胸部疼痛并牵引背部，两胁胀满而痛势下连小腹。在天上对应的金星光明。严重的会发生喘息咳嗽，呼吸困难，肩背疼痛，尻、阴、股、膝、髀、腨、骱、足等处都感疼痛的病证。在天上对应的火星分外光明。如果金气突然亢盛，水气下降，草木就会把生气收敛，枝叶枯干凋落。人们就会胁肋急剧疼痛，不能转动翻身，咳嗽气逆，甚至吐血衄血。如果太冲脉绝，很可能会因无法治疗而死亡。在天上对应的金星分外光明。

水运太过，就会有寒气大流行，心火就要受到邪气的侵害，人们多有身体发热、心中烦闷、躁动、心悸、厥冷、谵语、心痛等症状。寒冷之气过早地到来，天上相应的水星就显得光亮增强。甚至出现腹部胀大、腿胫浮肿、咳嗽气喘、睡则汗出、恶风等症状。土复母仇，所以导致大雨不止，尘雾朦胧，天上的土星就显得光亮增强。若又遇上太阳寒水司天，水寒之气就会更加严重，导致冰雹霜雪不时而降，万物受过分的水湿之气而改变形态。人们多有腹满、肠鸣、大便稀溏、饮食不消化、口渴、眩晕、神志不清等症状。若心经的神门脉败竭，多为不治之证，天上相应的火星的光亮减弱，水星的光亮增强。

【解析】以上五节论述了六十花甲年中属于岁运太过之年的气候与物象变化及影响人体发病的情况。

六十花甲中壬申、壬午、壬辰、壬寅、壬子、壬戌六年属岁木太过之年。凡是岁木太过之年，从自然气候上说，该年风的变化比较突出，多大风、暴风；从人体五脏来说，肝气偏胜，脾易受损，疾病的临床表现以肝脾症状为主。由于自然气候和人体之间存在着相互作用和自稳调节，在这种相互作用过程中也可能因矫枉过正而出现相应气候和相应脏腑的一些反常表现，气候变化可以由于风胜而出现燥的现象；人体五脏可以由于肝胜而出现脾衰或肺气失常的现象。总而言之，岁木太过之年，在气候变化上要考虑风、湿、燥三气的特殊变化；在人体五脏上要考虑肝、脾、肺三脏的特殊变化。

戊申、戊午、戊辰、戊寅、戊子、戊戌六年属岁火太过之年。凡是岁火太过之年，从自然气候上说，该年比较炎热；从人体五脏来说，心气偏盛，肺易受损，疾病的临床表现以心肺病症为主。由于胜复的原因，也可出现暴冷暴热或肾气失衡的反常变化。总而言之，岁火太过之年，在气候变化上要考虑热、燥、寒三气的特殊变化；在人体五脏上要考虑心、肾、肺三脏的特殊变化。

甲申、甲午、甲辰、甲寅、甲子、甲戌六年属岁土太过之年。凡是岁土太过之年，从自然气候上说，以“湿雨流行”为特点；从人体五脏来说，以脾病、肾病多发为特点，疾病性质以湿病水病为特点。由于胜复的原因，在气候上还可出现风的特殊变化，在疾病上可出现肝的特殊变化。总而言之，岁土太过之年，在气候变化上要考虑湿、寒、风三气的特殊变化；在人体五脏上要考虑脾、肾、肝三脏的特殊变化。

庚申、庚午、庚辰、庚寅、庚子、庚戌六年属岁金太过之年。凡是岁金太过之年，从自然气候上说，该年“燥气流行”，气温偏凉；从人体受病脏腑来说，以肺病及肝胆病多发为特点，病性以燥为主。由于胜复的原因，在气候变化上可出现热，甚至暴热的反常气变化；在病变上可出现心的特殊变化。总而言之，岁金太过之年，在气候变化上要考虑凉、燥、火三气的特殊变化；在人体五脏上要考虑肺、肝、心三脏的特殊变化。

丙申、丙午、丙辰、丙寅、丙子、丙戌六年属岁水太过之年。凡是岁水太过之年，从自然气候上说，该年“寒气流行”，比较寒冷；从人体受病脏腑来说，以肾病及心病多发为特点，病性以寒为主。由于胜复的原因，在气候变化上可出现湿、雨水、暴热的反常气变化；在病变上可出现脾的特殊变化。总而言之，岁水太过之年，在气候变化上要考虑寒、湿、热三气的特殊变化；在人体五脏上要考虑肾、心、脾三脏的特殊变化。

总结其规律可知，凡属岁运太过之年，其在自然气候变化和人体疾病变化上的规律为：岁运太过之年，该年中运有余，有余则制已所胜，故所克之气相应的脏腑受病。若本气过甚，则盛极必衰，衰则己所不胜之气乘之，本气相应之脏腑生病。若又逢司天之气与本气相同，则其气尤甚，文中水火二运即属此例。

【原文】帝曰：善。其不及何如？

岐伯曰：悉乎哉问也！岁木不及，燥乃大行，生气失应，草木晚荣，肃杀而甚，则刚木辟著，柔萎苍干，上应太白星，民病中清，胠胁痛，少腹痛，肠鸣溏泄，凉雨时至，上应太白星，其谷苍。上临阳明，生气失政，草木再荣，化气乃急，上应太白、镇星，其主苍早。复则炎暑流火，湿性燥，柔脆草木焦槁，下体再生，华实齐化，病寒热疮疡疿胗痈痤，上应荧惑、太白，其谷白坚。白露早降，收杀气行，寒雨害物，虫食甘黄，脾土受邪，赤气后化，心气晚治，上胜肺金，白气乃屈，其谷不成，咳而

衄，上应荧惑、太白星。

岁火不及，寒乃大行，长政不用，物荣而下，凝惨而甚，则阳气不化，乃折荣美，上应辰星。民病胸中痛，胁支满，两胁痛，膺背肩胛间及两臂内痛，郁冒朦昧，心痛暴瘖，胸腹大，胁下与腰背相引而痛，甚则屈不能伸，髋髀如别，上应荧惑、辰星，其谷丹。复则埃郁，大雨且至，黑气乃辱，病鹜溏腹满，食饮不下，寒中肠鸣，泄注腹痛，暴挛痿痹，足不任身，上应镇星、辰星，玄谷不成。

岁土不及，风乃大行，化气不令，草木茂荣，飘扬而甚，秀而不实，上应岁星。民病飧泄霍乱，体重腹痛，筋骨繇复，肌肉瞤酸，善怒，藏气举事，蛰虫早附，咸病寒中，上应岁星、镇星，其谷黅。复则收政严峻，名木苍雕，胸胁暴痛，下引少腹，善太息，虫食甘黄，气客于脾，黅谷乃减，民食少失味，苍谷乃损，上应太白、岁星。上临厥阴，流水不冰，蛰虫来见，脏气不用，白乃不复，上应岁星，民乃康。

岁金不及，炎火乃行，生气乃用，长气专胜，庶物以茂，燥烁以行，上应荧惑星。民病肩背瞀重，衄嚏血便注下，收气乃后，上应太白星，其谷坚芒。复则寒雨暴至，乃零冰雹霜雪杀物，阴厥且格，阳反上行，头脑户痛，延及囟顶发热，上应辰星，丹谷不成，民病口疮，甚则心痛。

岁水不及，湿乃大行，长气反用，其化乃速，暑雨数至，上应镇星。民病腹满身重，濡泄寒疡流水，腰股痛发，腘腨股膝不便，烦冤足痿清厥，脚下痛，甚则跗肿，藏气不政，肾气不衡，上应辰星，其谷秬。上临太阴，则大寒数举，蛰虫早藏，地积坚冰，阳光不治，民病寒疾于下，甚则腹满浮肿，上应镇星，其主黅谷。复则大风暴发，草偃木零，生长不鲜，面色时变，筋骨并辟，肉瞤瘛，目视𥆧𥆧，物疏璺，肌肉胗发，气并鬲中，痛于心腹，黄气乃损，其谷不登，上应岁星。

帝曰：善。愿闻其时也。

岐伯曰：悉哉问也！木不及，春有鸣条律畅之化，则秋有雾露清凉之政，春有惨凄残贼之胜，则夏有炎暑燔烁之复，其眚东，其脏肝，其病内舍胠胁，外在关节。

火不及，夏有炳明光显之化，则冬有严肃霜寒之政，夏有惨凄凝冽之胜，则不时有埃昏大雨之复，其眚南，其脏心，其病内舍膺胁，外在经络。

土不及，四维有埃云润泽之化，则春有鸣条鼓拆之政，四维发振拉飘腾之变，则秋有肃杀霖霪之复，其眚四维，其脏脾，其病内舍心腹，外在肌肉四肢。

金不及，夏有光显郁蒸之令，则冬有严凝整肃之应，夏有炎烁燔燎之变，则秋有冰雹霜雪之复，其眚西，其脏肺，其病内舍膺胁肩背，外在皮毛。

水不及，四维有湍润埃云之化，则不时有和风生发之应，四维发埃昏骤注之变，则不时有飘荡振拉之复，其眚北，其脏肾，其病内舍腰脊骨髓，外在谿谷踹膝。

夫五运之政，犹权衡也，高者抑之，下者举之，化者应之，变者复之，此生长化成收藏之理，气之常也，失常则天地四塞矣。故曰：天地之动静，神明为之纪，阴阳之往复，寒暑彰其兆。此之谓也。

【注释】① 刚木辟著：指坚硬的木类受到伤害而碎裂。

② 其谷苍：五谷呈青色，没有成熟。

③ 草木再荣：金气抑木，故草木秋夏始荣。

④ 湿性燥：木衰金亢，火则复之。故为炎暑流火而湿性之物皆燥。

⑤ 下体再生：下体，即下部。下部又重新生长。

⑥ 其谷白坚：指外壳硬而内不饱满。

⑦ 虫食甘黄：虫食味甘色黄之物。

⑧ 物荣而下：指万物长势不能茂盛于上，反而长势低落向下。

⑨ 黑气乃辱：黑气，水气；辱，被压抑。指水气受压抑而不得伸。

⑩ 鹜溏：鹜，鸭子。大便稀溏如鸭粪。

⑪ 生气乃用，长气专胜：金不胜木，故生气乃用；金不及故火气独旺，故长气专胜。

⑫ 坚芒：指白色长有坚芒的谷物。

⑬ 寒疡流水：阴性疮疡溃后流出清稀脓水。

⑭ 肾气不衡：衡，平衡。肾气因水运不及，藏气不得施政，

火之长气为用失去生理上的平衡。

⑮ 疏璺：稍有破裂。璺，wèn，音“问”，裂纹。

⑯ 鸣条律畅：风吹树枝发出声响音调高低协调。意即春风和煦，一派生机畅达向荣的景象。

⑰ 炳明光显：光明显著。炳，光明。

⑱ 振拉飘腾：指大风摧枯拉朽、振动万物，吹得物体漫天飞腾。

⑲ 霖霪：淫雨连绵不断。

⑳ 权衡：权，秤锤；衡，秤杆。指五运之政像权衡一样，抑制太过、补充不及以达到平衡。

【白话解】黄帝说：讲得好！五运不及会出现什么样的情况呢？

岐伯回答说：您问得真详细啊！木运不及，它所胜的燥气就会流行，生发之气不能应时来临，所以草木繁荣的时间也会推迟。若燥金之气肃杀过甚，那么坚硬的树木的枝条就会折断、枯萎，天上相应的金星就显得光亮增强。人们多有腹中冷、胠胁部疼痛、小腹疼痛、肠鸣、溏泻等症状。在气候方面表现为时常下冷雨，天上相应的金星光亮增强，谷物色青而不能成熟。若又逢阳明燥气司天，那么燥气更胜，春生之气不能发挥作用，土气旺盛，致使草木再度繁茂，开花、结果的过程急迫，天上相应的金星、土星就显得光亮增强，属于木气的青色植物会过早地凋零。火复母仇，就将出现炎暑流行，湿润的万物变得干燥，柔嫩脆弱的草木枝叶焦枯，从根部重新长出枝叶，并开花、结果。人体多有发热恶寒、疮疡、痱、疹、痈、痤等症状，天上的火星显得光亮增强，而金星的光亮减弱，谷物也因金气受到制约而不容易成熟。露水提前下降，收敛肃杀之气流行，寒冷的雨水连绵不断而损伤万物，味甜色黄的物类常遭到虫害。脾土受到邪气的侵害，火气迟发，属于火的赤色植物，生化的时间较晚，人的心火旺盛的时间也较晚，火气胜金，肺气受到抑制，属于金的白色植物受到抑制，稻谷不能成熟，人体多出现咳嗽、流鼻涕等症状。天上相应的火星光亮增强，而金星光亮减弱。

火运不及，寒气就会旺盛，夏天生长之气不能发挥作用，万物就缺乏向上茂盛的力量。阴寒之气过盛，则阳气不能生化，万物的繁荣生机就会受到摧毁。与此相应，天上的水星就显得格外明亮。人们出现胸中疼痛，两胁胀满疼痛，胸部、背部、肩胛之间及两臂内侧都感到疼痛，头晕昏蒙心痛、突然失语、胸腹胀大，两胁下与腰背牵引疼痛，严重时出现筋脉屈曲不伸的病证。与此相应，天上的火星变得昏暗而水星十分明亮。与火气相应的红色谷物也不能成熟。火被水抑，寒水之气太盛，就会受到土气的制约，湿土之气蒸腾为云，所以大雨不时而降。水气受到抑制，所以出现大便溏泄，腹部胀满，饮食不下，腹中寒冷鸣响，大便泄泻如注，腹中疼痛，两足急剧拘挛，以及痿、痹，两足不能支撑身体等病证。与之相应，天上的水星昏暗，而土星却十分明亮。与水气相应的黑色谷物也不能成熟。

土运不及，它所不胜的风木之气大流行，长夏化气不能发挥正常的作用，植物的枝叶虽然繁荣茂盛，然而由于动摇太过，所以很多植物只开花而不能结果实。天上相应的木星的光亮增强。人体多有水谷不化的泄泻、霍乱、肢体沉重、腹痛、筋骨动摇、肌肉酸痛跳动、易怒等症状。由于土气不及而不能制约水气，寒气过早执事，虫类提前蛰伏在土里，人体多患寒病。天上相应的土星的光亮减弱，木星的光亮增强，与土气相应的黄色的谷物不能成熟。金复母仇，金气峻急，收敛之气严峻，树木凋零。人体就会胸胁猝然疼痛，并向下牵引小腹，频频叹气。味甜色黄的食物常遭受虫害，黄色谷物减少，邪气侵袭人体脾脏，致使人们多有饮食量减少、食而无味等症状。青色的谷物受到损害，天上相应的木星的光亮减弱，金星的光亮增强。若又遇上厥阴风木司天，则下半年不寒冷，流水不会结冰，蛰伏的虫类又出来活动，水脏不能发挥作用，金气不能复胜，天上相应的木星的光亮不变，人们健康无疾病。

金运不及，炎热之气大流行，肝木发挥作用，夏长之气专胜，因而万物繁茂，但气候会有干燥炎热之害。天上相应的火星的光亮增强。人体多肩背沉重、流鼻涕、打喷嚏、便血、泻下如注。秋收之气迟于时令而到，使白色的谷物不能成熟，天上相应的金星的光亮减弱。水复母仇，于是寒雨暴至，冰雹霜雪降落，损害万物，人体多出现阴寒盛于下部，而格拒阳气，阳气上浮，致使头后部疼痛并延及头顶，身体发热，天上相应的水星的光亮增强。水盛火衰，与火气相应的红色的谷物不能成熟，人体多口舌生疮，甚至心痛。

水运不及，湿土之气因而流行，水不治火，火气反而旺盛，天气炎热，暴雨频繁，万物的生化迅速。与此相应，天上的土星格外明亮。人们多患腹胀，身体困重，大便溏泄，疮疡脓水稀薄，腰股疼痛，下肢关节活动不利，烦闷抑郁，两足痿弱清冷，足底疼痛，甚至足背浮肿等病证。这是由于土气旺盛而制约水气，使冬藏之气不能发挥作用，肾气不平衡。此时，天上的土星格外明亮，而水星则变得昏暗。与水气相应的黑色谷类也不能成熟。如果遇到太阴司天，寒水在泉，则寒气频频侵袭，虫类很早就冬眠，地上的积水结成坚固的厚冰。阳气伏藏，太阳也不能发挥它温暖的作用。在人体，多发生下半身的寒性疾病，甚至腹满浮肿。与此相应，天上的土星格外明亮，而火星则变得昏暗，与土气相应的黄色谷类也得以成熟。土气过盛，就会有风木之气制约它，因而出现大风暴发，草类倒伏，树木凋零，植物失去润泽的气象。使人的面色萎黄而无光泽，筋骨拘急疼痛，活动不利，肌肉跳动抽掣，两眼昏花，视觉不明或失常，甚至出现复视，肌肉发生风疹，胸膈之气壅滞，心腹疼痛。这是因为木气太过，土气受伤，因而黄色谷类难以成熟。与此相应，天上的木星格外明亮，而土星则变得昏暗。

黄帝说：说得很对。希望听您讲一讲五气与四时相应的关系。

岐伯说：问得真详细啊！木运不及的，如果春天有和风，使草木萌芽抽条的正常气象，那秋天也就有雾露润泽而凉爽的正常气候；如果春天反而出现寒冷惨凄、霜冻残贼的秋天气候，那夏天就特别炎热。它的自然灾害在东方，在人体应在肝脏，其病在内常表现在胠胁部，外在筋骨关节。

火运不及的，如果夏天有景色显明的正常气候，那冬天也就有严肃霜寒的正常气象；如果夏天反而出现萧条惨凄寒冻的冬天气候，那时常会有倾盆大雨的现象。它的自然灾害在南方，在人体应在心脏，其病在内常表现在胸胁部，在外表现在经络之间。

土运不及的，如果辰、戌、丑、未月有尘土飞扬、和风细雨的正常气候，那春天也就有风和日暖的正常气候；如果辰、戌、丑、未月只出现狂风拔倒树木的变化，那秋天也就有久雨霜雪的表现。它的自然灾害在东南、西南、东北、西北四隅，人体脾脏与它相对应，因此疾病常常是内在心腹，外在肌肉四肢。

金运不及的，如果夏天有景色显明、树木茂盛的正常气候，那冬天也就有冰冻寒冷的正常气候；如果夏天出现像火烧一样过于炎热的气候，那秋天就会有冰雹霜雪的现象。它的自然灾害在西方，人体的肺脏与它相对应，其病在内常表现在胸胁肩背，外在皮毛。

水运不及的，辰、戌、丑、未月有尘沙荡扬而无暴雨的气候，则时常有和风生发的正常气候；如果辰、戌、丑、未月出现飞沙走石、狂风暴雨的变化，则经常会有暴风骤起、吹断树木的现象。它的自然灾害在北方，人体的肾脏与它相应，疾病在内常表现在腰脊骨髓，外在肌肉交接地方与小腿膝弯部位。

总之，五运的作用，就好像称量的工具，太过的给予抑制，不及的给予帮助，正常就会和平，反常就会有相应的气产生来使它恢复正常，这是生长化收藏的自然规律，是四时气候应有的规律，如果失却了这些规律，天地之气不升不降，就是闭塞不通了。所以说天地的动静，受自然力量的规律所控制，阴去阳来、阳去阴来的变化，可以用四时寒暑来显示出它的征兆，就是这个意思。

【解析】以上五节论述了六十花甲年中属于岁运不及之年的气候与物象变化及影响人体发病的情况。

六十花甲中丁丑、丁卯、丁巳、丁未、丁酉、丁亥六年属岁木不及之年。凡是岁木不及之年，从自然气候上说，该年“燥乃大行”，气温偏凉；从自然界的物化来说，该年草木生长不好，晚荣早凋；从人体疾病来说，肝气不及，疏泄失职，肝的功能低下进而影响致脾的运化不行。由于胜复的原因，后半年会“火气来复”，自然气候可出现炎热的反常变化；物化方面，会影响秋天相应谷物的生长和成熟；人体疾病方面，易发生肺的病变，出现疟疾、咳嗽、鼻衄及各种皮肤发疹性疾病。

癸丑、癸卯、癸巳、癸未、癸酉、癸亥六年属岁火不及之年。凡是岁火不及之年，从自然气候上说，该年“寒乃大行”，气温偏寒冷；从自然界的物化来说，该年农作物生长不好，特别是黍、豆、谷不能较好生长；从人体疾病来说，以心肾虚寒的疾病较多发。由于胜复的原因，自然气候方面，可出现湿偏胜的反常变化；人体疾病方面，可出现脾胃湿盛的病变。

己丑、己卯、己巳、己未、己酉、己亥六年属岁土不及之年。凡是岁土不及之年，从自然气候上说，该年“风乃大行”，偏于干燥，雨水不足；从自然界的物化来说，以“秀而不实”为特点；从人体疾病来说，肝、脾病变多见。由于胜复的原因，自然气候方面，可出现寒凉偏胜的反常变化；人体疾病方面，可出现肺肾的特殊变化。

乙丑、乙卯、乙巳、乙未、乙酉、乙亥六年属岁金不及之年。凡是岁金不及之年，从自然气候上说，该年“炎火乃行”，火气偏胜，气温偏于炎热；从自然界的物化来说，该年万物长势较好，但由于天热干旱而容易枯萎，收成欠佳；从人体疾病来说，肺、心病变多见。由于胜复的原因，自然气候方面，可出现暴冷的反常变化；人体疾病方面，可出现肾、膀胱的病变。

辛丑、辛卯、辛巳、辛未、辛酉、辛亥六年属岁水不及之年。凡是岁水不及之年，从自然气候上说，该年“湿乃大行”，雨水较多，偏于潮湿；从自然界的物化来说，以生长较快为特点；从人体疾病来说，脾、肾病变多见。由于胜复的原因，自然气候方面，可出现大风、暴风的反常变化；人体疾病方面，可出现肝气横逆或肝失疏泄的病证。

总结其规律可知，凡属岁运不及之年，其在自然气候变化和人体疾病变化上的规律为：岁运不及之年，该年中运不及，不及则己所不胜之气侮而乘之，己所胜之气轻而侮之，故本气相应的脏腑受病。所乘之气盛极必衰，衰则己所不胜之气乘衰来复，复气相应之脏腑生病。若又逢司天之气与所乘之气相同，则中运被抑尤甚。

【原文】帝曰：夫子之言五气之变，四时之应，可谓悉矣，夫气之动乱，触遇而作，发无常会，卒然灾合，何以期之？岐伯曰：夫气之动变，固不常在，而德化政令灾变，不同其候也。

帝曰：何谓也？岐伯曰：东方生风，风生木，其德敷和，其化生荣，其政舒启，其令风，其变振发，其灾散落。南方生热，

热生火，其德彰显，其化蕃茂，其政明曜，其令热，其变销烁，其灾燔焫。中央生湿，湿生土，其德溽蒸，其化丰备，其政安静，其令湿，其变骤注，其灾霖溃。西方生燥，燥生金，其德清洁，其化紧敛，其政劲切，其令燥，其变肃杀，其灾苍陨。北方生寒，寒生水，其德凄沧，其化清谧，其政凝肃，其令寒，其变溧冽，其灾冰雪霜雹。是以察其动也，有德有化，有政有令，有变有灾，而物由之，而人应之也。

【注释】① 舒启：舒展开发的意思。

② 燔焫：燃烧的意思。

③ 溧冽：寒冷的意思。

【白话解】黄帝说：先生讲五气与四时气候的相应关系，可以说很详尽了。然而五气的动乱是互相遇合而发生的，常可发生灾害，而这些是突然产生，没有规律可循，那么这些异常的变动，怎样才能预测呢？岐伯说：五气的变动，固然没有一定的规律，然而它们的特性、生化作用、行使的职权、表现，以及异常变化与灾害，都可以从不同的变化上表现出来。

黄帝又问：有哪些不同呢？岐伯回答说：风是生于东方的，风能使木气旺盛。木的特性是布散柔和之气；它的生化作用使万物滋生荣盛；它行使的职权是使万物舒展宣通，它的表现是风气。它发生的异常变化是发散太过而动荡不宁，它引起的灾害是使草木振摇。热气是生于南方的，热能使火气旺盛。火的特性是光明照耀；它的生化作用是使万物繁荣茂盛；它行使的职权是明亮光耀，它的表现是热气。它发生的异常变化是酷热难耐，它引起的灾害是焚烧万物。湿气是生于中央的，湿能使土气旺盛。土的特性是蒸腾滋润；它的生化作用是使万物充实丰满；它行使的职权是安静，它的表现是湿气。它发生的异常变化是暴风骤雨而降，它引起的灾害是久雨不止，堤防崩溃。燥是生于西方的，燥能使金气旺盛。金的特性是清洁凉爽；它的生化作用是紧缩收敛；它行使的职权是强劲急迫，它的表现是燥气。它发生的异常变化是肃杀万物，它引起的灾害是使草木干枯凋落。寒是生于北方的，寒能使水气旺盛。水的特性是寒冷的；它的生化作用是清静而安谧的；它行使的职权是凝固严厉，它的表现是寒气。它发生的异常变化是剧烈的严寒和冰冻，它引起的灾害是冰雹霜雪。

所以，观察五气的运动变化，了解它们的特性、作用、职权、表现以及变动、灾害等情况，就可以知道万物的生长变化，同样，也可以知道人体的相应变化。

【解析】本节主要阐明五运之气正常变化与异常变化的基本特点。所提的德、化、政、令、变、灾等，是对正常与异常变化的象征性概括。这些内容完全是古人在长期生活实践中和与疾病的斗争中，根据实际情况总结出来的。经文提出“夫气之动乱，触遇而作，发无常会，卒然灾合”，《黄帝内经》虽然在七篇大论中以大量篇幅介绍了五运太过不及的情况，但其着眼点是基于自然界的自稳调节。现代大样本回顾性研究表明，运气学说所指出的物候规律与超长期的实际物候的符合不高。因此，运气太过或不及的规律不能看作是绝对不变的气象模式，还应根据具体情况进行观察和综合分析，不能机械地对待。

【原文】帝曰：夫子之言岁候，其不及太过，而上应五星。今夫德化政令，灾眚变易，非常而有也，卒然而动，其亦为之变乎。岐伯曰：承天而行之，故无妄动，无不应也。卒然而动者，气之交变也，其不应焉。故曰：应常不应卒。此之谓也。

帝曰：其应奈何？岐伯曰：各从其气化也。

帝曰：其行之徐疾逆顺何如？岐伯曰：以道留久，逆守而小，是谓省下。以道而去，去而速来，曲而过之，是谓省遗过也。久留而环，或离或附，是谓议灾与其德也。应近则小，应远则大。芒而大倍常之一，其化甚；大常之二，其眚即发也。小常之一，其化减；小常之二，是谓临视，省下之过与其德也。德者福之，过者伐之。是以象之见也，高而远则小，下而近则大，故大则喜怒迩，小则祸福远。岁运太过，则运星北越。运气相得，则各行以道。故岁运太过，畏星失色而兼其母，不及，则色兼其所不胜。肖者瞿瞿，莫知其妙，闵闵之当，孰者为良，妄行无征，示畏侯王。

帝曰：其灾应何如？岐伯曰：亦各从其化也，故时至有盛衰，凌犯有逆顺，留守有多少，形见有善恶，宿属有胜负，征应有吉凶矣。

帝曰：其善恶何谓也？岐伯曰：有喜有怒，有忧有丧，有泽

有燥，此象之常也，必谨察之。

帝曰：六者高下异乎？岐伯曰：象见高下，其应一也，故人亦应之。

【注释】① 各从其气化：指五星各从其天运之气而化。

② 以道留久：道，五星运行之道；留久，稽留延久。指五星在其轨道上稽留而运行迟缓。

③ 逆守而小：逆守，逆行不进而守其度；小，光芒微小。指五星在其轨道上逆行不进而守其度，光芒微小。

④ 省下：指察其分野居民之有德有过者。

⑤ 省遗过：察有未尽，而复省其所遗过失。

⑥ 运星北越：主岁之星超越常规，偏北而行。

⑦ 畏星：即所制之星。如木运太过，木能克制土，故镇星为畏星。

⑧ 兼其母：指畏星失色而兼见生我之色。

⑨ 兼其所不胜：指本色有失而兼见克我之色。

【白话解】黄帝道：先生讲过五运的不及与太过，与天上的五星对应相一致。现在五运的德、化、政、令、灾害、变异，并不是按照一定的规律发生，而是突然地发生变化，天上的星星是不是也会随着发生变动呢？岐伯说：五星是随天的运动而运动的，所以它不会随便就变动，不存在不一致的问题。突然而来的变动，是气相交合所起的偶然变化，与天运无关，所以五星不受影响。因此说常规发生是一致的，突然发生是不相一致的。就是这个意思。

黄帝又道：五星与天运正常相应的规律是怎样的？岐伯说：五星各有不同的性质，分别与五运相应。

黄帝问道：五星运行的徐缓迅速、逆行顺行是怎样的？岐伯说：五星在它的轨道上运行，如果一直拖延不前进，或者反方向运行，它的光芒逐渐变小，叫作“省下”；如果它在轨道上离开又快速返回，或迂回而行的，称为“省遗过”；如果长时间地拖延不前并且来回旋转、似去似来的，称为“议灾”或“议德”。气候的变化近则小，变化远则大。光芒大于正常一倍的，气化亢盛；大两倍的，灾害马上就到来。小于正常一倍的，气化减退；小两倍的，称为“临视”。视察下面的德与过，有德的获得幸福，有过的会得灾祸。所以五星的形象，高而远的就小，低而近的就大；大的话灾难就接近，小的话灾难就远离。岁运太过的，主运之星就向北越出常道；运气相和，则五星各运行在经常的轨道上。所以岁运太过，被制之星就暗淡而兼母星的颜色；岁运不及，那运星就兼见所不胜的颜色。取法天地的人，看见了天的变化，如果还不知道是什么道理，心里非常忧惧，不知道应该怎样才好，随便瞎说，又没有任何征兆，只是白白让王侯担惊受怕。

黄帝又问道：五星在灾害方面的应验是怎样的呢？岐伯回答说：也是根据各年的运气不同，而有所区分。所以随着时令的更迭，五星有盛有衰，五星的运行有逆有顺，留守的时间有长有短，表现出来的形象有好有坏，星宿的太过与不及，灾害都会发生。这样应验就有吉有凶。

黄帝说：怎样辨别五星形象与颜色的善恶呢？岐伯回答说：它们有喜悦有愤怒，有忧愁有悲伤，有润泽有燥乱，这是星象变化所常见的，必须小心观察。

黄帝问道：喜、怒、忧、丧、泽、燥六种现象，和五星的位置高低有无关系？岐伯回答说：五星的位置，虽有高低的不同，但其应验都是一样的，所以人身的吉凶祸福与星位的高低是没有关系的。

【解析】本节谈及五星运行的“徐疾逆顺”“留”“守”等问题，是对五星运行规律的描述。关于五星运行的规律，我国古代已有一定的认识，并通过历代天文工作者的探讨，逐步趋于完善。《汉书·天文志》载：“古历五星之推，亡逆行者，至甘氏、石氏经，以荧惑、太白为有逆行。”说明当时已开始认识到火星、金星不但有顺行，还有逆行。《隋书·天文志》载：“古历五星并顺行，秦历始有金、火之逆。又甘、石并时，自有差异。汉初测候，乃知五星皆有逆行。其后相承罕能察。”说明汉初已知五星都有逆行的规律。但古人在对待“逆行”与“顺行”的认识上，存在两种根本对立的观点。一种认为这是五星运行的自然规律，与人事无关。一种则在探讨自然规律的同时，又附会以“占星术”的内容，认为星体运行情况反映神权意志，与人事相应。属于唯心主义的天人感应论。经文在此提出五点：第一，“应常不应卒”，突然而来的一时性或局限性的气化、物化现象，只是天地相互作用过程中所出现的临时现象，并不涉及整体的气化或物化，不一定与五星的变化相应；第二，五星的运行情况对地上的气化、物化有密切影响；第三，天道玄远，有的地方还认识不清楚；第四，以天象变化来附会政治人事是“妄行无征”的，只不过是“示畏侯王”；第五，星光闪烁是星空中的正常现象，与地上的气化物化无关，应与五星的异常变化相区别。一方面总结了古人长期积累下来的“观天”经验，认为天、地、人密切相关，彼此相应；另一方面对其中某些地方提出了质疑，否定了唯心主义的天人感应论。《黄帝内经》这种实事求是的精神和严格的科学态度值得认真学习和发扬。

纵观本篇，从以下四个方面论述了五星影响岁运、物候的效应和规律。①五星影响的主要效应是“各从其气化”。即岁星（木星）之化，风应之；荧惑星（火星）之化，热应之；镇星（土星）之化，湿应之；太白星（金星）之化，燥应之；辰星（水星）之化，寒应之。②五运太过不及之年，上应五星的情况不同。岁运太过之年，主要受与岁运五行相同的运星影响，其星光芒明甚，所属地平分野有运气太过之灾；其次上应畏星（胜己之星），畏星逆守时，所属地平分野有复气为害。岁运不及之年，则运星减曜，畏星光芒明盛，岁候主要受畏星的影响，其所属地平分野有运气所不胜之气为害；当运星复其光芒时，本运之气来复，其所属地平分野有复气为害。③五星的光芒度可分为五等，一般亮度主平气，大于常度则主岁运太过，小于常度则主岁运不及；岁运太过之年则运星轨道向北偏移，畏星失其本色而兼母色；岁运不及之年运星则兼其所不胜之色。④判断五星引起的灾害情况，应综合考虑有关其运行的多种因素，如五星上临的时节、所在二十八宿恒星天空、运行的顺逆、留守时日的多少、距离地球的远近、星象的润泽与枯晦等。

【原文】帝曰：善。其德化政令之动静损益皆何如？岐伯曰：夫德化政令灾变，不能相加也。胜复盛衰，不能相多也。往来小大，不能相过也。用之升降，不能相无也。各从其动而复之耳。

帝曰：其病生何如？岐伯曰：德化者气之祥，政令者气之章，变易者复之纪，灾眚者伤之始，气相胜者和，不相胜者病，

重感于邪则甚也。

帝曰：善。所谓精光之论，大圣之业，宣明大道，通于无穷，究于无极也。余闻之，善言天者，必应于人；善言古者，必验于今；善言气者，必彰于物；善言应者，同天地之化；善言化言变者，通神明之理，非夫子孰能言至道欤！乃择良兆而藏之灵室，每旦读之，命曰《气交变》，非斋戒不敢发，慎传也。

【注释】① 精光之论：精深高明的论述。

② 灵室：即指灵兰室，黄帝之书府。

【白话解】黄帝道：讲得好。它们的特性、作用、职权、表现等，对人体以及万物有什么利与害呢？岐伯说：五气的德、化、政、令与灾变都是有一定规律而不能彼此相加的，胜负和盛衰不能随意增多，胜复往来的日数也是相同的，不能彼此超过，升降作用不会互不存在的，这些都是从运动中所产生出来的。

黄帝道：它们与疾病发生的关系是怎样的？岐伯说：五运正常的特性与作用，是五气的外在现象；变动是复气的前提，灾祸是万物受损害的开始。大凡人的正气能抗拒邪气就和平无病，不能抗拒邪气就会生病，重复感受邪气就会病情加重。

黄帝说：讲得好。这些正是所谓精深高明的理论，圣人的伟大事业，研究发扬它的道理，达到了无穷无尽的境界。我听说，善于谈论天文的，必定将其理论应验于人；善于谈论历史的，必定会将古为今用；善于谈论气化的，必定能通晓万物；善于谈论天人相应的，必定能够适应天地变化的规律；善于谈论化与变的，必定通达自然界变化莫测的道理。除了先生这样的人，还有谁能够说清楚这些高深的道理呢！我一定会选择一个吉日，把它藏在书室里，每天早晨取出来诵读，将此篇文章命名为“气交变”。不是专门斋戒之后，不敢打开它，并且不肯轻易传授给他人。

【解析】经文“胜复盛衰，不能相多也。往来大小，不能相过也”实际上指出了“亢害承制”遵循的原则。现代系统论、控制论认为系统内部的不平衡总是存在的，系统通过调节控制而使整体表现为动态平衡的状态。据此来看胜复盛衰总是不等的，只有不等才使得系统生化不息，表现出动态的平衡。

五常政大论篇第七十

【原文】黄帝问曰：太虚寥廓，五运回薄，衰盛不同，损益相从，愿闻平气何如而名？何如而纪也？岐伯对曰：昭乎哉问也！木曰敷和，火曰升明，土曰备化，金曰审平，水曰静顺。

帝曰：其不及奈何？岐伯曰：木曰委和，火曰伏明，土曰卑监，金曰从革，水曰涸流。

帝曰：太过何谓？岐伯曰：木曰发生，火曰赫曦，土曰敦阜，金曰坚成，水曰流衍。

【注释】①回薄：回环迫薄。在此有周流不息的意思。

②敷和：敷，是散布；和，是温和。敷和，即木象春气，其平气有散布温和的作用，使万物得以生长发育。

③伏明：指阳热光明之气，伏藏不用。

④卑监：监，即临下，有观察的意思。卑监，即土生万物，故其位尊，今土气不及，则位卑而临视的职能有失。

⑤流衍：水流满溢。

【白话解】黄帝问道：宇宙辽阔无垠，五运环转不息，由于它有太过与不及的差别，损益的差别也相应地产生。我想了解一下五运中的平气是如何命名的？又有哪些标志和表现？岐伯回答说：问得真高明啊！木的平气，具有敷布和柔的作用，称为敷和；火的平气，有上升的作用，称为升明；土的平气，有旺盛的生化作用，称为备化；金的平气，清宁平和，称为审平；水的平气，柔顺沉静，称为静顺。

黄帝问道：那么，不及的又怎样呢？岐伯说：木气不及，不能正常地敷布温和阳气，使万物萎弱，所以叫委和；火气不及，不能使阳气上升而下伏，使万物不能繁荣明显，称为伏明；土气不及，生化的作用减弱，使万物萎缩低下，称为卑监；金气不及，收敛坚硬的作用衰减，使万物松脆，处于变革形态，称为从革；水气不及，使万物干涸，失去湿润之气，称为涸流。

黄帝问道：太过的情形如何？岐伯说：木气太过，使万物提早发育，称为发生；火气太过，使万物焦枯，称为赫曦；土气太过，使万物十分丰厚，称为敦阜；金气太过，使万物坚实成熟，称为坚成；水气太过，使万物潜藏，称为流衍。

【解析】经文介绍了五运平气太过不及的具体命名。古人以五行作为工具来归类自然界中的气候和物化，并以五行物质本身变化的外在表现来加以命名。从经文命名的文字意义上看，完全是自然界一些物质变化客观现象的形象描述，非常朴实。由此可知中医学理论及其所用的名词术语，基本上来源于古人对自然变化现象的观察总结，阴阳五行只不过是用以作为归纳认识和经验的说理工具而已。

所谓“平气”乃指气无“太过”与“不及”。五运值年，凡阳年为太过，阴年为不及，一阴一阳迭相交替，则何来“平气”？《六微旨大论》有云：“木运临卯，火运临午，土运临四季，金运临酉，水运临子，所谓岁会，气之平也。”故历代注家多以岁会年属平气，王冰注曰：“非太过，非不及，是谓平运主岁也，平岁之气，物生脉应，皆必合期，无先后也。”《素问六气玄珠密语》云：“平气运一十六法即一十三也。”指出其具体年份是己未、己丑、乙酉、乙卯、丁亥、丁巳、癸巳、癸亥、辛丑、辛未、癸卯、癸酉、丁卯十三年。新校正云：“按王注太过不及，各纪年辰，此平木运注不纪年辰者，平气之岁，不可以定纪也。或者欲补注云：谓丁巳、丁亥、壬寅、壬申岁者，是未达也。”亦有谓太过运受到抑制或不及运受到相助者，属平气。张介宾云：“平气，如运太过而被抑，运不及而得助也。如戊辰阳年，火运太过而寒水司天抑之；癸巳阴年，火运不及而巳位南方助之；辛亥水运不及而亥位北方助之。又如丁运木司天，上角同正角也；已运土司天，上宫同正宫也；乙运金司天，上商同正商也。皆曰平气。而物生脉应皆得平和之气也。”还有谓“干德符”者，也属平气。《素问六气玄珠密语》云：“又一法，每年交司于年前大寒日，假令丁年交司之日，遇日朔为壬日，丁得壬名曰干德符也。符者合也。便为平气也，若过此一日，纵遇皆不相济也。若交司之时，遇时直符，见壬亦然，过此亦不相济也。其余皆类也。即己逢甲、辛遇丙、癸逢戊、乙逢庚，皆为干德符也。非交司日时，除此日时不相济也。又于不及岁中，逢月干皆得符合也。”即交运时遇到月干、日干、时干能相助值年不及之岁干，为“干德符”，该年即属平气。总之，平气是根据气运关系“太过被抑，不及得助”的原则来确定的，凡岁运太过之年，若与同年的司天之气在五行属性上是相克的关系，则该年的岁运属平气；凡岁运不及之年，若与同年的司天之气在五行属性相同，则该年的岁运属平气。

【原文】帝曰：三气之纪，愿闻其候。

岐伯曰：悉乎哉问也！敷和之纪，木德周行，阳舒阴布，五化宣平，其气端，其性随，其用曲直，其化生荣，其类草木，其政发散，其候温和，其令风，其脏肝，肝其畏清，其主目，其谷麻，其果李，其实核，其应春，其虫毛，其畜犬，其色苍，其养筋，其病里急支满，其味酸，其音角，其物中坚，其数八。

升明之纪，正阳而治，德施周普，五化均衡，其气高，其性速，其用燔灼，其化蕃茂，其类火，其政明曜，其候炎暑，其令热，其脏心，心其畏寒，其主舌，其谷麦，其果杏，其实络，其应夏，其虫羽，其畜马，其色赤，其养血，其病瞤瘛，其味苦，其音徵，其物脉，其数七。

备化之纪，气协天休，德流四政，五化齐修，其气平，其性顺，其用高下，其化丰满，其类土，其政安静，其候溽蒸，其令湿，其脏脾，脾其畏风，其主口，其谷稷，其果枣，其实肉，其应长夏，其虫倮，其畜牛，其色黄，其养肉，其病否，其味甘，其音宫，其物肤，其数五。

审平之纪，收而不争，杀而无犯，五化宣明，其气洁，其性刚，其用散落，其化坚敛，其类金，其政劲肃，其候清切，其令燥，其脏肺，肺其畏热，其主鼻，其谷稻，其果桃，其实壳，其应秋，其虫介，其畜鸡，其色白，其养皮毛，其病咳，其味辛，其音商，其物外坚，其数九。

静顺之纪，藏而勿害，治而善下，五化咸整，其气明，其性下，其用沃衍，其化凝坚，其类水，其政流演，其候凝肃，其令寒，其脏肾，肾其畏湿，其主二阴，其谷豆，其果栗，其实濡，其应冬，其虫鳞，其畜彘，其色黑，其养骨髓，其病厥，其味咸，其音羽，其物濡，其数六。

故生而勿杀，长而勿罚，化而勿制，收而勿害，藏而勿抑，是谓平气。

【注释】① 三气：指平气、不及、太过之运气而言。

② 五化宣平：五化，五运之气的气化；宣平，宣散平和。指木运平和，五运之气的气化也宣散平和。

③ 曲直：曲，弯曲；直，端直。指木气之用能弯曲能伸直，柔和舒展。

④ 中坚：木体之物中部坚实。

⑤ 正阳：指火正当南方正阳之位。

⑥ 明曜：光明闪耀。

⑦ 气协天休：协，协调；休，完善。全句意指平气之土运，生化正常诸气协调祥和。

⑧ 德流四政：指土德分助四方，惠及金木水火四政。

⑨ 五化齐修：指五行气化皆平衡。

⑩ 咸整：全部完整。

⑪ 流演：水长流不息。

【白话解】黄帝问道：对平气、太过、不及三气的名称及表现我知道了，请告诉我其中不同的情况。

岐伯说：问得真详细啊！木运平气也就是敷和的年份，木气的作用周遍流行，阳气舒畅，阴气四处发散，五行的气化都能施行其正常的功能，木气正直，性质柔和，它的功用是或曲或直，它能使万物兴旺，所对应的物种是草木，职权是发散，其气候特点是温和，它的表现是风，对应的人体内脏是肝。肝受清凉的金气克制，滋养双眼。对应的谷类是麻，对应的果类是李，对应的是果实的核仁，对应的时令是春季，对应的虫类是毛虫，对应的畜类是犬，对应的颜色是苍，精气充实营养筋，病变特点是腹部拘急、胸胁胀满，对应的五味是酸，对应的五音是角，它的物体所属类别是属于中坚，它在五行成数是八。

火运平气，也就是升明的年份，与南方相应的阳气旺盛，它的作用是普及四方，使五行气化平衡发展；火气上升，它的性质急速；它的作用是燃烧；它的生化之气能使万物繁荣茂盛；它的属类是火；它的职权是光明显耀；它的气候特点是炎暑；它的表现是热气；它应于人的心脏，心火受寒冷的水气克制，心开窍于舌；它在谷类是麦，在果类是杏，在果实是络；与夏季相应；它在虫类是羽虫，在畜类是马；它在颜色是赤；它能充养血脉；它的发病特点是肌肉跳动，肢体抽搐；它在五味是苦，在五音是徵；它在物体来说是属于脉络一类；它在五行生数是七。

土运备化的年份，生化之气协调和平，作用流布于四方，使五行的气化同时发挥作用，土气和平，性质柔顺，功用表现或高或低，能使万物成熟丰满，所属类别是土，它的职权是安静，气候特点是湿热相蒸，表现是湿，对应的人体内脏是脾。脾所畏惧的是肝木，它关联着口。对应的谷类是稷，对应的果类是枣，对应的是果实中的果肉，对应的时令是长夏，对应的虫类是倮虫，对应的畜类是牛，对应的颜色是黄色，精气充实营养的是肉，病变特点是痞塞，对应的五味是甘，对应的五音是宫，对应的物体是属于皮肤一类，它在五行生数是五。

金运审平的年份，金气和平，虽有收敛约束的性质，但没有剥夺残害的现象，五行的气化由此而得到通畅明洁，金气洁净，性质刚强，功用表现是分散零落，生化之气能使万物结实收敛，对应物种所属是金，功能是使万物清劲严肃，气候特点是清凉而急切，表现是燥，对应的人体内脏是肺。肺所畏惧的是心火，它关联着鼻。对应的谷类是稻，对应的果类是桃，对应的是果实的外壳，对应的时令是秋，对应的虫类是介虫，对应的畜类是鸡，对应的颜色是白色，精气充实营养的是皮毛，病变特点是咳嗽，对应的五味是辛，对应的五音是商，对应的物体是属于外壳坚硬一类，它在五行成数是九。

水运平气，就是静顺的年份，天地之气具有纳藏的性质，但无害于万物，它的性质平顺而下行，五行的气化状态完整；水气明净，它的性质润泽下行；它的作用为灌溉；它的生化之气为凝固坚硬；它的属类为水；它的职权是流动不息；它的气候特点是严寒阴凝；它的表现是寒气；它与人体的肾脏相应；肾受土湿之气的克制，肾开窍于二阴；它在谷类是豆，在果类是栗，在果实是液汁；它与冬季相应；在虫类是鳞虫，在畜类是猪；它在颜色是黑；它的精气充养骨髓；它的发病特点是手足清冷；它在五味是咸，在五音是羽；它在物体来说是属于流动的液体一类；在五行成数是六。

所以生、长、化、收、藏的规律不容破坏，敷和的年份，万物生发而不杀伤；升明的年份，万物长养而不削罚；备化的年份，万物化育而不制止；审平的年份，万物收敛而不残害；静顺的年份，万物收藏而不抑制。这就叫作平气。

【解析】以上几节经文介绍了五运平气之年气候、物象的一般变化和正常表现，以及其与动植物的生长、人体脏腑的相应关系。其内容完全是根据自然气候的特点，动植物生长的情况，自然物象的客观表现加以描述和总结的，是客观朴实的。

“其数八”“其数七”“其数五”“其数九”“其数六”中的“数”，是指五行的生成数。五行的生数为水一、火二、木三、金四、土五，这五个数字代表水、火、木、金、土五种物质在变化中先后及地位。古人认为，水在物质变化中处于首要地位，没有水就不能产生物质变化，故水的生数为一；单有水还不行，没有火则水不能发生变化，故火的生数为二；水火相互作用产生生命现象，木代表生发，故木的生数为三；有了生发就必然有成熟和结果，金代表收成，故金的生数为四；土为万物化生的基础，故土的生数为五。五行的成数为水六、火七、木八、金九、土十。成乃成熟之意，土为基础，为万物之母；无土则不可能有变化，也就无所谓成熟，故水、火、木、金之生数加土之生数五，即得各自的成数。这是古人用数字对自然界物化现象加以的总结，在一定程度上也反映了这五种物质在人类生存、发展中的地位和作用。

“长夏”指一年中的长夏季节，对于这一季节的具体时间，有两种说法：第一种，认为是农历六月，王冰在《六节藏象论》中注长夏云：“所谓长夏者，六月也。”第二种，认为是土运主时的七十三天而有奇，即芒种后十日至处暑后七日这一段时间。这两种说法以后者比较合理，因为五运各占一步，每步各主七十三天零五刻，每一步都有固定的交司时日。木运在大寒日交运，火运在春分后十三日交运，土运在芒种后十日交运，金运在处暑后七日交运，水运在立冬后四日交运，年年如此，恒定不变。长夏属土，如果长夏只是六月，则木、火、金、水四运的时间便不可能是七十三天零五刻，所以第二种说法更为合理。

【原文】委和之纪，是谓胜生，生气不政，化气乃扬，长气自平，收令乃早，凉雨时降，风云并兴，草木晚荣，苍干雕落，物秀而实，肤肉内充，其气敛，其用聚，其动緛戾拘缓，其发惊骇，其脏肝，其果枣李，其实核壳，其谷稷稻，其味酸辛，其色白苍，其畜犬鸡，其虫毛介，其主雾露凄沧，其声角商，其病摇动注恐，从金化也，少角与判商同，上角与正角同，上商与正商同，其病肢废痈肿疮疡，其甘虫，邪伤肝也。上宫与正宫同，萧飋肃杀则炎赫沸腾，眚于三，所谓复也，其主飞蠹蛆雉，乃为雷霆。

伏明之纪，是谓胜长，长气不宣，藏气反布，收气自政，化令乃衡，寒清数举，暑令乃薄，承化物生，生而不长，成实而稚，遇化已老，阳气屈伏，蛰虫早藏，其气郁，其用暴，其动彰伏变易，其发痛，其脏心，其果栗桃，其实络濡，其谷豆稻，其味苦咸，其色玄丹，其畜马彘，其虫羽鳞，其主冰雪霜寒，其声徵羽，其病昏惑悲忘，从水化也，少徵与少羽同，上商与正商同，邪伤心也，凝惨凛冽则暴雨霖霪，眚于九，其主骤注雷霆震惊，沉黅淫雨。

卑监之纪，是谓减化，化气不令，生政独彰，长气整，雨乃愆，收气平，风寒并兴，草木荣美，秀而不实，成而粃也，其气散，其用静定，其动疡涌分溃痈肿，其发濡滞，其脏脾，其果李栗，其实濡核，其谷豆麻，其味酸甘，其色苍黄，其畜牛犬，其虫倮毛，其主飘怒振发，其声宫角，其病留满否塞，从木化也，少宫与少角同，上宫与正宫同，上角与正角同，其病飧泄，邪伤脾也，振拉飘扬则苍干散落，其眚四维，其主败折虎狼，清气乃用，生政乃辱。

从革之纪，是谓折收，收气乃后，生气乃扬，长化合德，火政乃宣，庶类以蕃，其气扬，其用躁切，其动铿禁瞀厥，其发咳喘，其脏肺，其果李杏，其实壳络，其谷麻麦，其味苦辛，其色白丹，其畜鸡羊，其虫介羽，其主明曜炎烁，其声商徵，其病嚏咳鼽衄，从火化也，少商与少徵同，上商与正商同，上角与正角同，邪伤肺也，炎光赫烈则冰雪霜雹，眚于七，其主鳞伏彘鼠，岁气早至，乃生大寒。

涸流之纪，是谓反阳，藏令不举，化气乃昌，长气宣布，蛰虫不藏，土润水泉减，草木条茂，荣秀满盛，其气滞，其用渗泄，其动坚止，其发燥槁，其脏肾，其果枣杏，其实濡肉，其谷黍稷，其味甘咸，其色黅玄，其畜彘牛，其虫鳞倮，其主埃郁昏翳，其声羽宫，其病痿厥坚下，从土化也，少羽与少宫同，上宫与正宫同，其病癃闷，邪伤肾也。埃昏骤雨则振拉摧拔，眚于一，其主毛显狐貉，变化不藏。故乘危而行，不速而至，暴虐无德，灾反及之，微者复微，甚者复甚，气之常也。

【注释】① 不政：不能正常施政。

② 緛戾拘缓：缩短、屈曲、拘急、弛缓。緛，ruǎn，音“软”，缩短。

③ 少角：角、徵、宫、商、羽五音代表五运，不及之运称少。此指木运不及。

④ 其甘虫：指甘味过盛而虫由之生。

⑤ 萧飋：冷落，没有生气。飋，sè，音“色”，风大貌。

⑥ 眚于三：灾害在东方震位。

⑦ 飞蠹蛆雉：飞，羽虫；蠹，蛀虫；蛆，苍蝇的幼虫；雉，野鸡。

⑧ 自政：自行施政。

⑨ 化令乃衡：衡，平也。指土气自平衡其气。

⑩ 寒清数举：寒水之气与清金之气经常发作。

⑪ 承化物生：万物依靠土的生化之气而生。

⑫ 彰伏变易：彰，明显；伏，藏伏。意为它的变化时明时隐无常规。

⑬ 风寒并兴：风为木，寒为水，土少则木能胜土，土不胜水故风寒并兴。

⑭ 飘怒振发：怒，气势很甚。指木气盛，风气亦盛，狂风怒号，万物振动。

⑮ 长化合德：火气主长，土气主化，金运不及，火气大旺，火能生土，火土二气相互协调发挥作用，称为长化合德。

⑯ 振拉摧拔：动摇、拉移、折断、拔起，形容狂风大作的力量。

⑰ 毛显狐貉：毛虫、高大的动物、狐、貉。

⑱ 乘危而行：危，指运气不足之年。乘岁运不足，其所克之气和克己之气都来侵侮相克。

⑲ 灾反及之：指胜气过胜，过胜则衰，衰则受到复气的报复，灾害反而降到自身。

【白话解】木运委和的年份，叫作胜生。木气不能正常发挥作用，土气失去制约而旺盛散播，火气自然平静，收气提早到来，凉雨不时下降，风起云涌，草木发芽生长推迟，容易干枯凋落，万物提早开花结果，皮肉充实。木气含有收敛的特点，作用是聚集，对应人体的变动是筋络收缩迟缓，病变特点是容易惊骇，对应人体的内脏为肝，对应的果类是枣、李，对应的物种在果实中属于核、壳，对应的谷类是稷、稻，对应的五味是酸、辛，对应的颜色是白、青，对应的畜类是犬、鸡，对应的虫类是毛虫、介虫，气候表现是雾露寒凉，对应的五音为角和商，病变特点是摇动和恐惧，这些都是木运不及，金气克制木气，木气跟随金气而变化的缘故。这时，少角与判商是相同的，上角与正角是相同的，上商与正商也是相同的。如果发生病变会四肢痈肿、疮疡、生虫等，这是金气伤了肝气的缘故。这时，上宫与正宫是相同的。木气被金气克制，开始时是一片肃杀，但随之而来的便是火热炎炎，它的灾害应该对应东方，这就是所说的报复。木气受金气压制过多，属火的羽虫、蠹虫、蛆虫、雉鸡就会随着出现，但木气被压制到了极点，就会震发为雷霆。所以说，委和主管羽虫、蠹虫、蛆虫、雉鸡以及雷霆。

火运伏明的年份，叫作胜长。火的生长之气不能正常发挥作用，水气又乘机布满各个季节，金的收气也擅自行使职权，土气平静，清凉寒冷的气候常常出现，暑热的天气渐渐衰退，万物虽然因为土的化气而生，但因火运不足，不能生长，虽能结实，却稚小不肥，当长夏到来，生长应该旺盛的时候却已经衰老，火运不及，所以蛰虫也过早地潜伏，气被压制，功用表现是暴急而不缓和，变动或明或隐没有一定之规，对应的病为疼痛，对应的人体内脏是心，对应的果类是栗、桃，对应的果实结构是丝络和汁液，对应的谷类是豆、稻，对应的五味是苦、咸，对应的颜色为玄、丹，对应的畜类是马、猪，对应的虫类是羽虫、鳞虫，它的气候表现是冰雪、霜、寒，对应的五音是徵、羽，对应的病为昏乱糊涂、悲哀善忘，这是火气随水气变化的缘故。这时，少徵与少羽相同，上商与正商相同，这是邪气伤心造成的。火气已经衰败，阴凝惨淡，随后出现大雨倾泻，它的灾害对应南方。火气受到水气克制，以致暴雨下注，雷霆震惊，但火气被压制到了极限，又会转为乌云蔽日，阴雨连绵。

土气卑监的年份，叫作减化。土的化气不能正常发挥作用，木的生气就独自旺盛，火的长气依然像以往一样完整，但是雨水不能及时下降，收气平定，风寒并起，草木虽然繁荣秀美，却不能成实，所结的果只是空壳一类的。卑监之气含有发散的特点，其作用是镇静、安定，它的变化可以使人体发生疮疡、溃烂、痈肿，对应的病是水湿凝滞，对应的人体内脏是脾，对应的果类是李、栗，对应的果实结构是仁与核，对应的谷类是豆、麻，对应的五味是酸、甘，对应的颜色是苍、黄，对应的畜类是牛、犬，对应的虫类是倮虫、毛虫，它的气候表现是大风刮起、树木摇动，对应的五音是宫、角，病变特点是胀满痞塞不通，这是土运不及而跟随木气变化的关系。这时，少宫与少角相同，上宫和正宫相同，上角和正角相同。发生的病证是飧泄，这是木气伤脾所致。木气衰弱，土气强盛，所以暴风骤起，草木摇折，干枯散落。灾害对应东南、西北、西南、东北，多出现败坏折伤，好像遭到虎狼伤害，清冷之气发生作用，是由生气被抑制而无法发挥它的作用。

从革的年份，称为折收，金的收敛之气不能正常发挥作用，木的生气得以发扬，长气和化气合而相得，火气得以施行其权力，万物繁盛。木气发扬，其作用躁动急切，在人体的变动发病为咳嗽失音、烦闷气逆，发展为咳嗽气喘，其与肺相应，在果类是李、杏，在果实是壳、络，在谷类是麻、麦，在五味是苦、辛，在颜色是白、赤，在畜类是鸡、羊，在虫类是介虫、羽虫。因为金虚火胜，在气候表现为晴朗炎热，在声音是商、徵，在人体发病的特点表现为喷嚏、咳嗽、鼻塞流涕、衄血等病证，这是因金运不及而从火化的关系。所以少商和少徵相同。如果遇到阳明燥金司天，则金运虽不及，得司天之助，也能变为平气，所以从革的年份，逢上商就和正商相同。如果遇到厥阴风木司天，因金运不及，木不畏金，同样能形成木气用事而成为木之平气，所以逢上角和正角相同。其病变是由于邪气伤于肺脏。因金衰火旺，所以火势炎热，但随之见冰雪霜雹。这些都是金气不足引起的，所以灾害发生在与金气相应的西方。水气来复，鳞虫、猪、鼠之类的动物都会伏藏。冬藏之气提早而至，于是气候严寒。

水运涸流的年份，水不能克制火气，于是阳气反而宣扬，所以叫作反阳，水的藏气不能正常发挥封藏的作用，土化之气因而旺盛，长气乘机宣行而布达于四方，蛰虫不按时藏伏，土地虽然湿润，但泉水减少，草木生长茂盛，万物繁荣秀丽，丰满旺盛。涸流之气有滞塞的特点，功能表现是慢慢渗泄，产生的变化是症结不动，发生的病变是津液枯竭，对应的人体内脏是肾，对应的果类为枣、杏，对应的果实结构是汁液、肉，对应的谷类是黍、稷，对应的五味是甘、咸，对应的颜色是黄、黑，对应的畜类是猪、牛，对应的虫类是鳞虫、倮虫，气候表现是尘土昏郁，对应的五音是羽、宫，发生的病变是痿厥和下部症结，这是水运不及而跟随土气变化的关系。这时，少羽和少宫相同，上宫与正宫相同。病的表现是尿闭或者排尿困难，这是土气损伤肾部的原因。水运不及，所以尘土昏暗，突然降雨，但木气产生来报复制约，反而出现大风飞扬，树木摧拔。产生的灾害对应北方，毛虫狐狢一类随着出来活动，善于变化而不潜藏。总之，当运气不及的年份，所胜与不胜之气就乘机侵犯，并且喧宾夺主，好像不速之客，不招自来，暴虐而无道德，反而使自己受损，这是不胜之气来报复的关系。如果胜气微弱，则所受到的报复也微弱，如果胜气过重，则所受到的报复也重，这种有胜必有复气的情形，是运气中的一种常规。

【解析】以上五节介绍了岁运不及之年的气候、物候、人体疾病的变化规律。岁运不及之年，在气候变化主要表现为气候不能与季节相应，春天应温不温，夏天应热不热，长夏应湿不湿，秋天应凉不凉，冬天应寒不寒；在物候变化上，春天应生不生，夏天应长不长，长夏应化不化，秋天应收不收，冬天应藏不藏；在人体疾病上，春天肝气不及，肺气偏胜；夏天心气不及，水气上犯；长夏脾气不及，肝气横逆；秋天肺气不及，心气上炎；冬天肾气不及，脾湿不运。其基本规律，是以五行乘侮胜复的道理来加以归纳和说明的：凡岁运不及，则己所不胜，乘危而行，出现胜气，或己所胜，不畏其制，气反得行，其灾变情况多与岁运所应之物象有关；胜气之后，岁运所生之气必来报复，形成复气，胜气轻微的，复气也轻微，胜气严重的，复气也严重。在观测五运不及的变化时还要注意六气司天与五运的关系，若司天之气与岁气同气，则不及得助，而属平气；若司天之气与胜气同气，则胜气更甚，岁运更衰。

【原文】发生之纪，是谓启敕，土疏泄，苍气达，阳和布化，阴气乃随，生气淳化，万物以荣，其化生，其气美，其政散，其令条舒，其动掉眩巅疾，其德鸣靡启坼，其变振拉摧拔，其谷麻稻，其畜鸡犬，其果李桃，其色青黄白，其味酸甘辛，其象春，其经足厥阴少阳，其藏肝脾，其虫毛介，其物中坚外坚，其病怒，太角与上商同，上徵则其气逆，其病吐利，不务其德则收气复，秋气劲切，甚则肃杀，清气大至，草木雕零，邪乃伤肝。

赫曦之纪，是谓蕃茂，阴气内化，阳气外荣，炎暑施化，物得以昌，其化长，其气高，其政动，其令鸣显，其动炎灼妄扰，其德暄暑郁蒸，其变炎烈沸腾，其谷麦豆，其畜羊彘，其果杏栗，其色赤白玄，其味苦辛咸，其象夏，其经手少阴太阳，手厥阴少阳，其脏心肺，其虫羽鳞，其物脉濡，其病笑疟疮疡血流狂妄目赤，上羽与正徵同，其收齐，其病痓，上徵而收气后也，暴烈其政，藏气乃复，时见凝惨，甚则雨水霜雹切寒，邪伤心也。

敦阜之纪，是谓广化，厚德清静，顺长以盈，至阴内实，物化充成，烟埃朦郁，见于厚土，大雨时行，湿气乃用，燥政乃辟，其化圆，其气丰，其政静，其令周备，其动濡积并稸，其德柔润重淖，其变震惊飘骤崩溃，其谷稷麻，其畜牛犬，其果枣李，其色黅玄苍，其味甘咸酸，其象长夏，其经足太阴阳明，其脏脾肾，其虫倮毛，其物肌核，其病腹满四肢不举，大风迅至，邪伤脾也。

坚成之纪，是谓收引，天气洁，地气明，阳气随，阴治化，燥行其政，物以司成，收气繁布，化洽不终，其化成，其气削，其政肃，其令锐切，其动暴折疡疰，其德雾露萧飔，其变肃杀雕零，其谷稻黍，其畜鸡马，其果桃杏，其色白青丹，其味辛酸苦，其象秋，其经手太阴阳明，其脏肺肝，其虫介羽，其物壳

络，其病喘喝胸凭仰息，上徵与正商同，其生齐，其病咳，政暴变则名木不荣，柔脆焦首，长气斯救，大火流，炎烁且至，蔓将槁，邪伤肺也。

流衍之纪，是谓封藏，寒司物化，天地严凝，藏政以布，长令不扬，其化凛，其气坚，其政谧，其令流注，其动漂泄沃涌，其德凝惨寒雰，其变冰雪霜雹，其谷豆稷，其畜彘牛，其果栗枣，其色黑丹黅，其味咸苦甘，其象冬，其经足少阴太阳，其脏肾心，其虫鳞倮，其物濡满，其病胀，上羽而长气不化也。政过则化气大举，而埃昏气交，大雨时降，邪伤肾也。

故曰：不恒其德，则所胜来复，政恒其理，则所胜同化。此之谓也。

【注释】① 启敕：启，开；敕，古陈字，布散。启敕，即推陈出新之义。

② 淳化：淳，淳厚；化，生化。指生气淳厚，化生万物。

③ 鸣靡启坼：鸣，风吹声；靡，散；启坼，推际致新意。指风吹木鸣，万象更新。

④ 鸣显：宣畅显露的意思。

⑤ 妄扰：狂妄谬乱，烦扰不宁之意。

⑥ 广化：广，广泛。化，生化。土气有余，土之生化之气有余，广泛惠及他物。

⑦ 顺长以盈：土性顺用，德厚使万物化生盈满。

⑧ 厚土：山陵高阜之地。

⑨ 濡积并稸：湿气积蓄。稸，与蓄同。

⑩ 震惊飘骤崩溃：震惊，雷霆震惊之意；飘骤，风雨暴至之意。大雨暴狂，则山崩土溃，随水流注。

⑪ 化洽不终：化，土之化气；洽，润泽的意思。指金运太过，金之收气旺盛而早布，长夏湿土化气不得尽终其政令。

⑫ 疡疰：疡，疮疡。疰，zhù，音注，古病名。

⑬ 长气斯救：金运太过，克制木气，火气前来报复，以救衰木，称之为长气斯救。

⑭ 漂泄沃涌：指水流动的势态。

⑮ 不恒其德：恒，正常。指运气太过，不能保持正常的特性。

【白话解】木运发生的年份，阳气布散过盛，万物发生，有推陈出新的气象，所以叫作启陈。土气疏松薄弱，草木柔软而伸展，阳气温和地布散到四方，阴气相随，生气淳厚，化生万物，万物因而欣欣向荣。它的作用是生发，具有启陈之美，它的职权是向外散布，它的表现是舒展畅达，它在人体的变化是颤摇、眩晕和巅顶部的疾病。它的特性是风和日暖，使万物推陈出新，异常变化会引起狂风震摇、摧折拔倒树木，对应的谷类是麻、稻，对应的畜类是鸡、犬，对应的果类是李、桃，对应的颜色是青、黄、白，对应的五味是酸、甘、辛，对应的是春天，对应的人体经脉是足厥阴及少阳，对应的人体内脏是脾、肝，对应的虫类是毛虫、介虫，对应的物体属内外坚硬的一类，引起的病变是容易发怒。这时，太角与太商相同。如果遇到少阴君火司天，火性上逆，木气旺盛压制土气，因而病发气逆吐泻。如果木运太过，金气就会来报复制约，以致发生秋令劲急的景象，严重的会有肃杀之气，气候清凉，草木凋零，邪气便会损伤人的肝脏。

火运赫曦的年份，由于火的长气旺盛，因而使万物秀美茂盛，所以叫作蕃茂。少阴之气从内而化，阳气向外升腾，炎暑发挥其蒸腾作用，万物得以昌盛。它的生化作用是成长，赫曦之气上升，它的职权是活动不止，表现是显露声色，在人体上的变化是发生高热、烦扰不宁，特性是暑热湿蒸，异常变化是像烈火一样炎热，对应的谷类是麦、豆，对应的畜类是羊、猪，对应的果类是杏、栗，对应的颜色是赤、白、黑，对应的五味是苦、辛、咸，对应的是夏天，对应的人体经脉是手少阴及手太阳、手厥阴及手少阳，对应的人体内脏是心、肺，对应的虫类是羽虫、鳞虫，对应的物体属脉络和汁液，产生病变会出现笑、疟疾、疮疡、出血、发狂、目赤。这时，上羽与正徵同。火不克害金气，到秋收气还能保持在正常范围，它的病证可能出现发痉，逢上徵则收气不能及时行令。如果火运过于暴烈，水气一定会来报复制约，就会经常看到阴凝惨淡的景象，甚至下雨、下霜、下雹，极为寒冷，病变多是邪气损伤人的心脏。

土运敦阜的年份，由于化气旺盛，而布于四方，所以叫作广化。土的特性浑厚而清静，使万物顺应时节生长而形体充盈，土的精气充实，万物就能生长完整而内部充实。土运太过，湿土之气像雾一样升腾，笼罩在山丘之上，大雨常下，湿气过盛，燥气退避。它的生化作用是圆满，其气丰盛，其职权主安静，其表现是周密详备，其在人体变动上是濡湿蓄积，特性是柔润光泽，异常变化是雷霆震动，暴雨突然来临，山崩土溃，对应的谷类是稷、麻，对应的畜类是牛、犬，对应的果类是枣、李，对应的颜色是黄、黑、青，对应的五味是甘、咸、酸，对应的是长夏，对应的人体经脉是足太阴及阳明，对应的人体内脏是脾、肾，对应的虫类是倮虫、毛虫，对应的物体属肉、核一类，引起的病变是腹中胀满，四肢不能举动。土运太过，就会有木气来报复它，所以大风迅速刮起来，邪气也会损伤人的脾脏。

金运坚成的年份，由于收气旺盛，使万物过早地引退，所以叫作收引。天气清洁，地气明朗，阳气随和，阴气行使治化，燥金之气行使职权，因而万物成熟，但因收气频频发散，化气便不能完成它的作用。它的生化作用是收敛成熟，坚成之气是削伐，职权是严厉肃杀，表现是尖锐锋利而刚劲，它在人体的变化是损伤、肤疮，特性是雾露浓重萧瑟，异常的变动是肃杀凋零，对应的谷类是稻、黍，对应的畜类是鸡、马，对应的果类是桃、杏，对应的颜色是白、青、丹，对应的五味是辛、酸、苦，对应的是秋天，对应的人体经脉是手太阴和阳明，对应的人体内脏是肺、肝，对应的虫类是介虫、羽虫，对应的物体属皮壳、丝络一类，发生的病变是气喘有声、呼吸困难、不得安卧。这时，上徵与正商相同。由于金气被克制，木气不被过分克制，所以生气能和长化收藏等气平衡，发生的病变是咳嗽。如果金运太过，行使职权过分暴虐，那么各种树木枯槁，不能发芽，草类也会柔脆干死，但接下来火气来报复，就像夏天的气候前来相救，所以炎热流行，蔓草将会枯槁，邪气也会损伤人的肺脏。

水运流衍的年份，由于藏气旺盛，使万物闭藏，所以叫作封藏。寒气主宰万物生化，天地之间严寒阴凝，闭藏之气主宰一切，长化之气受到制约。生化的作用为寒冷，流衍之气坚凝，职权为安静，表现是流动灌注，在人体变动上是痛泻、吐涎沫，特性是阴凝惨淡、寒冷冻结，异常的变化是冰雪霜雹，对应的谷类是豆、稷，对应的畜类是猪、牛，对应的果类是栗、枣，对应的颜色是黑、丹、黄，对应的五味是咸、苦、甘，对应的是冬天，对应的人体经脉是足少阴及太阳，对应的人体内脏是肾、心，对应的虫类是鳞虫、倮虫，对应的物体属于汁液，发生的病变是胀满，这是火的生长之气不能发挥所致。如果水运太过，那土气会来报复制约，于是水土相互争夺，大雨下降，邪气也会损伤人的肾脏。

以上运气太过的年份，其所行使的权力，失去了正常的性能，横施暴虐，而欺侮所胜之气，但结果必有所不胜之气前来报复。如果五行正常发挥作用，合乎正常的规律，即使所胜之气的也能同化。就是这个意思。

【解析】以上五节介绍了岁运太过之年的气候、物候、人体疾病的变化规律。岁运太过之年，在气候方面，主要表现为气候不能与季节相应，气候变化较相应节令来得早、偏胜。春天应温而反热，夏天炎热倍常，热而太甚，长夏雨水过多，秋天寒凉太甚，冬天异常严寒；在物候方面，春天生而太过，夏天长而太过，长夏成熟太过，秋天收成质量不高，冬天寒冻太过，甚至冻死，进而影响第二年的生长；在人体疾病方面，春天肝气偏胜、脾胃受邪，夏天心气偏胜、肺气受损，长夏脾气偏胜、脾病及肾，秋天肺气偏胜、肝气受伤，冬天肾气偏胜、心气受病。与岁运不及之年一样，其基本规律也是以五行乘侮胜复的道理来加以归纳和说明的：凡岁运太过，自为胜气，欺侮其所不胜之气，发病多与岁运所应之脏及所克之脏有关；太过之后，则己所胜之气的子气必来报复，形成复气，其发病即在岁运所应之脏，若遇司天之气克岁运之气，则太过被抑，构成平气。

经文在介绍木运太过之年时，未言及水气司天与木运的关系，这是因为水能生木，其气相顺。新校正云："不云上羽者，水临木为相得故也。"在介绍土运太过之年时，未言及水火二气司天与土运的关系，这是因为古人认为土有余则不受制于水火之气。新校正云："详此不云上羽上徵者，徵羽不能亏盈于土，故无他候也。"在介绍金运太过之年时，未言及水气司天与金运的关系，这是因为金能生水，运生气，虽为小逆，亦非胜克。新校正云："详此不言上羽者，水与金非相胜克故也。"在介绍水运太过之年时，未言及火气司天与水运的关系，这是因为水能克火。新校正云："不云上徵者，运所胜也。"

应该特别指出，经文对于岁运太过、不及之年的论述，虽然从方法上来看，是以五行乘侮胜复立论，但从其具体所论述的内容来看，则完全是对气候和物候的观察总结，着重地总结了自然界本身具有的自调自稳现象，即经文所谓“不恒其德，则所胜来复，政恒其理，则所胜同化”。

【原文】帝曰：天不足西北，左寒而右凉，地不满东南，右热而左温，其故何也？岐伯曰：阴阳之气，高下之理，太少之异也。东南方，阳也，阳者其精降于下，故右热而左温。西北方，阴也，阴者其精奉于上，故左寒而右凉。是以地有高下，气有温凉，高者气寒，下者气热，故适寒凉者胀，之温热者疮，下之则胀已，汗之则疮已，此腠理开闭之常，太少之异耳。

帝曰：其于寿夭何如？岐伯曰：阴精所奉其人寿，阳精所降其人夭。

帝曰：善。其病也，治之奈何？岐伯曰：西北之气散而寒之，东南之气收而温之，所谓同病异治也。故曰：气寒气凉，治以寒凉，行水渍之。气温气热，治以温热，强其内守。必同其气，可使平也，假者反之！

帝曰：善。一州之气，生化寿夭不同，其故何也？岐伯曰：高下之理，地势使然也。崇高则阴气治之，污下则阳气治之，阳胜者先天，阴胜者后天，此地理之常，生化之道也。

帝曰：其有寿夭乎？岐伯曰：高者其气寿，下者其气夭，地之小大异也。小者小异，大者大异。故治病者，必明天道地理，阴阳更胜，气之先后，人之寿夭，生化之期，乃可以知人之形气矣。

【解析】① 左寒而右凉：“左”“右”指方位。西北的右方是西方，属金，气凉。西北的左方是北方，属水，气寒。

② 右热而左温：东南的左方是东方，属木，气温。东南的右方是南方，属火，气热。

③ 同病异治：同一病证，但治法不同。

④ 行水渍之：用热汤浸渍，以散其寒。

⑤ 内守：阳气不泄，而固守其中。

⑥ 假者反之：假者，指不符合其地域致病规律者；反之，

即用相反的方法治疗。

【白话解】黄帝问道：西北方的阳气不足，所以北方寒而西方凉；东南方的阴气不足，所以南方热而东方温。这是为什么呢？岐伯说：天气的阴阳，地理的高低，都有太过与不及的差异。东南方是阳，阳的精气自上而下降，就会南方热而东方温；西北方是阴，阴的精气自下而上承，就会西方凉而北方寒。因此，地势有高下，气候有温凉，地势高的气候就寒凉，地势低下的气候就温热。在西北寒凉的地方容易得胀病，在东南温热的地方容易患疮疡。胀病用下法治疗，就可以消除；疮疡用汗法治疗，就可以痊愈。这是气候和地理影响人体腠理开闭的一般情况，只不过是太过和不足的区别而已。

黄帝问道：地势高下与气候温凉对于人的寿命长短，有什么影响呢？岐伯说：阴精上承的地方，阳气固密而不容易外泄，所以人多长寿；阳精下降的地方，阳气不固密而容易外泄，所以人多短命。

黄帝说道：讲得好。人有了疾病，应当如何治疗呢？岐伯说：西北方天气寒冷，发生的疾病多属于外寒里热证，所以，应该使外寒发散出来，消除里热；东南方气候温热，发生的疾病多属于内寒证，所以应该收敛外泄的阳气，温其内寒。这便是所说的同病异治。所以说，气候寒凉的地方，多内热，应该使用寒凉药物治疗，并用汤液浸渍；气候温热的地方，多内寒，应该使用温热的方法治疗，来加强内部阳气的巩固。治法必须与当地的气候对应起来，才能使气达到调和。但如果有假热的冷病，或者假寒的热病，就应该使用相反的方法治疗。

黄帝说：讲得好。但有地处一州，而生化寿夭各有不同，是什么缘故？岐伯道：虽在同一州，而地势高下不同，故生化寿夭不同，这是地势的不同所造成的。因为地势高的地方，属于阴气所治，地势低的地方，属于阳气所治。阳气盛的地方气候温热，万物生化先于四时而生化；阴气盛的地方气候寒冷，万物晚于四时而生化。这是因为地理特点的不同，而影响着万物生化的迟早规律。

黄帝说：有没有寿和夭的分别呢？岐伯说：地势高的地方，阴气所治，故其人寿；地势低下的地方，阳气多泄，其人多夭。

而地势高下相差有程度上的不同，相差小的其寿夭差别也小，相差大的其寿夭差别也大，所以治病必须懂得天道和地理，阴阳的多少，气候的先后，人身的寿夭，生化的时间。然后可以知道人体内外形气的病变，从而判断疾病的性质，确定治疗措施。

【解析】以上经文介绍了地理条件与气候、物候以及与人体健康、疾病诊断治疗之间的关系。在气候与地理条件之间的关系上，提出了“高者气寒”“下者气热”“高者”节气来迟、“下者”节气来早。在气候、地理条件与物候变化之间的关系上，提出了“高者”生化迟、“下者”生化早。在气候、地理条件与人寿命长短的关系上，提出了“高者其气寿”“下者其气夭”。在气候、地理条件与人体疾病的关系上，提出了“适寒凉者胀，之温热者疮”。在气候、地理条件与治疗的关系上，提出了“气温气热，治以温热”“气寒气凉，治以寒凉”。最后经文要求医者要从整体的角度出发，对具体的情况作具体分析，充分体现了中医学整体恒动观的指导思想，反映了中医学实事求是的科学态度。地理气候条件与人体体质的关系是中医学在疾病诊断治疗上因人、因地、因时制宜以及同病异治的理论依据，这正是现代医学的薄弱环节和中医学的精华所在，值得认真学习和继承。

经文提出“天不足西北，左寒而右凉，地不满东南，右热而左温”，《阴阳应象大论》有“天不足西北，故西北方阴也，而人右耳目不如左明也。地不满东南，故东南方阳也，而人左手足不如右强也”，“天不足西北”“地不满东南”是古人对阳气的升降出入和不同地域的物候仔细观察、认真总结而得出的结论，是客观的。《阴阳应象大论》据此谓“人右耳目不如左明也”“左手足不如右强”似有牵强附会之嫌，然而目前尚无足够大样本的调查来证实或否定，所以我们认为对之只可存疑而不可完全否定。对《黄帝内经》的研究当持发掘的态度，不可因目前的科学认识不能阐释和证实，就武断地否定古人的认识。

【原文】帝曰：善。其岁有不病，而脏气不应不用者何也？岐伯曰：天气制之，气有所从也。

帝曰：愿卒闻之。

岐伯曰：少阳司天，火气下临，肺气上从，白起金用，草木

眚，火见燔焫，革金且耗，大暑以行，咳嚏鼽衄鼻窒，曰疡，寒热胕肿。风行于地，尘沙飞扬，心痛胃脘痛，厥逆鬲不通，其主暴速。

阳明司天，燥气下临，肝气上从，苍起木用而立，土乃眚，凄沧数至，木伐草萎，胁痛目赤，掉振鼓栗，筋痿不能久立。暴热至，土乃暑，阳气郁发，小便变，寒热如疟，甚则心痛，火行于槁，流水不冰，蛰虫乃见。

太阳司天，寒气下临，心气上从，而火且明，丹起金乃眚，寒清时举，胜则水冰，火气高明，心热烦，嗌干善渴，鼽嚏，喜悲数欠，热气妄行，寒乃复，霜不时降，善忘，甚则心痛。土乃润，水丰衍，寒客至，沉阴化，湿气变物，水饮内稸，中满不食，皮𤸷肉苛，筋脉不利，甚则胕肿身后痈。

厥阴司天，风气下临，脾气上从，而土且隆，黄起水乃眚，土用革，体重肌肉萎，食减口爽，风行太虚，云物摇动，目转耳鸣。火纵其暴，地乃暑，大热消烁，赤沃下，蛰虫数见，流水不冰，其发机速。

少阴司天，热气下临，肺气上从，白起金用，草木眚，喘呕寒热，嚏鼽衄鼻窒，大暑流行，甚则疮疡燔灼，金烁石流。地乃燥清，凄沧数至，胁痛善太息，肃杀行，草木变。

太阴司天，湿气下临，肾气上从，黑起水变，埃冒云雨，胸中不利，阴痿气大衰而不起不用。当其时反腰脽痛，动转不便也，厥逆。地乃藏阴，大寒且至，蛰虫早附，心下否痛，地裂冰坚，少腹痛，时害于食，乘金则止水增，味乃咸，行水减也。

【注释】① 白起金用：白，燥金之代词。金畏火，少阳相火司天，金气上从而为火用。

② 其主暴速：少阳相火司天，中见厥阴风木。火气和木气，其化皆急速。

③ 火行于槁：槁，干枯。意指火气主事于草木干枯的季节，即冬季。

④ 金烁石流：形容火热势盛，可以使金石熔化。

⑤ 黑起水变：黑，寒水之代词。指湿气下临于地，肾畏土克上而顺从于湿土之气，导致水气功能发生改变。

【白话解】黄帝说道：讲得好。那么推断应该发生某种疾病而没有发生，或者脏气应当相应和起作用，但却不相应和不起作用，这是为什么呢？岐伯说：这是由于受司天之气的制约，人体的五脏之气跟随司天之气而发生变化的缘故。

黄帝问道：我想详细地了解一下。

岐伯说：少阳相火司天，火气向下顺应地气，人体的肺脏之气受到制约，肺气向上顺应天气，金就会被火所利用，地上的草木受灾，火热之气旺盛，金被克制消耗，炎暑流行，这时多发生有咳嗽、喷嚏、流鼻涕、流鼻血、鼻塞、疮疡、疟疾、浮肿。少阳司天则厥阴在泉，所以风气从大地刮起，沙尘飞扬，发生的疾病为心痛、胃脘痛、胸膈不通，发病的特点是起病急骤，变化迅速。

阳明司天的年份，燥气下临于地，人体肝脏之气上从天气，风木之气克制土气，所以脾土必受灾害，清冷之气常见，草木被克伐而枯萎，所以出现胁痛、目赤、眩晕、摇动、战栗、筋痿不能久立等症状；阳明司天则少阴君火在泉，所以暴热而至，地气变为暑热蒸腾，在人则阳气郁于内而发病，小便不利，寒热往来如疟状，甚至发生心痛。火气流行于草木枯槁的冬季，流水不得结冰，蛰虫不藏而出来活动。

太阳司天之年，寒水之气向下顺应地气，人身的心气向上顺应天气，火被水使用，火气旺盛克制金气，所以肺金受到伤害，寒凉之气没到适当时候就出现，寒气太过则水结成冰，由于火气被迫顺应天气，所以病人出现心热烦闷，咽喉干，常口渴，流鼻血，喷嚏，容易悲哀，常打哈欠，热气向上妄行，寒气向下报复，严霜常常落下，由于水气侵犯心火，神气受伤，所以善忘，甚至出现心痛。但是，太阳司天，则太阴湿土在泉，土能制水，所以土气滋润，水湿丰盛，寒水之客气加临到主气上，万物会因寒湿而发生变化，在人体受到气运的影响，出现水饮内蓄，中焦满闷不能进食，皮肤麻木，肌肉不仁，筋脉活动不利，严重的甚至出现浮肿，背部发生痈肿。

厥阴司天的年份，风木之气下临于地，人体脾脏之气上从天气，土气兴起而隆盛，湿土之气克制水气，于是水气必受损，土从木化而受其克制，所以脾脏发生病变，多表现为身体沉重、肌肉枯萎、饮食减少、口淡无味。风气行于宇宙之间，云气与万物为之动摇，在人体之病变为目眩耳鸣，厥阴司天则少阳相火在泉，风火相煽，故火气横行，地气变为暑热，在人体则见大热而消烁津液，血水下流。因气候温热，所以蛰虫不藏而外见，流水不能成冰。疾病急骤，变化迅速。

少阴君火司天之年，火热之气向下顺应地气，人身的肺气对应向上顺应天气，燥金被火气使用克制木气，草木受到伤害，在人体受了气运的影响，就会有哮喘、呕吐、寒热、喷嚏、流鼻涕、流鼻血、鼻塞不通等病发生，火气行使职权，所以大暑流行，甚至病发疮疡、高热，暑热就像火烤，似乎能让金石流烁。但是，少阴司天，则阳明燥金在泉，地气干燥清凉，寒凉之气屡屡来临，在病变上容易发生胁痛、经常叹息等症状，肃杀之气流行，草木都发生变化。

太阴司天之年，湿土之气向下顺应地气，人身的肾气向上顺应天气，寒水被土气使用，土气上冒化作云雨，人体受到气运的影响，就会产生胸中不快、阴痿，阳气大衰，阳不能举以至失去功能，在土旺的时候就感觉腰臀疼痛，转动不便，或者厥逆。但是，太阴司天，则太阳寒水在泉，所以地气阴凝闭藏，大寒提前到来，蛰虫提早伏藏，在病变上会产生心下痞塞而痛。如果寒气太过，土地冻裂，水结坚冰，则病发为小腹痛，时常妨碍饮食。水气顺从金气而变化，所以井水增加，水味变咸，这是河中流水减少的缘故。

【解析】以上几节首先提出了有时岁运与实际气候、物候、疾病发生情况完全不相应的原因是受了该年司天、在泉之气的影响。接着列举了六气司天在泉之年中的各种气候、物候及人体疾病的特点，由此说明了在运用运气学说时，必须全面考虑、综合运用、具体分析，而不要把运气推算简单化，机械地生搬硬套。

对于脏气与岁运当应不应及运气相制、制反从化的问题，张景岳曾加以概括地说明，兹录于下，以供参考。“运气之化，凡一胜则一负，一盛则一衰，此理之常也。观本篇司天六气，如少阳、少阴火气下临，则肺气上从，白起金用等义，皆被克之气，反起而用者何也？盖五运各有所制，制气相加，则受制者不得不应，应则反从其化而为用，其理其徵，本属显然而实人所不知也。故如热甚者，燥必随之，此金之从火也，燥甚者，风必随之，此木之从金也，风甚者，尘霾随之，此土之从木也，湿蒸甚者，霖注随之，此水之随土也，阴凝甚者，雷电随之，此火之从水也……即此篇之义，以观五运之变化，藏象之虚实，其有不可以偏执论者，类可知矣。”

【原文】帝曰：岁有胎孕不育，治之不全，何气使然？

岐伯曰：六气五类，有相胜制也，同者盛之，异者衰之，此天地之道，生化之常也。故厥阴司天，毛虫静，羽虫育，介虫不成；在泉，毛虫育，倮虫耗，羽虫不育。少阴司天，羽虫静，介虫育，毛虫不成；在泉，羽虫育，介虫耗不育。太阴司天，倮虫静，鳞虫育，羽虫不成；在泉，倮虫育，鳞虫不成。少阳司天，羽虫静，毛虫育，倮虫不成；在泉，羽虫育，介虫耗，毛虫不育。阳明司天，介虫静，羽虫育，介虫不成；在泉，介虫育，毛虫耗，羽虫不成。太阳司天，鳞虫静，倮虫育；在泉，鳞虫耗，倮虫不育。诸乘所不成之运，则甚也。故气主有所制，岁立有所生，地气制己胜，天气制胜己，天制色，地制形，五类衰盛，各随其气之所宜也。故有胎孕不育，治之不全，此气之常也，所谓中根也。根于外者亦五，故生化之别，有五气五味五色五类五宜也。

【注释】① 五类：指五类动物，即毛虫、羽虫、倮虫、鳞虫、介虫。

② 同者：指六气的五行属性与五类的五行属性相同。

③ 异者：指六气的五行属性与五类的五行属性不相同。

④ 诸乘所不成之运：诸，指六气；运，即五运。此指六气与五运相乘，被克之气所属的虫类不能生育更甚。

⑤ 气主有所制，岁立有所生：气主，指六气所主；岁立，指天干地支相合而确立的岁气。此句当为互文，意指五运六气盛衰制化，万物由此而化生。

⑥ 地气制己胜：地气，在泉之气。指在泉之气能制约它所胜的岁运。

⑦ 天气制胜己：天气，司天之气。指司天之气能制约胜己的岁运。

⑧ 天制色，地制形：指司天之气制五色，在泉之气制五形。

⑨ 中根：指五运在中为万物生化的根本。

⑩ 五宜：万物之中，互有所宜。

【白话解】黄帝问道：在同一个年份里，动物有的能受孕坐胎而繁殖，有的不能孕育，这种生化的不同情况，究竟是什么气所造成的呢？

岐伯说：六气和五行生化了五种不同的虫类，而运与气之间存在着相互制约的关系。如果六气与五运相同，那么与运气相对应的生物就繁盛；如果六气与五运不同，那么与运气相对应的生物就衰微。这是天地自然万物生化的自然规律。所以，厥阴司天的年份，毛虫不受影响而保持安静，羽虫可以生育，介虫不能生成；厥阴在泉的年份，毛虫可以生育，倮虫遭到损耗，羽虫不能生育。少阴司天的年份，羽虫不受影响而安静，介虫可以生育，毛虫不能生成；少阴在泉的年份，羽虫可以生育，介虫遭到损耗而不能生育。太阴司天的年份，倮虫不受影响而安静，鳞虫可以生育，羽虫不能生成；太阴在泉的年份，倮虫可以生育，鳞虫虽然孕育但不能生成。少阳司天的年份，羽虫不受影响而安静，毛虫可以生育，倮虫不能生成；少阳在泉的年份，羽虫可以生育，介虫遭到损耗，毛虫不能生育。阳明司天的年份，介虫不受影响而安静，羽虫可以生育，介虫不能生成；阳明在泉的年份，介虫可以生育，毛虫遭到损耗，羽虫不能生成。太阳司天的年份，鳞虫不受影响而安静，倮虫可以生育；太阳在泉的年份，鳞虫可以生育，羽虫遭到损耗，倮虫不能生育。如果不能孕育生成的五运，再遇到不能孕育生成的六气，情形就会更加严重。因此六气对动物盛衰都有一定的影响，岁运又对万物生化和发展有重要作用。在泉之气制约自己能战胜的岁运，司天之气能制约战胜自己的岁运。司天之气制约五色，在泉之气影响形质。五种虫类的繁衍和衰退，都是适应着六气而产生的。因此而有胎孕和不育的区别，这是运气的一般规律所决定的，被称为中根。中根以外的六气，也是顺应五行的规律。所以生化之气不齐，而有臊、焦、香、腥、腐五气，酸、苦、辛、咸、甘五味，青、黄、赤、白、黑五色，毛、羽、倮、鳞、介五类的分别，它们在万物之中分别对应。

【解析】本节经文首先指出各类动物在其生长繁殖方面各有

其不同的气候环境要求，然后列举了六气司天在泉与毛、羽、倮、鳞、介五类动物生长繁殖之间的关系，并以此说明了气与化之间的统一性。这是古人长期观察自然气候与动物胎孕生长之间的关系的经验总结。六气司天在泉与五虫胎孕不育的关系可归纳为：从六气司天来看，与司天之气同类之虫“静”，与在泉之气同类之虫“育”，与在泉所胜之气同类之虫“不成”；从六气在泉来看，与在泉之气同类之虫“育”，与在泉所胜之气同类之虫“耗”或“不成”。简言之，即：六气司天，则天虫静，泉虫育，泉之所胜不成；六气在泉，则泉虫育，泉之所胜不成。从以上经验归纳中还可看出，凡与在泉之气同类之虫均“育”，五虫的孕育与在泉之气密切相关。这是因为尽管司天之气对全年的气候有影响，但主要是影响上半年，在泉之气则主要影响下半年，各类动物的胎孕不育，不但要看上半年的生长情况，更要看下半年的成熟情况。对于古人的这些经验总结，尽管影响动物胎孕不育的因素是多方面的，时代不同了，经文的具体内容在今天来看已未必尽然，但其把自然气候变化与动物的胎孕生长密切结合起来观察，把气化与物化紧密结合起来分析、综合、总结的方法，值得认真学习，继承发扬。

【原文】帝曰：何谓也？岐伯曰：根于中者，命曰神机，神去则机息。根于外者，命曰气立，气止则化绝。故各有制，各有胜，各有生，各有成。故曰：不知年之所加，气之同异，不足以言生化。此之谓也。

【白话解】黄帝问道：这是什么道理？岐伯回答说：根于中的叫作神机，它是生化作用的主宰，所以神去则生化的功能也将停止；根于外的叫作气立，假如没有六气在外，则生化也随之而断绝。所以运各有制约，各有相胜，各有生，各有成。因此说：如果不知道当年的岁运和六气的加临，以及六气和岁运的异同，就不足以谈论生化，就是这个意思。

【解析】本节经文指出各类动物的胎孕生长一方面与自然气候环境密切相关，另一方面其本身的内在因素也十分重要。生物的胎孕生长之所以有很大的差异，是机体本身内在基础和外在环境共同作用的结果。这种内因外因统一起来的认识，是中医学整体恒动观在对生命现象分析研究中的具体运用和体现。

【原文】帝曰：气始而生化，气散而有形，气布而蕃育，气终而象变，其致一也。然而五味所资，生化有薄厚，成熟有少多，终始不同，其故何也？岐伯曰：地气制之也，非天不生，地不长也。

帝曰：愿闻其道。岐伯曰：寒热燥湿，不同其化也。故少阳在泉，寒毒不生，其味辛，其治苦酸，其谷苍丹。阳明在泉，湿毒不生，其味酸，其气湿，其治辛苦甘，其谷丹素。太阳在泉，热毒不生，其味苦，其治淡咸，其谷黅秬。厥阴在泉，清毒不生，其味甘，其治酸苦，其谷苍赤，其气专，其味正。少阴在泉，寒毒不生，其味辛，其治辛苦甘，其谷白丹。太阴在泉，燥毒不生，其味咸，其气热，其治甘咸，其谷黅秬。化淳则咸守，气专则辛化而俱治。

【注释】①秬：即黑黍，属水。

②其气专，其味正：气化专一，味化纯正之意。

【白话解】黄帝说：万物开始受气而生化，气散而有形，气布而蕃育，气终的时候形象便发生变化，万物虽不同，但这种情况是一致的。然而五谷的资生，生化有厚有薄，成熟有少有多，开始和结果也有不同，这是什么缘故呢？岐伯说：这是由于受在泉之气所控制，故其生化非天气则不生，非地气则不长。

黄帝说：请告诉我其中的道理。岐伯说：寒、热、燥、湿等气，其气化作用各有不同。故少阳相火在泉，则寒毒之物不生，火能克金，味辛的东西被克而不生，其所主之味是苦和酸，在谷类是属青和火红色的一类。阳明燥金在泉，则湿毒之物不生，味酸及气湿的东西都不生，所主之味是辛、苦、甘，在谷类是属于火红和素色的一类。太阳寒水在泉，则热毒之物不生，凡苦味的东西都不生，其所主之味是淡和咸，在谷类属土黄和黑色一类。厥阴风木在泉，则清毒之物不生，凡甘味的东西都不生，其所主之味是酸、苦，在谷类是属于青和红色之类；厥阴在泉，则少阳司天，上阳下阴，木火相合，故其气化专一，其味纯正。少阴君火在泉，则寒毒之物不生，味辛的东西不生，其所主之味是辛、苦、甘，在谷类是属于白色和火红之类。太阴湿土在泉，燥毒之物不生，凡咸味及气热的东西都不生，其所主之味是甘和咸，在谷类是属于土黄和黑色之类；太阴在泉，是土居地位，所以其气化淳厚，足以制水，所以咸味得以内守，其气专精而能生金，故辛味也得以生化，与湿土同治。

【解析】关于经文“化淳则咸守，气专则辛化而俱治”的认识，历代注家看法不一。王冰曰：“淳，和也，化淳，谓少阳在泉之岁也。火来居水而反能化育，是水咸自守不与火争化也。气专，谓厥阴在泉之岁也，木居于水而复下化，金不受害，故辛复生化与咸俱王也。”认为是指少阳在泉与厥阴在泉而言。张介宾曰：“六气惟太阴属土，太阴司地，土得位也，故其化淳。淳，厚也。五味惟咸属水，其性善泻，淳土制之，庶得其守矣。土居土位，故曰气专，土盛生金，故与辛化而俱治，俱治者，谓辛与甘咸兼用为治也。”认为是指太阴在泉之气而言。高士宗的认识与张介宾大同小异，其曰：“化淳则咸守，言太阴在泉，土制其水，咸味不生，上承太阳水化之淳，则咸守，气专则辛化俱治，言辛属燥金之味，太阴在泉，燥毒不生，若太阴之气专一，则土生其金，辛味生化而与太阴俱治。”张隐庵曰：“此复明五味所资其化气者，因胜制而从之也。化淳者，谓阳明从中见湿土之化。燥湿相合，故其化淳一，金从土化，故味之咸者，守而勿敢泛溢，畏太阴之制也，气专者，厥阴从中见少阳之主气。故味之辛者，与甘酸苦味俱主之。盖辛受火制，制则从火化也。夫寒热燥湿，在泉之六气也，酸苦甘辛咸，五运之五味也。以燥湿之化淳则咸守，相火之气专则辛化。盖因地气制之而味归气化也。”认为这是从标本中气的角度来讲五味的产生与在泉之气的关系。以上各家的注解可互参。

【原文】故曰：补上下者从之，治上下者逆之，以所在寒热盛衰而调之。故曰：上取下取，内取外取，以求其过。能毒者以厚药，不胜毒者以薄药。此之谓也。气反者，病在上，取之下；病在下，取之上；病在中，傍取之。治热以寒，温而行之；治寒以热，凉而行之；治温以清，冷而行之；治清以温，热而行之。故消之削之，吐之下之，补之泻之，久新同法。

帝曰：病在中而不实不坚，且聚且散，奈何？岐伯曰：悉乎

哉问也！无积者求其藏，虚则补之，药以祛之，食以随之，行水渍之，和其中外，可使毕已。

帝曰：有毒无毒，服有约乎？岐伯曰：病有久新，方有大小，有毒无毒，固宜常制矣。大毒治病，十去其六，常毒治病，十去其七，小毒治病，十去其八，无毒治病，十去其九，谷肉果菜，食养尽之，无使过之，伤其正也。不尽，行复如法，必先岁气，无伐天和，无盛盛，无虚虚，而遗人夭殃，无致邪，无失正，绝人长命。

帝曰：其久病者，有气从不康，病去而瘠，奈何？岐伯曰：昭乎哉圣人之问也！化不可代，时不可违。夫经络以通，血气以从，复其不足，与众齐同，养之和之，静以待时，谨守其气，无使倾移，其形乃彰，生气以长，命曰圣王。故《大要》曰：无代化，无违时，必养必和，待其来复，此之谓也。帝曰：善。

【注释】① 补上下者从之，治上下者逆之：天地之气太过，则逆其气味而治；天地之气不足，则顺其气味而补。

② 上取下取，内取外取：指审察疾病所在的上下部位而作相应的处理。

③ 气反者：指病气反其常候，是由病情标本不同所致。

④ 必先岁气，无伐天和：指治病首先应了解主岁之气的太过不及，不要损伤天气与人气相对应的规律。

⑤ 盛盛：指用补法治实证，能造成留邪、助邪的危害，使实证更实。

⑥ 虚虚：指用泻法治虚证，能伤正而扬邪，使虚证更虚。

⑦《大要》：上古经法也。

⑧ 无代化：代，替；化，气也。指不要干扰、代替天地间正常的气化规律。

【白话解】所以说：因司天在泉之气不及而导致不足的，用补法当顺其气，因太过而导致有余的，治疗时当逆其气，根据其寒热盛衰进行调治。所以说：从上、下、内、外取治，要探求致病的原因。凡体强能耐受毒药的就给以性味厚的药物，凡体弱不能耐受毒药的就给以性味薄的药物，说的就是这个道理。如果病气有相反的，如病在上，治其下；病在下的，治其上；病在中的，治其四旁。治热病用寒药，而用温服法；治寒病用热药，而用凉服法；治温病用凉药，而用冷服法；治清冷的病用温药，而用热服的方法。所以用消法通积滞，用削法攻坚积，用吐法治上部之邪，补法治疗虚证，用泻法治疗实证。不论是久病还是新病，都可根据这些原则进行治疗。

黄帝问道：如果病在体内，不充实，也不坚硬，有时聚集成块状，有时化散，没有形状，对于这种病应当怎么治疗呢？岐伯说：问得真详细啊！这种病，若没有积滞，则应从内脏里寻求病因，如果是虚证就用补法，如果兼有外邪，则先用药将邪气祛除，然后以饮食调补，或者用水渍法通其经络，使其内外协调，这样便可使之痊愈。

黄帝问道：有毒的药和无毒的药，服用方法有一定的规则吗？岐伯说：病变有新久，处方有大小，药的有毒无毒，在服用时当然要遵循一定的规则。凡用大毒之药，病去十分之六，则不可再服；平常的毒药，病去十分之七，不可再服；有小毒的药，病去十分之八，不可再服；即使没有毒的，病去十分之九，也不必再服。以后用五谷、肉类、果类、蔬菜等饮食调养，就可使病气都去掉了，不要用药过度，而伤及正气。如果邪气未尽，可再按上述方法服药。一定对岁气的不及或太过做到了解，才不至误用药物攻伐其冲和之气。不要实证用补，使其更充实；不要虚证误下，使其更虚弱，而给病人留下后患。不能误补而使邪气更盛，不能误泻而使正气丧失，否则会断送病人的性命！

黄帝问道：久病的人，正气虽然已经调顺，但身体却不能恢复健康，疾病已经祛除，而身体仍然瘦弱，这种情况该怎么办呢？岐伯说：只有圣人才能提出来这样高明的问题啊！天地对万物的生化，任何力量都不能取代，四时的运行秩序，是不能够违反的。因此，人应当顺应天地四时的气化，使经络畅通，气血和顺，慢慢地恢复它的不足，则能和正常人一样健康。很好地补养调和，耐心地等待，谨慎地内守正气，不要使它耗损，这样，身体就会充实强壮，生气也会一天天地增长，这种方法称为圣王之法。所以《大要》上说：不要用人力来代替天地的气化，不要违反四时的运行，必须善于调和保养，耐心地等待正气的恢复。说的便是这个意思。黄帝说道：讲得好！

【解析】以上经文介绍运气致病的诊治。其中有许多原则具有普遍的意义，值得重视。

在诊治上强调定性和定位的治疗原则，即经文所谓“以所在寒热盛衰而调之”，指出要全面分析病机以决定治疗；治疗上要因人而异、因病而异，“能毒者以厚药，不胜毒者以薄药”“病在上，取之下；病在下，取之上；病在中，傍取之”；在治法上提出了以补法和泻法为纲的各种疗法；在具体治疗手段上提出了药疗、食疗、理疗等综合治疗措施。这些诊治原则和方法，基本上是在前述气化学说的基础上演化出来的，是气化学说在医学上的具体运用。

对于有毒药物在临床运用上得有分寸，经文明确指出了毒性大的药物服药时间宜短，毒性小的药物服药时间可以适当延长，不管药物的毒性大小，有毒无毒，都应适可而止，不能无限期地使用，并明确指出饮食调养在疾病治疗中的重要作用。说明了人体疾病发生的原因，基本上是人体正气失调，因而在治疗疾病时必须处处以正气为着眼点。这些认识是在中医学对疾病本质和病因学正邪理论的指导下，在临床诊治中的具体运用，是中医学的精华所在，具有重要的指导意义。

对于病后的调理，经文提出病后特别是久病之后，人体由于长期疾病的消耗，不能马上完全恢复健康，这是一种正常现象。并指出，根据自然规律，自然界的一切生化现象，都有一定的时令节序条件，不是凭主观意愿能随意加以改变的，因此对于疾病后的健康恢复，应依靠注意生活起居、饮食调养，慢慢地自然恢复，不能着急。这种既承认客观规律，认为必须服从自然规律，又强调人的主观能动性，强调生活起居、饮食营养对人体健康的重要性是完全正确的，这不仅适用于对运气致病的防治，而且对养生保健及防治各种疾病，都有一定的指导意义。

卷第二十一

六元正纪大论篇第七十一

【原文】黄帝问曰：六化六变，胜复淫治，甘苦辛咸酸淡先后，余知之矣。夫五运之化，或从五气，或逆天气，或从天气而逆地气，或从地气而逆天气，或相得，或不相得，余未能明其事。欲通天之纪，从地之理，和其运，调其化，使上下合德，无相夺伦，天地升降，不失其宜，五运宣行，勿乖其政，调之正味，从逆奈何？岐伯稽首再拜对曰：昭乎哉问也。此天地之纲纪，变化之渊源，非圣帝孰能穷其至理欤！臣虽不敏，请陈其道，令终不灭，久而不易。

帝曰：愿夫子推而次之，从其类序，分其部主，别其宗司，昭其气数，明其正化，可得闻乎？岐伯曰：先立其年以明其气，金木水火土运行之数，寒暑燥湿风火临御之化，则天道可见，民气可调，阴阳卷舒，近而无惑，数之可数者，请遂言之。

【注释】① 类序：类属及次序。如甲乙属天干，子午属地支，甲为天干之始，子为地支之始，各有次序。

② 部主：司天在泉，左右间气，各有一定的部位，而主其时之气。

③ 宗司：指一年之中，有主岁之运气以统之，各步之中有相应之气以司之。

④ 气数：五运六气各有其气，也各有其数。

⑤ 正化：当其位者为正，非其位者为邪。

⑥ 临御之化：指六气司天在泉之气化。

⑦ 阴阳卷舒：阴阳互为收藏舒张。

【白话解】黄帝问道：关于六气的正常生化规律与异常变化特点，以及胜气、复气、邪气、平治的关系，甘、苦、辛、咸、酸、淡等味先后生化的道理，我已经明白了。但是五行的变化，有时和司天之气相顺从，有时和司天之气相悖逆，有时顺从司天之气却违逆在泉之气，有时顺从在泉之气而违逆司天之气，有的相互适应，有的不相适应，我对其中的道理还有不明白的地方。要想了解天之六气的运行规律，顺应地上五行变化的法则，调和五运之气化，使司天、在泉之气上下协调，互相不发生冲突，天地升降的关系正常不致相失，五运之气运行通畅而不背离它的职权，从而使万物生、长、化、收、藏的生化过程得以顺利进行。要达到以上目的，需要调和饮食和药物的性味，或用从治法，或用逆治法，这又应当如何掌握呢？岐伯恭敬地行礼后回答说：问得真高明啊！这是天地生化的纲领，万物变化的源头，倘若不是英明的圣帝，又怎能穷究这精深的道理呢？我虽然不聪明，仍愿意讲述一下它的道理，使其不致磨灭，而能够长久地保存、流传。

黄帝问道：想请先生进一步推求分析，根据它的分类和次序，以区分六气中的客气和主气、主宰和从属，从而阐明五行运化的气数和法则，这些内容可以告诉我吗？岐伯说：首先要确定每年的天干地支，以了解主岁之气金、木、水、火、土五行运行之数，寒、暑、燥、湿、风、火主从的变化，这样，就可以了解和掌握自然界的变化了，人们的气机就可以得到调和，也就能够认识阴阳胜负的道理而不致迷惑了。这是气运之数，是可以计算的，请允许我尽我所知讲一下。

【解析】本节首先指出了五运六气，以及运气之间有许多复杂的变化。其次指出了只要了解了这一变化规律，人们就可以掌握它，利用它，调整它，而调整的方法主要是应用饮食和药物。再其次指出了研究自然规律的具体方法是首先运用干支纪年的方法，然后在干支纪年的基础上分析各个年度的不同变化和气候、物候特点。这一小节虽然文字不多，但层次十分清楚。特别值得提出的是，作者在这里提出了一个重要的问题，即人能胜天的问题。这就是说，《黄帝内经》作者认为自然界虽然十分复杂，但是它又是能够被人们所了解和掌握的，并在此基础上可以对它的危害加以调整和矫正。这就是原文最后指出的“天道可见，民气可调”。这种自然观是十分卓越的，中医理论体系正是在这种自然观的基础上建立和发展起来的。

所谓相得与不相得的问题，乃是指运与气上下相临时的关系。凡气运相临时，有气生运者，即司天之气生中运（生或克，指的是六气与五运的五行属性的生克关系），如癸巳、癸亥年，木生火；甲子、甲午、甲寅、甲申年，火生土；乙丑、乙未年，土生金；辛卯、辛未年，金生水；壬辰、壬戌年，水生木。此十二年司天生中运，以上生下，名曰“顺化”，为相得之年。有气克运者，即司天之气克中运，如己巳、己亥年，木克土；辛丑、辛未年，土克水；戊辰、戊戌年，水克火；庚子、庚午、庚寅、庚申年，火克金；丁卯、丁酉年，金克木。此十二年司天克中运，以上克下，名曰“天刑”，为不相得之年。有运生气者，即中运生司天之气，如癸丑、癸未年，火生土；壬子、壬午、壬寅、壬申年，木生火；辛巳、辛亥年，水生木；庚寅、庚戌年，金生水；己卯、己酉年，土生金。此十二年中运生司天，以下生上，虽为相生，然而为子居母上，名曰“小逆”，而生微病。有运克气者，即中运克司天之气，如乙巳、乙亥年，金克木；丙子、丙午、丙寅、丙申年，水克火；丁丑、丁未年，木克土；癸卯、癸酉年，火克金；甲辰、甲戌年，土克水。此十二年中运克气，名曰“不和”，亦为不相得。有气运相同者，即中运与司天之气相同，如丁巳、丁亥年，运与气皆为木；戊子、戊午、戊寅、戊申年，气运皆为火；己丑、己未年，运气皆为土；乙卯、乙酉年，运气皆为金；丙辰、丙戌年，运气皆为水。此十二年运气皆同，名曰“天符”。

【原文】帝曰：太阳之政奈何？岐伯曰：辰戌之纪也。

太阳　太角　太阴　壬辰　壬戌　其运风，其化鸣紊启拆，其变振拉摧拔，其病眩掉目瞑。

太角（初正）　少徵　太宫　少商　太羽（终）

太阳　太徵　太阴　戊辰　戊戌同正徵。其运热，其化暄暑郁燠，其变炎烈沸腾，其病热郁。

太徵　少宫　太商　少羽（终）　少角（初）

太阳　太宫　太阴　甲辰岁会（同天符）　甲戌岁会（同天符）　其运阴埃，其化柔润重泽，其变震惊飘骤，其病湿下重。

太宫　少商　太羽（终）　太角（初）　少徵

太阳　太商　太阴　庚辰　庚戌　其运凉，其化雾露萧飋，其变肃杀雕零，其病燥背瞀胸满。

太商　少羽（终）　少角（初）　太徵　少宫

太阳　太羽　太阴　丙辰天符　丙戌天符。其运寒，其化凝惨凓冽，其变冰雪霜雹，其病大寒留于溪谷。

太羽（终）　太角（初）　少徵　太宫　少商

【注释】① 太阳之政：太阳寒水司天主政的情况。

② 鸣紊启拆：鸣，风吹木鸣响；紊，乱；启拆，萌芽发而地坼开。指风吹木鸣紊乱，万物破土而出。

③ 眩掉目瞑：眩晕头摇，肢体震颤，视物不明。

④ 同正徵：戊辰、戊戌之岁，戊属火运太过，但受太阳寒水司天之气相克，火气得平，故正常火运正徵同。

⑤ 背瞀胸满：肺金受病，肺居胸中，背为胸之府，故背闷瞀而胸胀满。

【白话解】黄帝问道：太阳寒水司天的运气情况如何？岐伯说：这是用地支的辰、戌来标志的年份。辰年、戌年是太阳寒水司天，太阴湿土在泉。

若逢岁运是木运太过，便是壬辰、壬戌两个年份，称为太角。木运主风，风运如正常，则吹拂万物阵阵鸣响，万物萌芽；如木运变化异常，则狂风大作，树木摧折。它所引起的疾病，是眩晕、头晕目花，因是木运主岁，所以客运与主运都起于太角，终于太羽。

若逢岁运是火运太过，便是戊辰、戊戌两个年份，称为太徵。这两个年份虽然火运太过，但正当太阳寒水司天，受其制约，所以这一年也是火运平气之年。其运主热，如火运正常，则气候温暖，渐渐暑热熏蒸；若火运变化异常，则火气炎烈，水气沸腾。由火气太过所引起的疾病，多属热郁一类。因为岁运是火运太过，所以客运起于太徵，终于少角，而主运起于少角，终于少羽。

若逢岁运是土运太过，便是甲辰、甲戌两个年份，称为太宫。甲己属土，辰戌亦属土，所以这两年都是岁会，其运主阴雨。如土运正常，则风调雨顺，地气润泽；如土运变化异常，则电闪雷鸣，狂风暴雨。由土气太过所引起的疾病，多为下部湿重。因为甲是阳年，所以客运起于太宫，终于少徵，主运则起于太角，终于太羽。

若逢岁运是金运太过，便是庚辰、庚戌两个年份，称为太商。岁运是金，其气为凉。如金运正常，则降雾降露，秋风萧瑟；如金运变化异常，则气候肃杀，草木凋零。由金气太过引起的疾病，多为津液亏乏而干燥，胸背烦闷胀满。因为岁运是金，所以客运起于太商，终于少宫，主运则起于少角，终于少羽。

若逢岁运是水运太过，便是丙辰、丙戌两个年份，称为太羽。因为司天与水运相同，这种情况被称为天符。岁运是水，其运为寒。如水运正常，则气候寒冷；如水运变化异常，则降冰雪霜雹。由水气太过引起的疾病，多是严寒之气滞留在筋肉关节的空隙之处。因岁运是水气太过，所以客运起于太羽，终于少商，主运则起于太角，终于太羽。

【解析】本文所列“其运”“其化”“其变”“其病”等有关问题，皆指中运而言，所述各种物象灾变情况，当与《五常政大论》合看。

关于主客之运五步的具体时间，《图翼》二卷各年五运交司时日言之甚详，今录出，以备参考。

申子辰年：初运，大寒日寅初初刻起；二运，春分后第十三日寅正一刻起；三运，芒种后第十日卯初二刻起；四运，处暑后第七日卯正三刻起；五运，立冬后第四日辰初四刻起。

巳酉丑年：初运，大寒日巳初初刻起；二运，春分后第十三日巳正一刻起；三运，芒种后第十日午初二刻起；四运，处暑后第七日午正三刻起；五运，立冬后第四日未初四刻起。

寅午戌年：初运，大寒日申初初刻起；二运，春分后第十三日申正一刻起；三运，芒种后第十日酉初二刻起；四运，处暑后第七日酉正三刻起；五运，立冬后第四日戌初四刻起。

亥卯未年：初运，大寒日亥初初刻起；二运，春分后第十三日亥正一刻起；三运，芒种后第十日子初二刻起；四运，处暑后第七日子正三刻起；五运，立冬后第四日丑初四刻起。

在地支年中，申子辰寅午戌为六阳年，巳酉丑亥卯未为六阴年。凡阳年的初运，均起于阳时，所以申子辰三阳年都是起于寅时；寅午戌三阳年都起于申。阴年的初运均起于阴时，所以巳酉丑三阴年都起于巳，亥卯未三阴年都起于亥。所谓“初”“正”，即一个时辰的前半为初，后半为正。如寅时，相当于时钟三到五时，其中三到四时为寅初，四到五时为寅正。余亦同。

【原文】凡此太阳司天之政，气化运行先天，天气肃，地气静，寒临太虚，阳气不令，水土合德，上应辰星镇星。其谷玄黅，其政肃，其令徐。寒政大举，泽无阳焰，则火发待时。少阳中治，时雨乃涯。止极雨散，还于太阴，云朝北极，湿化乃布，泽流万物。寒敷于上，雷动于下，寒湿之气，持于气交。民病寒湿，发肌肉萎，足痿不收，濡泻血溢。初之气，地气迁，气乃大温，草乃早荣，民乃厉，温病乃作，身热头痛呕吐，肌腠疮疡。二之气，大凉反至，民乃惨，草乃遇寒，火气遂抑，民病气郁中满，寒乃始。三之气，天政布，寒气行，雨乃降，民病寒，反热中，痈疽注下，心热瞀闷，不治者死。四之气，风湿交争，风化为雨，乃长乃化乃成。民病大热少气，肌肉萎足痿。注下赤白。五之气，阳复化，草乃长乃化乃成，民乃舒。终之气，地气正，湿令行，阴凝太虚，埃昏郊野，民乃惨凄，寒风以至，反者孕乃死。故岁宜苦以燥之温之，必折其郁气，先资其化源，抑其运气，扶其不胜，无使暴过而生其疾，食岁谷以全其真，避虚邪以安其正。适气同异，多少制之，同寒湿者燥热化，异寒湿者燥湿化，故同者多之，异者少之，用寒远寒，用凉远凉，用温远温，用热远热，食宜同法。有假者反常，反是者病，所谓时也。

【注释】① 气化运行先天：指气化先天时而至。

② 阳气不令：阳气不能施布其令。

③ 水土合德：太阳寒水与太阴湿土二者互相协调发挥作用。

④ 少阳中治：指主气的第三是少阳。

⑤ 止极雨散：岁半以后地气主之，司天之气已完，则时雨消失。

⑥ 折其郁气，先资其化源：即泻其有余之气，补其不足的生化之源。

⑦ 抑其运气，扶其不胜：抑制太过的运气，资助其运气所克的气。

⑧ 岁谷：与岁气相对应的谷物。

⑨ 适气同异：指根据气与岁运的相同与不同考虑治法。

【白话解】凡是太阳司天的年份，气候常常早于时令而来到，这时的天气清肃，地气安静，寒气上临太虚，阳气不能发挥其作用，寒水与湿土互相协同，与之对应的星宿是辰星、镇星。生长的谷物是黑色和黄色的，天气肃清，地气的作用徐缓。寒气的作用扩张充沛，遏制了阳气，川泽里没有升腾的阳气，被遏制的火气只有待时而发。到了少阳相火当令时，雨露下降及时，等过了三气之后，雨水便非常稀少，又回到太阴当令，乌云朝向北极，湿土之气运化四布，雨水润泽遍及万物。寒水之气布于上，少阴君火动于下，寒湿偏胜之气相持于气交之中。这时，人们容易得寒湿、肌肉萎缩、两足痿弱、伸缩无力、大便泄泻、血液外流等病症。

初之气，主气为厥阴风木，客气为少阳相火，由于上一年地气迁移运转，气候十分温暖，所以百草过早地繁盛。这个时候，人们容易感染疫病，发生温病，其表现是身体发热、头痛、呕吐、肌肤红斑等症状。

二之气，主气为少阴君火，客气为阳明燥金，因而有大凉的气候出现，人们表现为肠胃不适、腹胀的样子，草类遇到寒气停止生长，火气遂被抑制。人们多患气郁、胸腹胀满之病，司天之寒气开始发生。

三之气，主气为少阳相火，客气为太阳寒水，司天太阳之气当令，流行寒凉的气候，雨水下降。这时，人们多患外寒而内热、痈疽、下痢、心中烦热、神志昏蒙、胸闷等症，如果不及时进行诊治，就会有死亡的危险。

四之气，主气为太阴湿土，客气为厥阴风木，厥阴风木当令，太阴湿土主运，风湿两气相争，风不胜湿，于是转化为雨水，万物因而得以生长、变化、成熟。这时，人们容易得高热、气虚不足、肌肉萎弱、两足痿弱无力、赤白痢疾等疾病。

五之气，主气为阳明燥金，客气为少阴君火，火气不能运行，但因太阴湿土之气与之化合，百草因此生长、变化、定形，人们也舒畅无病。

终之气，主气为太阳寒水，客气为太阴湿土，太阴湿土当令，地气正胜，湿气得以流行，天地之间凝聚着阴气，尘土飞扬，漫布郊野。人们受到这种气候的影响，也感到凄惨不快乐，若再有寒风吹来，风能胜湿，影响到人体，孕妇便会受到伤害而致流产。

所以，该年应多用苦燥以祛湿，用苦温以祛寒，必须要减弱造成气郁的原因。首先要培补化生的根源，抑制太过的运气，扶植不胜的运气，不要使其因太过和不胜而导致疾病。在饮食方面，要运用与岁气相合的黑色、黄色谷类以保全真气，防避寒邪贼风以保持正气。要根据气运的同异来确定药物及用量。气运同时寒湿的，就用燥热之品来调和；气运寒湿之气不同，就用燥湿之品来调和；其气运相同的，应多用相宜的气味；其气运不同的，应斟酌少用。需要注意的是，用寒性药应当避开寒冷的季节，用凉性药应当避开清冷的季节，用温性药应当避开温暖的季节，用热性药应当避开炎热的季节。在饮食上，其规律与上面所讲是一样的。倘若天气反常，就要用相反的方法，可以不按照避寒避热的常规去做。否则，就会导致疾病的发生。这便是所谓的因时制宜。

【解析】每年岁气，计分六步，即文中所谓初之气、二之气、三之气、四之气、五之气、终之气。岁气又有主客之别，主岁六步的顺序是从厥阴风木开始，以下按五行相生的规律排列，即初之气厥阴风木；木能生火，二之气为少阴君火；三之气为少阳相火；火能生土，四之气为太阴湿土；土能生金，五之气为阳明燥金；金能生水，终之气为太阳寒水。每年不变。

客气六步是每年的司天之气为三之气，在泉之气为终之气，然后根据三之气向上推出初之气，其顺序是根据阴阳之气的多少来排列的，即厥阴、少阴、太阴、少阳、阳明、太阳。如辰戌之年，太阳司天为三之气，太阴在泉为终之气，从太阳上推二步为少阳，所以本年客气初之气为少阳，二之气为阳明，三之气为太阳，四之气为厥阴，五之气为少阴，终之气为太阴，根据年支的不同年年有变。客气虽分六步主令，但每年上半年以司天之气为主，下半年以在泉之气为主，所谓“岁半之前，天气主之，岁半之后，地气主之”即此意。由于每年主气客气相加，即所谓“客主加临”，形成复杂的气候变化。上文就是描述太阳司天之政，一年六步主客加临，气象物候及发病情况。下仿此。这是岁气演变的一般规律。

对于“反者孕乃死”一句，历代注家多将此与“风寒以至”联系起来解释。张介宾曰：“以湿令而寒风至，风能胜湿，故曰反。反者，孕乃死。所以然者，人为倮虫，从土化也。风木非时相加，故土化者，当不育也。”认为“反”是指风胜湿，并把“孕”直接理解成人的胎孕。张隐庵曰：“土主化育倮虫，而人为倮虫之长，如寒风以至，是土为风木反胜，故主胎孕不成。此谓非时之邪而胜主时之气。”其认识与张介宾大致相同。高士宗曰：“太阳寒水，主终之气，故民乃凄惨，而寒风以至，此加临之气合在泉之气，主时之气合司天之气，无有偏胜，民当无病，若无寒湿之化，而有火热之气，反则胎孕不育不成，故孕乃死。”其看法与二张不同，认为“反”是指太阳寒水司天之年，无寒湿之化，而有火热之气。本书从二张之说。

对于“先资其化源”一句，历代注家看法不一。王冰注曰：“化源，谓九月迎而取之，以补心火。”意即指十月、十一月、十二月为冬三月，气候寒冷，寒气太盛可使心火郁于内，故在冬令未到之前就先补益心火（资其化源），使心火到时不致为寒邪所束。新校正则曰：“详水将胜也，先于九月迎取其化源，先泻肾之源也。盖以水王十月，故先于九月迎而取之，泻水以补火也。”其认为先“资其化源”是指“泻肾水”，与王冰“补心火”之说南辕北辙。张介宾注曰：“化源者，化生之源，如木年火失其养则当资木，金失其养则当资土，皆自其母气资养之，则被制者可以无伤，亦化源之谓。”“资其化源，补不足也。”高士宗注曰：“郁者复之基，若欲折之，当先资其化源。”认为“资其化源”是折什么就先补什么。以上诸注，以王冰原注和张介宾之注较为符合临床实际，宜合参。

【原文】 帝曰：善。阳明之政奈何？岐伯说：卯酉之纪也。

阳明　少角　少阴　清热胜复同，同正商。丁卯（岁会）　丁酉其运风清热。

少角（初正）　太徵　少宫　太商　少羽（终）

阳明　少徵　少阴　寒雨胜复同，同正商。癸卯（同岁会）癸酉（同岁会）　其运热寒雨。

少徵　太宫　少商　太羽（终）　太角（初）

阳明　少宫　少阴　风凉胜复同。己卯　己酉　其运雨风凉。

少宫　太商　少羽（终）　少角（初）　太徵

阳明　少商　少阴　热寒胜复同，同正商。乙卯天符　乙酉岁会，太一天符。其运凉热寒。

少商　太羽（终）　太角（初）　少徵　太宫

阳明　少羽　少阴　雨风胜复同，同少宫。辛卯　辛酉　其运寒雨风。

少羽（终）　少角（初）　太徵　少宫　太商

凡此阳明司天之政，气化运行后天，天气急，地气明，阳专其令，炎暑大行，物燥以坚，淳风乃治，风燥横运，流于气交，多阳少阴，云趋雨府，湿化乃敷。燥极而泽，其谷白丹，间谷命太者，其耗白甲品羽，金火合德，上应太白荧惑。其政切，其令暴，蛰虫乃见，流水不冰，民病咳嗌塞，寒热发，暴振溧癃闷，清先而劲，毛虫乃死，热后而暴，介虫乃殃，其发躁，胜复之作，扰而大乱，清热之气，持于气交。初之气，地气迁，阴始凝，气始肃，水乃冰，寒雨化。其病中热胀，面目浮肿，善眠，鼽衄嚏欠呕，小便黄赤，甚则淋。二之气，阳乃布，民乃舒，物乃生荣。厉大至，民善暴死。三之气，天政布，凉乃行，燥热交合，燥极而泽，民病寒热。四之气，寒雨降。病暴仆，振栗谵妄，少气嗌干引饮，及为心痛痈肿疮疡疟寒之疾，骨痿血便。五之气，春令反行，草乃生荣，民气和。终之气，阳气布，候反温，蛰虫来见，流水不冰，民乃康平，其病温。故食岁谷以安其

气，食间谷以去其邪，岁宜以咸以苦以辛，汗之清之散之，安其运气，无使受邪，折其郁气，资其化源。以寒热轻重少多其制，同热者多天化，同清者多地化，用凉远凉，用热远热，用寒远寒，用温远温，食宜同法。有假者反之，此其道也。反是者，乱天地之经，扰阴阳之纪也。

【注释】① 清热胜复同：岁运不及之年，有胜气，胜气之后必有复气。木运不及，所不胜之金来克，随之火气又可来复，胜气盛，复气也盛，胜气微，复气也微。金气主清，火气主热，故云清热胜复同。

② 其运气清热：凡运不及之年，常兼胜复之气。木运为风，木不及则被金克，胜气为清，金气胜则火气复，复气为热，故云其运风清热。

③ 阳专其令：指金运不及，火气必旺为胜气，阳气得独施布其政令。

④ 淳风乃治：淳风，淳和之风。指金运不及，木亦无畏，木气得以舒展，淳和之风流行。

⑤ 间谷命太：间谷，间气所化之谷；命，天赋也；太，气有余也。全句指秉承太过之间气而化生的谷类。

⑥ 清先而劲：阳明燥金司天，金之精气主上半年在先，故清气主在先而劲切。

⑦ 同热者多天化，同清者多地化：阳明司天，少阴在泉。若岁运之气与在泉之气同为热气，则治当多用清凉之气调，若与司天清凉之气同，则治当多用火热之气调之，即与在泉大热之气同类。

【白话解】黄帝说道：讲得好。那么，阳明司天之年的运气情况如何？岐伯说：这是以卯、酉为标志的年份。卯年、酉年是阳明燥金司天，少阴君火在泉。

若逢岁运是木运不及，便是丁卯、丁酉两个年份。丁为阴干，所以客运始于少角。因木运不及，故金气来侵，火气来复，胜气与复气相同，所以气运与金运平气相同。木运主风，其变为清、热。因是木运主岁，所以客运与主运相同，起于少角，终于少羽。

若逢岁运是火运不及，便是癸卯、癸酉两个年份。癸为阴干，所以客运始于少徵。因火运不及，水气偏盛，土气又来制约，水土（寒雨）的胜复相同，所以气运与金运平气相同。火运主热，其变为寒雨。客运起于少徵，终于太角，主运起于太角，终于太羽。

若逢岁运是土运不及，便是己卯、己酉两个年份。己为阴干，所以客运始于少宫。因土运不及，木气偏盛，金气又来制约，所以木金（风凉）的胜复相同，土运主雨，胜气为风，复气为凉。客运起于少宫，终于太徵，主运起于少角，终于少羽。

若逢岁运是金运不及，便是乙卯、乙酉两个年份。乙为阴干，所以客运起于少商。因金运不及，火气偏胜，水气又来制约，所以水火（寒热）的胜气复气相同，气运与金运平气相同。金运主凉，其变为寒、热。客运始于少商，终于太宫，主运起于太角，终于太羽。

若逢岁运是水运不及，便是辛酉、辛卯两个年份。辛为阴干，所以客运始于少阴。因水运不及，土气偏胜，木气又来制约，所以土木（雨风）的胜气复气相同，辛卯年气运与土运不及年（少宫）相同。水运主寒，其胜气为雨，复气为风。客运起于少羽，终于太商，主运起于少角，终于少羽。

在以上卯、酉的年份，阳明燥金司天而行使职权的时候，表现为气候晚于时令。司天之气清肃，在泉之气光明，阳气主宰着时令，炎热之气流行，草木变得干燥而坚硬，只有吹来和淳之风才能消解。风燥之气纵横，流行于气交之中，阳气多而阴气少，云向雨府，湿土之气于是敷布，燥气盛到极点，化为雨泽。正气所化的岁谷是红色和白色的，感受太过的间气而成熟的为间谷，金、火互相配合发挥作用，其相应于上的，是金、火二星。金气的气象劲急，火气的表现急暴，于是伏藏的虫类出现，水流动而不结冰。这个时候，人们容易得咳嗽、咽喉肿塞、突然发寒发热、颤抖、大小便不通等病，上半年清金之气劲而有力，毛虫得不到生长而死亡，下半年火热之气急暴，介虫遭受灾殃。金气和火气的发作都很急迫，而打乱了正常的气候，清气和热气相持于气交之中。

初之气，主气为厥阴风木，客气为太阴湿土，地气迁移运转，阴气开始凝聚，于是天气肃杀，水结成冰，降下寒雨。人们受到这种气候的侵害，多患内热胀满、面目浮肿、嗜睡、流涕、出鼻血、打喷嚏、打呵欠、呕吐、小便色黄赤，甚至出现尿频、尿急、淋漓不断等病症。

二之气，主气为少阴君火，客气为少阳相火，阳气散布，人们感到非常舒服，万物生长繁荣。但是疫病又猖獗流行，可以使人突然死亡。

三之气，主气为少阳相火，客气为阳明燥金，燥金司天当令，凉气发布，而主气为少阳相火，所以燥气热气互相交合，三气终了之后，干燥也到了极点，就会化为润泽，人们多患疟疾。

四之气，主气为太阴湿土，客气为太阳寒水，天降寒雨，病发时会突然跌倒，寒冷发抖，神志不清，胡言乱语，气息低微，咽喉干燥，口渴喜欢饮水，以及心痛、痈肿溃疡、寒性疟疾、骨软无力、大小便出血等。

五之气，主气为阳明燥金，客气为厥阴风木，厥阴风木用事，秋天却出现春天应出现的变化，草又生长茂盛，人们也很舒服。

终之气，主气为太阳寒水，客气为少阴君火。阳气四布，气候反而温暖，应蛰伏的虫类仍然在外界活动，流水不能结冰，人们也因此而安康。但因冬天出现夏季应出现的变化，所以容易得温病。

因而，在这样的年份应当吃白色或红色的岁谷，来安定保养正气，吃间谷以祛除邪气。如需服药应服咸味、苦味、辛味的药，并用汗法、清法、散法以适应运气，不使之受邪气的侵扰，并削弱郁结之气，资助化生的泉源。根据寒热的轻重，来调节药量的多少。运与气同热的，应多以清凉之品调和，运与气同清的，应多以火热之品调和，在清凉的天气应避免用凉性药物，在炎热的天气应避免用热性药物，在寒冷的天气应避免用寒性药物，在温暖的天气应避免服用温性药物，在饮食上，上述的方法和规律同样应当遵守。倘若天气反常，则不必拘泥于这些常规，可以灵活运用。这是适应自然的法则。若违反了它，就会扰乱适应自然变化的法度和阴阳的规律。

【解析】“间谷命太者”一句，历来众说纷纭。对于“间谷”的具体认识，王冰注曰：“太角商等气之化者，间气化生，故云间谷也。”认为“间谷”是岁运太过之年的间气所化生之谷。新校正曰：“按《玄珠》云，岁谷与间谷者，此即在泉为岁谷，及在泉之左右间者皆为岁谷，其司天及运间而化者名间谷。又别有一名间谷者，是地化不及，即反所胜而生者，故名间谷。即邪气之化，又名并化之谷也，亦名间谷。”认为“间谷”是司天之气与岁运之间的变化中所生之谷，岁运偏胜之气所化生的谷也叫“间谷”，与王冰之注颇异。张介宾曰：“除正化岁谷之外，则左右四间之化皆为间谷。”张隐庵曰：“间谷者，感左右之间气而成熟，间气者，在司天在泉左右之四气也。”此二人的认识大致相同，认为“间谷”是左右四间气所生之谷。高士宗曰：“左右二气，谓之间气，间谷者，感左右间气成熟之谷也。”对于“命太”的认识，历代注家的看法更不一致，王冰曰：“命太者，谓前文太角商等气之化者。”认为“命太”即太过之年。张介宾曰：“间谷，间气所化之谷也。命，天赋也。太，气之有余也。”“按太少间谷之义，其说有二：凡司天属太者，在泉必为少，司天属少者，在泉必为太……命其太者，则当以在泉之间气，命其谷也。”认为“命太”是间谷气之有余者，之所以“命太”是由于六气分太少。以上诸注以王冰之义为长。

【原文】帝曰：善。少阳之政奈何？岐伯曰：寅申之纪也。

少阳　太角　厥阴　壬寅（同天符）　壬申（同天符）　其运风鼓，其化鸣紊启坼，其变振拉摧拔，其病掉眩支胁惊骇。

太角（初正）　少徵　太宫　少商　太羽（终）

少阳　太徵　厥阴　戊寅天符　戊申天符　其运暑，其化暄嚣郁燠，其变炎烈沸腾，其病上热郁血溢血泄心痛。

太徵　少宫　太商　少羽（终）　少角（初）

少阳　太宫　厥阴　甲寅　甲申　其运阴雨，其化柔润重泽，其变震惊飘骤，其病体重胕肿痞饮。

太宫　少商　太羽（终）　太角（初）　少徵

少阳　太商　厥阴　庚寅　庚申　同正商　其运凉，其化雾露清切，其变肃杀雕零，其病肩背胸中。

太商　少羽（终）　少角（初）　太徵　少宫

少阳　太羽　厥阴　丙寅　丙申　其运寒肃，其化凝惨凓冽，其变冰雪霜雹，其病寒浮肿。

太羽（终）　太角（初）　少徵　太宫　少商

凡此少阳司天之政，气化运行先天，天气正，地气扰，风乃暴举，木偃沙飞，炎火乃流，阴行阳化，雨乃时应，火木同德，上应荧惑岁星。其谷丹苍，其政严，其令扰。故风热参布，云物沸腾。太阴横流，寒乃时至，凉雨并起。民病寒中，外发疮疡，内为泄满。故圣人遇之，和而不争。往复之作，民病寒热疟泄，聋瞑呕吐，上怫肿色变。初之气，地气迁，风胜乃摇，寒乃去，候乃大温，草木早荣。寒来不杀，温病乃起，其病气怫于上，血溢目赤，咳逆头痛，血崩胁满，肤腠中疮。二之气，火反郁，白埃四起，云趋雨府，风不胜湿，雨乃零，民乃康。其病热郁于上，咳逆呕吐，疮发于中，胸嗌不利，头痛身热，昏愦脓疮。三之气，天政布，炎暑至，少阳临上，雨乃涯。民病热中，聋瞑血溢，脓疮咳呕，鼽衄渴嚏欠，喉痹目赤，善暴死。四之气，凉乃至，炎暑间化，白露降，民气和平，其病满身重。五之气，阳乃去，寒乃来，雨乃降，气门乃闭，刚木早雕。民避寒邪，君子周密。终之气，地气正，风乃至，万物反生，霿雾以行。其病关闭不禁，心痛，阳气不藏而咳。抑其运气，赞所不胜，必折其郁气，先取化源，暴过不生，苛疾不起。故岁宜咸辛宜酸，渗之泄之，渍之发之，观气寒温以调其过，同风热者多寒化，异风热者少寒化，用热远热，用温远温，用寒远寒，用凉远凉，食宜同法，此其道也。有假者反之，反是者病之阶也。

帝曰：善。太阴之政奈何？岐伯曰：丑未之纪也。

太阴　少角　太阳　清热胜复同，同正宫。丁丑　丁未　其运风清热。

少角（初正）　太徵　少宫　太商　少羽（终）

太阴　少徵　太阳　寒雨胜复同。癸丑　癸未　其运热寒雨。

少徵　太宫　少商　太羽（终）　太角

太阴　少宫　太阳　风清胜复同，同正宫。己丑太一天符　己未太一天符　其运雨风清。

少宫　太商　少羽（终）　少角（初）　太徵

太阴　少商　太阳　热寒胜复同，乙丑　乙未　其运凉热寒。

少商　太羽（终）　太角（初）　少徵　太宫

太阴　少羽　太阳　雨风胜复同，同正宫。辛丑（同岁会）

辛未（同岁会） 其运寒雨风。

少羽（终） 少角（初） 太徵 少宫 太商

凡此太阴司天之政，气化运行后天，阴专其政，阳气退辟，大风时起，天气下降，地气上腾，原野昏霧，白埃四起，云奔南极，寒雨数至，物成于差夏。民病寒湿，腹满身䐜愤胕肿，痞逆寒厥拘急。湿寒合德，黄黑埃昏，流行气交，上应镇星辰星。其政肃，其令寂，其谷黅玄。故阴凝于上，寒积于下，寒水胜火，则为冰雹，阳光不治，杀气乃行。故有余宜高，不及宜下，有余宜晚，不及宜早，土之利，气之化也，民气亦从之，间谷命其太也。初之气，地气迁，寒乃去，春气正，风乃来，生布万物以荣，民气条舒，风湿相薄，雨乃后。民病血溢，筋络拘强，关节不利，身重筋痿。二之气，大火正，物承化，民乃和，其病温厉大行，远近咸若，湿蒸相薄，雨乃时降。三之气，天政布，湿气降，地气腾，雨乃时降，寒乃随之。感于寒湿，则民病身重胕肿，胸腹满。四之气，畏火临，溽蒸化，地气腾，天气否隔，寒风晓暮，蒸热相薄，草木凝烟，湿化不流，则白露阴布，以成秋令。民病腠理热，血暴溢疟，心腹满热胪胀，甚则胕肿。五之气，惨令已行，寒露下，霜乃早降，草木黄落，寒气及体，君子周密，民病皮腠。终之气，寒大举，湿大化，霜乃积，阴乃凝，水坚冰，阳光不治。感于寒，则病人关节禁固，腰脽痛，寒湿推于气交而为疾也。必折其郁气，而取化源，益其岁气，无使邪胜，食岁谷以全其真，食间谷以保其精。故岁宜以苦燥之温之，甚者发之泄之。不发不泄，则湿气外溢，肉溃皮拆而水血交流。必赞其阳火，令御甚寒，从气异同，少多其判也，同寒者以热化，同湿者以燥化，异者少之，同者多之，用凉远凉，用寒远寒，用温远温，用热远热，食宜同法。假者反之，此其道也，反是者病也。

帝曰：善。少阴之政奈何？岐伯曰：子午之纪也。

少阴 太角 阳明 壬子 壬午 其运风鼓，其化鸣紊启拆，其变振拉摧拔，其病支满。

太角（初正） 少徵 太宫 少商 太羽（终）

少阴 太徵 阳明 戊子天符 戊午太一天符 其运炎暑，其化暄曜郁燠，其变炎烈沸腾，其病上热血溢。

太徵 少宫 太商 少羽（终） 少角（初）

少阴　太宫　阳明　甲子　甲午　其运阴雨，其化柔润时雨，其变震惊飘骤，其病中满身重。

太宫　少商　太羽（终）　太角（初）　少徵

少阴　太商　阳明　庚子（同天符）　庚午（同天符）　同正商　其运凉劲，其化雾露萧飔，其变肃杀雕零，其病下清。

太商　少羽（终）　少角（初）　太徵　少宫

少阴　太羽　阳明　丙子岁会　丙午　其运寒，其化凝惨溧冽，其变冰雪霜雹，其病寒下。

太羽（终）　太角（初）　少徵　太宫　少商

凡此少阴司天之政，气化运行先天，地气肃，天气明，寒交暑，热加燥，云驰雨府，湿化乃行，时雨乃降，金火合德，上应荧惑太白。其政明，其令切，其谷丹白。水火寒热持于气交而为病始也，热病生于上，清病生于下，寒热凌犯而争于中，民病咳喘，血溢血泄鼽嚏，目赤眦疡，寒厥入胃，心痛腰痛，腹大嗌干肿上。初之气，地气迁，燥将去，寒乃始，蛰复藏，水乃冰，霜复降，风乃至，阳气郁，民反周密，关节禁固，腰脽痛，炎暑将起，中外疮疡。二之气，阳气布，风乃行，春气以正，万物应荣，寒气时至，民乃和。其病淋，目瞑目赤，气郁于上而热。三之气，天政布，大火行，庶类番鲜，寒气时至。民病气厥心痛，寒热更作，咳喘目赤。四之气，溽暑至，大雨时行，寒热互至。民病寒热，嗌干黄瘅，鼽衄饮发。五之气，畏火临，暑反至，阳乃化，万物乃生乃长荣，民乃康，其病温。终之气，燥令行，余火内格，肿于上，咳喘，甚则血溢。寒气数举，则霿雾翳，病生皮腠，内舍于胁，下连少腹而作寒中，地将易也。必抑其运气，资其岁胜，折其郁发，先取化源，无使暴过而生其病也。食岁谷以全真气，食间谷以辟虚邪。岁宜咸以耎之，而调其上，甚则以苦发之；以酸收之，而安其下，甚则以苦泄之。适气同异而多少之，同天气者以寒清化，同地气者以温热化，用热远热，用凉远凉，用温远温，用寒远寒，食宜同法。有假则反，此其道也，反是者病作矣。

帝曰：善。厥阴之政奈何？岐伯曰：巳亥之纪也。

厥阴　少角　少阳　清热胜复同，同正角。丁巳天符　丁亥天符　其运风清热。

少角（初正）　太徵　少宫　太商　少羽（终）

厥阴　少徵　少阳　寒雨胜复同。癸巳（同岁会）　癸亥（同岁会）　其运热寒雨。

少徵　太宫　少商　太羽（终）　太角（初）

厥阴　少宫　少阳　风清胜复同，同正角。己巳　己亥　其运雨风清。

少宫　太商　少羽（终）　少角（初）　太徵

厥阴　少商　少阳　热寒胜复同，同正角。乙巳　乙亥　其运凉热寒。

少商　太羽（终）　太角（初）　少徵　太宫

厥阴　少羽　少阳　雨风胜复同。辛巳　辛亥　其运寒雨风。

少羽（终）　少角（初）　太徵　少宫　太商

凡此厥阴司天之政，气化运行后天，诸同正岁，气化运行同天，天气扰，地气正，风生高远，炎热从之，云趋雨府，湿化乃行，风火同德，上应岁星荧惑。其政挠，其令速，其谷苍丹，间谷言太者。其耗文角品羽。风燥火热，胜复更作，蛰虫来见，流水不冰，热病行于下，风病行于上，风燥胜复形于中。初之气，寒始肃，杀气方至，民病寒于右之下。二之气，寒不去，华雪水冰，杀气施化，霜乃降，名草上焦，寒雨数至。阳复化，民病热于中。三之气，天政布，风乃时举。民病泣出耳鸣掉眩。四之气，溽暑湿热相薄，争于左之上。民病黄瘅而为胕肿。五之气，燥湿更胜，沉阴乃布，寒气及体，风雨乃行。终之气，畏火司令，阳乃大化，蛰虫出现，流水不冰，地气大发，草乃生，人乃舒。其病温厉。必折其郁气，资其化源，赞其运气，无使邪胜。岁宜以辛调上，以咸调下，畏火之气，无妄犯之。用温远温，用热远热，用凉远凉，用寒远寒，食宜同法。有假反常，此之道也。反是者病。

【注释】① 风鼓：如风气鼓动。

② 暄嚣：火盛之象。

③ 血溢血泄：热盛迫血妄行的各种出血症。

④ 木偃沙飞：偃，放倒。风吹倒树木，吹得飞沙走石。

⑤ 阴行阳化：太阴湿土，主二之气，与少阳并行于岁半之

前，故阴行阳化。

⑥ 火木同德：六气唯少阴厥阴司天司地，为上下通和，无相胜克，故言火木同德。

⑦ 太阴横流：太阴湿土之气横行于天地气交之中。

⑧ 炎暑间化：指四之气，正值大暑与处暑之际，而主客之气，土金相生，其气清凉，故炎暑之气时作时止主治生化。

⑨ 气门：汗毛孔。汗孔是阳气散泄的门户，故称气门。

⑩ 霿：音“萌”，天色昏暗。

⑪ 下清：便泻清澈，下体清冷。

⑫ 眦疡：眦，就是眼角。眼角溃疡称为眦疡。

⑬ 余火内格：火热之余邪未尽，郁滞在内，不得发泄。格，拒也。

【白话解】黄帝说道：讲得好。那么，少阳司天的运气情况如何？岐伯说：这是以地支寅、申为标志的年份。寅年、申年是少阳相火司天，厥阴风木在泉。

若逢岁运是木运太过，便是壬寅、壬申两个年份。壬寅、壬申均是同天符年。壬为阳干，所以客运起于太角。木运主风，风气偏盛，温度升高，植物破土萌芽，风掠过树木，嗡嗡作响，若风气太过，则狂风大作，树木折断。人们受这种气候的影响，容易得眩晕震颤、胁肋支满、惊骇等疾病。因岁运为木，所以客运和主运都起于太角，终于太羽。

若逢岁运是火运太过，便是戊寅、戊申两个年份。戊寅、戊申都是天符年。戊为阳干，所以客运起于太徵。火运主暑，所以气候炎热，火气太过则如水之沸腾。人们受这种气候的影响，上部容易产生疾病，热郁滞留体内，易患各种出血、心痛等病。客运起于太徵，终于少角，主运起于少角，终于少羽。

若逢岁运是土运太过，便是甲寅、甲申两个年份。甲为阳干，所以客运起于太宫，土运主阴雨，气候湿润，如果湿气太过，则会雷雨大作。人们受这种气候的影响，容易得肢体沉重、浮肿、痞满痰饮等病。客运起于太宫，终于少徵，主运起于太角，终于太羽。

若逢岁运是金运太过，便是庚寅、庚申两个年份。庚为阳干，所以客运起于太商。金运主凉，金运太过，又受到司天少阳相火的制约，所以气运与主运平气相同，天气清凉，雾露降临较急较早，如金气太过，则天气肃杀、万物凋零。受这种气候的影响，人们容易得肩背胸中之病。客运起于太商，终于少宫，主运起于少角，终于少羽。

若逢岁运是水运太过，便是丙寅、丙申两个年份。丙为阳干，所以客运起于太羽，水运主寒气清肃，气候寒冷，水结冰，风凛冽，如水运太过，则有冰、雪、霜、雹产生。受这种气候的影响，人们容易得寒证、浮肿等病。客运起于太羽，终于少商，主运起于太角，终于太羽。

凡是以上少阳司天的年份，气化的运行早于正常时令，天气正常，地气扰动，于是暴风突起，摧折树木，灰沙飞扬，炎火四散流行，而当太阴湿土之气与少阳相火之气并行之时，雨就应时下降，火木相互配合发挥作用，相应的星宿，是荧惑（火）和岁星（木）。对应的谷类颜色是红色、深青色，其职权是严肃的，其表现是扰动的，所以风热之气相互参合于气交之中，云物沸腾。一旦湿土之气横行，则会引来寒气，凉雨就随之降下。在这种气候条件下，人们体内容易产生寒气，体表生疮，并且腹胀、腹泻。明达的人遇到了这种情况，就会使寒热之气调和，从而能适应气候的变化。倘若寒热相争，反复发作，就会得疟病、泄泻、耳聋、目瞑、呕吐、心肺气郁、肿胀、皮肤变色等病。

初之气，主气为厥阴风木，客气为少阴君火，地气转移，风气偏盛而万物摇动，寒气退去，气温逐渐变暖，草木很早呈现欣欣向荣的景象，虽然有寒气侵袭，但并不受其影响，这个时候，温热病开始发生。其气血瘀积在上部，口鼻出血，眼睛发红，咳嗽气喘，头痛血崩，胁肋胀满，皮肤生疮。

二之气，主气为少阴君火，客气为太阴湿土，太阴湿土使少阴君火之气受到郁遏，天气间弥漫白色之气，云奔雨府，风气不能胜过雨湿之气，细雨零落，人们安康，很少有病。如有疾病，则为热气郁遏于上部，出现咳嗽、气逆、呕吐、体内长疮疡、胸部与咽喉不利、头痛、周身发热、心乱、皮肤生脓疮等症状。

三之气，主气为少阳相火，客气也是少阳相火，司天运气行使权力，炎暑的气候到来，因为主客之气都是少阳相火布政，火气过盛致使雨水停止下降。受这种气候的影响，人们多患内里发热、耳聋、目瞑、出血、脓疮、咳嗽、呕吐、鼻塞流涕、鼻出血、喷嚏、呵欠、咽喉痹痛、眼睛发红等病症，往往导致突然死亡。

四之气，主气为太阴湿土，客气为阳明燥金，阳明清凉之客气与主时之太阴湿土来临，与主岁的风热之气相遇，所以有时清凉，有时炎热，同时会降下白露，人们气血和平，不会有疾病发生。如有疾病，则为胸腹胀满而身体沉重。

五之气，主气为阳明燥金，客气为太阳寒水，阳热已经退去，太阳寒水之气来临，寒气即将到来，雨水下降，人的腠理收敛、汗孔关闭，树木早早地便凋零，人们纷纷躲避寒邪侵犯，起居也更为谨慎。

终之气，主气为太阳寒水，客气为厥阴风木。在泉的厥阴之气迁正而当令，风气流动，万物反有生长的气象，霜雾也时常会出现。这时，人们容易得肤腠不固，阳气不能收藏而心痛、咳嗽等病证。治疗的时候应当抑制太过的运气，扶助不及的运气，减弱郁结之气，并且首先从调和化生的泉源做起，倘若没有出现运气太过的情况，也就不会发生急暴或严重的疾病。

所以，该年用药应用咸味、辛味、酸味，并用渗法、泄法、水渍法、发汗法，根据气候的寒温，适当地调节其偏差。岁运与司天在泉的风热相同的，则调治多用寒凉之品；不相同的，则少用寒凉之品。用热应避免炎热的天气，用温应避免温暖的天气，用寒应避免寒冷的天气，用凉应避免清凉的天气。在饮食上，也要遵循上述规律。这是一个基本的法则。如果遇到反常的天气，则可以灵活应用，用不同的方法适当处理。若是违反了这个规律，就会造成疾病。

黄帝说道：讲得好。那么，太阴湿土司天的运气情况如何呢？岐伯说：这是以丑、未为标志的年份。丑年、未年是太阴湿土司天，太阳寒水在泉。

若逢岁运是木运不及，便是丁丑、丁未两个年份。丁为阴干，所以客气起于少角。因木运不及，金气偏胜，火气制约，金火（清热）之气的胜复相同，所以气运与土运平气相同。木运主风，胜气变为清，复气变为热，客运和主运皆起于少角，终于少羽。

若逢岁运是火运不及，便是癸丑、癸未两个年份。癸为阴干，所以客运起于少徵。因为火运不及，水气偏胜，土气制约，水土（寒雨）之气的胜复相同。火运主热，胜气变为寒，复气变为雨。客运起于少徵，终于太角，主运起于太角，终于太羽。

若逢岁运是土运不及，便是己丑、己未两个年份。己为阴干，所以客运起于少宫。因土运不及，木气偏胜，金气制约，木金（风清）之气的胜复相同，所以气运与土运平气相同。土运主雨，胜气变为风，复气变为清。客运起于少宫，终于太徵，主运起于少角，终于少羽。

若逢岁运是金运不及，便是乙丑、乙未两个年份。乙为阴干，所以客运起于少商。因金运不及，火气偏胜，水气制约，火水（热寒）之气的胜复相同。金运主凉，胜气变为热，复气变为寒。客运起于少商，终于太宫，主运起于太角，终于太羽。

若逢岁运是水运不及，便是辛丑、辛未两个年份。辛为阴干，所以客运起于少羽。因水运不及，土气偏胜，木气制约，土木（雨风）之气的胜复相同，所以气运与土运平气相同。水运主寒，胜气变为雨，复气变为风。客运起于少羽，终于太商，主运起于少角，终于少羽。

凡是以上太阴司天的年份，气候常常要晚于时令，阴气处于支配地位，阳气退避，这时常常是大风天气，天气下降，地气上升，原野里低沉昏暗，弥漫着白色的云气，云向南方奔驰，寒雨频频下降，立秋之后万物才能成熟。这时，人们多患寒湿、肚腹胀满、全身肿胀、浮肿、痞塞、气逆不降、寒厥、手足拘急等病症。寒湿交互配合发挥作用，因此黄黑色的埃雾迷漫，流行于气交之中，其对应的星宿是镇星和辰星。其职权是严肃的，其表现是寂静的，其对应谷物的颜色是黄色和黑色。由于阴湿之气凝结于上，寒水之气积留于下，寒水胜过了火，就会成为冰雹，阳气失去其作用，阴气就会流行。在气运有余的年份，应当在高地种植谷物；在天气不及的年份，应当在低地种植谷物。有余的年份应晚些播种，不及的年份应播种早些。土地之利在于自然的化育，人们的体气也是如此，必须适应天时，间谷是感受太过的间气而成熟的。

初之气，主气与客气都是厥阴风木，地气迁移，寒气离去，春气来临，吹来和风，生气四布，万物草木欣欣向荣，人们也感到很舒畅，由于太阴湿土司天，风湿之气互相扭结，很难产生降雨。人们受到这种气候的影响，容易出现口鼻出血、筋络拘急强直、关节活动不便、身体沉重、筋脉痿软无力等病症。

二之气，主气与客气都是少阴君火，正当少阴君火行令，万物得到化育，人们平安，没有疾病。但是，由于火盛气热，导致瘟疫之病流行，远近的病人病状都相似。等到湿气上蒸，与热气相搏，雨水才会及时下降。

三之气，主气是少阳相火，客气是太阴湿土，即司天之气，太阴司天行使权力，湿气下降，地气上升，雨水及时降落于地面，寒气也随之而来。如果感受寒湿，人们就会出现身体沉重、浮肿、胸腹胀满等病症。

四之气，主气是太阴湿土，客气是少阳相火，少阳相火加临，致使湿气蒸腾，地气上升，天气不通，早晚都有寒风吹拂，蒸腾的湿气与热气互相扭结，笼罩在草木之间，又如同薄烟凝滞，湿气运化既不流动，则白露节气不能明显看见应出现的时令现象。这时，人们容易出现皮肤热、突然出血、疟疾、心腹发热、胀满等症，甚至发生浮肿。

五之气，主气是阳明燥金，客气也是阳明燥金，阳明燥金之气流行，寒露已经降下，严霜也提前降下，草木枯黄凋落，寒气侵犯人体，明达医理的人，便谨慎自己的起居，以预防疾病降临，这个时候，人们容易得皮肤腠理的病。

终之气，主气是太阳寒水，客气也是太阳寒水，即在泉之气，主客都为太阳寒水，所以寒气太盛。寒湿之气上下交化于宇宙之间，所以冷霜积聚，阴气凝结，水冻结成坚冰，阳气失去作用。人们感受寒气，容易患关节强直、腰腿疼痛等，这是寒湿之气相推于气交之中而形成的疾病。必须削弱引起气郁的原因，以调和其化生之泉源，抑制岁气的太过，不使邪气过胜以致身体受害，服食岁谷以保全真气，服食间谷以保全精气。

所以，在该年份应选用苦味之品以燥湿温寒，包括应用发散和宣泄的方法，如果不发散宣泄，湿气就会充溢于外，皮肤裂开，肌肉溃烂，血水淋漓。这时病人必须补益阳火，使之抵御严寒，根据岁运与六气相同或差异的多少来决定方法和用量，岁运与司气同属寒性，应以热化调和；岁运与司气同属湿性，应以燥化调和。运气相同的，应多投调和之品；不同的，则少投调和之品。用凉应当避免清凉的天气，用寒应当避免寒冷的天气，用温应当避免温暖的天气，用热应当避免炎热的天气，不论以饮食还是药物来调和，都要遵循上述的方法。如果遇到反常的天气，就应当用不同的适当方法进行处理。这些都是适应自然的基本法则。倘若违反了这个法则，就容易产生新的疾病。

黄帝说道：讲得好。那么，少阴君火司天的运气情况如何？岐伯说：这是以子、午为标志的年份。子年、午年是少阴君火司天，阳明燥金在泉。

若逢岁运是木运太过，便是壬子、壬午两个年份。壬为阳干，所以客运起于太角。木运主风，风气鼓动，吹拂万物，促使植物破土萌芽，草木枝条则发出鸣响，若风气太过，则摧折树木，人们容易得胁肋支满的病证。因岁运属木，所以客运和主运皆起于太角，终于太羽。

若逢岁运是火运太过，便是戊子、戊午两个年份。戊为阳干，所以客运起于太徵。火运主炎暑，天气表现为炎热、郁闷，如火运太过，则酷暑炎炎，好似热水沸腾一般。人们多患上部热、血溢等病。客运起于太徵，终于少角，主运起于少角，终于少羽。

若逢岁运是土运太过，便是甲子、甲午两个年份。甲为阳干，所以客运起于太宫。土运主阴雨，天气表现为濡润、多雨，若湿气太过，则会出现狂风、打雷、瓢泼大雨等气象。人们容易得中满、身体沉重等病症。客运起于太宫，终于少徵，主运起于太角，终于太羽。

若逢岁运是金运太过，便是庚子、庚午两个年份。庚为阳干，所以客运起于太商。因金运太过，又受到司天君火的制约，所以气运与金运平气相同。金运主清凉劲急，其气化为雾露萧瑟，若金气太过，天气则肃杀凋零。人们患病多是由下部清冷所致。客运起于太商，终于少宫，主运起于少角，终于少羽。

若逢岁运是水运太过，便是丙子、丙午两个年份。丙为阳干，所以客运起于太羽。水运主寒，天气表现为阴寒凝敛凛冽，如水气太过，则会发生冰、雪、霜、雹。人们患病多由下部寒冷所致。客运起于太羽，终于少商，主运起于太角，终于太羽。

凡是以上少阴司天的年份，气候要早于季节时令，地气严肃，天气明朗，寒气与暑气相交，热气和燥气相加，湿云聚集，最终导致雨水及时下降，金火相互配合发挥作用，对应的星宿是荧惑（火）、太白（金）二星。天气的布政光明，地气的表现肃杀，其对应谷物的颜色是红色、白色。水火寒热相持于气交，疾病由此而发生，热病生于上部，寒病生于下部，寒热之气互相侵犯而急扰于中部，因此，人们容易得咳嗽、喘息、口鼻出血、大便下血、鼻塞流涕、喷嚏、眼睛发红、眼角生疮、寒厥及于胃部、心痛、腰痛、腹胀、咽喉干燥、头面红肿等病。

初之气，主气是厥阴风木，客气是太阳寒水，地气转移，燥气将去，寒气开始，虫类蛰藏起来，河水冻结成冰，严霜再次下降，寒风常常刮起，阳气为寒气所遏止。这时，人们应当注意生活起居，倘若不及时适应外界环境，就会关节活动不便，腰臂部疼痛，在炎热即将来临的时候，内部和外部还容易发生疮肿溃疡等病。

二之气，主气是少阴君火，客气是厥阴风木，阳气散布，风气流动，春天的气候降临，草木欣欣向荣，司天君火还没有达到最盛，寒气不时来临，由于木火与时令相应，人们觉得安和而没有疾病发生。其疾病的发生，是小便不利、目视不清、两眼红赤、气分郁积上部而发热。

三之气，主气是少阳相火，客气是少阴君火，也就是司天之气，司天和运气行使权力，君相二火主持时令，火气旺盛，万物繁盛鲜艳，但时常会袭来寒气。受这种气候的影响，人们容易得气厥、心痛、寒热相互发作、咳嗽气喘、眼睛红赤等病。

四之气，主气与客气都是太阴湿土，潮湿而又炎热，酷暑来临，时常降下大雨，寒热交互来临。受这种天气的影响，人们容易得寒热、咽喉干燥、黄疸、鼻塞流涕、鼻出血、水饮等病。

五之气，主气是阳明燥金，客气是少阳相火，由于少阳相火的加临，时值秋季而天气反而暑热，阳气运气，万物生长繁荣，人们大都安康，如有疾患，多是温病。

终之气，主气是太阳寒水，客气是阳明燥金，阳明燥金当令，火热的余邪被封闭在体内，不能向外泄出。受这种气候的影响，人们容易得上部肿胀、咳嗽气喘等病，甚则口鼻出血。寒气时常流动，天空中呈现大雾晦暗迷漫的景象，此时疾病在外生于皮肤腠理，在内滞留在胁肋，向下牵连及少腹而成为内寒的病证。到了这时，地气又要转换了。必须对太过的运气加以抑制，资助其岁气的所胜，减弱将要发作之气，并首先调和化生的源泉，不使其太过而产生疾病。应当服食岁谷，以此来保全真气，食用间谷，以此来预防邪气。

在该年份应该用咸寒之品以调和其上部的火气，甚至用苦味来将其发散掉；用酸味来收敛而安和其下部的燥气，甚至用苦味来宣泄邪气。要根据运气的相同和差异，来决定给予的多或者少。若岁运与司天的热气相同，应以清寒调治，与在泉的凉气相同的，应以温热调治。用热要避免炎热的天气，用凉要避免清凉的天气，用温要避免温暖的天气，用寒要避免寒冷的天气。在饮食上，也要遵循以上的方法。若遇到反常的天气，就要使用相反的方法。这些就是适应自然的基本法则。如果不这样做，疾病便会发生。

黄帝说道：讲得好。那么，厥阴风木司天的运气情况如何呢？岐伯说：这是以巳、亥为标志的年份。巳年、亥年是厥阴风木司天，少阳相火在泉。

若逢岁运是木运不及的，便是丁巳、丁亥两个年份。丁巳、丁亥二年都是天符年，岁运属木，丁为阴干，所以客运起于少角。因木运不及，金气偏胜，火气制约，金火（清热）之气的胜复相同，所以气运与木运平气相同。木运主风，胜气为清，复气为热。岁运属木，所以客运和主运都起于少角，终于少羽。

若逢岁运是火运不及的，便是癸巳、癸亥两个年份。癸巳、癸亥二年都是同岁会年，岁运属木，癸为阴干，故客运起于少徵。因火运不及，水气偏胜，土气制约，水土（寒雨）二气的胜复相同。火运主热，胜气为寒，复气为雨。客运起于少徵，终于太角，主运起于太角，终于太羽。

若逢岁运是土运不及的，便是己巳、己亥两个年份。己为阴干，所以客运起于少宫。因土运不及，木气偏胜，金气制约，木金（风清）二气的胜复相同。所以气运与木运平气相同。己巳、己亥年的运气为雨，胜气为风，复气为清。客运起于少宫，终于太徵，主运起于少角，终于少羽。

若逢岁运是金运不及的，便是乙巳、乙亥两个年份。乙为阴干，所以客运起于少商。因为金运不及，火气偏胜，水气制约，水火（寒热）之气的胜复相同。所以气运与木运平气相同。金运主凉，胜气为热，复气为寒。客运起于少商，终于太宫，主运起于太角，终于太羽。

若逢岁运是水运不及的，便是辛巳、辛亥两个年份。辛为阴干，所以客运起于少羽。因为水运不及，所以土气偏胜，木气制约，土木（雨风）之气的胜复相同。水运主寒，胜气为雨，复气为风。客运起于少羽，终于太商，主运起于少角，终于少羽。

凡是以上厥阴司天的年份，气候要晚于正常的季节时令。若逢平气，则气化运行同于天时，风木司天，所以天气扰乱。少阳在泉，所以地气正常。木在上，所以风生高远。火在下，所以炎热从之。云向雨府，象征湿土之气，敷布流行，这是风火协同的作用，它对应的星宿是岁星（木）、荧惑（火）二星。风气表现为扰动，火气表现为急速，其对应的谷物颜色是深青色和红色，间谷是感受太过的间气而成熟的。风燥火热，彼此胜负交争，蛰伏的虫类又出见于外，流水不能结冰，人们的热病多发生于下部，风病多发生于上部，风燥之气，胜复相争，又发生于中部。

初之气，主气是厥阴风木，客气是阳明燥金，寒气肃杀，杀气方来，人们在右胁之下容易发生寒病。

二之气，主气是少阴君火，客气是太阳寒水，寒气不去，雪花纷飞，河水结冰，肃杀之气发挥作用，冷霜下降，草类尖梢干枯，屡降寒雨。由于少阴君火主时，阳气又再次散发，人们体内容易感染郁热之病。

三之气，主气是少阳相火，客气是厥阴风木，司天运气行使权力，厥阴司天，所以时常刮大风，人们容易出现眼睛流泪、耳鸣、头晕等症。

四之气，主气是太阴湿土，客气是少阴君火，炎热而又潮润，酷暑来临，湿热互相扭结，争扰于左间上部，人们容易患黄疸、浮肿等病。

五之气，主气是阳明燥金，客气是太阴湿土，燥气湿气互相胜复，主客二气，性质都清凉寒冷，所以阴沉之气散布，寒气袭人，于是风雨大作。

终之气，主气是太阳寒水，客气是少阳相火为在泉之气，因为相火发挥作用，所以阳气大盛，蛰伏的虫类出来活动，流水不能结冰，地气散出地表，百草重新生长，人们心情舒畅，在疾病上，容易患温病。必须削弱郁结之气，滋补被抑之气的泉源和运气，不让邪气太过。

所以，在该年份应用辛味之品以调和司天的风气，以咸味之品调和在泉的火气，少阳相火不要轻易地触犯它。用温要避免温暖的天气，用热要避免炎热的天气，用凉要避免清凉的天气，用寒要避免寒冷的天气。在饮食上，也应遵循上述规律。若遇到反常的天气，就应当以不同的适当方法来处理。这些都是自然的基本法则。如果不这样做，就容易患病。

【解析】厥阴司天之政一节，在治法中无“适气同异少多之制”一法。新校正云：“详此运何以不言适气同异少多之制者，盖厥阴之政与少阳之政同，六气分政，惟厥阴与少阳之政，上下无克伐之异，治化惟一，故不再言同风热者多寒化，异风热者少寒化也。”此说或是，然经文中重出之文亦屡见不鲜，如“用寒远寒，用凉远凉”等，此虽与少阳之政同，亦当重申，今不载此文，抑或有脱简。

以上几节经文比较全面地概述了六气司天的六十年中各个年份的气候、物候变化的具体情况，人体在各个年份中的疾病表现，以及临床诊断治疗，选方用药和饮食调养上的特点。内容十分全面，也十分系统。从所述内容加以归纳，基本上可以说明以下几个问题。第一，说明了中医学对自然界的气候、物候变化规律的认识，完全是从自然界气候物候变化的客观表现中总结出来的。第二，说明了人体疾病的发生，与气候变化密切相关，什么样的气候变化就相应地有什么样的疾病发生，因而就可以以气候变化对疾病命名和病机分析。例如，在寒冷气候中发生的各种病证就命名为寒病，证候性质也定为寒；在风气偏胜的气候变化中发生的各种病证就命名为风病，病性也定为风。反过来，病名、病性既定之后，尽管疾病不是由于气候变化所引起，但是只要病证具有了上述病证的特点，也可以作出同样的病名诊断及病机分析。这是古人通过长期对气候和疾病观察得出的经验总结。第三，说明了中医学对人体疾病的治疗，也是从自然气候变化与人体相互关系及适应性方面总结出来的。例如，从自然气候变化来说，天热就需要用清凉的方法来防暑；天冷就需要用保温的方法来防寒；天气潮湿就需要用通风的方法来防潮；等等。在治疗上，古人也是通过饮食药物的特性，采取了“调之正味，从逆”的方法，确立了“制热以寒，制寒以热”“用寒远寒，用温远温，用凉远凉，用热远热”的治疗原则，并且还从自然变化中的各种复杂表现，例如胜复淫治郁发等，体会出人体病理生理变化的整体性、连续性和复杂性，从而在对疾病的诊断治疗上提出“适气同异，多少制之”“同者多之，异者少之”“有假者反之”“折其郁气，先取化源”等诊断治疗原则。

【原文】帝曰：善。夫子言可谓悉矣，然何以明其应乎？岐伯曰：昭乎哉问也！夫六气者，行有次，止有位，故常以正月朔日平旦视之，睹其位而知其所在矣。运有余，其至先，运不及，其至后，此天之道，气之常也。运非有余非不足，是谓正岁，其至当其时也。

帝曰：胜复之气，其常在也，灾眚时至，候也奈何？岐伯曰：非气化者，是谓灾也。

帝曰：天地之数，终始奈何？岐伯曰：悉乎哉问也！是明道也。数之始，起于上而终于下，岁半之前，天气主之，岁半之后，地气主之，上下交互，气交主之，岁纪毕矣。故曰：位明气月可知乎，所谓气也。

帝曰：余司其事，则而行之，不合其数何也？岐伯曰：气用有多少，化治有盛衰，衰盛多少，同其化也。

帝曰：愿闻同化何如？岐伯曰：风温春化同，热曛昏火夏化同，胜与复同，燥清烟露秋化同，云雨昏暝埃长夏化同，寒气霜雪冰冬化同，此天地五运六气之化，更用盛衰之常也。

【注释】① 正月朔日：正月初一。

② 非气化：不当其位的气所主的气化，乃属邪化。

③ 起于上而终于下：上，司天之气；下，在泉之气。岁运主气开始于司天，终止于在泉。

④ 上下交互，气交主之：交互，天气地气上下交合为用。

气交主之，三气四气之际，天地气交之时，为气交之时。

⑤ 化治：指五运六气相配合之气化。

⑥ 同其化：指六气与春、夏、长夏、秋、冬之气化相同。

⑦ 胜与复同：指胜气与复气，也与六气与四时气化的情况一样。

【白话解】黄帝说：讲得好。先生讲得很详尽了，不过怎样才能知道运与气是否相应呢？岐伯说：您提的问题很高明。关于六气的问题，其运行有一定的次序，其终止有一定的方位，所以通常在正月初一的早晨进行观察，根据六气主时所在的位置，就可以知道其气是应或不应。中运太过的，其气先于时令而至，中运不及的，其气后于时令而至，这是自然气象的一般规律和六气的正常情况。如果中运既非太过也非不及的平气，谓之正岁，其气正当其时而至。

黄帝说：胜气和复气是经常存在的，灾害的发生会有怎样的表现呢？岐伯说：不属正常气化的，就可以形成灾害。

黄帝说：司天在泉之气的开始和终止是怎样的呢？岐伯说：您问得很详细。这是属于阐明气象变化规律的问题。司天在泉之数，开始于司天，终止于在泉，岁半以前，司天主其气，岁半以后，在泉主其气，天地之气相交之处，气交主其气，作为一年气数的纲领，概括其中。司天在泉所主的方位既然明白了，就可以知道每气所主持的月份了。这就是天地之数。

黄帝说：我曾经用以上的规律观察运气，结果却与实际不相符，这是什么原因呢？岐伯说：岁气有太过和不及的差别，四时主治的气化也有盛衰的不同，盛衰的多少与春、夏、长夏、秋、冬之气化相同。

黄帝说：什么是同化呢？岐伯说：风温的气候与春季之气同化，炎暑的气候与夏季之气同化，胜气与复气的同化也是一样的，清燥烟露的气候与秋季之气同化，云雨昏沉的气候与长夏之气同化，寒霜冰雪的气候与冬季之气同化。这就是天地间五运六气之所以及运气互有胜衰的一般情况。

【解析】本节谈到了自然气候变化有其固有规律。认为“位明气月可知”，但是有时实际情况与规律又不尽相符，所谓“则而行之，不合其数”，并就此问题作出了解释。即“气用有多少，化治有胜衰，衰盛多少，同其化也”。张介宾注此云：“运气更用则化有盛衰，盛衰有常变，故难合于数也。”这就是说由于五运六气彼此更替作用，影响生物生化就有盛有衰，因而就有常有变。这就是气候变化规律在实际验证中有时不尽相符的原因。《黄帝内经》一方面强调了运气规律并提出了具体的计算方法，但另一方面又承认有时候不尽相符，谆谆告诫人们要知常达变，不可拘泥。

【原文】帝曰：五运行同天化者，命曰天符，余知之矣。愿闻同地化者何谓也？岐伯曰：太过而同天化者三，不及而同天化者亦三，太过而同地化者三，不及而同地化者亦三，此凡二十四岁也。

帝曰：愿闻其所谓也。岐伯曰：甲辰甲戌太宫下加太阴，壬寅壬申太角下加厥阴，庚子庚午太商下加阳明，如是者三。癸巳癸亥少徵下加少阳，辛丑辛未少羽下加太阳，癸卯癸酉少徵下加少阴，如是者三。戊子戊午太徵上临少阴，戊寅戊申太徵上临少阳，丙辰丙戌太羽上临太阳，如是者三。丁巳丁亥少角上临厥阴，乙卯乙酉少商上临阳明，己丑己未少宫上临太阴，如是者三。除此二十四岁，则不加不临也。

帝曰：加者何谓？岐伯曰：太过而加同天符，不及而加同岁会也。

帝曰：临者何谓？岐伯曰：太过不及，皆曰天符，而变行有多少，病形有微甚，生死有早晏耳。

帝曰：夫子言用寒远寒，用热远热，余未知其然也，愿闻何谓远？岐伯曰：热无犯热，寒无犯寒，从者和，逆者病，不可不敬畏而远之，所谓时兴六位也。

帝曰：温凉何如？岐伯曰：司气以热，用热无犯，司气以寒，用寒无犯，司气以凉，用凉无犯，司气以温，用温无犯，间气同其主无犯，异其主则小犯之，是谓四畏，必谨察之。

帝曰：善。其犯者何如？岐伯曰：天气反时，则可依时，及胜其主则可犯，以平为期，而不可过，是谓邪气反胜者。故曰：无失天信，无逆气宜，无翼其胜，无赞其复，是谓至治。

【注释】① 同天化：“天”指司天之气。同天化就是岁运与司天之气相同。

②同地化："地"指在泉之气。同地化就是岁运与在泉之气相同。

③下加：下加于上叫作"加"，运与在泉同化，称为"下加"。

④上临：上临于下叫作"临"，运与司天同化，称为"上临"。

⑤不加不临：不加，指在泉与岁运不同；不临，指司天与岁运不同。

⑥时兴六位：指一年中，六气分时兴起于六位。

⑦间气同其主：间气与主气相同。

⑧四畏：指寒热温凉四气。

⑨天信：主客之气，反时而至，应时而至，信而有征，故称之为天信。

【白话解】黄帝问道：岁运与司天之气相同的，称为天符，我已经知道了。请问岁运与在泉相同的怎样呢？岐伯说：岁运太过而与司天相同的有三种情况，岁运不及而与司天相同的也有三种情况，岁运太过而与在泉相同的有三种情况，岁运不及而与在泉相同的也有三种情况。这共有二十四年。

黄帝问道：希望听听上述的各种"三"都是指的哪些年份。岐伯说：甲辰、甲戌是土运太过，下加太阴在泉；壬寅、壬申是木运太过，下加厥阴在泉；庚子、庚午是金运太过，下加阳明在泉。这是岁运太过而与在泉相同的三种情况。癸巳、癸亥是火运不及，下加少阳在泉；辛丑、辛未是水运不及，下加太阳在泉；癸卯、癸酉是火运不及，下加少阳在泉。这是岁运不及而与在泉相同的三种情况。戊子、戊午是火运太过，上临少阴司天；戊寅、戊申是火运太过，上临少阳司天；丙辰、丙戌是水运太过，上临太阳司天。这是岁运太过与司天相同的三种情况。丁巳、丁亥是木运不及，上临厥阴司天；乙卯、乙酉是金运不及，上临阳明司天；己丑、己未是土运不及，上临太阴司天。这是岁运不及而与司天相同的三种情况。这二十四年以外，就不再有岁运与司天在泉相同加临的情况了。

黄帝问道：那么"下加"年份的名称叫什么呢？岐伯说：中运太过而与在泉相同的，叫作同天符；中运不及而与在泉相同的，叫作同岁会。

黄帝问道：那么"上临"的年份叫什么呢？岐伯说：无论中

运太过还是不及，都叫作天符，只不过其中变化运行有多有少，病形有轻微与严重的差异，生死也有早晚的区别。

黄帝问道：先生讲过，在寒冷的季节要避免过用寒性药，在炎热季节要避免过用热性药，但具体应该怎么做呢？希望听听这方面的具体方法。岐伯说：用热性药不要和天气之热抵触，用寒性药不要和天气之寒抵触，顺应这一规则，就能平安无事，否则就要添病，不可不谨慎地避免它，这就是所说的主气和客气。

黄帝问道：温凉仅次于寒热，那么温凉应该如何避免呢？岐伯说：主时之气为热，用热性药要慎重，不要触犯它；主时之气是寒，应当避免用寒性药；主时之气是凉，应当避免用凉性药；主时之气是温，应当避免用温性药；间气与主时之气相同的应当避免；间气与主时之气不同，可以稍违背上述原则。这寒、热、温、凉叫作四畏，我们不能不谨慎地加以注意。

黄帝说道：讲得好。什么情况下可以违反呢？岐伯说：客气与主气不相合的，应当以主气为参考依据，至于客气胜过主气的，就可以违反，以达到平衡为准，不可太过。这是邪气胜过主时之气的缘故。所以说：不违反天气的时令，不违反六气的宜忌，不助长胜气，也不助长复气，这才是最好的治疗方法。

【解析】本节阐述了自然季节气候变化特点与治疗、饮食起居方面的关系，指出了如何处常，又如何达变。在具体处理中，强调了“以平为期”的治疗原则。这是古人与天地相应的自然观和整体恒动观在人体摄生和对疾病防治方面的具体应用，体现了运气学说的基本精神。

【原文】帝曰：善。五运气行主岁之纪，其有常数乎？岐伯曰：臣请次之。

甲子　甲午岁

上少阴火　中太宫土运　下阳明金　热化二，雨化五，燥化四，所谓正化日也。其化上咸寒，中苦热，下酸热，所谓药食宜也。

乙丑　乙未岁

上太阴土　中少商金运　下太阳水　热化寒化胜复同，所谓邪气化日也，灾七宫。湿化五，清化四，寒化六，所谓正化日

也。其化上苦热，中酸和，下甘热，所谓药食宜也。

丙寅　丙申岁

上少阳相火　中太羽水运　下厥阴木　火化二，寒化六，风化三，所谓正化日也。其化上咸寒，中咸温，下辛温，所谓药食宜也。

丁卯（岁会）　丁酉岁

上阳明金　中少角木运　下少阴火　清化热化胜复同，所谓邪气化日也，灾三宫。燥化九，风化三，热化七，所谓正化日也。其化上苦小温，中辛和，下咸寒，所谓药食宜也。

戊辰　戊戌岁

上太阳水　中太徵火运　下太阴土　寒化六，热化七，湿化五，所谓正化日也。其化上苦温，中甘和，下甘温，所谓药食宜也。

己巳　己亥岁

上厥阴木　中少宫土运　下少阳相火　风化清化胜复同，所谓邪气化日也，灾五宫。风化三，湿化五，火化七，所谓正化日也。其化上辛凉，中甘和，下咸寒，所谓药食宜也。

庚午（同天符）　庚子岁（同天符）

上少阴火　中太商金运　下阳明金　热化七，清化九，燥化九，所谓正化日也。其化上咸寒，中辛温，下酸温，所谓药食宜也。

辛未（同岁会）　辛丑岁（同岁会）

上太阴土　中少羽水运　下太阳水　雨化风化胜复同，所谓邪气化日也，灾一宫。雨化五，寒化一，所谓正化日也。其化上苦热，中苦和，下苦热，所谓药食宜也。

壬申（同天符）　壬寅岁（同天符）

上少阳相火　中太角木运　下厥阴木　火化二，风化八，所谓正化日也。其化上咸寒，中酸和，下辛凉，所谓药食宜也。

癸酉（同岁会）　癸卯岁（同岁会）

上阳明金　中少徵火运　下少阴火　寒化雨化胜复同，所谓邪气化日也，灾九宫。燥化九，热化二，所谓正化日也。其化上苦小温，中咸温，下咸寒，所谓药食宜也。

甲戌（岁会同天符）　甲辰岁（岁会同天符）

上太阳水　中太宫土运　下太阴土　寒化六，湿化五，正化日也。其化上苦热，中苦温，下苦温，药食宜也。

乙亥　乙巳岁

上厥阴木，中少商金运，下少阳相火，热化寒化胜复同，邪气化日也。灾七宫。风化八，清化四，火化二，正化度也。其化上辛凉，中酸和，下咸寒，药食宜也。

丙子（岁会）　丙午岁

上少阴火　中太羽水运　下阳明金　热化二，寒化六，清化四，正化度也。其化上咸寒，中咸热，下酸温，药食宜也。

丁丑　丁未岁

上太阴土　中少角木运　下太阳水　清化热化胜复同，邪气化度也。灾三宫。雨化五，风化三，寒化一，正化度也。其化上苦温，中辛温，下甘热，药食宜也。

戊寅　戊申岁（天符）

上少阳相火　中太徵火运　下厥阴木　火化七，风化三，正化度也。其化上咸寒，中甘和，下辛凉，药食宜也。

己卯　己酉岁

上阳明金　中少宫土运　下少阴火　风化清化胜复同，邪气化度也。灾五宫。清化九，雨化五，热化七，正化度也。其化上苦小温，中甘和，下咸寒，药食宜也。

庚辰　庚戌岁

上太阳水　中太商金运　下太阴土　寒化一，清化九，雨化五，正化度也。其化上苦热，中辛温，下甘热，药食宜也。

辛巳　辛亥岁

上厥阴木　中少羽水运　下少阳相火　雨化风化胜复同，邪气化度也。灾一宫。风化三，寒化一，火化七，正化度也。其化上辛凉，中苦和，下咸寒，药食宜也。

壬午　壬子岁

上少阴火　中太角木运　下阳明金　热化二，风化八，清化四，正化度也。其化上咸寒，中酸凉，下酸温，药食宜也。

癸未　癸丑岁

上太阴土　中少徵火运　下太阳水　寒化雨化胜复同，邪气化度也。灾九宫。雨化五，火化二，寒化一，正化度也。其化上苦温，中咸温，下甘热，药食宜也。

甲申　甲寅岁

上少阳相火　中太宫土运　下厥阴木　火化二，雨化五，风化八，正化度也。其化上咸寒，中咸和，下辛凉，药食宜也。

乙酉（太一天符）　乙卯岁（天符）

上阳明金　中少商金运　下少阴火　热化寒化胜复同，邪气化度也。灾七宫。燥化四，清化四，热化二，正化度也。其化上苦小温，中苦和，下咸寒，药食宜也。

丙戌（天符）　丙辰岁（天符）

上太阳水　中太羽水运　下太阴土　寒化六，雨化五，正化度也。其化上苦热，中咸温，下甘热，药食宜也。

丁亥（天符）　丁巳岁（天符）

上厥阴木　中少角木运　下少阳相火　清化热化胜复同，邪气化度也。灾三宫。风化三，火化七，正化度也。其化上辛凉，中辛和，下咸寒，药食宜也。

戊子（天符）　戊午岁（太一天符）

上少阴火　中太徵火运　下阳明金　热化七，清化九，正化度也。其化上咸寒，中甘寒，下酸温，药食宜也。

己丑（太一天符）　己未岁（太一天符）

上太阴土　中少宫土运　下太阳水　风化清化胜复同，邪气化度也。灾五宫。雨化五，寒化一，正化度也。其化上苦热，中甘和，下甘热，药食宜也。

庚寅　庚申岁

上少阳相火　中太商金运　下厥阴木　火化七，清化九，风化三，正化度也。其化上咸寒，中辛温，下辛凉，药食宜也。

辛卯　辛酉岁

上阳明金　中少羽水运　下少阴火　雨化风化胜复同，邪气化度也。灾一宫。清化九，寒化一，热化七，正化度也。其化上苦小温，中苦和，下咸寒，药食宜也。

壬辰　壬戌岁

上太阳水　中太角木运　下太阴土　寒化六，风化八，雨化五，正化度也。其化上苦温，中酸和，下甘温，药食宜也。

癸巳（同岁会）　癸亥（同岁会）

上厥阴木　中少徵火运　下少阳相火　寒化雨化胜复同，邪气化度也。灾九宫。风化八，火化二，正化度也。其化上辛凉，中咸和，下咸寒，药食宜也。

凡此定期之纪，胜复正化，皆有常数，不可不察。故知其要者，一言而终，不知其要，流散无穷，此之谓也。

【注释】①常数：指正常的规律，即后文所列各年司天、中运、在泉与正化、邪化等气化规律。

②上：指司天。

③中：指中运。

④下：指在泉。

⑤正化日：六气正当其时所化之日。

⑥邪气：非正气所化，谓之邪气。

⑦灾七宫：七宫，正西方兑宫金位。灾害发生在七宫。

【白话解】黄帝说道：讲得好。五运轮流主岁，它们的气化作用有没有一定的规律呢？岐伯说：请让我依次把它们排列出来加以说明。

甲子年、甲午年

在上是少阴君火司天，中属太宫土运太过，下加阳明燥金在泉。司天君火的气化作用为热，火的生数是二，所以说司天热化之数二，以下“化”“数”之意均与此同，中运雨化之数五，在泉燥化之数四，这一年均为正常气化表现，所以叫作正化日。其气化所引起的疾病，司天热气所造成的疾病应当用咸寒；中运雨湿之气所造成的疾病应当用苦热；在泉燥气所造成的疾病应当用酸热。这是这两年在用药和饮食方面应注意的情况。

乙丑年、乙未年

在上是太阴湿土司天，中属少商金运不及，下加太阳寒水在泉。由于金运不及，导致有热化的胜气和寒化的复气，因为这一年并不是正常的气化，所以叫作邪化日。它所造成的灾害发生在西方。司天湿化之数五，中运清化之数四，在泉寒化之数六，这是正常气化的表现，所以叫作正化日。其气化所引起的疾病，司天湿土之气所造成的疾病宜用苦热；中运清气所造成的疾病宜用酸和；在泉寒气所造成的疾病宜用甘热。这是这两年在用药和饮食方面应注意的情况。

丙寅年、丙申年

在上是少阳相火司天，中属太羽水运太过，下加厥阴风木在泉。火气化二，寒水化六，风气化三，所以叫作正化日。其气化所引起的疾病，因为司天火气引起的疾病，宜用咸寒清泄；因为中运寒气引起的疾病，宜用咸温之味；因为在泉风气引起的疾病，宜用辛温发散。这是两年在用药和饮食方面应注意的情况。

丁卯年（为岁会）、丁酉年

在上是阳明燥金司天，中属少角木运不及，下加少阴君火在泉。因木运不及，金胜清化，火复寒化相同，属胜复之气的邪化日，它所造成的灾害发生在东方。司天燥化之数九，中运风化之数三，在泉热化之数七，这是正气所化，叫作正化日。其气化所引起的疾病，司天燥金之气所引起的疾病，宜用苦微温；中运风气所引起的疾病，宜用辛和；在泉热气所引起的疾病，宜用咸寒清泄。这是这两年在用药和饮食方面应注意的情况。

戊辰年、戊戌年

在上是太阳寒水司天，中属太徵火运太过，下加太阴湿土在泉。寒水化六，热气化七，湿气化五，叫作正化日。其气化所引起的疾病，司天寒水之气所引起的疾病，宜用苦温；中运热气所引起的疾病，宜用甘和；在泉湿气所引起的疾病，宜用甘温。这是这两年在用药和饮食方面应注意的情况。

己巳年、己亥年

在上是厥阴风木司天，中属少宫土运不及，下加少阳相火在泉。因土运不及，木胜风化，金复清化都是相同的，属胜复之气的邪化日，它所造成的灾害发生在中央的五宫。风气化三，湿气化五，火气化二（据校正：己巳热化为七，己亥热化为二），是正常气化的表现。其气化所引起的疾病，司天风气所引起的疾病，宜用辛凉；中运湿气所引起的疾病，宜用甘和；在泉热气所引起的疾病，宜用咸寒清泄。这是这两年在用药和饮食方面应注意的情况。

庚午年、庚子年（两年都是同天符）

在上是少阴君火司天，中属太商金运太过，下加阳明燥金在泉。热气化七，清气化九，燥气化九，为正化日。其气化所引起的疾病，司天热气所引起的疾病，宜用咸寒清泄；中运燥清之气所引起的疾病，宜用辛温；在泉燥气所引起的疾病，宜用酸温润燥。这是这两年在用药和饮食方面应注意的情况。

辛未年、辛丑年（两年都是同岁会）

在上是太阴湿土司天，中属少羽水运不及，下加太阳寒水在泉。因水运不及，土湿之气偏盛，风木之气就会制约它，属胜复之气的邪化日，它所造成的灾害发生在正北方。雨化五，寒水为一，为正化日。其气化所引起的疾病，司天湿气所引起的疾病，宜用苦热；中运水运不及所引起的疾病，宜用苦和；在泉寒气所引起的疾病，宜用苦热。这是这两年在用药和饮食方面应注意的情况。

壬申年、壬寅年（两年都是同天符）

在上是少阳相火司天，中属太角木运太过，下加厥阴风木在泉。火气化二，风气化八，为正化日。其气化所引起的疾病，司天热气所引起的疾病，宜用咸寒；中运风气所引起的疾病，宜用酸和；在泉风气所引起的疾病，宜用辛凉。这是这两年在用药和饮食方面应注意的情况。

癸酉年、癸卯年（两年都是同岁会）

在上是阳明燥金司天，中属少徵火运不及，下加少阴君火在泉。因火运不及，水胜寒化，土复雨化都是相同的，属胜复之气的邪化日，它所造成的灾害发生在正南方。燥气化九，热气为二，为正化日。其气化所引起的疾病，司天燥金之气所引起的疾病，宜用苦小温；中运少徵火运所引起的疾病，宜用咸温；在泉火气所引起的疾病，宜用咸寒。这是这两年在用药和饮食方面应注意的情况。

甲戌年、甲辰年（两年既是岁会又是同天符）

在上是太阳寒水司天，中属太宫土运太过，下加太阴湿土在泉。寒气化六，湿气化五，为正化日。其气化所引起的疾病，司天寒水之气所引起的疾病，宜用苦热；中运、在泉之气所引起的疾病，皆宜用苦温。这是这两年在用药和饮食方面应注意的情况。

乙亥年、乙巳年

在上是厥阴风木司天，中属少商金运不及，下加少阳相火在泉。因金运不及，火气胜，寒水之气就制约它，为胜复之气的邪化日，它所造成的灾害发生在正西方。风气化八，清气化四，火气化二，为正化日。其气化所引起的疾病，司天风之气所引起的疾病，宜用辛凉；中运清之气所引起的疾病，宜用酸和；在泉火之气所引起的疾病，宜用咸寒清泄。这是这两年在用药和饮食方面应注意的情况。

丙子年（为岁会）、丙午年

在上是少阴君火司天，中属太羽水运太过，下加阳明燥金在泉。热气化二，寒气化六，清气化四，为正化日。其气化所引起的疾病，司天君火之气所引起的疾病，宜用咸寒清泄；中运寒气所引起的疾病，宜用咸热；在泉清气所引起的疾病，宜用酸温。这是这两年在用药和饮食方面应注意的情况。

丁丑年、丁未年

在上是太阴湿土司天，中属少角木运不及，下加太阳寒水在泉。因木运不及，金气偏胜，火气就会制约，为胜复之气的邪化日，它所造成的灾害发生在正东方。雨气化五，风气化三，寒气化一，为正化日。其气化所引起的疾病，司天湿土之气所引起的疾病，宜用苦温；中运风木之气所引起的疾病，宜用辛温；在泉寒水之气所引起的疾病，宜用甘热。这是这两年在用药和饮食方面应注意的情况。

戊寅年、戊申年（为天符）

在上是少阳相火司天，中属太徵火运太过，下加厥阴风木在泉。火气化七，风气化三，为正化日。其气化所引起的疾病，司天相火之气所引起的疾病，宜用咸寒；中运火气所引起的疾病，宜用甘和；在泉风木之气所引起的疾病，宜用辛凉。这是这两年在用药和饮食方面应注意的情况。

己卯年、己酉年

在上是阳明燥金司天，中属少宫土运不及，下加少阴君火在泉。因土运不及，木气偏胜，金气就会制约它，为胜复之气的邪化日，它所造成的灾害发生在中央的五宫。清气化九，雨气化五，热气化七，为正化日。其气化所引起的疾病，司天燥金之气所引起的疾病，宜用苦微温；中运湿气所引起的疾病，宜用甘和；在泉君火之气所引起的疾病，宜用咸寒。这是这两年在用药和饮食方面应注意的情况。

庚辰年、庚戌年

在上是太阳寒水司天，中属太商金运太过，下加太阴湿土在泉。寒气化一，清气化九，雨化五，为正化日。其气化所引起的疾病，司天寒水之气所引起的疾病，宜用苦热；中运燥气所引起的疾病，宜用辛温；在泉湿土之气所引起的疾病，宜用甘热。这是这两年在用药和饮食方面应注意的情况。

辛巳年、辛亥年

在上是厥阴风木司天，中属少羽水运不及，下加少阳相火在泉。因水运不及，土气偏胜，木气就会制约它，为胜复之气的邪化日，它所致的灾害发生在正北方。风气化三，寒气化一，火化七，为正化日。其气化所引起的疾病，司天风木之气所引起的疾病，宜用辛凉；中运寒气所引起的疾病，宜用苦和；在泉相火之气所引起的疾病，宜用咸寒。这是这两年在用药和饮食方面应注意的情况。

壬午年、壬子年

在上是少阴君火司天，中属太角木运太过，下加阳明燥金在泉。热气化二，风气化八，清气化四，为正化日。其气化所引起的疾病，司天君火之气所引起的疾病，宜用咸寒；中运风木之气所引起的疾病，宜用酸凉；在泉燥金之气所引起的疾病，宜用酸温。这是这两年在用药和饮食方面应注意的情况。

癸未年、癸丑年

在上是太阴湿土司天，中属少徵火运不及，下加太阳寒水在泉。因火运不及，水气偏胜，土气便会制约它，为胜复之气的邪化日，它所致的灾害发生在正南方。雨化五，火化二，寒气化一，为正化日。其气化所引起的疾病，司天湿土之气所引起的疾病，宜用苦温；中运火气所引起的疾病，宜用咸温；在泉寒水之气所引起的疾病，宜用甘热。这是这两年在用药和饮食方面应注意的情况。

甲申年、甲寅年

在上是少阳相火司天，中属太宫土运太过，下加厥阴风木在泉。司天火气化二，雨化五，风气化八，为正化日。其气化所引起的疾病，司天相火之气所引起的疾病，宜用咸寒；中运雨气所引起的疾病，宜用咸和；在泉风木之气所引起的疾病，宜用辛凉。这是这两年在用药和饮食方面应注意的情况。

乙酉年（为太一天符）、乙卯年（为天符）

在上是阳明燥金司天，中属少商金运不及，下加少阴君火在泉。因金运不及，火气偏胜，水气就会制约它，为胜复之气的邪化日，它所造成的灾害发生在西方。燥化四，清化四，热气化二，为正化日。其气化所引起的疾病，司天燥金之气所引起的疾病，宜用苦微温；中运清气所引起的疾病，宜用苦和；在泉君火之气所引起的疾病，宜用咸寒。这是这两年在用药和饮食方面应注意的情况。

丙戌年、丙辰年（两年均属天符）

在上是太阳寒水司天，中属太羽水运不及，下加太阴湿土在泉。寒气化六，雨化五，为正化日。其气化所引起的疾病，司天寒水之气所引起的疾病，宜用苦热；中运寒气所引起的疾病，宜用咸温；在泉湿土之气所引起的疾病，宜用甘热。这是这两年在用药和饮食方面应注意的情况。

丁亥年、丁巳年（两年均属天符）

在上是厥阴风木司天，中属少角木运不及，下加少阳相火在泉。因木运不及，金气偏胜，火气就会制约它，为胜复之气的邪化日，它所造成的灾害发生在正东方。风气化三，火气化七，为正化日。其气化所引起的疾病，司天风木之气所引起的疾病，宜用辛凉；中运风气所引起的疾病，宜用辛和；在泉相火之气所引起的疾病，宜用咸寒清泄。这是这两年在用药和饮食方面应注意的情况。

戊子年（天符）、戊午年（太一天符）

在上是少阴君火司天，中属为太徵火运太过，下加阳明燥金在泉。热气化七，清气化九，为正化日。其气化所引起的疾病，司天热气所引起的疾病，宜用咸寒；中运热气所引起的疾病，宜用甘寒；在泉燥金之气所引起的疾病，宜用酸温。这是这两年在用药和饮食方面应注意的情况。

己丑年、己未年（两年均是太一天符）

在上是太阴湿土司天，中属少宫土运不及，下加太阳寒水在泉。因土运不及，木风之气偏胜，金气就会制约它，为胜复之气的邪化日，它所造成的灾害发生在中央。雨化五，寒化一，为正化日。其气化所引起的疾病，司天湿土之气所引起的疾病，宜用苦热；中运湿气所引起的疾病，宜用甘和；在泉寒水之气所引起的疾病，宜用甘热。这是这两年在用药和饮食方面应注意的情况。

庚寅年、庚申年

在上是少阳相火司天，中属太商金运太过，下加厥阴风木在泉。火气化七，清气化九，风气化三，为正化日。气化所引起的疾病，司天相火之气所引起的疾病，宜用咸寒；中运清气所引起的疾病，宜用辛温；在泉风木之气所引起的疾病，宜用辛凉。这是这两年在用药和饮食方面应注意的情况。

辛卯年、辛酉年

在上是阳明燥金司天，中属少羽水运不及，下加少阴君火在泉。因水运不及，土气偏胜，木气就会制约它，为胜复之气的邪化日，它所造成的灾害发生在正北方。清气化九，寒气化一，热气化七，为正化日。其气化所引起的疾病，司天燥金之气所引起的疾病，宜用苦微温；中运寒气所引起的疾病，宜用苦和；在泉君火之气所引起的疾病，宜用咸寒。这是这两年在用药和饮食方面应注意的情况。

壬辰年、壬戌年

在上是太阳寒水司天，中属太角木运太过，下加太阴湿土在泉。寒气化六，风气化八，雨化五，为正化日。其气化所引起的疾病，司天寒水之气所引起的疾病，宜用苦温；中运风气所引起的疾病，宜用酸和；在泉湿土之气所引起的疾病，宜用甘温。这是这两年在用药和饮食方面应注意的情况。

癸巳年、癸亥年（两年都是同岁会）

在上是厥阴风木司天，中属少徵火运不及，下加少阳相火在泉。因火运不及，水气偏胜，土气就会制约它，为胜复之气的邪化日，它所造成的灾害发生在正南方。风气化八，火气化二，为正化日。其气化所引起的疾病，司天风木之气所引起的疾病，宜用辛凉；中运热气所引起的疾病，宜用咸和；在泉相火之气所引起的疾病，宜用咸寒。这是这两年在用药和饮食方面应注意的情况。

凡此六十年运气变化的周期，胜气复气及正化邪化的不同变化，都有一定的规律可循，要加以考察。所以说，有关五运六气的问题，只要掌握了它的要领，一句话就能够说明问题；不能掌握它的要领，则毫无头绪，讲的就是这个意思。

【解析】上文各节所列五运六气中气化数，即五行生数与成数。其基本规律即下文中所云："太过者其数成，不及者其数生，土常以生也。"就是说干支阳年，为太过之年，运气气化之数，应为五行成数。干支阴年，为不及之年，运气气化之数，应为五行生数。而土则不论司运司气，其气化之数均为生数。而经文中所列之数，并不完全符合这一规律，新校正所列正化对化之数，亦不完全符合这一规律，其义难详。吴昆则以为文有误谬，并根据经文精神，予以订正。其谓："诸言正化度，有言生数者，有言成数者，以理推之，言五运化度，宜以甲丙戊庚壬阳年太过从成数，乙丁己辛癸阴年不及从生数。言上下之气化度，宜以正化从成数，对化从生数，如子午俱为少阴君火，午为正化，子为对化；卯酉俱为阳明燥金，酉为正化，卯为对化；寅申俱为少阳相火，寅为正化，申为对化；巳亥俱为厥阴风木，巳为正化，亥为对化；辰戌俱为太阳寒水，戌为正化，辰为对化；丑未俱为太阴湿土，未为正化，丑为对化。对司化令之虚，正司化令之实。故正化宜从成数，对化宜从生数。惟土主长生，故无成数而常五也。《内经》一书，历世久远，上言化度，不无讹缪，总订于此，以俟识者数之。"张景岳《类经》注按，则不是完全以干支阳年阴年及正化对化为太过不及气化数的根据，而是从司天中运在泉上中下三气的相互生克关系上对其气化数之多少进行解释。且谓："上文六十年气化之数，有言生数者，有言成数者。新校正注云：详对化从标成数，正化从本生数。谓如甲子年司天热化七，在泉燥化九，俱从对化也；甲午年司天热化二，在泉燥化四，俱从正化也。六十年司天在泉正对，皆同此意。似乎近理，今诸家多宗之，而实有未必然者何也？如少阴司天子午年也，固可以子午分正对矣，然少阴司天，则阳明在泉，阳明用事，则气属卯酉也，又安得以子午之气，言在泉之正对耶，且凡司天有余，则在泉必不足，司天不足，在泉则必有余，气本不同。若以司天从对化之成数，而言在泉亦成数，司天从正化之生数，而言在泉亦生数，则上有余下亦有余，上不足下亦不足，是未求上下不同之义耳，故以司天言正对则可，以在泉言正对则不合矣。”

【原文】帝曰：善。五运之气，亦复岁乎？岐伯曰：郁极乃发，待时而作也。

帝曰：请问其所谓也？岐伯曰：五常之气，太过不及，其发异也。

帝曰：愿卒闻之。岐伯曰：太过者暴，不及者徐，暴者为病甚，徐者为病持。

帝曰：太过不及，其数何如？岐伯曰：太过者其数成，不及者其数生，土常以生也。

帝曰：其发也何如？

岐伯曰：土郁之发，岩谷震惊，雷殷气交，埃昏黄黑，化为白气，飘骤高深，击石飞空，洪水乃从，川流漫衍，田牧土驹。化气乃敷，善为时雨，始生始长，始化始成。故民病心腹胀，肠鸣而为数后，甚则心痛胁䐜，呕吐霍乱，饮发注下，胕肿身重。云奔雨府，霞拥朝阳，山泽埃昏，其乃发也，以其四气。云横天山，浮游生灭，怫之先兆。

金郁之发，天洁地明，风清气切，大凉乃举，草树浮烟，燥气以行，霿雾数起，杀气来至，草木苍干，金乃有声。故民病咳逆，心胁满引少腹，善暴痛，不可反侧，嗌干面尘色恶。山泽焦枯，土凝霜卤，怫乃发也，其气五。夜零白露，林莽声凄，怫之兆也。

水郁之发，阳气乃辟，阴气暴举，大寒乃至，川泽严凝，寒雰结为霜雪，甚则黄黑昏翳，流行气交，乃为霜杀，水乃见祥。故民病寒客心痛，腰脽痛，大关节不利，屈伸不便，善厥逆，痞坚腹满。阳光不治，空积沉阴，白埃昏暝，而乃发也，其气二火前后。太虚深玄，气犹麻散，微见而隐，色黑微黄，怫之先兆也。

木郁之发，太虚埃昏，云物以扰，大风乃至，屋发折木，木有变。故民病胃脘当心而痛，上支两胁，鬲咽不通，食饮不下，甚则耳鸣眩转，目不识人，善暴僵仆。太虚苍埃，天山一色，或气浊色，黄黑郁若，横云不起雨，而乃发也，其气无常。长川草偃，柔叶呈阴，松吟高山，虎啸岩岫，怫之先兆也。

火郁之发，太虚肿翳，大明不彰，炎火行，大暑至，山泽燔燎，材木流津，广厦腾烟，土浮霜卤，止水乃减，蔓草焦黄，风行惑言，湿化乃后。故民病少气，疮疡痈肿，胁腹胸背，面首四支，膜愤胪胀，疡痱呕逆，瘛疭骨痛，节乃有动，注下温疟，腹中暴痛，血溢流注，精液乃少，目赤心热，甚则瞀闷懊侬，善暴死。刻终大温，汗濡玄府，其乃发也。其气四。动复则静，阳极反阴，湿令乃化乃成，华发水凝，山川冰雪，焰阳午泽，怫之先兆也。

有怫之应而后报也，皆观其极而乃发也。木发无时，水随火也。谨候其时，病可与期，失时反岁，五气不行，生化收藏，政无恒也。

【注释】① 复岁：复气的年岁。

② 五常之气：五运之气。

③ 击石飞空：形容崩裂，乱石纷飞的形态。

④ 田牧土驹：指田地荒芜，不能耕种，但适于牧养。

⑤ 浮游生灭：云气聚散飘浮不定。

⑥ 零：即下降。

【白话解】黄帝说：讲得好。五运六气也会有复气的年份吗？岐伯说：五运之气郁到极点，就要爆发，不过需要等待一定的时机才能发作。

黄帝说：请问其中的道理是什么呢？岐伯说：五运之气有太过和不及的不同，其复气的发作也是不一样的。

黄帝说：我想请您详尽地讲讲。岐伯说：太过者，发作急暴，不及者，发作徐缓；急暴者，致病严重，徐缓者，致病持久。

黄帝说：太过、不及与五行生成数是怎样相应的呢？岐伯说：气太过，用五行的成数，气不及的，用五行的生数，唯有土运，不管太过不及，都用生数。

黄帝说：五气郁极而发作的情况是怎样的呢？

岐伯说：土气郁极而发作是这样的情况：山谷惊动，在三气与四气相交之时，雷声大作，地气上腾，尘埃黄黑昏暗，湿气蒸发则化为白气，急风骤雨降于高山深谷，山崩石陷，撞击横飞，山洪暴发，大水随之而至，河流湖泊泛滥，原野变成一片汪洋，高出水面的土丘、山岗好像一群牧马。土郁发作，则土湿之气得以敷布，雨水按时下降，万物开始生长收成。湿气过盛则使人体水液的运化受到影响，所以人们易患心腹胀满，肠鸣，频繁泄泻，甚至严重时发生心痛、胁胀、呕吐霍乱、痰饮、大便泄下、浮肿身重等病证。云气奔向雨府，早霞环绕于朝阳之处，尘埃昏暗，这就是土郁开始发作的现象，发作时间多在太阴湿气主持的时令夏秋之交时。发现云雾横贯于天空与山谷，或聚或散，忽生忽灭，浮动不定，乃是土郁将发的先兆。

金气郁极而发作是这样的情况：天气清爽，地气明净，风清凉，气急切，凉气大起，草木之上轻浮着云烟，燥气流行，时常有雾气弥漫，肃杀之气到来，草木干枯凋落，西风发出凄厉的声音。燥气过盛则气化受到影响，所以人们易患咳嗽气逆，心胁胀满疼痛，牵引少腹部，急剧疼痛不能转动，咽喉干燥，面色如烟尘等病证。山泽干枯，地面凝聚着白色寒霜，这就是金郁开始发作的现象，发作时间多在秋分之时。如果发现夜间降下白露，丛林深处风声凄凉，便是金郁将发的先兆。

水气郁极而发作是这样的情况：阳气退避，阴气骤起，严寒的气候乃至，川流湖泽，被严寒冻结，寒冷的雾气结为霜雪，甚则黄黑混浊之气，流行于气交，而为霜雪肃杀万物。所以人们易感受寒邪而出现心痛，腰部与臀部疼痛，大关节活动不便，屈伸不利，厥逆，腹部痞满坚硬等病证。如果阳气不得发挥作用，阴气聚积于空中，白色昏浊之气，蒙蔽着天空，这就是水郁开始发作的征象，发作时间，多在君火与相火主时的前后，即春分之后、小满之前。如果发现太空之气散乱如麻，深远昏暗，隐约可见，黑而微黄的颜色，乃是水郁将发的先兆。

木气郁极而发作是这样的情景：空中尘埃昏暗，云物飘动，大风乃至，屋顶掀起，树木折断，草木之类发生变化。所以人们易患胃脘当心疼痛，向上撑两胁，咽喉堵塞不通，食饮难以咽下，甚则耳鸣，头晕，目眩，两眼分辨不清人物，突然僵直仆倒等病证。太空中尘埃苍茫，天空和山脉同样颜色，或呈现浊气，色黄黑郁滞不散，云虽横于空中，而雨水不降，这就是木郁开始发作的现象，发作的时间不固定。如果发现平野中的草皆低垂不起，柔软的树叶被风吹动而背面翻转向外，高山之松，风吹作响，犹如山崖峰峦中的虎啸，乃是木郁将发的先兆。

火气郁极而发作是这样的情况：太空中有黄赤之气遮蔽，太阳光不很明亮，炎热的火气流行，大暑乃至，高山湖泽似被火焰烧燎一样，木材流出液汁，高楼大厦之上烟气升腾，地面上浮现出霜卤，不流动的水减少，蔓草类焦枯干黄，热极生风，风火相煽，人们言语惑乱，湿润的雨气不能按时而来。所以人们易患少气，疮疡痈肿，胁、腹、胸、背、面、四肢胀满而不舒适，疮疡痱疹，呕逆，筋脉抽搐，骨节疼痛而抽动，泄泻，温疟，腹中急剧疼痛，血液外溢，精液减少，目赤，心中烦热，甚则昏蒙烦闷等病证，容易突然死亡。每日在百刻终尽之后，本应凉爽反而阳气来复，气候大温，汗出较多，这就是火郁开始发作的现象，发作的时间，多在四气之时即大暑到秋分的时候。事物动极则静，阳极则阴，热极之后，湿气乃化乃成。花开之时又见水结成冰，山川出现冰雪，见到南面池塘有阳气升腾，乃是火郁将发的先兆。

五气之郁，必有先兆，而后乃发生报复之气，都是在郁极的时候开始发作。木郁的发作，没有固定的时间，水郁的发作，在君、相二火主时的前后。细心地观察时令，发病的情况是可以预测的，若不了解正常的时令及岁气运行的规律，就不能根据胜复之气的变化来防治疾病。

【解析】以上几节主要论述了“五郁之发”的问题。经文首先指出了郁发是自然气候变化中的一种自调现象，然后指出郁发的规律是郁积到了极度而发作出来，即“郁极乃发，待时而作”，而后指出了郁发与人体疾病的关系表现为疾病的性质与郁发之气的性质基本一致，因此“谨候其时，病可与期”。同时也指出了自然气候变化复杂，所谓“政无恒也”，因此不能完全机械地对待。原文比较详细地列举了五郁之气发时的气候、物候、人体疾病方面的特点以及郁发的各种先兆，这些都是古人对自然气候变化、物候变化以及人体疾病之间关系长期观察的总结。

【原文】帝曰：水发而雹雪，土发而飘骤，木发而毁折，金发而清明，火发而曛昧，何气使然？岐伯曰：气有多少，发有微甚，微者当其气，甚者兼其下，征其下气而见可知也。

帝曰：善。五气之发，不当位者何也？岐伯曰：命其差。

帝曰：差有数乎？岐伯曰：后皆三十度而有奇也。

帝曰：气至而先后者何？岐伯曰：远太过则其至先，远不及则其至后，此候之常也。

帝曰：当时而至者何也？岐伯曰：非太过非不及，则至当时，非是者眚也。

帝曰：善。气有非时而化者何也？岐伯曰：太过者当其时，不及者归其己胜也。

帝曰：四时之气，至有早晏高下左右，其候何如？岐伯曰：行有逆顺，至有迟速，故太过者化先天，不及者化后天。

帝曰：愿闻其行何谓也？岐伯曰：春气西行，夏气北行，秋气东行，冬气南行。故春气始于下，秋气始于上，夏气始于中，冬气始于标。春气始于左，秋气始于右，冬气始于后，夏气始于前。此四时正化之常。故至高之地，冬气常在，至下之地，春气常在，必谨察之。

帝曰：善。

【注释】①当其气：郁气的发作只限于当令的本位之气。

②三十度：度，即日。三十度，即三十天。

③春气西行……冬气南行：春气发于东，故春气从东西行；夏气发于南，故夏气从南北行；秋气发于西，故秋气从西东行；冬气发于北，故冬气从北南行。

④春气始于左……夏气始于前：以面南而立，定四方之位，左东右西，前南后北。春气生于东故始于左；秋气生于西，故始于右；冬气生于北，故始于后；夏气生于南，故始于前。

【白话解】黄帝说：水郁而发为冰雪霜雹，土郁而发为暴风骤雨，木郁而发为毁坏断折，金郁而发为清爽明净，火郁而发为热气黄赤昏暗，这是什么原因造成的呢？岐伯说：六气有太过不及的不同，发作时有轻微和严重的差别，发作轻微的，只限于本气，发作严重的，则兼见于其下承之气。观察下承之气的有无轻重，气发的情况就可以知道了。

黄帝说：讲得好。五郁之气的发作，不与其所主时令相应，这是什么原因呢？岐伯说：这是属于时间上的差异。

黄帝说：这种差异，有一定的日数吗？岐伯说：差异都在相应时令之后三十日多一点。

黄帝说：五运主时之气，来时有先后的不同，是什么原因呢？岐伯说：岁运太过，气提前而至，岁运不及，气延迟而至，这属于正常的气候变化规律。

黄帝说：岁运之气，不早不晚而适时到来的，属于什么呢？岐伯说：没有太过和不及，气候准时到来，否则就要发生灾害。

黄帝说道：讲得好。气候与季节不相应的，这是为什么呢？岐伯说：太过之年，季节与气候都正常变化，不及的，则见于被克的季节。

黄帝说道：四时之气的到来，有早晚、高下、左右的不同，应怎样观察呢？岐伯说：气的运行有逆有顺，气的到来有迟有速，所以，岁运太过的气候在时令之前到来，岁运不及的气候在时令之后到来。

黄帝说：我想了解气运行的逆顺、迟速是怎样的情形。岐伯答道：春气生于东方，由东向西而行；夏气生于南方，由南向北而行；秋气生于西方，由西向东而行；冬气生于北方，由北向南而行。因此，春气发生自下而上升，秋气收敛由上而下降，夏气长成旺盛于中，从里布散于外，冬气伏藏由表入里。春气生于左方，秋气生于右方，冬气生于北方，夏气生于南方，这是四时气候的正常变化。所以，高山之顶经常有冬气存在，低洼之地经常有春气存在，这些都是必须要谨慎观察的。

黄帝说道：讲得好。

【解析】本节主要论述了气候变化中的各种复杂情况。本节经文所云四时之气的运行和迁移，涉及历象方面的问题，清人陆儋辰根据当时之历算，予以解释，颇可参考，今录其文如下。六气之交迁，随乎节气，节气日数平分者为定气，为太阳本天之平行。日数有多寡者为恒气，为黄道上视行。黄道者，交赤道左右前后而行者也。黄道秋分由赤道之后南行，冬至赤道二十三度二十九分（遵乾隆甲子减算）为极南。故《内经》谓冬气始于后而南行也。黄道春分由赤道之前北行，夏至南距赤道二十三度二十九分为极北。故《内经》谓夏气始于前而北行也。黄道春秋分，正当赤道阔度。自右而东行矣。黄道应乎四时，而四时析为六气，六气行于二十四节气之中，所云天运以日光明者是也。

【原文】黄帝问曰：五运六气之应见，六化之正，六变之纪何如？岐伯对曰：夫六气正纪，有化有变，有胜有复，有用有病，不同其候，帝欲何乎？

帝曰：愿尽闻之。岐伯曰：请遂言之。

夫气之所至也，厥阴所至为和平，少阴所至为暄，太阴所至为埃溽，少阳所至为炎暑，阳明所至为清劲，太阳所至为寒雰，时化之常也。

厥阴所至为风府为璺启，少阴所至为火府为舒荣，太阴所至为雨府为员盈，少阳所至为热府为行出，阳明所至为司杀府为庚苍，太阳所至为寒府为归藏，司化之常也。

厥阴所至为生为风摇，少阴所至为荣为形见，太阴所至为化为云雨，少阳所至为长为番鲜，阳明所至为收为雾露，太阳所至为藏为周密，气化之常也。

厥阴所至为风生，终为肃；少阴所至为热生，中为寒；太阴所至为湿生，终为注雨；少阳所至为火生，终为蒸溽；阳明所至为燥生，终为凉；太阳所至为寒生，中为温。德化之常也。

厥阴所至为毛化，少阴所至为羽化，太阴所至为倮化，少阳所至为羽化，阳明所至为介化，太阳所至为鳞化，德化之常也。

厥阴所至为生化，少阴所至为荣化，太阴所至为濡化，少阳所至为茂化，阳明所至为坚化，太阳所至为藏化，布政之常也。

厥阴所至为飘怒大凉，少阴所至为大暄寒，太阴所至为雷霆骤注烈风，少阳所至为飘风燔燎霜凝，阳明所至为散落温，太阳所至为寒雪冰雹白埃，气变之常也。

厥阴所至为挠动为迎随，少阴所至为高明焰为曛，太阴所至为沉阴为白埃为晦暝，少阳所至为光显为彤云为曛，阳明所至为烟埃为霜为劲切为悽鸣，太阳所至为刚固为坚芒为立，令行之常也。

厥阴所至为里急，少阴所至为疡胗身热，太阴所至为积饮否隔，少阳所至为嚏呕为疮疡，阳明所至为浮虚，太阳所至为屈伸不利，病之常也。

厥阴所至为支痛，少阴所至为惊惑恶寒战慄谵妄，太阴所至为稸满，少阳所至为惊躁瞀昧暴病，阳明所至为鼽尻阴股膝髀腨骱足病，太阳所至为腰痛，病之常也。

厥阴所至为緛戾，少阴所至为悲妄衄衊，太阴所至为中满霍乱吐下，少阳所至为喉痹耳鸣呕涌，阳明所至为皴揭，太阳所至为寝汗痉，病之常也。

厥阴所至为胁痛呕泄，少阴所至为语笑，太阴所至为重胕肿，少阳所至为暴注瞤瘛暴死，阳明所至为鼽嚏，太阳所至为流泄禁止，病之常也。

凡此十二变者，报德以德，报化以化，报政以政，报令以令，气高则高，气下则下，气后则后，气前则前，气中则中，气外则外，位之常也。故风胜则动，热胜则肿，燥胜则干，寒胜则浮，湿胜则濡泄，甚则水闭胕肿，随气所在，以言其变耳。

帝曰：愿闻其用也。岐伯曰：夫六气之用，各归不胜而为化，故太阴雨化，施于太阳；太阳寒化，施于少阴；少阴热化，施于阳明；阳明燥化，施于厥阴；厥阴风化，施于太阴。各命其所在以征之也。

帝曰：自得其位何如？岐伯曰：自得其位，常化也。

帝曰：愿闻所在也。岐伯曰：命其位而方月可知也。

【注释】① 应见：运气变化相应而见的物象。

② 时化之常：四时气正化之常候。

③ 员盈：员，周也；盈，满也。指万物周备丰满。

④ 行出：指阳气旺盛，气化尽现于外，万物因华实外荣。

⑤ 庚苍：苍，老也。指阳明燥金肃杀之气，使苍老，凋零。

⑥ 司化之常：指六气所生气化的常规。

⑦ 气化之常：指六气主时所起的正常生化作用。

⑧ 德化：德，善也；化，生化。万物得六气的正常生化为“德化”。

⑨ 布政：指六气敷布，万物顺从六气而生化。

⑩ 十二变：指以上六气的时化、司化、气化、布政、德化、令行、气变、发病等十二种变化。

【白话解】黄帝问道：五运六气变化应于所见的物象，其正常气化与反常的变化是怎样的呢？岐伯回答说：关于六气正常与反常的变化，有气化，有变化，有胜气，有复气，有作用，有病气，各有不同的情况，您想了解哪一方面的呢？

黄帝说：我想听您详尽地讲讲。岐伯说：我尽量讲给您听吧。

关于六气的到来，厥阴风木之气到来时，则为平和；少阴君火之气到来时，则为温暖；太阴湿土之气到来时，则为尘埃湿润；少阳相火之气到来时，则为火炎暑热；阳明燥金之气到来时，则为清凉刚劲；太阳寒水之气到来时，则为寒冷气氛。这是四时正常气化的一般情况。

厥阴之气到来，为风化之府，草木开始萌芽；少阴之气到来，为火化之府，万物舒发繁荣；太阴之气到来，为雨化之府，物体充盈丰满；少阳之气到来，为热化之府，万物生长茂盛；阳明之气到来，为肃杀之府，万物苍老成熟；太阳之气到来，为寒化之府，万物生机潜藏。这是六气司化的一般情况。

厥阴之气到来，为万物发生，和风飘荡；少阴之气到来，为万物繁荣，形象显现；太阴之气到来，为万物化育，湿化云雨；少阳之气到来，为万物盛长，催秀鲜明；阳明之气到来，为万物收敛，雾露下降；太阳之气到来，生机潜藏，阳气固密。这是六气主时对万物产生的影响。

厥阴之气到来，为风气发生，厥阴之下，金气承之，故气终则肃杀；少阴之气到来，为热气发生，少阴之中见为太阳，故其中为寒化；太阴之气到来，为湿气发生，太阴之下，风气承之，风来湿化，故终则大雨如注；少阳之气到来，为火气发生，相火之下，水气承之，故气终为湿热交蒸；阳明之气到来，为燥气发生，其气终则为凉；太阳之气到来，为寒气发生，太阳之中见为少阴，故其中温化。这是六气主时气候变化的一般情况。

厥阴之气到来，有毛的动物化育；少阴之气到来，有羽的动物化育；太阴之气到来，倮体的动物化育；少阳之气到来，有羽翼的动物化育；阳明之气到来，有甲壳的动物化育；太阳之气到来，有鳞片的动物化育。这是六气在动物化育上的反映。

厥阴之气到来则万物生发，故为生化；少阴之气到来则万物繁荣，故为荣化；太阴之气到来则万物湿润，故为濡化；少阳之气到来则万物茂盛，故为茂化；阳明之气到来则万物坚实，故为坚化；太阳之气到来则万物闭藏，故为藏化。这是六气敷布而变化的一般情况。

厥阴风木之气到来，为狂风怒吼，风木亢盛则金气承而制之，其气为大凉；少阴君火之气到来，为气甚温暖，火气亢盛则阴精承而制之，其气为寒冷；太阴湿土之气到来为雷雨剧烈，湿土亢盛则风气承而制之，其气为狂风；少阳相火之气到来，为旋风及火热如燎，火气亢盛则水气承而制之，其气为霜凝；阳明燥金之气到来，为物体散落，金气亢盛则火气承而制之，其气温暖；太阳寒水之气到来，为寒雪冰雹，寒水亢盛则土气承而制之，其气为白色尘埃。这是六气过亢而气候反常的情况。

厥阴风木之气到来，为物体扰动，为随风往来；少阴君火之气到来，为火焰高明，为空中有黄赤之气色；太阴湿土之气到来，为阴气沉滞，为白色尘埃，为晦暗不明；少阳相火之气到来，为虹电等光闪，为赤色之云，为空中有黄赤之色；阳明燥金之气到来，为烟尘，为霜冻，为刚劲急切，为凄惨之声；太阳寒水之气到来，为坚硬，为锋利。这是六气行令的一般情况。

厥阴风木之气到来而致病，为腹中拘急；少阴君火之气到来而致病，为疮疡、皮疹、身热；太阴湿土之气到来而致病，为水饮积聚，阻塞不通；少阳相火之气到来而致病，为喷嚏、呕吐、疮疡；阳明燥金之气到来而致病，为皮肤气肿；太阳寒水之气到来而致病，为关节屈伸不利。这是六气致病的一般情况。

厥阴之气到来而致病，为肝气不舒，胸胁部支撑疼痛；少阴之气到来而致病，为心神不宁，易惊而惑乱，恶寒战栗，谵言妄语；太阴之气到来而致病，为脾气不运，蓄积胀满；少阳之气到来而致病，为胆气被伤，易惊，躁动不安，神识昏迷，常突然发病；阳明之气到来而致病，为胃足阳明之经脉不适，鼻塞流涕，臀、会阴、大腿、膝、髋、腓肠肌、小腿骨、足部等处发病；太阳之气到来而致病，为膀胱足太阳之经脉不适，发为腰痛。这是六气致病的一般情况。

厥阴之气的到来，会引起肢体屈伸短缩、转动不灵；少阴之气到来，会发生多言及无故悲伤，衄衊；太阴之气到来，会发生腹中胀满，霍乱吐泻；少阳之气到来，会发生喉痹，耳鸣，呕吐；阳明之气到来，会发生皮肤干燥皲裂；太阳之气到来，会发生盗汗，发痉。以上是六气引起的病证。

厥阴之气到来而致病，为胁痛，呕吐泻利；少阴之气到来而致病，为多言善笑；太阴之气到来而致病，为身重浮肿；少阳之气到来而致病，为急剧泻利不止，肌肉抽搐，甚至突然死亡；阳明之气到来而致病，为鼻塞，喷嚏；太阳之气到来而致病，为二便失禁或闭塞不通。这是六气致病的一般情况。

从以上十二种变化中，可以看出六气与自然界万物的密切关系，六气的作用与变化，而万物都有相应的回复。六气所至的位置，有高下、前后、中外的不同，对应人体方面，也有高下、前后、中外的不同。所以风气胜则动，热气胜则肿，燥气胜则干枯，寒气胜则虚浮，湿气胜则水泻，甚至小便不通，全身浮肿，随邪气之所在，便可以知道其病变。

黄帝说：我想听听六气的气化作用。岐伯说：六气的气化作用是施加于不胜之气上产生的。所以，太阴加于太阳，使气化为雨；太阳加于少阴，使气化为寒；少阴加于阳明，使气化为热；阳明加于厥阴，使气化为燥；厥阴加于太阴，使气化为风。各随所在的方位而显示它们的作用。

黄帝问道：六气在本位上发挥作用是怎样的？岐伯说：加于自己的位置，是正常之化。

黄帝问道：请问六气所在的位置是什么？岐伯说：明白了六气命名的方位，就可以知道它的方隅与月令了。

【解析】以上几节经文，具体阐述了六十年运气主时的一般情况。但运气主时的气候变化，是否可以据此以求其实，这在经文中有多处谈过这一问题。经文又进一步提出六气之胜，“随气所在，以言其变”，六气之用，“各归不胜而为化”，有常化、有变化等具体情况，示人以通常达变之法。根据经文精神可以体会到，运气学说，除应了解其一般规律以知其常外，还需结合气至的早晚，方位的南北，四时的常变，地理的高低等具体情况进行分析，才能达到灵活运用的目的。张介宾对此论之甚详，亦能启发后学。他说：“上文云：报德以德，报化以化，报政令以政令者，言胜复之气，因变之邪正，而报有不同也。云：气高则高，气下则下，气后则后，气前则前，气中外则中外者，言胜复之方，随气所在而或此或彼，变无定位也。故以天下之广言之，则东南方阳也，阳者其精降于下，故右热而左温。西北方阴也，阴者其精奉于上，故左寒而右凉。以一州之地言之，则崇高者，阴气治之，故高者气寒；污下者，阳气治之，故下者气热。此方隅大小之气有不同也。以运气所主言之，则厥阴所至为风，少阴所至为火，太阴所至为雨，少阳所至为热，阳明所至为燥，太阳所至为寒。此六气之更胜，有衰有王不一也。以九宫所属言之，则有曰灾一宫，灾三宫，灾四宫，灾五宫，灾九宫，而四正四隅有异也。故本篇言位、言方、言月。夫以三者相参，则四时八方之候，其变不同者多矣，故有应于此而不应于彼者，有寒热温凉主客相反者，有南方清燥而温，北方雨湿而潦者，有中原冰雪而寒，左右温凉更互者。此以地理有高下，形势有大小，气位方月有从逆。小者小异，大者大异，而运气之变，所以有无穷之妙也。先儒有以天下旱潦不同，而非运气主岁之说者，盖未达此章之理耳。”此说颇有道理，当结合有关内容，领会运气学说的精神实质。

【原文】帝曰：六位之气盈虚何如？岐伯曰：太少异也。太者之至徐而常，少者暴而亡。

帝曰：天地之气，盈虚何如？岐伯曰：天气不足，地气随之，地气不足，天气从之，运居其中而常先也。恶所不胜，归所同和，随运归从而生其病也。故上胜则天气降而下，下胜则地气迁而上，多少而差其分，微者小差，甚者大差，甚则位易气交易，则大变生而病作矣。《大要》曰：甚纪五分，微纪七分，其差可见。此之谓也。

帝曰：善。论言热无犯热，寒无犯寒，余欲不远寒，不远热奈何？岐伯曰：悉乎哉问也！发表不远热，攻里不远寒。

帝曰：不发不攻而犯寒犯热何如？岐伯曰：寒热内贼，其病益甚。

帝曰：愿闻无病者何如？岐伯曰：无者生之，有者甚之。

帝曰：生者何如？岐伯曰：不远热则热至，不远寒则寒至，寒至则坚否腹满，痛急下利之病生矣，热至则身热，吐下霍乱，痈疽疮疡，瞀郁注下，瞤瘛肿胀，呕鼽衄头痛，骨节变肉痛，血溢血泄，淋闷之病生矣。

帝曰：治之奈何？岐伯曰：时必顺之，犯者治以胜也。

黄帝问曰：妇人重身，毒之何如？岐伯曰：有故无殒，亦无殒也。

帝曰：愿闻其故何谓也？岐伯曰：大积大聚，其可犯也，衰

其太半而止，过者死。

帝曰：善。郁之甚者治之奈何？岐伯曰：木郁达之，火郁发之，土郁夺之，金郁泄之，水郁折之，然调其气，过者折之，以其畏也，所谓泻之。

帝曰：假者何如？岐伯曰：有假其气，则无禁也。所谓主气不足，客气胜也。

【注释】 ① 六位：岁气六步主时之位。

② 太者之至徐而常，少者暴而亡：太过之年，其气到来徐缓而时间持久；不年，其气到来急骤，但消逝也迅速。

③ 运居其中而常先：岁运居上下之中，气交之分，故天气欲降，则运必先之，地气欲升，则运必先之而升也。

④ 恶所不胜：中运之气憎恶自己不胜的司天在泉之气。

⑤ 以其畏：指气郁过甚，为有余之病，当以相制之药泻之。

⑥ 假其气：假，假借也，气有假借者，应热反寒，应寒反热也。

【白话解】 黄帝问道：六个部位的气，太过和不足的情况又是怎样？岐伯说：太过与不及，两者是不同的。太过的气到来缓慢而作用持久，不足的气到来急暴而作用迅速消失。

黄帝问道：司天在泉之气的有余与不足情况怎样？岐伯说：司天之气不足，在泉之气便随之上升；在泉之气不足，司天之气便随之下降；岁运居司天在泉之中，也就是气交之处，所以天气下降则运要先于它而降下，地气上升则运要先于它上升。司天在泉之气为运气所不胜的就相制约，相同的就随和，但随和则相互助长，不胜则相互制约，都会产生病变。因为司天之气胜，则天气下降，在泉之气胜，则地气上升，胜气的甚微，就决定了下降与上升的差别，胜气微的小差，胜气甚大的大差，相差太甚则会导致气交之位置改变，改变气交的位置则发生气候大变，于是疾病便产生了。《大要》上说："胜气甚的正气占十分之五，胜气微的占十分之七，其间的差别是可以看出的。"说的就是这个道理。

黄帝说：讲得好。前面论述过用热品时，不要触犯主时之热；用寒品时，不要触犯主时之寒。我想用药不避寒、热时令，应当怎样做呢？岐伯说：您问得很全面。发表时可以不避热，攻里时可以不避寒。

黄帝问：不发表不攻里时而触犯了寒热会怎样呢？岐伯答：如果寒热之气伤害于内，他的病就更加严重了。

黄帝问：我想听听无病的人这样做了，情况会是怎样的呢？岐伯答：无病的人会因此而生病，有病的人会更加严重。

黄帝问：生病的情况是怎样的呢？岐伯答：不避热时则热至，不避寒时则寒至。寒至则发生腹部坚硬，痞闷胀满，疼痛急剧，下利等病；热至则发生身热，呕吐下利，霍乱，痈疽疮疡，甚至昏迷，烦闷，泄泻，肌肉抽动，筋脉抽搐，肿胀，呕吐，鼻塞，衄血，头痛，骨节改变，肌肉疼痛，吐血，便血，小便淋沥，癃闭不通等病证。

黄帝问：应当怎样治疗呢？岐伯答：主时之气，必须顺从，触犯了主时之气，可用相胜之气的药物加以治疗。

黄帝问道：妇人怀孕，而用峻烈药的后果如何？岐伯说：如果有病而用药，既不伤胎，也不会伤害母体。

黄帝问道：我想知道这是什么道理。岐伯说：大积大聚的病，为了去病就可以使用峻烈的药，但是必须谨慎，病情已好了一大半，就应当停止用药。如果用药过量，就会导致死亡。

黄帝说道：讲得好。人体五气抑郁严重的，应该怎样治疗呢？岐伯说：木气抑郁的，应该用疏泄的方法，使肝气条达；火气抑郁的，应该用发散的方法，使心火外散；土气抑郁的，应该用消导、泻下的方法，使脾气运化；金气抑郁的，应该用宣泄的方法，使肺宣发肃降如常；水气抑郁的，应该用调理制约的方法，使肾气平衡。这就是治疗各种气郁的基本方法。对于太过的，应当抑制它旺盛的趋势，可以用相制的药物来泻它。

黄帝问道：假借之气致病，应当怎样治疗？岐伯说：如果有假借之气，就不必依照远寒远热的禁忌。这是主气不足而客气胜的缘故。

【解析】本节所论五郁的治疗原则，是对五运致郁为病而论，对临床有重要的指导意义。后世医家根据这一精神，联系到对五气及五脏因郁致病的治疗，并从理论上进行了总结和阐发。《医宗金鉴》所论，颇值得参考，兹引之于下："木达，谓木郁达之。达者，条达舒畅之义也。凡木郁之病，风为清敛也，宜以辛散之疏之，以甘调之缓之，以苦涌之平之，使木气条达舒畅，皆治木郁之法。火发，谓火郁发之。发者，发扬解散之意。凡火郁之病，为寒束也，宜以辛温发之，以辛甘扬之，以辛凉解之，以辛苦散之，但使火气发扬解散，皆治火郁之法。金泄，为金郁泄之。泄者，宣泄疏降之义也。凡金郁之病，燥为火困也，宜以辛宣之疏之润之，以苦泄之降之清之，但使燥气宣通疏畅，皆治金郁之法也。水折，谓水郁折之。折者，逐导渗通之义。凡水郁之病，水为湿瘀也，宜以辛苦逐之导之，以辛淡渗之通之，但使水气流通不蓄，皆治水郁之法也。土夺，谓土郁夺之。夺者，汗吐下利之义也。凡土郁之病，湿为风阻也。在外者汗之，在内者攻之，在上者吐之，在下者利之，但使土气不致壅阻，皆治土郁之法也。”

【原文】帝曰：至哉圣人之道！天地大化运行之节，临御之纪，阴阳之政，寒暑之令，非夫子孰能通之！请藏之灵兰之室，署曰“六元正纪”，非斋戒不敢示，慎传也。

【白话解】黄帝说道：圣人的学问真是太精深了！天地气化的大道理，五运之气运行的规律，六气上下作用的纲纪，阴阳变化的表现，寒暑时令的往来，除了先生您以外，还有谁能够通晓呢？让我把它藏在灵兰之室里，命名为“六元正纪”。不经过斋戒沐浴，不能随便翻阅，需要谨慎地传给可靠之人。

【解析】《黄帝内经》以人和自然的联系为基本出发点，以四时六气为中心，把气候天气与人类健康的关系具体贯穿到生理、病理、诊断、预防、治疗等各个方面，形成了一套较为完整的医学气象理论，对后世医学发展产生了重大影响。

刺法论篇第七十二（亡）

本病论篇第七十三（亡）

卷第二十二

至真要大论篇第七十四

【原文】黄帝问曰：五气交合，盈虚更作，余知之矣。六气分治，司天地者，其至何如？岐伯再拜对曰：明乎哉问也！天地之大纪，人神之通应也。

帝曰：愿闻上合昭昭，下合冥冥，奈何？岐伯曰：此道之所主，工之所疑也。

帝曰：愿闻其道也。岐伯曰：厥阴司天，其化以风；少阴司天，其化以热；太阴司天，其化以湿；少阳司天，其化以火；阳明司天，其化以燥；太阳司天，其化以寒。以所临脏位，命其病者也。

帝曰：地化奈何？岐伯曰：司天同候，间气皆然。

帝曰：间气何谓？岐伯曰：司左右者，是谓间气也。

帝曰：何以异之？岐伯曰：主岁者纪岁，间气者纪步也。

帝曰：善。岁主奈何？岐伯曰：厥阴司天为风化，在泉为酸化，司气为苍化，间气为动化。少阴司天为热化，在泉为苦化，不司气化，居气为灼化。太阴司天为湿化，在泉为甘化，司气为黅化，间气为柔化。少阳司天为火化，在泉为苦化，司气为丹化，间气为明化。阳明司天为燥化，在泉为辛化，司气为素化，间气为清化。太阳司天为寒化，在泉为咸化，司气为玄化，间气为藏化。故治病者，必明六化分治，五味五色所生，五脏所宜，乃可以言盈虚病生之绪也。

【注释】① 人神之通应：人体内部活动与外界天地变化一致，是受外界变化而改变的。神，指自然规律。

② 居气：间气。

【白话解】黄帝问道：五运之气交相配合，太过不及交替为用，我已经知道了。六气分治一年中，主管司天在泉，它们到来时会引起哪些变化呢？岐伯再次行礼后回答说：问得多么清楚啊！这是自然变化的基本规律，人体的功能活动是与天地变化相适应的。

黄帝问道：人体与司天在泉之气相适应的情况是怎样的呢？岐伯说：这是有关医学理论的重要内容，是一般医生疑惑难明的。

黄帝问道：我要知道它的道理。岐伯说：厥阴司天，气从风化；少阴司天，气从热化；太阴司天，气从湿化；少阳司天，气从火化；阳明司天，气从燥化；太阳司天，气从寒化。我们可以根据六气所主持气候的特点及与脏腑的相应关系，来判断病变的所在位置，并对疾病进行命名。

黄帝问道：在泉之气的气化是怎样的？岐伯说：与司天同一规律，左右的四个间气也是如此。

黄帝问道：什么是间气呢？岐伯说：六气分六步主持各时令的气化，在上叫司天，在下叫在泉，其余分别主持司天、在泉左右的四个气，叫间气。

黄帝问道：间气与司天在泉有何分别？岐伯说：司天在泉主岁之气，主管一年的气化，间气之气，主一步的气化，也就是各主六十天八十七刻半。

黄帝说：讲得好。一年之中气化的情况是怎样的呢？岐伯说：厥阴司天为风化，在泉为酸化，岁运为苍化，间气为动化；少阴司天为热化，在泉为苦化，岁运不司气化，间气为灼化；太阴司天为湿化，在泉为甘化，岁运为黅化，间气为柔化；少阳司天为火化，在泉为苦化，岁运为丹化，间气为明化；阳明司天为燥化，在泉为辛化，岁运为素化，间气为清化；太阳司天为寒化，在泉为咸化，岁运为玄化，间气为藏化。所以作为医生，在诊察疾病时，必须明确六气所司的气化，以及五味、五色的产生与五脏之所宜，然后才可以掌握气化的太过、不及和疾病发生的关系。

【解析】本条主要讲述了六气分别为司天、在泉以及间气时的情况。首先讲了六气最大的气化特征、气候特征：厥阴司天，气化为风，是说如果是巳年、亥年，就是厥阴风木司天，气化当然就是风；少阴司天，气化为热；太阴司天，气化为湿；少阳司天，气化为火；阳明司天，气化为燥；太阳司天，气化为寒；可以根据客气所对应的脏腑，来判断病变所发生的位置，从而确定疾病的名称。其次是六气所对应的气候、味道（五味）、颜色（五色）。以厥阴风木司天为例："厥阴司天为风化，在泉为酸化，司气为苍化，间气为动化。"厥阴如果司天，上半年的气候就多风；厥阴如果在泉，下半年的气候就多风，产生酸味；厥阴风木如果主持岁运，那么全年青苍的颜色就和它对应；如果厥阴作为四个间气，那么四间气主导的四个阶段就会多风，此时万物都将动摇不定。再次将一年的时间分成六步，即六个阶段，每个阶段是六十天又八十七刻半，每个阶段都有自己的气候特征，称为六步气。六步气包括司天之气、在泉之气，还有四个间气。它们之间有什么不同呢？这里岐伯说了一句话："主岁者纪岁，间气者纪步也。"就是说，司天和在泉，主管一年的气候变化，其中司天主管上半年，在泉主管下半年，而四个间气各自只主管六十天的气候变化。岐伯讲了厥阴风木主管司天、在泉、年运、间气的情况后，又分析了少阴君火、太阴湿土、少阳相火、阳明燥金、太阳寒水的情况，都是从每一种气分别主管司天、在泉、年运、间气四个方面来分析的。在分析完六气的气化特征之后，岐伯又强调，医生治病一定要明确六气主持时令的情况、五味五色的变化、五脏与气候的对应关系，只有从源头上把握六气的这些特征，才能通盘把握疾病产生的根源，高明的医生一定要掌握六气的根源，从而了解疾病产生的源头，这就向医者提出了更高的要求。

【原文】帝曰：厥阴在泉而酸化先，余知之矣。风化之行也何如？岐伯曰：风行于地，所谓本也，余气同法。本乎天者，天之气也；本乎地者，地之气也，天地合气，六节分而万物化生矣。故曰：谨候气宜，无失病机。此之谓也。

帝曰：其主病何如？岐伯曰：司岁备物，则无遗主矣。

帝曰：先岁物何也？岐伯曰：天地之专精也。

帝曰：司气者何如？岐伯曰：司气者主岁同，然有余不足也。

帝曰：非司岁物何谓也？岐伯曰：散也，故质同而异等也，气味有薄厚，性用有躁静，治保有多少，力化有浅深，此之谓也。

帝曰：岁主脏害何谓？岐伯曰：以所不胜命之，则其要也。

帝曰：治之奈何？岐伯曰：上淫于下，所胜平之，外淫于内，所胜治之。

帝曰：善。平气何如？岐伯曰：谨察阴阳所在而调之，以平为期，正者正治，反者反治。

帝曰：夫子言察阴阳所在而调之，论言人迎与寸口相应，若引绳小大齐等，命曰平，阴之所在寸口何如？岐伯曰：视岁南北，可知之矣。

帝曰：愿卒闻之。岐伯曰：北政之岁，少阴在泉，则寸口不应；厥阴在泉，则右不应；太阴在泉，则左不应。南政之岁，少阴司天，则寸口不应；厥阴司天，则右不应；太阴司天，则左不应。诸不应者，反其诊则见矣。

帝曰：尺候何如？岐伯曰：北政之岁，三阴在下，则寸不应；三阴在上，则尺不应。南政之岁，三阴在天，则寸不应；三阴在泉，则尺不应，左右同。故曰：知其要者，一言而终，不知其要，流散无穷。此之谓也。

【注释】南北：即南政、北政。关于南政、北政有两种解释。一种是认为五运之中除甲己土运为南政外，其他均为北政；另一种认为戊癸火运为南政，其他为北政。

【白话解】黄帝说：厥阴在泉而从酸化，我早就知道了。风的气化运行又是怎样的呢？岐伯说：风气行于地，这是根据地之气而为风化，其他火湿燥寒诸气也是这样。因为本属于天的，是天之气，本属于地的，是地之气，天地之气相互交合产生了六气变化的节序，于是自然万物就有了生化过程。所以说：要谨慎地观察气宜，不要违背疾病发展变化的内在规律。就是这个意思。

黄帝说：怎样选择主治疾病的药物呢？岐伯说：根据岁气来采备其所生化的药物，则治病所需的主要药物就不会有所遗漏了。

黄帝说：为什么要采备岁气所生化的药物？岐伯说：这样采的药物，可以得到充足的天地之气，气味纯厚，所以要采备岁气所生化的药物。

黄帝说：与五运相应的药物如何呢？岐伯说：按五运采集药物和按气候采集药物的道理相同，然而要注意有太过与不及的区别。

黄帝说：不同气候特点采集的药物如何呢？岐伯说：采集的药物气散而不专。所以不司岁和司岁的药物比较，形质虽一样，却有等级上的差别，气味有厚薄之分，性能有躁静之别，疗效有多少的不同，药力所及也有深浅差异。就是这个道理。

黄帝说：主岁之气伤害五脏，应当怎样来说明？岐伯说：以脏气所不胜之气来说明，就是这个问题的要领。

黄帝说：治疗的方法是怎样的呢？岐伯说：司天之气淫胜伤人的，以其所胜之气来平调之；在泉之气淫胜伤人的，以其所胜之气来治疗之。

黄帝说：讲得好。气平和之年怎样呢？岐伯说：仔细观察阴阳病变的所在，来加以调整，达到平衡的目的。疾病的本质与症状表现一致的，用正治法治疗；疾病的本质与某些症状表现不一致的，用反治法治疗。

黄帝说：先生说观察阴阳之所在来调治，医论中说人迎和寸口脉相应，如同牵引绳索一样大小相等的，称为平脉。那么阴脉所在寸口应该怎样呢？岐伯说：看主岁是南政还是北政，就可以知道了。

黄帝说：请您详尽地讲给我听。岐伯说：北政的年份，少阴在泉，则寸口不应于手指；厥阴在泉，则右脉不应于手指；太阴在泉，则左脉不应于手指。南政的年份，少阴司天，则寸口不应于手指；厥阴司天，则右脉不应于手指；太阴司天，则左脉不应于手指。凡是寸口脉不应于手指的，用相反的诊法脉象就可以应指了。

黄帝说：尺部之候是怎样呢？岐伯说：北政的年份，三阴在泉，则寸部不应；三阴司天，则尺部不应于手指。南政的年份，三阴司天，则寸部不应于手指；三阴在泉，则尺部不应于手指。左右尺部不应于手指的情况，与前面所述相同。所以说：能掌握其要领的，用很少的语言就可以介绍完了，如果不知其要领，就会毫无头绪。就是这个道理。

【解析】本部分主要讲述了气化运行以及主司之气和药物的关系。首先，讲述了观察病机的变化要以天地之气的交合来判断。天地之气相合相交，则六节之气产生，万物开始化生，观察病机也要通过观察天地气交来认真辨别。其次，药物的选择要根据运气的厚薄差异。六气司天、在泉，怎么根据这套规律去选择不同性味的药物来治病？文中提出了一个重要观点，叫“司岁备物”。什么是“司岁备物”？简单地说就是根据每一年的气候特点来储备相应的药物。比如在厥阴风木主持气化的年份，就要储备酸性的药物；在少阴君火主持气化的年份，就要储备苦味的药物，以此类推。按照一年的气候特征，采集储备相应的药物，确保药物的气味醇厚，药力精而专，否则，药物的气味就不醇厚，药力就散而不专，由此可见“司岁备物”的重要性。一年之中的司气存在有余和不足的变化，药物秉天地之精华而生，在生长过程中也会受其影响，所以在采摘药物的过程中，要考虑到运气的变化，明确药材的等次、气味厚薄、性能静躁、疗效多少、药力深浅等差别，才能在治病过程中很好地遣药组方。

【原文】帝曰：善。天地之气，内淫而病何如？岐伯曰：岁厥阴在泉，风淫所胜，则地气不明，平野昧，草乃早秀。民病洒洒振寒，善伸数欠，心痛支满，两胁里急，饮食不下，鬲咽不通，食则呕，腹胀善噫，得后与气，则快然如衰，身体皆重。

岁少阴在泉，热淫所胜，则焰浮川泽，阴处反明。民病腹中常鸣，气上冲胸，喘不能久立，寒热皮肤痛，目瞑齿痛，䪼肿，恶寒发热如疟，少腹中痛腹大，蛰虫不藏。

岁太阴在泉，草乃早荣，湿淫所胜，则埃昏岩谷，黄反见黑，至阴之交。民病饮积，心痛，耳聋浑浑焞焞，嗌肿喉痹，阴病血见，少腹痛肿，不得小便，病冲头痛，目似脱，项似拔，腰似折，髀不可以回，腘如结，腨如别。

岁少阳在泉，火淫所胜，则焰明郊野，寒热更至。民病注泄赤白，少腹痛溺赤，甚则血便，少阴同候。

岁阳明在泉，燥淫所胜，则霿雾清瞑。民病喜呕，呕有苦，善大息，心胁痛不能反侧，甚则嗌干面尘，身无膏泽，足外反热。

岁太阳在泉，寒淫所胜，则凝肃惨栗。民病少腹控睾，引腰脊，上冲心痛，血见，嗌痛颔肿。

【注释】䪼：zhuō，音拙，腮之旁。

【白话解】黄帝说：讲得好。司天、在泉之气淫胜于内而发病的情况是怎样的？岐伯说：厥阴在泉之年，风气淫盛，则地气不明，原野昏暗不清，草类提早开花。人们易患洒洒然振栗恶寒、时常伸腰呵欠、心痛、胸中支撑胀满、两侧胁肋拘急不舒、饮食不下、胸膈咽部不利、食入则呕吐、腹胀、多嗳气、大便或矢气后觉得轻快、全身沉重无力等症状。

少阴在泉之年，热气淫盛，水面上出现热气蒸腾，阴暗处也显得明亮了。人们易患腹中时常鸣响，气逆上冲胸脘，气喘不能久立，皮肤疼痛，视物模糊，腮旁疼痛，恶寒发热如疟疾，少腹疼痛，腹部胀大。气候温热，蛰虫不按时伏藏。

太阴在泉之年，草类提早开花，湿气淫盛，则山石峡谷之中雾气昏暗浑浊，黄色见于水位，与至阴之气色相交和。人们易患饮邪积聚、心痛、耳聋、头目不清、咽肿、喉痹、阴病而有出血症状、少腹肿痛、小便不通、气上冲头痛、眼睛胀痛、项部疼痛似拔、腰痛如折断、大腿不能转动、膝弯凝结不灵活、小腿疼痛如裂等病证。

少阳在泉之年，火气淫盛，则郊野焰明，时寒时热。人们易泄泻如注、下痢赤白、少腹痛、小便赤色，甚则血便等病。其余症状与少阴在泉之年相同。

阳明在泉之年，燥气淫盛，则雾气清冷昏暗。人们易喜呕，呕吐苦水，常叹息，心胁部疼痛不能转侧，甚至咽喉干，面暗如蒙尘，身体干枯而不润泽，足外侧反热。

太阳在泉之年，寒气淫盛，则天地间肃杀惨栗。人们易患少腹疼痛牵引睾丸、腰脊，寒气上冲而心痛，及出血、咽喉疼痛、颔部肿痛等病证。

【解析】本部分主要讲述了在泉之气的气候变化和所引起的不同疾病。这里岐伯讲的天地之气，就是司天之气和在泉之气。天地之气侵袭人体而发病，病情各不相同，这是由各种气的不同特质所导致的。详细来说，厥阴风木在泉之年即寅申年，这样的年份，如果风气亢盛，就会克制土气，大地尘土飞扬，旷野昏暗，草木提前开花结果。木克土，容易出现肝木克伐脾胃的疾病。少阴君火在泉之年，也就是卯酉年，如果热气亢盛，那么热气会升浮在水面上，阴暗的地方反而显得明亮。少阴君火在泉的年份，火克金，容易出现君火克制肺和大肠的相关疾病。太阴湿土在泉之年，也就是辰戌年，草木过早繁荣，如果湿气亢盛，那么山岩峡谷中雾气大而昏暗，土色本应黄色，湿土和水气相合反见黑色，太阴湿土在泉的年份，湿气过盛，土克水，就会出现脾土克制肾和膀胱的疾病。少阳相火在泉之年，也就是巳亥年，如果火气亢盛，那么原野上热气四射。少阳相火在泉的年份，火气亢盛，寒热交替，人会出现赤白下痢的热邪之病。阳明燥金在泉之年，也就是子午年，如果燥气亢盛，就会雾气迷漫、昏暗看不清。阳明燥金在泉的年份，金克木，容易出现肺金克制肝胆的相关疾病。太阳寒水在泉的年份，也就是丑未年，如果寒气亢盛，就会出现寒气凝结、肃杀凄惨的景象。太阳寒水在泉的年份，水克火，容易出现肾水克制心火的相关疾病。

【原文】帝曰：善。治之奈何？岐伯曰：诸气在泉，风淫于内，治以辛凉，佐以苦；以甘缓之，以辛散之。热淫于内，治以咸寒，佐以甘苦，以酸收之，以苦发之。湿淫于内，治以苦热，佐以酸淡，以苦燥之，以淡泄之。火淫于内，治以咸冷，佐以苦辛，以酸收之，以苦发之。燥淫于内，治以苦温，佐以甘辛，以苦下之。寒淫于内，治以甘热，佐以苦辛，以咸泻之，以辛润之，以苦坚之。

【白话解】黄帝说：讲得好。应该怎样治疗呢？岐伯说：凡是在泉之气，风气太过而侵淫体内的，主治用辛凉药物，辅佐用苦味药物，用甘味药物来缓和肝木，用辛味药物来散其风邪。热气太过而侵淫体内的，主治用咸寒药物，辅佐用甘苦药物，以酸味药物来收敛阴气，用苦味药物来发泄热邪。湿气太过而侵淫体内的，主治用苦热药物，辅佐用酸淡药物，用苦味药物以燥湿，用淡味药物以渗泄湿邪。火气太过而侵淫体内的，主治用咸凉药物，辅佐用苦辛药物，用酸味药物来收敛阴气，以苦味药物发散火邪。燥气太过而侵淫体内的，主治用苦温药物，辅佐用甘辛药物，以苦味药物泄下。寒气太过而侵淫体内的，主治用甘热药物，辅佐用苦辛药物，用咸味药物以泻水，用辛味药物以温润，以苦味药物来巩固阳气。

【解析】本部分主要讲述了在泉之气偏盛致病时，选择药物的性味特征和原则。在泉之气主管下半年气候，治疗在泉之气偏盛的方法，总原则是克制太过之气、扶助被克制之气。比如厥阴风木之气太盛，导致脾土受伤，一方面要用辛味、凉性、属金的药物来克制风木，另一面还要用甘味、属土的药物来扶持脾土。也就是说，要用属性相克的药物来克制太过之气，用属性相同的药物来扶持被克制、受伤之气，这样就能阴阳平衡了。这就是“谨察阴阳所在而调之，以平为期”，同时也是《道德经》所说的“天之道，损有余而补不足”的体现。

【原文】帝曰：善。天气之变何如？岐伯曰：厥阴司天，风淫所胜，则太虚埃昏，云物以扰，寒生春气，流水不冰。民病胃脘当心而痛，上支两胁，鬲咽不通，饮食不下，舌本强，食则呕，冷泄腹胀，溏泄瘕水闭，蛰虫不去，病本于脾。冲阳绝，死不治。

少阴司天，热淫所胜，怫热至，火行其政。民病胸中烦热，嗌干，右胠满，皮肤痛，寒热咳喘，大雨且至，唾血血泄，鼽衄嚏呕，溺色变，甚则疮疡胕肿、肩背臂臑及缺盆中痛，心痛肺膜，腹大满，膨膨而喘咳，病本于肺。尺泽绝，死不治。

太阴司天，湿淫所胜，则沉阴且布，雨变枯槁，胕肿骨痛阴痹，阴痹者按之不得，腰脊头项痛，时眩，大便难，阴气不用，饥不欲食，咳唾则有血，心如悬，病本于肾。太溪绝，死不治。

少阳司天，火淫所胜，则温气流行，金政不平。民病头痛，发热恶寒而疟，热上皮肤痛，色变黄赤，传而为水，身面胕肿，腹满仰息，泄注赤白，疮疡咳唾血，烦心胸中热，甚则鼽衄，病本于肺。天府绝，死不治。

阳明司天，燥淫所胜，则木乃晚荣，草乃晚生，筋骨内变。民病左胠胁痛，寒清于中，感而疟，大凉革候，咳，腹中鸣，注泄鹜溏，名木敛，生菀于下，草焦上首，心胁暴痛，不可反侧，嗌干面尘腰痛，丈夫㿗疝，妇人少腹痛，目昧眦，疡疮痤痈，蛰虫来见，病本于肝。太冲绝，死不治。

太阳司天，寒淫所胜，则寒气反至，水且冰，血变于中，发为痈疡，民病厥心痛，呕血血泄鼽衄，善悲时眩仆。运火炎烈，雨暴乃雹，胸腹满，手热肘挛掖肿，心澹澹大动，胸胁胃脘不安，面赤目黄，善噫嗌干，甚则色炲，渴而欲饮，病本于心。神门绝，死不治。所谓动气，知其脏也。

【白话解】黄帝说：讲得好。司天之气的变化会引起什么病变呢？岐伯说：厥阴司天的年份，风气偏胜，天空就会尘土飞扬、昏暗不清，云被风吹得动摇不定，在寒冷的季节里反而温暖如春，流水不能结冰。人就易患胃脘心窝处疼痛、上撑两胁、膈咽阻塞不通、饮食不下、舌根强硬、食后呕吐、冷泄腹胀、溏泄，以及气结成瘕、小便不通等病。蛰虫藏于土中而不去。这些病的根本是在脾脏。如果足背部的冲阳脉搏动断绝，这是脾脏衰败的反映，就会因不能救治而死亡。

少阴司天的年份，热气偏胜，制约金气，故天气闷热，大雨将至，君火行其政令。人就易患胸中烦躁、咽喉干燥、右胁痞满、皮肤疼痛、寒热咳喘等病，由于火热甚而大雨突降，唾血，便血，鼻出血，喷嚏，呕吐，小便变色，甚则疮疡，浮肿，肩、背、臂、臑及缺盆等处疼痛，心痛，肺胀，腹大而满，气喘咳嗽，这些病的根本是在肺脏。如果肘部的尺泽脉搏动断绝，这是肺脏衰败的反映，就会因不能救治而死亡。

太阴司天的年份，湿气偏胜，制约水气，就会阴沉之气密布，雨水过多，反使草木枯槁。人就易患浮肿，骨痛阴痹，阴痹这种病按之不知痛处。腰脊头项疼痛，时常眩晕，大便困难，阴气不能运化，饥饿不愿吃东西，咳唾就有血，心不安宁，像悬空一样，这些病的根本是在肾脏。如果是足内踝下的太溪脉搏动断绝，这是肾脏衰败的反映，就会因不能救治而死亡。

少阳司天的年份，火气偏胜，制约金气，就会温热之气流行，金失其清肃之气，所以不能当令。人就易患头痛，发热恶寒而发疟疾，热气在上，皮肤疼痛，色变黄赤，热传于里，治节不行，变而为水病，身面浮肿，腹满，仰面喘息，泄泻暴注，赤白下痢，疮疡，唾血，心烦，胸中热，甚至鼻中流血，这些病的根本是在肺脏。如果腋下三寸处的天府脉搏动断绝，这是肺脏衰败的反映，就会因不能救治而死亡。

阳明司天的年份，燥气偏胜，制约木气则草木回春较晚。在人则筋骨发生病变。人就易左侧胁肋部疼痛，寒气内脏若再感受外塞，就会发为疟疾，大凉之气使天气反常，易患咳嗽，腹中鸣响，泄泻暴注，大便稀溏。大树枝梢枯敛，而生气郁伏于下，草梢也因之焦干，易患心胁突然剧痛、不能转侧、咽喉发干、面如尘色、腰痛、男子颓疝、妇人少腹疼痛、眼角昏昧不明、疮疡痤痈等症，蛰虫反而出现。这些病的根本是在肝脏。如果大趾后足背部的太冲脉搏动断绝，这是肝脏即将衰败的反映，就会因不能救治而死亡。

太阳司天的年份，寒气偏胜，制约火气，寒气就会出其不意地到来，水就要结冰。人体内血液生变，就会发生痈疡，厥逆心痛，呕血，下血，鼻流血，善悲，时常眩晕仆倒。运气遇戊癸火化炎烈，就有暴雨冰雹，易患胸腹满，手热，肘挛急，腋部肿，心悸不安，胸胁胃脘不舒，面赤，目黄，善噫气，咽喉干燥，甚至面黑如同烟子，口渴想喝水等病，这些病的根本是在心脏。如果手腕的神门脉搏动断绝，这是心脏衰败的反映，就会因不能救治而死亡。所以说，由脉气的搏动，可以测知其脏气的存亡。

【解析】本部分讲述了六气司天太过之时的气候特征、相应发病情况以及对应五脏的死脉。司天之气主上半年气候，例如厥阴风木司天，也就是巳亥年，疾病的根本在于脾。因为厥阴风木太盛，木克土，脾胃为土，所以就会引起脾脏的病症。如果足背部的冲阳脉断绝，人就会死亡而无法治愈。少阴君火司天，也就是子午年，如果热气亢盛，那么天气闷热，火热发生作用。疾病的根本在于肺。因为少阴君火太盛，火克金，肺为金，所以就会引起肺脏的病症。如果肘部的尺泽脉断绝，人就会不治而亡。太阴湿土司天，在丑未年，如果湿气亢盛，那么阴沉之气布满天空，雨水太多，致使草木枯槁。疾病的根本在于肾。因为太阴湿土太盛，土克水，肾为水，所以就会引起肾脏的病症。如果足内踝下的太溪脉断绝，人就会不治而亡。少阳相火司天，在寅申年，如果火气亢盛，那么温热之气流行，金气不能发挥清肃的作用，因为火克金。疾病的根本在于肺。因为少阳相火太盛，火克金，肺为金，所以就会引起肺脏的病症。如果腋下的天府脉断绝，人就会不治而亡。阳明燥金司天，在卯酉年，如果燥气亢盛，那么金克木，草木繁荣的时间就会推迟。疾病的根本在肝。因为阳明燥金太盛，金克木，肝为木，所以会引起肝脏的病症。如果足大趾后的太冲脉断绝，人就会不治而亡。太阳寒水司天，在辰戌年，如果寒气亢盛，那么在不应当寒冷的季节，寒气反而降临，水结冰。疾病的根本在于心。因为太阳寒水太盛，水克火，心为火，所以就会引起心脏的病症。如果手腕部的神门脉断绝，人就会不治而亡。

【原文】帝曰：善。治之奈何？岐伯曰：司天之气，风淫所胜，平以辛凉，佐以苦甘，以甘缓之，以酸泻之。热淫所胜，平以咸寒，佐以苦甘，以酸收之。湿淫所胜，平以苦热，佐以酸辛，以苦燥之，以淡泄之。湿上甚而热，治以苦温，佐以甘辛，以汗为故而止。火淫所胜，平以酸冷，佐以苦甘，以酸收之，以苦发之，以酸复之。热淫同。燥淫所胜，平以苦湿，佐以酸辛，以苦下之。寒淫所胜，平以辛热，佐以甘苦，以咸泻之。

【注释】① 酸辛：《新校正》："辛，疑当作淡。"

② 苦湿：《新校正》："湿，当为温。"当为苦温。

【白话解】黄帝说：讲得好。该如何治疗？岐伯答道：针对不同气候异常导致的病症；若风邪过盛，主用辛凉药平息，辅以苦甘药，用甘味药缓和，酸味药泻风；热邪过盛时，主用咸寒药，辅以苦甘药，用酸味药收敛，湿邪过盛时，主用苦热药，辅以酸辛药，用苦味燥湿，淡味药利湿；若湿郁化热在上焦，则用苦温药为主，甘辛药为辅，以发汗为度；火邪过盛时，主用酸冷药，辅以苦甘药，用酸味药收敛，苦味药发散，再用酸味药固护；热邪过盛时同上；燥邪过盛时，主用苦湿药，辅以酸辛药，用苦味药通下；寒邪过盛时，主用辛热药，辅以甘苦药，用咸味药泻寒。

【解析】本部分主要讲述了司天之气太过所导致疾病的治疗原则。总之，司天之气偏盛的治疗方法，与在泉之气偏盛的治疗方法是一样的，总体原则都是克制太过之气，扶助被克制之气，也就是说，都要用属性相克的药物来克制太过之气，用属性相同的药物来扶持被克制、受伤之气。都要遵循阴阳中和、以平为期的治疗原则。

【原文】帝曰：善。邪气反胜，治之奈何？岐伯曰：风司于地，清反胜之，治以酸温，佐以苦甘，以辛平之。热司于地，寒反胜之，治以甘热，佐以苦辛，以咸平之。湿司于地，热反胜之，治以苦冷，佐以咸甘，以苦平之。火司于地，寒反胜之，治

以甘热，佐以苦辛，以咸平之。燥司于地，热反胜之，治以平寒，佐以苦甘，以酸平之，以和为利。寒司于地，热反胜之，治以咸冷，佐以甘辛，以苦平之。

【白话解】黄帝：讲得好。本气不足而邪气反胜所致之病，应当怎样治疗？岐伯说：风气在泉，而反被清气胜的，治以酸温，佐以苦甘，以辛味药平之；热气在泉，而寒气反胜的，治以甘热，佐以苦辛，以咸味药平之；湿气在泉，而热气反胜的，治以苦冷，佐以咸甘，以苦味药平之；火气在泉，而寒气反胜的，治以甘热，佐以苦辛，以咸味药平之；燥气在泉，而热气反胜的，治以平寒，佐以苦甘，以酸味之药平之；以冷热平和为方制所宜；寒气在泉，而热气反胜的，治以咸冷，佐以甘辛，以苦味药平之。

【解析】本部分主要讲述了邪气胜所致疾病的治疗原则，以及在泉之气不足、被邪气反胜而导致疾病的治疗用药原则。首先要明确邪气反胜的根本原因，就是司天之气或者在泉之气不及、不足，就好比自己太弱了，所以招来敌人过度地欺负自己。这就是邪气反胜、邪气太过，会使人生病。岐伯先解答了在泉之气太弱、被邪气过度克制而导致发病时，应该怎样用药治疗。如果是厥阴风木在泉的时候，风木之气太弱，就会被燥金的清肃之气过度克制而导致发病，那就要用酸味温性的药物作为主治，因为酸味属木，可以增补厥阴风木的不足；温性属火，可以克制过盛的燥金。然后用苦味、甘味的药物作为辅佐，用辛味的药物调理。其他五气致病以此类推，都可以按照六气补泻的思路进行治疗。

【原文】帝曰：其司天邪胜何如？岐伯曰：风化于天，清反胜之，治以酸温，佐以甘苦。热化于天，寒反胜之，治以甘温，佐以苦酸辛。湿化于天，热反胜之，治以苦寒，佐以苦酸。火化于天，寒反胜之，治以甘热，佐以苦辛。燥化于天，热反胜之，治以辛寒，佐以苦甘。寒化于天，热反胜之，治以咸冷，佐以苦辛。

【注释】风化于天：即风化司天。

【白话解】黄帝问道：司天之气被邪气所胜而致病，要如何治疗？岐伯说：如果是厥阴风木之气司天，风木之气不足，反而被清凉的金气过度克制而导致发病，就要用酸味温性的药物作为主治，用甘味、苦味的药物作为辅佐；如果少阴君火司天，反而被寒水之气过度克制而发病，就要用甘味温性的药物作为主治，用苦味、酸味、辛味的药物作为辅佐；如果太阴湿土之气司天，反而被热气过度克制而发病，就要用苦味寒性的药物作为主治，用苦味、酸味的药物作为辅佐；如果少阳相火司天，反而被寒水之气过度克制而致病，就要用甘味热性的药物作为主治，用苦味、辛味的药物作为辅佐；如果阳明燥金司天，反而被热气过度克制而致病，就要用辛味寒性的药物作为主治，用苦味、甘味的药物作为辅佐；如果太阳寒水司天，反而被热气克制，就要用咸味寒性的药物作为主治，用苦味、辛味的药物作为辅佐。

【解析】本部分讲述了司天之气不足，致使邪气亢盛所导致的疾病的治疗用药原则。前面讲过在泉之气不足时的治疗原则，而司天之气不足时，治法和在泉之气的情况相同。如果厥阴风木之气司天，风木不足，反而被清凉的金气所过度克制而导致发病，就要用酸味温性的药物作为主治，因为酸味为木，以木补木，温热为火，以火克金，用甘味、苦味的药物作为辅助。其他五气以此类推，其中“湿化于天，热反胜之”这句话，若按生克关系推测，应该为风反胜之，张景岳《类经》认为，热和风同气，此处用热，起强调的作用。

【原文】帝曰：六气相胜奈何？岐伯曰：厥阴之胜，耳鸣头眩，愦愦欲吐，胃鬲如寒，大风数举，倮虫不滋，胠胁气并，化而为热，小便黄赤，胃脘当心而痛，上支两胁，肠鸣飧泄，少腹痛，注下赤白，甚则呕吐，鬲咽不通。

少阴之胜，心下热善饥，脐下反动，气游三焦，炎暑至，木乃津，草乃萎，呕逆躁烦，腹满痛溏泄，传为赤沃。

太阴之胜，火气内郁，疮疡于中，流散于外，病在胠胁，甚则心痛热格，头痛喉痹项强，独胜则湿气内郁，寒迫下焦，痛留顶，互引眉间，胃满，雨数至，燥化乃见，少腹满，腰脽重强，内不便，善注泄，足下温，头重足胫胕肿，饮发于中，胕肿于上。

少阳之胜，热客于胃，烦心心痛，目赤欲呕，呕酸善饥，耳痛溺赤，善惊谵妄，暴热消烁，草萎水涸，介虫乃屈，少腹痛，

下沃赤白。

阳明之胜，清发于中，左胠胁痛溏泄，内为嗌塞，外发㿗疝，大凉肃杀，华英改容，毛虫乃殃，胸中不便，嗌塞而咳。

太阳之胜，凝凓且至，非时水冰，羽乃后化，痔疟发，寒厥入胃，则内生心痛，阴中乃疡，隐曲不利，互引阴股，筋肉拘苛，血脉凝泣，络满色变，或为血泄，皮肤否肿，腹满食减，热反上行，头项囟顶脑户中痛，目如脱，寒入下焦，传为濡泻。

【白话解】黄帝说：六气成为偏胜之气而致病的情况是怎样的？岐伯说：如果厥阴偏胜，厥阴风木成为胜气时，就会导致耳鸣头晕，心中烦乱想吐，胃脘及横膈之间感到冷，大风时起，倮虫不生。人们胁肋之气积聚不散而化热，小便黄赤，胃脘当心口窝处疼痛，两胁胀满，肠鸣，泄泻，少腹疼痛，赤白痢疾，严重时会出现呕吐，咽喉胸膈不通畅。

少阴君火成为胜气时，心窝部位易发热，容易饥饿，肚脐下面疼痛，人体的三焦热邪弥漫，随着热气到来，树木开始流出汁液，草木枯萎。人们容易呕吐，容易烦躁，腹部出现胀痛，大便溏泻，严重的会尿血。

太阴湿土成为胜气时，火热邪气郁结在身体内，人们会出现疮疡，化脓容易流出来，如果疮疡发生在胁肋部位，就容易在初夏时心窝疼痛，热邪蕴盛不流畅，容易出现头痛、咽喉不利、项背强直。湿土之气旺盛，停留在体内不运行，寒邪压迫人体下焦，容易出现热邪上犯、头顶痛，疼痛牵引到两侧眉毛，胃脘胀满。下雨的次数增加，慢慢地出现干燥的迹象，人的少腹部胀满不适，腰椎沉重强直，湿邪蕴结在体内，常常出现泄泻的情况，两足温热，头部沉重，双腿水肿，水饮之邪从体内产生，上肢也容易浮肿。

少阳相火成为胜气时，热邪聚集在胃脘部，容易出现心烦、心痛、双眼红赤、恶心呕吐、吐酸水、容易饥饿、两耳胀痛、小便黄赤，人易受到惊吓，严重的会神志不清、说胡话。气候暴热，炙烤天地万物，地上草木开始枯萎发黄，水源干枯，介虫类潜伏不出。人们会出现少腹疼痛，患上红白痢疾。

阳明燥金成为胜气时，凉性的邪气从体内出现，左侧胁肋部会疼痛，容易泄泻，咽喉部有异物堵塞的感觉，男性的阴囊容易肿大。金之凉气肃降敛杀，草木开始干枯，毛虫容易死亡。人的胸胁处会觉得不舒服，咽部有异物堵塞而发生咳嗽。

太阳寒水之气成为胜气时，寒冷凝冽的气候到来，未到时令，水却提前结冰，羽虫生长繁育推迟。人容易得痔疮、疟疾，寒邪侵袭胃脘，容易心窝疼痛，外阴部位发生疮疡，小便不利，疼痛牵引两条大腿内侧，筋骨和肌肉出现痉挛，血脉运行不畅而凝滞，络脉充满而颜色发生改变，有的表现为大便出血、皮肤水肿、腹部胀满、吃饭减少，热邪上冲，头顶、头后连接项背、枕骨的部位疼痛，双眼疼痛得像是要掉出来，寒气侵袭下焦，则容易出现水样泄泻的病症。

【解析】本部分讲述了六气相胜所导致的病症情况。六气互有强弱，互相克制。如果厥阴偏胜，也就是厥阴风木成为胜气时，就会出现风木太胜导致的疾病：一是伤害了它所克制的脏腑，木克土，也就是伤及脾胃；二是伤害了它所主管的脏腑，也就是肝胆，肝胆为木。其他五气偏胜的情况也是这样：如果少阴君火偏胜，就会导致火克制的肺脏以及同属火的心脏发生疾病；如果太阴湿土偏胜，就会导致土克制的肾脏以及同属土的脾胃发生疾病；如果少阳相火偏胜，就会导致火克制的肺脏以及同属火的心脏发生疾病；如果阳明燥金偏胜，就会导致金克制的肝脏以及同属金的肺脏发生疾病；如果太阳寒水偏胜，就会导致水克制的心脏以及同属水的肾脏发生疾病。

【原文】帝曰：治之奈何？岐伯曰：厥阴之胜，治以甘清，佐以苦辛，以酸泻之。少阴之胜，治以辛寒，佐以苦咸，以甘泻之。太阴之胜，治以咸热，佐以辛甘，以苦泻之。少阳之胜，治以辛寒，佐以甘咸，以甘泻之。阳明之胜，治以酸温，佐以辛甘，以苦泄之。太阳之胜，治以甘热，佐以辛酸，以咸泻之。

【白话解】黄帝说：怎样治疗呢？岐伯说：厥阴风气偏胜致病，治用甘凉，佐以苦辛，用酸味泻其胜气；少阴热气偏胜致病，治用辛寒，佐以苦咸，用甘味泻其胜气；太阴湿气偏胜致病，治用咸热，佐以辛甘，用苦味泻其胜气；少阳火气偏胜致病，治用辛寒，佐以甘咸，用甘味泻其胜气；阳明燥金偏胜致病，治用酸温，佐以辛甘，用苦味泻其胜气；太阳寒气偏胜致病，治用甘热，佐以辛酸，用咸味泻其胜气。

【解析】本部分讲述了六气偏胜所导致的病症的治疗原则。总原则是克伐太过之气，扶助被克伐之气。如果厥阴风木偏胜而发病，就要用甘味凉性的药物作为主治：甘味属土，木太过则克土，所以要用甘味的土来扶持脾胃之土；凉性属金，木太过了，所以要用凉性的金来克制过盛的风木，然后用苦味、辛味的药物作为辅佐，用酸味的药物泻去胜气；其余病症也可以此类推。总而言之，六气偏胜所导致的病症，其用药原则都是要克制太过之气，扶助被克制之气，也就是用性味相克的药物来克制太过之气，用性味相同的药物来扶助不及之气。治疗离不开五行相生相克的原理。

【原文】帝曰：六气之复何如？岐伯曰：悉乎哉问也！厥阴之复，少腹坚满，里急暴痛，偃木飞沙，倮虫不荣，厥心痛，汗发呕吐，饮食不入，入而复出，筋骨掉眩清厥，甚则入脾，食痹而吐。冲阳绝，死不治。

少阴之复，燠热内作，烦躁鼽嚏，少腹绞痛，火见燔焫，嗌燥，分注时止，气动于左，上行于右，咳，皮肤痛，暴喑心痛，郁冒不知人，乃洒淅恶寒，振栗谵妄，寒已而热，渴而欲饮，少气骨痿，隔肠不便，外为浮肿哕噫，赤气后化，流水不冰，热气大行，介虫不复，病痱胗疮疡，痈疽痤痔，甚则入肺，咳而鼻渊。天府绝，死不治。

太阴之复，湿变乃举，体重中满，食饮不化，阴气上厥，胸中不便，饮发于中，咳喘有声，大雨时行，鳞见于陆，头顶痛重，而掉瘛尤甚，呕而密默，唾吐清液，甚则入肾，窍泻无度。太溪绝，死不治。

少阳之复，大热将至，枯燥燔爇，介虫乃耗，惊瘛咳衄，心热烦躁，便数憎风，厥气上行，面如浮埃，目乃瞤瘛，火气内发，上为口糜呕逆，血溢血泄，发而为疟，恶寒鼓栗，寒极反热，嗌络焦槁，渴引水浆，色变黄赤，少气脉萎，化而为水，传为胕肿，甚则入肺，咳而血泄。尺泽绝，死不治。

阳明之复，清气大举，森木苍干，毛虫乃厉，病生胠胁，气归于左，善太息，甚则心痛否满，腹胀而泄，呕苦咳哕烦心，病

在鬲中头痛，甚则入肝，惊骇筋挛。太冲绝，死不治。

太阳之复，厥气上行，水凝雨冰，羽虫乃死，心胃生寒，胸膈不利，心痛否满，头痛善悲，时眩仆，食减，腰脽反痛，屈伸不便，地裂冰坚，阳光不治，少腹控睾，引腰脊，上冲心，唾出清水，及为哕噫，甚则入心，善忘善悲。神门绝，死不治。

【注释】① 冲阳：穴名，反映胃脉之气。

② 天府：穴名，反映肺脉之气。

③ 太溪：穴名，反映肾脉之气。

④ 尺泽：穴名，反映肺脉之气。

⑤ 太冲：穴名，反映肝脉之气。

⑥ 神门：穴名，反映真心脉之气。

【白话解】黄帝说：六气报复引起人体发病等情况是怎样的？岐伯说：您问得真详细啊！厥阴风木为复气时，就会产生少腹部坚硬胀满、腹胁里拘急、突然疼痛的症状。在自然界表现为树木偃伏、沙土飞扬、倮虫不能发育等现象。人们易患气厥心痛，出汗，呕吐，饮食不入，食入而又吐出，肢体震颤，目眩，手足逆冷。严重的就会风邪入脾，成为食后吐出的食痹之症。如果足背部的冲阳脉搏动断绝，这是脾脏衰败的反映，多属于难以救治的死证。

少阴君火为复气时，烦热从心里发生，烦躁，鼻流血，喷嚏，少腹绞痛，火现于外，身热如焚烧，咽嗌干燥，大小便时下时止，气动于左边而向上逆行于右侧，咳嗽，皮肤痛，突然失音，心痛，神志昏昏不知人事，继则洒淅恶寒，打寒战，胡言乱语，寒过去又发热，口渴而想喝水，少气，骨萎弱，肠道梗塞而大便不通，外现浮肿，呃逆嗳气。如少阴火热之气后化，流水不能结冰，炎热之气大规模流行，介虫类动物不能生化繁育。这时人们多患痱、疹、疮疡、痈疽、痤痔等外症，热邪过甚，就会入肺，发为咳嗽鼻渊。如果腋下三寸处的天府脉搏动断绝，这是肺脏衰败的反映，多属于难以救治的死证。

当太阴湿土之气反复发作时，湿浊之邪盛行，人会出现身体沉重、脘腹胀满、饮食不消化等症状。阴寒之气上逆，导致胸中气机不畅，水饮停聚体内，引发咳嗽气喘并有痰鸣声。此时外界常有大雨频繁，甚至出现鱼虾涌上陆地的异常天象。人们会出现头部胀痛沉重，肢体震颤抽搐尤为明显，频繁呕吐而喜静默，吐出清稀痰涎。若病情加重，湿邪深入肾脏，则会出现二便失禁的危候。如果足内踝下的太溪脉搏动断绝，这是肾脏衰败的反映，多属于难以救治的死证。

少阳相火为复气时，大热将要来到，枯燥灼热，介虫因而损耗。人们多患惊恐瘛疭，咳嗽，衄血，心热烦躁，小便频数，怕风。厥逆之气上行，面色就会像蒙上浮尘，眼睛也瞤动引掣。火气内入，就会上为口舌糜烂，呕逆，或为血溢，下行则为便血。发为疟疾，就有恶寒鼓栗的现象。寒极转热，咽部干燥，渴欲饮水，面色变为黄赤，少阳脉萎弱。气蒸热化则为水病，传变成为浮肿，甚则邪气入肺，咳而出血。如果肘部的尺泽脉搏动断绝，这是肺脏衰败的反映，多属于难以救治的死证。

阳明燥金为复气时，清肃之气大行，众多的树木都苍老枯干，兽类多发生疫病。人们的疾病多发生在胁肋处，邪气常常多侵犯左侧，造成人体不适，时常叹息，甚至会产生心痛，痞满，腹胀，泄泻，呕吐，咳嗽，呃逆，烦心。病在膈中，头痛，甚则邪气入肝，而发生惊骇、筋挛等病。如果足大趾后部的太冲脉搏动断绝，这是肝脏衰败的反映，多属于难以治愈的死证。

太阳寒水为复气时，寒流之气流行，水凝结成坚冰，羽虫类动物因受寒气所伤而死亡。人们多患心胃生寒气，胸中不爽快，心痛，痞满，头痛，无故欲哭，经常眼前发黑而晕倒，饮食减少，腰椎疼痛，屈伸极不方便。自然界的表现为土地冻裂，冰厚而坚，阳光不显温暖，人们就会少腹痛，牵引睾丸，连腰脊都痛，逆气上冲于心，唾出清水，呃逆嗳气，严重的邪气进入心脏，出现健忘、易悲伤的症状。如果手腕尺侧的神门脉搏动断绝，这是心脏衰败的反映，多属于难以治愈的死证。

【解析】本部分主要讲述了六气出来报复所引起的疾病，主要通过六气来复的克伐之性来描述，讲了该气对应的脏腑经络的疾病。来复之气大多克伐之性比较重，所以其危害主要是以克伐其所胜之气导致的病症。如果克伐太过，被克伐之气过于柔弱，相应的脏腑之气损伤过重，人就容易死亡。比如厥阴之气出来报复，厥阴之气属于肝木，肝气实而拘急，木克土，脾土受损，所以就会有脾胃受损的病症，冲阳脉为胃经原穴，若脉绝，则病人容易死亡，不能救治。其他五气以此类推。

【原文】帝曰：善。治之奈何？岐伯曰：厥阴之复，治以酸寒，佐以甘辛，以酸泻之，以甘缓之。少阴之复，治以咸寒，佐以苦辛，以甘泻之，以酸收之，辛苦发之，以咸耎之。太阴之复，治以苦热，佐以酸辛，以苦泻之，燥之，泄之。少阳之复，治以咸冷，佐以苦辛，以咸耎之，以酸收之，辛苦发之。发不远热，无犯温凉，少阴同法。阳明之复，治以辛温，佐以苦甘，以苦泄之，以苦下之，以酸补之。太阳之复，治以咸热，佐以甘辛，以苦坚之。治诸胜复，寒者热之，热者寒之，温者清之，清者温之，散者收之，抑者散之，燥者润之，急者缓之，坚者耎之，脆者坚之，衰者补之，强者泻之，各安其气，必清必静，则病气衰去，归其所宗，此治之大体也。

【白话解】黄帝说：好。那要怎样治疗呢？岐伯说：如果厥阴风木为复气而发病，就要用酸味寒性的药物作为主治，用甘味、辛味的药物作为辅助，用酸味的药物泻去邪气，用甘味的药物缓和。如果少阴君火为复气而发病，就要用咸味寒性的药物作为主治，用苦味、辛味的药物作为辅佐，用甘味的药物泻去邪气，用酸味的药物收敛，用辛味、苦味的药物发散，用咸味的药物软化。如果太阴湿土为复气而发病，就要用苦味热性的药物作为主治，用酸味、辛味的药物作为辅佐，用苦味的药物泻去邪气，湿邪宜用燥和渗泄的方法。如果少阳相火为复气而发病，就要用咸味寒性的药物作为主治，用苦味、辛味的药物作为辅助，用咸味的药物软化，用酸味的药物收敛，用辛味、苦味的药物发散，发散时不用避讳热天，当然也要注意适度。少阴为复气致病时治法与之相同。如果阳阴燥金为复气而发病，就要用辛味温性的药物作为主治，用苦味、甘味的药物作为辅佐，用苦味的药物泻去邪气，用苦味的药物通下以去胀满气逆，用酸味的药物敛阴以补益。如果太阳寒水为复气而发病，就要用咸味热性的药物作为主治，用甘味、辛味的药物作为辅佐，用苦味的药物来使阴精坚固。凡是治疗胜气复气导致的疾病，寒病要用热药，热病要用寒药，温病要用清凉药，凉病要用温性药，气散要用收敛药，气郁要用发散药，气燥要用滋润药，气急则用缓和药，坚实要用软坚药，脆弱要用固本药，气衰要用补药，气盛要用泻药。总之，要使五脏之气安定平和，则清静安宁，如此一来，病气自然就会衰退，阴阳气血就会各自回归正轨，这就是治病用药的大致法则。

【解析】本部分主要讲述了六气出来报复导致疾病的治疗原则。六气来复的治疗和前面类似，比如厥阴之气出来报复，则首先以酸药泻厥阴之气。木气来复多热，故以酸寒之药主治，以甘药补其被克伐的脾土之气，辛药疏散肝木之气，酸味泻，甘味补。总之是泻肝木之气之有余，补脾土之气的不足。治疗原则还是按照生克的规律，损有余而补不足，以平复为最终目的。

【原文】帝曰：善。气之上下何谓也？岐伯曰：身半以上，其气三矣，天之分也，天气主之。身半以下，其气三矣，地之分也，地气主之。以名命气，以气命处，而言其病。半，所谓天枢也。故上胜而下俱病者，以地名之。下胜而上俱病者，以天名之。所谓胜至，报气屈伏而未发也。复至则不以天地异名，皆如复气为法也。

帝曰：胜复之动，时有常乎？气有必乎？岐伯曰：时有常位，而气无必也。

帝曰：愿闻其道也。岐伯曰：初气终三气，天气主之，胜之常也。四气尽终气，地气主之，复之常也。有胜则复，无胜则否。

帝曰：善。复已而胜何如？岐伯曰：胜至则复，无常数也，衰乃止耳。复已而胜，不复则害，此伤生也。

帝曰：复而反病何也？岐伯曰：居非其位，不相得也。大复其胜则主胜之，故反病也。所谓火燥热也。

【注释】其气三：身半以上之“其气三”指初之气至三之气，为司天所主；身半以下之“其气三”指四之气至终之气，为在泉所主。

【白话解】黄帝说：好。人体的气有上下，是怎么分的？岐伯说：人体上半身有三种气，和天气相应，由司天之气所主管；人体下半身有三种气，和地气相应，由在泉之气所主管。这六种气用三阴三阳的名称来命名，用六气所配属的脏腑经络来确定部位，以此来进一步说明人体疾病的情况。所谓身半，就是指肚脐两旁的天枢穴。也就是说肚脐以上为上半身，以下为下半身。所以如果上半身的三气胜下半身的三气而发病，就要用地气的名称来命名疾病；如果下半身的三气胜上半身的三气而发病，就要用天气的名称来命名疾病。所谓胜气降临，是指报复之气还在潜伏、没有到来的时候；如果复气已经到来，就不能用天地之气来命名疾病，而要依据复气的变化来确定病名。

黄帝说：胜气复气的变化，有一定的时间吗？胜复之气的到来有一定的规律吗？岐伯说：六气即风暑火湿燥寒，在一年中有固定不变的时间和位置，但胜气与复气的到来却是不一定的。

黄帝说：我想听听其中的道理。岐伯说：一般来说，每一年从初之气到三之气，都是由天气也就是司天之气所主宰，这是胜气经常到来的时间；从四之气到终之气，都是由地气也就是在泉之气所主宰，这是复气经常到来的时间。有胜气才有复气，没有胜气也就没有复气。

黄帝说：好。有时复气过去了，胜气又来了，这是什么原因？岐伯说：只要有胜气降临，就必定会伴随着复气的到来，这是没有固定规律的，直到气衰才会停止。如果复气停止之后又有胜气到来，又没有复气与之相对应，那么就会成为危害，伤害人的生命。

黄帝说：复气到来后，它本身反而导致疾病，又是什么原因呢？岐伯说：这是由于复气到来的时候不在它时令的正位，又与主气不相合。如果复气过分地报复胜气，那么复气本身必然会衰弱，这时主时之气就会乘机克制它，所以复气会导致人生病。这种情况主要发生在火、燥、热三气为复气的时候。

【解析】本部分主要讲述了人体上下之气的主要划分方法以及胜复之气的特征。首先，人体的气有天气和地气之分。在天枢穴以上的为天气所主，有三气；在天枢穴以下的为地气所主，有三气，合起来共有六气。身半之别就是以天地来划分，人和天地相参，人和天地相应，意味着人能达到天人合一的境界。疾病的命名也是根据天胜地或是地胜天来区别的。其次，说明太过之气和报复之气的规律，前半年为天气所主，即初之气到三之气，通常出现的是胜气；后半年为地气所主，即四之气到六之气，通常出现的是复气。胜气复气是相互依存的，有太过之气，才会有报复之气，才能达到阴阳平衡。什么时候这两者都衰减了，才会停止，如果两者都没有衰减，就会反复交替出现，直到消减、消失。

【原文】帝曰：治之何如？岐伯曰：夫气之胜也，微者随之，甚者制之。气之复也，和者平之，暴者夺之。皆随胜气，安其屈伏，无问其数，以平为期，此其道也。

帝曰：善。客主之胜复奈何？岐伯曰：客主之气，胜而无复也。

帝曰：其逆从何如？岐伯曰：主胜逆，客胜从，天之道也。

帝曰：其生病何如？岐伯曰：厥阴司天，客胜则耳鸣掉眩，甚则咳；主胜则胸胁痛，舌难以言。少阴司天，客胜则鼽嚏，颈项强，肩背瞀热，头痛少气，发热耳聋目瞑，甚则胕肿血溢，疮疡咳喘；主胜则心热烦躁，甚则胁痛支满。太阴司天，客胜则首面胕肿，呼吸气喘；主胜则胸腹满，食已而瞀。少阳司天，客胜则丹胗外发，及为丹熛疮疡，呕逆喉痹，头痛嗌肿，耳聋血溢，内为瘛疭；主胜则胸满咳仰息，甚而有血，手热。阳明司天，清复内余，则咳衄嗌塞，心鬲中热，咳不止而白血出者死。太阳司天，客胜则胸中不利，出清涕，感寒则咳；主胜则喉嗌中鸣。

厥阴在泉，客胜则大关节不利，内为痉强拘瘛，外为不便；主胜则筋骨繇并，腰腹时痛。少阴在泉，客胜则腰痛，尻股膝髀腨骺足病，瞀热以酸，胕肿不能久立，溲便变；主胜则厥气上行，心痛发热，鬲中，众痹皆作，发于胠胁，魄汗不藏，四逆而起。太阴在泉，客胜则足痿下重，便溲不时，湿客下焦，发而濡泻，及为肿隐曲之疾；主胜则寒气逆满，食饮不下，甚则为疝。少阳在泉，客胜则腰腹痛而反恶寒，甚则下白溺白。主胜则热反上行而客于心，心痛发热，格中而呕。少阴同候。阳明在泉，客胜则清气动下，少腹坚满而数便泻；主胜则腰重腹痛，少腹生寒，下为鹜溏，则寒厥于肠，上冲胸中，甚则喘不能久立。太阳在泉，寒复内余，则腰尻痛；屈伸不利，股胫足膝中痛。

【白话解】黄帝说：应该如何治疗呢？岐伯说：对于六气为胜气所致的疾病，轻微的顺从它，严重的制止它；复气所致的，和缓的平调它，暴烈的削弱它。都宜根据病气的轻微与严重程度来进行治疗，不论胜气与复气更替辗转多少次，总以达到和平为目的。这是治疗的一般规律。

黄帝说：对。客气与主气的胜复关系是怎样的？岐伯说：客气与主气二者之间，只有胜没有复。

黄帝说：怎样区别客气与主气相胜的逆从呢？岐伯说：主气胜是逆，客气胜是从，这是自然规律。

黄帝说：客气与主气相胜所致之病是怎样的？岐伯说：厥阴司天，客气胜则病耳鸣，振摇，眩晕，甚至咳嗽；主气胜则病胸胁疼痛，舌强难以说话。少阴司天，客气胜则病鼻塞流涕，喷嚏，颈项强硬，肩背部闷热，头痛，神疲无力，发热，耳聋，视物不清，甚至浮肿，出血，疮疡，咳嗽气喘；主气胜则心热烦躁，甚则胁痛，支撑胀满。太阴司天，客气胜则头面浮肿，呼吸气喘；主气胜则病胸腹胀满，食后胸腹闷乱。少阳司天，客气胜则丹疹发于皮肤，以及丹毒，疮疡，呕吐气逆，喉痹，头痛，咽喉肿，耳聋，血溢，肢体抽搐；主气胜则病胸满，咳嗽仰息，甚至咳而有血，两手发热。阳明司天，清气胜而有余于内，则病咳嗽，衄血，咽喉窒塞，心膈中热，咳嗽不止，出现咳吐白色泡沫就会死亡。太阳司天，客气胜就会出现呼吸不畅、胸中不利、鼻流清涕、感受寒邪发生咳嗽等病证；主气胜则出现呼吸而咽喉发出声响的病证。

厥阴在泉，客气胜则发生大关节不利，内为筋脉拘挛抽搐，外为运动不便；主气胜则出现筋骨振摇强直，腰腹时时疼痛等病证。少阴在泉，客气胜则患腰痛，臀、大腿、膝、髋、小腿肚、小腿骨、足等部位闷热而酸，浮肿不能久立，二便失常等病证；主气胜则出现逆气上冲，心痛发热，中脘阻隔不畅，诸痹病发作，病发于胁肋部，自汗不收，四肢厥冷。太阴在泉，客气胜则病足痿无力，下肢沉重，大小便不时而下，湿客下焦，则发为濡泻以及浮肿、前阴处疾患；主气胜则病寒气上逆而痞满，饮食不下，甚至发为疝痛。少阳在泉，客气胜则腰腹疼痛，反出现恶寒，甚至下痢白沫、小便色白；主气胜则热反上行而侵犯到心胸，出现心痛，发热，中焦格拒不通而呕吐。其他各种证候与少阴在泉所致者相同。阳明在泉，客气胜则清凉之气动于下部，少腹坚满而频频腹泻；主气胜则腰部沉重，腹痛少腹生寒，大便溏泄，寒气逆于肠，上冲胸中，甚则气喘不能久立。太阳在泉，客气寒水加于寒水位置之上，寒气有余于内，则腰、臀部疼痛，屈伸不利，大腿、小腿、足、膝中疼痛。

【解析】本部分主要讲述了不同的主气和客气在太过和报复时的病症表现。首先讲了太过之气的治疗总原则。太过之气所导致的疾病，如果轻微就顺随它，如果比较严重就要制止它，要让受到抑制潜伏的气保持安定，以相互生克、平衡调和为最终目的，不必纠结用药的次数和多少。其次讲述了主气和客气太过和报复的情况。其中客气与主气只存在胜气，没有复气。主气太过则为逆，客气太过则为顺，这是天地自然的规律。最后详细介绍主气胜和客气胜而导致的疾病和症状，前半年司天之气主气，分属厥阴、少阴、少阳的木气、火气、火气三气为主气，比如厥阴司天，客气胜，就会出现肝木之气盛行的疾病；如果主气胜，出现主随客气火化的现象，就会出现相火旺盛的病症。其余情况以此类推。后半年以太阴湿土、阳明燥金、太阳寒水的土气、金气、水气为主气，厥阴之气在泉，无论主气还是客气胜，皆以木居土金水之乡，肝木受制于下，会出现筋骨关节的病症。其余情况以此类推。

【原文】帝曰：善。治之奈何？岐伯曰：高者抑之，下者举之，有余折之，不足补之，佐以所利，和以所宜，必安其主客，适其寒温，同者逆之，异者从之。

帝曰：治寒以热，治热以寒，气相得者逆之，不相得者从之，余以知之矣。其于正味何如？岐伯曰：木位之主，其泻以酸，其补以辛。火位之主，其泻以甘，其补以咸。土位之主，其泻以苦，其补以甘。金位之主，其泻以辛，其补以酸。水位之主，其泻以咸，其补以苦。厥阴之客，以辛补之，以酸泻之，以甘缓之，少阴之客，以咸补之，以甘泻之，以咸收之。太阴之客，以甘补之，以苦泻之，以甘缓之。少阳之客，以咸补之，以甘泻之，以咸耎之。阳明之客，以酸补之，以辛泻之，以苦泄之；太阳之客，以苦补之，以咸泻之，以苦坚之，以辛润之。开发腠理，致津液通气也。

帝曰：善。愿闻阴阳之三也何谓？岐伯曰：气有多少，异用也。

帝曰：阳明何谓也？岐伯曰：两阳合明也。

帝曰：厥阴何也？岐伯曰：两阴交尽也。

【注释】① 木位：春分前六十一日，为初之气。

② 火位：君火之位为春分之后六十一日，为二之气；相火之位为夏至前后各三十日，为三之气。

③ 土位：秋分前六十一日，为四之气。

④ 金位：秋分之后六十一日，为五之气。

⑤ 水位：冬至前后各三十日，终之气。

⑥ 以咸收之：指的是以酸收之。

【白话解】黄帝说：讲得好。应该如何治疗呢？岐伯说：邪气上冲的需压之使其下降，气下陷的举之使其上升，有余的折其势，不足的补其虚，用利于脏腑经脉的药物作为辅佐，以适宜的药食来调和，必须使主客之气安泰互不相胜，根据其寒温，客主之气相同的用逆治法，相反的用从治法。

黄帝说：治寒用热，治热用寒，主客之气性质相同的用逆治法，相反的用从治法，我已经知道了。应该用哪些适宜的药物性味呢？岐伯说；厥阴风木主气之时，其泻用酸，其补用辛；少阴君火与少阳相火主气之时，其泻用甘，其补用咸；太阴湿土主气之时，其泻用苦，其补用甘；阳明燥金主气之时，其泻用辛，其补用酸；太阳寒水主气之时，其泻用咸，其补用苦；厥阴客气为病，补用辛，泻用酸，缓用甘；少阴客气为病，补用咸，泻用甘，收用酸；太阴客气为病，补用甘，泻用苦，缓用甘；少阳客气为病，补用咸，泻用甘，软坚用咸；阳明客气为病，补用酸，泻用辛，泄用苦；太阳客气为病，补用苦，泻用咸，坚用苦，润用辛。腠理疏松，汗孔开发，津液得到布散，气血畅通无阻。

黄帝说：好。我想听您说说阴阳各有其三是什么道理？岐伯说：这是由阴阳之气的多少和其作用的不同所决定的。

黄帝说：阳明是什么意思？岐伯说：太阳、少阳两阳交会而光明，就称为阳明。

黄帝说：厥阴是什么意思？岐伯说：太阴、少阴两阴之气交尽，就称为厥阴。

【解析】本部分主要讲述了主气和客气太过和报复所致病症的治疗原则。首先，讲述了总的治疗原则，就是平调阴阳、和气机，上冲的气机要抑制它，下陷的气机要升举它，有余就削减它，不足就补益它，并且要用好的药物、适当的食物，以安和主气和客气。如果客气和主气为同气，则逆而折之，逆治之法，即用热药治疗寒病；如果主气和客气不同，视强弱之气而调节，从治之法，即用热药治疗热病。总之，按照“损有余”“补不足”的原则，让气回归中位，回归中和，从而达到阴阳平衡的状态。其次，重点讲述了五行补泻的主要方法，风木之气所导致的疾病，用酸味泻它，用辛味补它，其余五气以此类推。总归要达到的目的是宣通气机、使津液布散。最后讲述了三阴三阳的来历，两阳合明谓之阳明，两阴交尽谓之厥阴。万事万物总是从小到大、从弱到强的，所以六气的排列顺序是先三阴、后三阳，也就是厥阴、少阴、太阴、少阳、阳明、太阳，完整地说，就是厥阴风木、少阴君火、太阴湿土、少阳相火、阳明燥金、太阳寒水。这就是客气六气的次序。

【原文】帝曰：气有多少，病有盛衰，治有缓急，方有大小，愿闻其约奈何？岐伯曰：气有高下，病有远近，证有中外，治有轻重，适其至所为故也。大要曰：君一臣二，奇之制也；君二臣四，偶之制也；君二臣三，奇之制也；君二臣六，偶之制也。故曰：近者奇之，远者偶之；汗者不以奇，下者不以偶，补上治上制以缓，补下治下制以急，急则气味厚，缓则气味薄，适其至所，此之谓也。病所远而中道气味之者，食而过之，无越其制度也。是故平气之道，近而奇偶，制小其服也。远而奇偶，制大其服也。大则数少，小则数多。多则九之，少则二之。奇之不去则偶之，是谓重方。偶之不去，则反佐以取之，所谓寒热温凉，反从其病也。

【白话解】黄帝说：气有多少，病有盛衰，治疗有缓急，方剂有大有小，请问其中的一般规律怎样？岐伯说：病气有高下之别，病位有远近之分，症状有内外之异，治法有轻重的不同，总之以药力恰达到病变所在部位为准。《大要》说：君药一味，臣药二味，是奇方的制度；君药二味，臣药四味，是偶方的制度；君药二味，臣药三味，是奇方的制度；君药二味，臣药六味，是偶方的制度，病变部位近的用奇方治疗，病变部位远的用偶方治疗，发汗时不用奇方，攻下时不用偶方；补益与治疗上部的方制宜缓，补益与治疗下部的方制宜急。急的药物气味厚，缓的药物气味薄。方制用药要恰到达病处，就是指此而言。如果病所在的部位远，服药后药力未达到病所而在中途发挥了作用，这是不好的，为解决这个问题，可以在饭前服药，以利用饮食之气推动药力到达病变部位；如果病位近的，可以在饭后服药。应根据病变部位的远近，来确定服药时间，不要违背这个原理。所以适当的治疗方法，病位近用奇方或偶方，宜制小方来服用；病位远的，不论用奇偶之方，宜制大方来服用，方剂大的是药味数少而量重，方制小的是药味数多而量轻。味数多的可至九味，味数少的可用两味。用一个方而病不去，则用另一个方治疗，这就是重方，也叫作复方。如果用重方而病不去，则用相反的药味来反佐，以达治疗之目的。所谓反佐，就是佐药的性味，反而与病情的寒热温凉相同。

【解析】本部分主要讲述制方的原则，而又主要讲了处方中君臣佐使的原则，这是古人借鉴国家管理的经验，对药物进行君臣佐使的分类。治病如治国，用药如用兵，历来是对中医治病最好的比喻。用药的多少、缓急、轻重都蕴含其中。文中出现的“奇”“偶”“小”“大”都是核心词汇，其文化源头是《周易》。《周易》：“阳卦多阴，阴卦多阳，其故何也？阳卦奇，阴卦偶。”意思是说，阳卦（坎、震、艮）均由一个阳爻和两个阴爻组成，阴卦（巽、离、兑）均由两个阳爻和一个阴爻组成。在阳卦之中，阳爻是单数，所以称为奇；在阴卦之中，阳爻是双数，所以称为偶。《黄帝内经》奇偶制方的原则，正是由方中君药单数还是双数决定的。君药就好比前面八卦中所蕴含的阳爻，臣药就好比前面八卦中所蕴含的阴爻。如果君药的个数是双数，那么这个方剂是偶方；如果将偶方再往下细分，那么就要看臣药是单数还是双数；如果君药的个数是单数，那么这个方剂就是奇方，那么再往下分，按照臣药单数还是双数来决定奇偶。《周易》说：“是故卦有小大，辞有险易。”这句话朱熹在《周易本义》中解释“小谓阴，大谓阳”。卦象有小大差异指的就是对卦象要分别其阴阳属性。所以，我们可以直接认为，本段中“方有小大”说的不是方剂所含草药的多少，而是指方剂也要分出阴阳。这样一来，包含数多的就显得小，就是阴性方剂；包含数少的显得大，就是阳性方剂。再往下深究，“数”具体指代的是什么呢？《周易》说，“天一，地二，天三，地四，天五，地六，天七，地八，天九，地十”“天数二十有五，地数三十”。天是阳性的，它所代表的数小；地是阴性的，它所代表的数大。所以说，属阳性，生成之数就少，就是大方；属阴性，生成之数就多，就是小方。这样分析下来，“大则数少，小则数多”就很容易理解了。这里的“数”并不是指药物数量的多少，而是指药物在阴阳属性上所存在的生成之数多还是少。如果从阴阳属性看，药物的生成之数为多，那么这个方剂就是小方；如果从阴阳属性看，药物的生成之数为少，那么这个方剂就是大方。

【原文】帝曰：善。病生于本，余知之矣。生于标者，治之奈何？岐伯曰：病反其本，得标之病，治反其本，得标之方。

帝曰：善。六气之胜，何以候之？岐伯曰：乘其至也，清气大来，燥之胜也，风木受邪，肝病生焉。热气大来，火之胜也，金燥受邪，肺病生焉。寒气大来，水之胜也，火热受邪，心病生焉。湿气大来，土之胜也，寒水受邪，肾病生焉。风气大来，木之胜也，土湿受邪，脾病生焉。所谓感邪而生病也。乘年之虚，则邪甚也。失时之和，亦邪甚也。遇月之空，亦邪甚也。重感于邪，则病危矣。有胜之气，其来必来复也。

【注释】① 病生于本：即病生于风寒暑湿燥火。

② 生于标：即病生于三阴三阳。

【白话解】黄帝说：讲得好。病生于风寒暑湿燥火的，我已经知道了。生于三阴三阳之标的怎样治疗？岐伯说：懂得病生于本，反过来就会明白病生于标，治疗病生于本的方法，反过来就是治疗病生于标的方法。

黄帝说：讲得好。六气偏盛，应该怎样观察呢？岐伯说：要在六气到来的时候进行观察。清气大来，是燥金之气偏胜，风木受邪，肝病发作；热气大来，是火热之气偏胜，燥金受邪，肺病发作；寒气大来，是寒水之气偏胜，火热受邪，心病发作；湿气大来，是湿土之气偏胜，水气受邪，肾病发作；风气大来，是风木之气偏胜，土气受邪，脾病发作。这些都是感受胜气之邪而生病的。如果遇到运气不足之年，则邪气更甚；如果主客之气不和，也会使邪气加重；在月亮亏缺的时候，感受邪气也很严重。再次感受邪气，则病情危重。有了胜气，其后必然会有复气。

【解析】本部分讲述了病生于标者六气之胜的变化特征，对六气所胜的情况进行了分析，仍然按照五行相胜的道理进行论述。而后对感受邪气容易生病的三种情况进行了描述，分别是乘年之虚、失时之和以及遇月之空等，反复感受邪气侵袭则容易病危。最后提到，太过之气和报复之气是相互依存而产生的。比如，阳明燥金之气太过，金克木，则肝木受邪，肝脏就会发病。

【原文】帝曰：其脉至何如？岐伯曰：厥阴之至其脉弦，少阴之至其脉钩，太阴之至其脉沉，少阳之至大而浮，阳明之至短而涩，太阳之至大而长。至而和则平，至而甚则病，至而反者病，至而不至者病，未至而至者病，阴阳易者危。

【白话解】黄帝说：六气到来时脉象的表现如何？岐伯说：厥阴风木之气到来，脉象表现为弦脉；少阴君火之气到来，脉象表现为钩脉；太阴湿土之气到来，脉象表现为沉脉；少阳相火之气到来，脉象表现为大而浮；阳明燥金之气到来，脉象表现为短而涩；太阳寒水之气到来，脉象表现为大而长。六气到来时，脉象和缓是正常的，如果六气到来时脉象过盛，就是疾病的脉象。如果六气到来时的脉象和正常脉象是相反的，那么这也是疾病的脉象。如果六气到来，相对应的脉象却没有出现，同样是疾病的脉象，或者六气没有到来，脉象却已出现，也是疾病的脉象。如果脉象的阴阳属性和疾病的阴阳属性相反，病人就会有死亡的风险。

【解析】本部分讲述了“病生于标”的疾病的脉象特征。六气的脉象也存在不同，弦、钩、沉、浮、涩、长是其基本变化。六气和脉象相合且和缓，表明人体健康，如果六气和脉象不相符，则表明人会出现疾病或原本的病情加重。

【原文】帝曰：六气标本，所从不同奈何？岐伯曰：气有从本者，有从标本者，有不从标本者也。

帝曰：愿卒闻之。岐伯曰：少阳太阴从本，少阴太阳从本从标，阳明厥阴，不从标本从乎中也。故从本者化生于本，从标本者有标本之化，从中者以中气为化也。

帝曰：脉从而病反者，其诊何如？岐伯曰：脉至而从，按之

不鼓，诸阳皆然。

帝曰：诸阴之反，其脉何如？岐伯曰：脉至而从，按之鼓甚而盛也。

【白话解】黄帝说：六气的标本变化不同，是为什么？岐伯说：这是因为气有的从属于本，也就是风寒暑湿燥火六气，有的从属于标，也就是人体的三阴三阳六经，有的既不从属于本也不从属于标，而是从属于中气。

黄帝说：请详细地讲讲这个情况。岐伯说：具体地说，少阳、太阴是从属于本的；少阴、太阳是既从属于本又从属于标的；阳明、厥阴既不从属于本也不从属于标，当然就是从属于中气的。

黄帝说：脉象和症状相同，但是疾病的本质恰好相反，要怎样诊断呢？岐伯说：脉象和症状从表面上看是一样的，但是将脉按到最深处时，手指不能感受到搏动，就说明只是看上去像阳热性质的疾病，但其实脉象和疾病的本质根本不符合，很多假阳证都是这种表现。

黄帝说：阴证之中如果出现脉象和症状不相合的现象，又是怎样的呢？岐伯说：脉象和症状从表面上看是一样的，但是将脉按到最深处，发现搏动非常有力，这就是假阴证的表现。

【解析】本部分主要讲述了六气与标、本、中气的对应关系。这是《伤寒论》六经气化学说的重要理论依据，持这一主张的代表性医家包括张志聪、陈修园、唐宗海等。少阳为相火，少阳为阳，火也为阳，少阳是从火化生出来的，所以火为本，少阳为标。太阴为湿土，太阴为阴，湿为阴，太阴从湿化生出来的，所以湿为本，太阴为标。因此少阳经和太阴经生病，都是从属于本的。而少阴、太阳为什么既从属于本又从属于标？这是因为少阴君火，少阴是阴，火为热为阳，少阴是从热化生出来的，所以热为本，少阴为标，是阴从属于阳；太阳寒水，太阳是阳，寒水是阴，太阳是从寒水里面化生出来的，所以寒为本，太阳为标，是阳从属于阴。这二气的标本是不同的，两经发病，有的从属于标，有的从属于本。那么，为什么阳明、厥阴既不从属于本也不从属于标，而是属于中气呢？因为阳明为燥金，是从燥里化生出来的，所以燥为本，阳明为标；厥阴为风木之脏，是从风里化生出来的，所以风为本，厥阴为标，为什么从属于中气？唐代大医家王冰解释说："阳明之中太阴，厥阴之中少阳，本末与中不同，故不从标本，从乎中也。"意思是说：阳明之中是太阴，阳明是太阴的中气；厥阴之中是少阳，厥阴是少阳的中气。总之，上之六气为三阴三阳之本，下之三阴三阳为六气之标，而标本兼有者，阴阳表里相通，如少阳和厥阴为表里，阳明和太阴为表里，太阳和少阴为表里。

【原文】是故百病之起，有生于本者，有生于标者，有生于中气者，有取本而得者，有取标而得者，有取中气而得者，有取标本而得者，有逆取而得者，有从取而得者。逆，正顺也。若顺，逆也。故曰：知标与本，用之不殆，明知逆顺，正行无问。此之谓也。不知是者，不足以言诊，足以乱经。故《大要》曰：粗工嘻嘻，以为可知，言热未已，寒病复始，同气异形，迷诊乱经。此之谓也。夫标本之道，要而博，小而大，可以言一而知百病之害，言标与本，易而勿损，察本与标，气可令调，明知胜复，为万民式，天之道毕矣。

【白话解】所以各种疾病开始发生，有生于本的，有生于标的，有生于中气的；治疗时有治其本而愈的，有治其标而愈的，有治其中气而愈的，有既治其标又治其标而得愈的，有逆治而愈的，有从治而愈的。所谓逆其病气而治，其实是顺治；所谓顺其病气而治，其实就是逆治。所以说：知道了标与本的理论，用之于临床就不会有困难；明白了逆与顺的治法，就可正确地进行处理而不会产生疑问。就是这个意思。不知道这些理论，就不足以称得上有正确的诊断，却能扰乱正常的诊断与治疗。所以《大要》说：技术粗浅的医生，沾沾自喜，以为什么疾病都可以做出诊断，结果他认为是热证，在还没有说完诊断为热病时，寒病的症状就开始显露出来了。他不了解同是一气所生的病变而有完全不同的证候。不明白这些道理，就会对诊断迷惑不清，使治疗受到干扰。说的就是这个道理。标本的理论，扼要而广博，从小可及大，举一个例子可以了解许多的变化。所以懂得了标与本，就易于诊断和治疗疾病而不致有所损害；察之属本与属标，就可以使六气调和；明确胜复之气的规律，就可以为民众做出养生、治疗方面的示范。这就是掌握天地变化规律的根本目的和意义所在。

【解析】本部分主要讲述了标本中气的治疗原则，要按照治疗原则选择顺治还是逆治。了解标本的真谛是治病行医的要旨。

【原文】帝曰：胜复之变，早晏何如？岐伯曰：夫所胜者，胜至已病，病已愠愠，而复已萌也。夫所复者，胜尽而起，得位而甚，胜有微甚，复有少多，胜和而和，胜虚而虚，天之常也。

帝曰：胜复之作，动不当位，或后时而至，其故何也？岐伯曰：夫气之生，与其化衰盛异也。寒暑温凉盛衰之用，其在四维，故阳之动，始于温，盛于暑；阴之动，始于清，盛于寒。春夏秋冬，各差其分。故《大要》曰：彼春之暖，为夏之暑，彼秋之忿，为冬之怒，谨按四维，斥候皆归，其终可见，其始可知。此之谓也。

【注释】① 愠愠：郁伏蓄积之意。

② 四维：指每季的最后一个月，即三、六、九、十二月。

③ 斥候：侦查、伺望之意。

【白话解】黄帝说：相胜之气与报复之气的变化存在差异，它们的到来有早有晚，具体情况是怎样的？岐伯说：所谓相胜之气，就是在胜气到来的时候人已经发病了，随着致病邪气越积越多，报复之气也开始萌芽。所谓报复之气，就是在相胜之气即将结束的时候开始发生。复气的发生，如果正当其所主持的时令，其势会更盛。相胜之气有轻微和严重的区别，报复之气也有多和少的差异，如果相胜之气平和、不燥烈，那么报复之气也会相对平和；如果相胜之气微弱，那么报复之气也会表现得相对微弱，这就是一般的自然规律。

黄帝说：相胜之气和报复之气的发生，和六气的时间节点不同，有时在六气的时间节点之后发生，这是什么原因呢？岐伯说：六气的发生以及变化，有旺盛和衰弱的分别。气候所表现出来的寒热温凉的特征，主要是由六气旺盛还是衰弱决定的，并且集中表现在四维也就是辰戌丑未四个月份。所以自然界阳气始生的时候，最开始表现为气候温暖，阳气旺盛时就表现为夏季的暑热气候；自然界阴气始生的时候，最开始表现为清凉的气候，阴气旺盛时就表现为寒冷凛冽的气候，从而产生了四季气候的差别。所以《大要》上说：春天的温暖气候，渐渐转变成为夏天的炎热，之后是秋天的秋高气爽，渐渐转变为冬天的寒冷凛冽。谨慎并且严格按照辰戌丑未四个月份的变化，观察气候循环往复变化的规律，这样就既可以看到六气结束时气候的变化，又可以看到六气始生时气候的变化。说的就是这个道理。

【解析】本部分主要讲述了胜复之气的虚实特征以及与四维即辰戌丑未四个月份的关系。太过之气和报复之气的来临是一个先萌发后旺盛、循序渐进的过程，不是一蹴而就的。并且报复之气的强弱是由相胜之气的强弱决定的，相胜之气强，则报复之气强；相胜之气弱，则报复之气也弱。寒热温凉之气的盛衰也是通过四维的阳气和阴气的变动来实现的，所以春天温暖、夏天炎热、秋天清肃、冬天寒冷。

【原文】帝曰：差有数乎？岐伯曰：又凡三十度也。

帝曰：其脉应皆何如？岐伯曰：差同正法，待时而去也。《脉要》曰：春不沉，夏不弦，冬不涩，秋不数。是谓四塞。沉甚曰病，弦甚曰病，涩甚曰病，数甚曰病，参见曰病，复见曰病，未去而去曰病，去而不去曰病，反者死。故曰：气之相守司也，如权衡之不得相失也。夫阴阳之气，清静则生化治，动则苛疾起，此之谓也。

【白话解】黄帝说：四季气候的变迁，在时间上的差别可以测量吗？岐伯说：一般会出现三十天的时间差别。

黄帝说：脉象相应会发生什么样的变化？岐伯说：出现时间差异时的脉象，和正常时间节点的脉象是一样的，如果存在时间差的气候过去了，所对应的脉象会也随着气候的变化而改变。《脉要》说：春天没有出现沉脉，夏天没有出现弦脉，冬天没有出现涩脉，秋天没有出现数脉，这是四季的气候闭塞不相通导致的。春天出现过于沉的脉象就是有病的脉象，夏天出现太过弦的脉象就是有病的脉象，冬天出现过涩的脉象就是有病的脉象，秋天出现过数的脉象就是有病的脉象。如果脉气散乱而参差不齐，也是疾病的脉象；如果一种气候没有结束，但是与这种气候相对应的脉象提前结束，也是疾病的脉象；如果一种气候已经结束，但是与这种气候相对应的脉象还没有结束，也是疾病的脉象；如果人的脉象与气候正好相反，那么这种脉象就是通常所说的预示着死亡的脉象。所以说，四季气候的变化和人体的功能变化是相互联系的，就像秤砣与秤杆，只有在一起保持平衡，才能发挥作用。阴阳之气清静平和的时候，万物生长发育的机制也会相互协调，如果阴阳之气发生扰动变化、不能平衡，就容易发生疾病，说的就是这个意思。

【解析】本部分主要讲述了六气胜复差别之数，以及四时正常与有病脉象的特征，四时之气下的常脉与病脉，常脉表现为春弦、夏洪、秋毛、冬石。四时闭塞之脉象表现为春脉不沉、夏脉不弦、冬脉不涩、秋脉不数。“过犹不及”，太过则为病态，违背了阴平阳秘的宗旨。总之，脉象与气相合，人就健康，如果气与脉象不合，人就会生病，如果脉象和时气相反，则病人容易得死证。

【原文】帝曰：幽明何如？岐伯曰：两阴交尽故曰幽，两阳合明故曰明。幽明之配，寒暑之异也。

帝曰：分至何如？岐伯曰：气至之谓至，气分之谓分，至则气同，分则气异，所谓天地之正纪也。

帝曰：夫子言春秋气始于前，冬夏气始于后，余已知之矣。然六气往复，主岁不常也，其补泻奈何？岐伯曰：上下所主，随其攸利，正其味，则其要也。左右同法。《大要》曰：少阳之主，先甘后咸；阳明之主，先辛后酸；太阳之主，先咸后苦；厥阴之主，先酸后辛；少阴之主，先甘后咸；太阴之主，先苦后甘。佐以所利，资以所生，是谓得气。

【注释】① 两阴：指太阴与少阴。

② 两阳：指太阳与少阳。

③ 分至：即春分与秋分，夏至与冬至。

④ 上下所主：即司天在泉之气。

【白话解】黄帝说：幽和明是什么意思？岐伯说：太阴、少阴两阴交尽，叫作幽；太阳、少阳两阳合明，叫作明。幽和明配合阴阳，就有寒暑的不同。

黄帝说：分和至是什么意思？岐伯说：气来叫作至，气分叫作分。气至之时其气同，气分之时其气异。所以春分秋分的二分和夏至冬至的二至，是天地正常气化纪时的纲领。

黄帝说：先生所说的春秋之气开始在前，冬夏之气开始于后，我已知道了。然而六气往复运动，主岁之气经常变化，怎样对其进行补泻治疗呢？岐伯说：根据司天、在泉之气所主之时，随其所宜，正确选用药味，是治疗上的关键。左右间气的治法与此相同。《大要》说：少阳主岁，先用甘味药物，后用咸味药物；阳明主岁，先用辛味药物，后用酸味药物；太阳主岁，先用咸味药物，后用苦味药物；厥阴主岁，先用酸味药物，后用辛味药物；少阴主岁，先用甘味药物，后用咸味药物；太阴主岁，先用苦味药物，后用甘味药物。佐以所宜的药物，助其生化之源泉，就能够掌握治疗疾病的规律。

【解析】本部分主要讲述了春分秋分、冬至夏至的区别以及六气所主的治疗原则。首先讲述了四季的分、至变化时的气候特征，春分、秋分，是一种气将要离开的分水岭，夏至、冬至则是一种气即将到来的分水岭。所以说气至则其气相同无差异，气分则其气有差别。其次讲述了司天在泉之气指导下的用药性味特征，总原则是随所利而用补泻，这也是按照六气补泻的正常用药方法，六气太过而降临，要先泻有余而后补其不足，如少阳相火太过而降临，则要以甘味之药泻，然后用咸味之药补，其余五气以此类推。

【原文】帝曰：善。夫百病之生也，皆生于风寒暑湿燥火，以之化之变也。经言盛者泻之，虚者补之，余锡以方士，而方士用之尚未能十全，余欲令要道必行，桴鼓相应，犹拔刺雪污，工巧神圣，可得闻乎？岐伯曰：审察病机，无失气宜，此之谓也。

帝曰：愿闻病机何如？岐伯曰：诸风掉眩，皆属于肝。诸寒收引，皆属于肾。诸气膹郁，皆属于肺。诸湿肿满，皆属于脾。诸热瞀瘛，皆属于火。诸痛痒疮，皆属于心。诸厥固泄，皆属于下。诸痿喘呕，皆属于上。诸禁鼓栗，如丧神守，皆属于火。诸痉项强，皆属于湿。诸逆冲上，皆属于火。诸胀腹大，皆属于热。诸躁狂越，皆属于火。诸暴强直，皆属于风。诸病有声，鼓之如鼓，皆属于热。诸病胕肿，疼酸惊骇，皆属于火。诸转反戾，水液浑浊，皆属于热。诸病水液，澄彻清冷，皆属于寒。诸呕吐酸，暴注下迫，皆属于热。故大要曰：谨守病机，各司其属，有者求之，无者求之，盛者责之，虚者责之，必先五胜，疏

其血气，令其调达，而致和平。此之谓也。

【注释】① 桴：鼓槌。

② 收引：即拘急挛缩。

③ 膹郁：膹，指呼吸急促而有上逆之势。郁，指胸部痞闷，呼吸不利。

④ 瞀瘛：瞀，昏闷。瘛，抽搐。

【白话解】黄帝说：讲得好。许多疾病的发生，都是由于风寒暑湿燥火六气的变化。医经上说：实证用泻法治疗，虚证用补法治疗，我把它告诉了医生们，但是医生们在运用的时候，还不能收到十全的效果。我想让这些重要的理论得到普遍运用，并且能够收到如同用鼓槌敲击到鼓上立刻发出声响那样迅速的效果，如拔掉肉上的刺、洗去衣物上污浊一样立竿见影，对于望闻问切的诊察方法和技术，可以告诉我吗？岐伯说：审察疾病和发展变化的机制，切勿失却六气的忌宜。这样做就可以了。

黄帝说：请问疾病发生和发展变化机制是怎样的？岐伯说：凡是风病，振摇眩晕，大都与肝脏有关。凡是寒病，收引拘急，大都与肾脏有关。凡是气病，喘急胸闷，大都与肺脏有关。凡是湿病，浮肿胀满，大都与脾脏有关。凡是热病，神识昏乱，肢体抽搐，大都与火气有关。凡是疼痛，瘙痒，疮疡，大都与心脏有关。凡是厥逆，二便不通或失禁，大都与下焦有关。凡是痿病，喘逆呕吐，大都与上焦有关。凡是口噤不开，寒战颤抖，神志不安，大都与火气有关。凡是痉病，颈项强急，大都与湿气有关。凡是气逆上冲，大都与火气有关。凡是胀满腹大，大都与热气有关。凡是躁动不安，发狂越常，大都与火气有关。凡是突然发生肢体强直，大都与风气有关。凡是发出声响，或敲击时声音如鼓，大都与热气有关。凡是浮肿，疼痛酸楚，惊骇不宁，大都与火气有关。凡是转筋反折，角弓反张，肢体屈伸不利，排出的代谢水液混浊不清，大都与热气有关。凡是排泄的水液澄明清冷，大都与寒气有关。凡是呕吐酸水，暴泻如注，大都与热气有关。所以《大要》说：谨慎地掌握病机，分别观察其所属关系，对于已出现的症状，要分析它出现的原因，对于应该出现却没有出现的症状，也要分析它没有出现的原因。实证、虚证都要详细研究，首先分析五脏之气中何气所胜，然后疏通其血气，使之调达舒畅，而归于和平。就是这个意思。

【解析】本部分主要讲述疾病的六气归属特征，这就是中医著名的“病机十九条”。先言明六气的作用，人所得之病离不开风寒暑湿燥火六气，所以将常见疾病归属六气来分类，总原则是“审察病机，无失气宜”。将疾病大致归类为肝、肾、脾、心、肺、火、热、寒、湿、风，唯独缺少燥。十九条病机可以简单地概括为两句话：“五脏上下风寒湿，四热五火十九条。”当然，对于十九条病机要科学看待、灵活运用。如果把“皆属……”理解为“大多与……有关”，可能更好一些。

具体地讲，“诸风掉眩，皆属于肝”，因为肝属木，木生风，风气通于肝，肝病可以生风，出现以动为特征的证候。这里所说的掉眩症状属于内风，是由肝脏引起的。肝风又分为虚和实两种：虚是指肝血不足，血虚生风而致手足颤动、肝阴亏虚，头目失养而致头晕目眩；实是指肝郁化火，肝的热火化成风，热极生风，神魂失藏而致头痛目赤，筋脉失养而致手足抽搐。

“诸寒收引，皆属于肾”，肾在地为水，在天为寒，水一旦寒冷就会结冰，肾脏最怕寒冷。肾水在八卦是坎卦，坎卦是外阴内阳，是阴阳同体的，肾是生命元气所归藏的地方，既有元阴又有元阳，一旦阴阳失调，就会导致寒病。寒邪是主收引的，一旦感受寒邪，就会痹阻经脉，导致阳气虚弱，血的流行不畅，进而导致筋骨失养，经脉收缩、痉挛，关节屈伸不利。

“诸气膹郁，皆属于肺”，膹指呼吸急促上逆，郁指胸部郁闷。因肺主一身之气，主管呼吸，在五脏中位置最高，所以它的运动是肃降，如果肺气不降反而往上逆，气结于胸中，就会出现胸部塞闷、呼吸急促的病症。气有虚实之分，如果气虚，那么肺失清肃、宣散无力而会导致咳嗽喘逆；如果气实，那么郁久化热而会导致胸部痞闷。

“诸湿肿满，皆属于脾”，脾为阴中之至阴，本性是喜温燥而恶寒湿的，脾的五行属性是土，居于人体中央，好像是一个枢纽，主管运化，一旦水湿停留于此，运化不出去，就会导致湿病。

“诸痛痒疮，皆属于心”，凡是由热邪引起的皮肤疮疡、红肿发痒，都与心脏有关。因为心主火，心火太亢盛就会血热，血热就会导致疾病。

“诸厥固泄，皆属于下”，厥指阴阳之气不相顺接，轻则四肢发凉，重则厥逆，昏迷不知人事。固指小便不通或大便秘结，“泄”则指小便失禁或大便泄泻。尽管症状多种多样，但都和下有关系。下即下焦，即将躯干划分为三焦，就是三个部位，横膈（胸腔的底和腹腔的顶）以上为上焦，包括心、肺；横膈以下至肚脐为中焦，包括脾、胃、肝、胆等内脏；脐以下为下焦，包括肾、膀胱、大肠、小肠。肝脏究竟属于中焦还是下焦？不同的篇章中所指不同，这里所指的下焦包括肝和肾。肝和肾气虚会导致厥证。肾主管二阴，前后二阴出现不约或不利的症状，都与肾关系密切。

“诸痿喘呕，皆属于上”，凡是肢体枯痿、气喘、呕吐，都与上焦有关。上焦指心肺。前面的《痿论》中提到过，痿分为皮、肉、脉、筋、骨五种，分属五脏。而五脏都能由于肺热叶焦而导致痿证。肺又主气，主气下降，如果肺被痰壅堵或者肺气大虚，都会导致气喘。

以上七条虽然说到病机属于五脏三焦，但其实病因都在于六气，五脏三焦只是病位，即疾病发生的位置。

“诸热瞀瘛，皆属于火”，双眼看东西昏花不清楚，四肢抽搐，一般要从热气上考虑。眼睛聚集五脏之精华，并且古人认为“水能鉴，火能烛”，水火论是治疗眼睛疾病的重要理论，必须详尽地考量。热气严重时容易引动肝风，所以会发生抽搐，热气会销铄津液，津液不足同样可以导致神志昏聩和四肢抽搐。

“诸禁鼓栗，如丧神守，皆属于火”“诸逆冲上，皆属于火”“诸躁狂越，皆属于火”“诸病胕肿，疼酸惊骇，皆属于火”，症状虽然很多，但都是由火气所导致的，火气又是热到极点才会产生的，故有“火为热之极”之说。上面这些症状，有的是火邪侵入心包络、心脏，扰乱神，导致精神失常、烦躁谵妄；有的是火邪侵入肝脏，造成肝血不足，不能濡养筋脉而导致抽搐；或者是火邪侵入肝脏，造成肝火横逆，使胃气上逆而致呕吐上冲；有的是火邪侵入肺，火克肺金，导致肺失肃降而咳喘上逆；有的是火邪进入血分，导致络脉不通而四肢浮肿酸疼等。

“诸胀腹大，皆属于热”“诸病有声，鼓之如鼓，皆属于热”“诸转反戾，水液浑浊，皆属于热”“诸呕吐酸，暴注下迫，皆属于热”，这些症状都与热邪有关，热邪属于实证，大多是急重病。

有的是湿热壅滞造成气机不畅，从而导致腹部胀大，大而拒按，肠鸣辘辘；有的是热邪炽盛导致筋脉失去濡养，转筋反张，热灼阴液而致尿液混浊；有的是胃火上逆导致呕吐泛酸；有的是湿热下注导致急泄等。

火、热，都属于六淫，即六气太过变成了邪气，六淫还有风、湿、寒三种，所以还有三条病机为：

“诸痉项强，皆属于湿”，因为湿气是阴邪，侵袭人体后，阳气被遏制，四肢失温而导致痉挛。

“诸暴强直，皆属于风”，因风性善动，风者善行而速变，凡是发病骤急的都与风有关。由于本证发病骤急、病情进展迅速、症状变化多端，具有动的特征，所以大都是风邪所致，因此说“皆属于风”。风分为外风和内风。外风如小儿脐风（破伤风），项背强直症状则属于内风范畴，是由于肝肾阴虚，筋脉失去濡养，造成肝风内动而导致强直。

“诸病水液，澄彻清冷，皆属于寒”，水液指人体内排出的各种水液，如眼泪、唾液、小便等，如果呈现清稀透明、淡白冷凉的状态，就说明是遭受寒邪了。因为寒邪可以导致凝滞、收缩，会损伤阳气而生清冷。寒也分为内寒和外寒，这里多指内寒。由于脾阳不足、命门火衰而导致唾液较多、恶心呕吐、小便清冷、五更泄泻。当然，也有感受外寒而导致打喷嚏、流泪、流清鼻涕等。

到了金代，刘完素认为，上面的例子缺少燥，应该补充进去，所以在《素问玄机原病式》中补充了燥所属病症，认为“诸涩枯涸，干劲皴揭，皆属于燥”，可谓对病机十九条的完善和发展。

【原文】帝曰：善。五味阴阳之用何如？岐伯曰：辛甘发散为阳，酸苦涌泄为阴，咸味涌泄为阴，淡味渗泄为阳。六者或收或散，或缓或急，或燥或润，或耎或坚，以所利而行之，调其气使其平也。

帝曰：非调气而得者，治之奈何？有毒无毒，何先何后？愿闻其道。岐伯曰：有毒无毒，所治为主，适大小为制也。

帝曰：请言其制。岐伯曰：君一臣二，制之小也；君一臣三佐五，制之中也；君一臣三佐九，制之大也。寒者热之，热者寒之，微者逆之，甚者从之，坚者削之，客者除之，劳者温之，结

者散之，留者攻之，燥者濡之，急者缓之，散者收之，损者温之，逸者行之，惊者平之，上之下之，摩之浴之，薄之劫之，开之发之，适事为故。

帝曰：何谓逆从？岐伯曰：逆者正治，从者反治，从少从多，观其事也。

帝曰：反治何谓？岐伯曰：热因热用，寒因寒用，塞因塞用，通因通用，必伏其所主，而先其所因，其始则同，其终则异，可使破积，可使溃坚，可使气和，可使必已。

帝曰：善。气调而得者何如？岐伯曰：逆之从之，逆而从之，从而逆之，疏气令调，则其道也。

【注释】①热因热用，寒因寒用：根据临床所见，某些严重疾病，往往出现假象，如果病的本质是寒，却出现热象，就要用热性药物治疗，这就叫“热因热用”；如果病的本质是热，却出现寒象，就要用寒凉药治疗，这就叫“寒因寒用”。

②塞因塞用，通因通用：也是在某些严重疾病出现假象时用。例如，脾虚严重时出现腹胀满的假实象，就要使用补法，这就是“塞因塞用”；积滞严重时出现下利不止的假象，需用通下的方法治疗，这就是“通因通用”。

【白话解】黄帝说：好。药物自身所具有的五味，阴阳属性是怎样的？岐伯说：辛味、甘味有发散的作用，所以属阳；酸味、苦味、咸味有催吐和泄下的作用，所以属阴；淡味药物具有渗湿、通利的作用，所以属阳。这六种性味的药物的功用，有的是收敛，有的是发散，有的是缓和，有的是加剧，有的是干燥，有的是滋润，有的是软化，有的是坚固，要按照病情的需要来选用，目的是调和五脏之气，使它们达到平和。

黄帝说：有些病不是调和五脏之气就能治好的，那要怎样治疗？有毒和无毒的药，哪种先用，哪种后用，想听听其中的道理。岐伯说：有毒或无毒的药物，选用时都要以能治好病为准，制合适的大方或者小方。

黄帝说：请讲讲如何制方。岐伯说：君药一味，臣药二味，为小剂；君药一味，臣药三味，佐药五味，为中剂；君药一味，臣药三味，佐药九味，为大剂。病机是寒证的，要用热性药物来治疗；病机为热证的，要用寒凉的药物来治疗。病情比较轻浅的，可以用和病机相反的药物治疗；病情严重的，要用顺应病机的药物治疗；病机邪坚实的要削弱它；病邪停留在体内长时间不能消除的，要祛除邪气；病机属于疲劳损伤所导致的，要通过温润滋养的办法治疗；病机属于气血郁结不散的，要通过疏散通调的方法治疗；病邪留滞于经络的，要通过攻伐的方法治疗；病机属于干燥枯竭的，要通过滋养濡润的方法治疗；病势急的，要通过缓解的方法治疗；病机属于气血耗散的，要通过收敛的方法治疗；病机属于虚损的，要通过补益的方法治疗；疾病是因过分安逸导致气血经络运行不畅而停滞的，要通过通经活络的方法治疗；疾病病因是受惊虚怯的，要通过镇静安神的方法治疗；邪气上逆或者下迫的，要通过升散和下泄的方法治疗，或者通过推拿、热水洗浴的方法，使邪气排出体外，或者截断疾病的发作，选择合适的药物和治疗方法就可以了。

黄帝说：逆治法和从治法讲的是什么呢？岐伯说：逆治法就是通常所说的正治法，从治法就是通常所说的反治法，要根据病情来选用。

黄帝说：反治法具体是怎样的呢？岐伯说：热证用热药（热因热用），寒证用寒药（寒因寒用），闭塞用补法（塞因塞用），通利用通法（通因通用）。必须抓住疾病本质，先消除致病原因。虽然开始用药与症状看似相同，但最终效果却不同，这样能破除积滞、消散坚块、调和气血，使疾病痊愈。

黄帝说：讲得好。随六气变化而来的疾病，要如何治疗呢？岐伯说：有用逆治法的，有用从治法的，有先用逆治法而后用从治法的，也有先用从治法后用逆治法的，总之，要使人体气机调和、十二经络运行通畅，才能达到疾病痊愈这一终极目的。

【解析】本部分主要讲述了药物五味阴阳的作用和有毒无毒药物的制方原则，以及依据疾病的不同性质所采用的治疗原则。首先，将五味之药的阴阳属性进行了归类：辛甘发散为阳，酸苦咸涌泄下为阴，淡渗泄属阳。药物具有诸多功效，应根据需要，选择具有相应功效的药物来治病。如果疾病的病机复杂，就要按药物的阴阳属性、药物的气化属性，来选择相应的药物治疗。其次，按照药物毒性的大小来遣药组方，并且按需要分为大剂、中剂、小剂。并且对逆治、从治、正治、反治进行说明并举例阐释。逆治是逆着病性的治疗方法，即正治之法；从治是顺从病性的治疗方法，即反治之法。

【原文】帝曰：善。病之中外何如？岐伯曰：从内之外者，调其内；从外之内者，治其外；从内之外而盛于外者，先调其内而后治其外；从外之内而盛于内者，先治其外而后调其内；中外不相及，则治主病。

【白话解】黄帝说：讲得好。病有内脏与体表相互影响的，如何治疗？岐伯说：从内脏影响到体表的，先治其内脏的病；从体表影响到内脏的，先治其体表的病；病生于内脏而到达体表，与体表邪气相合，而使病势盛于体表的，要先调内脏的病，然后治疗体表的病；病生于体表而到达内脏，与内脏原有的疾病相合，而使病势盛于内脏的，要首先治疗体表的疾病，然后调治内脏的病变。如果内脏有病不影响体表，体表有病也不影响内脏，内与外不相涉及的，只要治疗主要的病证就可以了。

【解析】本部分主要讲述了疾病的内外之别和治疗的先后顺序。疾病的发展有内外之别、先后之异、主次之分，总原则是要治疗最源头的病症，抓住主要病机，解决主要难题。这也是中医“治病求本”的典范，治疗疾病的本源，属于治本之法。同时要考量疾病的严重程度，在治病求本的基础上，遵循“急病从权”“重病从权”的原则，当病人的生命遭受严重威胁的时候，可以暂时放下疾病源头，处理急需、必须处理的严重病症，这就是治疗过程中“舍本从标”的原则。

【原文】帝曰：善。火热复，恶寒发热，有如疟状，或一日发，或间数日发，其故何也？岐伯曰：胜复之气，会遇之时，有多少也。阴气多而阳气少，则其发日远；阳气多而阴气少，则其发日近。此胜复相薄，盛衰之节，疟亦同法。

【白话解】黄帝说：好。火热之气出来报复，恶寒和发热交替出现，就像疟疾发作一样，有时候会一天发作一次，有时则间隔几天发作一次，这是什么原因引起的呢？岐伯说：这是因为，胜气和复气在相遇的时候，各自阴阳之气的多寡不同。如果阴气多而阳气少，那么这种交替发作的间隔时间就会比较长；如果阳气多而阴气少，那么这种交替发作的间隔时间就会比较短。胜气与复气此消彼长，相互争斗，两者的盛衰关系导致了这种现象。疟疾的病机也是这种原理。

【解析】本部分主要讲述了恶寒发热的阴阳胜复原理。疟疾发病过程中所出现的恶寒发热与阴阳胜复之气的多少有关，也可以体现为正气与邪气的相互交争。

【原文】帝曰：论言治寒以热，治热以寒，而方士不能废绳墨而更其道也。有病热者寒之而热，有病寒者热之而寒，二者皆在，新病复起，奈何治？岐伯曰：诸寒之而热者取之阴，热之而寒者取之阳，所谓求其属也。

帝曰：善。服寒而反热，服热而反寒，其故何也？岐伯曰：治其王气，是以反也。

帝曰：不治王而然者何也？岐伯曰：悉乎哉问也！不治五味属也。夫五味入胃，各归所喜，故酸先入肝，苦先入心，甘先入脾，辛先入肺，咸先入肾。久而增气，物化之常也，气增而久，夭之由也。

【白话解】黄帝道：医论上说，治寒证当用热药，治热证当用寒药，医工是不能违背这些准则而改变其规律的。但是有些热病，服寒药后更热；有些寒病，服热药后更寒。不但原有的寒与热仍旧存在，而且更有新病增加，这应该怎样治疗呢？岐伯说：凡是用寒药而反热的，应该滋其阴，用热药而反寒的，应该补其阳，这就是探求其根本而治的方法。

黄帝说：好。服寒药而反热，服热药而反寒，是什么原因呢？岐伯说：仅注意治疗其亢盛之气，而忽略了虚弱之根本，所以有相反的结果。

黄帝道：有的并非由于治疗亢盛之气所造成的，是什么道理？岐伯说：问得真详尽啊！没有治疗亢盛之气，那就是由于不知道五味所属的关系。大凡五味入胃后，各归入所喜的脏。所以酸味先入肝，苦味先入心，甘味先入脾，辛味先入肺，咸味先入肾。服用日久便能增强各脏之气，这是药物在人体气化的一般规律；若使脏气增强过久，就是导致死亡的原因。

【解析】本部分主要讲述了寒热药物应对不同病机的情况，

以及五味入脏的情况。首先讲述了寒热治病过程中出现的变局，用寒凉的药物治疗热证，越治越重，是阴不足，补阴就能痊愈；用温热的药物治疗寒证，越治越重，是阳不足，补阳就能痊愈。后世将这部分内容发展为阳虚和阴虚的治疗原则。张景岳在《景岳全书》里更将其拓展为“善补阳者，必于阴中求阳，则阳得阴助而生化无穷；善补阴者，必于阳中求阴，则阴得阳升而泉源不竭”的治疗原则。其次，讨论了五味入五脏的补益性质，五脏各以其所喜的气味为补益，酸苦甘辛咸分别对应肝心脾肺肾。

【原文】帝曰：善。方制君臣何谓也？岐伯曰：主病之谓君，佐君之谓臣，应臣之谓使，非上下三品之谓也。

帝曰：三品何谓？岐伯曰：所以明善恶之殊贯也。

帝曰：善。病之中外何如？岐伯曰：调气之方，必别阴阳，定其中外，各守其乡，内者内治，外者外治，微者调之，其次平之，盛者夺之，汗之下之，寒热温凉，衰之以属，随其攸利，谨道如法，万举万全，气血正平，长有天命。帝曰：善。

【注释】王气：王气就是亢盛之气。

【白话解】黄帝说；好。方剂的制度分君臣，是什么意思？岐伯说：主治疾病的药叫作君，辅助君药的叫作臣，应顺臣药的叫作使，并不是指上、中、下三品的意思。

黄帝说：什么叫三品？岐伯说：三品是用来说明药性有毒无毒的分类法。

黄帝说：好。疾病的在内在外怎样分别治疗？岐伯说：调治病气的方法，必须辨别阴阳，确定它在内还是在外，根据病之所在，在内的治内，在外的治外。病情轻微的，就使用调理法；病情稍重的，就使用平定法；邪气亢盛的，就使用攻泻法。此外，在表的用发汗法，在里的用泻下法，根据寒热温凉的不同属性，而衰减其所属的病证，随其所宜为准。谨慎地遵守如上的法则，可以万治万全，而使人们气血平和、健康长寿。黄帝说：讲得好极了。

【解析】本部分主要讲述了制方原则和药物的君臣职能，同时确立了内外治疗法则。首先讲了中医学重要的组方原则即君臣佐使之法。讲了君臣佐使药物的性质，解释了其在处方中所起的作用以及相互之间协同牵制的关系，这也是古人“身国同治”思想的具体体现。葛洪《抱朴子内篇·地真》说：“一人之身，一国之象也。”《吕氏春秋》说：“夫治身与治国，一理之术也。”其次，中医将药物按照毒性分为上中下三品，《神农本草经》一书就严格按照这种分类方法对药物进行归类。该书把 365 种药物分为上、中、下三品，其中上品一百二十种药为君，主管养命，对应天，无毒，久服不伤人，如人参、甘草、地黄等。中品一百二十种药为臣，主管养性，对应人，无毒有毒，斟酌使用，如百合、当归、黄芩等。下品一百二十五种药为佐使，主管治病，对应地，多有毒，不可久服，如大黄、巴豆、乌头等。《黄帝内经》所说的君臣佐使，与《神农本草经》的上中下三品，是不一样的。《黄帝内经》说的是用药组方的君臣佐使，是把一个方子当作一个国家，把用药组方当成布阵作战，体现了万物一体、身国同治的大智慧。本部分的最后提出，要了解各种治疗方法所起的最核心作用，才能在临床选择时有的放矢，正所谓“谨道如法，万举万全，气血正平，长有天命”，谨守天地运行的大道，才能万举万全，使人体气血平和，长命百岁。

卷第二十三

著至教论篇第七十五

【原文】黄帝坐明堂，召雷公而问之曰：子知医之道乎？雷公对曰：诵而未能解，解而未能别，别而未能明，明而未能彰，足以治群僚，不足治侯王。愿得受树天之度，四时阴阳合之，别星辰与日月光，以彰经术，后世益明，上通神农，著至教疑于二皇。帝曰：善。无失之，此皆阴阳表里上下雌雄相输应也，而道上知天文，下知地理，中知人事，可以长久，以教众庶，亦不疑殆，医道论篇，可传后世，可以为宝。

【注释】① 疑于二皇：疑，《黄帝内经太素》作“拟”。二皇，指伏羲和神农。

② 相输应：相互感应，相互联系的意思。

③ 殆：即疑之意。

【白话解】黄帝坐于明堂，召见雷公问道：你懂得医学的道理吗？雷公回答说：我诵读医书不能完全理解，有的虽能粗浅地理解，但还不能分析辨别；有的虽能分析辨别，但还不能深入了解其精奥；有的虽能了解其精奥，但还不能加以阐发和应用。所以我的医术只足以治疗一般官吏的病，还不足以治疗侯王之疾。我很希望您能教我如何去分析天地自然之道的法度，如何合之四时阴阳，以测日月星辰之光等方面的学问，从而能进一步阐发其道理，使后世医家更加明了，可以上通于神农，并让这些精确的道理得到发扬，其功勋足以和二皇相媲美。黄帝说：好。不要忘掉，这些都是阴阳、表里、上下、雌雄相互联系、相互感应的道理。就医道而言，必须上通天文，下通地理，中知人事，才能长久流传下去，用以教导群众，也不致发生疑惑。把这些医学道理著于书籍，才能传于后世，而作为宝贵的资料。

【解析】本篇中，黄帝第一次当老师来教导学生。"著"是显著的意思，"至"就是极，"至教"就是圣人之教，这里指黄帝之教，教的是什么呢？当然就是中医理论中那些最高明、最重要、最该传于后世的道理，也就是为医之道。论病三知——上知天文，下知地理，中知人事。由于本篇主要讲述黄帝教导雷公高深的医学道理，正如张志聪所说，"道出于天，圣人以天道教人"，所以篇名叫"著至教论"。

"黄帝坐明堂"，明堂即"明正教之堂"，是天子"宣明政教"的地方，古代皇帝会在明堂中召集群臣，举行朝会、祭祀、典礼、庆赏、选士、教学等活动。《周易·说卦传》里提到，"圣人南面而听天下，向明而治"，南方代表离卦，离卦象征日与火，有光明的意思，就是说，圣人治理天下要施行明政，这里的"向明而治"就是后来"明堂之教"的由来。

一开篇，黄帝就问了雷公一个问题："子知医之道乎？"这个问题不是在请教，而是在考察雷公。从雷公的回答可见，要理解医道、掌握医道并非易事。开头四个排比句，实际上指明了掌握医道的五个层次"诵—解—别—明—彰"，也就是"诵读、理解、辨析、洞明、彰显"。这也是学习医道的五个步骤，从诵读医家经典开始，到彰显、弘扬医道结束，是一个渐进的过程，次序不能变更，不能省略，更不能跨越。任何学习的过程都是循序渐进的，第一步就是"诵读"，正如古人所说"书读百遍，其义自见"，只有多读多思，才能心领神会。雷公自述能诵读但不一定能理解，能理解但不一定能辨析，能辨析但不一定能明白，能明白但不一定能在临证时应用。学医之道，正如步步登高，一步一个阶梯才能到达最高境界，这样看来，雷公至少还没有达到"彰"的层次。听了雷公的回答，黄帝表示肯定，并指出医道两方面的内涵：一是要知晓人体生命的阴阳、表里、上下、雌雄相互联系、相互感应的道理；二是作为医生要上知天文、下知地理、中知人事。这两个原理都与《周易》密不可分，《周易·说卦传》中提到："是以立天之道，曰阴与阳；立地之道，曰柔与刚；立人之道，曰仁与义。兼三才而两之，故易六画而成卦。"卦就是根据三才而得来的，所以卦代表天地人三个方面，明白了卦的道理与变化，也就明白了天地宇宙之间的大智慧。而医道正是天地大道的一部分，只有通晓三才之道，才能更好地运用医道。还可以看出，天地人的阴阳、刚柔、善恶是对立统一的，正如人体生命的阴阳、表里、上下、雌雄都是对立统一的整体，既相互区别，又有内在联系。同样，对于医者来说，如果只知表面上的阴阳、表里、上下、雌雄，却不明白其内在的区别与联系，不知道人体与天文、地理、人事的关系，那就不能算是懂"医道"。《黄帝内经》有一半以上的篇幅涉及天文历法、气象地理以及阴阳五运六气等内容。再回顾中医两千多年的发展历程，不难发现，凡在理论和实践上有所突破、有贡献的名医，几乎都通晓天文历法、气象地理，具备易道文化的知识背景。如张仲景曾经举孝廉，从小热爱医学，"博通群书，潜乐道术"，精通天文历法及易道，因此才能成为"医圣"；神医华佗早年游学四方，钻研医术，兼通数经，天文地理无所不知；"药王"孙思邈一生勤奋好学，了悟老庄之学、佛家经典，精通诸子百家；"道医"葛洪作《肘后备急方》，与其遍览典籍、精通易道之学密不可分；张景岳博览群书，他的很多思想都受葛洪的影响，他还通晓易理、天文、道学、音律、兵法，也因此对医学领悟颇多。这些著名医家的经历，无不印证了本篇的观点，《黄帝内经》才是真正的"至教"！

【原文】雷公曰：请受道，讽诵用解。帝曰：子不闻《阴阳传》乎？曰：不知。曰：夫三阳天为业，上下无常，合而病至，偏害阴阳。雷公曰：三阳莫当，请闻其解。帝曰：三阳独至者，是三阳并至，并至如风雨，上为巅疾，下为漏病。外无期，内无正，不中经纪，诊无上下，以书别。雷公曰：臣治疏愈，说意而已。帝曰：三阳者，至阳也，积并则为惊，病起疾风，至如礔砺，九窍皆塞，阳气滂溢，干嗌喉塞。并于阴，则上下无常，薄为肠澼。此谓三阳直心，坐不得起，卧者便身全，三阳之病。且以知天下，何以别阴阳，应四时，合之五行。

雷公曰：阳言不别，阴言不理，请起受解，以为至道。帝曰：子若受传，不知合至道以惑师教，语子至道之要。病伤五脏，筋骨以消，子言不明不别，是世主学尽矣。肾且绝，惋惋日暮，从容不出，人事不殷。

【白话解】雷公说：请把这些医学道理传授给我，以便我进一步背诵和理解。黄帝问：你没听说过有《阴阳传》这部书吗？雷公说：不知道。黄帝说：三阳之气，主护卫人一身之表，以适应天气的变化，若人之上下经脉的循行失其常度，则内外之邪相合而病至，必使阴阳有所偏盛而为害。雷公说："三阳莫当"这句话，应当怎样理解？黄帝说：所谓三阳独至，就是三阳之气合并而至，并至则阳气过盛，其病来疾如风雨，犯于上则发为巅顶疾患，犯于下则发为大小便失禁的漏病。由于这种病变化无常，外无明显的气色变化等症状可察，内无一定的征象可以预期，其病又不符合一般的发病规律，所以在诊断时，也就无法记录分辨其病变的属上属下，应根据《阴阳传》所载加以识别。雷公说：我治疗这类病，很少治愈，请您详尽解释一下，以解除我的疑惑。黄帝说：三阳是至盛之阳，若三阳之气积并而致病，则发而为惊，病起迅如疾风，病至猛如霹雳，九窍皆因之闭塞，因阳气滂渤盈溢，而致咽干喉塞。若并于阴，则为盛阳之气内薄于脏，病亦上下失常，如果迫于下，则发为肠澼。若三阳之气直冲心膈，就会使人坐而不得起，卧下觉得全身舒适，这是三阳积并而致之病。由此而知，欲通晓人与天地相应的关系，必须知道如何辨别阴阳，及其上应于四时，下合地之五行等道理。

雷公说：对这些道理，明白地讲，我不能辨别，讲隐晦的，我更不能理解，请您再解释一下其中的精微，使我能更好地领会这一深奥的道理。黄帝说：你受了老师的传授，若不知与至道相合，反而会对老师的传授产生疑惑，我现在告诉你至道的要点。若人患病伤及了五脏，筋骨就会日渐瘦削，如果像你所说的那样不能辨别，世上的医学岂不要失传了吗？例如肾气将绝，则终日心中惋惋不安，早晨和晚上尤其严重，想静处不想外出，更不想频繁地进行人事往来。

【解析】这部分主要讲述人体三阳异常所引发的疾病。雷公继续请教医道，黄帝反问："子不闻《阴阳传》乎？"这里提到的

《阴阳传》是一部古书，已经失传了。《素问》的第五篇《阴阳应象大论》开篇，黄帝说："阴阳者，天地之道也，万物之纲纪，变化之父母，生杀之本始，神明之府也。"该篇是黄帝和岐伯的对话，可见，黄帝将"阴阳"视为天地之大道、医学之大道。

"三阴三阳"的概念是《黄帝内经》首次提出的，本篇中，黄帝重点论述了"三阳"，三阳具体是指手足太阳、少阳、阳明三条经脉。手足三阳经之气的主要功能是护卫人体肌表，以使其适应自然界天气的变化。如果三阳异常就会引发疾病。什么是三阳异常？本篇中的回答是"三阳莫当"，即三阳之气合并而至，不可阻挡。正常情况下，三阳经的运行各有通道，失去常规才会并行，并行就会生病，侵犯人体上部就会发生头巅部的疾病，侵犯人体下部就会引发大小便失禁。这里还归纳了三阳发病的特性：外无脉象可察，内无征兆可知。通过分析三阳之气引起的疾病，可以知晓人与天地相应的道理，明白如何辨别阴阳、顺应四时、合于五行。在这里，黄帝将医道的"阴阳"深化为"三阴三阳"，揭示了医道的深层内涵，又以三阳病为例，深入分析了病理病机。关于"三阴三阳"，后文还将进一步分析。

再回到这一篇的最后，雷公请黄帝进一步解释其中的道理，黄帝反复提到"至道"。"至道"就是最高明的、顶级的医道，《庄子·在宥》提到，"至道之精，窈窈冥冥；至道之极，昏昏默默"。其实上文已经讲过了"至道"，所以黄帝没有进一步从理论上加以解释，而是从反面说出不懂"至道"的后果：如同病伤五脏，筋骨以消，肾气将绝，惋惋日暮。可见作为"至道"的医道，不仅仅是人体生命内部的阴阳、表里的相互感应之道，更是上知天文、下知地理、中知人事的三才感应之道。天地与人体合一、感应的根本就在于阴阳——三阴三阳，阴阳通于四时，合于五行。

示从容论篇第七十六

【原文】黄帝燕坐，召雷公而问之曰：汝受术诵书者，若能

览观杂学，及于比类，通合道理，为余言子所长，五脏六腑，胆胃大小肠脾胞膀胱，脑髓涕唾，哭泣悲哀，水所从行，此皆人之所生，治之过失，子务明之，可以十全，即不能知，为世所怨。雷公曰：臣请诵《脉经·上下篇》甚众多矣。别异比类，犹未能以十全，又安足以明之。

帝曰：子别试通五脏之过，六腑之所不和，针石之败，毒药所宜，汤液滋味，具言其状，悉言以对，请问不知。雷公曰：肝虚肾虚脾虚，皆令人体重烦冤，当投毒药刺灸砭石汤液，或已或不已，愿闻其解。

帝曰：公何年之长而问之少，余真问以自谬也。吾问子窈冥，子言上下篇以对，何也？夫脾虚浮似肺，肾小浮似脾，肝急沉散似肾，此皆工之所时乱也，然从容得之。若夫三脏土木水参居，此童子之所知，问之何也？

【注释】① 燕坐：燕，即休息；燕坐就是坐着休息。

② 杂学：是指医学以外的各种学问。

③ 窈冥：指义理玄妙。

④ 从容：指从容不迫，沉着细致地观察病人，分析病情。

【白话解】黄帝安闲地坐在那里，召唤雷公问道：你学习医术，诵读医书，似乎已能博览群书，并能取象比类，贯通融会医学的道理。那就请你对我谈谈你的专长吧。比如五脏六腑，或胆、胃、大小肠、脾、胞宫、膀胱，或脑髓、涕唾，或哭泣悲哀，或水液运行，这些都可以谈。这一切都是人体赖以生存，治疗中易于产生过失的，你务必明了这些道理，只有这样，治病时才能够十不失一，若不能通晓，就不免要出差错，而为世人抱怨。雷公回答说：我诵读《脉经·上下篇》已经很多遍了，但鉴别异同、取类比象，还不能尽善尽美，又怎能说完全懂呢？

黄帝说：那么你用在《脉经·上下篇》之外以所通晓的理论来解释五脏的病变，六腑的不和，针石治疗的禁忌，毒药治疗的适宜，以及汤液的滋味等方面的内容，并具体说明其症状，详细地作出回答，如果有不知道的地方，请提出来问我。雷公说：肝虚、肾虚、脾虚都能使人身体沉重和烦冤，但施以毒药、刺灸、砭石、汤液等方法治疗后，有的治愈，有的不愈，想知道这应如何解释。

黄帝说：你已经如此年长了，为什么提的问题却这么肤浅呢？也许是我提的问题不太恰当吧。我本来想问你比较深奥的道理，而你却用《脉经·上下篇》的内容来回答我，是什么缘故呢？脾病脉象虚浮像肺脉，肾病脉小浮像脾脉，肝病脉急沉而散像肾脉，这些都是医生时常所易于混乱的，然而如能从容不迫地去诊视，还是可以分辨清楚的。至于脾、肝、肾三脏，分属于土、木、水，三者部位相近，均居膈下，这是小孩子都知道的，你问它有什么意义呢？

【解析】篇名“示从容论”，“示”就是展示的意思，那什么是“从容”呢？有两种不同的看法。张志聪认为“从容”就是“得天之道，出于自然，不待勉强”。也就是说，自然而然、没有勉强的状态就是从容；另一种观点认为，“从”就是遵从、按照，“容”就是模式、方法，合起来是指按照一定的模式分析病情的方法，即取象比类的方法。从文章的内容来看，第二种观点更合理。

那么，从容之道又是如何体现在医术中的呢？黄帝询问雷公学习医术的进展，首先，提到了五脏六腑，胆胃大小肠脾胞膀胱脑髓，按《五脏别论》里所讲的，脑、髓、骨、脉、胆、女子的子宫，是地气所生，藏而不泻，是奇恒之腑；而胃、大肠、小肠、三焦、膀胱，是天气所生，泻而不藏，是传化之腑。这里提到了脏腑的藏泄关系、人体所必需的涕唾水液等物质基础，以及人的悲喜等情志变化，并非简单的罗列，而是对上一句的进一步阐述，即取象比类如何在人体上应用。所谓取象比类，是指运用感性、形象、直观的概念、符号，来表达对象世界的抽象意义，通过类比、象征的方式，把握对象世界联系的思维方法，又称为“意象”思维方法。具体地说，就是在思维过程中以“象”为工具，以认识、领悟、模拟客体为目的的方法。取象是为了归类或比类，即根据被研究对象与已知对象在某些方面的相似或相同之处，推知在其他方面也有可能相似或类同。取象的范围不是局限于具体事物的物象、事象，而是在功能关系、动态属性相同的前提下，可以无限地类推、类比。意象思维作为中国传统思维方式的重要内容，与西方人重抽象思维的倾向形成反差。这种思维方式早在《周易》中就有体现，“易者，象也。象也者，像也”“是故夫象，圣人有以见天下之赜，而拟诸其形容，象其物宜，是故谓之象”，都是在强调象就是援物比类。

取象比类思维在中医理论中最典型的代表就是藏象理论，主张注重脏腑之“象”。例如本部分提到的五脏六腑，不是指生理解剖意义上的实体结构，而是指功能相同，时空节律形态具有同步性、全息性的一组动态结构。此处黄帝本来想要和雷公讨论的正是这些精深的医理，而雷公却还执着于“象”，不能灵活应用这种思维方式。中医重“证”而不重“病”，应当运用取象比类法来认识疾病的状态和表现，将各种病症的表现归结为“证”。如本文所提及的脾脉虚浮像肺脉、肾脉小浮如脾脉、肝脉急沉散如肾脉，这些都是疾病的外在表现，是“征”。按照相应的方法，认真分辨不同病情的证候，才能正确把握病情，给予合适的治疗，这样就不会出现雷公所说的“当投毒药刺灸砭石汤液，或已或不已”的情况了。

这部分主要讲述黄帝作为老师与弟子雷公探讨医理。雷公虽然博览群书，但正应了上一篇《著至教论》中的回答，“诵而未能解，解而未能别，别而未能明，明而未能彰”，中国医理之精微深妙由此可见。

【原文】雷公曰：于此有人，头痛筋挛骨重，怯然少气，哕噫腹满，时惊不嗜卧，此何脏之发也？脉浮而弦，切之石坚，不知其解，复问所以三脏者，以知其比类也。帝曰：夫从容之谓也。夫年长则求之于腑，年少则求之于经，年壮则求之于脏。今子所言皆失，八风菀熟，五脏消烁，传邪相受。夫浮而弦者，是肾不足也。沉而石者，是肾气内著也。怯然少气者，是水道不行，形气消索也。咳嗽烦冤者，是肾气之逆也。一人之气，病在一脏也。若言三脏俱行，不在法也。

【白话解】雷公说：有这样一位病人，头痛，筋脉拘挛，骨节沉重，畏怯少气，干哕噫气，腹部胀满，时常惊骇，不能安卧，这是哪一脏所发生了病变呢？他的脉搏轻按则弦，重按则坚硬如石，我不知应如何解释，所以就再次提出肝、脾、肾三脏的问题，就是为了想知道怎么样进行类比区别。黄帝说：这应从容地进行分析。一般来说，老年人的病，应从六腑来探求；少年的病，应从经络来探求；壮年的病，应从五脏来探求。现在你只讲脉证，不谈致病的根由。自然界的病邪侵入人体，郁结停留不去，都会化为热而损伤五脏的阴精，邪气在体内流传，就会引起各种病理变化。病人的脉象轻按如弦，是肾气不足的表现。用力按脉沉而坚硬如石的，是肾气内著而不行的表现。畏怯少气的，是因为水液和气通行的道路不通，而行气消散。咳嗽烦闷的，是肾气上逆所致。以上所说的这个人，其病变在肾脏，如果说是三脏俱病，是不符合诊病的法则的。

【解析】这里讲到取象比类方法在治疗中的具体应用。也讲了对于不同年龄段的病人应该怎样辨别证候，体现了中医“因人制宜”的观念。年龄不同，则生理功能与病理表现就会各有差异，治疗时应该区别对待。如年长者生机减退，气血渐衰，脏腑功能减弱，病多在六腑，表现为虚证或虚中夹实，所以治疗多用补法，或攻补兼施，用药量比壮年少，中病即止；年少者生机旺盛，脏腑娇弱，气血未充，发病急骤，易虚易实，病多在经脉，所以治疗时药量宜轻，疗程宜短；青壮年气血旺盛，脏腑充实，发病时邪正相争剧烈，表现为实证，病多在五脏，所以治疗时重在攻邪泻实，药量稍重。讲完道理，黄帝还详细分析了案例中这位病人的病情，指出雷公诊断的错误之处，点明诊断疾病要符合医理，这说明中医治病是有一定的标准可循的。

【原文】雷公曰：于此有人，四肢解墯，喘咳血泄，而愚诊之，以为伤肺，切脉浮大而紧，愚不敢治，粗工下砭石，病愈多出血，血止身轻，此何物也？帝曰：子所能治，知亦众多，与此病失矣。譬以鸿飞，亦冲于天。夫圣人之治病，循法守度，援物比类，化之冥冥，循上及下，何必守经。今夫脉浮大虚者，是脾气之外绝，去胃外归阳明也。夫二火不胜三水，是以脉乱而无常也。四肢解墯，此脾精之不行也。喘咳者，是水气并阳明也。血泄者，脉急血无所行也。若夫以为伤肺者，由失以狂也。不引比类，是知不明也。夫伤肺者，脾气不守，胃气不清，经气不为使，真脏坏决，经脉傍绝，五脏漏泄，不衄则呕，此二者不相类也。譬如天之无形，地之无理，白与黑相去远矣。是失吾过矣，以子知之，故不告子，明引比类《从容》，是以名曰诊轻，是谓至道也。

【注释】① 化之冥冥：指通过思考、分析，加以灵活运用。

② 二火不胜三水：二火即二阳，为胃；三水即三阴，为脾。

③ 诊轻：《黄帝内经太素》作“诊经”。

【白话解】雷公说：这里有一个病人，四肢懈怠无力，喘咳，大便出血，我为他诊治，认为是肺部受伤，但切脉时发现脉象浮大而紧，我不敢治疗了。有庸医用砭石治疗，结果病人出血增多，等到血止之后却顿觉身体轻快，这是为什么呢？黄帝说：你所能治疗和知晓的病已经很多了，但你对这个病的诊断是错的。至于那个庸医之所以能治愈此病，就好比鸿雁有的时候也能一飞冲天，偶然成功而已。然而圣人治病都是要遵循法度的，通过取象比类随机应变，察上而知下，举一可反三，何必要拘泥于经书呢？现在这个病人脉浮大虚，是脾气外绝的征象。脾的阳气太虚，不能正常输送津液，不能复归于阳明胃经。二火不能制约三水。胃中阳气受损导致脾经得不到胃中饮食精华的营养，因此脉象混乱无常。病人四肢怠惰无力，是脾精不能输布；气喘咳嗽，是水气并入阳明胃经造成的；大便出血，是经脉流通不畅、血液溢出脉外而导致的。其实这一切都是脾脏的病变，而你却认为是肺的疾病，那就大错特错了。不能正确地取象比类，主要是因为对病情诊断不清。肺如果受伤，会导致脾气不能自守，胃气不清肃，进而经脉之气不能正常运行，反过来又会使得肺脏病衰，经脉不能输布精气，最后导致五脏精气都漏泄出来，不是鼻出血就是呕血，但不是大便出血。所以脾脏受伤和肺脏受伤，这两者是不相同的。就好比天是无形的，地是无边的，白与黑相去甚远。你这次诊断失误是我的过错，我以为你已经掌握了取象比类之法，就没有告诉你，现在我明白告诉你，取象比类或者说从容之道，这才是诊断的法要，是最高明的道理。

【解析】这一段还是由雷公说出具体病例，由黄帝解答，来说明取象比类的应用，并讲述了中医治病的标准。“夫圣人之治病，循法守度，援物比类，化之冥冥，循上及下，何必守经。”这段话的意思不难理解，就是说圣人治病要循守医疗的准则，运用援物比类的方法，来把握变化莫测的病情，并且都是有迹可循的，但也不能拘泥于这个准则，要根据病情灵活应用。由此可见，中医治病的过程是有一定规律的，先通过望闻问切四诊法分辨病人的证候，再用取象比类的方法判断病情，最后根据诊断，灵活应用各种治疗之法，施以合适的治疗，归纳下来就是辨证施治，是中医认识疾病和治疗疾病的基本原则。

在全文最后，黄帝又强调了“至道”，这个词在《黄帝内经》中已经出现了很多次，此处所言的至道，具体是指诊断的精髓，即从容之道，也就是取象比类的方法。《黄帝内经》不但将人的身体的各部分看成一个整体，而且将人与自然看成一个整体。在“人身小宇宙，宇宙大人身”的观念指导下，采用类比、类推的方法，将人体各部分与大千世界的事物融为一体，对人体各部分不进行个体的深入的分析，对人与外界事物为什么“合一”、怎样“合一”不进行具体的分析，而只重视在“象”的模型范式上归类“合一”。中医对疾病的认识也具有这一特点。

疏五过论篇第七十七

【原文】黄帝曰：呜呼远哉！闵闵乎若视深渊，若迎浮云，视深渊尚可测，迎浮云莫知其际。圣人之术，为万民式，论裁志意，必有法则，循经守数，按循医事，为万民副。故事有五过四德，汝知之乎？雷公避席再拜曰：臣年幼小，蒙愚以惑，不闻五过与四德，比类形名，虚引其经，心无所对。

【注释】闵闵乎：形容深奥。

【白话解】黄帝说：这道理真是深远莫测啊！探求医学之道就好像视探深渊，又好像迎看浮云，但渊虽深，尚可以测量，而迎看漂浮不定的浮云，却不知道其边际。圣人的医术，是万民学习的榜样，其讨论裁定医学上的认识，必有一定的法则；因循遵守医学的常规和法则，来审查医事，从而能成为万民的辅助，所以医事有五过和四德，你知道吗？雷公离开席位再拜回答说：我年龄小，蒙昧无知，不曾听说过五过和四德，虽然也能从病的症状和名目上来比类，但只是虚引经义而已，心里还不明白其深远博大的道理，无法回答您的提问。

【解析】《黄帝内经》里黄帝与雷公的对话，有两篇集中谈到了医道的过失，分别是《素问》的第七十七篇《疏五过论》和第七十八篇《徵四失论》，讨论的是医生不明医道所造成的医疗过失，概括起来就是“五过”“四失”。五过、四失也是从反面论证了医道之深以及掌握医道之难。“疏”，陈述，或指疏远。“疏五过”，可理解成陈述五种医生的过错，或者是指让医生疏远这五种过错，意思都可以理解。姚止庵说：“医为之教，拯济危难，接续真元，是非上智之士，不能胜其任，岂仅求免于过失而已也。”中医本就是治病救人的，如果不能很好地把握医理、明晓医道，就可能误诊、错诊，带来的恶果是无法预计的。所以姚止庵强调，医生的职位“非上智之士”不能胜任。

【原文】帝曰：凡未诊病者，必问尝贵后贱，虽不中邪，病从内生，名曰脱营。尝富后贫，名曰失精，五气留连，病有所并。医工诊之，不在脏腑，不变躯形，诊之而疑，不知病名。身体日减，气虚无精，病深无气，洒洒然时惊，病深者，以其外耗于卫，内夺于荣。良工所失，不知病情，此亦治之一过也。

【注释】① 脱营：病名，为情志抑郁忧思所致。

② 失精：病名，为情志抑郁所致。

【白话解】黄帝说：凡是在诊治病人的时候，一定要先询问病人的生活状况。如果曾经高贵而后来卑贱的，那么虽然没有外邪直中，疾病也会自内而生，名为脱营。如果以前富裕而后贫穷，则名为失精。这两种情况都是情志五气流连郁结，积聚为病。医生诊治时，发现病位不在脏腑，病人的躯体外形也没有明显的变化，所以诊断时常会充满疑惑，不知道是什么病。但是病人的身体却一天天消瘦，气虚精损，病势加深，没有气力，恶寒而常常受惊。病情之所以会加重，正是因为情志五气郁结，在外耗伤卫气，在内夺伤荣血。医生的过失，正是因为不了解病情就冒失地诊治，这是诊治中的第一个过错。

【解析】黄帝考问雷公诊病有哪五过？雷公不能回答，黄帝逐一做了解答：第一个过错就是不了解病人生活贵贱贫富的改变。这里提到两种病，一个是“脱营”，一个是“失精”，都是因为病人贫贱富贵的境遇改变，导致五志郁结而产生的，但在临床上无法判断其确切的病位，容易误诊，所以在诊病之前，应当问清楚病人的生活状况，避免错治。这一条属于中医问诊的内容，即采用询问的方式向病人了解疾病的发生、发展情况，现在的症状，治疗的经过等，是中医的四诊法之一。张景岳认为，问诊是“诊治之要领，临证之首务”。综观四诊法所获取的病人信息，大多数都是通过问诊得来的，就知道此言不虚。问诊范围也非常广泛，不只包括这里提到的富贵贫贱的改变，还包括病人的日常起居、工作环境、饮食嗜好、婚姻状况、个人病史、家族病史等。问诊对象的性别、年龄不同，问诊的内容也会有区别，比如女子还要问月经、白带、生育史，小儿还要问预防接种和传染病的情况等。张景岳还在《景岳全书》中总结了“十问歌”：一问寒热二问汗，三问头身四问便，五问饮食六问胸，七聋八渴俱当辨，九因脉色察阴阳，十从气味章神见，见定虽然事不难，也须明哲毋招怨。

【原文】凡欲诊病者，必问饮食居处，暴乐暴苦，始乐后苦，皆伤精气，精气竭绝，形体毁沮。暴怒伤阴；暴喜伤阳，厥气上行，满脉去形。愚医治之，不知补泻，不知病情，精华日脱，邪气乃并，此治之二过也。善为脉者，必以比类奇恒从容知之，为工而不知道，此诊之不足贵，此治之三过也。

【白话解】凡是要诊治病人，一定要询问他的饮食居所状况，有没有突然的欢乐或者突然的痛苦刺激，或是先欢乐后痛苦，这些情况都会损耗精气，精气一旦损耗竭尽，形体也会损伤败坏。暴怒耗伤阴精，暴喜耗伤阳气，阴阳之气受损，厥逆之气就会上行，经脉胀满，使人形体羸弱消瘦。愚笨的医生治疗这样的病人，不知道何时补泻，也不知道病情进展，坐视病人的精气日渐耗脱，邪气逐渐盛实，这是诊治时的第二个过错。善于诊脉的医生，一定要分类归纳各种脉象，分析正常和异常的脉象，从容把握疾病的病因、病机。假如医生不懂得这个道理，那么诊治也就没有什么值得称道之处了，这是诊治时的第三个过错。

【解析】医生的第二个过错是不问病人的饮食起居、神志情绪变化等情况。神志情绪的变化包括突然欢乐、突然痛苦，或先快乐后痛苦等。按照藏象学说的主张，人的五志是与五脏相对应的，五志过度都会伤害相对应的脏器，正如《阴阳应象大论》中所论述的怒伤肝，喜伤心，思伤脾，忧伤肺，恐伤肾。“金元四大家”之一、寒凉派的创始人刘完素，受运气学说的影响，提出“五志过极皆能生火”的观点。怒伤肝，肝藏血，所以暴怒会耗伤阴气；喜伤心，心藏神，所以暴喜会耗伤阳气，张景岳还提到，“凡喜怒过度而伤其精气者，皆能令人气厥逆而上行”。喜怒过度就会令人阴阳俱损，耗精伤气，造成厥气上逆，进而生病。医生的第三个过错是不能精准分析脉象的变化。这里的比类是指掌握一类事物的规律，就能据此明白同类事物的规律，《周易·系辞上》提到，“引而伸之，触类而长之，天下之能事毕矣”。奇恒，指异常。从容，是古经的篇名，主要是说诊脉时要安静详察。脉诊是中医最独特的诊法，虽然在四诊中排在最后，但不是贬低而是视之尤其重，它可以说是中医的必备技能。这两点讲的也是中医四诊法的内容，第二条属于问诊，第三条属于脉诊。《难经·六十一难》中有言：“望而知之谓之神，闻而知之谓之圣，问而知之谓之工，切脉而知之谓之巧。”中医诊病的过程中，必须望闻问切四诊合参，才能做出最客观的判断，给予最正确的治疗。

【原文】诊有三常，必问贵贱，封君败伤，及欲侯王。故贵脱势，虽不中邪，精神内伤，身必败亡。始富后贫，虽不伤邪，皮焦筋屈，痿躄为挛。医不能严，不能动神，外为柔弱，乱至失常，病不能移，则医事不行，此治之四过也。凡诊者，必知终始，有知余绪，切脉问名，当合男女。离绝菀结，忧恐喜怒，五脏空虚，血气离守，工不能知，何术之语。尝富大伤，斩筋绝脉，身体复行，令泽不息。故伤败结，留薄归阳，脓积寒炅。粗工治之，亟刺阴阳，身体解散，四肢转筋，死日有期，医不能明，不问所发，唯言死日，亦为粗工，此治之五过也。

【注释】① 三常：此处指贵贱、贫富、苦乐。

② 有知余绪：察其本而知其末的意思。

【白话解】诊病时须注意三种情况，即必须问其社会地位的贵贱，经历中的挫折，是否有当官的欲望。因为原来地位高贵，失势以后，其情志必抑郁不伸，这种人虽然未中外邪，但由于精神已经内伤，身体必然败坏甚至死亡。如果原来很富有，一旦贫困，虽未伤于邪气，也会发生皮毛焦枯，筋脉拘屈，足痿软弱不能行走。对这类病人，医生如果不能严肃地对他进行开导，不能说服他改变精神面貌，而一味地对其柔弱顺从，任其发展下去，这不但是违背了诊治的常规，病人的疾病也一定不会得到解除，医治也不发生效果，这是诊治上的第四个过失。凡诊治疾病，必须了解其发病初期和现在的病情，又要了解其他与疾病有关的事情，只有这样，才能掌握疾病的未来。在诊脉问证时，应结合男女在生理及脉证上的特点。如因与亲爱之人分离而怀念不绝，致情志郁结难解及忧恐喜怒等，都可使五脏空虚，血气离守，医生若不知道这些道理，还有什么诊治技术可言？有的病人曾经受过严重的创伤，使筋骨受损，营养断绝，病人又不注意修养，仍然行动身体，这样就会消耗精华物质从而影响到创伤的康复，使气血停留在经脉的局部，日久就会腐烂成脓，而产生发热寒战等症状。粗心的医生治疗这种病，由于他不了解病系劳伤脓积，而多次刺其阴经或阳经，使其气血更虚，致身体虚弱，四肢转筋，这样病人就快要死了。医生如果不能了解整个病变过程的机制，又不问其发病原因，只是说病已危重，这是一个庸医，此为诊治上的第五个过失。

【解析】第四个过错是不问地位贵贱的改变。诊病“三常”是指贵贱、贫富、苦乐三种情况，即必须询问病人社会地位的贵贱、是否有被罢官削职之事等。疾病可能是情志变化造成的，“封君败伤者，追悔已往；及欲侯王者，妄想将来”，这些都属于致病因素。这类病人，医生应该对其进行开导，贬官的人和由富转贫的人心情必然苦闷抑郁，“郁则发之”，要让病人忧郁、悲伤、郁积的消极情绪，通过医生的疏导宣发出来，疾病才会真正痊愈。

第五个过错是不了解病因和预后的情况。凡是诊治疾病，不仅要了解疾病的本末，还必须了解疾病的全过程，治疗时还要考虑男女生理及脉证上的区别。病人的性别、年龄、社会地位、生活环境、饮食情况等各有差异，所以病因各有不同，临床诊断时必须认真审查，才能对症下药，中医病因主要有四大类，第一大类是外感病因，包括风、寒、暑、湿、燥、火这六淫以及疠气；第二大类是内伤病因，包括喜、怒、忧、思、悲、恐、惊这七情以及饮食失宜、劳逸失度等；第三大类是病理产物，包括痰饮、瘀血、结石；最后一大类是其他病因，包括外伤、诸虫、先天因素，等等。判断病人预后，最主要的方法还是通过四诊合参了解病情的变化，如果懂得未病先防，护卫人体的正气，防止疾病传变，也能达到改善预后的效果，正如《四气调神大论》所言：

“是故圣人不治已病治未病。”

【原文】凡此五者，皆受术不通，人事不明也。故曰：圣人之治病也，必知天地阴阳，四时经纪，五脏六腑，雌雄表里，刺灸砭石、毒药所主，从容人事，以明经道，贵贱贫富，各异品理，问年少长，勇怯之理，审于分部，知病本始，八正九候，诊必副矣。治病之道，气内为宝，循求其理，求之不得，过在表里。守数据治，无失俞理，能行此术，终身不殆。不知俞理，五脏菀熟，痈发六腑。诊病不审，是谓失常，谨守此治，与经相明，《上经》《下经》，揆度阴阳，奇恒五中，决以明堂，审于终始，可以横行。

【注释】① 气内：内脏之气，统属正气。

② 五脏菀熟：菀，同郁；熟，热也。五脏菀熟，即五脏郁热。

③ 明堂：面鼻部位称为“明堂”。

【白话解】上述的五种过失，都是由于医生的学术不精，人情事理不明。所以说：圣人治病，必知自然界阴阳之气的变化，四时寒暑的更替规律，五脏六腑之间的关系，经脉之阴阳表里，刺灸、砭石、毒药治病之所宜，能周密详审人情事理，掌握诊治之常道。从病人的贵贱贫富，区分其体质差异及发病的各自特点；问其年龄之长幼，知其性情勇怯之理；审察病色出现的部位，以知其病之本始，并结合四时八风正气及三部九候脉象进行分析，所以他的诊疗技术是全备的。治病的道理，应重视病人元气的强弱，从其元气的强弱变化中，探求其病。如果求之不得，其病便是在阴阳表里之间。治病时应遵守气血多少及针刺深浅等常规，不要违背取穴的理法，能这样来进行医疗，则终生可不发生差错。如果不知取穴的理法，而妄施针石，可使五脏积热，痈发于六脏。若诊病不能详审周密，便是失常；若能遵守这些诊治法则，自会与经旨相明，能通晓《上经》《下经》之义，知道如何揆测度量阴阳的变化，能从明堂之色诊察奇恒之疾和五脏之病，以及审知疾病的始终等道理，便可随心所欲而遍行于天下。

【解析】最后黄帝总结说：“圣人之治病也，必知天地阴阳，四时经纪。”说明治疗必须依据天地阴阳、四时气候以及天体的运行，如果违背了这个法则，就必然不能取得预期的效果，亦即

《阴阳应象大论》所说：“故治不法天之纪，不用地之理，则灾害至矣。”还提到要“从容人事，以明经道”，归纳下来就是，要想精于医术，必须明晰“上知天文、下知地理、中知人事”的三才之道，也就是《周易》的核心思想，《周易·系辞》说：“《易》之为书也，广大悉备。有天道焉，有人道焉，有地道焉。兼三才而两之，故六。六者非他也，三才之道也。”其中蕴含的天地自然与人体的关系，是中医一直以来都在强调和重视的，本篇中提及的第一过与第四过就是典型代表，医生必须重视病人的生活环境与社会环境的变化，才能更好地把握病机。

通过对诊治五过的反面分析，黄帝从正面论证了医道：“治病之道，气内为宝，循求其理，求之不得，过在表里。守数据治，无失俞理，能行此术，终身不殆。不知俞理，五脏菀熟，痈发六腑。诊病不审，是谓失常，谨守此治，与经相明。”治病之道在于重视病人元气的强弱，从元气探究其病理，如果求之不得，其病便是在阴阳表里之间。要遵守气血多少及针刺深浅等针刺治疗的常规，不要不按原则去取穴，否则就会使五脏郁热、六腑痈疡，便是失道。

本篇中涉及问诊的内容，可以说是中医诊断中关于问诊的最早记载，明确指出问诊不详、切脉不准、不问贵贱、不知饮食等情况会造成的严重后果，对这样做的医生给予警告。文中还特别强调了精神情志因素与疾病的关系，我们每个人都有喜怒哀乐，都有七情六欲，有各种各样的情绪，这是外界客观刺激所引起的精神上的反应。感情、情绪、心理活动本来就是多方面的。有不良情绪并不可怕，关键是要善于控制它、调节它，及时地排解它，而不能让它任意发展。否则人就会受到不良情绪的刺激和危害，身体就会出现各种疾病。

徵四失论篇第七十八

【原文】黄帝在明堂，雷公侍坐。黄帝曰：夫子所通书受事众多矣。试言得失之意，所以得之，所以失之。雷公对曰：循经

受业，皆言十全，其时有过失者，请闻其事解也。帝曰：子年少智未及邪？将言以杂合耶？夫经脉十二，络脉三百六十五，此皆人之所明知，工之所循用也。所以不十全者，精神不专，志意不理，外内相失，故时疑殆。诊不知阴阳逆从之理，此治之一失矣。受师不卒，妄作杂术，谬言为道，更名自功，妄用砭石，后遗身咎，此治之二失也。不适贫富贵贱之居，坐之薄厚，形之寒温，不适饮食之宜，不别人之勇怯，不知比类，足以自乱，不足以自明，此治之三失也。诊病不问其始，忧患饮食之失节，起居之过度，或伤于毒，不先言此，卒持寸口，何病能中，妄言作名，为粗所穷，此治之四失也。

【注释】① 书受事：遵循医书学习医学。

② 坐之薄厚：居处环境的优劣。

【白话解】黄帝坐于明堂中，雷公在一旁侍候。黄帝说：你通读医书、学习医道已经很长时间了，试着谈一谈你在治疗中的得与失吧，为什么有的病能够成功治愈，有的病却无法治愈？雷公回答：在我学医、行医的过程中，大家都说只要按照典籍和老师传授的方法去治病，就能十全十美，但我常常还是会失败，想请教您，这种情况要怎么解释呢？黄帝说：这到底是因为你还年轻、知识经验还不够，还是因为你受到了其他杂说的影响呢？关于十二经脉、三百六十五络脉，这是人人都能理解的，医生们也经常遵循应用。之所以不能做到疗效完美，是因为医生不专心，精神不集中，思想不能理清，不能将外在的症状与内在的病情综合分析，所以经常会产生疑问，遇到困难。第一个失误是诊治时不懂得阴阳顺逆的道理。第二个失误是从师学习医术还没有毕业，就狂妄自大弄起旁门杂术，把谬言说成真理，巧立名目，据为己功，乱用砭石，给自己留下祸患。第三个失误是不理解贫富贵贱、居处环境、土地厚薄、气候寒温等因素对人体的影响，不了解饮食的宜忌，不能区分病人性格的勇敢和胆怯，不知道取象比类的方法，这些就足以使自己混乱，而不能够把病诊断清楚。第四是诊治疾病时，不问疾病的起始情况，不问引起疾病的原因是情绪忧患、饮食失调、起居过度还是中毒。不先问清楚这些，就草率地诊查病人的脉象，觉得能诊断疾病、说中病因，其实是信口胡说，这种由自己的粗心造成的恶果，是诊治时的第四个失误。

【解析】上一篇《疏五过论》讲了医道的“五过”，本篇中黄帝又列举出医道的“四失”，即医道的四种过失。“徵”（同惩）有责问、询问的意思，如《左传·僖公四年》中提到“王祭不共，无以缩酒，寡人是徵”，就是这个意思。我们比较一下这里说的“四失”与上一篇说的“五过”，可以发现，“四失”比“五过”更严重，危险性更大，“五过”基本上是诊断不全面、不仔细，偏于客观，而这里的“四失”则是偏于主观的，是学医者、行医者自己不愿意、不努力造成的，这是很危险的。所以这一篇的题目用了“徵”字，这样的医生是必须受惩罚的，如果还不能改正，那就坚决不能再让他们行医了。学医不能单靠外部的客观条件，最重要的是，要有主观的努力，要尽心尽力，主观因素是第一位的。

本节黄帝论述了医者的四种过失，也是古代医者认为医者要引以为戒的。黄帝认为治疗不能“十全”，主要原因是精神不专一，思绪没有条理，不能将外在的脉证与内在的病情综合分析，这些都属于个人的主观因素，《孟子·尽心下》中提到，“梓匠轮舆，能与人规矩，不能使人巧”，再高明的匠人也只能教人规矩道理，不能使人心灵手巧。学医也是一样，不能单靠外部的客观条件，还必须有主观上的不懈努力，才能真正掌握这门技术。

医生的第一个过失是“诊不知阴阳逆从之理”，这是最根本的过失。不明白十二经脉、三百六十五络脉，诊病不知阴阳逆从这些最基础的道理，不理解医道的精微深妙。如果连最基本的医理都没有熟练掌握，又怎么去治病救人呢？如果医生自己尽心尽力、潜心领悟，是可能把医理学到手的。医生的第二个过失是“受师不卒，妄作杂术，谬言为道，更名自功”。还没有完成学业，就盲目地乱用杂术，把错误当成真理，变易其说而自以为功，乱用治疗方法。学医不仅要认真听从老师的指导，也需要有严谨认真的态度，刻苦努力地学习。医生的第三个过失是“不知比类，足以自乱，不足以自明”。不了解病人的贫富贵贱、居处环境的好坏、身体的寒温情况，不理解饮食宜忌，不能区别性情的勇怯，不知道类比分析。这些都是诊察过程中必须关注的，如果不了解这些情况，就无法四诊合参、判断病因。医生的第四个过失是“诊病不问其始……妄言作名，为粗所穷”。诊病时不问病人发病的初始情况，情志是否忧患抑郁，饮食是否失于节制，生活起居是否脱离常规，或者是否有外伤、中毒，这些问题都没问清便贸然诊脉、乱说病名，必然造成错诊、误诊，后果是难以预料的。

《周易》六十四卦的第二十四卦，复卦，下震上坤相叠，寓意万物复兴，这一卦就隐含了如何改正错误的道理："初九，不远复，无祇悔，元吉。"还没有远行就返回，就没有灾祸和悔过，一开始就是大吉，只要"不远复"，便"无祇悔"，做错了事，认识到错误之后，要早日修正自己，改过重来。正如孔子所说的，"人非圣贤，孰能无过。过而能改，善莫大焉"。《周易·象传》也提到，"不远之复，以修身也"，不要偏离正道太远，应该回归正道，然后应该修身，好好检讨自己，正如《黄帝内经》中提到的"五过四失"，值得每一个从医者认真对照、自查和检讨，发现和纠正过去的错误，回归医道。"频复，厉无咎"，人都会反复犯错，勉强返回虽然会有危险，但只要改正，在道义上就是没有灾祸的。修正自己，最好在过失还不严重时及时反省改善，避免积重难返。发现疾病也要及时治疗，出现误诊要及时止损，这样无论是为人处世还是治疗疾患，都可以避免以后的凶险。

【原文】是以世人之语者，驰千里之外，不明尺寸之论，诊无人事。治数之道，从容之葆，坐持寸口，诊不中五脉，百病所起，始以自怨，遗师其咎，是故治不能循理，弃术于市，妄治时愈，愚心自得。呜呼！窈窈冥冥，孰知其道?! 道之大者，拟于天地，配于四海，汝不知道之谕，受以明为晦。

【注释】窈窈冥冥：窈窈，深远；冥冥，幽深。指医学理论的深奥。

【白话解】所以社会上的一些医生，其言语足以夸大到千里，却不明白尺寸的道理，诊治疾病，不知参考人事，更不知诊病之道应以能做到比类从容为最宝贵的道理，只知诊察寸口，这种做法，既诊不中五脏之脉，更不知疾病的起因，于是就开始埋怨自己的学术不精，继而归罪于老师传授不明。所以治病如果不能遵循医理，必为群众所不信任，乱治中偶然治愈疾病，不知是侥幸，反自鸣得意。唉！医道之精微深奥，有谁能彻底了解其中的道理？医道之大，可以比拟于天地，配于四海，你若不能通晓道之教谕，即使老师讲得很清楚，还是不能彻底明白。

【解析】黄帝对这些失误造成的伤害表示极大痛惜："呜呼！窈窈冥冥，孰知其道?！道之大者，拟于天地，配于四海，汝不知道之谕，受以明为晦。"这些人怎么能明白微妙高深的医道呢?医道广大悉备，可以比于天地，配于四海，不明白医道的高妙，即使受业于名师，也依然无法彻底掌握。

通过对诊治五过、四失的反面分析，黄帝从正面论证了医道。所以医道一定是全方位的、天人合一的。要掌握医道，就一定要知道自然界阴阳的变化、四时寒暑的规律、五脏六腑间的关系、经脉之阴阳表里，还有针灸、砭石、药物的主治病症，还要全面审察病人的社会生活、贵贱贫富、体质品行、年龄长幼、性情勇怯、病色部位以及疾病本源、发病特点，并结合四时八风正气及三部九候脉象等进行分析，只有这样，医者的诊治才是完备的，才算掌握了医道。这样的医道思想对于我们今天的医疗实践仍然具有指导作用，无论是提高医术水平、临床疗效，还是改善医患关系、促进医患和谐，都具有极其重要的意义。

卷第二十四

阴阳类论篇第七十九

【原文】孟春始至，黄帝燕坐，临观八极，正八风之气，而问雷公曰：阴阳之类，经脉之道，五中所主，何脏最贵。雷公对曰：春甲乙青，中主肝，治七十二日，是脉之主时，臣以其脏最贵。帝曰：却念上下经阴阳从容，子所言贵，最其下也。雷公致斋七日，旦复侍坐。帝曰：三阳为经，二阳为维，一阳为游部，此知五脏终始。三阳为表，二阴为里，一阴至绝作朔晦，却具合以正其理。雷公曰：受业未能明？帝曰：所谓三阳者，太阳为经。三阳脉至手太阴，弦浮而不沉，决以度，察以心，合之阴阳之论。所谓二阳者，阳明也，至手太阴，弦而沉急不鼓，炅至以病皆死。一阳者，少阳也，至手太阴，上连人迎，弦急悬不绝，此少阳之病也，专阴则死。三阴者，六经之所主也，交于太阴，伏鼓不浮，上空志心。二阴至肺，其气归膀胱，外连脾胃。一阴独至，经绝，气浮不鼓，钩而滑。此六脉者，乍阴乍阳，交属相并，缪通五脏，合于阴阳。先至为主，后至为客。

雷公曰：臣悉尽意，受传经脉，颂得从容之道，以合《从容》，不知阴阳，不知雌雄。帝曰：三阳为父，二阳为卫，一阳为纪。三阴为母，二阴为雌，一阴为独使。二阳一阴，阳明主病，不胜一阴，脉耎而动，九窍皆沉。三阳一阴，太阳脉胜，一阴不能止，内乱五脏，外为惊骇。二阴二阳，病在肺，少阴脉沉，胜

肺伤脾，外伤四支。二阴二阳皆交至，病在肾，骂詈妄行，巅疾为狂。二阴一阳，病出于肾。阴气客游于心，脘下空窍，堤闭塞不通，四肢别离。一阴一阳代绝，此阴气至心，上下无常，出入不知，喉咽干燥，病在土脾。二阳三阴，至阴皆在，阴不过阳，阳气不能止阴，阴阳并绝，浮为血瘕，沉为脓胕。阴阳皆壮，下至阴阳，上合昭昭，下合冥冥，诊决死生之期，遂合岁首。

【注释】① 孟春始至：农历正月为“孟春”，孟春始至意思是立春之日。

② 五中所主：五脏主时。

③ 从容：详细分析。

④ 三阳为表：此“阳”当为“阴”。

⑤ 专阴：指脉无胃气，即真脏脉。

⑥ 血瘕：血液不能正常运行停聚局部形成的病证。

【白话解】立春之日，黄帝悠闲而坐，观察八方极远之地，候察八方所至之风，而后问雷公：根据阴阳分类的方法和经脉的理论、五脏与季节的关系，你认为哪一个脏腑最重要？雷公答道：春季，属甲乙木，其色青，主时之脏为肝，主管春季七十二天，这段时间是肝脉主时，所以我认为肝最为重要。黄帝说：依据《上经》《下经》阴阳比类的方法，你认为肝最为重要，其实是最浅显的见解。雷公斋戒七天，清晨又在黄帝身旁侍坐。黄帝说：三阳就是太阳，这里指足太阳膀胱经，上通头顶，经后背往下，一直到足底，好比一根直线，所以叫经；二阳是阳明，这里指足阳明胃经，分布在身体的正面，有两条主线和四条分线，是人体经络中分支最多的一条经络，好像维系着身体一样，所以叫维；一阳为游部，一阳就是少阳，少阳经在太阳和阳明之间，所以叫游部。三阴为表，三阴就是太阴，手太阴和足太阴都在手和足的最外侧、最前面，所以叫表；二阴为里，二阴就是少阴，手少阴和足少阴都在手和足的最里侧、最后面，所以叫里；一阴为终，一阴就是厥阴，厥就是绝，厥阴就是阴气要绝了，快要尽了，物极必反，阴气要尽的地方正是阳气要开始的地方，就好像朔晦之间，朔是阴历每月的第一天，晦是阴历每月的最后一天，正是从月亮全亏到月亮始生的交界，是由暗到明的地方。从阴阳的变化可以了解五脏之气的运行终始。雷公说：我还是没能听明白。黄帝说：所谓三阳就是太阳经，太阳经的脉气反映在手太阴肺经的寸口部位，脉如果弦浮而不沉，就要结合四时阴阳气候的规律来分析，要用心体会，才能把握病人身体的变化；二阳就是阳明经，阳明经的脉气反映在手太阴肺经的寸口部位，如果病人的脉象弦而沉急不鼓动，又有发热症状，那这类病人大多有死亡的危险；一阳是少阳经，少阳经的脉气反映在手太阴肺经的寸口部位，脉如果弦急并悬而不绝，表明少阳经有病。若表现为无胃气的真脏脉，则有死亡的危险。三阴是太阴经，手太阴肺经朝百脉，为六经之主，太阴经的脉气反映在手太阴肺经的寸口部位，脉如果沉伏鼓动而不浮，是太阴经虚而导致心志空虚；二阴是少阴经，少阴经的脉气反映在手太阴肺经的寸口部位，足少阴经与膀胱经互为表里，其在气内归于膀胱，在外又与脾胃相连；一阴是厥阴经，厥阴经的脉气反映在手太阴肺经的寸口部位，如果经气已绝，则脉象为浮而不能鼓动，并钩而滑。总之这六种脉象，时而出现阴脉，时而出现阳脉，交错并合，错综复杂，与五脏是相通的，所以要与阴阳理论结合，先达到寸口的脉象为主，后达到寸口的脉象为客。

雷公说：我已经完全明白了，您讲授的经脉之道和我学过的《从容》一书的道理是相吻合的，但我还不理解阴阳、雌雄的深刻含义。黄帝说：三阳（太阳经）好比父亲，二阳（阳明经）好比是护卫，一阳（少阳经）在中间，好比是枢纽（纲纪）。三阴（太阴经）好比是母亲，二阴（少阴经）好比是内守在家的女人，一阴（厥阴经）沟通人体的阴阳之气，所以像一个使者。二阳一阴是阳明主病，二阳不胜一阴，脉软不动，九窍沉滞而不通利。三阳一阴，太阳脉胜，一阴不能制止，向内扰乱五脏，在外表现为惊骇之状。二阴二阳，病位在肺，少阴脉沉，肺气胜伤脾，在外损伤四肢。二阴二阳都交互而至，病位在肾，动辄叫骂，行动异常，病为癫狂。二阴一阳，病气出于肾，阴气客游于心，脘下膀胱皆如堤堰闭塞不通，四肢如别离而不用。一阴一阳动而中止，这是阴气入心，表现为发病上下没有常处，受纳不知其味，大小便不受控制，咽喉干燥，病在脾土。二阳三阴，至阴脾脏在内，阴气不能越过阳气，阳气不能制止阴气，阴阳两绝，脉浮为血瘕，脉沉为脓胕。阴阳都很壮大，病气渐渐下至阴阳之内，在上为阳明之上，在下达至阴之内，诊断病人生死之期，看一年之中什么气是主气。

【解析】本篇题目中的“阴阳”指“三阴三阳”，“类”是归类的意思。本篇对三阴经和三阳经相关的内容进行归类解释，所以取名为“阴阳类论”。《黄帝内经》根据人体生命变化的规律，将阴阳进一步细化为“三阴三阳”，并以之建构经脉、脏腑理论体系，深化和丰富了医道的内涵。“三阴三阳”是《黄帝内经》的重大发现，是对《周易》《道德经》《黄帝四经》的发展。“三阴三阳”在黄帝与雷公的对话中多次提到。本篇开头描述了一幅暖意融融的画面：“孟春始至，黄帝燕坐，临观八极，正八风之气，而问雷公曰：阴阳之类，经脉之道，五中所主，何脏最贵？”立春这一天，黄帝安闲地坐着，观看八方边际，候察八方之风。“燕坐”即安闲而坐，是一种调气安神、内观宜守的静坐功夫，可激发人体潜能、开启智慧。黄帝的“燕坐”功夫，值得好好研究和体会。黄帝燕坐之后，开始了对雷公的发问，这一次问的是阴阳、经脉、五脏等问题，五脏之中哪一脏最重要？雷公从一年四季变化从春天开始这一点判断，肝脏最重要。黄帝却说：“你认为肝最重要，其实是最浅显的见解。”雷公斋戒七日之后，黄帝才告诉他：“三阳为经，二阳为维，一阳为游部，此知五脏终始。三阴为表，二阴为里，一阴至绝作朔晦，却具合以正其理。”黄帝没有直接指出哪一脏最重要，而是从“三阴三阳”论述五脏的终始。三阳为经，二阳为纬，一阳为游部；三阴为表，二阴为里，一阴为终。从三阳的变化可了解五脏之气的运行终始，而“一阴”又是阳气的开始，有如月初月终的交界。

本部分认为，人体五脏之气的运行应符合天地阴阳终始的道理。并进一步解释，所谓三阳即太阳，二阳即阳明，一阳即少阳；所谓三阴即太阴，二阴即少阴，三阴即厥阴。黄帝详细论述了三阳三阴之脉（六脉）变化的情况以及与五脏的关联、病理变化的情况。“三阳为父，二阳为卫，一阳为纪。三阴为母，二阴为雌，一阴为独使。”黄帝为“三阳三阴”做比喻，三阳如父亲，二阳如外卫，一阳为纲纪；三阴如母亲，二阴如内雌，一阴如使者，这其实与《周易》对八卦的阐述不谋而合。《说卦传》说：“乾，天也，故称乎父。坤，地也，故称乎母。震，一索而得男，故谓之长男。巽，一索而得女，故谓之长女。坎，再索而得男，故谓之中男。离，再索而得女，故谓之中女。艮，三索而得男，故谓之少男。兑，三索而得女，故谓之少女。”这就是乾坤六子的由来，同样可以对应人体的三阴经和三阳经。

古代文献中，第一次明确提出“三阴三阳”的就是《黄帝内经》。那么“三阴三阳”究竟是按照什么来划分的？《黄帝内经》其他篇章多有论述，总的来说是按照“气”的多少来划分的。《天元纪大论》曰：“阴阳之气各有多少，故曰三阴三阳也。”《至真要大论》：“帝曰：善。愿闻阴阳之三也何谓？岐伯曰：气有多少，异用也。”可见，《黄帝内经》是根据气的多少把阴阳各分为三。而气的多少是气（阴气和阳气）的消长变化以及时空变化的体现。《黄帝内经》中到处可见“一分为三”思想。《三部九候论》曰：“一者天，二者地，三者人，因而三之，三三者九……帝曰：何谓三部？岐伯曰：有下部，有中部，有上部，部各有三候，三候者，有天有地有人也。”《灵枢·玉版》曰：“上合之于天，下合之于地，中合之于人。”把宇宙分为天地人三部分，把人体分为上中下三部分，这是宇宙三才模式在人体中的应用。《黄帝内经》“三阴三阳”是综合《周易》“一阴一阳”“二阴二阳”思想、《道德经》“三生万物”思想和《黄帝四经》“六分”思想的产物。《黄帝内经》和《周易》有着密切的关系。《周易》重在以阴阳论天地之道，以阴阳二气造化万物；《黄帝内经》重在以阴阳论人生之理，以阴阳二气长养百骸，医易同源、医易相通。《周易·系辞传》说：“一阴一阳之谓道。”有人认为《周易》只讲一阴一阳（两仪）、二阴二阳（四象）、四阴四阳（八卦），不讲三阴三阳，其实不然。虽然《周易》没有明确提出“三阴三阳”，但《周易》的六爻卦和《易传》的六子卦以及三才说，已经蕴含三阴三阳的思想了。不过第一次明确提出“三阴三阳”的是《黄帝内经》。“三阴三阳”是在二阴二阳（太阳、少阳、太阴、少阴）的基础上又加上了“阳明”“厥阴”。

继《周易》经文之后，《黄帝四经》丰富发展了阴阳思想，在此基础上提出“六分”学说。《黄帝四经》中“阴阳”出现了47次，还有“刚柔”“牝牡”“雌雄”等同义词。并隐含有“二阴二阳”，如《十大经·观》所说：“今始判为两，分为阴阳，离为四时。”《黄帝四经·经法》则提出“六顺六逆”“主上执六分以生杀”“三者参用之”。《黄帝四经》“阴阳”“六分”思想影响了《黄帝内经》“三阴三阳”学说的形成。

【原文】雷公曰：请问短期，黄帝不应。雷公复问。黄帝曰：在经论中。雷公曰：请闻短期。黄帝曰：冬三月之病，病合于阳者，至春正月脉有死征，皆归出春。冬三月之病，在理已尽，草与柳叶皆杀，春阴阳皆绝，期在孟春。春三月之病，曰阳杀，阴阳皆绝，期在草干。夏三月之病，至阴不过十日，阴阳交，期在潇水。秋三月之病，三阳俱起，不治自已。阴阳交合者，立不能坐，坐不能起。三阳独至，期在石水。二阴独至，期在盛水。

【注释】① 潇水：水清之时，相当于中秋时节。

② 三阳：应作“三阴”。

③ 石水：水冰如石之时，即冬季。

④ 盛水：雨水时节。

【白话解】雷公说：请问疾病的死亡日期。黄帝没有回答。雷公又问。黄帝说：在医书上有说明。雷公又说：请详细说说疾病的死亡日期。黄帝说：冬季三月发生的病变，如果病证脉象都表现为阳气盛，那么春季正月如果脉象有死征，到春尽夏来之时，阳气更加旺盛，病人便会有死亡的危险。冬季的三月，如果脉象已经表现出死亡的征兆，势必将尽，草和柳叶发芽的时候就会死亡。如果到春天阴阳之气断绝，那么其死期就在正月。春天三个月的病，名为“阳杀”。如果阴阳之气断绝，死期在枯草还没有返青之时。夏天三个月的病，如果脉象和症状显示阴气极盛，还不痊愈，那么死期不超过十日；如果阴阳脉交错出现，那么死期在中秋时节。秋天三个月的病，表现三阴经气不足的病变，不给予治疗也会自愈。如果是阴阳交错为病，那么就会表现出不能坐下，坐下又不能立起的症状。如果三阴脉一并出现没有阳脉，那么死期就在水冰如石的季节；如果三阳脉一并出现，那么死期在夏季雨水多的时候。

【解析】本节讲的是三阴三阳为病的死期，这个死期主要还是由阴阳的盛衰决定的。这里提到了孟春，孟春是春季的第一个月，即农历正月。农历一年分为十二个月，每三个月为一季，即孟、仲、季，依次为春季（孟春、仲春、季春），夏季（孟夏、仲夏、季夏），秋季（孟秋、仲秋、季秋），冬季（孟冬、仲冬、季冬）。下文还涉及潇水、石水、盛水之期，都分别指什么呢？

其实那都是对自然现象非常有趣的描述。“濂水”是指中秋时节。夏天出现阴脉现于阳、阳脉现于阴的阴阳交，等到中秋节气的时候，人就会死亡。“石水”指冬月水冰如石的时候，有阳无阴，而“独阳不长”，所以到了冬天阳气最为衰微的时候，也就是石水时，人就会死亡。“盛水”，雨水时节，阴气独至，“无阳则阴无以生，无阴则阳无以化”，人就会死亡。

方盛衰论篇第八十

【原文】雷公请问：气之多少，何者为逆，何者为从？黄帝答曰：阳从左，阴从右，老从上，少从下，是以春夏归阳为生，归秋冬为死，反之，则归秋冬为生，是以气多少逆皆为厥。

【白话解】阴阳二气盛衰的多少，怎么样是逆，怎么样是顺？黄帝回答说：阳气的多少表现在左是顺，表现在右是逆；阴气的多少表现在右是顺，表现在左是逆。老年人表现在上是顺，青年人表现在下是顺。因此，春季夏季的病变，出现阳证阳脉的就生；秋季冬季的病变，出现阳证阳脉的就死；反过来，秋季冬季的病变，出现阴证阴脉的就生。因而无论气多还是气少，只要出现不顺就是厥病。

【解析】本篇题为“方盛衰论”，“方”在这里是比较、衡量的意思，“盛”即阴阳的形气之盛，“衰”即阴阳的形气之衰。所以本篇意在衡量阴阳形气的盛衰。这一节主要论述了阴阳之气不相顺接而发为厥的情形。阴阳之气无论多还是少，盛还是衰，但凡运行不顺，就会形成厥病——厥逆证。所以这里讲了“顺”的重要性。为什么“是以春夏归阳为生，归秋冬为死”？因为春夏时节为阳，阳气旺盛，疾病也是阳性病，如果脉证同为阳性，就可以治愈，但如果此时疾病脉证与时令不相符，则会死。这也就是为什么《黄帝内经》从一开始就要讲顺应自然的养生法则，即“法于阴阳，和于术数”。养生要做的第一件事就是顺应阴阳，也就是大自然的阴阳。

【原文】问曰：有余者厥耶？答曰：一上不下，寒厥到膝，少者秋冬死，老者秋冬生。气上不下，头痛巅疾，求阳不得，求阴不审，五部隔无征，若居旷野，若伏空室，绵绵乎属不满日。

【白话解】雷公又问：气盛有余也能导致厥病吗？黄帝回答说：阳气在上而不下降，则身体下部的阳气就会空虚，从脚到膝盖就会感到寒冷。如果是年少的人在秋冬出现这样的病症，就可能会死亡；而老年人在秋冬有这种病症却不一定会死亡。阳气上逆不下，会发为头痛等头部的病变，这种厥证很难诊断，说它是阳证，又本非阳盛；说它属阴，又诊察不出阴证的依据；说它是因为五脏之气阻隔不通，却又没有明显的体表改变可供验证，病人自身就好像置身在旷野之中，又好像住在没有人的房子里，病势缠绵难愈，似乎不能终日。

【解析】这一段主要介绍了阳气向上逆行而不下降，使身体下部阳气虚衰，而出现寒厥到膝的症状。文中说，若是少年在秋冬之时遇此症状则死，老者却不至于死亡，这怎么理解呢？其实答案在上文中已经提及，上文讲“老从上，少从下”，老年人身体下部气血衰弱，是身体衰退的正常反应，而少年本应身体下部阳气旺盛，又遇时令之助，如果出现了寒厥到膝的症状，则说明其真阳已经虚衰，有生命危险。

【原文】是以少气之厥，令人妄梦，其极至迷。三阳绝，三阴微，是为少气。是以肺气虚则使人梦见白物，见人斩血借借，得其时则梦见兵战。肾气虚则使人梦见舟船溺人，得其时则梦伏水中，若有畏恐。肝气虚则梦见菌香生草，得其时则梦伏树下不敢起。心气虚则梦救火阳物，得其时则梦燔灼。脾气虚则梦饮食不足，得其时则梦筑垣盖屋。此皆五脏气虚，阳气有余，阴气不足，合之五诊，调之阴阳，以在《经脉》。

【白话解】所以，气虚不足引起的厥病，使人梦多荒诞；厥逆盛极，就会产生神志迷乱的现象。三阳经的脉悬而绝，三阴的脉细而微，就是少气形成的厥病脉象特征。肺气虚，就会梦见悲惨的事物，或梦见人被杀流血，尸体狼藉，当肺气旺盛的秋季，就会梦见战争。肾气虚，就会梦见舟船淹死人，当肾气旺盛的冬季之时，就会梦见自己潜入水中，好像遇到让人害怕的事情。肝气虚，就会梦见菌香和生草，到了肝气旺盛的春季，就会梦见自己在树下不愿起来。心气虚，就会梦到救火的情景和属火的事物，像太阳雷电，到了心气旺盛的夏季，就会梦到大火在燃烧。脾气虚，就会梦到饮食不足，到了脾气旺盛的长夏季节，就会梦见砌墙盖屋。这些都是五脏气虚，阳气有余，阴气不足所致。当参合五脏见证，调其阴阳，其内容已在《经脉》篇中论述过了。

【解析】为什么五脏气虚之后会做这些梦？这是《黄帝内经》阴阳五行学说的应用，是中医取象比类思想的具体体现。这一段巧妙地将做梦之象与五脏之象结合起来，前者是玄妙莫测的精神心理现象，后者则是深奥的中医理论。初看相距甚远，无法相提并论，但实际上，则藏象和梦象都是生命变化的反应，藏象是人体脏腑生理的反应，梦象是精神心理活动的反应。《黄帝内经》用五行将两者结合起来，用五行类比五脏。木火土金水是自然界的五种基本物质，看得见，摸得着，说得清，借此描述五脏，可以对其生理功能和病理现象有直观、生动、清晰的把握。古人又为何将五脏和五行相联系呢？这在《周易》中有解释。《周易》强调天地人三才之道，人在中心，起着联结天地的作用，天地和人虽各行其道，但又相互对应，互为整体，天人合一。天人合一观的最低层面是天人同构论，认为人体结构和天地结构一致，人体是天地的缩影，所以人体的一切脏器，均可以与自然界中的物质相对应。

古人发现，原来各种梦是和五脏有关系的。文章中的梦象便与五脏一一对应，有时模糊，有时清楚。梦其实是人体生理、心理、病理或者是白天的遭遇、已经发生或者将要发生事情的一种形象的反映，同样也是符合五行规律的，可以用五行来分类。现在我们就用阴阳五行的理论，结合前文的《脉要精微论》及《灵枢·淫邪发梦》等来总结分析一下五脏气虚为什么会做这样的梦。肺气虚时会梦见白物，到了秋天梦见战争，“肺气盛则梦哭”，肺气旺盛还会梦见哭，因为肺属金，金曰从革，五色为白色，兵器是金属的，秋天也为金，所以会梦见战争。肺主悲伤，悲伤会伤害肺，所以梦到哭泣。肾气虚时会梦见翻船，到了冬天则梦伏于水中、在大水中跋涉，感觉恐惧；“肾气盛，则梦腰脊两解不属”，因为肾属水，在志为恐，故肾气虚时可梦见翻船，得其时则梦伏于水中，自觉恐惧。肝气虚时会梦见各种菌类、小草，到了春天则梦伏于树下；“肝气盛则梦怒”，肝气旺盛还会梦见发怒。因为肝属木，肝有问题的人，往往会梦到树木，根据病情的寒热虚实，梦中的树木情况是不一样。如果梦到树木着了火，或者梦到特别郁郁葱葱的森林，表明肝火太旺。肝火太旺当然就容易发怒。如果梦见自己在树林里面走，而且一直在转悠，走不出来，或者趴在树下起不来了，这就是肝气太虚的表现，是虚证，会梦到各种菌类、小草，注意是草不是树，如果梦见树，也只是几棵稀稀拉拉的树，不是茂盛的树林，这说明肝气虚了。为什么到春天往往会梦见树呢？因为春天木气旺盛，阳气足。心气虚时会梦见救火，到了夏天则梦见烈火燃烧。“心气盛，则梦善笑”，还会梦见大笑。因为心属火，火曰炎上，心气不足，就会梦到大火，或者在救火，或者就是属阳的、属火的东西，比如太阳、雷电之类。夏天为太阳，为火，所以会梦到大火燃烧。心对应的情绪是喜，所以会梦到笑。但大喜则伤心，所以心阳太过、心火太旺也会梦到大笑，梦到大笑不一定是好事。脾气虚时梦见饮食不足，到了长夏则梦到砌墙盖房。脾属土，土爰稼穑，脾是运化食物的器官，所以脾气虚时会梦见饮食不够、饥饿。“脾气盛，则梦歌乐、身体重不举”，因为脾主管四肢，脾气太盛，四肢就会动，就会梦到跳舞；脾主管运化，把食物化为精微物质即营养成分，并将营养传输至全身，脾又主管肌肉，脾气太盛，运化功能太过了，就会造成身体沉重、发胖，肌肉无力，东西举不起来。当然在临床上不是每个梦都这么典型和直观，应该脉证结合加以诊断。

【原文】诊有十度，度人脉度、脏度、肉度、筋度、俞度。阴阳气尽，人病自具。脉动无常，散阴颇阳，脉脱不具，诊无常行，诊必上下，度民君卿，受师不卒，使术不明，不察逆从，是为妄行，持雌失雄，弃阴附阳，不知并合，诊故不明，传之后世，反论自章。

【注释】十度：度（duó，音夺），衡量之意。十度，就是度脉、脏、肉、筋、俞的阴阳虚实。

【白话解】诊法有十度，就是衡量人的脉度、脏度、肉度、筋度、俞度。揆度它的阴阳虚实，对病情就可以得到全面了解。脉息之动本无常体，或则出现阴阳散乱而有偏颇，或者脉象搏动不明显，所以诊察时也就没有固定的常规。诊病时必须知道病人身份的高低，是平民还是君卿。如果对老师传授的知识不能全部接受，医术不高明，不仅不能辨别逆从，而且会使诊治带有盲目性和片面性，看到了一面，看不到另一面，抓住了一点，放弃了另一点，不知道结合全面情况，加以综合分析，所以诊断就不能明确，如以这种诊断方法授给后人的话，在实际工作中自会明显地暴露出它的错误。

【解析】本段一开始就用了很多个“度”字，这个字有多种含义，此处取计算、衡量的意思。大家可能对第一句有疑惑，为何说诊有十度，后面却只写了五个呢？这句末尾有“阴阳气尽，人病自具”，此处的阴阳气尽，按王冰理解为“诊备尽阴阳虚盛之理”，十度其实是度量这五个部位的阴阳（也就是虚实）的两种情况，每个部位各有两种情况，一共有十种情况，所以叫十度。十度把人身阴阳之理全部涵盖了，这样就可以对病情有全面正确的了解。脉度，指衡量脉的长度、强弱、浮沉等，实际上每一个人经脉长度的绝对值都是不同的。因此，这里所说的脉度，重点并不在于长度，而在于运行的规律。而重中之重则是，从人面部的七窍来观察人体五脏的变化。脏度就是衡量脏腑的大小、长短、高下、坚脆等，其内容在《灵枢》的《本脏》《肠胃》《平人绝谷》等篇章有详细的阐述。肉度指度量人体形态大小、肌肉肥瘦、体质强弱等，作为辨证施治的重要参考。《灵枢·卫气失常》将肥壮人分为脂人、膏人、肉人三种类型。筋度即测量筋的大小、坚脆，详细内容见于《灵枢·经筋》。俞度指度量病人脏腑经络的腧穴，用以诊断和治疗脏腑经络、四肢百骸之病，是针灸治疗的重要步骤，《灵枢·本输》《素问·气穴论》有详细的介绍。

以这十度来全面地诊断疾病的阴阳，就一定可以对其有较为准确的把握。对疾病的诊断要遵循辨证施治的方法，因临床上脉象是变化不固定的，所以诊病时也要灵活多变。三部，指人迎（颈侧动脉）、寸口（桡动脉）、趺阳脉（足背动脉）三个诊脉部位。其中以人迎、趺阳脉候胃气的变化，主要用于寸口无脉及病人危重之时；

而寸口脉则主要候十二经及脏腑之气的变化，尤多用于全身性疾病的诊断。三部诊法是诊察颈人迎、手寸口、足趺阳脉三个部位的脉象变化以推测病情的一种方法。这种诊法由汉代张仲景倡导，又主要见于其著作《伤寒杂病论》，故后世常称之为“仲景三部诊脉法”。而今天我们诊脉时大多独取寸口，实为遗憾。

【原文】至阴虚，天气绝；至阳盛，地气不足。阴阳并交，至人之所行。阴阳并交者，阳气先至，阴气后至。是以圣人持诊之道，先后阴阳而持之，奇恒之势乃六十首，诊合微之事，追阴阳之变，章五中之情，其中之论，取虚实之要，定五度之事，知此乃足以诊。是以切阴不得阳，诊消亡，得阳不得阴，守学不湛，知左不知右，知右不知左，知上不知下，知先不知后，故治不久。知丑知善，知病知不病，知高知下，知坐知起，知行知止，用之有纪，诊道乃具，万世不殆。

【注释】定五度之事：根据五诊十度加以决断。

【白话解】至阴虚，则天之阳气离绝；至阳盛，则地之阴气不足。能使阴阳互济交通，这是有修养的医生的能事。阴阳之气互济交通，是阳气先至，阴气后至。所以，高明的医生诊病时，能够掌握阴阳先后的规律，根据《奇恒之势》六十首辨明正常和异常，把各种诊察所得的点滴细微的临床资料综合起来，追寻阴阳的变化，了解五脏的病情，做出中肯的结论，并根据虚实纲要及五诊十度来加以判断，知道了这些，方可以诊病。所以切其阴而不能了解其阳，这种诊法是不能行于世上的；切其阳而不能了解其阴，其所学的技术也是不高明的。知左而不知其右，知右而不知其左，知上而不知其下，知先而不知其后，他的医道就不会长久。要知道不好的，也要知道好的；要知道有病的，也要知道无病的；既知道高，亦知道下；既知道坐，也要知道起；既知道行，也要知道止。能做到这样有条不紊，反复推求，诊断的步骤才算全备，也才能长久不出差错。

【解析】这段明确指出，高明的医生持诊之道为：阴阳并交，阳气先至，阴气后至。揭示出人身健康的关键在于阴阳之气的沟通。治疗说到底就是调气，中医通过药物、针灸、推拿、刮痧等手段，就是在调气，把阴阳失衡的气、阴阳错乱的气给调正了，调平衡了，把阴阳亏损的气给补足了。生命的调节方式，如果简单一点说，就是调阴阳；生命调节的最终目的或者说最终的状态，就是阴阳中和，调节到阴阳中和的状态，这里面包括至少四个层面：一个是天人的中和，叫天人合一；一个是物心的中和，叫物心合一、物我合一，生命既不是纯物质，也不是纯心灵、精神；一个是形神的中和，叫形神合一；一个是体象的中和，叫体象合一。天人合一是以天为主，物心的合一是以心为主导，形神的合一是以神为主导，体象合一是以象为主。这是生命的调节方式，也是生命的健康的终极状态。

【原文】起所有余，知所不足，度事上下，脉事因格。是以形弱气虚死；形气有余，脉气不足死；脉气有余，形气不足生。是以诊有大方，坐起有常，出入有行，以转神明，必清必净，上观下观，司八正邪，别五中部，按脉动静，循尺滑涩，寒温之意，视其大小，合之病能，逆从以得，复知病名，诊可十全，不失人情，故诊之或视息视意，故不失条理，道甚明察，故能长久。不知此道，失经绝理，亡言妄期，此谓失道。

【白话解】病人表现出亢盛有余的症状时，就应考虑其虚损不足的另一方面，检查病人全身上下的各个部位，参照脉象的情况探查疾病的根源。如果病人表现出形体衰弱、正气虚微，就可能死亡；如果病人形体和气力都有余，而脉象表现为虚弱不足的，仍然有死亡的危险；如果病人脉象充实，形体和气力衰弱，则还有生机而不会死亡。所以诊断疾病时应遵循一定之规，医生应落落大方，起坐有规矩，行为有品德，这样才能保持头脑清醒、沉着冷静，诊断时对病人上下观察，掌握四时八节气候因素可能对疾病产生的影响，观察分辨邪气侵入了身体五脏的哪一个部位，要切按脉搏的跳动，触摸尺肤的滑涩寒温，并观察病人大小便的改变，参合各种病态表现，了解病情的顺逆，也就可以知道病名了。这样诊断就会比较完备，也不会违背人情。所以在诊察病人时，或观察其呼吸或观察其神志，就能按部就班，不失条理。医道高明，就可以保持长久。如果不知道这些，必然会违反常规和原则，胡乱诊断，这样就违背了治病救人的方法和作为医生的道德。

【解析】这段话对医者提出了明确的要求，对医之体、医之法都作出了要求。唐代孙思邈所著之《备急千金要方》第一卷《大医精诚》篇，也对“大医”作出了详尽的要求，是每一个学医者必读的文章。《大医精诚》论述了两个有关医德的问题：第一是精，即要求医者要有精湛的医术；第二是诚，即要求医者要有高尚的品德修养。说到完备的诊治，中医离不开望闻问切四诊，“望而知之者，望见其五色，以知其病；闻而知之者，闻其五音，以别其病；问而知之者，问其所欲五味，以知其病所起所在也；切脉而知之者，诊其寸口，视其虚实，以知其病，病在何脏腑也。”这段话出自战国时期神医扁鹊的《难经》，“望闻问切”是中医独特的诊断方法。在东方“天人合一”的思想影响下，中医学认为，人体也是一个有机的整体，各个组织器官在生理上相互联系，在病理上相互影响。通过望、闻、问、切，可以全面系统地了解病情，准确“辨证”，然后治病。辨证施治的原则，使中医不是头疼医头，脚疼医脚，而是根据病人的体质、体征，结合天气、地理、病史等诸多因素，确定症结和治疗方案。所谓因地而异、因时而异、因人而异，贵在知常达变。中医看似平凡的望闻问切里，包含着深厚的人文科学与自然科学道理。

解精微论篇第八十一

【原文】黄帝在明堂，雷公请曰：臣授业传之，行教以经论，从容形法，阴阳刺灸，汤药所滋。行治有贤不肖，未必能十全。若先言悲哀喜怒，燥湿寒暑，阴阳妇女，请问其所以然者，卑贱富贵，人之形体所从，群下通使，临事以适道术，谨闻命矣。请问有毚愚仆漏之问，不在经者，欲闻其状。帝曰：大矣。

【注释】群下通史：群下，指雷公所教的学生；通史，使之全面了解。

【白话解】黄帝坐在明堂中，雷公向黄帝请教说：我把您传授给我的医道，也传授给了我的学生。我教授的都是根据经典所论述的内容，如《从容》《形法》《阴阳》《刺灸》《汤液》《药滋》。但这些学生中有聪明的也有愚笨的，他们在治病时，不一定都能十全十美。您之前给我讲过悲哀喜怒、燥湿寒暑、阴阳妇女等方面的问题，当我问到其中的道理时，您说贫贱富贵和人的形体等方面的情况都要结合临床实践，以便对理论和实践有全面了解，这些我都曾聆听您的教诲。现在我还有一些粗浅愚陋的问题，在医书经典中找不到，所以想请您来解释一下。黄帝说：你说的问题太重要了！

【解析】本篇主要是讨论哭泣涕泪之病，关系到阴阳、水火、神志的变化，其中的道理精妙而又细微。本篇主要来解释这些精微的道理，所以名为“解精微论”。这一段有一个生僻字“毚”，张景岳说：“毚，妄也。漏，当作陋。”漏在此为自谦之词。文中雷公提到，黄帝曾向自己介绍悲哀喜怒、燥湿寒暑、阴阳妇女等因素对疾病的影响因素，看似简单的几句，在临床实践中却起着很大的作用。《黄帝内经》用了大量篇幅讲解如何治疗情志病，不用吃什么药，而是用情志来治疗情志，用一种情志来治疗另一种不正常的情志，这种方法叫“五志相胜法”。相胜就是相克，情志、情绪彼此是互相克制的。比如说思虑过度，人就会精神疲倦、失眠、健忘、心悸、脾胃不和、不思饮食。可以采用刺激病人发怒的办法，发怒就可以把思虑过度的情绪给克制掉。这种方法就叫“怒胜思”。五种情绪互相克制，就好比是五行，相生相克，一物降一物。

谈过了情志对人的影响，再来看看燥湿寒暑这些气候对人体的影响。举一个临床上的例子：肺开窍于鼻，且喜润恶燥。秋季到来之时，气候以燥邪为主，此时鼻炎病人的感受最为明显。尤其是季节性的过敏性鼻炎，大多在秋季发生，节令就是如此神奇。这样的病人大多从立秋的当天开始，鼻子就会有不适的感觉，然后随着燥邪逐步加重，鼻炎也逐步加重。遇阴雨天湿气较重时会缓解，若遇艳阳天，则着实苦不堪言。这就是因为，鼻炎一般是肺气虚弱引起的，肺为娇脏，喜润而恶燥，功能健康的肺可以扛得住燥邪的伤害，但对于已经虚弱的肺而言，此等邪气已难以承受，所以表现在它的外窍鼻子上。

文中除了介绍悲哀喜怒、燥湿寒暑，还讲阴阳妇女。谈到妇女的疾病，那就一定要提到月经。清代陈修园的《医学实在易·问证诗》说：“一问寒热二问汗，三问头身四问便，五问饮食六问胸，七聋八渴俱当辨，九问旧病十问因，再兼服药参机变，妇人尤必问经期，迟速闭崩皆可见，再添短语告儿科，天花麻疹全占验。”为什么妇女尤必问经期呢？因为女性的经期不正常是很多疾病的先兆。举一个临床的例子：李某，女，19岁，停经3个月，家人十分担心，便带其做检查，结果显示李某子宫并无异常，却意外查出甲状腺功能低下，且已肿大。中医采用化痰消瘿、温补肾阳之法予以治疗，5剂药后病人月经恢复。这是怎么回事呢？究其原因，是肾阳不足，甲状腺肿大在中医归为气瘿，主要是阳气虚衰，温化痰饮之力不足，使痰瘀互结。肾阳不足，则温煦脾阳无力，肾精由先天后天两部分组成，后天的肾精便是由脾运化的水谷精微化生而来。温煦不足，导致后天之精生成减少，长此下去便会导致精血亏虚，临床上才会出现上述停经的症状。

【原文】公请问：哭泣而泪不出者，若出而少涕，其故何也？帝曰：在经有也。复问：不知水所从生，涕所从出也。帝曰：若问此者，无益于治也，工之所知，道之所生也。夫心者，五脏之专精也，目者其窍也，华色者其荣也，是以人有德也，则气和于目，有亡，忧知于色。是以悲哀则泣下，泣下水所由生。水宗者积水也，积水者至阴也，至阴者肾之精也。宗精之水所以不出者，是精持之也，辅之裹之，故水不行也。夫水之精为志，火之精为神，水火相感，神志俱悲，是以目之水生也。故谚言曰：心悲名曰志悲。志与心精，共凑于目也。是以俱悲则神气传于心精，上不传于志而志独悲，故泣出也。泣涕者脑也，脑者阴也，髓者骨之充也，故脑渗为涕。志者骨之主也，是以水流而涕从之者，其行类也。夫涕之与泣者，譬如人之兄弟，急则俱死，生则俱生，其志以早悲，是以涕泣俱出而横行也。夫人涕泣俱出而相从者，所属之类也。

【注释】①若：或者。

②若：你。

③水宗：水的源泉。

④宗精：肾精。

【白话解】雷公：请问有哭泣而眼泪鼻涕皆出的，或者有泪出而少有鼻涕的，其中的原因是什么？黄帝说：这个在医经中有记载。雷公又问：不知道眼泪是怎样产生的，鼻涕又是从哪里来的？黄帝道：你问这些问题，对治疗上没有多大帮助，但也是医生应该知道的，也是医道得以产生的基本知识。心是五脏的统帅，眼睛是心的外窍，光华色泽是心的外在表现。所以人如果有了得意的事，那么和悦之神气就表现在眼睛里；假如有所失意，则忧愁之色就表现出来。因此人有了悲哀就会哭泣，哭泣流出的是由泪水所产生的。泪水的来源是体内积聚的水液；积聚的水液，是至阴之物；至阴之物，正是肾藏之精。肾精的水液，之所以平时不出，是因为它受到肾精的制约和持守。肾精能够辅助并裹藏水，所以泪水不至于外流。水之精为志气，火之精为神气，水火相互交感，神志都感到悲伤，泪水就出来了。所以谚语说：心悲叫作志悲。肾志与心精，同时凑集于眼睛，所以心肾俱悲。但神气传于心精，却不传于肾志，于是肾志独悲失控，泪水就出来了。哭泣而流的鼻涕，其根源在脑；脑属阴，髓是灌充在骨孔里并藏之于脑中，而鼻窍与脑相连通，所以脑髓渗漏便成为鼻涕。肾志是骨之主，所以泪水流出鼻涕也随之而出，是因为鼻涕眼泪是同类的关系。鼻涕与眼泪，譬如兄弟，危难时则同死，安乐时则共存，如果肾志先悲伤，鼻涕则随泪出以致涕泪横流。涕泪之所以一起流出而相伴随，是因为涕泪同属水类。

【解析】黄帝这一段话，把眼泪和鼻涕的生成机制讲得很清楚了，说到底，是肾出了问题，其中包括两个要点，一是肾的生理功能，二是心肾的关系。眼泪和鼻涕的来源都是水，这个水来自肾脏所藏的阴精。这就体现出肾的一个生理功能，即肾主五液。《宣明五气》说的五液，就是五脏所化生的五种体液、五种津液：“五脏化液：心为汗、肺为涕、肝为泪、脾为涎、肾为唾。是谓五液。”这五种津液是由五脏所生的，同时又都是由肾所主管的，因为肾主水。文中又提到，眼泪和鼻涕平时不会流出来，是因为肾脏对它们有制约作用。肾为封藏之本，主管收藏。《六节藏象论》曰：“肾者，主蛰，封藏之本，精之处也。”一旦肾的这个功能失常，收藏不住了，眼泪鼻涕就会不受控制地流出来。

肾为什么会收藏不住呢？文中提到，心神悲哀时，肾中阴精就会化为泪水从眼中流出。又或是心出了问题，如果心神悲伤、哀痛，就会影响到肾。心藏神，肾藏精。心和肾是什么关系呢？心和肾就是离卦和坎卦，也就是太极图的两只眼睛，心神就是黑眼睛，肾精就是白眼睛，一个是阴中有阳，一个是阳中有阴，两者是相互滋生、相互助长的。神伤则精伤，心神受伤，必定会影响肾精，阴精就会化为泪水连同鼻涕一起流出来。

【原文】雷公曰：大矣。请问人哭泣而泪不出者，若出而少，涕不从之何也？帝曰：夫泣不出者，哭不悲也。不泣者，神不慈也。神不慈则志不悲，阴阳相持，泣安能独来。夫志悲者惋，惋则冲阴，冲阴则志去目，志去则神不守精，精神去目，涕泣出也。且子独不诵不念夫经言乎，厥则目无所见。夫人厥则阳气并于上，阴气并于下。阳并于上，则火独光也；阴并于下，则足寒，足寒则胀也。夫一水不胜五火，故目眦盲。是以冲风，泣下而不止。夫风之中目也，阳气内守于精，是火气燔目，故见风则泣下也。有以比之，夫火疾风生乃能雨，此之类也。

【注释】① 火烛光：阳气独盛亢于上部，如火光向上一样。

② 夫一水不胜五火：一水指目之精，五火指五脏之亢阳。

【白话解】雷公说：您讲的道理真博大！请问有人哭泣而眼泪不出的，或虽出而量少，且涕不随出的，这是什么道理？黄帝说：哭而没有眼泪，是内心上并不悲伤。不出眼泪，是心神没有被感动；神不感动，则志亦不悲，心神与肾志相持而不能相互交感，眼泪怎么能出来呢？大凡志悲就会有凄惨之意。凄惨之意冲动于脑，而神志离开眼睛，眼睛失去神志的控制，所以眼泪和鼻涕才能流出。你没有读过医经上的话吗？气逆则眼睛一无所见。当一个人因气逆而罹患厥病时，阳气并走于上部，阴气并走于下部，阳并于上，则上部亢热；阴并于下，则足冷并且发胀。因为"一水不胜五火"，所以双目就不能视物。迎风就会流泪不止，因风邪侵于目而流泪。阳气亢于上部，遇风吹后，如同火势遇风加剧，因而会遇风流泪。这就好比自然界中火热过极就要出现热风，而热风过后往往就会下雨。

【解析】这一段其实包含了很多重要的养生知识，对我们现代人有所启发。首先是神与志的关系。文中探讨了哭泣时眼泪和鼻涕同时流出的原因，又讲了哭泣时眼泪很少、鼻涕也不多的情况。黄帝解释说，这是因为这个人其实并不悲伤，神伤就会志悲，神不伤则志不悲。此时肾的固摄封藏作用就不会受到影响，所以不会流眼泪。就像现在有些小孩，为了达到目的动辄号啕大哭，许久才有几滴眼泪流出，一达到目的，哭泣即止，这就是不伤神志的哭。为什么伤神就会志悲，神与志之间有何联系呢？《黄帝内经》将人的精神分为五类：魂、神、意、魄、志，分别对应肝、心、脾、肺、肾，这叫五神，也叫五脏藏神。《黄帝内经》认为，在五神中心神最为重要，是第一位的："心者，君主之官，神明出焉。"强调心神为一身之主，总管五脏六腑、气血津液、四肢百骸，使之相互配合协调，正常发挥各自的功能。心神足则身强，心神存则生，心神去则死。当心神受到伤害、无法正常协调各脏腑的功能时，就会导致其他各个脏腑所藏的神都受到伤害，当然也会伤害肾所藏的志，肾的收藏功能受到损伤，收不住水液，人就会流泪流涕。由此可见，无论遇到什么事情，我们都应尽量避免伤心伤神。

文中还给我们介绍了一种病，叫"厥则目无所见"。这种病的原因是，气逆时，阳气聚集在人体上部，阴气聚集在人体下部。眼睛由水的精气凝结而成，五脏的阳气一起上逆时，"一水不胜五火"，就会出现目盲不能视物的现象，在临床上被称为"气蒙症"。临床上气蒙症多见于受到刺激、情绪一时过于激烈，五志化火，火性炎上，使五脏之火一时间都向清灵之府上冲，这时就会造成津液等属阴的物质停滞于人体下部。目受血而视，需要阴血的滋润才能视物，此时阴血下滞，所以会造成失明。从上面的案例可以看出，情绪对人身心健康的影响是巨大的。因为心神为一身之主，调节好心神，会对健康大有裨益。

附：《黄帝内经素问》遗篇

刺法论篇第七十二

【原文】黄帝问曰：升降不前，气交有变，即成暴郁，余已知之。如何预救生灵，可得却乎？岐伯稽首再拜对曰：昭乎哉问！臣闻夫子言，既明天元，须穷法刺，可以折郁扶运，补弱全真，泻盛蠲余，令除斯苦。

帝曰：愿卒闻之。岐伯曰：升之不前，即有甚凶也。木欲升而天柱窒抑之，木欲发郁亦须待时，当刺足厥阴之井。火欲升而天蓬窒抑之，火欲发郁亦须待时，君火相火同刺包络之荥。土欲升而天冲窒抑之，土欲发郁亦须待时，当刺足太阴之俞。金欲升而天英窒抑之，金欲发郁亦须待时，当刺手太阴之经。水欲升而天芮窒抑之，水欲发郁亦须待时，当刺足少阴之合。

【注释】① 升降：岁气之左右间气，随年支的变动而变动，即旧岁在泉之右间升为新岁司天之左间，故为升，旧岁司天之右间，降为新岁在泉之左间，故为降。如辰年，旧岁卯年在泉之右间厥阴风木，当升为新岁司天之左间，旧岁卯年司天之右间少阳相火，当降为新岁在泉之左间。

② 生灵：与生民义同，指人类而言。

③ 夫子：指岐伯的老师僦贷季。

④ 天元：指天地六元之气而言，义详《六元正纪大论》。

⑤ 天柱、天蓬、天冲、天英、天芮：据《唐会要》载，为

九宫九星之名称。天柱为金正之宫，天蓬为水正之宫，天冲为木正之宫，天英为火正之宫，天芮为土之应宫。正即五星之正位。应即五星相应之位，土居中位，寄于西南坤位，故天芮为土之应宫。在此实为五运之气的代词。

⑥ 木欲发郁亦须待时：张景岳："木郁欲发，亦必待其得位之时而后作。"

⑦ 井、荥、俞、经、合：即经穴之五俞穴（五输穴）。足厥阴之井为大敦穴，包络之荥为劳宫穴，足太阴之输为太白穴，手太阴之经为经渠穴，足少阴之合为阴谷穴。

【白话解】黄帝问道：运气当升不能升，当降不能降，升降失常，反而会成为侵犯人体的暴烈邪气，这是我已经知道了的。要怎样加以预防，使人们免于疾病呢？有退却邪气的办法吗？岐伯再次行礼回答道：这个问题问得很好啊。我听自己的老师讲过，不仅要明白天地之间的六气变化，还要全面掌握针刺方法，才可以制约失常的邪气，扶助正常的运气，补助虚弱的正气，保全人体的真气，泻去亢盛之气，祛除余留邪气，以此解除病人的痛苦。

黄帝说：我想详尽地了解这其中的道理。岐伯说：气机当升而不得升，便可能导致严重的灾祸。厥阴风木之气当升，遇金气过胜，则木气被郁而不得升。但木之郁气，必须等到木气当位之时才会发作，这个时候应当针刺足厥阴经的井穴"大敦"，以泻木之郁气。少阴君火当升，遇水气过胜，则火气被郁而不得升。但火之郁气，必须等到火气当位之时才会发作，这个时候应当针刺心包络手厥阴经的荥穴"劳宫"，以泻火之郁气。太阴湿土之气当升，遇木气过胜，则土气被郁而不得升。但土之郁气，必须等到土气当位之时才会发作，这个时候应当针刺足太阴经的输穴"太白"，以泻土之郁气。阳明燥金之气当升，遇火气过胜，则金气被郁而不得升。但金之郁气，必须等到金气当位之时才会发作，这个时候应当针刺手太阴经的经穴"经渠"，以泻金之郁气。太阳寒水之气当升，遇土气过胜，则水气被郁而不得升。但水之郁气，必须等到水气当位之时才会发作，这个时候应当针刺足少阴经的合穴"阴谷"，以泻水之郁气。

【解析】五运六气失常，可以变为疫疠之气，而使人们生病。所谓疫疠，是指具有强烈传染性质的致病因素，患病之后，无论年老年幼，症状相似。本篇在讨论预防与治疗疫疠之病的方法中，以针刺法为主，所以篇名叫作“刺法论”。上列刺法之所以取井、荥、输、经、合五输穴者，以阴经而论，井属木，足厥阴亦属木，故木郁当刺足厥阴之井；荥属火，手厥阴心包亦属火，故火郁当刺包络之荥；输属土，足太阴亦属土，故土郁当刺足太阴之输；经属金，手太阴亦属金，故金郁当刺手太阴之经；合属水，足少阴亦属水，故水郁当刺足少阴之合。

【原文】帝曰：升之不前，可以预备，愿闻其降，可以先防。岐伯曰：既明其升，必达其降也。升降之道，皆可先治也。木欲降而地皛窒抑之，降而不入，抑之郁发，散而可得位，降而郁发，暴如天间之待时也，降而不下，郁可速矣，降可折其所胜也，当刺手太阴之所出，刺手阳明之所入。火欲降而地玄窒抑之，降而不入，抑之郁发，散而可矣，当折其所胜，可散其郁，当刺足少阴之所出，刺足太阳之所入。土欲降而地苍窒抑之，降而不下，抑之郁发，散而可入，当折其胜，可散其郁，当刺足厥阴之所出，刺足少阳之所入。金欲降而地彤窒抑之，降而不下，抑之郁发，散而可入，当折其胜，可散其郁，当刺心包络所出，刺手少阳所入也。水欲降而地阜窒抑之，降而不下，抑之郁发，散而可入，当折其土，可散其郁，当刺足太阴之所出，刺足阳明之所入。

【注释】①地皛（yǎo）、地玄、地苍、地彤、地阜：马莳：“地皛，西方金司；地玄，北方水司；地苍，东方木司；地彤，南方火司；地阜，中央土司。”张景岳：“五星之在天地，名号各有不同，木星在天曰天冲，在地曰地苍；火星在天曰天英，在地曰地彤；土星在天曰天芮，在地曰地阜；金星在天曰天柱，在地曰地晶；水星在天曰天蓬，在地曰地玄。以分主东西南北中，而土则寄位西南也。”“皛”，一作“晶”。

②暴如天间之待时：张景岳：“言与司天之间气同也。”

③所出：《灵枢·九针十二原》：“所出为井。”指脉象所发出之处为井穴。手太阴之井穴为少商，足少阴之井穴为涌泉，足厥阴之井穴为大敦，手厥阴心包络之井穴为中冲，足太阴之井穴为隐白。

④所入：《灵枢·九针十二原》：“所入为合。”指脉气所入而内行处为合穴。

【白话解】黄帝问：岁气之间气应升而不能升的，可以预防，我想听听岁气之间气应降而不降的，是不是也可以事先防备呢？岐伯答：既然明白气升的道理，也必然能通达气降的道理，间气升降不前所致的疾患，都可以预先调治。厥阴风木欲降为在泉之左间，遇金气过胜，而地晶阻抑之，则木欲降而不得入，木被抑则发为郁气，待郁气散则木可降而得位，气应降而不得降之郁气发作，其暴烈程度和司天间气应升不升之郁气待时发作相同，应降不得降，能够很快地形成郁气，气应降而不降的，可以折减其胜气，应当针刺手太阴之井穴少商与手阳明之合穴曲池；火欲降为在泉之左间，遇水气过胜，而地玄阻抑之，则火欲降而不得入，火被抑则发为郁气，待郁气散则火可降，应当折减其胜气，可以散其郁气，应当针刺足少阴之井穴涌泉与足太阳之合穴委中；太阴湿土欲降为在泉之左间，遇木气过胜而地苍阻抑之，则土欲降而不能下，土被抑则发为郁气，待郁气散则土气可入，应当折减其胜气，可以散其郁气，应当针刺足厥阴之井穴大敦与足少阳之合穴阳陵泉；阳明燥金欲降为在泉之左间，遇火气过胜而地彤阻抑之，则金欲降而不能下，金被抑则发为郁气，待郁气散则金气可入，应当折减其胜气，可以散其郁气，应当针刺手厥阴心包络之井穴中冲与手少阳之合穴天井；太阳寒水欲降为在泉之左间，遇土气过胜而地阜阻抑之，则土欲降而不能下，水被抑则发为郁气，待郁气散则水气可入，应当折减其胜气，可以散其郁气，应当针刺足太阴之井穴隐白与足阳明之合穴足三里。

【解析】这段文字是黄帝与岐伯关于五行之气升降失衡及其防治方法的讨论。岐伯详细解释了五行之气欲降而受阻时的情况及针刺治疗方法：木欲降：如果木气（代表生长之气）想要下降却被地晶（象征某种阻碍力量）所抑制，不能顺利降入地下，这种抑制会导致木气郁积。一旦郁积到一定程度就会暴发出来，像天空等待合适的时机一样，暴发后木气得以散出并回到它应有的位置。此时，若木气仍不能下降，郁积会更加严重。为了治疗这种情况，需要折损它所克制的土气，可以针刺手太阴肺经的井穴（少商）和手阳明大肠经的合穴（曲池），以引导木气下行。火欲降：火气（代表炎热之气）想要下降时被地玄抑制，同样会导致郁积。治疗时应折损它所克制的金气，针刺足少阴肾经的井穴（涌泉）和足太阳膀胱经的合穴（委中），以泄火气。土欲降：土气（代表运化之气）受阻时，应针刺足厥阴肝经的井穴（大敦）和足少阳胆经的合穴（阳陵泉），以疏泄土气。金欲降：金气（代表收敛之气）受阻时，应针刺手厥阴心包经的井穴（中冲）和手少阳三焦经的合穴（天井），以调节金气。水欲降：水气（代表滋润之气）受阻时，应针刺足太阴脾经的井穴（隐白）和足阳明胃经的合穴（足三里），以疏导水气。在这段描述中，岐伯强调了通过针刺特定经络的穴位来调节五行之气的升降，以达到治疗疾病和预防疾病的目的。这种治疗方法体现了中医针灸学的精髓，即通过调节人体内部的气血平衡来恢复健康。

【原文】帝曰：五运之至，有前后与升降往来，有所承抑之，可得闻乎刺法？岐伯曰：当取其化源也。是故太过取之，不及资之。太过取之，次抑其郁，取其运之化源，令折郁气。不及扶资，以扶运气，以避虚邪也。资取之法令出《密语》。

【白话解】黄帝说：五运之气有其先后顺序，有气机的升降出入，及运气之间的承克制化，针刺时应该遵循什么样的法则呢？岐伯说：应当取其气化的本源。所以气盛则泻之，气不足则补之。采用泻法，就是根据运气升降的次序，抑制亢盛之气，通过调节运气的化生之源，使郁气消散。采用补法，就是辅助五运之气，避免邪气的侵入。补泻的方法，出自《玄珠密语》一书。

【解析】本文所谈刺法，是对升降不前致郁为病刺法的概括与总结，马莳认为即《六元正纪大论》所谓“折其郁气，资其化源”的具体阐述。马氏此说可供参考，兹录于下：“此承上文而言折其郁气，资取化源之法也。按《六元正纪大论》凡辰戌之纪阳明之纪等下有曰：折其郁气，取其化源者，正此之谓也。……上文言木气不升者，刺肝本经，而木气不降者，刺肺与大肠；火气不升者，刺心包络经，而火气不降者，刺肾与膀胱；土气不升者，刺脾本经，而土气不降者，刺肝与胆；金气不升者，刺肺本经，而金气不降者，刺三焦与心包络；水气不升者，刺肾本经，而水气不降者，刺脾与胃者何也？假如木气不升则成郁，故泻肝经之郁，而木气不降，则泻胜我者之经，故泻肺与大肠也。皆折其郁气，资其化源耳。”

【原文】黄帝问曰：升降之刺，以知其要，愿闻司天未得迁正，使司化之失其常政，即万化之或其皆妄。然与民为病，可得先除，欲济群生，愿闻其说。岐伯稽首再拜曰：悉乎哉问！言其至理，圣念慈悯，欲济群生，臣乃尽陈斯道，可申洞微。太阳复布，即厥阴不迁正，不迁正气塞于上，当泻足厥阴之所流。厥阴复布，少阴不迁正，不迁正即气塞于上，当刺心包络脉之所流。少阴复布，太阴不迁正，不迁正即气留于上，当刺足太阴之所流。太阴复布，少阳不迁正，不迁正则气塞未通，当刺手少阳之所流。少阳复布，则阳明不迁正，不迁正则气未通上，当刺手太阴之所流。阳明复布，太阳不迁正，不迁正则复塞其气，当刺足少阴之所流。

【注释】① 以：通已。

② 迁正：即指旧年司天左间，迁为新年司天；旧年在泉左间，迁为新年在泉而言。张景岳：“《天元玉册》云：六气常有三气在天；三气在地。每一气升天作左间气，一气入地作左间气，一气迁正作司天，一气迁正作在泉，一气退位作天右间气，一气退位作地右间气。气交有合，常得位所在至当其时，即天地交，乃变而泰；天地不交，乃作病也。”

③ 群生：与众生之义同，即人类。

④ 洞微：深远细微。

⑤ 复布：在此指旧岁司天之气继续施布。

⑥ 流：《灵枢·九针十二原》：“所溜为荥。”流与溜在此义同，指荥穴而言。

【白话解】黄帝问：关于六气升降不前致病的刺法，已知其大要，我想再听听司天之气未能迁于正位，使司天气化之政令失常，也就是一切生化或都失于正常，这样就会使百姓们患病，应预先解除，救济人类，免遭其祸，愿听您讲讲这个问题。岐伯再次鞠躬尊敬地回答说：您问得很全面啊！要谈论这些至理要言，是圣王仁慈怜悯之令，要救济百姓，我一定详尽地陈述这些内容，申明其深远细微的意义。若上年司天的太阳寒水，继续施布其政令，则厥阴风木，不能迁居于司天之正位，厥阴不迁正则气郁塞于上，应当泻足厥阴脉气所流的荥穴行间；若上年司天的厥阴风木，继续施布其政令，则少阴君火不能迁居于司天之正位，少阴不迁正，则气郁塞于上，应当针刺手厥阴心包络脉气所流的荥穴劳宫；若上年司天的少阴君火，继续施布其政令，则太阴湿土不能迁居于司天之正位，太阴不迁正，则气留居于上，应当刺足太阴脉气所流的荥穴大都；若上年司天之太阴湿土，继续施布其政令，则少阳相火不能迁居于司天之正位，少阳不迁正，则气闭塞而不通，应当针刺手少阳脉气所流的荥穴液门；若上年司天的少阳相火继续施布其政令，则阳明燥金不能迁居于司天之正位，阳明不迁正，则气郁不能上通，应当针刺手太阴脉气所流的荥穴鱼际，若上年司天的阳明燥金继续施布其政令，则太阳寒水不能迁居于司天之正位，太阳不迁正，则气又闭塞不通，应当针刺足少阴脉气所流的荥穴然谷。

【解析】这段文字是黄帝与岐伯关于自然界中六气（太阳、厥阴、少阴、太阴、少阳、阳明）升降失序及其对人体健康影响，以及如何通过针刺治疗来纠正这种失序的讨论。在这段描述中，岐伯详细阐述了六气升降失常时如何通过针刺特定经络的穴位来调节气血平衡，从而纠正自然界的异常气候变化对人体健康的影响。这种治疗方法体现了中医针灸学的精髓和人与自然和谐共生的理念。

【原文】帝曰：迁正不前，以通其要，愿闻不退，欲折其余，无令过失，可得明乎？岐伯曰：气过有余，复作布正，是名不退位也。使地气不得后化，新司天未可迁正，故复布化令如故也。巳亥之岁，天数有余，故厥阴不退位也，风行于上，木化布天，当刺足厥阴之所入。子午之岁，天数有余，故少阴不退位也，热行于上，火余化布天，当刺手厥阴之所入。丑未之岁，天数有余，故太阴不退位也，湿行于上，雨化布天，当刺足太阴之所入。寅申之岁，天数有余，故少阳不退位也，热行于上，火化布天，当刺手少阳之所入。卯酉之岁，天数有余，故阳明不退位也，金行于上，燥化布天，当刺手太阴之所入。辰戌之岁，天数

有余，故太阳不退位也，寒行于上凛，水化布天，当刺足少阴之所入。故天地气逆，化成民病，以法刺之，预可平痾。

【注释】① 以：同已。

② 不退：即不退位。指旧岁岁气有余，至新岁之时，不曾退居于间气之位，继续施布其政令，则新岁之岁气便不能迁居于正位，故称不退位。

③ 天数有余：指司天的气数有余，不能按时退位。

④ 痾（ē 阿）：疾病。

【白话解】黄帝说：关于司天之气不能迁正，我已经明白了它的针刺要点，还想听听关于不退位的问题，要想折减有余之气，使它不会太过而造成灾害，您可以帮我理解这个问题吗？岐伯说：如果上一年的司天之气太过而有余，继续居于正位，主持气化，称为不退位。如此必然导致在泉之气后退而行间气之化，而当年司天之气不能迁居于正位，上一年之气仍发挥作用。巳年与亥年，厥阴风木之气不退位，到了午年与子年，风气仍运行于上，木气布化于天，应当针刺足厥阴经的合穴“曲泉”。子年与午年，少阴君火之气不退位，到了丑年与未年，热气仍运行于上，火的余气布化于天，应当针刺手厥阴经的合穴“曲泽”。丑年与未年，太阴湿土之气不退位，到了寅年与申年，湿气仍运行于上，雨气化布于天，应当针刺足太阴经的合穴“阴陵泉”。寅年与申年，少阳君火不退位，到了卯年和酉年，热气仍运行于上，火气气布化于天，当刺手少阳经的合穴“天井”。卯年与酉年，阳明燥金之气不退位，到了辰年与戌年，金气仍运行于上，燥气化布于天，应当针刺手太阴经的合穴“尺泽”。辰年与戌年，太阳寒水之气不退位，到了巳年与亥年，寒气仍运行于上，凛冽的水气化布于天，应当针刺足少阴经的合穴“阴谷”。所以说司天、在泉之气，出现异常变化，就会使人们生病，按照上述方法进行针刺，可以预先平定将要发生的疾病。

【解析】这段文字是黄帝与岐伯关于自然界中六气（厥阴、少阴、太阴、少阳、阳明、太阳）在年度更替时若“不退位”（即未能按时让位于下一气）所引发的气候异常及其对人体健康的影响，以及如何通过针刺治疗来纠正这种异常的讨论。这段描述体现了中医理论中“天人合一”的思想，即认为人体的健康与自然界的气候变化密切相关，通过观察自然界的变化可以预测人体可能发生的疾病，并通过针刺等中医治疗方法来纠正这种异常，达到预防和治疗疾病的目的。

【原文】黄帝问曰：刚柔二干，失守其位，使天运之气皆虚乎？与民为病，可得平乎？岐伯曰：深乎哉问！明其奥旨，天地迭移，三年化疫，是谓根之可见，必有逃门。假令甲子，刚柔失守，刚未正，柔孤而有亏，时序不令，即音律非从，如此三年，变大疫也。详其微甚，察其浅深，欲至而可刺，刺之，当先补肾俞，次三日，可刺足太阴之所注。又有下位己卯不至，而甲子孤立者，次三年作土疠，其法补泻，一如甲子同法也。其刺以毕，又不须夜行及远行，令七日洁，清净斋戒，所有自来肾有久病者，可以寅时面向南，净神不乱思，闭气不息七遍，以引颈咽气顺之，如咽甚硬物，如此七遍后，饵舌下津令无数。

假令丙寅，刚柔失守，上刚干失守，下柔不可独主之，中水运非太过，不可执法而定之，布天有余，而失守上正，天地不合，即律吕音异，如此即天运失序，后三年变疫。详其微甚，差有大小，徐至即后三年，至甚即首三年，当先补心俞，次五日，可刺肾之所入。又有下位地甲子，辛巳柔不附刚，亦名失守，即地运皆虚，后三年变水疠，即刺法皆如此矣。其刺如毕，慎其大喜，欲情于中，如不忌，即其气复散也。令静七日，心欲实，令少思。

假令庚辰，刚柔失守，上位失守，下位无合，乙庚金运，故非相招，布天未退，中运胜来，上下相错，谓之失守，姑洗林钟，商音不应也。如此即天运化易，三年变大疫。详其天数，差有微甚，微即微，三年至，甚即甚，三年至，当先补肝俞，次三日，可刺肺之所行。刺毕，可静神七日。慎勿大怒，怒必真气却散之。又或在下地甲子乙未失守者，即乙柔干，即上庚独治之，亦名失守者，即天运孤主之，三年变疠，名曰金疠，其至待时也。详其地数之等差，亦推其微甚，可知迟速尔。诸位乙庚失守，刺法同，肝欲平，即勿怒。

假令壬午，刚柔失守，上壬未迁正，下丁独然，即虽阳年，亏及不同，上下失守，相招其有期，差之微甚，各有其数也。律吕二角，失而不和，同音有日，微甚如见。三年大疫，当刺脾之俞。次三日，可刺肝之所出也。刺毕，静神七日，勿大醉歌乐，其气复散，又勿饱食，勿食生物，欲令脾实，气无滞饱，无久坐，食无太酸，无食一切生物，宜甘宜淡。又或地下甲子，丁酉失守其位，未得中司，即气不当位，下不与壬奉合者，亦名失守，非名合德，故柔不附刚，即地运不合，三年变疠，其刺法一如木疫之法。

假令戊申，刚柔失守，戊癸虽火运，阳年不太过也，上失其刚，柔地独主，其气不正，故有邪干，迭移其位，差有浅深，欲至将合，音律先同，如此天运失时，三年之中，火疫至矣。当刺肺之俞。刺毕，静神七日，勿大悲伤也。悲伤即肺动，而真气复散也，人欲实肺者，要在息气也。又或地下甲子，癸亥失守者，即柔失守位也，即上失其刚也，即亦名戊癸不相合德者也。即运与地虚，后三年变疠，即名火疠。

是故立地五年，以明失守，以穷法刺。于是疫之与疠，即是上下刚柔之名也，穷归一体也。即刺疫法，只有五法，即总其诸位失守，故只归五行而统之也。

【注释】① 刚柔二干：天干中单数者为阳，其气刚为刚干，即甲、丙、戊、庚、壬；天干中双数者为阴，其气柔，为柔干，即乙、丁、己、辛、癸。

② 逃门：在此指避去疫邪的法门。逃，避去的意思。

③ 甲子，刚柔失守：马莳："甲子阳年，土运太室，如癸亥天数有余者，年虽交得甲子，厥阴犹尚治天，地已迁正，阳明在泉，去岁少阳已作地之右间，即厥阴之地阳明，故不相和奉者也。"甲子年，甲与己为土运，子年则少阴司天，阳明在泉，阳明卯酉，配于土运，则己卯为甲子年在泉之所化，这样便是上刚下柔，天地合化。

④ 刚未正，柔孤而有亏：张景岳："若上年癸亥，厥阴司天，木不退位，则甲子虽以阳年，土犹不正，甲子刚土，未正于上，则己卯在泉，亦柔孤而有亏也。"

⑤ 下位己卯不至，而甲子孤立者：指甲子年若在泉己卯之气应至而不至，则在上甲子之气，也必孤立无配。

⑥ 土疠：指土运之年，在泉不得迁正，久而所化的疫疠。

下水疠、金疠、木疠、火疠，义同。

⑦ 丙寅，刚柔失守：张景岳："丙与辛合，皆水运也，寅申年，少阳司天，必厥阴在泉，厥阴属巳亥而配于水运，则辛巳为在泉之化，故上丙则下辛，丙刚辛柔。一有不正，皆失守矣。"

⑧ 下位地甲子：在泉的年干支。下位地，即在泉。甲子，在此指干支而言。

⑨ 庚辰，刚柔失守：张景岳："乙庚皆金运也，辰戌年太阳司天，必太阴在泉，太阴属丑未而配于金运，则乙未为在泉之化，庚刚乙柔。没有不正，则失守矣。"

⑩ 姑洗、林钟：庚辰为金太过，为太商，应于阳律姑洗，乙未为金不及，为少商，应于阴吕林钟。

【白话解】黄帝问道：司天、在泉不按时退位、迁正，会使司天在泉和中运之气都虚吗？进而使百姓生病，这种情况还能调理平衡吗？岐伯说：您提的这个问题很深奥。需要明白其奥妙的意义，司天在泉之气，逐年更迭迁移，如果运转失常，大约三年，就会化为疫病。因此说，认识了它的根本所在，就可以避免疫病的发生。假如甲子年，刚柔失守，司天之气不得按时迁正，在泉之气也就会孤立而亏虚，四时的气候，失去正常的秩序，就像音律失常一样，不能相从。这样，在三年左右的时间，就要发生较大的疫病。应该审察运气失常的轻重与深浅，在疫病发生以前，就用针刺进行治疗。土疫易伤水脏，当先取背部的肾俞穴，以补肾水；三日后，再针刺足太阴经的太白穴，以泻土气。又有在泉之气，己卯年不能迁正，而司天甲子阳刚之气，则孤立无配，三年左右的时间，也可发作土疠病。补泻方法，和上述甲子司天不得迁正致疫之法是一样的。针刺以后，不可夜行或远行，七日内，要保持洁净，素食养神。凡肾脏有病的人，在寅时，面向南方，静心安神，吸而不呼，伸直颈项，用力咽气，如同吞咽很硬的东西那样，这样连做七遍，然后再吞咽舌下的津液。

假如丙寅年，刚柔失守，司天之气不按时迁正，在泉之气不能独主时令。由于司天之气不得迁正，所以丙虽阳干，则水运不为太过，不能用常法来论治。司天之气有余，但不得迁正其位，天地上下，不相配合，阳律阴吕其音各异。这样，就是天气运行失去正常的秩序，其后三年左右的时间，就要发生疫病。审察运气失常的轻重和深浅差异，其中较为徐缓的可在三年后发生疫病，而较为严重的在三年之内就会发生疫病。水疫易伤心火，当其将要发生时，用针刺之，应当针刺背部的心俞穴，以补心水。五日后，针刺肾足少阴经的阴谷穴，以泻肾水。又有在泉干支辛巳不能迁正附于上刚的，也叫作失守，就会使运与在泉之气都虚，其后三年左右，变成水疠，其补泻方法，也和上述司天不得迁正致疫之法相同。针刺完毕，不可大喜情动于中，如不加以禁忌，就会使气再度耗散。要让病人休养七日，心情安闲自在，不可有过多的思念。

假如庚辰年，刚柔失守，司天之气不得按时迁正，在泉之气无所配合，乙庚为金运，刚柔失守，上下不能相招，上一年阳明燥金司天之气不退，其在泉之火，来胜今年中运之金，司天在泉，其位相错，叫作失守，使太商阳律之姑洗与少商阴吕之林钟，不能相应。这样，则天运变化失常，三年左右，就要发生较大的疫病。审察五气失常的轻重及差异的大小，其中差异较大的，则疫气甚，也在三年左右时发病，金疫易伤肝木，当针刺背部的肝俞穴，以补肝木，三日后，针刺肺手太阴经的经渠穴，以泻肺金。针刺完毕，可安养神志七日，不可大怒，大怒则使真气散失。又或在泉干支乙未失守，不得迁正即下乙柔干不至，上庚刚干独治，也叫作失守，即司天与中运独治之年，三年左右，变为疠气，名叫金疠，审察其在泉变化规律，推断其疠气的差异大小，即可知道发病的迟速。凡是乙庚刚柔失位，其刺法都相同，肝应保持平和，不可发怒，以伤其气。

假如壬午年，刚柔失守，司天之气不得按时迁正，在泉之丁，孤独而无司天之气相配，壬虽阳年，不得迁正，不得迁正则亏，不同于正常之气，上下失守，则其相应当有一定时间，其差异的微甚，各有一定之数，太角的阳律与少角的阴吕相失而不能配合，待上下得位之时，则律吕之音相同有日，根据其微甚的差异，三年左右，便会发生较大的疫病，木疫易伤脾土，应当针刺背部的脾俞穴，以补脾土，三日后，针刺肝足厥阴经的大敦穴，以泻肝木。针刺之后，安养神志七日，不可大醉、唱歌和娱乐，否则使真气再度消散，也不要过饱或吃生的食物，要使脾气充实，不可滞塞饱满，不可久坐不动，食物不可太酸，不可吃生的食物，适于食用清淡之味的食物。又或在泉干支丁酉，不得迁正，失守其位，不能与中运司天之气相应，即下位不能奉合于上，也叫作失守，不能叫作合德，因而为柔不附刚，即在泉之气，与中运不合，三年便可变为疫疠，其针刺方法，与上述针刺木疫之法相同。

假如戊申年，刚柔失守，司天之气不得按时迁正，戊癸虽然是火运阳年，若刚柔失守，则阳年也不属火运太过，司天之气不得迁正，上失其刚，在泉之柔，独主无配，岁气不正，因而有邪气干扰，司天在泉之位，更迭变移，其差异有深浅，刚柔之位，将欲应合，像阳律与阴吕必先应而同那样，天运失去正常时位的，在三年之中，火疫就要发生，火疫易伤肺金，应当针刺背部的肺俞穴，以补肺金。针刺之后，安养七日，不可悲伤，悲伤则动肺气，使真气再度消散。人们要使肺气充实，重要的方法是闭气养神。又或在泉干支癸亥失守，不得迁正，则司天之刚气无配，也叫作戊癸不能合德，也就是运与在泉之气俱虚，三年之后变为疠气，名叫火疠。

所以用五运之气，分立五年，来说明司天在泉刚柔失守的道理，并叙述针刺的方法。疫病与疠病，是根据上下刚柔失守而定名。虽然有两个名称，但其实质却是一个疾病，针刺疫疠的方法，也是上述五种。这些理论汇总了刚柔失守的情况，可以用五行规律进行归纳和概括。

【解析】这段文字是黄帝与岐伯关于自然界中刚柔二干（天干中的阳干与阴干）失守其位，导致天运之气虚弱，进而引发疾病（特别是疫情）的讨论，以及如何通过针刺等中医方法来预防和治疗这些疾病的阐述。这段文字体现了中医理论中“天人合一”的思想，以及通过观察和调整自然界的变化来预防和治疗疾病的智慧。

【原文】黄帝曰：余闻五疫之至，皆相染易，无问大小，病状相似，不施救疗，如何可得不相移易者？岐伯曰：不相染者，正气存内，邪不可干，避其毒气，天牝从来，复得其往，气出于脑，即不邪干，气出于脑，即室先想心如日。欲将入于疫室，先想青气自肝而出，左行于东，化作林木。次想白气自肺而出，右

行于西，化作戈甲。次想赤气自心而出，南行于上，化作焰明。次想黑气自肾而出，北行于下，化作水。次想黄气自脾而出，存于中央，化作土。五气护身之毕，以想头上如北斗之煌煌，然后可入于疫室。又一法，于春分之日，日未出而吐之。又一法，于雨水日后，三浴以药泄汗。又一法，小金丹方：辰砂二两，水磨雄黄一两，叶子雌黄一两，紫金半两，同入合中，外固了，地一尺筑地实，不用炉，不须药制，用火二十斤煅之也，七日终，候冷七日取，次日出合子，埋药地中七日，取出顺日研之三日，炼白沙蜜为丸，如梧桐子大，每日望东吸日华气一口，冰水下一丸，和气咽之，服十粒，无疫干也。

【注释】①天牝：马莳："天牝者，鼻也。"

②吐之：原注："用远志去心，以水煎之，饮二盏吐之，不疫者也。"

③叶子雌黄：即上好雌黄。叶子，形容文理层迭。

④日华气：日出时精华之气。

【白话解】黄帝说：我听说五疫发病都具有传染性，不论大人与小儿，症状表现相似，除了用针刺方法治疗以外，还有什么方法能使它不传染呢？岐伯说：五疫发病时，有的人不受感染，这是由于正气充实，邪气不能触犯。还要避忌毒气，邪气自鼻孔而入，又从鼻孔而出，正气出自脑，则邪气便不能侵犯。所谓正气出之于脑，就是说，集中神思，觉得内心好像太阳一样光明。将要进入病室时，想象有青气从肝脏发出，向左而运行于东方，化作繁荣的树木，以诱导肝气。其次想象有白气从肺脏发出，向右而运行于西方，化作干戈金甲，以诱导肺气。其次想象有赤气从心脏发出，向南而运行于上方，化作火焰光明，以诱导心气。其次想象有黑气从肾脏发出，向北而运行于下方，化作寒冷之水，以诱导肾气。其次想象有黄气从脾脏发出，留存于中央，化作黄土，以诱导脾气。有了五脏之气，还要想象头上有北斗星的光辉照耀，然后才可以进入病室。又有一种方法，在春分日，太阳尚未出时，运用吐法，以吐故纳新。又有一种方法，在雨水节后，用药水洗浴三次，使汗液外泄，以祛除邪气。又有一种方法，小金丹方：辰砂二两，水磨的雄黄一两，上好雌黄一两，紫金半两，一起放入合中，外面封固，入地一尺筑一个坚实的地坑，不用炉火，不须其他药物炮制，用燃料二十斤火煅即可，七天完毕，等到冷却，七日后取出，等到第二天，从合中取出，将药埋在土中，七日后取出，每日研之，三日后，炼成白沙蜜做成药丸，像梧桐子那样大，每天清晨日初出时，向东吸取精华之气一口，用冰水送服药丸一丸，连同吸气一起咽下，服用十粒，便没有疫气触犯了。

【解析】这段文字主要讨论了如何预防五疫（即五种传染性疫病）的传染。需要注意的是，这段文字中的预防方法融合了中医理论和古代哲学思想，其实际效果可能因个体差异和环境因素而有所不同。在现代医学背景下，预防传染病应主要依靠科学的方法和措施，如接种疫苗、保持个人卫生、避免接触传染源等。同时，也可以借鉴古代中医的智慧，结合现代科技手段，为预防传染病提供更加全面和有效的方案。

【原文】黄帝问曰：人虚即神游失守位，使鬼神外干，是致夭亡，何以全真？愿闻刺法。岐伯稽首再拜曰：昭乎哉问！谓神移失守，虽在其体，然不致死，或有邪干，故令夭寿。只如厥阴失守，天以虚，人气肝虚，感天重虚，即魂游于上，邪干厥大气，身温犹可刺之，刺其足少阳之所过，次刺肝之俞。人病心虚，又遇君相二火司天失守，感而三虚，遇火不及，黑尸鬼犯之，令人暴亡，可刺手少阳之所过，复刺心俞。人脾病，又遇太阴司天失守，感而三虚，又遇土不及，青尸鬼邪犯之于人，令人暴亡，可刺足阳明之所过，复刺脾之俞。人肺病，遇阳明司天失守，感而三虚，又遇金不及，有赤尸鬼干人，令人暴亡，可刺手阳明之所过，复刺肺俞。人肾病，又遇太阳司天失守，感而三虚，又遇水运不及之年，有黄尸鬼干犯人正气，吸人神魂，致暴亡，可刺足太阳之所过，复刺肾俞。

【注释】① 重虚：脏气已虚，复感天之虚邪，谓之重虚。

② 三虚：马莳："此人气天气同虚也，又遇惊而夺精，汗出于心，因而三虚。"义指人气虚，天气虚，若再伤脏气，而令虚者，谓之三虚。

③ 黑尸鬼：尸鬼，在此指疫邪所致鬼疰之气，人死后，其病气犹可传染于别人之义。黑指水之疫气。后青尸鬼等同此义。

④ 吸：在此作取解。

【白话解】黄帝问道：人体虚弱，会使精神游离，失去正常位置，从而使邪气容易侵入机体，导致死亡，怎样才能保全真气呢？我想听听关于针刺治疗的方法。岐伯再次跪拜回答说：您这个问题很高明啊！精神虽然游离无主，失去正常位置，但并没有离开形体，这样就不会死亡。如果再有邪气侵犯，便会使人短命而亡。例如厥阴司天不得迁正，失其正常位置，人体肝气素虚，感受天地之间的虚邪，就会出现肝气厥逆，骤然昏倒不省人事，手足冰冷等症状。如果身体温暖，仍可以采用针刺救治。针刺足少阳经的原穴“丘墟”，再针刺背部肝脏的俞穴“肝俞”，以补肝脏之气。人体心气虚弱，遇到君火或相火司天不得迁正，失其正常位置，邪气侵犯人体而使心脏之气复伤，称为三虚。遇到火运不及，水疫之邪侵犯，使人突然死亡。可以先针刺手少阳经的原穴“阳池”，再针刺背部心脏的俞穴“心俞”，以补心脏之气。人体脾气虚弱，又遇到太阴司天不得迁正，失其正常位置，邪气侵袭使脾脏之气复伤，称为三虚，遇到土运不及时，木疫之邪侵犯，使人突然死亡。可以针刺足阳明经的原穴“冲阳”，再针刺背部脾脏的俞穴“脾俞”，以补脾脏之气。人体肺气虚弱，遇到阳明司天不得迁正，失其正常位置，邪气侵袭损伤肺脏，使肺脏之气复伤，称为三虚，又遇到金运不及时，火疫之邪侵犯，使人突然死亡。可以先针刺手阳明经的原穴“合谷”，再针刺背部肺脏的俞穴“肺俞”，以补肺脏之气。人体肾气虚弱，又遇到太阳司天，不得迁正，失其正常位置，邪气侵犯人体，使肾脏之气复伤，称为三虚，又遇到水运不及之年，土疫之邪侵犯，伤及正气，人的神魂像是被从体内吸走一样，突然死亡。可以先针刺足太阳经的原穴“京骨”，再刺背部肾脏的俞穴“肾俞”，以补肾脏之气。

【解析】这段文字主要讨论了人体虚弱时神志游离失所，以及外邪侵袭导致夭折的情况，并给出了相应的针刺治疗方法。总结来说，这段文字通过讨论五脏虚弱时遇到不同司天之气失守的情况，以及相应的针刺治疗方法，强调了保持人体正气充盛、避免外邪侵袭的重要性。在现代医学背景下，虽然针刺治疗仍然被广泛应用，但也需要结合具体情况和现代医学知识，进行综合诊断和治疗。

【原文】黄帝问曰：十二脏之相使，神失位，使神彩之不圆，恐邪干犯，治之可刺，愿闻其要。岐伯稽首再拜曰：悉乎哉，问至理，道真宗，此非圣帝，焉究斯源，是谓气神合道，契符上天。心者，君主之官，神明出焉，可刺手少阴之源。肺者，相傅之官，治节出焉，可刺手太阴之源。肝者，将军之官，谋虑出焉。可刺足厥阴之源。胆者，中正之官，决断出焉，可刺足少阳之源。膻中者，臣使之官，喜乐出焉，可刺心包络所流。脾为谏议之官，知周出焉，可刺脾之源。胃为仓廪之官，五味出焉，可刺胃之源。大肠者，传道之官，变化出焉，可刺大肠之源。小肠者，受盛之官，化物出焉，可刺小肠之源。肾得，作强之官，伎巧出焉，刺其肾之源。三焦者，决渎之官，水道出焉，刺三焦之源。膀胱者，州都之官，精液藏焉，气化则能出矣，刺膀胱之源。凡此十二官者，不得相失也。是故刺法有全神养真之旨，亦法有修真之道，非治疾也，故要修养和神也。道贵常存，补神固根，精气不散，神守不分，然即神守而虽不去，亦能全真，人神不守，非达至真，至真之要，在乎天玄，神守天息，复入本元，命曰归宗。

【注释】① 圆：丰满的意思。

② 气神合道：原注："人气动，合司天，神气相合，由乎盛衰也。"

③ 契符：符合的意思。

④ 可刺手少阴之源：马莳："凡刺各经之原者，皆所以补之也。"

⑤ 脾为谏议之官，知周出焉：张景岳："脾藏意，神志未定，意能通之，故为谏议之官。虑周万事，皆由乎意，故智周出焉。"知，作智解。

⑥ 虽：能惟。

⑦ 天玄：原注："人在母腹，先通天玄之息，是谓玄牝，名曰谷神之门。"《道德经》："谷神不死，是谓玄牝，玄牝之门，是谓天地根。"河上公注："玄，天也，于人为鼻；牝，地也，于人为口。"

⑧ 天息：原注："人能忘嗜欲，定喜怒，又所动随天玄牝之息，绝其想念，如在母腹中之时，命曰返天息。"天息，即胎息之义。

⑨ 归宗：归其本元之气。

【白话解】黄帝问：十二个脏器是相互为用的，若脏腑的神气，失守其位，就会使神彩不能丰满，恐怕为邪气侵犯，可以用刺法治疗，我想听听关于这些刺法的要点。岐伯很恭敬地鞠躬回答说，您问得很详尽啊！问及这些宝贵的道理，至真的宗旨，若不是圣明的帝王，岂能深究这些根源。这就是精气神，合乎一定的规律，符合司天之气。心的职能可喻为君主，神明由此而出，可以刺手少阴脉的原穴“神门”。肺的职能，可喻为相傅，治理与调节的作用，由此而出，可以刺手太阴脉的原穴“太渊”。肝的职能，可喻为将军，深谋远虑，由此而出，可以刺足厥阴脉的原穴“太冲”。胆的职能，可喻为中正，临事决断，由此而出，可以刺足少阳脉的原穴“丘墟”。膻中的职能，可喻为臣使，欢喜快乐，由此而出，可以刺心包络脉所流的荥穴“劳宫”。脾的职能可喻为谏议，智慧周密，由此而出，可以刺足太阴脉的原穴“太白”。胃的职能，可喻为仓廪，饮食五味，由此而出，可以刺足阳明脉的原穴“冲阳”。大肠的职能，可喻为传导，变化糟粕，由此而出，可以刺手阳明脉的原穴“合谷”。小肠的职能，可喻为受盛，化生精微，由此而出，可以刺手太阳脉的原穴“腕骨”。肾的职能，可喻为作强，才能技艺，由此而出，可以刺足少阴脉的原穴“太溪”。三焦的职能，可喻为决渎，水液隧道，由此而出，可以刺手少阳脉的原穴“阳池”。膀胱的职能，可喻为州都，水液储藏之处，通过气化，才能排出，可以刺足太阳脉的原穴“京骨”。以上这十二脏器的职能，不得相失。因此，刺法有保全神气调养真气的意义，也具有修养真气的道理，并不是只能单纯治疗疾病。所以一定要修养调和神气。调神之道，贵在经常保持，补养神气，巩固根本，使精气不能离散，神气内守而不得分离，只有神守不去，才能保全真气，若人神不守，就不能达到至真之道，至真的要领，在于天玄之气，神能守于天息，复入本元之气，叫归宗。

【解析】这段文字主要讨论了人体十二脏腑的功能、相互协调关系以及神志的保养，同时提出了在神志失守时可通过针刺治疗的要点。这段文字强调了人体脏腑功能的协调与神志保养的重要性，提出了针刺治疗神志失守的要点，并倡导了一种全面的健康观念。在现代医学背景下，虽然针刺治疗仍然被广泛应用，但也需要结合具体情况和现代医学知识，进行综合诊断和治疗。同时，这段文字也提醒我们，保持身心健康需要顺应自然、调和神志，这是实现真正健康的关键。

本病论篇第七十三

【原文】黄帝问曰：天元九室，余已知之，愿闻气交，何名失守？岐伯曰：谓其上下升降，迁正退位，各有经论，上下各有不前，故名失守也。是故气交失易位，气交乃变，变易非常，即四时失序，万化不安，变民病也。

帝曰：升降不前，愿闻其故，气交有变，何以明知？岐伯曰：昭乎问哉！明乎道矣。气交有变，是为天地机，但欲降而不得降者，地室刑之。又有五运太过，而先天而至者，即交不前，但欲升而不得其升，中运抑之，但欲降而不得其降，中运抑之。于是有升之不前，降之不下者，有降之不下，升而至天者，有升降俱不前，作如此之分别，即气交之变，变之有异，常各各不同，灾有微甚者也。

【注释】①九室：室即上篇所指五星在天之五室与在地之五室，合当谓十室，而此云九室，乃据九宫九星之数概言之。

②上下各有不前，故名失守也：一年之中，六气常有三气居于位，三气居地位，即一气升天作司天左间气，一气入地作在泉左间气，一气迁正作司天，一气迁正作在泉，一气退位作司天右间气，一气退位作在泉右间气，六气各守其位。若出现不迁正、不退位、升降不前时，就是失守其位。

③地室刑之：即上篇所为木欲降而地晶室抑之，火欲降而地玄室抑之，土欲降而地苍室抑之，金欲降而地彤室抑之，水欲降而地阜室抑之的意思。刑，指胜气不通，有如刑罚。

④但欲升……中运抑之：张景岳："甲年土运太过，能抑水之升降，丙年水运太过，能抑二火之升降，戊年火运太过，能抑金之升降，庚年金运太过，能抑木之升降，壬年木运太过，能抑

土之升降。”

⑤气交之变……灾有微甚者也：张景岳：“有天星室于上者，有地气室于下者，有中运室于中者，凡此三者之分，则气交之变，各各不同，而灾有微甚矣。”

【白话解】黄帝说：关于天地之气，升降不得，室抑而不得归于正位的九种情况，我已经知道了，还想听听关于气交的变化，怎样才称为失守呢？岐伯说：这是关于司天与在泉的迁正、退位以及左右间气升降的问题，司天、在泉的迁正与退位，都有一定的规律。如果左右间气出现升降失常，不能进入正常位置的现象，称为失守。由于气交失守，不能正常交换更移时位，气交就要发生反常的变化，也就是四时时令失去正常的秩序，万物生化不得正常进行，人们就会发生疾病。

黄帝说：关于间气不能正常升降的问题，我想听听其中的原因。怎样才能理解气交发生的变化呢？岐伯说：您提的问题很高明啊，不愧为贤明的圣人。气交发生的变化，是天地运转固有的机制，气欲降而不得降的，是地气室抑相胜所致。五运之气太过的年份，主岁之气先于时令而至，使气交升降不能正常进行。地气欲升而不能升，是因为受到了中运之气的阻滞；天气欲降而不得降，也是因为受到了中运之气的阻滞。于是出现欲升不得升，欲降不得降，降之不下而升至天，以及升降都不能进行的情况。这些就是气交发生异常变化的原因，情况各不相同，所以，发生的灾害也就有轻有重了。

【解析】这段文字主要讨论了天地之气交汇时可能出现的“失守”现象及其原因和后果。这段文字通过黄帝与岐伯的对话，详细阐述了天地之气交汇时可能出现的“失守”现象及其原因。它强调了天地之气运行的规律性和相互制约的关系，以及这种关系对人类健康和环境的影响。在现代医学和气象学的研究中，这段文字仍然具有一定的启示意义，提醒我们要关注自然环境的变化，以及这些变化对人类健康和生存的影响。

【原文】帝曰：愿闻气交遇会胜抑之由，变成民病，轻重何如？岐伯曰：胜相会，抑伏使然。是故辰戌之岁，木气升之，主逢天柱，胜而不前。又遇庚戌，金运先天，中运胜之，忽然不前。木运升天，

金乃抑之，升而不前，即清生风少，肃杀于春，露霜复降，草木乃萎。民病温疫早发，咽嗌乃干，四肢满，肢节皆痛。久而化郁，即大风摧拉，折陨鸣紊。民病卒中偏痹，手足不仁。

【注释】遇会胜抑：张景岳：“六气有遇，有会，有胜，有抑，则抑伏者为变。”

【白话解】黄帝说：我想听听关于气交相遇、相会、相胜、相抑的原因，以及这些变化使人发生疾病的轻重情况是怎样的？岐伯说：胜气相会时，就可以引起阻滞抑郁的变化。辰戌之年，太阳寒水司天，厥阴风木应从上一年在泉的右间，升为本年司天的左间，如果遇到金气过胜，则木气被郁则不得升。如果又遇到庚戌之年，金运之气先于时令而至，中运之胜气，使木气抑郁而不能前进。木气欲升天，而受到金气的抑制，不能上升，即便是在春季，风木之气不足，所以也会出现清凉肃杀的景象。风木之气减少，清凉肃杀之气行于春季，露霜再次降下，草木因而枯萎。温疫病提前发生，人们易患咽喉干燥、四肢胀满、关节疼痛等病证。木气不升，久而化为郁气，郁极则发作，就要出现狂风大作、摧毁折损、鸣声紊乱等现象。人们易患猝然中风、半身不遂、手足麻木不仁等病证。

【解析】这段文字延续了黄帝与岐伯关于天地之气交汇及其对人类健康影响的讨论。这段文字通过岐伯的回答，详细阐述了天地之气交汇时相互胜负抑制的原因和后果。它强调了气候异常变化对人类健康的影响，以及这些影响如何通过自然界的变化来体现。在现代医学和气候学的研究中，这段文字仍然具有一定的参考价值，提醒我们要关注自然环境的变化，以及这些变化对人类健康和生存可能带来的潜在威胁。同时，它也体现了中医理论中关于天人合一、人与自然和谐相处的思想。

【原文】是故巳亥之岁，君火升天，主窒天蓬，胜之不前。又厥阴未迁正，则少阴未得升天，水运以至其中者。君火欲升，而中水运抑之，升之不前，即清寒复作，冷生旦暮。民病伏阳，而内生烦热，心神惊悸，寒热间作。日久成郁，即暴热乃至，赤风肿翳，化疫，温疠暖作，赤气彰而化火疫，皆烦而躁渴，渴甚治之以泄之可止。

【注释】① 中水运抑之：张景岳："辛巳、辛亥，皆水运之不及者，而亦能制抑君火，以巳亥阴年，气本不及，则弱能制弱，然或以天蓬窒之，或以水运抑之，有一于此，皆能胜火不前也。"后仿此。

② 肿：《释名》："肿，锺也。寒热气所锺聚也。"

【白话解】因此，在巳亥之年，少阴君火应从上年在泉的右间，升为本年司天的左间；若遇到天蓬水气过胜，则君火升之不前。又或遇到厥阴司天，未得迁居于正位，则少阴君火也就不能升于司天的左间，这是水运在中间阻抑所致。少阴君火欲升为司天的左间，受到水运的阻抑，而升之不前，则清凉寒冷的气候再度发作，早晚都有冷气发生。人们易患阳气伏郁于内，而生郁热、心神惊悸、寒热交作等病证。君火不升，久而化为郁气，郁极则发，就要出现暴热发作，赤风瞳翳，火热之气聚积覆盖于上，化为疫气，温疠逢温暖之时发作，由于火气暴露化为火疫，则可发生心烦而躁动口渴等症，渴甚的，泄其火热则诸证可止。

【解析】这段文字继续深入探讨了天地之气交汇时可能出现的异常现象，以及这些现象对人类健康的影响。这段文字通过详细阐述巳亥之年天地之气交汇时可能出现的异常现象，以及这些现象对人类健康的影响，进一步强调了气候异常变化与人类健康之间的密切关系。它提醒我们要关注自然环境的变化，以及这些变化可能对人类健康带来的潜在威胁。同时，它也体现了中医理论中关于天人合一、人与自然和谐相处的思想，以及通过调整人体内环境来适应外界环境变化的治疗理念。

【原文】是故子午之岁，太阴升天，主窒天冲，胜之不前。又或遇壬子，木运先天而至者，中木遇抑之也。升天不前，即风埃四起，时举埃昏，雨湿不化。民病风厥涎潮，偏痹不随，胀满。久而伏郁，即黄埃化疫也，民病夭亡，脸肢府黄疸满闭，湿令弗布，雨化乃微。

【注释】涎潮：涎液上涌如潮。

【白话解】因此在子年、午年，太阴湿土应从上一年在泉的右间，升为本年司天的左间。如果遇到木气过胜，使土气不得上升。如果遇到壬年、子年，木运之气先于时令而至，中运之胜气，阻抑土气不能上升为司天的左间，木气胜而土气受制，则出现风起尘扬，天地昏暗，雨湿之气不得布化，雨水难降。人们易患风厥、涎液上涌、半身麻痹不遂、腹部胀满等病证。土气不升，久而化为郁气，郁极则发作，发生土气尘埃而化为疫病，使人们患病，容易猝然死亡，面部、四肢的皮肤出现黄疸症状等。湿气不能布化，雨水就要减少。

【解析】这段文字通过详细阐述子午之年天地之气交汇时可能出现的异常气候现象，以及这些现象对人类健康的影响，进一步强调了气候异常变化与人类健康之间的密切关系。

【原文】是故丑未之年，少阳升天，主窒天蓬，胜之不前。又或遇太阴未迁正者，即少阳未升天也，水运以至者，升天不前，即寒雰反布，凛冽如冬，水复涸，冰再结，暄暖乍作，冷复布之，寒暄不时。民病伏阳在内，烦热生中，心神惊骇，寒热间争。以成久郁，即暴热乃生，赤风气瞳翳，化成郁疠，乃化作伏热内烦，痹而生厥，甚则血溢。

【白话解】因此，在丑未之年，少阳相火应从上年在泉的右间，升为本年司天的左间，在遇到天蓬水气过胜，则少阳相火升之不前。又或遇到太阴司天，未得迁居于正位，则少阳相火也就不能升于司天的左间，这是水运已至而阻抑所致。少阳之气欲升为司天的左间，受到水运的阻抑升之不前，则寒冷的雾露布化，气候凛冽如似冬季，河水干涸，冰冻凝结，突然出现温暖的气候，接着就有寒气的布化，忽冷忽热，不以时作。人们易患阳气伏郁在内，烦热生于心中，心神惊骇，寒热交作等病证。相火不升，久而化为郁气，郁极则发，就要出现暴热之气，风火之气聚积覆盖于上，人们易患赤风、气肿、瞳翳，化成疫疠，变为伏热内烦，肢体麻痹而厥逆，甚则发生出血的病变。

【解析】这段文字通过详细阐述丑未之年天地之气交汇时可能出现的异常气候现象，以及这些现象对人类健康的影响，进一步强调了气候异常变化与人类健康之间的密切关系。

【原文】是故寅申之年，阳明升天，主窒天英，胜之不前。

又或遇戊申，戊寅，火运先天而至。金欲升天，火运抑之，升之不前，即时雨不降，西风数举，咸卤燥生。民病上热，喘嗽血溢。久而化郁，即白埃翳雾，清生杀气，民病胁满悲伤，寒鼽嚏嗌干，手拆皮肤燥。

【白话解】因此在寅年、申年，阳明燥金应从上一年在泉的右间，升为本年司天的左间。如果遇到火气过胜，使金气不得上升。如果遇到戊申年、戊寅年，中运之火则先于时令到来，金气欲升之为司天之左间，中运之火阻抑之，金气不得升之，则应时之雨不能按时下降，西风频作，土地干燥，咸卤发生。人们易患上部发热、气喘、咳嗽、出血等病证。燥气不升，久而化为郁气，郁极则发作，就会出现白色雾气笼罩天空，清冷肃杀之气流行，人们易患两胁胀满、无故悲伤、鼻塞流涕、喷嚏、咽喉干燥、手部皲裂、皮肤干燥等病证。

【解析】这段文字通过详细阐述寅申之年天地之气交汇时可能出现的异常气候现象，以及这些现象对人类健康的影响，进一步强调了气候异常变化与人类健康之间的密切关系。

【原文】是故卯酉之年，太阳升天，主窒天芮，胜之不前。又遇阳明未迁正者，即太阳未升天也，土运以至。水欲升天，土运抑之，升之不前，即湿而热蒸，寒生两间。民病注下，食不及化。久而成郁，冷来客热，冰雹卒至。民病厥逆而哕，热生于内，气痹于外，足胫疫疼，反生心悸懊热，暴烦而复厥。

【注释】寒生两间：太阳为寒水之气，太阳升之不前，则寒水之气可以发生在左右两间气之时。

【白话解】因此在卯年、酉年，太阳寒水应从上一年在泉的右间，升为本年司天的左间。如果遇到土气过胜，使太阳寒水不得上升。如果遇到阳明司天，未得迁居正位，则太阳寒水不能升于司天的左间，土运按时到来。寒水之气欲升至司天的左间，受到土运的阻抑，就会出现湿热相蒸，寒气在间气的位置出现。人们易患泄泻如注、完谷不化等病证。寒水不升，久而化为郁气，郁极则发作，寒气又胜过热气，则出现冰雹突然降下的现象。人们易患厥气上逆而哕，热病生于内，阳气痹于外，足胫酸痛，出现心悸、懊恼、烦热、突然暴躁而又发为厥逆等病证。

【解析】这段文字通过详细阐述卯酉之年天地之气交汇时可能出现的异常气候现象，以及这些现象对人类健康的影响，进一步强调了气候异常变化与人类健康之间的密切关系。

【原文】黄帝曰：升之不前，余已尽知其旨。愿闻降之不下，可得明乎？岐伯曰：悉乎哉问！是之谓天地微旨，可以尽陈斯道，所谓升已必降也。至天三年，次岁必降，降而入地，始为左间也。如此升降往来，命之六纪者矣。是故丑未之岁，厥阴降地，主窒地皛，胜而不前。又或遇少阴未退位，即厥阴未降下，金运以至中。金运承之，降之未下，抑之变郁，木欲降下，金承之，降而不下，苍埃远见，白气承之，风举埃昏，清躁行杀，霜露复下，肃杀布令。久而不降，抑之化郁，即作风躁相伏，暄而反清，草木萌动，杀霜乃下，蛰虫未见，惧清伤脏。

【注释】①至天三年，……始为左间也：张景岳："每气在天各三年，凡左间一年，司天一年，右间一年，三年周尽。至次岁乃降而入地，为在泉之左间，亦周三年而复升于天也。"

②六纪：每气在天三年，在地三年，合为六年，谓之六纪。

③金运以至中：指乙丑乙未年，厥阴风木虽未降为在泉之左间，而金运已至，居于气交之中。

【白话解】黄帝说：我已经明白六气不得上升的道理，还想听听关于六气不能下降的问题，可以让我明白吗？岐伯说：您问得很全面。其中讲的是天气与地气变化的精妙意义，我可以详细地讲述其中的道理。六气上升之后，必然还要下降，六气中的每一气都是从在泉的右间，第二年上升为司天的左间，第三年上升至司天的位置；司天之后第四年，下降到司天的右间，第五年降至在泉左间，第六年降至在泉的位置。这样一升一降，一往一来，共为六年，叫作六纪。因此，丑年、未年，厥阴风木应从上一年司天的右间，降为本年在泉的左间。如果遇到金气过胜，则厥阴风木不得下降。如果遇到少阴司天，不得退位，则厥阴风木也就不能下降至在泉的左间，居中的金运则会按时到来。金运居于司天之下而承其气，则厥阴风木不能下降，造成青色的尘埃见于天空之上，清凉之气布散于地面，大风时起，天地昏暗。清燥之气主持时令，则霜露再次降下。如果木气日久不降，其气被抑则化为郁气，所以本应该温暖的季节，反而出现清冷的气候，草木虽已萌芽生长，而严寒霜冻又至，蛰虫仍伏藏不出。此时，人们要防止清凉之气伤害肝脏。

【解析】这段文字通过黄帝与岐伯的对话，进一步阐述了天地之气的升降规律及其对人类和自然界的影响。它强调了气候异常变化与人类健康之间的密切关系，并提醒我们要关注自然环境的变化，以及这些变化可能对人类健康带来的潜在威胁。同时，它也体现了中医理论中关于天人合一、人与自然和谐相处的思想。

【原文】是故寅申之岁，少阴降地，主窒地玄，胜之不入。又或遇丙申丙寅，水运太过，先天而至。君火欲降，水运承之，降而不下，即彤云才见，黑气反生，暄暖如舒，寒常布雪，凛冽复作，天云惨凄。久而不降，伏之化郁，寒胜复热，赤风化疫，民病面赤心烦，头痛目眩也，赤气彰而温病欲作也。

【白话解】因此，寅申之年，少阴君火应从上年司天的右间，降为本年在泉的左间，若遇到地玄水运气过胜，则少阴君火不得降入地下。又或遇到丙申丙寅年，则水运太过，先天时而至。少阴君火欲降，水运居中承之，使君火不得降下，则赤色之云气才现，黑色云气反生，温暖的气候刚使万物舒适，又有寒雪降下，严寒发作，天云凄凉。少阴君火久伏而不降，则化为郁气，郁久必发，所以寒气过胜之后，又有热气发生，火风化为疫气，则人们易患面赤心烦、头痛目眩等病证。火气暴露之后，温病就要发作。

【解析】这段文字继续深入探讨了天地之气在寅申之年的升降规律及其对人类和自然界的影响，特别是在少阴君火下降受阻时的异常气候及对人体健康的影响。提醒我们要关注自然环境的变化，以及这些变化可能对人类健康带来的潜在威胁。同时，它也体现了中医理论中关于天人合一、人与自然和谐相处的思想，即通过观察自然现象来预测和判断人体健康状态，从而采取相应的预防措施。在面对自然环境的挑战时，我们应该保持敬畏之心，积极应对，以维护人类的健康和生存。

【原文】是故卯酉之岁，太阴降地，主窒地苍，胜之不入。又或少阳未退位者，即太阴未得降也，或木运以至。木运承之，降而不下，即黄云见而青霞彰，郁蒸作而大风，雾翳埃胜，折损乃作。久而不降也，伏之化郁，天埃黄气，地布湿蒸，民病四肢不举，昏眩肢节痛，腹满填臆。

【注释】臆：胸也。

【白话解】因此在卯年、酉年，太阴湿土应从上一年司天的右间，下降为本年在泉的左间。如果遇到木气过胜，使太阴湿土不得下降入地。遇到少阳司天，不得退位，则太阴湿土不得降入在泉的左间，或木运按时到来。木运居于司天之下而承其气，太阴湿土降之不下，于是黄色云气刚出现，而有青色云霞显露，湿气郁蒸而大风发作，雾气遮蔽，尘埃飞扬，草木为之折损。如果太阴湿土日久不降，伏而日久则化为郁气，郁极而发作，所以天空出现黄色尘埃，地上湿气郁蒸，人们易患四肢不能举动、头晕、目眩、肢节疼痛、腹胀胸满等病证。

【解析】这段文字继续探讨了天地之气在卯酉之年（即卯年和酉年）的升降规律，特别是太阴湿土下降受阻的情况及其对人类和自然界的影响，进一步强调了气候异常变化与人类健康之间的密切关系。

【原文】是故辰戌之岁，少阳降地，主窒地玄，胜之不入。又或遇水运太过，先天而至也。水运承之，水降不下，即彤云才见，黑气反生，暄暖欲生，冷气卒至，甚即冰雹也。久而不降，伏之化郁，冷气复热，赤风化疫，民病面赤心烦，头痛目眩也，赤气彰而热病欲作也。

【白话解】因此在辰年、戌年，少阳相火应从上一年司天的右间，下降为本年在泉的左间。如果遇到火气过胜，则少阳相火不得下降入地。遇到水运太过，则先于时令到来。水运居中承之，相火欲降而不得降下，于是赤色云气刚出现，黑色云气反而发生，温暖之气将要到来，冷气又突然而至，甚至出现冰雹。如果少阳相火日久不得降下，伏而不布则化为郁气，郁极而发作，所以冷气之后又生热，火热之气化为疫病之气，则人们易患面赤、心烦、头痛、目眩等病证。火气暴露之后，热病就要发作。

【解析】这段文字继续探讨了天地之气在辰戌之年的升降规律，特别是少阳之气下降受阻的天地规律及其对人类健康可能产生的影响。

【原文】是故巳亥之岁，阳明降地，主窒地彤，胜而不入。又或遇太阴未退位，即少阳未得降，即火运以至之。火运承之不下，即天清而肃，赤气乃彰，暄热反作。民皆昏倦，夜卧不安，咽干引饮，懊热内烦，天清朝暮，暄还复作。久而不降，伏之化郁，天清薄寒，远生白气。民病掉眩，手足直而不仁，两胁作痛，满目𥉂𥉂。

【白话解】因此在巳年、亥年，阳明燥金应从上一年司天的右间，下降为本年在泉的左间。如果遇到火气过胜，则阳明燥金不得下降入地。遇到太阳司天不得退位，则阳明燥金不得降入在泉的左间，或火运按时到来。火运居于司天之下而承其气，阳明燥金降之不下，于是天气应见清冷肃降的气候，反而火气显露，使气候变得温热反常。人们感到昏沉困倦，夜卧不安，易患咽喉干燥、懊恼烦热等病证。早晚虽有寒凉之气，而湿热之气仍会发作。如果阳明燥金日久不降，伏而不布则化为郁气，郁极而发作，于是天气清凉而寒冷，远处有白气发生。人们易患眩晕、振颤动摇、手足强直麻木不仁、两胁作痛、视物不清等病证。

【解析】这段文字深入探讨了巳亥之年（即巳年和亥年）阳明之气（代表秋季的凉爽和收敛之力，与肺相应）下降受阻的天地规律，以及这种受阻现象对自然界和人类健康可能产生的影响。

【原文】是故子午之年，太阳降地，主窒地阜胜之，降而不入。又或遇土运太过，先天而至。土运承之，降而不入，即天彰黑气，暝暗凄惨，才施黄埃而布湿，寒化令气，蒸湿复令。久而不降，伏之化郁，民病大厥，四肢重怠，阴萎少力，天布沉阴，蒸湿间作。

【白话解】因此在子年、午年，太阳寒水应从上年司天的右间，降为本年在泉的左间。如果遇到土气过胜，则太阳寒水不得下降入地。遇到土运太过，则先于时令到来。土运居中承之，太阳寒水欲降而不得降下，则出现天空暴露黑气，昏暗凄惨。黄色尘埃弥漫，湿气布散，寒水之气刚发生，又出现湿热之气。如果太阳寒水日久不得降下，伏而不布则化为郁气。人们易患大厥、四肢沉重倦怠、阴痿少力等病证。天气阴沉，反复出现湿气蒸腾。

【解析】这段文字探讨了子午之年（子年和午年）太阳之气下降受阻的天地规律，以及这种受阻现象对自然界和人类健康可能产生的影响。

【原文】帝曰：升降不前，晰知其宗，愿闻迁正，可得明乎？岐伯曰：正司中位，是谓迁正位，司天不得其迁正者，即前司天以过交司之日。即遇司天太过有余日也，即仍旧治天数，新司天未得迁正也。厥阴不迁正，即风暄不时，花卉萎瘁，民病淋溲，目系转，转筋喜怒，小便赤。风欲令而寒由不去，温暄不正，春正失时。少阴不迁正，即冷气不退，春冷后寒，暄暖不时。民病寒热，四肢烦痛，腰脊强直。木气虽有余，位不过于君火也。太阴不迁正，即云雨失令，万物枯焦，当生不发。民病手足肢节肿满，大腹水肿，填臆不食，飧泄胁满，四肢不举。雨化欲令，热犹治之，温煦于气，亢而不泽。少阳不迁正，即炎灼弗令，苗莠不荣，酷暑于秋，肃杀晚至，霜露不时。民病痎疟骨热，心悸惊骇，甚时血溢。阳明不迁正，则暑化于前，肃杀于后，草木反荣。民病寒热鼽嚏，皮毛折，爪甲枯焦，甚则喘嗽息高，悲伤不乐。热化乃布，燥化未令，即清劲未行，肺金复病。太阳不迁正，即冬清反寒，易令于春，杀霜在前，寒冰于后，阳光复治，凛冽不作，雰云待时。民病温疠至，喉闭嗌干，烦躁而渴，喘息而有音也。寒化待燥，犹治天气，过失序，与民作灾。

【注释】① 晰：明白，清楚。

② 交司之日：张景岳："新旧之交，大寒日也。"每年大寒日，为新旧司岁运气相交之日。

③ 木气虽有余，位不过君火也：张景岳："上年厥阴阴气，至本年初气之末，交于春分，则主客君火，已皆得位，木虽有余，故不能过此。"

④ 暑化于前，肃杀于后：卯年、酉年若上年少阳不退位，则本年阳明不迁正。少阳为相火，不退位则暑气化于前，阳明为燥金，其后得迁正则肃杀之气布于后。

⑤杀霜在前，寒冰于后：辰年、戌年若上年阳明不退位，则本年太阳不迁正。阳明为燥金，不退位则肃杀霜冻在前，太阳为寒水，其后得迁正则严寒冰雪在后。

【白话解】黄帝问：关于间气升降不前的问题，我已经明白了它的意义，还想听听有关六气迁正的问题，可以告诉我吗？岐伯答：值年的岁气，迁居于一年的中位，叫迁正，司天之气，不得迁居于正位，就是上年司天之气超过了交司之日，也就是上年司天之气太过，其值时有余日，仍旧治理着本年的司天之数，所以使新司天不得迁正。巳年、亥年，若上年太阳不退位，则本年厥阴不得迁正，风木温暖之气不能应时施化，则花卉枯萎，人们易患小便淋漓、目系转、转筋、喜怒、小便赤等病证，风气欲施其令而寒气不退，所以温暖的气候不得正时，失去了正常的春令。子年、午年，若上年厥阴不退位，则本年少阴不得迁正，冷气不退，春天先冷而后又寒，温暖之气不能应时施化，人们易患寒热、四肢烦痛、腰脊强直等病证。上年厥风木之气虽有余，但其不退位的情况，不能超过主气二之气君火当令之时。丑年、未年，若上年少阴不退位，则本年太阴不得迁正，雨水不能及时，万物枯焦，应当生长发育的不能生发。人们易患手足肢节肿满、大腹水肿、胸满不食、飧泄胁满、四肢不能举动等病证，雨气欲施布其令，但少阴君火仍居天位而治之，温暖之气化亢盛而缺少雨泽。寅年、申年，若上年太阴不退位，则本年少阳不得迁正，炎热的气候不得施布其令，植物的苗莠不能繁荣，少阳之气晚治，则酷暑见之于秋季，肃杀之气亦必晚至，霜露不得应时而降。人们易患痎疟、骨蒸、心悸、惊骇，甚则出血等病证。卯年、酉年，若上年少阳不退位，则本年阳明不得迁正，因而少阳暑热之气施化于前，阳明燥金肃杀之气则见于后，草木反而繁荣。人们易患寒热、鼻塞喷嚏、皮毛脆折、爪甲枯焦，甚则喘嗽上气、悲伤不乐等病证。由于热化之令继续施布，燥令不行，也就是清凉急切之气不行，所以肺金又要患病。辰年、戌年，若上年阳明不退位，则本年太阳不得迁正，致使冬季寒冷之令，反而易令于春季，肃杀霜冻之气在前，严寒冰雪之气在后，若阳光之气复得而治，则凛冽之气不得而作，雾云待时而现。人们易患温疠病、喉闭咽干、烦躁而渴、喘息有音等病证。太阳寒化之令，须待燥气过后，才能司天主治，若燥气过期不退，时令失去正常秩序，对人们就会发生灾害。

【解析】这段文字主要讨论了自然界气候变化与人体健康之间的关系，特别是当自然界的气候变化出现异常（即“升降不前”，指自然界的气候变化未能按照正常的规律进行）时，对人体健康可能产生的影响。岐伯最后指出，如果寒、热、湿、燥等气候特征不能按时出现，就会打乱自然界的正常秩序，给人类带来灾害。这强调了自然界气候变化对人体健康的重要性，以及人类需要顺应自然、与自然和谐相处的道理。

【原文】帝曰：迁正早晚，以命其旨，愿闻退位，可得明哉？岐伯曰：所谓不退者，即天数未终，即天数有余，名曰复布政，故名曰再治天也，即天令如故而不退位也。厥阴不退位，即大风早举，时雨不降，湿令不化。民病温疫，疵废风生，民病皆肢节痛，头目痛，伏热内烦，咽喉干引饮。少阴不退位，即温生春冬，蛰虫早至，草木发生。民病膈热咽干，血溢惊骇，小便赤涩，丹瘤疹疮疡留毒。太阴不退位，而取寒暑不时，埃昏布作，湿令不去。民病四肢少力，食饮不下，泄注淋满，足胫寒，阴痿闭塞，失溺小便数。少阳不退位，即热生于春，暑乃后化，冬温不冻，流水不冰，蛰虫出见。民病少气，寒热更作，便血上热，小腹坚满，小便赤沃，甚则血溢。阳明不退位，即春生清冷，草木晚荣，寒热间作，民病呕吐暴注，食饮不下，大便干燥，四肢不举，目瞑掉眩。

【注释】① 疵废：张景岳：“疵，黑斑也。废，肢体偏废也。”

② 赤沃：张景岳：“赤尿也。”

【白话解】黄帝说：对于迁正早晚的问题，您已讲得很明白了，我还想听听有关退位的情况，可以吗？岐伯说：所谓不退位，就是指司天之数未尽，也就是司天之数有余，名叫复布政，又叫再治天，是时令已经过去，而司天之数未尽，气化作用依然如故，而不得退位的缘故。厥阴风木之气不退位，则大风时作，雨水不得按时下降，湿土之气不能布散。人们易患瘟疫、黑斑、肢节疼痛、头痛、目痛、伏热在内而心烦、咽喉干燥、口渴喜饮等病证。少阴君火不退位，温暖的气候出现在春季或冬季，蛰虫提前出现，草木提前发芽生长。人们易患胸膈发热、咽干、出血、惊骇、小便赤涩、丹、瘤、疹、疮、疡、留毒等病证。太阴湿土不退位，寒冷与暑热气候不能按时到来，尘埃昏暗弥漫于天空。湿土之气不退，人们易患四肢少力、饮食不下、泄泻如注、小便淋沥、腹部胀满、足胫寒冷、阴痿、大便闭塞不通、小便失禁或小便频数等病证。少阳相火不退位，炎热的气候出现于春季，由于暑热之气持续时间长，冬季温暖而不冻，流水不冰，仍可见蛰虫活动。人们易患少气、寒热交替发作、便血、上部发热、小腹坚硬而胀满、小便色赤，甚至出血等病证。阳明燥金不退位，春天出现清冷的气候，草木繁荣的时间推迟，寒气与热气交替发作。人们易患呕吐、暴泻、饮食不下、大便干燥、四肢不能举动、头目眩晕、视物不清等病证。

【解析】这段文字继续了黄帝与岐伯关于自然界气候变化规律的讨论，特别是关于“退位”的概念及其对人体健康的影响。岐伯的这段解释强调了自然界气候变化规律对人体健康的重要性。当自然界的气候变化出现异常时，人体健康也会受到影响。因此，人们需要顺应自然规律，调整自己的生活方式，以保持身心健康。

【原文】帝曰：天岁早晚，余以知之，愿闻地数，可得闻乎？岐伯曰：地下迁正升天及退位不前之法，即地土产化，万物失时之化也。

帝曰：余闻天地二甲子，十干十二支。上下经纬天地，数有迭移，失守其位，可得昭乎？岐伯曰：失之迭位者，谓虽得岁正，未得正位之司，即四时不节，即生大疫。注《玄珠密语》云：阳年三十年，除六年天刑，计有太过二十四年，除此六年，皆作太过之用，令不然之旨。今言迭支迭位，皆可作其不及也。

【注释】① 天岁：司天的意思。

② 地数：在泉的意思。

③ 注《玄珠密语》：从此“注”字至“皆可作其不及也”一段，可能是后人注解的文字，传抄误入正文，所以《玄珠密语》前有一“注”字。

④ 天刑：是年岁的冲克。

【白话解】黄帝说：岁气司天的早晚，我已经知道了。还想听听在泉之数，可以讲给我听吗？岐伯说：在泉之气及其左间、右间三气，每年有一气迁正，一气升天，一气退位，如果不得正常前进，则会使万物的生化失于正常的时令。

黄帝说：我听说天地之气可用甲子来推算，十干与十二支配合。司天与在泉，上下升降相互配合而主治天地之气，按照一定的规律互相更移，但有时也会失常而不能守其本位，您可以把这个道理讲给我听吗？岐伯说：不能按照正常的次序迁移位置，就是说虽然已得岁时之正位，但是未得司正位之气，以致四时之气失常，出现疫病大规模流行的情况。《玄珠密语》上说过，阳年甲子有三十年，除去六年天地之气相互克制，而成为运气不及之年外，尚有二十四年，这二十四年都是运气太过之年。如果出现不同的情况，是司天、在泉之气不能按时迁居正位，以致虽然有太过之年，而仍可作为不及来看待。

【解析】这段文字延续了黄帝与岐伯之间关于天地运行规律及其对人体健康影响的讨论。岐伯的这段解释强调了自然界气候变化规律对人体健康的重要性。当自然界的气候变化出现异常时，人体健康也会受到影响。因此，人们需要顺应自然规律，调整自己的生活方式，以保持身心健康。

【原文】假令甲子阳年，土运太窒，如癸亥天数有余者，年虽交得甲子，厥阴犹尚治天，地已迁正，阳明在泉，去岁少阳以作右间，即厥阴之地阳明，故不相和奉者也。癸巳相会，土运太过，虚反受木胜，故非太过也，何以言土运太过？况黄钟不应太窒，木既胜而金还复，金既复而少阴如至，即木胜如火而金复微，如此则甲己失守，后三年化成土疫，晚至丁卯，早至丙寅，土疫至也，大小善恶，推其天地，详乎太一。又只如甲子年，如

甲至子而合，应交司而治天，即下己卯未迁正，而戊寅少阳未退位者，亦甲己下有合也，即土运非太过，而木乃乘虚而胜土也，金次又行复胜之，即反邪化也。阴阳天地殊异尔，故其大小善恶，一如天地之法旨也。

【注释】① 癸巳相会：甲子年，上甲为刚，则下己为柔，甲己相合，刚柔相配，为正常之会。今上年癸亥天数有余而不退位，则上为癸，而地已迁正，巳卯当其位，就是癸巳相会，则土运失其正常之化。以下丙寅、庚辰等年义同此。

② 如：在此为随从的意思。

【白话解】假如甲子年，本为阳年，土运受到阻抑，如果上一年的癸亥年，司天的厥阴风木之气有余，虽然在时间上已交到甲子年，但厥阴风木之气仍居于司天之位，本年地气已经迁正，阳明燥金之气在泉。这样，去年司天的厥阴风木之气不退位，本年的在泉的阳明燥金之气已迁正在下，因此二者不相协调。由于在上的癸与在下的巳相会，则本应太过的土运，却变虚而为木气所胜，所以就不会太过，况且应于土运的音律不应受到抑塞，现在木气既胜，则金气来复。金气报复之时，少阴君火随之而至，则木之胜气随从君火之气，所以金之复气微弱。这样，司天与在泉失守其位，其后三年则化成土疫，晚至丁卯年，早在丙寅年，土疫就要发作，发作的大小和轻重，可以根据当年司天在泉之气的盛衰及太乙游宫的情况去推断。又如甲子年，甲年为土运，子年的司天为少阴君火，中运的土运与少阴君火相合，交于司天之位。而本年的阳明燥金未得迁正，上年在泉的少阳相火不得退位，甲巳年司天与在泉之气不能相合，也就是土运不算太过，而木气也要乘虚克土，金气又有复气，反而成为邪气。司天、在泉，阴阳属性不同，其变为疫疠之气的大小、轻重，和司天在泉失守其位的变化规律是一致的。

【解析】这段文字深入探讨了中医理论中的天干地支、五行运化以及它们对人体健康和自然灾害的影响，为我们理解中医理论中的“天人合一”思想提供了宝贵的启示。

【原文】假令丙寅阳年太过，如乙丑天数有余者，虽交得丙寅，太阴尚治天也，地已迁正，厥阴司地，去岁太阳以作右间，

即天太阴而地厥阴，故地不奉天化也。乙辛相会，水运太虚，反受土胜，故非太过，即太簇之管，太羽不应，土胜而雨化，水复即风，此者丙辛失守其会，后三年化成水疫，晚至己巳，早至戊辰，甚即速，微即徐，水疫至也，大小善恶推其天地数，乃太乙游宫。又只如丙寅年，丙至寅且合，应交司而治天，即辛巳未得迁正，而庚辰太阳未退位者，亦丙辛不合德也，即水运亦小虚而小胜，或有复，后三年化疠，名曰水疠，其状如水疫，治法如前。

【注释】①管：指律管。阴六吕与阳六律，各以一定长度之管为之，方能发出固定的标准音。

②治法如前：指前篇《刺法论》中所举治法。后同。

【白话解】假如丙寅年，本为阳年太过，如果上年乙丑司天的气数太过而有余，在时间上虽已交到丙寅，但太阴湿土仍居于司天之位，本年地气已经迁正，厥阴在泉，去年在泉之太阳已退为本年在泉的右间，这样，去年司天之太阴不退位在上，本年在泉之厥已迁正在下，因此，在泉的厥阴不能奉和于司天的气化。由于在上的乙与在下的辛相会，则本应太过的水运，却变虚而为土气所胜，所以就不是太过了，也就是太簇之律管，不应太羽之音，土胜而雨气施化，水之子木气来复为风化，这样，上丙与下辛失其守位而得相会，其后三年则化成水疫，晚至己巳年，早在戊辰年，水疫甚者发作迅速，水疫微者发作徐缓，水疫发作的大小善恶，可以根据当年司天在泉之气的盛衰及太乙游宫的情况去推断。又如丙寅年，在上的丙与寅相合，交于司天以治天之位，而在下的辛巳未得迁正，上年庚辰在泉的太阳不得退位，也属于上丙与下辛未能合德，便使水运小虚而有小的胜气，或有小的复气，其后三年化而为疠，名叫水疠，其症状如水疫，治法同前。

【解析】这段文字继续深入探讨了中医五行理论与天干地支相结合，用以预测和解释自然界及人体健康变化的观点。

【原文】假令庚辰阳年太过，如己卯天数有余者，虽交得庚辰年也，阳明犹尚治天，地已迁正，太阴司地，去岁少阴以作右间，即天阳明而地太阴也，故地下奉天也。乙巳相会，金运太虚，反受火胜，故非太过也，即姑洗之管，太商不应，火胜热

化，水复寒刑，此乙庚失守，其后三年化成金疫也，速至壬午，徐至癸未，金疫至也，大小善恶，推本年天数及太一也。又只如庚辰，如庚至辰，且应交司而治天，即下乙未未得迁正者，即地甲午少阴未退位者，且乙庚不合德也，即下乙未，干失刚，亦金运小虚也，有小胜或无复，后三年化疠，名曰金疠，其状如金疫也，治法如前。

【白话解】假如庚辰年，本为阳年太过，如果上一年的己卯年司天之气有余，虽然在时间上已交到庚辰年，但阳明燥金仍居于司天之位，本年地气已经迁正，太阴湿土已经进入在泉的位置，去年在泉的少阴已退为本年在泉的右间，这样，去年司天的阳明燥金不退位在上，本年在泉之太阴已迁正在下，因此，在泉的太阴不能与司天之气相协调。由于在上的己与在下的乙相会，则本应太过的金运，却变虚而为火气所胜，所以就不是太过了，也就是姑洗的律管与太商之音不相协调。火气行而热气胜，寒气来复则寒化，其后化为金疫，甚者发作迅速，微者发作徐缓，金疫发作的大小善恶，可以根据当年司天在泉之数的盛衰及太乙游宫的情况去推断。又如庚辰年，庚年的金运与辰年的司天太阳寒水之气相合主持天气。但如果本年在泉之气未得迁正，就是上一年的在泉少阴君火未退位，也就是司天在泉之气不协调，也可以使金运小虚，并有小的胜气与小的复气，其后三年化而为疠，名叫金疠，其症状和治疗方法均与金疫相同。

【解析】解析内容基本同前。

【原文】假令壬午阳年太过，如辛巳天数有余者，虽交得壬午年也，厥阴犹尚治天，地已迁正，阳明在泉，去岁丙申少阳以作右间，即天厥阴而地阳明，故地不奉天者也。丁辛相合会，木运太虚，反受金胜，故非太过也，即蕤宾之管，太角不应，金行燥胜，火化热复，甚即速，微即徐，疫至大小善恶，推疫至之年天数及太一。又只如壬至午，且应交司而治之，即下丁酉未得迁正者，即地下丙申少阳未得退位者，见丁壬不合德也，即丁柔干失刚，亦木运小虚也，有小胜小复。后三年化疠，名曰木疠，其状如风疫，法治如前。

【白话解】假使壬午年，本为阳年太过，如果上年辛巳司天的气数太过而有余，在时间上虽已交到壬午，但厥阴风木仍居于司天之位，本年地气已经迁正，阳明在泉，去年丙申在泉的少阳已退为本年在泉的右间，这样，去年司天之厥阴不退位在上，本年在泉之阳明已迁正在下，因此，在泉的阳明不能奉和于司天的气化。由于在上的辛与在下的丁相会，则本应太过的木运，却变虚而为金气所胜，所以就不是太过了，也就是蕤宾之律管，不应太角之音，金气行而燥气胜，木之子火气来复则热化，若化成木疫，疫甚的发作迅速，疫微的发作徐缓，木疫发作的大小善恶，可以根据当年司天之数盛衰和太一游宫的情况去推断。又如壬午年，在上的壬与午相会，交于司天以治天之位，而在下的丁酉未得迁正，上年丙申在泉的少阳未得退位，也属于上壬与下丁未能合德，也就是下丁的柔干失于与上壬刚干的配合，也可以使木运小虚，并有小胜气与小复气，其后三年化而为疠，名叫木疠，其症状与木疫相似，治法同前。

【解析】解析内容基本同前。

【原文】假令戊申阳年太过，如丁未天数太过者，虽交得戊申年也，太阴犹尚治天，地已迁正，厥阴在泉，去岁壬戌太阳以退位作右间，即天丁未，地癸亥，故地不奉天化也。丁癸相会，火运太虚，反受水胜，故非太过也，即夷则之管，上太徵不应，此戊癸失守其会，后三年化疫也，速至庚戌，大小善恶，推疫至之年天数及太一。又只如戊申，如戊至申，且应交司而治天，即下癸亥未得迁正者，即地下壬戌太阳未退位者，见戊癸未合德也，即下癸柔干失刚，见火运小虚也，有小胜或无复也，后三年化疠，名曰火疠也，治法如前，治之法可寒之泄之。

【白话解】假使戊申年，本为阳年太过，如果上年丁未司天的气数太过而有余，在时间上虽已交得戊申年，但太阴湿土仍居于司天之位，本年地气已经迁正，厥阴在泉，去年壬戌在泉的太阳已经退为本年在泉的右间，这样，去年司天之太阴不退位在上，本年在泉之厥阴已迁正在下，因此在泉的厥阴不能奉和于司天的气化。由于在上的丁与在下的癸相会，则本应太过的火运，却变虚而为水气所胜，所以就不是太过了，也就是夷则之律管，不应太微之音，这样上戊与下癸失守其位而不得相会，其后三年则化而为疫，迅速的至庚戌年便要发作，发作的大小善恶，可以根据当年司天之气的盛衰及太一游宫的情况而推断。又如戊申年，在上的戊与申相会，且应交于司天以治天之位，而在下的癸亥未得迁正，也就是上年壬戌在泉的太阳未得退位，属于上戊与下癸未能合德，即下癸的柔干失于与上戊刚干的配合，使火运小虚，有小胜气，或虽有胜气而无复气，其后三年化而为疠，名叫火疠，治法同前，可以用寒法与泄法治疗。

【解析】解析内容基本同前。

【原文】黄帝曰：人气不足，天气如虚，人神失守，神光不聚，邪鬼干人，致有夭亡，可得闻乎？岐伯曰：人之五脏，一脏不足，又会天虚，感邪之至也。人忧愁思虑即伤心，又或遇少阴司天，天数不及，太阴作接间至，即谓天虚也，此即人气天气同虚也。又遇惊而夺精，汗出于心，因而三虚，神明失守。心为君主之官，神明出焉，神失守位，即神游上丹田，在帝太一帝君泥丸宫下。神既失守，神光不聚，却遇火不及之岁，有黑尸鬼见之，令人暴亡。人饮食劳倦即伤脾，又或遇太阴司天，天数不及，即少阳作接间至，即谓之虚也，此即人气虚而天气虚也。又遇饮食饱甚，汗出于胃，醉饱行房，汗出于脾，因而三虚，脾神失守。脾为谏议之官，智周出焉，神既失守，神光失位而不聚也，却遇土不及之年，或己年或甲年失守，或太阴天虚，青尸鬼见之，令人卒亡。人久坐湿地，强力入水即伤肾。肾为作强之官，伎巧出焉，因而三虚，肾神失守，神志失位，神光不聚，却遇水不及之年，或辛不会符，或丙年失守，或太阳司天虚，有黄尸鬼至，见之令人暴亡。人或恚怒，气逆上而不下，即伤肝也。又遇厥阴司天，天数不及，即少阴作接间至，是谓天虚也，此谓天虚人虚也。又遇疾走恐惧，汗出于肝。肝为将军之官，谋虑出焉，神位失守，神光不聚，又遇木不及年，或丁年不符，或壬年失守，或厥阴司天虚也，有白尸鬼见之，令人暴亡也。已上五失守者，天虚而人虚也，神游失守其位，即有五尸鬼干人，令人暴亡也，谓之曰尸厥。人犯五神易位，即神光不圆也，非但尸鬼，即一切邪犯者，皆是神失守位故也。此谓得守者生，失守者死，得神者昌，失神者亡。

【注释】① 神光：原注：“神光，即飞圆光也。”张景岳：“神光，神明也。”

② 太阴作接间至：张景岳：“少阴司天之年太阴尚在左间，若少阴不足，则太阴作接者，未当至而至矣。”

③ 上丹田：道家通谓人身脐下三寸为丹田。又《抱朴子·地真》认为丹田有三，在脐下为下丹田，在心下为中丹田，或在两眉间为上丹田。张景岳认为上丹田即髓海。

④ 帝太一帝君泥丸宫：张景岳：“人之脑为髓海，是谓上丹田，太乙帝君所居，亦曰泥丸君，总众神者也。”上丹田、泥丸宫，实指脑而言，本文似以人之神，比之太一帝君，有总统众神的作用。

⑤得守者生，失守者死：张景岳：“得守则神全，失守则神散。神全则灵明圆聚，故生；神散则魂魄分离，故死。”

【白话解】黄帝说：人体的正气不足，遇到天地之气失常，人的神志失守，不能内藏于脏中，神气涣散，而邪气乘虚而入，伤害人体，导致暴亡，您可以讲讲这其中的道理吗？岐伯说：人体五脏，只要有一脏虚弱不足，遇到运气不及，就会感受邪气而使病情加重。人如果过度忧愁思虑就会损伤心脏，又遇到少阴司天之气不及，间气太阴接之而至，这就是所谓天虚，也就是人气与天气同虚。如果受到精神刺激，损伤精气，汗出而伤心，因而形成天气、人气、邪气三虚。心为一身之主，产生精神智慧，心脏受伤，则神明失守其位，浮游于印堂穴，即脑下。心神不得聚敛，又遇到火运不及的年份，就会有水疫之邪的产生，使人突然死亡。人如果饮食不节，劳倦过度就要损伤脾脏，遇到太阴司天之气不及，则间气少阳接之而至，这就是所谓的天虚，也就是人气与天气同虚。如果饮食过饱，汗出伤胃，或酒醉饱食后行房事，汗出伤脾，因而形成天气、人气、邪气三虚。人的精神活动中的“意”藏于脾脏，成为脾神，脾受伤则意不能藏。脾脏为谏议之官，智谋周密。脾神不能守其位而不得聚敛，又遇土运不及的年份，必有木疫之邪气发病，使人突然死亡。如果久坐湿地，或强力劳动而又入水则伤肾脏。肾的作用强大而有力，人的一切技术灵巧都由此而出，由于人气、天气、邪气三虚，使肾的神志失守，神志失守其位而不得聚敛，又遇水运不及的年份，必有土疫之邪发生，使人突然死亡。人如果忿怒，肝气上逆而不下，就会损伤肝脏。遇到厥阴司天之气不及，则司天的左间气少阴之气，接替司天的位置，这就是所谓的天虚，也就是天气与人气同虚。如果加之奔跑恐惧，汗出而伤肝。肝的作用，如同将军，人的谋虑自此而出，神志失守其位而不聚敛，又遇木运不及的年份，或丁年司天在泉不相符合，或上壬与下丁失守其位，或厥阴司天之气不及，必有金疫之邪的发生，使人突然死亡。上述五种失守其位，都是由于天气虚，加上人气虚，致使神志游离失守本位，五疫之邪侵犯人体，使人突然死亡，名叫尸厥。如果人的五脏不能藏神，就会使神气亏损，不但疫疠之邪侵犯，其他邪气均可乘虚而入。所以说，神志内守的就可以生，神志失守的就要死亡，神气充沛的身体健康，神气涣散的就会死亡。

【解析】本，就是根本、本源，在这里有推求本源的意思。由于本篇讨论运气失常是引起人体发生疾病的根本原因，所以篇名叫“本病论”。以上《刺法论》与《本病论》两篇，因在王冰注释之前，已亡佚，在王冰编次中只存篇目，《刺法论》为第七十二篇，《本病论》为第七十三篇，所以称为遗篇。现存两篇内容，乃在宋朝林亿等校正医书之前。

关于这两篇内容，是否是《黄帝内经》原文的问题，前人多持否定态度，如林亿等所谓“辞理鄙陋，无足取者”，足可为证。宋人刘温舒曾附列于《素问入式运气论奥》中，故有人曾以为乃刘氏所作，然刘氏该书自序，时在元符己卯（宋哲宗十四年，即公元 1099 年)，去林亿等校正医书后已四十余年，而林亿等早已见之，故周氏否定刘作之说是有道理的。总之，二篇为后人伪作无疑，其时间当在王冰注《黄帝内经》之后，林亿校正医书之前。二篇内容仍以阐述运气学说为主，但辞理鄙陋，且杂有某些不科学处，应批判地接受。其中亦多有与前运气七篇大论不同处，如刚柔二干的上下配合，即其一例。故对其实际意义，尚有待进一步探讨，但其中强调预防疫病的一些观点，如“正气存内，邪不可干”及“守神”诸说，是有一定科学意义的。

参考文献

[1] 南京中医学院．黄帝内经［M］．上海：上海科学技术出版社，2017.

[2] 王冰．黄帝内经［M］．北京：中医古籍出版社，2021.

[3] 邢汝雯．黄帝内经［M］．武汉：华中科技大学出版社，2017.

[4] 南京中医药大学．黄帝内经素问译释［M］．4版．上海科学技术出版社，2010.

[5] 田代华．黄帝内经素问［M］．北京：人民卫生出版社，2023.

[6] 山东中医学院．黄帝内经素问校释［M］．北京：人民军医出版社，2009.

[7] 龙伯坚，龙式昭．黄帝内经集解（素问・灵枢）［M］．天津：天津科学技术出版社，2023.